AF723318

Gynäkologische Endokrinologie und Kinderwunschtherapie

Michael Amrani • Rudolf Seufert
Hrsg.

Gynäkologische Endokrinologie und Kinderwunschtherapie

Prinzipien und Praxis

Mit einem Geleitwort von San.-Rat Dr. W. Harlfinger
und Dr. Klaus Doubek

Springer

Hrsg.
Michael Amrani
TFP-Kinderwunschzentrum Wiesbaden
MVZ Wiesbaden GmbH
Wiesbaden, Deutschland

Rudolf Seufert
TFP-Kinderwunschzentrum Wiesbaden
MVZ Wiesbaden GmbH
Wiesbaden, Deutschland

ISBN 978-3-662-65370-8 ISBN 978-3-662-65371-5 (eBook)
https://doi.org/10.1007/978-3-662-65371-5

Die Deutsche Nationalbibliothek verzeichnet diese Publikation in der Deutschen Nationalbibliografie; detaillierte bibliografische Daten sind im Internet über http://dnb.d-nb.de abrufbar.

© Der/die Herausgeber bzw. der/die Autor(en), exklusiv lizenziert an Springer-Verlag GmbH, DE, ein Teil von Springer Nature 2023
Das Werk einschließlich aller seiner Teile ist urheberrechtlich geschützt. Jede Verwertung, die nicht ausdrücklich vom Urheberrechtsgesetz zugelassen ist, bedarf der vorherigen Zustimmung des Verlags. Das gilt insbesondere für Vervielfältigungen, Bearbeitungen, Übersetzungen, Mikroverfilmungen und die Einspeicherung und Verarbeitung in elektronischen Systemen.
Die Wiedergabe von allgemein beschreibenden Bezeichnungen, Marken, Unternehmensnamen etc. in diesem Werk bedeutet nicht, dass diese frei durch jedermann benutzt werden dürfen. Die Berechtigung zur Benutzung unterliegt, auch ohne gesonderten Hinweis hierzu, den Regeln des Markenrechts. Die Rechte des jeweiligen Zeicheninhabers sind zu beachten.
Der Verlag, die Autoren und die Herausgeber gehen davon aus, dass die Angaben und Informationen in diesem Werk zum Zeitpunkt der Veröffentlichung vollständig und korrekt sind. Weder der Verlag, noch die Autoren oder die Herausgeber übernehmen, ausdrücklich oder implizit, Gewähr für den Inhalt des Werkes, etwaige Fehler oder Äußerungen. Der Verlag bleibt im Hinblick auf geografische Zuordnungen und Gebietsbezeichnungen in veröffentlichten Karten und Institutionsadressen neutral.

Planung/Lektorat: Sabine Gehrig
Springer ist ein Imprint der eingetragenen Gesellschaft Springer-Verlag GmbH, DE und ist ein Teil von Springer Nature.
Die Anschrift der Gesellschaft ist: Heidelberger Platz 3, 14197 Berlin, Germany

„Lernen ist wie Rudern gegen den Strom – sobald man nachlässt, treibt man zurück"

Laotse 6. Jahrhundert v.Chr.

Geleitwort

Gynäkologische Endokrinologie und Reproduktionsmedizin bleiben – von der Adoleszenz bis zum Senium – unverzichtbar für die tägliche Arbeit in der Frauenheilkunde.

Aber wieviel Fortbildung und welches Wissen brauchen wir, damit gesicherte und moderne Therapien auf hohem Niveau für unsere Patientinnen anboten werden können? Wie können Gynäkologinnen und Gynäkologen dieses Wissen erwerben, wo und wie kann es erworben werden und welche Informationen benötigen wir, um neue Verfahren kritisch einordnen zu können?

Für den Bereich gynäkologische Endokrinologie und Reproduktionsmedizin können diese Fragen jetzt eindeutig durch den Verweis auf das vorliegende umfassende Werk – ohne jede Einschränkung – klar beantwortet werden.

Die Autoren und Herausgeber – alle samt erfahrene Kliniker – stellen zentrale Themen des Spezialfachs gut lesbar, verständlich und hoch interessant dar und machen Weiterbildung geradezu zu einem Vergnügen. Selbst langjährige Wissenschaftler und erfahrene Kliniker finden hier immer wieder noch unbekannte Einzelfakten, selten beschriebene Zusammenhänge und überraschende Verbindungen zu den Grundlagenwissenschaften, wie sie innerhalb der Frauenheilkunde in anderen Bereichen kaum noch zu finden sind. An vielen Stellen des Werkes ist die Begeisterung und die tiefe Zufriedenheit der Autoren mit ihrem Fach zu spüren – stehen doch die gynäkologische Endokrinologie und Reproduktionsmedizin mitten im Zentrum unserer praktischen Tätigkeit in den Praxen und Ambulanzen. Dieses Wissen hilft uns, bei den täglichen frauenärztlichen Anforderungen die Entscheidungen für eine rationale und rationelle Diagnostik und Therapie in optimaler Weise zu treffen. Diese Begeisterung für das Fach langfristig auf die Leser und Leserinnen zu übertragen und das Fach als wesentliche und zentrale Säule der Frauenheilkunde zu präsentieren, sollte somit gelungen sein. Damit wird eine lange bestehende Lücke geschlossen.

Wir wünschen diesem Werk viele Auflagen, eine weite Verbreitung und uns allen neue Impulse für das Fach und viel Freude beim Lesen und beim Anwenden.

Ihre

Sanitätsrat Dr. W. Harlfinger	Dr. Klaus Doubek
BVF Rheinland-Pfalz	Präsident des BVF
Schriftleiter der Zeitschrift Frauenarzt	Landesvorsitzender BVF Hessen

Vorwort zur 1. Auflage

Ex endocrinologica semper aliquid novi (in Anlehnung an Plinius den Jüngeren, ca. 61 – ca. 115 n.Chr.) „Wer sich aber wundern sollte, dass nach so vielen Schriften auch uns die Abfassung eines solchen Werkes in den Sinn kommen konnte, der lese zuvor alle jene Schriften, mache sich dann an die unsrige – und erst dann wundere er sich„ Flavius Arrianus 85 – 145 n.Chr.

Gibt es einen Mangel an Lehrbüchern über gynäkologische Endokrinologie und Reproduktionsmedizin und braucht man tatsächlich noch einen neues Werk?

Vergleicht man das aktuelle Angebot an deutsch- und englischsprachigen Hand- und Lehrbüchern, Monografien und wissenschaftlichen Zeitschriften, so könnte man auf den ersten Blick dazu neigen diese Frage mit einem klaren nein zu beantworten und zum klinischen Alltagsgeschäft in unserem wunderbaren Fach überzugehen. Tatsächlich und bei genauem Hinsehen erkennt man aber, dass sich die gynäkologische Endokrinologie und Reproduktionsmedizin in Deutschland in einer tiefen Krise befindet. Da ist einerseits der Trend, dass an unseren Universitäten immer weniger selbstständige Abteilungen des Faches angesiedelt sind, die gleichzeitig hervorragende Patientenversorgung und wissenschaftliches Arbeiten auf hohem Niveau anbieten können. Langzeitperspektiven für junge hochmotivierte Mitarbeiter sind in diesem Bereich selten geworden und viele der Abteilungen liegen unter einer kritischen Zahl von ART-Fällen, um wirklich exzellente Erfolge erzielen zu können. Auch zeigen die Aktivitäten auf internationalen Kongressen, wie z. B. der der ESHRE, dass auch von wissenschaftlicher Seite deutlich kleinere Länder mehr und intensiver forschen und bahnbrechende Arbeiten aus Deutschland mit internationaler Bedeutung selten geworden sind.

Aber auch im niedergelassenen Bereich ist das goldene Zeitalter der gynäkologischen Endokrinologie und Reproduktionsmedizin lange vorbei. Steigende Ansprüche an Dokumentation und Verwaltungsvorgaben, hohe Patientenansprüche bei sinkenden öffentlichen Ressourcen und immer neue Vorgaben der staatlichen Aufsichtsbehörden vereinfachen nicht immer den Alltag.

Dem widerspricht die klinische Bedeutung des Faches. In fast jeder gynäkologischen Praxis machen heute Fragestellungen der gynäkologischen Endokrinologie mindestens 50 % aller Fragestellungen aus und die Nachfrage nach guten endokrinologischen Fortbildungen nimmt seit Jahren deutlich zu. Außerhalb von Universitätskliniken wird gynäkologisch-endokrines Wissen kaum noch gelehrt und auch dort stehen die Bereiche gynäkologische Onkologie und Perinatologie ganz im Vordergrund – trotz vieler anderslautender Beteuerungen.

Analysiert man die vorhandenen Lehrbücher, so finden sich einerseits schwer lesbare Handbücher für das Bücherregal – quasi schwerverdauliche Kost von universitären Experten für andere universitäre Experten – und andererseits „Ratgeber für die Kitteltasche" die oft über simple Ratschläge und klinische Binsenwahrheiten nicht hinauskommen. Ganz ehrlich: Wie häufig haben Sie in der letzten Zeit in eines dieser hochpreisigen Handbücher geschaut und wie häufig haben Sie da das gefunden, was Sie wirklich gebraucht hätten? Und wie häufig haben Sie mit einem der „Ratgeber aus der Kitteltasche" schon einmal eine wirklich komplizierte klinische Situation meistern können?

Es klafft also in der Tat heute eine riesige Lücke zwischen der Nachfrage nach praxisrelevanter und gleichzeitig wissenschaftlich korrekter und anspruchsvoller Lektüre und den tatsächlichen Angeboten. Diese Lücke zu füllen und es allen Interessierten zu ermöglichen, rasch relevantes und solides Wissen zu erwerben, hat uns motiviert dieses Werk fertigzustellen.

Das andere – vielleicht noch wichtigere – Anliegen dieses Buches ist es, allen Leserinnen und Lesern etwas von der Freude und Begeisterung der Autoren zu vermitteln, die die Beschäftigung mit diesem hoch innovativen Fach unvermeidbar mit sich bringt. Die Erfolge der Reproduktionsmedizin sind beachtlich und die Verbesserungen der Lebensqualität durch eine erfolgreiche gynäkologisch endokrinologische Therapie ist ebenfalls immer wieder beeindruckend. Die richtigen Diagnosen zu stellen, aktuelle Therapien zu indizieren, diese selbst durchführen zu können und langfristige Verbesserungen für unsere Patientinnen zu erzielen, sind erreichbare Ziele, für die sich jede Anstrengung lohnt. Ein wesentliches Ziel nach der Lektüre dieses Buches sollte aber auch die Fähigkeit zur eigenständigen Beurteilung von sogenannten Expertenmeinungen sein, die bewusst ärztliche Entscheidungen beeinflussen wollen und die es leider auch in unserem Fach gibt. Diese zu erkennen und diese Aussagen zu hinterfragen, muss erst gelernt werden und setzt das eigenständige Wissen und eigenes kritisches Denken voraus. Ohne pathetisch werden zu wollen, gilt hier unverändert das Motto der Aufklärung „Sapere Aude", das fälschlicherweise immer Immanuel Kant zugeschrieben wird, aber seinen Ursprung in der ersten Epistel des Horaz hat.

Sollte dabei das Interesse für das Fach geweckt worden sein und vielleicht die eine Kollegin oder der andere Kollege motiviert worden sein, sich intensiver – wissenschaftlich oder klinisch – mit der gynäkologischen Endokrinologie und Reproduktionsmedizin zu beschäftigen, würde das sicher Glücksgefühle bei den Autoren hervorrufen und dies allein bereits den anfangs völlig unterschätzten Arbeitsaufwand, den die Erstellung des Werkes gefordert hat, vollständig rechtfertigen.

Wiesbaden, Deutschland Michael Amrani
Wiesbaden, Deutschland Rudolf Seufert

Danksagung

An dieser möchten wir uns besonders herzlich bei Frau Christine Beisel vom Springer-Verlag für Ihre Unterstützung, Geduld und immer ermutigende Worte bedanken, ohne die wir dieses Buch nicht hätten fertigstellen können. Des Weiteren danke ich den Kolleginnen Frau Karin Schilberz und Dr. Birgit Borzager für sorgfältiges Korrigieren wie auch Herrn Jochen Winter für manche wichtige Anregung.

Inhaltsverzeichnis

Teil III Spezieller Teil: Reproduktionsmedizin und Kinderwunschbehandlung

Autorenverzeichnis

Dr. med. Michael Amrani TFP-Kinderwunschzentrum Wiesbaden, MVZ Wiesbaden GmbH, Wiesbaden, Deutschland

Dr. med. Katharina Anic Klinik u. Poliklinik für Geburtshilfe und Frauengesundheit, Universitätsmedizin Mainz, Mainz, Deutschland

Dr. med. Kristina Bockmeyer TFP-Kinderwunschzentrum Wiesbaden, MVZ Wiesbaden GmbH, Wiesbaden, Deutschland

Dr. jur. Roland Flasbarth Rechtsanwalt, Kanzlei SOH, Essen, Deutschland

Dr. med. Hans-Eckart Gaberle Praxis für Frauenheilkunde und Geburtshilfe Rüdesheim, Rüdesheim, Deutschland

Dr. med. Ruth Gomez Klinik u. Poliklinik für Geburtshilfe und Frauengesundheit, Universitätsmedizin Mainz, Mainz, Deutschland

Prof. Dr. med. Frank Michael Köhn Andrologicum München, München, Deutschland

Prof. Dr. med. Kazem Nouri TFP Kinderwunsch Wien GmbH, Wien, Deutschland

Christine Pehringer TFP-Kinderwunschzentrum Wiesbaden, MVZ Wiesbaden GmbH, Wiesbaden, Deutschland

Prof. Dr. med. Hans-Christian Schuppe Sektion Konservative Andrologie/ Kryobank an der Klinik und Poliklinik für Urologie, Kinderurologie, Universitätsklinikum Gießen und Marburg GmbH, Gießen, Deutschland

Dr. med. Dipl.-Biologin Eva Schwaab Wiesbaden, Deutschland

Prof. Dr. med. Rudolf Seufert TFP-Kinderwunschzentrum Wiesbaden, MVZ Wiesbaden GmbH, Wiesbaden, Deutschland

Prof. Dr. med. Christine Skala Klinik u. Poliklinik für Geburtshilfe und Frauengesundheit, Universitätsmedizin Mainz, Mainz, Deutschland

Dr. rer. pol. Deniz Barbara Tuna Bonn, Deutschland

Dipl.-Biologe Heiko Turley TFP-Kinderwunschzentrum Wiesbaden, MVZ Wiesbaden GmbH, Wiesbaden, Deutschland

Prof. Dr. sc. hum. Dipl.-Psych. Tewes Wischmann Privatpraxis für Psychotherapie, Heidelberg, Deutschland

Philip Wittlinger TFP-Kinderwunschzentrum Wiesbaden, MVZ Wiesbaden GmbH, Wiesbaden, Deutschland

Teil I
Grundlagen

1 Hormone – Rezeptoren und der weibliche Zyklus

Rudolf Seufert

Inhaltsverzeichnis

Biochemische Eigenschaften von Signalstoffen und Hormonen sowie ihre Synthese- und Abbauwege erleichtern das Verständnis vieler endokriner Zusammenhänge. Dabei kommt es für den Kliniker weniger auf die Kenntnis der genauen chemischen Formel bzw. Struktur an, sondern auf die Zusammenhänge bei Synthese und Abbau der verschiedenen Substanzen und auf ihre Wechselwirkungen bei unterschiedlichen Pathologien. Weiterhin sind Kenntnisse über Regulation und Inhibition und Veränderungen in der Schwangerschaft wichtig. In der Summe können viele diagnostische und therapeutische Prozeduren ohne diese Kenntnisse nicht vollständig verstanden werden. Sie sind „angewandte Biochemie“ und wichtige Grundlagen, mit denen sich der Leser beschäftigt haben sollte und zeigen auf die enge Verbindungen mit den Grundlagenfächern.

1.1 Evolution und endokrine Konzepte

Hormone – ihre Vorläufermoleküle und ihre Rezeptoren – sind keine Neuheiten der Evolution und können schon bei Einzellern beobachtet

R. Seufert (✉)
TFP-Kinderwunschzentrum Wiesbaden, MVZ Wiesbaden GmbH, Wiesbaden, Deutschland
e-mail: Rudolf.Seufert@tfp-fertility.com

© Der/die Autor(en), exklusiv lizenziert an Springer-Verlag GmbH, DE, ein Teil von Springer Nature 2023
M. Amrani, R. Seufert (Hrsg.), *Gynäkologische Endokrinologie und Kinderwunschtherapie*, https://doi.org/10.1007/978-3-662-65371-5_1

werden. Sie haben sich im Laufe der Evolution spezifisch weiterentwickelt und sind wegen ihrer hohen Spezifität und Universalität zu entscheidenden Vorteilen für weitere Entwicklungen geworden. Die entsprechenden Entwicklungsschritte sind dabei äußerst konservativ und beeinflussen uns noch heute. So regeln z. B. Süßwasserfische und alle an Land lebenden Tiere ihre Kalziumkonzentration im Blut auf den Kalziumwert des Meerwassers, und auch wir tun dies bis heute, obwohl das Meer seit sehr langer Zeit nicht mehr unsere natürliche Lebensumgebung ist und später das Parathormon andere Entwicklungen möglich gemacht hätte.

Es finden sich „steroidogene Enzyme" schon bei Bakterien und Pflanzen, wie auch Cholesterin schon bei Einzellern gebildet wird. Auch das 7-Dehydrocholesterin wird durch UV-Licht zu Vitamin D3 isomerisiert, sodass wir heute annehmen können, dass Vitamin D3 seit Urzeiten biologisch relevant ist. Steroide sind also sicher keine humanen Neuentwicklungen.

So gelten die **hydrophoben Steroide als phylogenetische alte Substanzen**, die Zellmembranen gut penetrieren können und dort mit spezifischen Rezeptormoleküle Bindungen eingehen, während **Glykopeptidhormone** erst in der späteren Entwicklung dazu kamen und humane Y-chromosomale Faktoren geradezu als aktuelle Innovationen gelten können (Kleine & Rossmanith, 2020a).

Das Konzept von biologischen Substanzen mit besonderen Wirkungen und spezifischen Effekten, die von spezifischen Organsystemen freigesetzt werden und an anderen Organsystemen wirken, ist als Erklärungsmodell innerhalb der Medizin schon im 19. Jahrhundert in vielen geistreichen Experimenten immer umfassender erforscht worden. Die Geschichte der Endokrinologie und speziell der gynäkologischen Endokrinologie gehört zweifelsfrei zu den beeindruckendsten Leistungen innerhalb der Medizingeschichte und sollte in späteren Auflagen dieses Werks gesondert darstellt werden.

Im Gegensatz zur organischen Chemie bedarf es in der Biologie für spezielle Wirkungen praktisch immer **hochselektiver Rezeptoren**, die sich in ihrer Dreidimensionalität nach Aktivierung spezifisch verändern, festgelegte Signaltransduktionswege ins Innere der Zielzelle aktivieren und geregelte Synthese- und Abbauwegen benutzen, sich hierarchischer Organsysteme, die ausgefeilten Regulationsprozessen unterworfen sind, bedienen und nur als Gesamtheit die gewünschten Effekte herbringen.

Die **Aufklärung dieser Effekte** beginnt bei der biochemischen Charakterisierung der beteiligten Substanzen mit ihren Synthese-, Transport- und Abbauwegen, führt über ihre Rezeptoren, deren Regulationswege und über eine Fülle notwendiger Co-Faktoren zu den pharmakologischen Effekten synthetischer Substanzen, die therapeutisch über das untersuchte System wirksam werden können und die gleichen Rezeptoren benutzen.

Im Rahmen dieses Kapitels soll der Schwerpunkt auf **Releasing-Faktoren, Gonadotropinen und Steroiden der Ovarien** liegen, mit denen wir es innerhalb der gynäkologischen Endokrinologie und Reproduktionsmedizin permanent zu tun haben.

1.1.1 Die Gonadotropin-Releasing-Faktoren

Vier Neuropeptide des Hypothalamus – **GnRH, TRH, CRH und das GHRH** – sind die wichtigsten Faktoren, die die Freisetzung von Hormonen aus der Hypophyse regeln. Von der Eminentia mediana gelangen sie über ein spezielles Pfortader-System in kurzer Zeit zur Hypophyse, sodass ihre geringen Halbwertzeiten ihre Wirkung nicht infrage stellen. Beim Menschen sind **drei verschiedene Gonadotropin-Releasing-Faktoren** bekannt, die wesentlich die FSH- und LH-Freisetzung regeln, wobei wir über GnRH1 deutlich mehr als über die beiden anderen wissen. **GnRH1** ist auf Chromosom 8 Genort 8p21–p11.2 und **GnRH2** auf Chromosom 20p13 – beide in 4 Exons – lokalisiert. GnRH1 kann auch in der Plazenta synthetisiert werden. Als Rezeptor dient ein heptahelikaler G-Protein-gekoppelter Rezeptor. Die Sekundärstruktur der GnRH-Faktoren ist hoch konservativ und der Austausch von Gly durch Leu an Position 6 führt zur vermehrten

LH-Ausschüttung in Relation zur FSH-Freisetzung (Genazzani et al., 1996).

Von entscheidender Bedeutung für die Wirkung von GnRH1 ist die **stoßweise, pulsatile Freisetzung**. Ohne diese regelmäßigen Konzentrationsänderungen werden LH und FSH nicht freigesetzt. Die Feinsteuerung der Ovulation wird im Zyklus aber zusätzlich durch weitere ovarielle Faktoren und ihren Einfluss auf die LH-Pulsationsfrequenz und eben nicht ausschließlich durch den Hypothalamus über Frequenz- und Amplitudenänderungen der GnRH-Sektion gesteuert (Knobil, 1980). Die Physiologie des GnRH2 ist nur spärlich erforscht. Die Anwesenheit von GnRH2-Rezeptoren im Gehirn und in reproduktiven Organen fast aller untersuchter Tierarten gibt zu der Vermutung Anlass, dass GnRH2 wichtige und noch unbekannte Funktionen hat, wobei beim Menschen – möglicherweise durch eine Leserasterverschiebung bei der Transkription – der GnRH2-Rezeptor nur wenig aktiv ist und GnRH2 auch über den GnRH1-Rezeptor wirken kann.

Vom GnRH3 vermutet man, dass es – anders als die beiden anderen GnRH-Typen – nicht im Zwischenhirn bzw. im Hypothalamus, sondern im Vorderhirn exprimiert wird. Interessant ist die Beobachtung, dass das GnRH-System sehr alt ist und selbst bei Korallen eine GnRH-Aktivität gefunden wurde, die aus Fischzellen LH freisetzen kann (McCullagh, 1932).

Anmerkung:
Die Steuerung eines Organs durch pulsatile Effektor-Substanzveränderungen ist aus informationstheoretischer Sicht **bemerkenswert effektiv**, insbesondere dann, wenn mit der regelmäßigen Frequenz das „Hintergrundrauschen" für den Sensor nur kurzfristig überschritten wird. Somit kann die in diesem Rhythmus enthaltende Information ausgewertet werden und es wird deutlich weniger Substrat der Effektorsubstanz für die Informationsübertragung benötigt als bei Verwendung einer kontinuierlichen Sekretionsrate, die dauerhaft einen senorspezifischen Grenzwert überschreiten muss. So reichen **deutlich kleinere Synthesemengen** zur Übermittlung der Informationen aus, und die Möglichkeiten zu Interaktionen mit den frequenzbestimmenden Zentren sind zusätzlich deutlich vielfältiger, was eine hohe Steuerbarkeit erwarten lässt. Dieser Mechanismus funktioniert allerdings nur, weil **GnRH eine sehr kurze Halbwertzeit** von nur wenigen Minuten hat und zwischen zwei Peaks schon fast vollständig abgebaut ist. Im Übrigen bedeutet die Übersetzung der GnRH-Pulsatilität in die LH-Sekretion bei Betrachtung der beteiligten Molekülmengen eine **Verstärkung um etwa den Faktor 25** (Kleine & Rossmanith, 2020b).

1.1.2 Die Gonadotropine FSH und LH

1.1.2.1 FSH – Follikelstimulierendes Hormon

FSH ist ein **dimeres Glykoprotein**, welches aus zwei Polypeptid-Untereinheiten besteht, die jeweils an einen Zucker gebunden sind. Die beiden Monomere werden als α- und β-Untereinheit bezeichnet. Die α-Untereinheit ist mit der der Hormone LH, TSH und hCG identisch und besteht aus 92 Aminosäuren. Die β-Untereinheit des FSH besteht aus 111 Aminosäuren, die für die Interaktion mit dem FSH-Rezeptor und damit für die spezifische biologische Wirkung verantwortlich ist. Der Zuckeranteil des follikelstimulierenden Hormons enthält die Zucker Fruktose, Galaktose, Mannose, Galactosamin, Glucosamin und Sialinsäure. Die **Halbwertzeit beträgt etwas über drei Stunden**. Interessant ist, dass sich im Laufe des Lebens die Zusammensetzung der Zuckeranteile des FSHs verändert und eine postmenopausale Frau deutlich andere Zuckeranteile als eine Teenagerin hat. FSH wird ebenfalls pulsativ ausgeschüttet und auch diese Sekretion unterliegt hemmenden und verstärkenden Einflüssen. Überraschenderweise haben aber pulsatile FSH-Applikationen bisher keine klinische Bedeutung erlangt.

1.1.2.2 LH – luteinisierendes Hormon

LH ist ebenfalls ein **heterodimeres Glykoprotein**, das aus zwei Untereinheiten besteht, einer α-Untereinheit (α-LH) mit 92 Aminosäuren, die identisch mit derjenigen der verschiedenen anderen Hormone ist (FSH, hCG, TSH) und einer β-Untereinheit (β-LH) mit 121 Aminosäuren, die spezifisch für LH ist und mit dem LH-Rezeptor interagiert. Sie hat große Ähnlichkeit mit der Aminosäuresequenz von hCG. Die **biologische Halbwertszeit von LH beträgt etwa eine Stunde** – sie ist damit deutlich kürzer als die von FSH (ca. drei Stunden). Der Genlokus für die α-Untereinheit liegt auf Chromosom 6q12.21, der für die β-Untereinheit auf Chromosom 19q13.32. Die Sekretion von LH wird durch das im Hypothalamus freigesetzte GnRH stimuliert und durch lokale Faktoren weiter moduliert. Sezerniertes LH hemmt im Sinne eines Feedback-Mechanismus die Sekretion von GnRH. Auch die Sekretion von LH ist pulsatil und hat eine ähnliche Frequenz wie die des GnRH. Bei der Frau ist das LH der **dominante regulatorische Faktor in der zweiten Hälfte des Menstruationszyklus**. Während in der ersten Hälfte durch LH die Produktion von Östrogenen gefördert werden kann, kommt es zur Mitte des Zyklus zu einem steilen LH-Anstieg, welcher die Ovulation triggert und für die Ausbildung eines etwa 8–12 Tage überdauernden Gelbkörpers von großer Bedeutung ist. Der Gelbkörper produziert in der Folge Progesteron.

Eine chronisch erhöhte LH-Sekretion kann Thekazellen aktivieren und hat Bedeutung für die Ausbildung einer Hyperandrogenämie – wie sie beispielsweise bei besonderen Formen des PCOS von Bedeutung ist.

1.1.3 Inhibin A, Inhibin B und Aktivin

Inhibin A und **B** sind **Proteohormone**, welche bei der Frau überwiegend aus den Granulosazellen der Eierstöcke stammen. Sie regulieren u. a. die FSH-Freisetzung auf Hypophysen-Ebene und sind an der Auswahl des dominanten Follikels beteiligt. Die Ausschüttung der Inhibine wird u. a. durch FSH stimuliert, gleichzeitig hemmen sie auch dessen Freisetzung im Rahmen eines negativen Feedback-Mechanismus an der Hirnanhangdrüse sehr deutlich. Inhibine sind die stärksten bekannten Hemmer der FSH-Freisetzung. Die Substanzgruppe der Inhibine wurde von McCullagh 1932 postuliert (McCullagh, 1932), die Isolierung und Charakterisierung gelang erst 1985 (Ling et al., 1985).

Inhibin A und B bestehen ebenfalls aus zwei Eiweißketten, einer α- und einer β-Kette. Da es mehrere verschiedene β-Ketten (β-A und β-B) gibt, werden Inhibin **A** (aus einer α- und einer β-A-Kette) oder **Inhibin B** (aus einer α – und einer β-B-Kette) unterschieden (Abb. 1.1). Inhibin A kommt vorwiegend in Eierstöcken vor, Inhibin B wird auch im Hoden gebildet. Als Besonderheit können sich auch zwei β-Ketten zusammenlagern und bilden dann ein Hormon namens **Activin,** welches im Gegensatz zum Inhibin die Freisetzung von FSH aus der Hirnanhangdrüse stimuliert. Je nach Kettenzusammensetzung gibt es folglich **Activin A** (zwei β-A-Ketten), **Activin B** (zwei β-B-Ketten) und **Activin AB** (β-A- und β-B-Kette). Laut Wikipedia (2022) erfolgte die Erstbeschreibung zeitgleich und unabhängig durch zwei unterschiedliche Arbeitsgruppen, die in verschiedenen Stockwerken des Salk-Instituts in La Jolla, Kalifornien, arbeiteten und ihre Entdeckung in der gleichen Ausgabe der Zeitschrift Nature publizierten (Vale et al., 1986; Ling et al., 1986). Inhibine werden in vielen tierischen und sogar in pflanzlichen Organismen gebildet und haben klinisch eine gewisse Bedeutung als Tumormarker bei Granulosa- und Hodentumoren sowie für das Monitoring der ovariellen Stimulation (Casper et al., 2001). Sie unterscheiden sich bei den verschiedenen Formen der hypertensiven Schwangerschaftserkrankungen (Seufert et al., 2004).

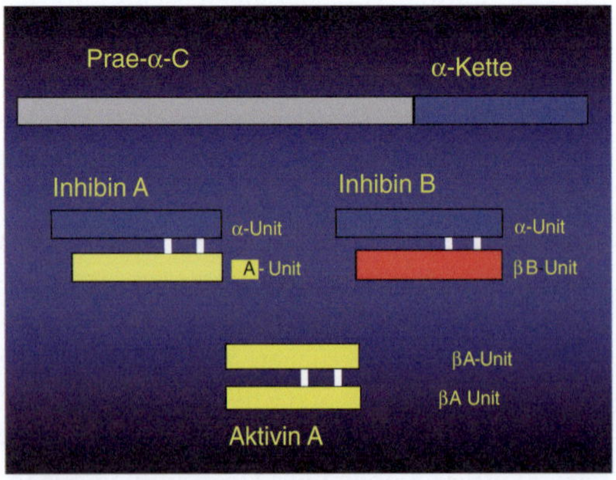

Abb. 1.1 Inhibine und Aktivine

1.1.4 AMH: Das Anti-Müller-Hormon

Das Anti-Müller-Hormon (AMH), ist ein Proteohormon bzw. Glykoprotein bestehend aus **560 Aminosäuren,** welches in den Primär- und Sekundär-Follikeln im Ovar gebildet wird.

Innerhalb der Reproduktionsmedizin stellt es heute einen **wichtigen klinischen Marker** dar. Ursprünglich wurde die Bedeutung von AMH für die **embryonale Entwicklung des männlichen Phänotyps** beschrieben, wo es die embryonale Rückbildung des Müller'schen Gangsystems im männlichen Embryo bewirkt. Es gehört zur Familie der **TCF-β-Wachstumsfaktorfamilie** (Transforming Growth-Faktor). Es lässt sich in der Embryonalzeit im Hoden nachweisen und ist bei Mädchen während der gesamten Kindheit im Serum nachweisbar. Bei der Frau wird es von den Primär- und Präantralfollikeln sezerniert. Nach zwei Gipfeln im 2. und 8. Lebensjahr steigt es wellenartig in der Pubertät an und erreicht etwa **um das 25. Lebensjahr sein Maximum** um dann zur Menopause in nicht mehr nachweisbare Bereiche abzusinken. Seine Hauptwirkung wird bei der reproduktiven Frau in der **Hemmung der Bereitstellung von frühen Follikeln** in der Follikulogenese gesehen – quasi als Bremse des Ovars. Mit zunehmendem Lebensalter und fallender Eizellreserve fällt die Synthese und auch die Bedeutung der erzielten Hemmwirkung deutlich ab. Seine Serumkonzentrationen sind zwar kaum zyklusabhängig, trotzdem sind gewisse Schwankungen – z. B. unter kombinierten Kontrazeptiva – bekannt. Seine Bedeutung liegt klinisch in der **Abschätzung der individuellen ovariellen Reserve** und der **Abschätzung der FSH-Dosis bei der ovariellen Stimulation**. Eine direkte Vorhersage einer erfolgreichen Schwangerschaft in der Reproduktionsmedizin ist aber allein über die AMH-Konzentration nicht möglich, auch wenn es immer noch – meistens fälschlicherweise – bei juristischen Auseinandersetzungen zur alleinigen Abschätzung der Erfolgsrate von ART-Prozeduren herangezogen wird.

1.2 Hormone der gynäkologischen Endokrinologie

1.2.1 Das Prolaktin

Prolaktin ist ein laktogenes Hormon, das überwiegend im Hypophysenvorderlappen in einem zirkadianen Rhythmus mit hohen Spiegeln während des Schlafs gebildet wird und während einer Schwangerschaft vermehrt ausgeschüttet wird. Prolaktin besteht aus **198 Aminosäuren**. Die Aminosäurekette bildet drei Disulfidbrücken aus, welche die Tertiärstruktur des Proteins bestimmen. Es hat ein Molekulargewicht von rund 23.000 Dalton. Seine chemische Struktur ähnelt der des Somatotropins (STH) und des Plazentalaktogens (hPL). Die Sekretion von Prolaktin wird **überwiegend negativ reguliert**. Dopamin aus dem Hypothalamus hemmt die Prolaktinfreisetzung, indem es an D2-Rezeptoren der laktotropen Zellen bindet. Das erklärt auch die Prolaktinerhöhung, die viele Psychopharmaka hervorrufen.

Ein hypothetisch notwendiges Prolaktin-Releasing-Hormon für die Steuerung der Freisetzung konnte bislang nicht nachgewiesen werden. TRH führt nach intravenöser Injektion zur Freisetzung von Prolaktin und kann als Stimulationstest verwendet werden. Weiterhin induziert VIP (vasoaktives intestinales Peptid) eine Prolaktinsekretion, während diese durch Glukokortikoide und Schilddrüsenhormone gehemmt wird.

Prolaktin fördert die Entwicklung der weiblichen Brustdrüse und die Produktion und Sekretion der Milch. Durch **Hemmung der Funktion der Ovarien** führt es zu einer Unterdrückung des weiblichen Zyklus während der Stillphase. Die Wirkung von Prolaktin beim Mann ist bisher noch nicht vollständig geklärt. Weder ein Mangel noch das Fehlen von Prolaktin beim Mann induzieren klinische Symptome.

Abklärungsrelevant sind Hyperprolaktinämien, die bei hohen Serumkonzentrationen den Ausschluss eines hypophysären Prolaktinoms – überwiegend durch MRT-Diagnostik – notwendig machen.

1.2.2 Die wichtigen Steroide

Würde man die Steroide heute entdecken, so würde man sie bei ihren ubiquitären und extragenitalen Effekten nicht mehr – etwas abwertend – als „Sexualsteroide" bezeichnen, sondern sicher ihre universelle Bedeutung durch eine anderen Bezeichnung deutlicher betonen. Steroide sind Abkömmlinge des Sterans, das aus vier zusammenhängenden Kohlenstoffringen zusammengebaut ist.

1.2.2.1 Estrogene

Die wichtigsten drei Estrogene sind das **Estron**, das **17β-Estradiol** und das **Estratriol**. Auch wenn die spezifische Aktivität vor allem durch den der Benzolring (A-Ring) und die Hydroxylgruppe am C3-Atom bedingt sind, ergibt sich ihre Einteilung vorwiegend durch ihre biologischen Wirkungen, die rezeptorabhängig sind. Das am **stärksten wirksame natürliche** Estrogen ist das bei der Frau vorwiegend aus den Granulosa- und Thekazellen stammende 17β-Estradiol, dessen Effekte nur durch das pharmakologisch eingesetzte Ethinylestradiol übertroffen werden, welches deutlich stärker am Rezeptor bindet. Außer dem weiter unten dargestellten Syntheseweg wird es auch durch die Aromatase aus Testosteron und durch die 17β-HSD aus Estron gebildet. Andere Syntheseorte – z. B. in der Menopause – sind das Fettgewebe, das Skelettsystem und die Brust, wobei auch die Umwandlung peripherer Metabolite über spezifische Sulfatasen zu beachten sind. Gesichert nachgewiesen ist es nur in Vertebraten. Das **Estratriol** ist das Schwangerschaftsestrogen und wird im entsprechenden Kapitel gesondert besprochen.

Neben peripheren Effekten an praktisch allen Organsysteme (Tab. 1.1) beeinflussen Estrogene über einen negativen Rückkopplungseffekt auf den Hypophysenvorderlappen direkt die Follikelreifung, und zwar durch einen inhibitorischen Effekt auf die FSH-Freisetzung. Dieser negative Effekt kehrt sich in der Mitte des Zyklus um, nachdem es FSH-abhängig zu einer deutlichen Zunahme der hypophysären GnRH-Antwort gekommen ist und der präovulatorische LH-Peak ausgelöst wurde. Letztlich sind es Estrogen- und Progesteron-Effekte, die die Amplitude und Frequenz der LH-Freisetzung wesentlich bestimmen, wobei aber dem Progesteron die größere Bedeutung für die Frequenzmodulation in der Lutealphase zukommt. Summarisch kann man dabei die follikuläre Phase durch eine höhere Frequenz bei niedrigerer Amplitude beschreiben, während in der Lutealphase niedere Frequenzen bei größerer Amplitude gefunden werden.

Tab. 1.1 Extragenitale Wirkung von Estrogenen und Gestagen

Estrogene	Gestagene
• ↑ NO und PGI_2 Synthese • ↓ Endothelin • Vasodilatation • ↑ Neurotransmitter • ↑ HDL-CH • Hemmung Prolifertation glatte Muskelzelle • „Radikalfänger" • Stimulation: Urothel und Neurone • Osteoklastenhemmung	• ↓ NO und PGI_2-Synthese • ↑ Endothelin • Vasokonstriktion • ↓ TG und VLDL • ↓ HDL-CH • Kein Effekt auf Radikale • Atrophie von Endometrium

Versucht man die Vielzahl der heute bekannten peripheren Estrogeneffekte zu beschreiben, ergibt sich – in Abhängigkeit der Verteilung der beiden Rezeptoren (Abb. 1.2) – ein hoch komplexes Bild, wobei summarisch betrachtet günstige psychotrope, kardiovaskuläre und osteologische Effekte unerwünschten Effekten auf hepatogene Gerinnungsfaktoren gegenüberstehen. Hervorzuheben sind die Hemmung der Osteoklasten am Knochen, die vasodilativen Effekte mit Zunahme der NO- und Prostazyklinsynthese am Endothel sowie dermatologische Wirkungen über eine Steigerung der Kollagensynthese (Tab. 1.1).

1.2.2.2 Gestagene

Progesteron verändert die Frequenz des hypothalamischen Pulsgebers und erhöht zusätzlich auf Hypophysen-Ebene die LH-Amplitude, während es gleichzeitig die Neusynthese von Estradiol-Rezeptoren hemmt. Am Endometrium bewirkt Progesteron die Umwandlung der Drüsenschläuche u. a. durch eine Gylokogeneinlagerung in die Sekretionsphase und löst bei seinem Abfallen die Menstruationsblutung aus, wobei die hierfür notwendige Gesamtdosis als **Trans-**

Abb. 1.2
Estrogenrezeptoren 1 und 2

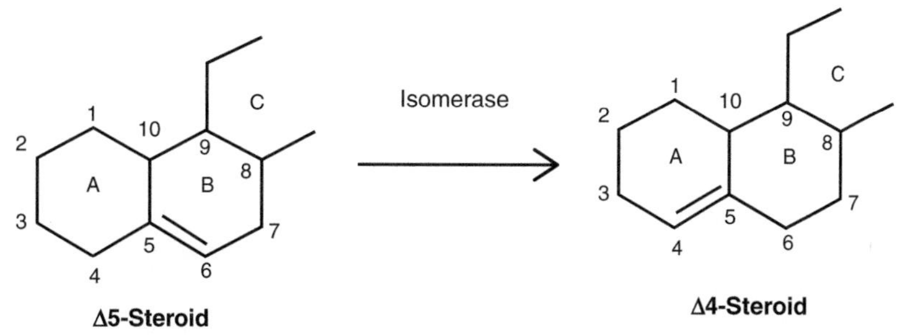

formationsdosis bezeichnet wird. Die physiologische Menstruationsblutung stellt somit eine **Abbruchblutung** dar. Ein weiterer uteriner Progesteroneffekt ist die deutliche Abnahme der uterinen Kontraktilität und der lokale Einfluss auf die immunologische Toleranz – ein zentraler Mechanismus bei der Implantation des Embryos. In Tab. 1.1 sind weitere systemische Effekte des Progesterons aufgelistet, die in erster Näherung den Estrogeneffekten entgegengerichtet sind. Eine andauernde Progesteronfreisetzung ist charakteristisch für eine Schwangerschaft und wird durch das plazentare Hormon Choriongonadotropin aufrechterhalten. Der Abfall der Progesteronkonzentration zum Ende der Schwangerschaft ermöglicht, dass die zuvor ruhig gestellte Uterusmuskulatur während der Geburt aktiv werden kann. Erst nach dem Wegfall der hohen Progesteronspiegel im Anschluss an die Entbindung wird das Einschießen der Milch in die Milchkanäle aktiviert. Kritisch sollte der Einsatz des sogenannten natürlichen Progesterons diskutiert werden, welches ein modifiziertes Abbauprodukt des Diosgenin u. a. aus der Jamswurzel (Dioscorea) ist, aber bei rationaler Betrachtung keine erkennbaren Vorteile gegenüber dem anderen pharmakologisch einsetzten Gestagen besitzt.

Eine wichtige klinische Erfahrung – als Vorgriff auf die klinischen Kapitel – bei der Behandlung eines Lutealproblems soll hier bereits erwähnt werden, dass nämlich eine Progesteronwirkung fast immer **eine vorausgehende Estrogenwirkung** erfordert, was sich am besten durch Estrogeneffekte auf die Synthese der Progesteronrezeptoren erklären lässt. Ebenfalls sofort einsichtig ist die klinische Beobachtung, dass eine **Verbesserung der Lutealfunktion** über eine verbesserte Follikelreifung in der ersten Zyklusphase erreicht werden kann – z. B. mit einer Clomifen/FSH-Therapie, was dann in der Folge auch zu einer verbesserten Lutealfunktion führt und in der Kinderwunschtherapie von großer Bedeutung ist. Meistens ist dieses Vorgehen der alleinigen Progesteronsubstitution in der Lutealphase überlegen und greift dann auch ursächlich an der richtigen Stelle an.

1.2.2.3 Androgene

Das wichtigste Androgen ist das **Testosteron**, das als Vorstufe des Estradiols in der Nebenniere und im Ovar synthetisiert wird und viele seiner Wirkungen erst nach peripherer Umwandlung in den Metaboliten **5α-DHT** durch die 5α-Reduktase erhält. Es wird u. a. von einer 17β-HSD und der 3β-HSD aus DHEA in Theka- und Leydig-Zellen gebildet und bindet im Serum an das Steroid-bindende Globulin (SHBG). Selbstredend sind für die Androgenwirkung die Ausstattung mit den entsprechenden Androgenrezeptoren, die freie Hormonkonzentration und lokalen Metabolisierungsraten entscheidend, sodass bei gleichhohen Serumkonzentrationen sehr unterschiedliche klinische Effekte beobachtet werden können. Stellt sich klinisch die Frage nach dem Ursprungsort einer erhöhten Androgenkonzentration, z. B. im Zusammenhang mit der Lokalisation eines endokrinen Tumors, kann es auch heute, im Zeitalter der MRT-Bildgebung, immer noch notwendig werden, durch **selektive Blutentnahmen** an unterschiedlichen Höhen der Vena cava und Androgenkonzentrationsmessungen den Syntheseursprung einer Testosteronerhöhung einkreisen zu können.

Die wichtigsten peripheren **Androgenwirkungen** betreffen Effekte an Haarzellen

(Hirsutismus und Effluvium), der Haut, Veränderungen im Muskelaufbau, geschlechtsspezifische Effekte auf Verhalten, Libido, der Gehirnentwicklung und die sekundären Geschlechtsmerkmale. Aber auch ungünstige metabolische Effekte im Lipidstoffwechsel und auf Transportproteine sind bekannt und zeigen wieder die ubiquitäre Bedeutung der Steroide. Hyperandrogenämien und das PCOS haben in der Klinik eine hohe Bedeutung, sodass auf das entsprechende Spezialkapitel in diesem Werk verwiesen werden soll.

Weitere wichtige Androgene, allerdings mit deutlich schwächerer androgener Wirkung, sind das **Androstendion**, das **DHEA** und das **17-OH-Progesteron**, die innerhalb der Labordiagnostik besondere Bedeutung besitzen und auf die in den Spezialkapiteln noch besonders eingegangen wird.

1.3 Synthesewege der Steroide

Ausgangspunkt der Steroidsynthesen ist das ***Cholesterol***, ein sog. 27-C-Steroid, das mit der Nahrung aufgenommen wird und nach Transport über das Low Densitylipoprotein aktiv ins Zellinnere spezieller Zellen gelangt. Im Rahmen der weiteren Syntheseschritte werden Seitenketten abgespaltet und **die C27-, C21-, C18- und C17-Steroide** als **biologisch aktive Substanzen** gebildet. Die Aufklärung dieser Syntheseschritte (Abb. 1.3) hat ganze Generationen von Biochemiker fasziniert und ist heute gut bekannt. Der nächste wichtige Metabolit nach dem Cholesterol ist das biologisch weitgehend inaktive mäßig stabile C21-Steroid **Pregnelolon,** das im Ovar über zwei Hauptstoffwege weiter umgebaut wird und entweder zum ***Dehydroepiandrosteron*** oder zum ***17α-Hydroxyprogesteron*** metaboliert wird. Dies sind bereits stabile Metabolite, die auch laborchemisch im Serum gemessen werden können und dort ihre Bedeutung haben. Interessant ist die Beobachtung, dass die meisten der notwendigen Enzyme innerhalb der Zelle in bestimmten Kompartimenten fest lokalisiert sind und es deshalb auch eines **hochgeregelten intrazellären Transportmechanismus der Metaboliten** bedarf. Interessant ist ebenfalls, dass durch die **Verlagerung der Doppelbindung vom C-Atom 5/6 auf das C-Atom 5/4 wirklich biologisch aktive Verbindungen** entstehen (Abb. 1.4). Die Umwandlung von Pregnelolon zum **Progesteron** erfolgt dabei im Ovar durch zwei Schritte, wobei zunächst die 3-Hydroxy-Gruppe durch eine Ketogruppe ersetzt wird und dann die Doppelbindung an die 5/4-Position des Gerüstes verschoben wird. Interessant ist weiterhin, dass nicht jeder einzelne Syntheseschritt durch ein unterschiedliches Enzym katalysiert werden muss, sondern dass **ein einzelnes Enzym auch mehrere Syntheseschritte katalysieren kann**. Diese Erkenntnisse verdanken wir Klonierungsstudien, die bereits in den 90er-Jahren des letzten Jahrhunderts durchgeführt wurden und auch heute hoch interessant sind.

Die Umwandlung in biologisch aktive Hormone durch **Verschiebung der Doppelbindung in Position 4 ist ein wichtiger allgemeiner Mechanismus**, der auch bei anderen Steroiden, wie beispielsweise dem Testosteron, Aldosteron und Cortisol zum Tragen kommt. Die Bedeutung des Progesterons, seine genaue Wirkungsweise und die therapeutischen Optionen werden an anderer Stelle schon beschrieben. **Androstendion,** ein Androgen, entsteht aus Progesteron bzw. dem 17β-Progesteron nach Abspaltung der C20 und C21 Atome und wird so zu einem **C19-Steroid**. Androstendion kann entweder direkt zu Testosteron oder zu Estron – jetzt aber über unterschiedliche Enzymsysteme – umgewandelt werden. Bei

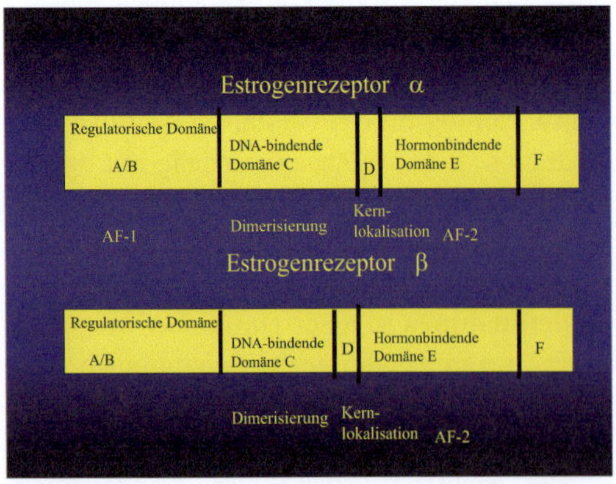

Abb. 1.3 Syntheseweg der Steroide

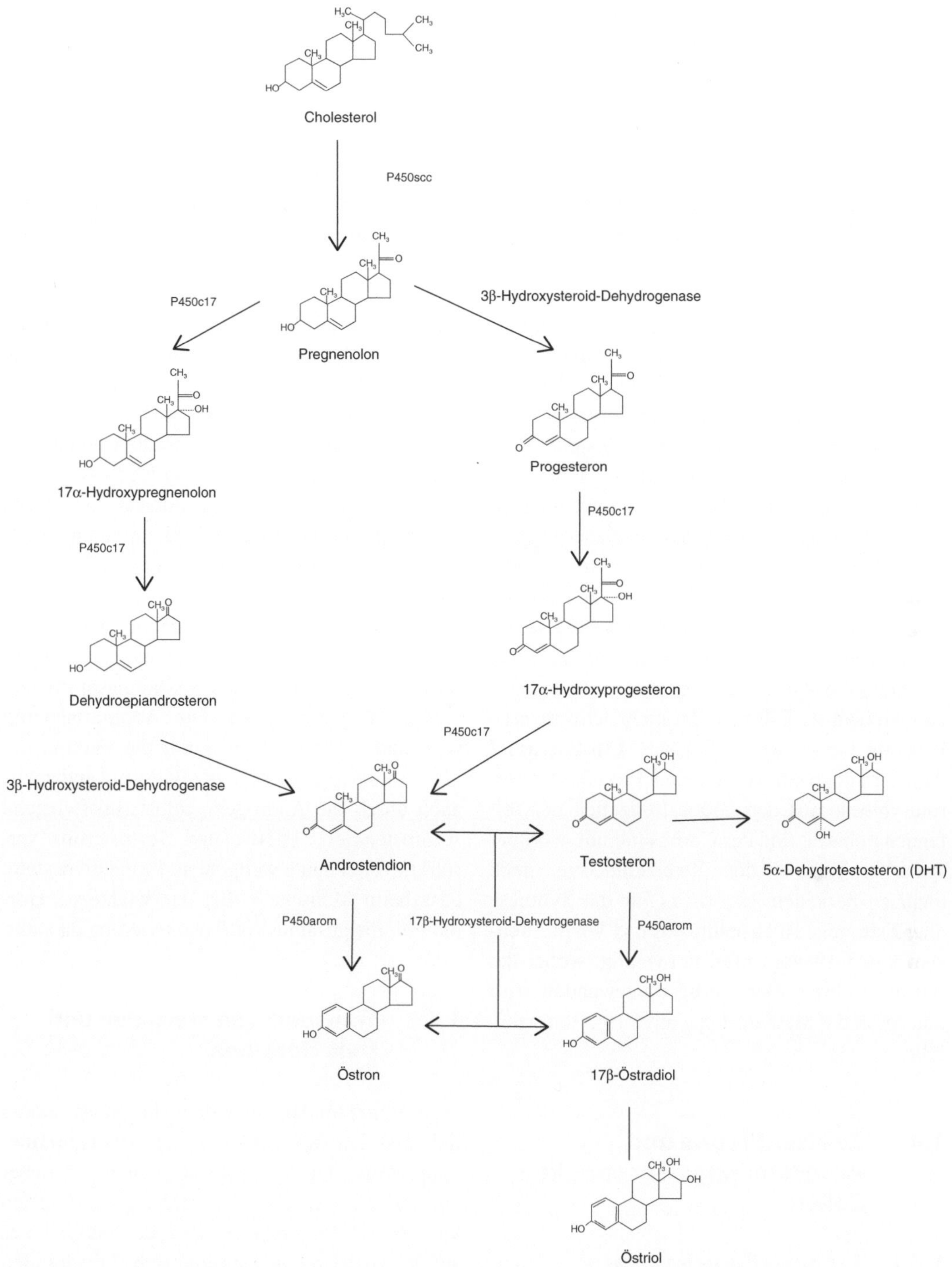

Abb. 1.4 Umwandlung Δ5 Steroid in aktives Δ4 Steroid durch die Isomerase

der Umwandlung zum Testosteron ist vor allem die im endoplasmatischen Retikulum lokalisierte **17-Hydroxysteroid-Dehydrogenase** von Bedeutung. **Testosteron** wird beim Menschen in hohen Konzentrationen synthetisiert und ist das biologisch **wichtigste Androgen** mit einer am

C-Atom 17 befindlichen Hydroxyl-Gruppe. An einigen Zielorganen muss Testosteron noch in **Dihydrotestosteron** (DHT) umgewandelt werden, um seine Wirkungen voll entfalten zu können. Hier wird oft der Haarbalg von Vellus- und Terminalhaaren genannt.

Das ebenfalls im Serum gut messbare **Dehydroepiandrosteron** bzw. sein **Sulfat** hat die Doppelbindung noch an der Position 6/5 und ist somit deutlich weniger aktiv, kann aber in laborchemischen Untersuchungen relativ gut und sicher gemessen werden. Durch entsprechende **Isomerasen** kann auch hier die Doppelbindung verschoben werden und somit aktivere Substanzen gebildet werden. Ob entsprechende Substitutionen bei Low-Responders während der FSH-Stimulationen tatsächlich zu einer höheren Zahl an Eizellen führt, ist immer wieder Gegenstand aktueller Diskussionen in der Reproduktionsmedizin – aber keinesfalls eindeutig geklärt.

Als **natürliche Estrogene** gelten das **Estron**, das **Estradiol** und das **Estrotriol**, die am Ende des Steroidsynthesewegs stehen. Das wichtigste und wirksamste Estrogen der nicht schwangeren Patientin stellt zweifelsfrei das **17β-Estradiol** dar, ist es doch ein wesentliches Produkt der Steroidsynthese aus den Gransulosazellen des reifenden Follikels und des Corpus luteum, worüber später im Rahmen der „Zweizelltheorie" noch mehr zu berichten sein wird. Für die Synthese aller Estrogene ist ausnahmslos das **Vorhandensein von C19-Vorstufen** notwendig, wobei der A-Ring in einen Benzolring umgewandelt wird und somit die Methylgruppe am C19-Atom wegfällt.

1.4 Zweizelltheorie und Arbeitsteilung der ovariellen Zellen

1.4.1 Arbeitsteilung im Ovar

Im Rahmen der „**Zweizelltheorie**" wird das Zusammenspiel der Theka- und Granulosazellen des reifen Follikels beschrieben und ihre Synergismen bei der Synthese von Steroiden, die unter Einfluss der FSH- und LH-Sekretion stehen und je nach Zahl der FSH und LH-Rezeptoren sich in unterschiedlichen Aktivitätszuständen befinden. Zunächst fördert das Follikelstimulierende Hormon (FSH) in den Granulosazellen die Bildung von Progesteron (P4) aus Cholesterol. Das gebildete Progesteron diffundiert dann zum großen Teil in die Thekazellen. LH fördert die Androgenproduktion in den Thekazellen, indem aus Progesteron mittels Cytochrom-P450-Enzym (Cyp 17) Androgene gebildet werden. Aus den Thekazellen diffundieren die Androgene wiederum in die Granulosazellen, wo die Androgene unter der Stimulation von FSH durch das Enzym Aromatase u. a. zum Estradiol (E2) aromatisieren. Die Produktion von Steroidhormonen und ihre Metabolisierung unter dem Einfluss von LH und FSH in den unterschiedlichen Zellen des Ovars und die Diffusion der Metaboliten zeigen eine **Arbeitsteilung im Ovar**, was die Effektivität der Synthese weiter erhöht.

Der Umbau der Androgene in Estrogene – u. a. durch die **Aromatase** – ist auch eine Eigenschaft der Granulosazellen, wobei dieser Prozess stark FSH-abhängig ist. Die **Aromatisierung** wird anderseits deutlich durch die Familie der „Insulin like growth factors" IGFs und anderseits auch durch die Androgene selbst (überwiegend Androstendion, DHEA und Testosteron) verstärkt, wobei heute weitgehend Einigkeit besteht, dass beim Menschen FSH das wichtigste Hormon für die gesamte Follikelaktivierung darstellt.

1.4.2 Transport von Steroiden und freie Hormone

Da Steroide im Allgemeinen nicht gut wasserlöslich sind, hat sich ein komplexer **Transportmechanismus**, der die Syntheseleistung der Leber einschließt, entwickelt, der anderseits bei vielen klinischen Effekten bedacht werden muss, wo es auf die Abschätzung der biologisch aktiven freien Konzentrationen geht.

So sind es besonders das **Sexualsteroidbindende Transportprotein** (**SHBG**), wie auch in deutlich geringerem Ausmaß die **Albumine**, an die Estrogene und Androgene binden. Nur etwa **1 % aller Steroide liegen in ungebunde-**

ner, freier Form im Blut vor und sind so die eigentlich biologisch wirksamen Hormone.

Neben dem SHBG ist – wenn auch in deutlich geringerem Umfang – auch das Kortikosteroid-bindende Globulin **CBG**, auch **Transcortin** genannt, in diese Transportvorgänge eingebunden, auch wenn es überwiegend Corticoide und Progesteron transportiert.

Interessant und klinisch bedeutsam ist die Beobachtung, dass Schilddrüsenhormone, Estrogene und pharmakologische Estrogene die **Synthese der Transportproteine in der Leber erhöhen** können und somit die biologisch freien und aktiven Hormonanteile verringern. Dieser Effekt ist in der Schwangerschaft und auch bei Hyperthyreosen bedeutsam und erklärt einige antiandrogene Effekte von Etynylestradiol bei primär nicht antiandrogen ausgelegten oralen Kontrazeptiva.

Andererseits können Corticoide, Androgene, Insulin, Wachstumshormon und Progesteron die **SHBG- Synthese in der Leber reduzieren**, was wieder gegenteilige klinische Effekte auslösen kann. In jedem Fall sind die Gesamthormonkonzentrationen ohne Kenntnis der Konzentrationen der Transportproteine nicht ausreichend, um sich einen Überblick über die Hormonwirkungen zu verschaffen.

1.5 Rezeptoren und Wirkungen

Wir werden uns hier auf die beiden **Estrogenrezeptoren**, den **Progesteronrezeptor** und den **Testosteronrezeptor** beschränken und einige der heute bekannten Effekte diskutieren:

Praktisch überall in der Biologie entfalten Hormone ihre Wirkungen ausschließlich über spezifische Rezeptoren, die als Sensoren die Anwesenheit des Hormons ins Innere der Zelle und besonders des Zellkerns melden und dort spezifische Effekte auslösen. Gemäß dem Schlüssel-Schloss-Prinzip stellt die **Spezifität und hohe Sensitivität der Wechselwirkung** im Vordergrund. Ohne Rezeptoren und ihrer Effekte auf die Signaltransduktion können wir die ausgelösten biologischen Effekte nicht verstehen und es war ein eine zentrale Erkenntnis überwiegend der 80er-Jahre des letzten Jahrhunderts, dass wir nicht allein aus Hormonkonzentrationen die entsprechenden biologischen Effekte vorhersagen können. Weiterhin sind heute eine nicht kleine Zahl von sogenannten **Orphan- Rezeptoren** bekannt – Rezeptoren mit unbekannten Liganden, bei denen noch intensiv nach dem zugehörigen Liganden gesucht wird und die sicher noch größere Bedeutung für zukünftige Entdeckungen und neue pharmakologische Therapien bekommen werden.

1.5.1 Estrogenrezeptoren

Für die Estrogene könnten wir heute mindestens **zwei Estrogenrezeptoren** unterscheiden, die aus einer Fülle verschiedener Einzelfaktoren bestehen und sowohl im Zytosol als auch im Zellkern in inaktiver Form in einem gewissen Gleichgewicht vorliegen. Wesentlich ist hier, dass ihre inaktiven Formen überwiegend mit „Hitzeschockproteinen“ assoziiert sind und sie nach Aktivierung durch das Steroid – der **Transformation** – diese lockeren Verbindungen verlassen und im Rahmen der **Translokation** in den Zellkern diffundieren, um dort spezifisch mit der DNA zu reagieren und hier als **Dimer** am **Hormon-Response-Element** die **Transkription** und weitere Effekte induzieren. Interessant ist der phyllogentisch sehr alte sogenannte Zinkfinger, bei dem es sich in der C-Domäne um einen Komplex mit einem Zinkatom handelt, der wesentlich für die DNA-spezifische Bindung verantwortlich ist.

Beim Menschen sind mindestens **zwei Estrogenrezeptoren** ERα und ERβ zu unterscheiden (Abb. 1.4), die eine unterschiedliche Verteilung in den einzelnen Zielorganen besitzen und auch etwas andere Bindungscharakteristiken aufweisen. So ist der **ERα-Rezeptor überwiegend im Brustgewebe, der Gebärmutter und im Hypothalamus** nachzuweisen, während **der ERβ-Rezeptor in Gefäßen, Prostata, Gehirn und Lunge** gefunden wird. (Abb. 1.5)

Sie werden **zur Gruppe der Kernrezeptoren** gezählt und zeigen nach der Ligandenbindung

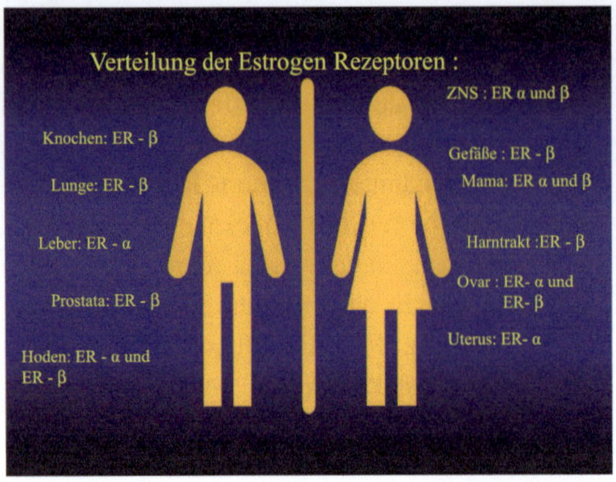

Abb. 1.5 Verteilung der beiden Estrogenrezeptoren beim Menschen

eine **Dimerisierung**, die dann spezifisch an der DNA bindet und sowohl aktivierende wie auch inhibitorische Effekte bei der Transkription auslösen kann. Beachtenswert ist ebenfalls, dass viele toxische Substanzen in der Leber durch solche Kernrezeptoren eingefangen werden, was auf noch unbekannte zusätzliche Funktionen dieser Moleküle hindeutet.

Einige der Effekte der Estrogenrezeptoren sind aktuelle Forschungsgebiete, während die meisten Wirkungen im Prinzip heute bekannt sind und für die Konformationsänderung der dreidimensionalen Struktur der Rezeptoren verantwortlich machen. In Zielzellen, die beide Rezeptoren besitzen, wird eine Hemmwirkungen beider Rezeptoren auf ihre Effekte diskutiert. Über ihre Bedeutung für der Prognose und Therapieauswahl beim Mammakarzinom soll auf Lehrbücher der Onkologie verwiesen werden.

Neben den Wirkungen im Zellkern werden zusätzlich auch die sogenannten **raschen nicht genomischen Effekte** der Steroide aufgeführt, die in Sekunden und Minuten eintreten und zu schnell sind, um zuerst eine Transkription oder eine Reaktion am Zellkern zu erfordern. Zu diesen Effekten gehören beispielsweise in der Reproduktionsmedizin die Akrosomenreaktion oder auch die Motilitätssteigerungen der Spermien durch Progesteron. Hier werden direkte Effekte auf Ionenkanäle diskutiert, wie auch direkte Wirkungen von Steroidrezeptoren in der Nähe von Plasmamembranen. Sicher werden hier in absehbarer Zeit neue interessante Erkenntnisse gewonnen werden können.

1.5.2 Der Progesteronrezeptor

Der **Progesteronrezeptor wird von** einem Gen codiert, wobei allerdings zwei Isoformen **PRα** und **PRβ** – in Abhängigkeit des estrogenabhängigen Promotors am N-terminalen Ende – unterschieden werden können und PRα um 143 Aminosäuren kürzer macht. Auch für die beiden Isoformen lassen sich unterschiedliche Verteilungsmuster in den Zielorganen nachweisen, dabei kann wahrscheinlich der PRα zusätzliche spezielle Steroidwirkungen blockieren. Auch hier diffundieren Progesteron-Rezeptorkomplexe in den Zellkern und binden an spezielle Promoterregionen der DNA. Das Progesteronrezeptorgen enthält nur 8 Exone und überspannt 100 KBp. Im Exon 1 finden sich überraschenderweise zwei Polymerasestarterstellen, ATG1 für das Isomer PR-A und ATG2 für das PR-B-Isomer. Eine wichtige Beobachtung ist, dass bei Endometriosepatientinnen die Endometriomen praktisch keine PN-B-Expression zeigen (Attia et al., 2000), was bisher allerdings keinen wesentlichen Eingang in aktuelle Endometriosetheorien gefunden hat.

1.5.3 Der Androgenrezeptor

Der **Testosteronrezeptor** ist ebenfalls ein typischer Steroidrezeptor und vermittelt die Effekte von Testosteron und Dihydrotestosteron. Interessant – wenn auch noch weitgehend unverstanden – ist die Bedeutung der sogenannten **CAG-Wiederholungssequenzen**, die die Aminosäure Glutamin kodieren und sich bis zu 30-mal bei gesunden Männern finden lassen. Das Fehlen von Sequenzen kann die Funktion des Androgenrezeptors deutlich reduzieren und zum Krankheitsbild der Testikulären Feminisierung beitragen. Der Androgenrezeptor (AR) ist ebenfalls ein Zellkernrezeptor, der bevorzugt Dihydrotestosteron (DHT) bindet;

nach der Steroidbindung wandert der zytosolische Rezeptorkomplex in den Zellkern und löst dort Genaktivierungen aus. Der AR wird in einer Vielzahl von Geweben mit – teils heute noch unbekannter Funktion exprimiert, z. B. in Gehirn, Knochen, Haut, Adenohypophyse, Schilddrüse, Nebennierenrinde, Leber, Nierentubuli, Harnblase, Herz und gestreifter Muskulatur.

1.6 Regulation des weiblichen Zyklus

Der weibliche Zyklus und die Regulation der Ovulation sind zentrale Bereiche, die zum Verständnis der wesentlichen endokrinen Vorgänge und möglicher Fertilitätsstörungen verstanden werden müssen. Hier hat sich im Laufe der Evolution ein komplexes System von hierarchischen Hormonwirkungen und Steuerungen entwickelt, das immer wieder neu fasziniert und auch heute noch viele Fragen aufwirft.

Auch hier beeinflussen sich Hormonsynthesen, **Biorhythmen und Wachstumsvorgänge** sowohl stimulierend als auch hemmend, sodass bei der Frau am Ende eine Follikelreifung, Ovulation und die Bildung eines Corpus Luteums erfolgen können und das Eintreten einer Schwangerschaft möglich wird. Das Verständnis dieser Vorgänge ist nicht nur die Voraussetzung, um die ganze Bandbreite der klinischen Zyklusstörungen verstehen zu können, sondern hilft auch belastbare Diagnosen in der gynäkologischen Endokrinologie stellen zu können, wenn nicht nach Schema vorgegangen werden kann und wenn es um seltene Befunde oder seltene Krankheitsbilder geht.

Besondere Bedeutung bei der Steuerung der gesamten Achse hat – wie schon weiter vorne erwähnt – eine Neuronengruppe von etwa 1500–5000 Zellen, die in der frühen Embryonalzeit aus dem Riechhirn in den hypothalamischen N. arcuatus einwandern und mit Beginn der Pubertät aus ihrer Inaktivität erwachen und zum sogenannten zentralen **Pulsgeber** werden. Durch die regelmäßige Freisetzung von GnRH (Gonadotropin-Releasing-Hormon) – anfangs besonders nachts – beginnt die pulsatile Freisetzung von LH und FSH, die dann das ganze Zyklusgeschehen beherrschen und für viele Biorhythmen verantwortlich sind. Aus informationstheoretischer Sicht stellte dieses **Frequenzmodulationsverfahren** einen äußerst effektiven **Verstärkermechanismus** dar, der bereits an anderer Stelle beschrieben wurde. Beginnt diese Sekretion zu früh, ist von einer Pubertas präcox auszugehen. Ohne die Pulsatilität findet keine Gonadotropinsekretion statt, aber die Induktion der Ovulation wird letztlich wahrscheinlich durch Veränderungen des Sekretionsmusters durch ovarielle Faktoren verursacht, sodass auch das Ovar als sekundärer „Pulsgeber“ bezeichnet werden kann. Die LH-Sekretion ist gut erforscht und seit den 80er-Jahren des letzten Jahrhunderts oft Gegenstand von Forschungsvorhaben gewesen.

Auch hier ergibt sich die Gesamtantwort der **pulsatilen LH-Sekretion** aus dem **Gesamteffekt von aktivierenden und inhibierenden Faktoren**. So moduliert besonders die Estrogensekretion aus dem Ovar – hier aus dem wachsenden Follikel – direkt die Frequenz und die Amplitude der LH-Freisetzung. Steigende Estrogenkonzentrationen induzieren zusätzlich eine Zunahme der GnRH-Rezeptoren. Eine Estrogenkonzentration von über 150 pg/ml über 36 Stunden wird von verschiedener Seite als notwendig erachtet damit ein ausreichender LH-Impuls für die Ovulation erreicht werden kann (Christian & Moenter, 2010), sodass gegen Ende der Follikelphase die **negative Rückkopplung kippt, das System auf positive Rückkopplung** (Sensibilisierung der Hypophyse gegenüber GnRH) **wechselt** und die Gonadotropine den FSH-/LH-Peak erreichen. So nimmt die Pulsatilität von der frühen Follikelphase zur spätfollikulären Phase deutlich zu und erreicht in der Lutealphase erneut eine reduzierte Frequenz bei allerdings steigender Amplitude (Ishigame et al., 2005). Dieser gesamte Prozess wird u. a. von Kisspeptin, Neuropeptid Y, Angiotensin und Galanin beeinflusst, während Hemmeffekte von hypothalamischen Peptiden präovulatorisch blockiert werden. Das bedeutet, dass beim präovulatorischen LH-Anstieg sowohl die Amplitude wie auch die Sektionsfrequenz kurzfristig gesteigert sind.

Wenn man bedenkt, dass in der durchschnittlichen reproduktivaktiven Phase der Frau **nur etwa 400–500 Ovulationen** liegen, überrascht es doch immer wieder, wie effektiv dieser zentrale Prozess abläuft, er zeigt aber auch auf eine Fülle von Störmöglichkeiten, die dann zur Ovarialinsuffizienz führen können.

Wesentlich weniger ist über die genaue Regulation der FSH-Freisetzung bekannt, wobei andererseits FSH das wichtigste Hormon der Reproduktionsmedizin ist und in großen Mengen auch pharmakologisch eingesetzt wird. Im Rahmen dieses Überblicks soll nur auf die Besonderheit hingewiesen werden, dass die FSH-Sekretion und möglicherweise auch seine Wirkung direkt aus dem FSH-Zielorgan Follikel über die Freisetzung von Inhibin A, Inhibin B, Aktivin A, Aktivin B und Follistation weiter modifiziert wird. Auch wenn die Forschungen der letzten Jahre hier neue Einblicke erlaubt haben, sind viele Effekte nur unzureichend aufgeklärt. Dem Inhibin als direkt hemmendem Hormon der FSH-Freisetzung wurde ursprünglich ein großes pharmakologisches Potenzial zugesprochen. So könnten etwa Inhibinanaloga über eine FSH-Suppression zur Antikonzeption verwendet werden, während ein Inhibinantagonist über eine stärkere FSH-Freisetzung zu einer verbesserten Follikelreifung führen könnte. Entsprechende tierexperimentelle Versuche (Ishigame et al., 2005; Medan et al., 2004) mit Inhibinantikörpern waren teilweise erfolgreich. Trotzdem haben entsprechende humane pharmakologische Ansätze es bis heute nicht bis zu einer klinischen Bedeutung geschafft.

Interessant ist auch der aus der Reproduktionsmedizin bekannte Effekt, dass eine ausreichend hochdosierte FSH-Applikation den **Mechanismus der Selektion des dominanten Follikels durchbricht** und zur multifollikulären ovariellen Follikelreifung führt, was in der IVF/ISCI-Therapie natürlich erwünscht ist. Trotz der hohen Bedeutung der physiologischen pulsativen FSH-Freisetzung haben pulsative FSH-Therapien bisher aber keine klinische Bedeutung erlangt.

1.7 Die Eizellreifung

Aufs engste mit dem endokrinen System ist die Bereitstellung und Reifung von Eizellen verbunden (Abb. 1.6), sodass an dieser Stelle die wesentlichsten Erkenntnisse aus der Ovarphysiologie dargestellt werden sollen.

Bereits ab der 20. Schwangerschaftswoche fällt die Zahl der 4–6 Millionen Eizellen wieder deutlich ab und erreicht mit der Pubertät etwa eine Zahl von 400.000 Primärfollikel. Dabei stehen Atropie- und Mitoseprozesse in einem gewissen Gleichgewicht und bestimmen letztlich die Ovarreserve. Später werden sich in jedem Zyklus etwa 100–300 Follikel auf den Weg zum dominanten Follikel machen und einem strengen Auswahlprozess durchlaufen.

So treten die Keimzellen bereits in der 11–13. SSW in die Meiose ein und beenden diesen Prozess erst mit der Fertilisierung. Die Meiose verharrt zunächst im letzten Stadium der Prophase – dem **Diktyotän-Stadium**, in dem die **Prägranulosazellen** die primäre Oozyte umgeben. Aus diesen **Primordialfollikel** erfolgt die Rekrutierung aller sich entwickelnden Follikel, wobei zwei unterschiedliche Prozesse starten. Einerseits findet bereits ab der Pränatalperiode ein permanentes Übertreten von Primordialfollikeln in Apoptoseprozesse statt, welches erst mit der Erschöpfung der Eizellreserve endet, und andererseits startet mit der Pubertät die **zyklusabhängige Stimulation zur Follikelreifung**, die später von der Existenz spezifischer Rezeptoren – insbesondere für FSH - abhängt.

Die Gesamtzahl der Primordialfollikel stellt die Ovarreserve dar. Nach aktuellen Vorstellungen ist der Verlust von Eizellen durch nichtovulatorische Prozesse – die sogenannte **Atresie – das häufigste Ereignis im Ovar** und der Hauptgrund für die Entleerung der Follikelpools. Erst im höheren Lebensalter kann sich interessanterweise dieser Prozess kurzfristig umkehren und der Anteil der in die Follikulogenese übergehenden Zellen können kurzfristig sogar zuzunehmen und den der anovulatorischen Atresieprozesse übertreffen (Faddy & Gosden, 2007). Interessant erscheint auch die Beobachtung, dass mit Eintritt der Menopause noch immer 1000 Pri-

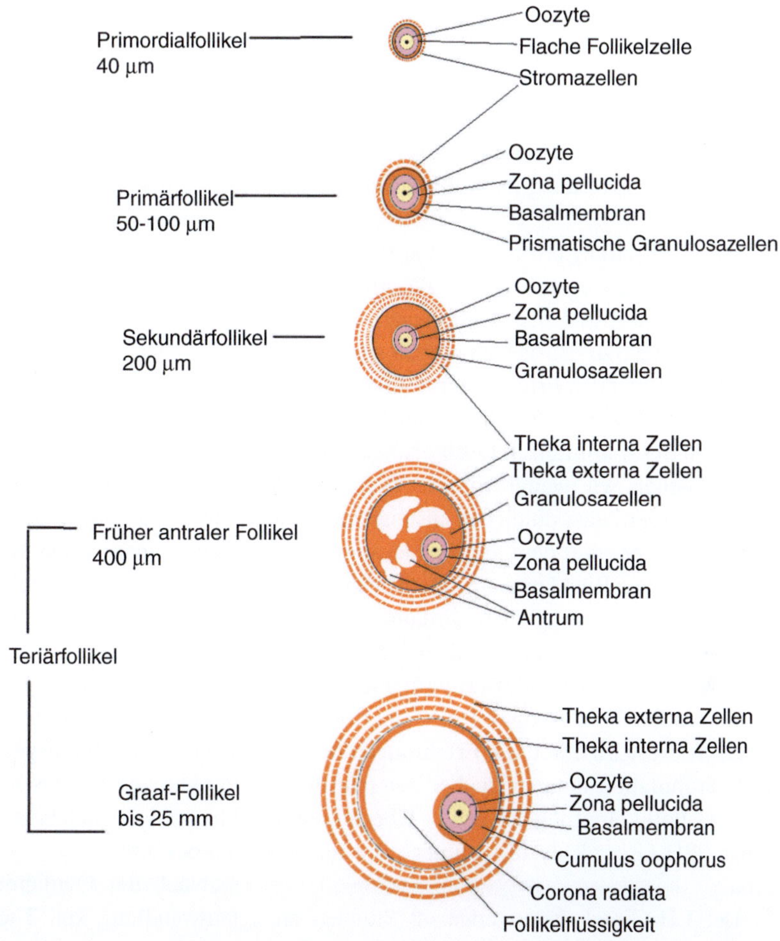

Abb. 1.6 Wege der Follikelreifung

märfollikel vorhanden sind (Faddy & Gosden, 2007), die wir aber in der klinischen Praxis bisher nicht aktivieren können. Allerdings dürfte hier die sehr hohe Aneuploidie-Rate alle klinischen Ergebnisse deutlich limitieren.

Nach Teilung des Follikelendothels entsteht der **Sekundärfollikel**, um den sich das Follikelendothel, die Theca folliculi, bildet (Knight & Glister, 2006), das ab dem Ende dieser Phase dann vaskularisiert wird und direkten Anschluss an das Gefäßsystem hat, was eine bessere endokrine Steuerung und Versorgung mit Präkusoren für spätere Syntheseleistungen bedeutet. Ab diesem Zeitpunkt spricht man von einem **antralen Follikel**, da sich jetzt auch ein zentraler Hohlraum – das Antrum – zeigt. In der frühem Sekundärphase bildet sich auch die Basalmembran deutlicher heraus.

Die weitere Entwicklung ist durch eine verstärkte Expression von Rezeptoren, z. B. für FSH, LH, AMH, Androgene und eine vermehrte Aktivität der Aromatase gekennzeichnet (Durlinger et al., 2001). Nach einer weiteren Zunahme der Vaskularisation kann eine Thekazellschicht unterschieden werden, die zusammen mit der inneren Granulosaschicht weiterwächst und zu einer deutlichen Größenzunahme des Follikels führt. Es wird nunmehr das Stadium des **Tertiärfollikels** erreicht und die Vorbereitung der Ovulation muss erfolgen.

Beim Tertiärfollikel schreiten die Vaskularisationsvorgänge immer weiter voran – insbesondere im Bereich der Thekazellschicht (Christian & Moenter, 2010) – und verbessern damit die metabolischen Möglichkeiten deutlich. Jeder Follikel enthält eine Eizelle, die bei der Ovulation freigeben wird und dessen restliche Granulosa- und Thekazellen dann zum Corpus luteum umgebaut werden. Die Vorgänge bei der Ovulation haben gewisse Ähnlichkeiten mit den Kaskaden, die bei Entzündungsprozessen zu finden sind und eine Eröffnung der Follikelwand bedingen.

Die Eizellreifung erfolgt offenbar in mehreren Wellen, und insbesondere das Zusammenspiel aus FSH, AMH und den Androgenen, die über die Aromastase zu Estrogenen umgebaut werden, entscheidet über den Erfolg einer Follikelreifung. Ab dem 7. Zyklustag erfolgt üblicherweise die **Auswahl des dominanten Follikels**, über dessen Mechanismen wir wenig wissen. Gelegentlich wird spekuliert, dass durch das ansteigende Inhibin zusammen mit dem Estrogenanstieg über einen negativen Rückkopplungsmechanismus die FSH- Freisetzung modifiziert wird und somit den weniger weit entwickelten Follikel quasi die notwendige FSH-Menge reduziert wird und diese so in die Atresie bzw. Apoptose geschickt werden. Diese These wird durch die Erfahrungen bei der FSH-Stimulation unterstützt, bei der multifollikuläre Follikelreifungen nach Überschreiten einer FSH-Grenzdosis fast immer zu erreichen sind.

Der LH-Gipfel dauert etwa 48 Stunden an, wobei bei zu niedriger Konzentration und zu kurzer Dauer zwar die Meiose wieder startet, aber die Freisetzung der Eizelle verhindert werden kann.

Der etwa 22 mm große springende Follikel liegt dann der Ovarwand an und enzymatische Prozesse ermöglichen die Eizellfreisetzung, wobei hier besonders der **Oozytenmaturationshemmende Faktor** wahrscheinlich wichtige Funktionen übernimmt und eine Fülle entzündungsaktivierender Faktoren die Freisetzung der Eizelle möglich machen. Aber auch Substanzen wie das **Fetuin B bzw. A** aus der Leber haben wichtige Funktionen und direkte Effekte auf die Eizellpermeabilität, um sie für Spermien passierbar zu machen. Nach dem Wegfall hemmender Effekte kommt es dann u. a. durch den LH-Peak zur Fortführung der Meiose und nach Auflösung der Kernmembran wird das Metaphasenstadium 1 erreicht. Nach Ausstoßung des Polkörpers 1 wird am Ende der Meiose der 2. Polkörper ausgestoßen. Diese können über eine entsprechende Biopsie gewonnen werden, konnten aber klinisch nicht die ursprünglich erhoffte große Bedeutung zur Verbesserung reproduktionsmedizinischer Ergebnisse über eine Aneuploidie-Diagnose gewinnen.

Mit der Ovulation wird die Eizelle freigesetzt und mit einer gewissen Latenz an die Fimbrie weitergegeben, wo die eigentliche Fertilisierung stattfindet. Auf die interessanten und weitgehend noch unbekannten Effekte der **Kontraktilitätsänderungen der Tuben** und die **Steuerung der uterinen Kontraktilität** zum Spermientransport mit der späteren Umschaltung **der Transportrichtung nach der Fertilisation** und dem **Rücktransport des Embryos in die Gebärmutter** kann an dieser Stelle leider nicht eingegangen werden.

Corpus luteum

Trotz seiner großen Bedeutung für Schwangerschaft und Zyklusgeschehen sind wesentliche Punkte der Corpus-luteal-Funktion und seiner Physiologie auch heute noch nicht in allen Punkten bekannt.

Nach der Ovulation kommt es zur raschen Umwandlung von Theka- und Granulosazellen zum Corpus luteum mit einer weiteren Zunahme der Angiogenese und biochemisch massiver Steigerung der Steroidsynthese sowohl an Estrogenen und besonders aber von Progesteron, was dann die gesamte Lutealphase endokrin dominiert. Daneben werden auch Substanzen wie Inhibine, Relaxin, Zytokine und Oxytozin synthetisiert, deren Bedeutung für den Endometriumaufbau, die Implantation und die gesamte Frühschwangerschaft wichtig erscheinen und auch bei der Entwicklung eines ovariellen Überstimulationssyndroms große Bedeutung haben.

Mit der Umwandlung zum Corpus luteum geht die oben schon beschriebene ausgeprägte Vaskularisierung weiter, bei der sich innerhalb kurzer Zeit ein äußerst komplexes Gefäßnetz im gesamten Corpus luteum ausbildet, um dann am Ende der Lutealphase wieder kontrolliert in die Apoptose zu gehen. Die hier ablaufenden Angiogeneseprozesse haben viele Gemeinsamkeiten mit bekannten Prozessen aus der Onkologie und Angiogenesehemmer, die diesen Prozess stören, können – wie eigene Erfahrungen zeigen – Ursache für Lutealphasen-Probleme sein, was kaum bekannt ist.

Die Progesteronsynthese steigt innerhalb der frühen Lutealphase rasch an, ist hier relativ stabil, wird dann zunehmend LH- bzw. HCG-abhängig und erlischt, falls keine embryonale HCG-Synthese einsetzt. Hormonmessungen von Progesteron sollten deshalb bevorzugt in der **frühen Lutealphase** durchgeführt werden. Was die Luteolyse auslöst, ist immer noch Gegenstand von aktuellen Forschungsprojekten, letztlich finden sich auch hier **Ähnlichkeiten zu Entzündungsreaktionen** und es werden Einflüsse von Prostaglandinen, Oxytozin und Zytokinen diskutiert (Bulling et al., 2000). Wahrscheinlich ist auch die veränderte Pulsativtät der LH-Freisetzung wichtig. Da das Corpus luteum am Ende der Follikelentwicklung steht, wird auch immer wieder diskutiert, ob im Fall eines Lutealproblems **über eine FSH-Gabe in der Follikelreifungsphase Verbesserung in der Lutealphase** erreicht werden können. In jedem Fall – sieht man von den hohen Kosten einer solchen Therapie einmal ab – wäre dies deutlich physiologischer als eine „einfache" Substitution mit Progesteron, wie sie vielfach in der Routine durchgeführt wird. Wichtig erscheint, dass eine ausreichende Funktion des Corpus luteum für den Schwangerschaftserfolg und einen ungestörten Zyklus von großer Bedeutung sind und eine Lutealinsuffizienz eine häufige endokrinologische Störung darstellt, deren Ursache meistens in einer früheren Zyklusphase liegt.

1.8 Zusammenfassung

Hormone sind phylogenetisch alte Informationssysteme und seit der Frühzeit von tierischem Leben wichtig. Hormone zeichnen sich durch hohe Spezifität der Informationsübertragung aus und wirken über spezifische Rezeptoren. Allein die Messung von Serumhormonkonzentrationen erlaubt nur einen unzureichenden Einblick in das pathophysiologische Geschehen.

Zu den Proteohormonen gehören das FSH, LH, AMH und Prolaktin, von denen die ersten drei über eine gemeinsame α-Kette verfügen, während die Steroide in Estrogene, Progesteron und Androgene eingeteilt werden und einen gemeinsamen Syntheseweg haben. Die Steroidbiosynthese startet beim Cholesterin und führt über das Progesteron zu den Androgenen und am Ende des Syntheseweg stehen die Estrogene. Heute können zwei Estrogenrezeptoren, ein Progesteronrezeptor und ein Androgenrezeptor, unterschieden werden, deren Verteilungsmuster entscheidend für den Gesamteffekt der Hormonwirkung ist. Alle Steroidrezeptoren bestehen aus unterschiedlichen Einzelkomponenten, die sich nach Bindung des Liganden zusammenlagern, in den Zellkern diffundieren und dort als Dimere erst wirken. Es werden die Transkriptionseffekte und die schnellen direkten Effekte unterschieden.

Die Ausschüttung von FSH und LH setzt eine rhytmische pulsative GnRH-Ausschüttung voraus, wobei ovarielle Faktoren diesen Rhythmus deutlich modifizieren und wahrscheinlich der eigentliche Zeitgeber für die Ovulation sind. Bei der Follikelreifung stellen die Primärfollikel, Sekundärfollikel und der Tertiärfollikel unterschiedliche Entwicklungsstadien dar, wobei die Follikelreifung in Wellen abläuft und nur eine außerordentlich kleine Zahl tatsächlich zur Ovulation kommt.

Im reifen Follikel und im Corpus luteum findet ein reger Austausch von Metaboliten zwischen den Theka- und Granulosazellen statt, was auf unterschiedliche Enzymausstattungen zurückzuführen ist.

Literatur

Attia, G. R., Zeitoun, K., Edwards, D., et al. (2000). Progesteron receptor isoform A but not B is expressed in endometriosis. *The Journal of Clinical Endocrinology and Metabolism, 85*, 2897–2902.

Bulling, A., Berg, F. D., Berg, U., et al. (2000). Identification of an ovarian voltage-activated Na+-channel type: hints to involvement in luteolysis. *Molecular Endocrinology, 14*(7), 1064–1074.

Casper, F. W., Seufert, R. J., Schaffrath, M., & Pollow, K. (2001). Concentrations of inhibins and activin in women undergoing stimulation with recombinant follicle-stimulating hormone for in vitro fertilization treatment. *Fertility and Sterility, 75*(1), 32–37.

Christian, C. A., & Moenter, S. M. (2010). The neurobiology of preovulatory and estradiol-induced gonadotropin-releasing hormone surges. *Endocrine Reviews, 31*(4), 544–577.

Durlinger, A. L., Gruijters, M. J., Kramer, P., et al. (2001). Anti-Mullerian hormone attenuates the effects of FSH on follicle development in the mouse ovary. *Endocrinology, 142*, 4891–4899.

Faddy, M., & Gosden, R. (2007). Numbers of ovarian follicles and testing germ line renewal in the postnatal ovary: facts and fallacies. *Cell Cycle, 6*(15), 1951–1952.

Genazzani, A. D., Massolo, A., Ferrari, E., & etc al. (1996). Longterm GnRH agonist administration revealed a GnRH-independent mechanism stimulating FSH discharge in humans. *European Journal of Endocrinology, 134*, 77–83.

Ishigame, H., Medan, M. S., Watanabe, G., et al. (2005). Induction of superovulation by immunoneutralization of endogenous inhibin in immature rats. *The Journal of Reproduction and Development, 51*(5), 559–566.

Kleine, B., & Rossmanith, W. G. (2020a). Evolution der Hormonbildung. In: *Hormone und Hormonsystem – Lehrbuch der Endokrinologie* (4., erw. Aufl., S. 683–692). Springer

Kleine, B., & Rossmanith, W. G. (2020b) Bildung, Freisetzung und Wirkung. In: *Hormone und Hormonsystem – Lehrbuch der Endokrinologie* (4., erw. Aufl., S. 392–395). Springer

Knight, P. G., & Glister, C. (2006). TGF-beta superfamily members and ovarian follicle development. *Reproduction, 132*(2), 191–206.

Knobil, E. (1980). The neuroendocrine control of the menstrual cycle. *Recent Progress in Hormone Research, 36*, 53–88.

Ling, N., Ying, S. Y., Ueno, N., et al. (1985). Isolation and partial characterization of a Mr 32,000 protein with inhibin activity from porcine follicular fluid. *Proceedings of the National Academy of Sciences, 82*, 7217–7221.

Ling, N., Ying, S. Y., Ueno, N., et al. (1986). Pituitary FSH is released by a heterodimer of the beta-subunits from the two forms of inhibin. *Nature, 321*, 779–782. PMID 3086749.

McCullagh, D. R. (1932). Dual endocrine activity of the testes. *Science, 76*, 19–20.

Medan, M. S., Wang, H., Watanabe, G., et al. (2004). Immunization against endogenous inhibin increases normal oocyte/embryo production in adult mice. *Endocrine, 24*(2), 115–119.

Seufert, R., Neubert, S., Tanner, B., Schaffrath, M., Pollow, K., & Kölbl, H. (2004). Inhibins and activin A in hypertensive disorders of pregnancy and HELLP-syndrome. *Zentralblatt für Gynäkologie, 126*(3), 148–153.

Vale, W., Rivier, J., Vaughan, J., et al. (1986). Purification and characterization of an FSH releasing protein from procine ovarian follicular fluid. *Nature, 321*, 776–779.

2 Physiologie der menschlichen Fortpflanzung und Frühschwangerschaft

Michael Amrani

Inhaltsverzeichnis

2.1 Einleitung

Die Reproduktionsmedizin beruht auf wesentlichen Erkenntnissen der Embryologie und leistet zugleich einen wesentlichen Beitrag zum Verständnis Letzterer. Deswegen sind Kenntnisse dieser frühen Entwicklung von zentraler Bedeutung und werden im Nachfolgenden näher betrachtet.

Fortpflanzung ist integraler Bestandteil der Lebenserhaltung. Hierbei ist geschlechtliche oder sexuelle Fortpflanzung eine Variante der Evolution des Lebens, wofür sich hochspezialisierte Zellen, männliche und weibliche Gameten (Spermien, Eizellen) entwickelt haben. Sie beruht, unter Einhaltung und Weitergabe des für das Lebewesen typischen Chromosomensatzes, auf dem Prinzip der Vereinigung (Karyogamie) und Rekombination des Erbgutes der Eltern wie auch der Festlegung des Geschlechts. Durch Kernphasenwechsel während Reifeteilung (Meiose) und Befruchtung (Konzeption oder Fertilisierung)

M. Amrani (✉)
TFP-Kinderwunschzentrum Wiesbaden, MVZ Wiesbaden GmbH, Wiesbaden, Deutschland
e-mail: Michael.Amrani@tfp-fertility.com

© Der/die Autor(en), exklusiv lizenziert an Springer-Verlag GmbH, DE, ein Teil von Springer Nature 2023
M. Amrani, R. Seufert (Hrsg.), *Gynäkologische Endokrinologie und Kinderwunschtherapie*,
https://doi.org/10.1007/978-3-662-65371-5_2

treten diploide und haploide Chromosomensätze auf. Somit besitzen Gameten als einzige Körperzellen vorübergehend nur den halben Chromosomensatz (Biason-Lauber, 2017).

Männliches und weibliches Geschlecht entwickeln sich bei Homo sapiens und anderen Arten bereits ab der frühen Schwangerschaft getrennt. Bei verschiedenen Eukaryonten, wie z. B. den meisten Pflanzen, finden sich beide Geschlechter gleichzeitig (Hermaphroditismus) oder zu verschiedenen Zeitpunkten (Dichogamie) und es kommt zur Selbstbefruchtung (Autogamie). Ein anderer Weg ist die eingeschlechtliche Fortpflanzung (Parthenogenese), wobei es ohne männlichen Partner zur Befruchtung der Eizelle kommt.

Zu unterscheiden ist hiervon die ungeschlechtliche Fortpflanzung, die sich bei verschiedenen Eukaryoten (z. B. Ringelwürmer, Pilze, Protozoen) und allen Prokaryonten (Bakterien und Archaeen) findet und auf klonaler Vermehrung der Elternzelle beruht. Mutationen und verschiedene Arten des Gentransfers rufen Veränderungen bzw. Anpassungen der nachfolgenden Generationen hervor.

Bei näherer Betrachtung findet man viele Anlagen der vorgenannten Wege der Reproduktion in Ansätzen auch beim Menschen wieder, was auf die Phylogenese der Lebewesen und ihrer konservierten Gene hinweist (Mueller et al., 2015).

Die Fähigkeit lebensfähige Nachkommen zu zeugen wird als Fruchtbarkeit, Fertilität oder Fortpflanzungsfähigkeit bezeichnet. Fekundabilität beim Menschen beschreibt die Wahrscheinlichkeit eine Schwangerschaft pro Menstruationszyklus zu erreichen und Fekundität kann allgemein als Anzahl erfolgreich ausgetragener Schwangerschaften pro weibliches Individuum verstanden werden.

2.2 Zeitliche Gliederung

Die Frühentwicklung des Menschen und anderer Plazentatiere findet im Körper der Mutter statt, weswegen zur chronologischen Einordnung das Schwangerschaftsalter in vollendeten Wochen und Tagen angegeben wird.

► In der Medizin hat es sich eingebürgert die Angabe des Schwangerschaftsalters mit dem ersten Tag der letzten Periode (post menstruationem, p.m.) zu beginnen. Korrekter ist es jedoch den Zeitpunkt der Konzeption zu verwenden, der mit dem Eisprung zusammenfällt und etwa 14 Tage nach Periodenbeginn liegt. Zum besseren Verständnis orientieren sich alle folgenden Angaben ausschließlich an der Konzeption (also: post conceptionem, p.c.). Bei Beschreibung früher Embryonalstufen werden häufig nur Tage angegeben.

Beim Menschen beträgt das intrauterine Leben (Schwangerschaft) 266 Tage oder 38 Wochen p.c. Nach den gebräuchlicheren, aber unkorrekten Angaben, sind es 280 Tage oder 40 Wochen p.m. In über 90 % der Fälle kommt es in einem Zeitraum von etwa zwei Wochen vor oder nach und nur in etwa 4 % zum errechneten Termin (EGT) zu Geburt.

Aus Sicht des Konzeptus spricht man ab Befruchtung bis zum Abschluss der achten Woche von Embryonalperiode oder Embryogenese und ab der neunten Woche von Fetalperiode oder Fetogenese. Der größte Teil der Organogenese findet während der Embryonalentwicklung statt. Die sich anschließende Fetalperiode ist von Ausdifferenzierung und Größenwachstum geprägt. Auf die in der Biologie verwendete Einteilung der Embryogenese in 23 Stadien nach Carnegie wird hier verzichtet.

Daneben kann der Schwangerschaftsverlauf auch in Trimester oder Trimena eingeteilt werden. Diese umfassen jeweils drei Monate oder etwa 13 Wochen und werden in der Geburtshilfe häufig zur Orientierung verwendet, sind aber für die Einteilung der Embryonalstadien ungeeignet.

Interessanterweise bezeichnet das deutsche Strafgesetzbuch (StGB) § 218 Absatz 1 den Abbruch einer Schwangerschaft erst nach „Abschluss der Einnistung des befruchteten Eies". Das bedeutet zum einen, die Zeit zwischen Konzeption und Implantation würde nicht zur Schwangerschaft zählen und die Implantation würde ein klar definiertes Zeitfenster umschreiben. Wie wir sehen werden, trifft dies nicht auf die biologischen Prozesse zu, sondern spiegelt lediglich eine künstlich geschaffene Beschreibung zum Umgang mit diesem Thema wider.

2.2.1 Urkeimzellen und Gametogenese

Zu Beginn lassen sich Urkeimzellen in der kaudalen Wand des primären Dottersacks im Bereich der Allantois abgrenzen siehe (Abb. 2.1b). Zwischen 4. und 6. Woche wandern sie amöboid, chemotaktisch geleitet und durch Faltung des Embryos in die zwischen Enddarm und Urnierenleiste gelegene Genitalleiste ein. Diese Verdickung an der intraembryonalen Zölomwand bildet sich aus dem Zölomepithel und dem darunter kurz zuvor entstandenen paraxialen Seitenplatten-Mesoderm (siehe Abb. 2.1a). Dort induzieren sie die Bildung der noch undifferenzierten primären Keimstränge und wachsen strangförmig in das Mesoderm ein, wobei es zugleich zur Aussprossung von Urnierenkanälchen aus dem Ductus mesonephricus kommt, welcher auch als Wolff-Gang bezeichnet wird (Wells & Coward, 2013).

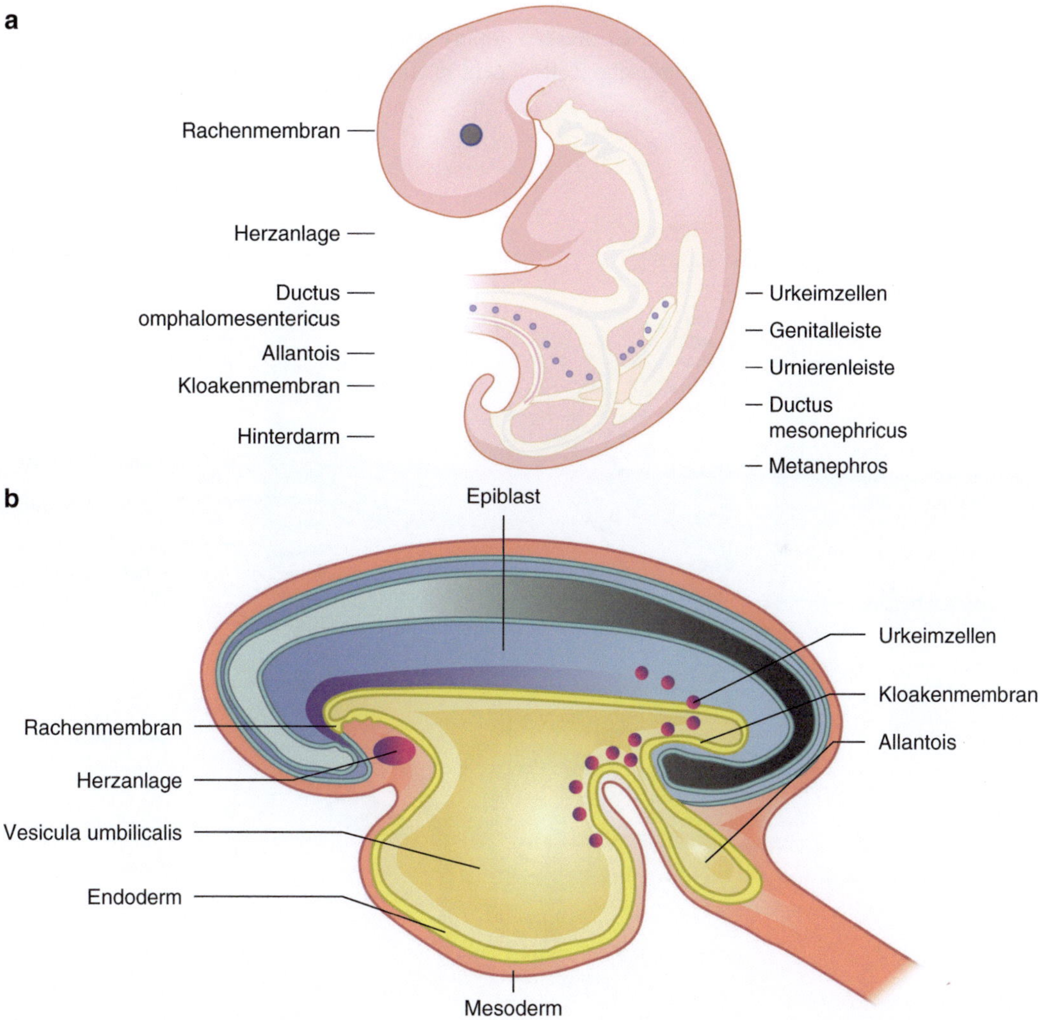

Abb. 2.1 (**a**) Schematisch zeichnerische Darstellung eines medianen Längsschnitts ca. sechste Woche p.c. Zeichnung orientiert an Allan & Kramer, 2010; Cochard, 2002; Schiebler & Schmidt, 1991; Ulfig & Brand-Sberi, 2017; Sadler, 2014. (**b**) Schematisch zeichnerische Darstellung einer Aufsicht ohne Extremitäten Anlage ca. fünfte Woche. Zeichnung orientiert an Allan & Kramer, 2010; Cochard, 2002; Schiebler & Schmidt, 1991; Ulfig & Brand-Sberi, 2017; Sadler, 2014

2.2.2 Ovaranlage und Oogenese

Beim Fehlen des Y-Chromosoms beginnt ungefähr in der siebten Woche die Ausdifferenzierung des Ovars. Primäre Keimstränge zerfallen im Markbereich und verlieren den Kontakt zu den Urnierenkanälchen, woraus der keimzellfreie Markbereich entsteht. Zugleich bilden sich vom Zölomepithel (Rinde) ausgehend neue sekundäre Keimstränge, welche die Urkeimzellen im Kortexbereich umschließen. Dort entstehen zusammenhängende Zellhaufen aus Oogonien mit umgebenden flachen Epithelzellen. Letztere sind Vorläuferzellen der Follikelepithelien. In dieser Phase setzt eine synchronisierte mitotische Zellteilungsaktivität der Keimzellen ein. Der Klon dieser Oogonien erreicht in der 20. Woche mit etwa 7 Mio. Zellen pro Ovar sein Maximum (Kennett, 2020) (siehe Abb. 2.2 linke Bildhälfte).

2.2.3 Oogonien und Oozyten

Gleichzeitig zur mitotischen Vermehrung differenzieren sich Oogonien ab der zwölften Woche mit dem Einsetzen der ersten meiotischen Teilung zur primären Oozyte. Diese Reifeteilung wird jedoch während des vierten Schritts (Diplotän) der Prophase des Zellzyklus arretiert und geht in eine Ruhephase (Diktyotän) über, welche

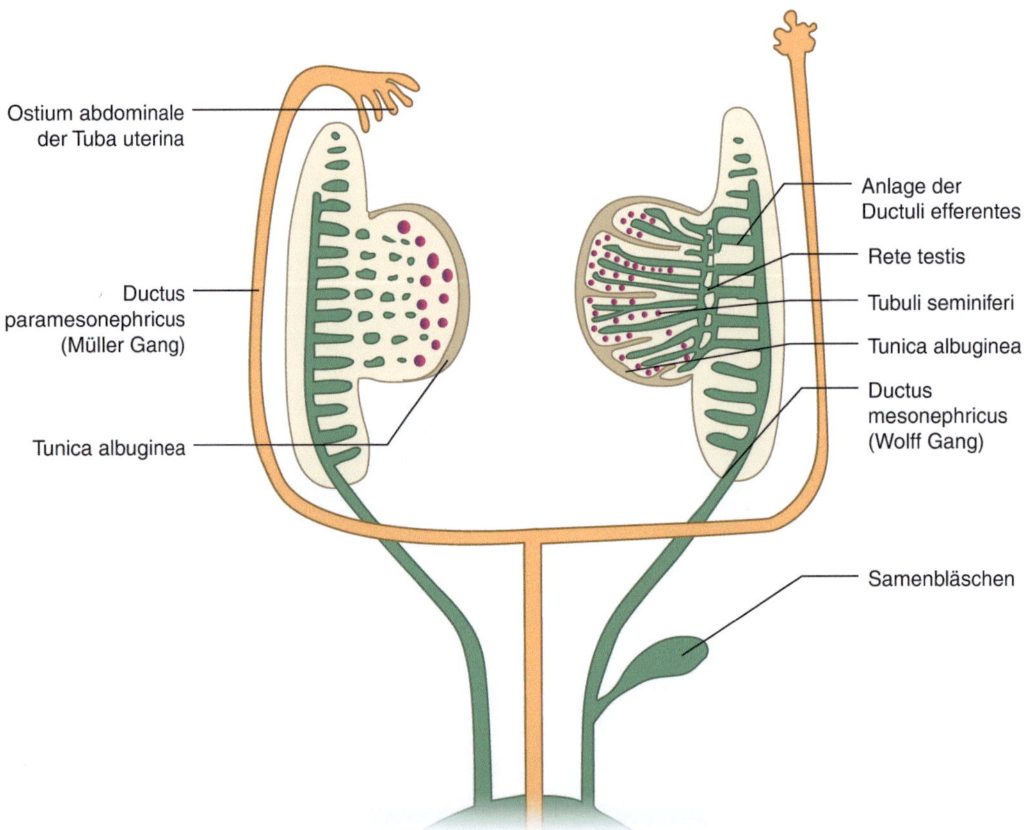

Abb. 2.2 Schematisch zeichnerische Darstellung einer vergleichenden Gegenüberstellung der Entwicklung von Gonaden-, Samen- und Eileitern. Zeichnung orientiert an Allan & Kramer, 2010; Cochard, 2002; Schiebler & Schmidt, 1991; Ulfig & Brand-Sberi, 2017; Sadler, 2014

bis zum Einsetzen der Pubertät anhält. Der Arrest wird bis zur Ovulation durch auto- und parakrine Faktoren der Follikelzellen aufrechterhalten. Somit findet sich in den primären Oozyten wie bei somatischen Zellen noch der doppelte Chromosomensatz. Bis etwa zur 25. Woche haben sich fast alle Oogonien in primäre Oozyten umgewandelt.

In der Pubertät kommt es während Ovarial- und Menstruationszyklus schließlich zur finalen Reifung. Diese ist an ein ausgeklügeltes System von hormoneller Steuerung und zyklisch körperlichen Veränderungen gekoppelt. Der Arrest der Reifeteilung wird kurz vor der Ovulation aufgehoben, die Reifeteilung fortgesetzt und durch Eindringen eines Spermiums vollendet (Rowan-Hull, 2013) (siehe Abb. 2.3 rechte Bildhälfte)

2.2.4 Follikel

Oben erwähntes Einwachsen der Urkeimzellen in die sekundären Keimstränge des kortikalen Zölomepithels bildet etwa ab der 16. Woche den Primordialfollikel. Hierbei lösen sich Oozyten aus dem Zellhaufen (Klon) und werden von einschichtigen Follikelepithelzellen einzeln umschlossen. In den Zwischenbereichen finden sich weitere Zellen, wahrscheinlich mesodermalen Ursprungs, welche in der späteren Entwicklung zu Thekazellen werden.

Eine weitere Ausdifferenzierung der Primordialfollikel erfolgt erst ab der Pubertät unter dem Einfluss von Gonadotropinen, kann aber auch schon vor Geburt unter dem Einfluss von Plazentahormonen einsetzen (Schoenwolf & Larsen, 2015).

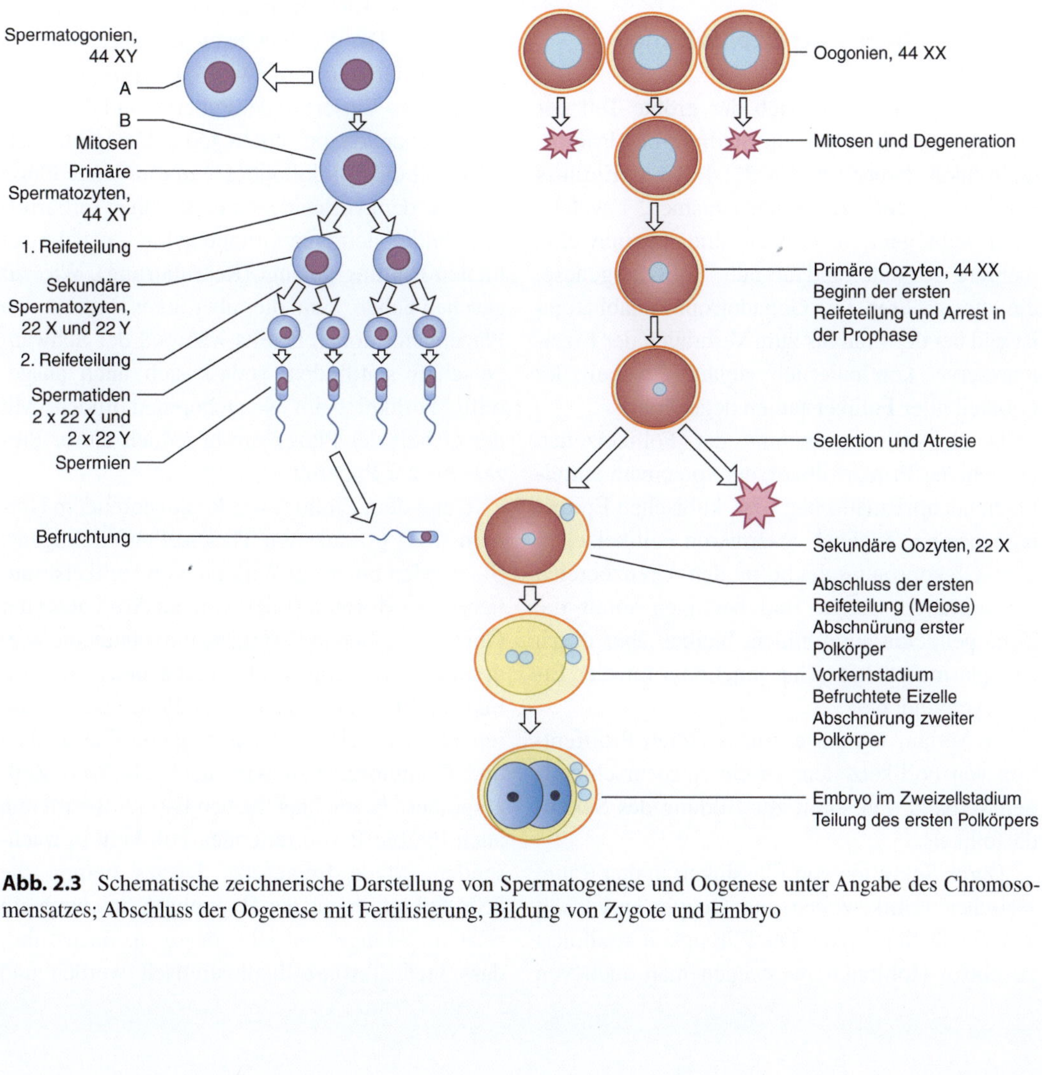

Abb. 2.3 Schematische zeichnerische Darstellung von Spermatogenese und Oogenese unter Angabe des Chromosomensatzes; Abschluss der Oogenese mit Fertilisierung, Bildung von Zygote und Embryo

2.2.5 Atresie von Follikel und Keimzellen

▶ Parallel zur mitotischen Vermehrung und Differenzierung der Urkeimzellen, beginnt etwa ab der 14. Woche ein Absterben bzw. Atresie der Keimzellkomplexe von Oogonien und primären Ooyzten. Dies führt etwa bis zur Geburt zum Verlust von ca. 2/3 des maximalen Vorrats. Dieser Abbauprozess setzt sich unabhängig von äußeren Einflüssen bis zum Verbrauch aller Keimzellen in der Menopause bzw. dem Ende der Fortpflanzungsfähigkeit des Individuums fort. Mit Einsetzen der Pubertät ist noch mit etwa 250.000 Oozyten pro Ovar zu rechnen (Zhou et al., 2019).

2.2.6 Follikel- und Eizellreifung

Bei der Geburt findet sich der größte Teil der überlebenden Gameten im Stadium des Primordialfollikels (siehe Abschn. 2.2.4). Unter Einfluss parakriner Steuerungsmechanismen, welche noch nicht ganz verstanden sind, beginnt eine mehrere Monate andauernde Follikulogenese, die zum größten Teil Gonadotropin-unabhängig ist und bei der Frau bis zum Verbrauch der Eizellenreserve kontinuierlich abläuft, wobei der Großteil aller Follikelstadien degeneriert.

Durch Volumenzunahme der Follikelzellen entsteht der Primärfollikel, der von einem einreihigen hochprismatischen bzw. kubischen Epithel umgeben ist. Zugleich sezernieren Follikelzellen eine Glykoproteinschicht in den Grenzbereich zur primären Oozyte und beginnen somit die Zona pellucida auszubilden, bleiben aber durch Zytoplasmabrücken (Gap-junctions) mit der Eizelle verbunden.

Im Verlauf kommt es zur weiteren Proliferation von Follikelzellen, zu einem mehrschichtigen Verband und somit zur Bildung des Sekundärfollikels.

Durch Sekretion von Flüssigkeit in den Raum zwischen Follikelzellen und Oozyte entwickelt sich der Tertiärfollikel. Die Flüssigkeit konfluiert zu einem Hohlraum, weswegen man auch von antralen Follikeln spricht. Follikelepithelzellen bezeichnet man nun als Granulosazellen (körnige Zellen) oder Stratum granulosum, und sie bleiben weiterhin mit der Eizelle verbunden. Im Übergangsbereich zum Stroma und getrennt durch eine dünne Basalmembran werden die sich anordnenden Zellen, wahrscheinlich mesodermalen Ursprungs (siehe oben), Thekazellen genannt und gliedern sich in eine innere (Theca interna) gefäßreiche und äußere (Theca externa) Zellschicht. Der Zellaustausch findet hier per Diffusion statt.

Tertiärfollikel entwickeln eine zunehmende Empfindlichkeit gegenüber Gonadotropinen, weswegen ab der Pubertät antrale Follikel stimulierbar werden. Zum Ende dieser Wachstumsphase entwickelt sich mit der Eizelle ein von Granulosazellen umgebener Zellhügel, der Cumulus oophorus, der in den Flüssigkeitsraum hineinreicht. Der Follikel erreicht während dieses Stadiums Größen von etwa 1–10 mm.

Mit dem Einsetzen der Pubertät und der damit einhergehenden pulsatilen Gonadotropinfreisetzung tritt die Follikulogenese in ihre letzte Phase ein. Aus dem vorhandenen Pool früher Tertiärfollikel bildet sich eine Gruppe heraus, welche zur finalen Reifung gelangt (Rekrutierung). Wie wir gesehen haben, kann dies aber unter Einfluss von Plazentahormonen bereits während der Schwangerschaft stattfinden, sodass sich auch ausgereifte Follikel beim Neugeborenen finden. Mit der Geburt der Plazenta ruht jedoch dieser Prozess bis zur Pubertät.

Unter dem Einfluss von luteinisierendem Hormon (LH) produzieren Thekazellen Androgene. Sie werden unter der Wirkung von follikelstimulierendem Hormon (FSH) von der Aromatase der Granulosazellen in Estrogene umgebaut, die wiederum zur Bildung von FSH-Rezeptoren im Follikel und Granulosazellen zur Proliferation führen. Die synergistische Wirkung von Thekazellen und Granulosazellen wird auch als Zwei-Zell-Hypothese bezeichnet. Neben Estradiol wird nun auch Inhibin B von reifenden Follikeln in wachsendem Maße freigesetzt. Dieses hemmt die FSH-Sekretion aus der Hypophyse, wodurch ein relativer Mangel entsteht, der u. a. dazu führt, dass viele Tertiärfollikel atretisch werden und sich ein Leitfollikel herauskristallisieren kann. Das hierdurch entstehende parakrine Milieu begünstigt eine Suppression kleinerer Follikel und das Wachstum des Leitfollikels.

Kurz vor der Ovulation spricht man nun von sprungbereiten oder Graaf-Follikel, der durch Zunahme des Flüssigkeitsraums geprägt ist und einen Durchmesser von etwa 20 mm aufweist. Die Granulosazellen erreichen nun ihre maximale Menge, umgeben im Cumulus oophorus die Oozyte als Corona radiata und werden von Letzterer durch die Zona pellucida getrennt. Sie verbleiben als Cumulus-Eizellen-Komplex bis nach der Befruchtung bei der Eizelle und dem frühen Embryo (Baerwald et al., 2012).

2.2.7 Ovulation

Mit maximaler Estradiolsynthese durch den Tertiärfollikel kommt es mit Luteinisierendem Hormon (LH) zu einer vorübergehenden Spitzenausschüttung (LH-Peak) und die Arretierung der primären Oozyte in der Prophase der ersten meiotischen Teilung wird beendet. Granulosazellen lockern sich auf, ihre Zellausläufer ziehen sich von der Eizelle zurück und bilden dabei den perivitellinen Spalt. Der Cumulus-Eizellen Komplex löst sich von der Follikelwand und schwimmt frei in der an Hyaluronsäure reichen Follikelflüssigkeit. Mit der Ruptur der Follikelmembran erfolgt die Ausrichtung des Fimbrientrichters und der Übertritt in die Tube. Gleichzeitig beginnen die Progesteronproduktion, eine weitere Freisetzung von Hyaluronsäure und die zweite meiotische Teilung. Follikelflüssigkeit und das parakrine Milieu bereiten die Chemotaxis von Spermien vor (Son et al., 2011).

Nach der Ovulation wandern Thekazellen in den ehemaligen Follikel ein und bilden dann, als Thekaluteinzellen wiederum unter Einwirkung von LH, Progesteron.

Mit dem Abschluss der ersten meiotischen Teilung kommt es zur Abschnürung des ersten Polkörpers mit 23 Chromatidenpaaren (46 Chromatiden). Man spricht nun von einer sekundären Oozyte mit haploidem Chromosomensatz oder Oozyte Metaphase I (siehe Abb. 2.3 rechte Bildhälfte und Kap. 16 Abb. 16.1). Der Polkörper enthält bis auf kondensierte DNS kaum Zytoplasma, behält aber vorübergehend noch eine Zytoplasmabrücke, die mit dem Zytoskelett der Eizelle verbunden bleibt.

Nun arretiert die sekundäre Oozyte mit ausgebildetem Spindelapparat in der Metaphase der zweiten meiotischen Teilung und kann sie erst durch Eindringen eines Spermiums und Abschnüren des zweiten Polkörpers, bestehend aus 23 Chromatiden, vollenden. Hierauf teilt sich auch der erste Polkörper, womit sich letzten Endes drei Polkörper im perivitellinen Spalt befinden. Die Eizelle ohne Follikel ist nun etwa 0,1 mm groß und zählt somit zu den größten Körperzellen (Pan & Li, 2019).

2.2.8 Hodenentwicklung

► Nur bei Vorhandensein eines Y-Chromosoms und u. a. dem darauf vorkommenden Sex determining region of Y Gen (SRY) kann sich etwa ab der siebten Woche im Bereich der Genitalleiste des Mesonephros (Urniere) eine Hodenanlage entwickeln. Fehlt dieses Gen, entwickeln sich etwa ab der achten Woche weibliche Keimdrüsen.

Die vom Zölomepithel gebildeten primären Keimstränge wachsen in die Tiefe der Keimleiste und finden, im Gegensatz zur Ovaranlage, Kontakt zum Ductus mesonephricus. Zugleich verlieren sie die Verbindung zur Zölomoberfläche. Die von Zölomepithelzellen umgebenen Urkeimzellen bilden als Sertolizellen mit einer äußeren Basalmembran die Hodenkanälchen und synthetisieren zugleich bis ins Knabenalter Anti-Müller-Hormon (AMH), um eine weibliche Geschlechtsentwicklung zu hemmen. Aus dem Stroma hervorgehende Leydig-Zellen, wahrscheinlich mesodermalen Ursprungs, produzieren unter dem Einfluss von Choriongonadotropin ab der siebten Woche Testosteron, welches wiederum die Hoden- und Samenleiterdifferenzierung fördert (Gadea et al., 2013) (siehe Abb. 2.2 rechte Bildhälfte).

2.2.9 Spermatogonien

Urkeimzellen werden mit oben beschriebener Ausbildung von Zellkomplexen in den Hodenkanälchen dann als Spermatogonien bezeichnet. Sertoli-Zellen gewährleisten durch interzelluläre Verbindungen eine Synchronisierung der dann beginnenden mitotischen Vermehrung der Spermatogonien.

Mit Ausbildung der Spermatogonien in der Fetalentwicklung hat die Spermatogenese begonnen, welche aufgrund rückläufiger Choriongonadotropin-Produktion im Trophoblasten ab der zwölften Woche, nach mitotischer Zellvermehrung und dem Fehlen weiterer Gonadotropine bis zum Eintritt der Pubertät ruht. Bis dahin wurden Milliarden von Spermatogonien mit für somatische Zellen typischem doppeltem Chromosomensatz angelegt. Die Spermatogonien lassen sich in eine A- und in eine B-Population unterteilen, wobei Erstere als Reserve für spätere Reifungsteilungen dient und sie somit als Stammzellen angesehen werden können (Kubota & Brinster, 2018).

2.2.10 Spermatogenese

Bei Eintritt der Pubertät setzt sich die Spermatogenese fort, wodurch am Ende befruchtungsfähige Spermatozoen (Spermien) stehen (Siehe Kap. 16 Abb. 16.2). Es wird angenommen, dass dieser Prozess etwa 60–70 Tage andauert. Aus B-Spermatogonien reifen durch mitotische Vermehrung primäre Spermatozyten heran.

Darauf folgen zwei meiotische Reifeteilungen, bei denen zunächst sekundäre Spermatozyten und dann Spermatiden entstehen. Hiernach tragen Spermatiden einen haploiden Chromosomensatz und reifen schließlich zu Spermatozoen (Spermien) heran, welche in das Lumen des Hodenkanälchens abgegeben werden. Am Ende von zwei meiotischen Teilungen sind aus einem primären Spermatozyten vier reife Spermatozoen entstanden. Lediglich ausgereifte Spermien im Lumen der Hodenkanälchen weisen einen einfachen Chromosomensatz auf und können durch Vereinigung mit einer entsprechend gereiften Eizelle Erbgut weitergeben (siehe Abb. 2.3, linke Bildhälfte).

Aufgrund der angelegten Spermatogonien in den Hodenkanälchen und ihrer Fähigkeit zur wiederholten Teilung schätzt man eine schwankende Produktion von etwa 100 Mio. Spermien pro Tag.

Der gesamte Prozess der Spermatogenese ist geprägt von Kernkondensation, Akrosom-, Flagellum-Bildung und Zytoplasmareduktion. Im Mittelstück findet sich das für die Befruchtung und erste embryonale Zellteilung benötigte Zentrosom (Siehe Kap. 16 Abb. 16.2). Des Weiteren enthält es Mitochondrien und Mikrotubuli, welche für eine Zilien-artige Bewegung sorgen. Spermienköpfe weisen nun eine Größe von etwa 5 µm auf und haben somit den größten Teil ihres ursprünglichen Volumens verloren (Holt & Morrell, 2013; Gadea et al., 2013).

2.3 Das innere Genital

2.3.1 Tuba uterina (Eileiter)

Die Fertilisierung findet im ampullären Teil der Tuben statt. Nachdem sich bei ausbleibender AMH-Produktion der beidseitig liegende Ductus paramesonephricus (Müller-Gang) ausgebildet hat, entwickeln sich hieraus die Tubae uterinae und vereinigen sich distal zu Uterus und kranialer Vagina. Die Vereinigung des Gangsystems zum Uterus und embryonale Faltung bringt die Ampulle des Eileiters und das Ovar in direkte Nachbarschaft zueinander. In seinem kranialen Bereich weist der Ductus paramesonephricus eine Öffnung zur Zölomhöhle auf, weswegen später eine offene Kommunikation zu den in der Bauchhöhle liegenden Keimdrüsen besteht (siehe Abb. 2.2 linke Bildhälfte).

Der distale Abschnitt wird als ampullärer Teil bezeichnet, nimmt 2/3 der Gesamtlänge ein und ist durch ein ausgeprägtes Schleimhautrelief gekennzeichnet. Zur Bauchhöhle öffnet sich das Infundibulum mit Fimbriae tubae uterinae. Hierauf folgt der isthmische Anteil, der durch einen abnehmenden Durchmesser des Lumens auffällt und in den interstitiellen Abschnitt übergeht, der sich bereits in den kranio-lateralen Winkeln des Uteruskörper befindet.

Die Wand wird von drei Schichten gebildet: einer inneren Schleimhautoberfläche, einer Wand aus glatten Muskeln und einer äußeren Serosaschicht. Die Schleimhaut ist mit einschichtigem hochzylindrischem Epithel aufgebaut, welches zyklisch wechselnd Zilien trägt. Sie verändert während des Menstruationszyklus ihre sekretorische Aktivität. Zilienbewegung, Muskelkontraktion, Perfusion und Tubenflüssigkeit tragen somit zum abgestimmten Zusammentreffen der Keimzellen und der Wanderung des Embryos zur Gebärmutter bei.

In der ersten Zyklushälfte (Proliferationsphase) einer fortpflanzungsfähigen Frau nimmt der Anteil Flimmerhärchen tragender Zellen zu, deren Zilien synchron Richtung Uterus schlagen und eine Frequenzzunahme in der zweiten Zyklushälfte (Lutealphase) erfahren.

Kumuluszellen interagieren mit Zilien, womit Anhaftung und Transport der Eizelle reguliert wird. Zugleich nimmt in der Lutealphase die sekretorische Aktivität des Schleimhautepithels zu, was dem Embryo über seine Granulosazellen Metabolite für den Transport und die bevorstehende Implantation liefert.

Verschiedene hormonelle und neuronale Faktoren können diese Aktivität modulieren, wozu adrenerge und cholinerge Stimulation, Ovarialsteroide, Prostaglandine, Angiotensin II und Adrenomedullin gehören (Taylor et al., 2020).

2.3.2 Uterus

Der Embryo erreicht etwa am fünften Tag den Uterus und wächst hierin bis zur Geburt weiter. Die Gebärmutter ist ein kegelförmiges bei Nulliparae, in der größten Ebene etwa 70 × 50 mm messendes Hohlorgan, dessen Wand von außen nach innen aus drei Schichten aufgebaut ist: Perimetrium, Myometrium und Endometrium. In Letzterem findet die Implantation statt.

Der Uterus lässt sich anatomisch in zwei unterschiedliche Bereiche einteilen: dem intraperitoneal liegenden Corpus uteri (Gebärmutterkörper) und der infraperitoneal liegenden Cervix uteri (Gebärmutterhals) (siehe Abb. 2.4).

In den kranio-lateral liegenden Tubenwinkeln münden beidseitig die Tuben. Das Corpus

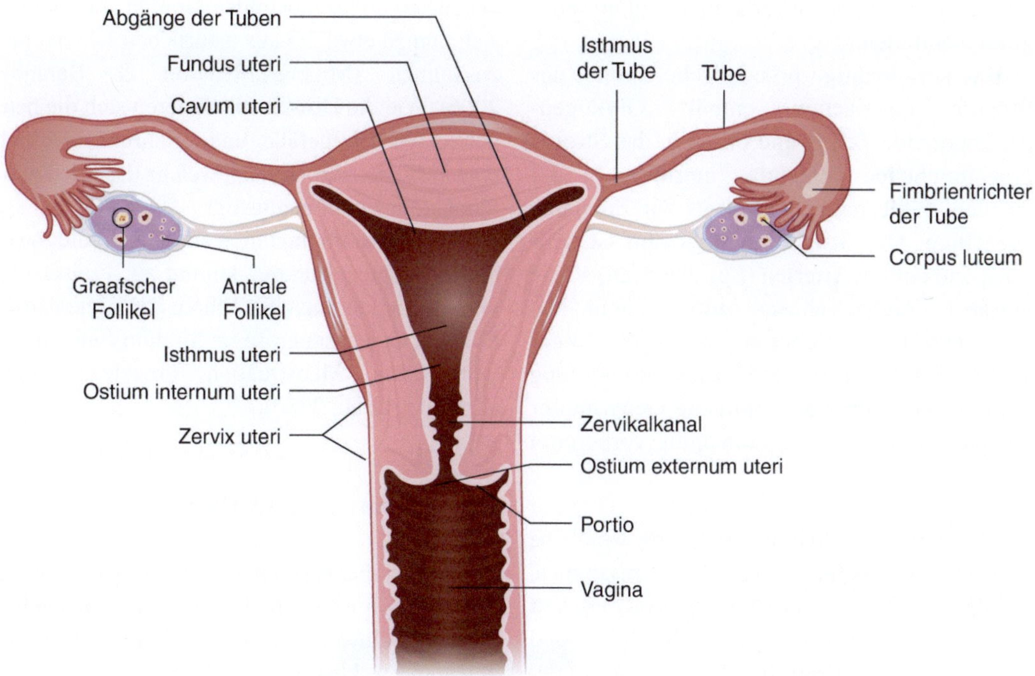

Abb. 2.4 Schematisch zeichnerische Darstellung von Vagina, Uterus, Tuben und Ovarien; postpubertäre Follikulogenese, Ovulation und Corpus luteum werden zur Veranschaulichung zeitgleich wiedergegeben

geht im Isthmus distal in die Zervix über, welche als Portio in die Vagina hineinragt. Die Verbindung zwischen Corpus und Vagina bildet der Canalis cervicis uteri, welcher auf der Portio endet. Er trägt ein Schleim-bildendes, Zilien-tragendes Zylinderepithel und in seinem Stroma verzweigte Drüsen. Die sich daran anschließende Vagina besitzt ein mehrschichtiges, unverhorntes Plattenepithel. Alle Strukturen stehen unter dem zyklischen Einfluss der Sexualsteroide und vielfältiger Botenstoffe des Follikels, woraus erhebliche strukturelle und funktionellen Schwankungen resultieren (Weißenbacher et al., 2013).

2.3.3 Endometrium

Das Endometrium baut sich aus zwei Schichten auf: dem Stratum basale und dem Stratum functionale. Ersteres weist eine hohe Mitoserate auf und dient der Regeneration des Endometriums. Das Stratum functionale setzt sich aus Endometriumepithel und dem darunterliegenden Stroma zusammen. Dieses wiederum lässt sich in Stratum compactum (lumenwärts) und Stratum spongiosum aufteilen.

Das einschichtige prismatische Epithel des Stratum compactum enthält Glykogen-produzierende Zellen und bildet in das Stroma hineinreichende Glandulae uterinae. In der zweiten Zyklushälfte kommt es zur Zunahme der Zilien. Das Stratum spongiosum ist zellreich und enthält Arterien (Spiralaterien) sowie ein ausgeprägtes venöses Abflusssystem. Mit dem Beginn der Pubertät und regelmäßiger Follikelreifung setzen zyklische Veränderung am Endometrium ein, womit die Gebärmutter auf die Aufnahme des Conceptus vorbereitet wird.

▶ Der durch Eizellreifung gesteuerte weibliche Zyklus setzt sich aus zwei Phasen zusammen. Während der Follikelreifung spricht man von Proliferationsphase oder auch Follikelphase und nach dem Eisprung bis 14 Tage nach der Befruchtung von der Sekretionsphase oder Lutealphase.

Mit der Reifung antraler Follikel setzt eine signifikante Estrogenproduktion ein, wodurch im Endometrium die Proliferation aus der nach der Periode verbliebenen Zellen des Stratum basale einsetzt. Das Epithel an der Oberfläche bildet Pinopodien und im Stroma kommt es unter anderem zur Proliferation von Zellen des Immunsystems. Hiervon sind etwa 50 % natürliche Killerzellen und 50 % dendritische Zellen, Makrophagen und T-Lymphozyten. Daneben lässt sich eine ausgeprägte Zunahme der Gefäßneubildung erkennen.

Ab der Ovulation und der damit einhergehenden Progesteronproduktion kommt es zur vermehrten Einlagerung von Glykogen in Drüsenzellen, welche zugleich deutlich proliferieren. Am apikalen Pol der Epithelzellen reduziert sich die Glykokalix, wodurch die elektrostatische Abstoßung lumenwärts abnimmt. Stromazellen lagern vermehrt Glykogen und Lipide ein und werden zu Pseudodezidualzellen.

Die Mechanismen führen zu einem Gewebeödem und lockern es zeitgleich auf. Kommt es zur erfolgreichen Implantation, bezeichnet man sie als Dezidualzellen, welche den maternalen Anteil der späteren Plazenta bilden. Immunzellen setzen sich nun zu etwa 2/3 aus natürlichen Killerzellen zusammen (Mincheva-Nilsson & Baranov, 2006). Wie die Drüsen spiralisieren sich die neugebildeten Blutgefäße und erfahren hierdurch eine Perfusionsdrosselung, welche das interzelluläre Ödem weiter begünstigt.

Bleibt eine Implantation aus, sinken die Sexualhormonspiegel und es kommt zur Freisetzung von Prostaglandinen. Sie führen zu Vasokonstriktion und Gewebsnekrose im Stratum functionale, womit die Menstruation eingeleitet wird (Critchley et al., 2020).

2.3.4 Ovarial- und Menstrualzyklus

Wie wir erahnen können, sind die Vorbereitung des Organismus auf die Befruchtung und den Beginn der Schwangerschaft subtil aufeinander abgestimmte zyklische Prozesse.

Wachstum, Selektion und Reifung zum sprungreifen Follikel dauern mehrere Monate und können als Ovarialzyklus bezeichnet werden. Die Reifung der Primordialfollikel zu primären über sekundäre zu frühen Tertiärfollikeln wird durch parakrine Mechanismen gesteuert und ist unabhängig von der Geschlechtsreife oder anderen hormonellen Einflüssen. Deswegen sind bei einer geschlechtsreifen Frau alle verschiedenen Stadien gleichzeitig vorhanden. Der größte Teil der Follikel geht bis zum vollständigen Verbrauch der vorhandenen Reserve in der Perimenopause kontinuierlich zugrunde.

Erst mit Eintritt der Pubertät und der Steuerung aus übergeordneten zerebralen Zentren ergibt sich für den Follikel eine Chance, den Ovarialzyklus bis zur Ovulation fortzuführen. Diese Selektion antraler Follikel (Tertiärfollikel) beginnt etwa drei Wochen vor der Ovulation und mündet in die finale Reifung eines dominanten Tertiärfollikels.

Während des Selektionsprozesses mehrerer antraler Follikel geht der Ovarialzyklus in den Menstruationszyklus über und dauert im Schnitt etwa einen Monat. Die erste Hälfte wird Follikel- bzw. Proliferationsphase genannt, in welcher die finale Reifung des Tertiärfollikels abläuft und der Organismus durch ein Estrogen-betontes endokrines Milieu auf die Befruchtung vorbereitet wird.

Ab der Ovulation setzt die Luteal- bzw. Sekretionsphase ein, welche mit ihrer spezifischen Progesteron Dominanz alle Mechanismen in Gang setzt, den Embryo aufzunehmen.

Bei Ausbleiben einer Implantation kommt es aufgrund Hormonmangels zum Abbau des Corpus luteum. Dieses Defizit läutet den Gefäßabbau und die Kontraktionen ein, die zur Nekrose des Stratum funktionale und somit zur Menstrualblutung führen (Gershon & Dekel, 2020).

2.4 Embryonalperiode

2.4.1 Fertilisation

Grundlage der Befruchtung stellt das den Lebewesen in unterschiedlichster Art innenwohnende sexuelle Appetenzverhalten zur Fortpflanzung dar, welches interessanterweise bei Homo sapiens zum Teil entkoppelt von der Keimzellenreifung vonstattengeht. Physiologisch werden diese komplexen Prozesse endokrin, zerebral, genetisch und psychisch gesteuert. Nähere Betrachtungen zur Sexualbiologie überschreiten das Format dieses Buches.

Bei der erfolgreichen Befruchtung kommt es zur Vereinigung des ausgereiften Spermatozoons (Spermium) mit haploidem Chromosomensatz mit einer sekundären Oozyte, die sich in der Metaphase der zweiten meiotischen Teilung befindet. Eine vermehrte Bildung von Hyaluronsäure aus den Granulosazellen führt zur Volumenzunahme des dominanten Follikels und unter dem Einfluss von lytischen Enzymen löst sich die Corona radiata mit der Eizelle vom Rand.

Schließlich wird der größte Teil Follikelflüssigkeit vom ampullären Teil der Tube aufgenommen. Diese hat sich unter dem Einfluss von Hormonen und Botenstoffen dem sprungbereiten Follikel zugewendet und darübergestülpt. Eine Ausrichtung der Tube ist durch physikochemische Prozesse mittels flexibler Bandaufhängung, Kontraktilität, Perfusionsänderungen und Chemotaxis möglich. Der Komplex aus Kumuluszellen, Eizellen und Hyaluronsäure entwickelt beim Übergang in die Tube eine klebrige Konsistenz, womit die Eizelle im ampullären Anteil anhaftet und die Befruchtung erwarten kann. Eine gleichzeitige Progesteronproduktion beeinflusst die Tubenperistaltik und wirkt auf den Spermientransport ein (Larose et al., 2019).

Bevor es zur Befruchtung durch ein Spermium kommen kann, muss dieses im Nebenhoden, unter dem Einfluss des Sekretes der männlichen akzessorischen Drüsen, wie auch Vorgängen während der Ejakulation und Wanderung im weiblichen Genitaltrakt, weitere Reifungsschritte durchlaufen. Selbige betreffen dann die Beweglichkeit und Penetrationsfähigkeit der Spermien. Mit der Ejakulation legen die Spermien einen Weg von etwa 14 cm zurück, wodurch von den im Schnitt 200 Mio. ejakulierten Spermien nur etwa einige 100 den ampullären Anteil der Tube erreichen, was bereits einige Minuten nach der Ejakulation der Fall sein kann. In einem Zeitraum von bis zu sieben Tagen können Spermien im weiblichen Genitaltrakt Befruchtungsfähigkeit aufweisen.

Die Überlebensfähigkeit der sekundären Oozyte beträgt hingegen etwa zwölf bis maximal 24 Stunden, in der eine Befruchtung stattfinden kann. Beim Ausbleiben der Konzeption degeneriert sie.

► Das Eindringen des Spermiums in eine Eizelle bezeichnet man als Imprägnation, wobei in der Eizelle die zweite Reifeteilung vollendet und der zweite Polkörper abgeschnürt wird. Der erste Polkörper durchläuft zugleich eine zweite Teilung. Somit befinden sich in der Eizelle nun zwei haploide Chromatidensätze. Nach der Imprägnation führen biochemische Reaktionen in der Zona pellucida zur Verhinderung des Eindringens weiterer Spermien (Polyspermieblock) (Evans, 2020).

In der Eizelle dekondensieren sich Chromatiden von Spermium und Eizelle und werden jeweils von einer eigenen Kernmembran umgeben. Es bildet sich somit ein getrennt mütterlicher und väterlicher Vorkern, auch Pronukleus genannt. In den Vorkernen beginnen sich die Chromatiden dann zu verdoppeln, womit sich eine Zygote gebildet hat, welche auch als erste Zelle des Embryos bezeichnet werden kann. Der Prozess vom Eindringen des Spermiums bis zur ersten Zellteilung dauert etwa 24 Stunden und bezeichnet den ersten Tag des Embryos.

Die Vorkerne mit den darin enthaltenen verdoppelten Chromatiden vereinigen sich nicht, sondern ordnen sich mithilfe des Zentrosoms und des Zytoskeletts in der Äquatorialebene der Eizelle an (siehe Abb. 2.5a). Die darauffolgende

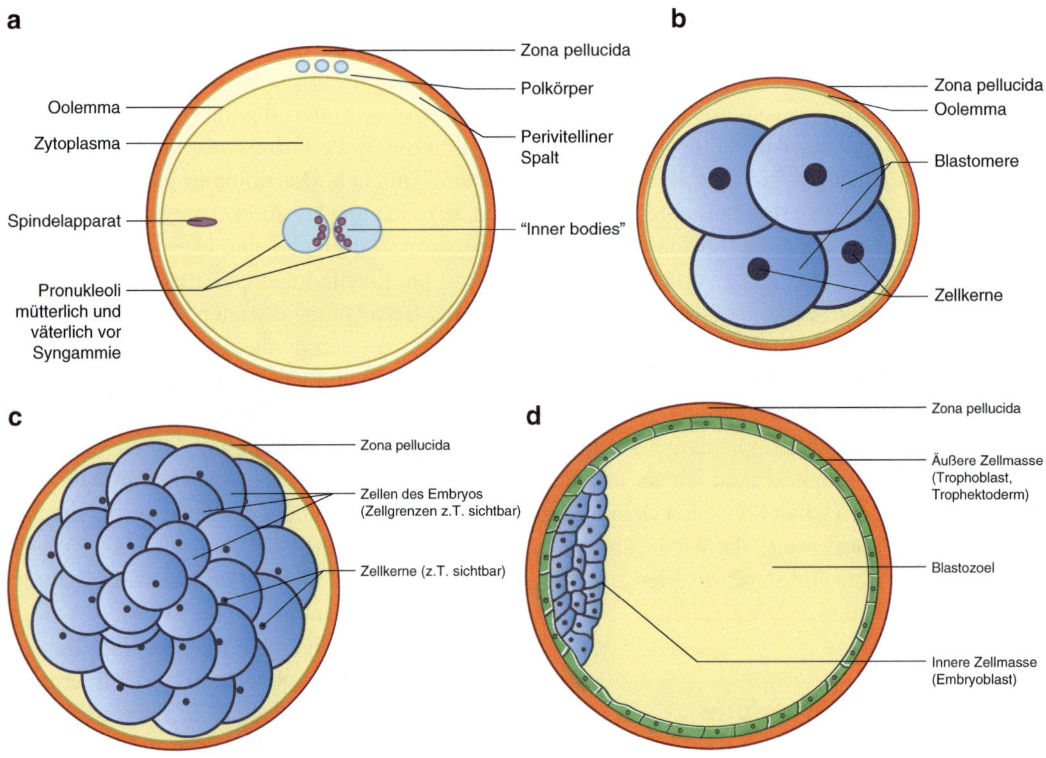

Abb. 2.5 (**a**) Schematisch zeichnerische Darstellung Tag 1 nach Konzeption (p.c.); intratubare Embryonalentwicklung; fertilisierte Oozyte im Pronukleusstadium vor der Syngamie. (**b**) Schematisch zeichnerische Darstellung Tag 2–3; intratubare Entwicklung; Embryo im vierten bis achten Zellstadium. (**c**) Schematisch zeichnerische Darstellung Tag 4; intratubare Embryonalentwicklung; Kompaktierung, Morula. (**d**) Schematisch zeichnerische Darstellung Tag 5; Übergang vom intratubaren zum intrauterinen Leben; Blastozyste; Ausbildung von Blastozoel (primäre Leibeshöhle) und innerer Zellmasse

erste Zellteilung des Embryos entspricht dann einer Mitose.

Somit ist das Ziel von Gametogenese und Fertilisation erreicht, den diploiden Chromosomensatz wiederhergestellt, Rekombinationen ermöglicht und gleichzeitig das Geschlecht determiniert zu haben (Gellersen & Brosens, 2014; Rossant & Tam, 2018).

2.4.2 Vorimplantation

Mit der Konzeption befindet sich der Embryo im ampullären Teil des Eileiters. Bis zur Implantation finden alle seine Entwicklungsstufen noch innerhalb der Oozyte statt. Durch die Peristaltik und den Zilienschlag der Tube wandert er unter weitergehenden Zellteilungen etwa 120 Stunden bis zum Erreichen der Gebärmutterhöhle.

Spätestens 24 Stunden nach Beginn der Konzeption fangen erste Zellteilungen an und man spricht vom Blastomerenstadium. Der Embryo baut sich ausschließlich aus Zellmaterial der Eizelle auf, bevor später durch Aufnahme und Syntheseleistung neues embryonales Gewebe entstehen kann (Siehe Kap. 16 Abb. 16.4a–c).

Die Anordnung der Zellteilungen richtet sich nach der Lage der Polkörper im perivitellinen Spalt mit ihren Zytoplasmabrücken, womit die spätere Ausrichtung bzw. Polarität des Embryos determiniert wird. Sich teilende Blastomere (siehe Abb. 2.5b und Kap. 16 Abb. 16.4c) sind in diesem Stadium totipotent und durch gap-junctions lose miteinander verbunden. Der Zellzyklus ist auf Synthese und Mitose beschränkt und wird durch maternale zytoplasmatische RNS gesteuert (Ogushi et al., 2008).

Nach 96 Stunden werden die Blastomere kleiner und weisen nun tight junctions auf. Der Zellhaufen kompaktiert sich im Morula Stadium und enthält dann etwa 16–32 Blastomere (siehe Abb. 2.5c). In diesem Stadium werden embryonale Gene aktiv und der Zellzyklus verlängert sich um die Zwischenphasen 1 und 2 (Gap 1 und Gap 2), wodurch sich die Zellteilungen verlangsamen.

120 Stunden nach der Befruchtung wird das Blastozystenstadium erreicht, wobei Flüssigkeitsaustritt aus den Blastomeren eine primäre Leibeshöhle, das Blastozoel, bildet. Das auskleidende Zellschicht-Sphäroid bildet die äußere Zellmasse, den Trophoblasten. Es weist etwa 100 Zellen auf, ist durch tight junctions eng miteinander verknüpft und beginnt an der Oberfläche Mikrovilli (Ausstülpungen der Zellmembran) auszubilden (siehe Abb. 2.5d und Kap. 16 Abb. 16.4d).

In einem Bereich der Blastozyste, links oder rechts von der Stelle der ehemaligen Polkörper, lässt sich die innere Zellmasse erkennen, die wie ein Hügel in das Blastozoel hineinreicht und als Embryoblast bezeichnet wird. Es finden sich hier zu diesem Zeitpunkt etwa zwölf Zellen. Die Lage des Embryoblasten kennzeichnet den embryonalen bzw. animalen Pol und den gegenüberliegenden, den abembryonalen bzw. vegetativen Pol. Bis zu diesem Zeitpunkt befindet sich der Embryo noch in der Zona pellucida und hat somit an Größe kaum zugenommen (120–150 µm).

► Nach etwa fünf Tagen erreicht der Embryo das Innere der Gebärmutter. Durch Kontraktionen und aufgrund der Polarität lokalisierter enzymatischer Aktivität schlüpft er am abembryonalen Pol aus der Eizellhülle (siehe Abb. 2.6a, b und Kap. 16 Abb. 16.4f). Zugleich lassen sich am Embryoblast nun zwei Schichten, der Epi- und der Hypoblast, erkennen, wobei alles vom Trophoblasten umschlossen wird (Srinivas & Watanabe, 2013).

Blastomere bilden an der Oberfläche Rezeptoren für den koloniestimulierenden Faktor (CSF), epithelialen Wachstumsfaktor (EGF) und den Leukämie Inhibition Faktor (LIF). Letzterer hemmt den Embryoblast an weiterer Ausdifferenzierung, womit folgende komplexe Entwicklungen möglich bleiben.

Gleichzeitig finden sich an der Oberfläche Zelladhäsionsmoleküle wie E-Cadherin, welches die Epithelial-mesenchymale Transition noch hemmt. Diese ist für den später folgenden Verlust der epithelialen Eigenschaft der Zellen jedoch essenziell, um zu migrieren und wird durch eine determinierte Expression von E-Cadherin kontrolliert.

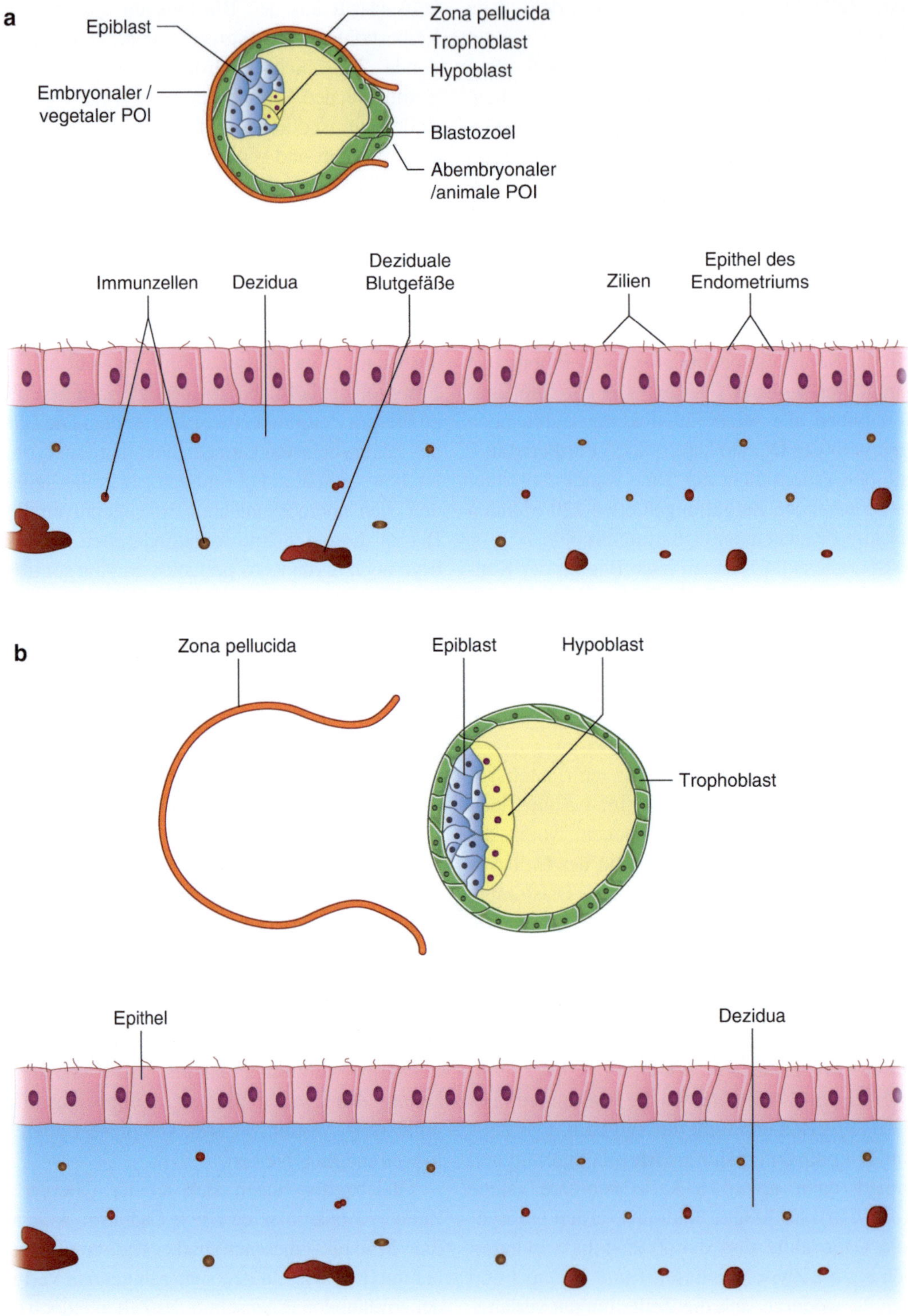

Abb. 2.6 (**a**) Schematisch zeichnerische Darstellung Tag 6; Beginnendes Hatching des Embryos; Ausprägung von Epi- und Hypoblasten. (**b+c**) Schematisch zeichnerische Darstellung Tag 6–7; Hatching und beginnende Apposition (**b**) und Adhäsion des embryonalen Pols am Endometrium (**c**)

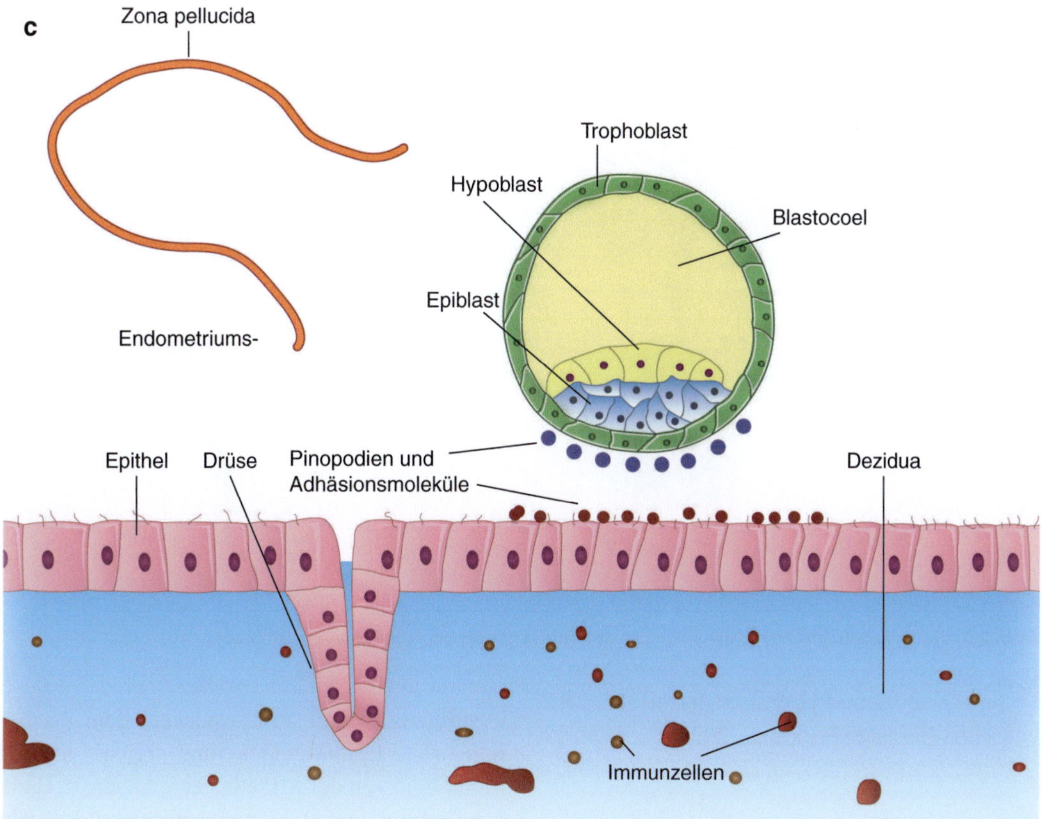

Abb. 2.6 (Fortsetzung)

Daneben findet sich Interleukin 1 (IL-1a und b), welches proinflammatorisch wirkt und den folgenden Invasionsprozess des Trophoblasten begleitet. Am embryonalen Pol konnten sowohl Rezeptoren des Aktivierungsfaktors der Thrombozyten (PAF) als auch epithelialer Wachstumsfaktor (EGF) nachgewiesen werden (Liu et al., 2006; Yang et al., 2017; Fukuda & Sugihara, 2012) (siehe Abb. 2.6c).

2.4.3 Implantation

Am Ende der ersten Woche kann eine Blastozyste die Gebärmutterhöhle erreichen und schlüpft am abembryonalen Pol aus der Zona pellucida (siehe Abb. 2.6a und Kap. 16 Abb. 16.4f). Der übliche Implantationsort in der Gebärmutter befindet sich an der Hinterwand im Corpus Bereich (Siehe Abb. 2.7a, b). Eine Retroflexion des Uterus scheint in der derzeitigen wissenschaftlichen Diskussion keine Rolle zu spielen.

Die Absorption von Sekreten der endometrialen Epithelzellen und Herabsetzung elektrostatischer Abstoßung ermöglichen die Ausrichtung und Adhäsion der Blastozyste an der Schleimhaut (siehe Abb. 2.6a, b). Der Implantationsprozess beginnt am embryonalen Pol mit der Interaktion zwischen trophoblastären Mikrovilli und Epithelzellen des Endometriums, welche zur Festigung der Verbindung führt und enzymatisch hoch aktive Zentren des Trophoblasten an Schleimhautareale heranführt.

▶ Der Zeitpunkt während der Sekretionsphase der Schleimhaut wird auch Implantationsfenster genannt. Es dauert etwa vier Tage, findet sich bei einem regelmäßige Menstrualzyklus zwischen Tag 20 und 23 und **beginnt etwa** sechs

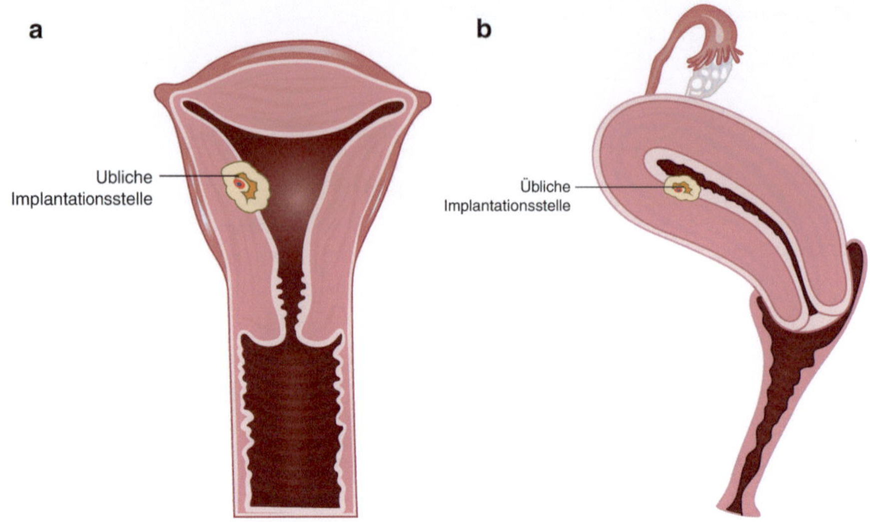

Abb. 2.7 (**a**, **b**) Schematisch zeichnerische Darstellung Typische Implantationsstelle in utero

Tage nach dem LH-Peak (Cha et al., 2012; Ochoa-Bernal & Fazleabas, 2020).

2.4.4 Embryoblast und Embryogenese

Erste und zweite Woche

Mit Epi- und Hypoblast weist der Embryoblast bereits in der Blastozyste eine Zweiteilung auf. Am Ende der zweiten Woche kommt es zu einer Flüssigkeitseinlagerung zwischen Epi- und Trophoblastzellen, welche die Amnionhöhle bildet (siehe Abb. 2.8a). Die Wand wird von Derivaten des Epiblasten, den Amnionzellen, ausgekleidet. Zugleich kleiden aus den Hypoblasten ausgewanderte Zellen das Blastozoel aus und bilden so den primären Dottersack. Zwischen beiden liegt die zweiblättrige Keimscheibe (siehe Abb. 2.8b). Der Embryoblast erreicht am Ende der zweiten Woche etwa eine Länge von 0,2 mm.

Dritte Woche

Am Übergang zur dritten Woche beginnt die Gastrulation und Neurulation, wobei es in der Mittellinie des Epiblasten zur Bildung des Primitivstreifens kommt. Er entsteht aus dem Wachstum von Epiblastzellen und reicht in der Medialinie von der Mitte bis zum kaudalen Ende der Embryonalplatte, womit eine rostro-kaudale Längsachse und eine bilaterale Symmetrie deutlich wird. Am kranialen Ende des Primitivstreifens befinden sich die Primitivgrube und der Primitivknoten. Kaudal hiervon hat sich die Primitivrinne gebildet (Abb. 2.9a).

Durch diese Anlage beginnen Epiblastzellen zunächst durch Primitivrinne und -grube in die darunter liegende Schicht einzuwachsen und entwickeln sich dort als Mesoderm (Mesodermale Invagination).

Zellen, die durch den Primitivknoten nach kranial wachsen, werden zu Prächordalplatte und Chordafortsatz. Das im Bereich des Chordafortsatzes invaginierte und schließlich vom Epiblasten abgetrennte Mesoderm bildet im weiteren Verlauf die Chorda dorsalis, den Vorläufer der späteren Wirbelsäule.

Auch der Hypoblast wird durch Epiblastzellen infiltriert und entwickelt sich zum Entoderm. An der Oberfläche befindlicher Epiblast bildet das Ektoderm. Die zuletzt in alle Richtungen einwachsenden Epiblastzellen werden, wie bereits erwähnt, zum intraembryonalen Mesoderm und

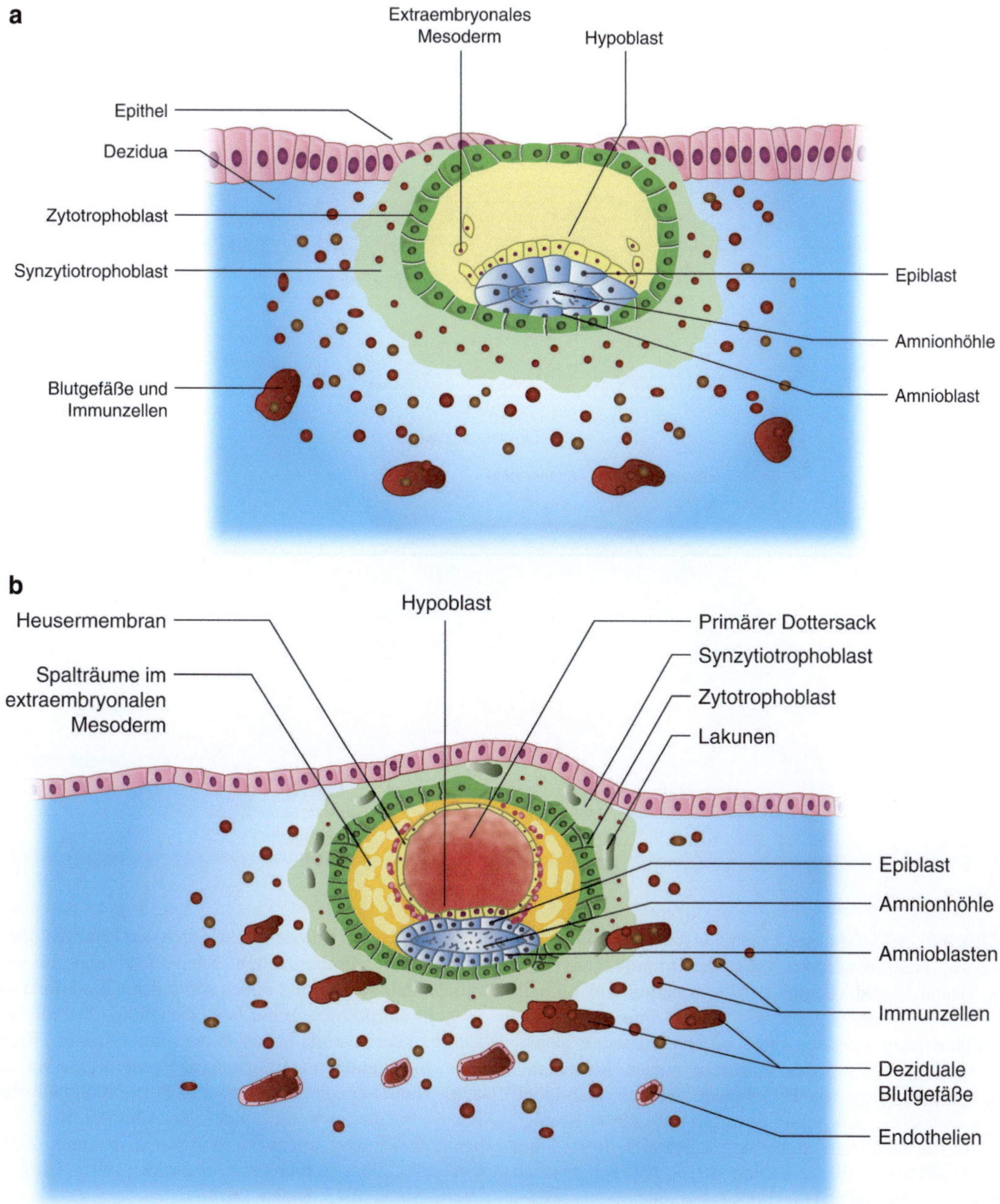

Abb. 2.8 (**a**) Schematisch zeichnerische Darstellung Tag 9; Einbettung des Embryos in die Dezidua bzw. interstitielles Stroma des Endometriums; beginnende Lakunenbildung innerhalb des Synzytiotrophoblasten; Entwicklung der sekundären Leibeshöhle (Amnion) und Aussprossung des extraembryonalen Mesoderms aus dem Epiblasten mit Ausbildung des primären Dottersacks und Auskleidung des Blastozoels. Zeichnung orientiert an Allan & Kramer, 2010; Cochard, 2002; Schiebler & Schmidt, 1991; Ulfig & Brand-Sberi, 2017; Sadler, 2014. (**b**) Schematisch zeichnerische Darstellung Tag 9–10; beginnende Arrosion maternaler Gefäße durch den Synzytiotrophoblasten und Einfließen maternalen Sekrets und Bluts in die Lakunen (Sinusoide, utero-plazentarer Kreislauf); der primäre Dottersack wird mit aus Zellen des Hypoblasten stammender Heusermembran ausgekleidet; Ausbildung von Spalträumen im extraembryonalen Mesoderm, die zur späteren Chorionhöhle werden; der Embryo wird aus einer zweiblättrigen Keimscheibe (Epi- und Hypoblast) gebildet. Zeichnung orientiert an Allan & Kramer, 2010; Cochard, 2002; Schiebler & Schmidt, 1991; Ulfig & Brand-Sberi, 2017; Sadler, 2014

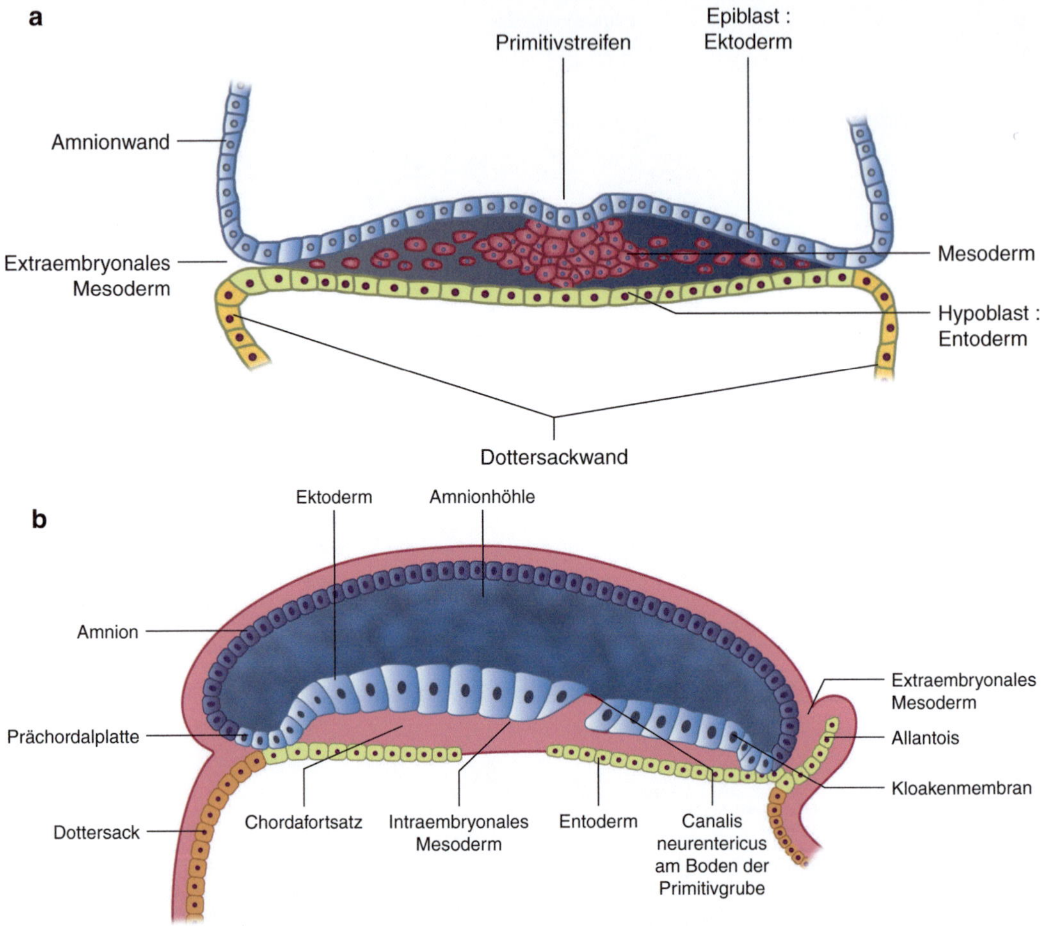

Abb. 2.9 (**a**) Schematisch zeichnerische Darstellung Tag 15–16; Transversalebene zwischen Primitivknoten und Kloakenmembran; Beginn der Gastrulation und Bildung der dreiblättrigen Keimscheibe durch Immigration der Epiblastzellen zwischen Epi- und Hypoblast mit gleichzeitiger Ausbildung des intraembryonalen Mesoderms und Verdrängung von Hypoblastzellen zur Ausbildung des Entoderms. Zeichnung orientiert an Allan & Kramer, 2010; Cochard, 2002; Schiebler & Schmidt, 1991; Ulfig & Brand-Sberi, 2017; Sadler, 2014. (**b**) Schematisch zeichnerische Darstellung Tag 17; sagittale Medianebene; die in den Hypoblasten eingewanderten Zellen des Epiblasten bilden das Entoderm; die durch den Primitivknoten immigrierten Epiblastzellen wandern kranial auf die Prächordalplatte zu und bilden somit den Chordafortsatz; es stellt die primäre Achse bzw. die Chorda dorsalis des Embryos dar; Chordafortsatz trennt somit Ekto- und Entoderm voneinander und besitzt vorübergehend eine Verbindung zum sekundären Dottersack; Prächordalplatte und Kloakenmembran werden nicht vom Chordafortsatz bedeckt. Zeichnung orientiert an Allan & Kramer, 2010; Cochard, 2002; Schiebler & Schmidt, 1991; Ulfig & Brand-Sberi, 2017; Sadler, 2014

somit zur dritten Keimscheibe (siehe Abb. 2.9b). Es gliedert sich in beidseits der Mittellinie befindliches zentrales paraxiales Mesoderm und lateral hiervon Seitenplattenmesoderm. Letzteres grenzt mit einer parietalen Schicht an das Amnion und mit einer viszeralen Schicht an den Dottersack. Die Verbindung zwischen beiden wird als intermediäres Mesoderm bezeichnet.

Extraembryonales Mesoderm entsteht durch das Größenwachstum des Trophoblasten und Einwachsen von Epiblastzellen in entstehende Freiräume. Sie umgeben somit die Amnionhöhle

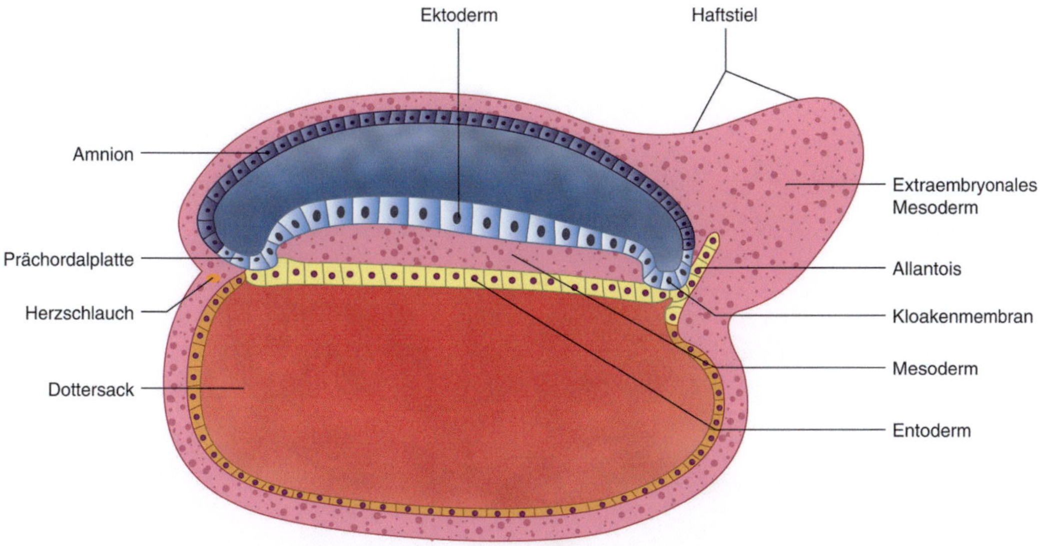

Abb. 2.10 Schematisch zeichnerische Darstellung Tag 18; beginnende kraniokaudale Krümmung und laterale Abfaltung (nicht dargestellt). Zeichnung orientiert an Allan & Kramer, 2010; Cochard, 2002; Schiebler & Schmidt, 1991; Ulfig & Brand-Sberi, 2017; Sadler, 2014

und den primären Dottersack. Durch weiteres Trophoblastenwachstum entstehen im extraembryonalen Mesoderm Hohlräume, welche sich zur Chorionhöhle bzw. zum extraembryonalen Zölom ausweiten. Am kaudalen Ende der Keimscheibe behalten Amnion und Chorion eine Verbindung, den Haftstiel, der bei Entwicklung der Nabelschnur eine zentrale Rolle einnimmt, wobei nun die Nabelgefäße entstehen (siehe Abb. 2.10).

Etwa bis zum 19. Tag p.c. kommt es im Bereich der Prächordalplatte zur Ausprägung der Neuralplatte. Bis zum Ende der dritten Woche richten sich in diesem Bereich die Neuralfalten auf und kaudal hiervon entsteht die zur Mitte verlaufende Neuralrinne (Neurulation).

Am Ende der dritten Woche werden lateral der Neuralrinne und Chorda beidseitig Somiten sichtbar, die bis zum Ende der vierten Woche (34–35) wieder verschwinden und als besondere Differenzierungszentren angesehen werden können. Zugleich schließt sich die Neuralrinne zum Neuralrohr. Unweit der Prächordalplatte entwickelt sich der Herzschlauch, der am Übergang zur vierten Woche rhythmische Kontraktionen aufweist (siehe Abb. 2.10). Bis zum Ende der dritten Woche erreicht der Embryoblast etwa eine Länge von 2–3 mm und kann mit Herzaktivität sonografisch erkannt werden.

Vierte Woche

Überschneidend mit der Entwicklung der dreiblättrigen Keimscheibe beginnen longitudinale und laterale Abfaltungsprozesse, welche u. a. eine sekundäre Leibeshöhle entstehen lassen (siehe Abb. 2.11a, b). Zugleich werden die Urkeimzellen im Dottersack angelegt.

Am Übergang zur vierten Woche schließt sich die Neuralrinne im medialen Abschnitt zum Neuralrohr. Am Ende der vierten Woche verschließt sich das Neuralrohr mit der beginnenden kraniokaudalen Krümmung zunächst anterior und später im posterioren Bereich. Die Sichtbarkeit der Somiten lässt im weiteren Verlauf nach und es kommt im Kopfbereich zu Bildung paarweiser Schlundbögen und -taschen. Augenbläschen sind vorhanden und es kommt zur Bildung der Ohrplakoden.

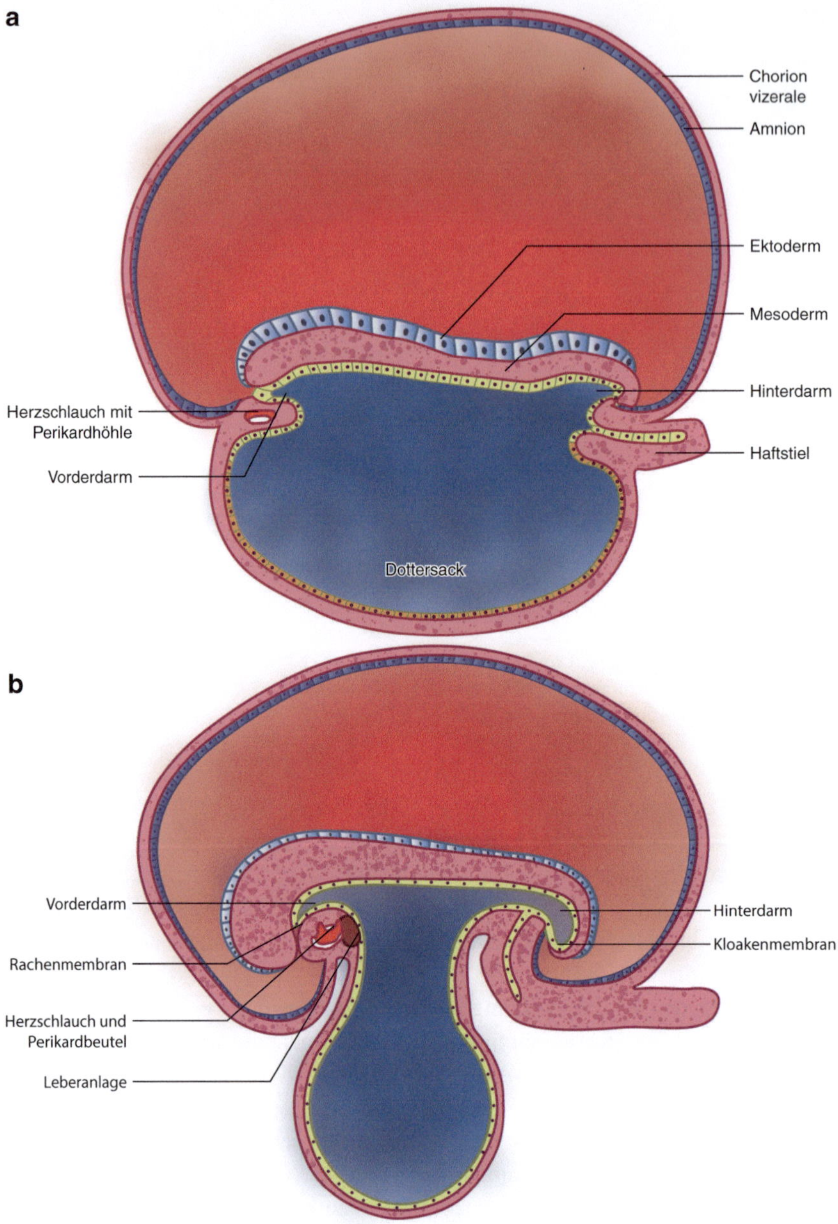

Abb. 2.11 (**a**) Schematisch zeichnerische Darstellung Tag 20; Abfaltung mit beginnender Darmbildung und Abschnürung des Dottersacks; die stattfindende Somitenbildung im paraxialen Mesoderm ist nicht dargestellt. Zeichnung orientiert an Allan & Kramer, 2010; Cochard, 2002; Schiebler & Schmidt, 1991; Ulfig & Brand-Sberi, 2017; Sadler, 2014. (**b**) Schematisch zeichnerische Darstellung ca. Tag 22; weitergehende Abfaltung des Entoderms mit dem viszeralen Blatt des extraembryonalen Mesoderms zum Darmrohr und der intraembryonalen Zölomhöhle bzw. den inneren Körperhöhlen; zugleich zunehmende Einschnürung des Dottersacks in den Haftstiel. Zeichnung orientiert an Allan & Kramer, 2010; Cochard, 2002; Schiebler & Schmidt, 1991; Ulfig & Brand-Sberi, 2017; Sadler, 2014. (**c**) Schematisch zeichnerische Darstellung ca. Tag 28; die Verbindung zwischen intraembryonalen Zölomhöhle und Chorionhöhle wird auf die Verbindung im Bereich des Dottersacks und des Haftstiels beschränkt; Herzpulsationen sind sonografisch erkennbar. Zeichnung orientiert an Allan & Kramer, 2010; Cochard, 2002; Schiebler & Schmidt, 1991; Ulfig & Brand-Sberi, 2017; Sadler, 2014

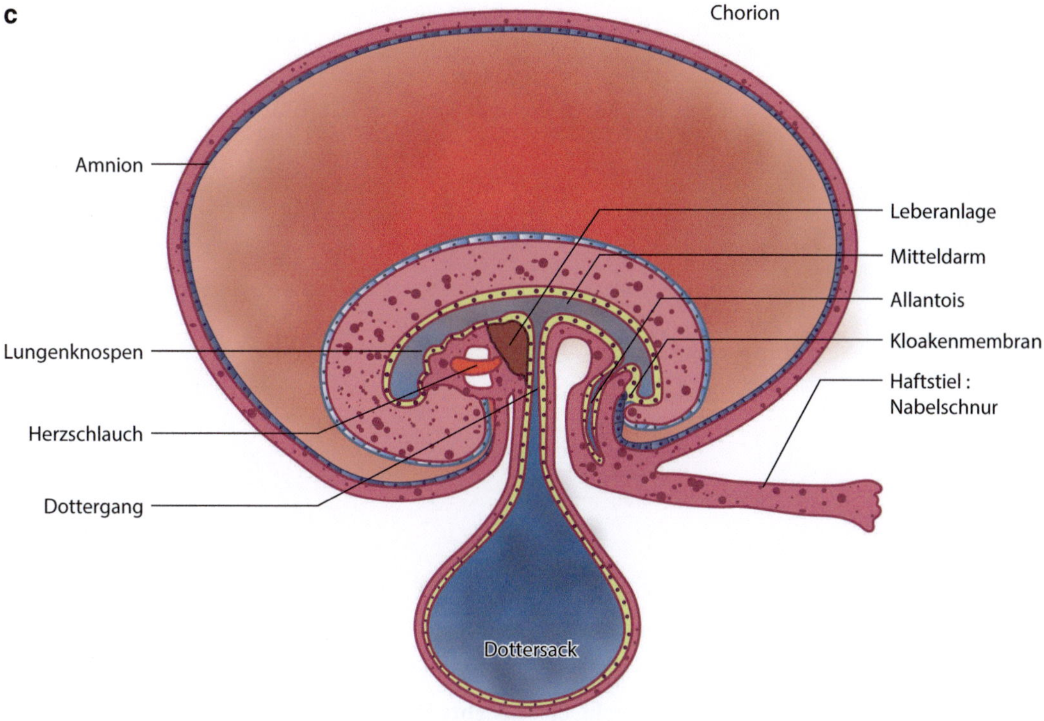

Abb. 2.11 (Fortsetzung)

Am Ende der vierten Woche zeigen sich, mit der oberen Extremität beginnend, die Extremitätenknospen. Zugleich erscheinen der dritte und vierte Schlundbogen. Die Trophoblasteninvasion (siehe unten) geht in die Entwicklung der Chorionzotten über. Am Ende der vierten Woche erreicht der Embryo etwa eine Länge 4–6 mm (siehe Abb. 2.11c).

Fünfte Woche

Es können Ohrbläschen, Riechplakoden und vier Schlundbogenpaare erkannt werden. Daneben finden sich Augenbecher mit Linsen. Mit der Entwicklung der Schlundbögen und ihrer Derivate beginnt sich die Morphologie des Viszero- und Neurokranium, sowie der Nasengrube zu entwickeln. Das kraniale Ende des Neuralrohres und die Neuralfalten bilden die Hirnbläschen (siehe Abb. 2.12). Am distalen Ende der oberen Extremitäten werden paddelförmige Strukturen deutlich.

Die am Ende der dritten Woche begonnenen lateralen Abfaltungsprozesse schnüren den von Entoderm ausgekleideten Dottersack bis auf den späteren Nabelbereich ein, bilden das Darmrohr und zugleich die innere Leibeshöhle.

Aus dem Vorderdarm stülpen sich nach ventral die Anlage von Kehlkopf, Trachea und Lungen aus und bleiben nur im Bereich der späteren Kehlkopföffnung zum Darmrohr verbunden. Zugleich kommt es zur Verbindung zum vierten und sechsten Schlundbogenpaar. Das Urogenitalsystem entwickelt sich zum einen aus den dem intermediären Mesoderm entstammenden, nacheinander erscheinenden Nierengenerationen (Vor-, Ur und Nachniere) und zum anderen durch Ausstülpungen des unteren Vorderdarms, welche die spätere Harnröhre und das Harnblasensystem beitra-

Abb. 2.12 Schematisch zeichnerische Darstellung ca. Tag 35 p.c. Zeichnung orientiert an Allan & Kramer, 2010; Cochard, 2002; Schiebler & Schmidt, 1991; Ulfig & Brand-Sberi, 2017; Sadler, 2014

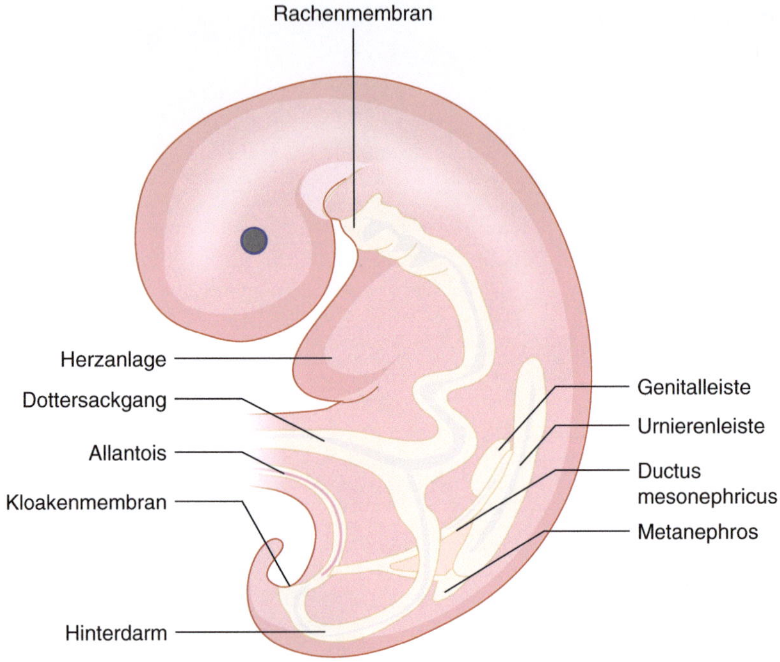

gen. Am Ende der fünften Woche erreicht der Embryo eine Länge von etwa 7–10 mm.

Sechste Woche

Die Entwicklung von Viszero- und Neurokranium schreitet u. a. mit weiterer Ausprägung von Gehirnbläschen, Ohrmuscheln und Nasenwülsten voran. An den Endplatten der oberen und unteren Extremitäten werden Finger- und Zehenstrahlen sichtbar. Es setzt Ossifikation ein und die Entwicklung der Röhrenknochen beginnt. Fetale Bewegungen können sonografisch gesehen werden. Mit Ausprägung der Nabelschnur entwickelt sich ein physiologischer Nabelbruch. Leber, Pankreas bilden sich als Darmausstülpungen aus. Die Urkeimzellen wandern in die Genitalleisten ein. Die Trennung der Kloake hat bereits in der fünften Woche begonnen und trennt sich nun durch ein primitives Perineum in den ventralen Sinus urogenitale und den dorsalen Anorektalkanal, die jeweils noch durch eine Membran verschlossen sind, wobei die Membran des Anorektalkanals sich etwa in der achten Woche öffnet. Am Ende der sechsten Woche erreicht der Embryo eine Länge von etwa 10–14 mm.

Siebte Woche

Der Kopf nimmt etwa 50 % der Gesamtgröße des Embryos ein. Rumpf und Extremitäten wachsen weiter, wodurch der Abgang der oberen Extremität über die Thoraxorgane (z. B. Herz) steigt. Die Finger- und Zehenstrahlen beginnen sich zu trennen. Die paarige Gehirnanlage weist bereits die typische C-Form auf. Augen und Ohren sind fast vollständig entwickelt und die Oberlippe bildet sich aus den medialen Nasenwülsten, wodurch menschliche Züge erahnt werden können. Das Herz weist ein vierkammerige Einteilung auf. Darm und innere Organe zeigen zunehmendes Wachstum. Bis zum Ende der zwölften Woche besteht noch ein physiologischer Nabelbruch. Die äußeren Geschlechtsorgane sind noch indifferent. Der Embryo hat hier eine Größe von etwa 13–22 mm erreicht (siehe Abb. 2.13).

Achte Woche

Die Extremitäten sind mit Ellenbogen und Knien nun angewinkelt und Finger und Zehen getrennt. Die ursprüngliche kaudale Schwanzanlage bildet sich zurück. Ossifikationszentren entstehen. Die Länge beträgt nun etwa 30 mm.

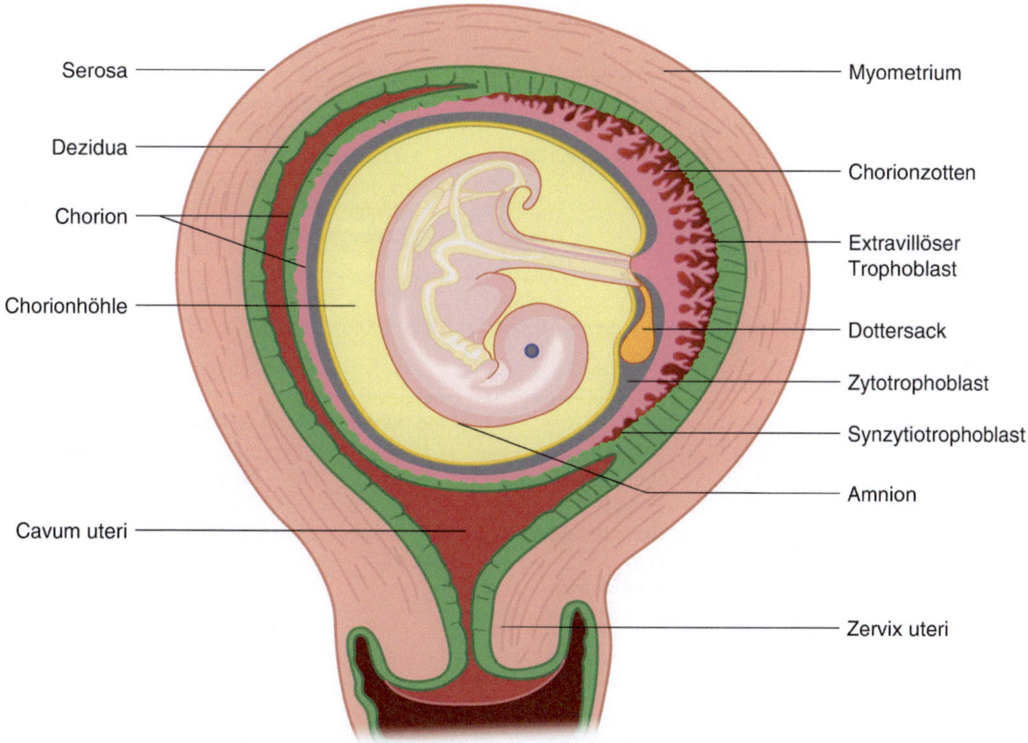

Abb. 2.13 Schematisch zeichnerische Darstellung ca. siebte SSW p.c.; schematische Darstellung der Anteile von Chorionplatte und Dezidua. Zeichnung orientiert an Allan & Kramer, 2010; Cochard, 2002; Schiebler & Schmidt, 1991; Ulfig & Brand-Sberi, 2017; Sadler, 2014

Tab. 2.1 Innere und äußere Zellmasse und ihre Derivate bis in das Stadium der dreiblättrigen Keimscheibe. (Kramer & Allan, 2009)

<table>
<tr><td colspan="8">Embryoblast</td><td colspan="2">Trophoblast</td></tr>
<tr><td colspan="2">Hypoblast</td><td colspan="6">Epiblast</td><td rowspan="2">Zytotrophoblast</td><td rowspan="2">Synzytiotrophoblast</td></tr>
<tr><td colspan="2"></td><td>Primitivknoten</td><td>Ektoderm</td><td>Amnion</td><td>Primitivrinne Intraembryonales Mesoderm</td><td>Extraembryonales Mesoderm (Viszerales Blatt)</td><td>Extraembryonales Mesoderm (parietales Blatt)</td></tr>
<tr><td rowspan="2">Heuser-Membran (Dottersackauskleidung)</td><td colspan="2">Entoderm</td><td colspan="2">Ektoderm</td><td colspan="2">Mesoderm</td><td colspan="3">Chorionplatte</td></tr>
<tr><td colspan="6">Dreiblättrige Keimscheibe</td><td colspan="3">Plazenta</td></tr>
</table>

▶ **Wichtig** Aus den drei Keimblättern beginnt die Entwicklung der Organsysteme und der Gestalt (siehe Tab. 2.1).

Die aus den Keimscheiben anatomisch abgeleitete Derivate hierbei sind:

- Ektoderm: Oberflächen-, Neuroektoderm und Neuralleiste, siehe Tab. 2.2
- Mesoderm: Prächordalplatte, Chorda dorsalis, paraxiales-, intermediäres und Seitenplattenmesoderm, siehe Tab. 2.3
- Entoderm: Vorder-, Mittel- und Hinterdarm, Sinus urogenitalis, siehe Tab. 2.4

Ab etwa der neunten Woche nach der Befruchtung beginnt die Fetalperiode, in der sich angelegte Organe weiter differenzieren und es in allen Bereichen zum Größenwachstum kommt (Sadler, 2014). Abb. 2.14 zeigt die Schwangerschaftsanlage etwa am Ende der zwölften SSW, in der auch der physiologische Nabelbruch anfängt sich zurückzubilden.

Tab. 2.2 Derivate des Ektoderms. (Kramer & Allan, 2009)

Ektoderm		
Oberflächenektoderm	Neuroektoderm	Neuralleiste
Sinnesorgane des Kopfes Epithel des Viscerocraniums Hypophysenvorderlappen Epidermis Parotis	Zentrales Nervensystem Retina Hypophysenhinterlappen Epiphyse	Peripheres Nervensystem inkl. Ganglien Nebennierenmark Dura mater Dermis des Viscerocraniums Odontoblasten Herzseptum

Tab. 2.3 Derivate des intraembryonalen Mesoderms. (Kramer & Allan, 2009)

Mesoderm				
Prächordalplatte	Chorda dorsalis	Paraxiales Mesoderm	Intermediäres Mesoderm	Seitenplattenmesoderm
Schädelbasisknochen Teil der Augenmuskeln Epithel des Pharynx	Bandscheiben	Schädelbasisknochen Wirbelsäule Rippen Skelettmuskulatur Dura des Rückenmarks Dermis des Rückens	Nieren Teil der Keimdrüsen Teil des inneren Genitals	Knochen und Bindegewebe Herz Teil der Keimdrüsen Teil des inneren Genitals Ventro-laterale Dermis Nebennierenrinde Gefäß Pleura Peritoneum Milz Lymphknoten Glatte Muskulatur der Darmwand

Tab. 2.4 Derivate des Entoderms

Endoderm			
Vorderdarm	Mitteldarm	Hinterdarm	Sinus urogenitalis
Schilddrüse Thymus Tonsillen Eustachische Röhre Nebenschilddrüse Gesichtsdrüsen Alveolen Epithel: Rachen Lunge Magen Duodenum Leber Gallenblase Pankreas	Epithel: Duodenum Jejunum Ileum Caecum Colon aszendens 2/3 Colon transversum	Epithel: Colon transversum, descendens, sigmoideum Rektum	Epithel: Urethra Harnblase Teil der Prostata und Vagina

2.4.5 Trophoblast und Plazenta

▶ Evolutionsbiologisch gesehen vermittelt die Plazenta der höheren Säugetiere, wie dem Menschen, zwischen Mutter und Embryo, wobei zwei genetisch unterschiedliche Organismen diese gemeinsam hervorbringen. Sie ermöglicht mit nutritiven und immunologischen Prozessen das Überleben und Heranwachsen des Embryos im Schutze des Körpers der Mutter, jedoch bleiben beide

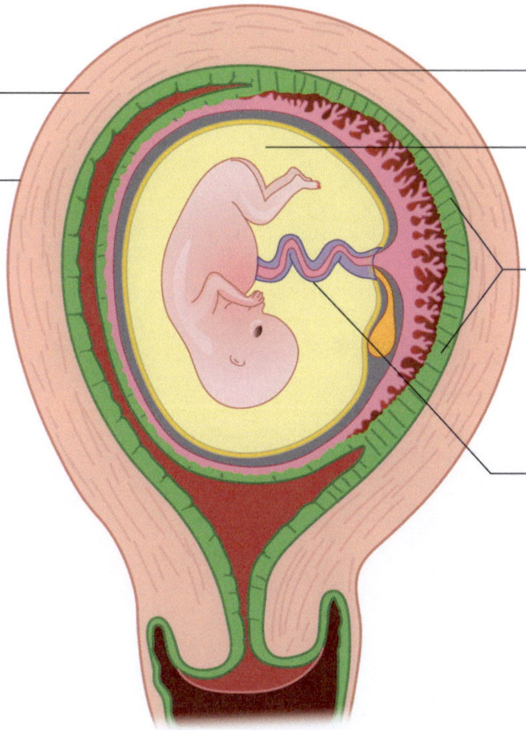

Abb. 2.14 Schematisch zeichnerische Darstellung ca. zwölfte SSW; die Fetalperiode hat bereits begonnen; der Fetus hat nun eine Größe von etwa 8 cm

Blutkreisläufe in der Schwangerschaft getrennt. Die Plazenta besitzt ein determiniertes Lebensalter von etwa neun Monaten.

Hervorgegangen ist sie aus der äußeren Zellmasse der Blastozyste und der mütterlichen Dezidua des endometrialen Stromas. Die äußere Zellmasse bringt Zellen des Trophoblasten hervor und weist mit Beginn der Implantation eine von innen nach außen reichende Zweiteilung auf. Die innere Schicht entwickelt sich zum Zytotrophoblasten, welcher den gesamten Embryoblasten umgibt und am Ende der zweiten Woche schließlich zum uteroplazentaren Kreislauf beiträgt.

Beginnend am embryonalen Pol proliferiert die äußere Schicht des Trophoblasten und bildet durch Konfluieren und Vereinigung Riesenzellen mit vielen Zellkernen. Diese fusionierten Zellen werden Synzytiotrophoblast genannt und umgeben ebenso den gesamten frühen Embryo (siehe Abb. 2.15).

Während des Implantationsprozesses löst der Synzytiotrophoblast mithilfe lytischer Enzyme und Apoptosefaktoren die Basalmembran des endometrialen Epithels auf und dringt in das darunter liegende Stroma vor. Das Endometrium reagiert hierauf mit vermehrter Einlagerung von Glykogen und Lipiden in Stromazellen (Dezidualisierung) und Einwanderung weiterer immunkompetenter Zellen. Das Gewebe kann dann als Dezidua graviditatis bezeichnet werden.

Der Synzytiotrophoblast phagozytiert Dezidualzellen und extrazelluläre Matrix mit den vorhandenen Zucker-, Protein- und Lipidverbindungen. Invadierende Immunzellen der Dezidua begünstigen und kontrollieren die Invasionsprozesse des Trophoblasten (siehe Abb. 2.16).

Durch voranschreitende Invasion bilden sich u. a. durch Arrosion mütterlicher Drüsenlumina Lakunen, welche sich bei Kontakt zu arteriellen und venösen Blutgefäßen mit maternalem Blut füllen, wodurch sich der utero-plazentare Kreislauf gebildet hat. Das lakunäre Stadium der Pla-

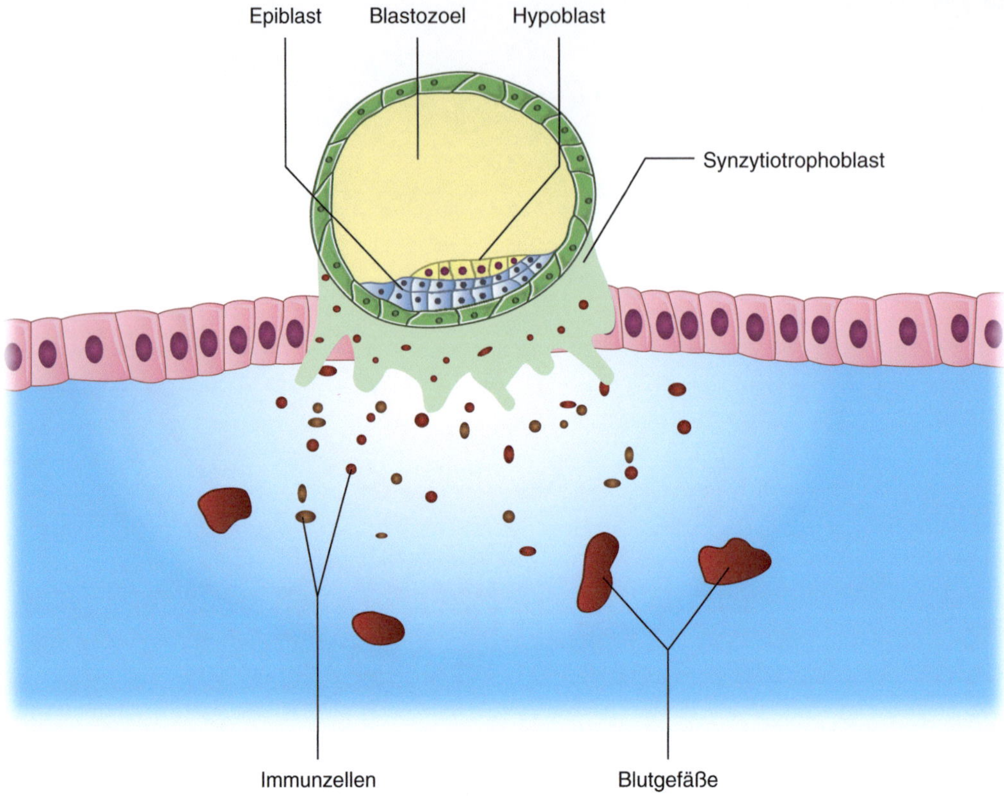

Abb. 2.15 Schematisch zeichnerische Darstellung Tag 7–8; beginnende Implantation mit Ausbildung des Synzytiotrophoblasten

zentaentwicklung ist bereits am Ende der ersten Woche erreicht und kann den eigentlichen Beginn der Entwicklung der Plazenta markieren. Das invasive Wachstum endet an der Zona compacta des Endometriums, was durch Ausprägung spezialisierter Adhäsionsmoleküle sowohl des Trophoblasten als auch des Endometriums gewährleistet wird.

Die weitere Entwicklung ist geprägt durch das Einwachsen des inneren Zytotrophoblasten in die vom Synzytiotrophoblasten geschaffenen Räume wodurch sich nacheinander Primär-, Sekundär- und Tertiärzotten ausbilden. Im letzteren Stadium treten Zellen mesodermalen Ursprungs hinzu (extravillöser Trophoblast) und beginnen fetale Blutgefäße zu bilden. Ab dann kann von der Plazentaschranke gesprochen werden, welche sich von außen nach innen aus Synzytiotrophoblastzellen, Zytotrophoblastzellen, Bindegewebe und fetalen Endothelzellen zusammensetzt.

- Um Lakunen zu erweitern und die Versorgung mit mütterlichem Blut zu gewährleisten, dringen Zytotrophoblastzellen in Endothelzellen maternaler Gefäße ein, wodurch sich im Laufe der Schwangerschaft der feto-plazentare Kreislauf bildet. Nach der etwa vier Wochen andauernden lakunären Phase haben sich villöse Strukturen (Zotten) der Plazenta entwickelt.

Vorgenannte Zytotrophoblastzellen ziehen sich im weiteren Verlauf wieder aus den Zotten zurück und verringern somit die Dicke der Plazentaschranke. Diese Zotten werden dann Terminalzotten genannt. Maternale Endothelzellen finden sich nicht im intervillösen Raum.

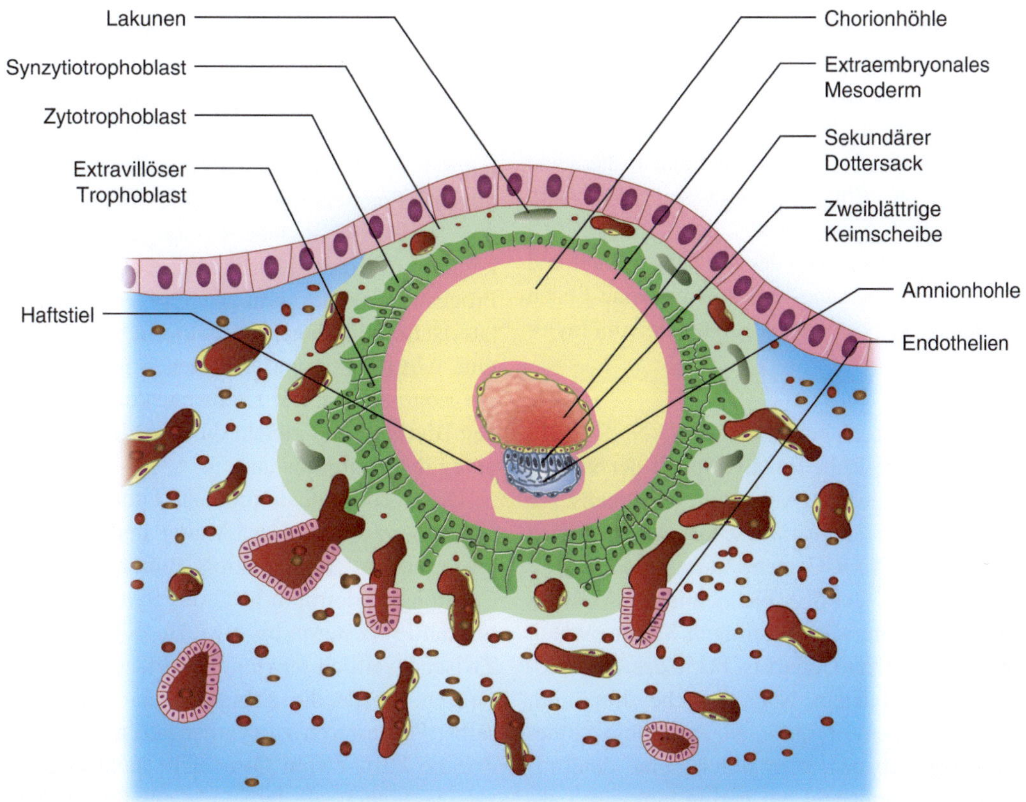

Abb. 2.16 Schematisch zeichnerische Darstellung Tag 14; ursprünglich aus extraembryonalem Mesoderm gebildete Chorionhöhle; durch Einwachsen des Zytotrophoblasten zwischen die Synzytiotrophoblasten-Ausläufer und Lakunen entwickeln sich die primären Plazentazotten; gefäßreiches extraembryonales Mesoderm bildet an der Oberfläche des Embryos das viszerale Blatt des Chorions, welches im kaudalen Bereich über den Haftstiel im Kontakt zur Keimscheibe steht; Beginn der Gastrulation mit Ausbildung der dreiblättrigen Keimscheibe

Das Plazentagewebe setzt sich schließlich aus zwei Teilen zusammen, der sogenannten Chorionplatte und der Basalplatte. Erstere besteht aus plazentaren Zotten, der Zytotrophoblastenschicht und dem intervillösen Raum, letztere aus Zytotrophoblast, Synzytiotrophoblast und Dezidua basalis und ist somit zum Teil mütterlichen Ursprungs (Moser et al., 2018; Allerkamp et al., 2021; Baergen, 2011) (siehe Abb. 2.13).

2.5 Endokrinologie der frühen Schwangerschaft

Konnte sich ein kompetenter Embryo implantieren, werden Mechanismen benötigt, die das Überleben durch einen effektiven Austausch von Nährstoffen- und Stoffwechselprodukten gewährleisten. Zu Beginn fand eine Ernährung durch Verdauung und Übernahme von mütterlichem Gewebe statt, die schließlich in den utero-plazentaren Kreislauf überging und zuletzt durch die Ausbildung einer reifenden Plazenta den feto-plazentaren Kreislauf in Gang brachte.

Steuerungsvorgänge dieser Phase erfolgen vorwiegend durch den Embryo und die Plazenta. Hierbei beeinflussen hormonelle Botenstoffe dieser beiden Kompartimente Stoffwechselprozesse in der Mutter, den uteroplazentaren Blutfluss und die Zelldifferenzierung.

▶ In diesem komplexen System unterscheidet man ein fetales, plazentares und maternales Kompartiment, wobei Fetus und Plazenta den mütterlichen Stoffwechsel weiterhin benötigen, sowohl um Grundbausteine zu erhalten, welche sie noch nicht selbst synthetisieren können, als auch um zunehmend anfallende Abbauprodukte zu eliminieren. Der Embryo etabliert mit der Plazenta die feto-plazentare Einheit, die seine intrauterine Ernährung und sein Wachstum garantiert. Sie steuert den mütterlichen Organismus während der Schwangerschaft und leitet den Übergang in das extrauterine Leben samt seiner postpartalen Ernährung ein (Taylor et al., 2020).

Der fetalen Nebennierenrinde (NNR) fällt eine besondere Rolle zu. Bereits ab der vierten Woche findet sich die Anlage dieses Organs. Ab der Mitte der Schwangerschaft beginnt sich Erwachsenen-NNR-Gewebe auszubilden, welches aber nur geringe biochemische Aktivität aufweist und nur einen geringen Volumenanteil einnimmt. Bis zur Geburt ist 80 % des Organvolumens von fetalem NNR-Gewebe dominiert, welches zwar eine ausgeprägte Steroidbiosyntheseaktivität aufweist, aber durch einen determinierten Enzymmangel nur gering biologisch aktive Δ5-Steroide bildet. Zugleich fehlt ihr die Fähigkeit zur Abspaltung von Sulfatresten (Sulfatasen), womit eine verbesserte Hormonausscheidung erhalten bleibt. Synergistisch besitzt sie Sulfokinasen zur Konjugation von Sulfatresten. Somit bleibt der sich entwickelnde und vulnerable Embryo vor hohen Mengen aktiver Steroidhormone geschützt.

Im letzten Drittel der Schwangerschaft nimmt der Anteil des adulten NNR-Gewebes deutlich zu und dominiert ab der Geburt das Organ. Noch bis zum Abschluss des ersten Lebensjahres findet sich fetales Nebennierengewebe. Die Zunahme adult ausgereifter Gewebeanteile bereitet den Feten auf die Geburt und das Leben außerhalb der Gebärmutter vor (Ishimoto & Jaffe, 2011).

2.5.1 Progesteron

Abgesehen vom Corpus luteum wird Progesteron im Laufe der Schwangerschaft in zunehmendem Maße von der Plazenta produziert. Der Fetus kann es aufgrund der durch Estrogene gehemmten Gen-Expression für die 3β-Hydroxysteroid-Dehydrogenase (3β-HSD) nicht selbst synthetisieren. Die Plazenta stellt dem Fetus Progesteron und zum Teil das selbst produzierte Pregnenolon zur Verfügung, aus dem in der fetalen NNR lebenswichtige Glukokortikoide und Mineralokortikoide gebildet werden. Progesteron übernimmt wichtige immunmodulatorische Funktionen im mütterlichen Organismus. Mit Relaxin und Estrogenen beeinflusst es die Kontraktilität der Uterusmuskulatur, fördert den Blutfluss und gleicht durch Aldosteronhemmung den Blutdruck aus.

Das Corpus luteum produziert unter pulsatiler Freisetzung von LH der Mutter und dann nach erfolgreicher Implantation unter humanem Choriongonadotropin hCG des Synzytiotrophoblasten Progesteron bis etwa zur achten Woche. Zwischenzeitlich gewinnt die Plazenta mit der fünften Woche die Fähigkeit, aus Cholesterin selbst Progesteron zu synthetisieren und ist auf externe Zufuhr vom Ovar nicht mehr angewiesen, was auch als luteal-plazentarer Shift bezeichnet wird.

Der maternale Progesteronspiegel steigt ab dem ovulatorischen LH-Anstieg von 1–2 ng/mL bis zur zehnten SSW auf 10–35 ng/mL, um nach der Übernahme durch die Plazenta bis zur Geburt kontinuierlich den Spiegel von 100–200 ng/mL in der Mutter aufrechtzuerhalten. Individuelle Schwankungen ohne Einfluss auf den Schwangerschaftsverlauf machen Routinemessungen von Progesteron hinfällig.

► Progesteron entfaltet neben endokrinen Funktionen auch ausgeprägt immunmodulatorische Effekte. Es reguliert die molekulargenetische Rekrutierung und Differenzierung von natürlichen Killerzellen, fördert die HLA-G-Expression auf dem Trophoblasten und vermittelt durch Progesterone-induced-blocking-factor (PIBF) eine T-Helfer-2-Zellen Dominanz, welche eine dämpfende Immunreaktion begünstigt (Taylor et al., 2020; Taraborrelli, 2015).

2.5.2 Estrogene

Sie beeinflussen die Progesteron Produktion, utero-plazentare Durchblutung, Relaxation der Blutgefäße, Funktion der fetalen NNR und Brustdrüsen Entwicklung der Schwangeren. Estradiol wird, wie Progesteron etwa bis zur siebten Woche ausschließlich vom Corpus luteum gebildet.

Estrogene werden aus Testosteron und Androstendion mithilfe der Aromatase (CYP19A1) gebildet. Androgene wiederum entstehen mithilfe der 3β-Hydroxysteroid-Dehydrogenase (3β-HSD) aus Dehydroepiandrosteron (DHEA). Wie wir oben gesehen haben, fehlt dem Fetus zu diesem Zeitpunkt die 3β-HSD Aktivität, womit zwar DHEA-S und 16α-DHEA-S auf fetaler Seite entstehen können, aber kein Androstendion oder Testosteron. Die Plazenta wiederum weist einen Mangel an 17,20-Desmolase auf, weswegen keine Vorläuferstufen wie DHEA gebildet werden können.

Die fetale Nebennierenrinde und Leber können DHEA und 16α-DHEA aus den gelieferten Progesteronverbindungen synthetisieren und sulfonieren es in DHEA-S und 16α-DHEA-S, können es aber bei 3β-HSD-Mangel nicht in Estrogene umwandeln.

Letzterer Schritt ist jedoch im plazentaren Kompartiment hoch effektiv, weswegen fetale Androgene wie DHEA-S und 16α-DHEA-S Hauptlieferanten der Vorstufen zur Bildung von Estrogenen in der Plazenta darstellen. In diesem Stoffwechselweg der Plazenta entsteht aus DHEA-S vorwiegend Estradiol und Estron und aus 16α-DHEA-S Estriol. Letzteres ist in der Schwangerschaft das hauptsächlich im menschlichen weiblichen Organismus nachweisliche Estrogen, da die fetale Leber eine ausgeprägte 16α-Hydroxylase-Aktivität aufweist (Ostergard, 1973; Cantonwine et al., 2019).

2.5.3 Prolaktin

Prolaktin wird in der Schwangerschaft überwiegend und in deutlich wachsenden Maßen in der mütterlichen Hypophyse und den Dezidualzellen der Plazenta gebildet. Es scheint über neuro-endokrine Steuerungskreise Einfluss auf das Verhalten der Schwangeren bei der Nahrungsaufnahme und bei Stress zu nehmen. Daneben bereitet es die Regulation der Milchproduktion und des Stillens vor, steuert den Wasserhaushalt und immunregulatorische Prozesse. Die Hypophyse wächst durch eine Zunahme der produzierenden Zellen in der Schwangerschaft mindestens um 50 %. Seine Regulation in der Plazenta ist bisher nicht vollständig verstanden, unterliegt aber nicht der maternalen zentralnervösen dopaminergen Kontrolle. Dopamin ist im mütterlichen Organismus der wesentliche Suppressor der hypophysären Prolaktinsekretion (Lopez-Vicchi et al., 2020).

2.5.4 Relaxin

Das Peptidhormon Relaxin wird sowohl vom Corpus luteum als auch von den Dezidualzellen synthetisiert. Es vermittelt einige Funktionen über die Wirkung von Insulin-like growth factor I (IGF I) und Vascular Endothelial Growth Factor (VEGF). Weiter stimuliert es nukleäre Funktionen der Corpus-luteum-Zellen. Vaskularisation, Angiogenese und Vasodilatation werden gefördert und immunmodulatorische Effekte in der Dezidua begünstigt. Es reguliert über Wirkungen am Gefäßsystem und dem zentralen Nervensystem das Blutdruckgeschehen. Über Veränderungen am Bindegewebe und der glatten Muskulatur beeinflusst es die Vorgänge während der Geburt (Lopez-Vicchi et al., 2020).

2.5.5 Humanes Choriongonadotropin (hCG)

Das hCG ist ein Glykoprotein, bestehend aus zwei durch Disulfid-Brücken non-kovalent miteinander verbundenen Untereinheiten, α und ß. Das Hormon erlangt seine biologische Aktivität nur aus dem Verbund der beiden Untereinheiten. Seine α Untereinheit ist identisch mit der im Thyreotropin (TSH), follikelstimulierenden Hormon (FSH) und luteinisierenden Hormon (LH). Im Gegensatz zu LH hat es eine zwölffach längere

Halbwertszeit. Seine Spezifität erhält es u. a. durch gebundene Kohlenhydrate.

Der Verbund von Zytotrophoblast und Synzytiotrophoblast bildet hypothalamische Hormone wie Placental-Gonadotropin-Releasing-Hormone, was mit Zytokinen und Wachstumsfaktoren zur Sekretion von hCG etwa sieben Tage nach der Konzeption führt.

Seine Wirkung ist primär auf den Erhalt des Corpus luteum gerichtet, wobei es die Stimulation von Steroiden und Freisetzung von Relaxin begünstigt. Des Weiteren stimuliert es das Wachstum der fetalen Nebennierenrinde. Am Myometrium und den uterinen Gefäßen begünstigt es die Relaxation. Bei vorhandenen Testes stimuliert es die Testosteronsekretion in den Leydig-Zellen. Des Weiteren regt es die Bildung von LH-Rezeptoren im Corpus luteum und der Dezidua an. Es besitzt eine intrinsische thyreotrope Aktivität, welche bei hohen Spiegeln eine Hyperthyreose der Mutter auslösen kann, wobei molekulare Veränderungen auch mit Hyperemesis gravidarum in Verbindung gebracht werden.

Bei erwarteter Menstruation ist ein hCG-Spiegel von 100 mIU/mL messbar (siehe Kap. 3 Abschn. 3.3.7). Zwischen der achten und zehnten Woche kommt es zu einem maximale hCG-Spiegel von 100.000 mIU/mL, der aufgrund der zunehmenden plazentaren und hemmenden Progesteronbildung bis zur 20. SSW wieder auf 10.000–20.000 IE/l abfällt und so bis zur Geburt verbleibt. Weshalb sich trotz hoher hCG-Spiegel das Corpus luteum zu diesem Zeitpunkt zurückbildet, ist nicht geklärt. Hierbei werden plazentare Hemmsubstanzen vermutet und die Abnahme biologisch aktiver hCG-Isoformen. Im Blut der Mutter zirkulieren über 20 verschieden Isoformen. Sie entstehen durch Genduplikationen, die Proteinvariationen hervorrufen, wobei ihre Strukturen untereinander immer noch große Ähnlichkeiten aufweisen.

Bei normalen Schwangerschaftsverläufen ist die Relation des vollständigen hCG-Moleküls zu freien ß-Ketten konstant und hCG steigt täglich um etwa 50 % an. Bei einem Spiegel zwischen 1500–3000 mIU/mL kann eine Fruchthöhle sonografisch erkannt werden. Bei Erkrankungen des Trophoblasten kommt es zu einer massiven Verschiebung zugunsten freier ß-Ketten (siehe Kap. 3 Abschn. 3.3.7).

Bei Frauen außerhalb einer Schwangerschaft und bei Männern kann hCG immer in kleinen Mengen nachgewiesen werden. Es handelt sich hier um hCG ohne Zuckermoleküle, die keine ß-Untereinheiten freisetzen und in der Regel aus der Hypophyse des Menschen stammen. Nachweis von hCG ohne Vorhandensein einer Schwangerschaft kann aber auch auf technische Interferenzen wie heterophile Antikörper bei Mononukleose oder Ig-A-Mangel zurückzuführen sein, weswegen andere Messmethoden (z.B. aus dem Urin) herangezogen werden sollten (Cole, 2010; Kohorn, 2004).

2.5.6 Humanes Plazentalaktogen (hPL) oder humanes Chorion-Somatomammotropin (CSH)

Das hPL ist ein einkettiges Polypeptid mit 191 Aminosäuren und zwei Disulfidbrückenbindungen, welches im Synzytiotrophoblasten gebildet wird. Es besitzt Ähnlichkeit zu Somatropin (STH) und ist auch ein hochbedeutendes Wachstumshormon. Seine Hauptwirkung entfaltet es im mütterlichen Kompartiment und tritt kaum in den fetalen Kreislauf über.

Es besitzt kaum einen laktogenen Einfluss. Vor allem stimuliert es bei der Mutter die Insulinsekretion und steigert die Insulin- und Glukoseresistenz. Seine Sekretion scheint unempfindlich für hypothalamische Reize zu sein, reagiert aber ausgeprägt auf mütterliche Hypo- und Hyperglykämie. Es führt in entsprechenden Versorgungssituationen der Mutter zur Lipolyse und Bildung freier Fettsäuren. Bei vermehrter Glukoseversorgung werden Fettsäuren in Fettspeicher abgelagert und die Gluconeogenese wird gedrosselt. Somit gewährleistet hPL bei mangelnden mütterlichen Glukosespiegeln eine Freisetzung von Fettsäuren aus den Speichern und stört die Glukoseaufnahme in den mütterlichen Zellen. Hierdurch werden dem Feten Zuckerverbindungen zur Verfügung gestellt und die Mutter verwertet aus Fettsäuren entstandene Ketonkörper. Bei weiterem Abfall der Versorgung fördert hPL den

Transport von Ketonkörpern durch die Plazenta zum Fetus.

Somit ist eine Versorgung des Fetus durch eine latent diabetogene Stoffwechsellage der Mutter auch zwischen ihren Mahlzeiten jederzeit konstant gewährleistet. Jedoch ist eine übermäßige Versorgung mit Ketonkörpern für die Entwicklung des Fetus schädlich, was sich als Folge bei Unterernährung der Mütter zeigt (Handwerger & Freemark, 2000; Newbern & Freemark, 2011).

2.5.7 Plazentares Adrenocorticotropin (ACTH) und Corticotropin-releasing Hormon (CRH)

Die Plazenta bildet neben der Hypophyse selbst ACTH und kontrolliert hierdurch die mütterliche Freisetzung von freiem Cortisol und Aldosteron. Mit den freigesetzten Estrogenen und Progesteron wirkt es hemmend auf die maternale Hypothalamus-Hypophysen-Achse.

Die plazentare Produktion von ACTH im Synzytiotrophoblasten ist wahrscheinlich auf eine Stimulation durch das lokal produzierte CRH im Zytotrophoblasten zurückzuführen und durch extern zugeführte Glukokortikoide nicht zu beeinflussen. Oxytocin ist ein starker Stimulator der CRH- und ACTH-Produktion in der Plazenta. Während der Schwangerschaft steigen CRH-Spiegel in der Amnionflüssigkeit und im mütterlichen Kreislauf zunehmend an. CRH stimuliert die DHEA- und DHEA-S-Biosynthese in der fetalen NNR wie auch die Sekretion von Prostaglandinen und Matrixmetalloproteinasen (Krieger, 1982; Wood, 2011).

2.5.8 Zusammenspiel bei der Geburt

Eine wesentliche Vorbereitung auf das Leben außerhalb der Gebärmutter ist die zunehmende Fähigkeit der fetalen Nebennierenrinde biologisch hochaktive Steroidhormone zu bilden. Aufgrund der Wirkung von fetalem ACTH kommt es in der NNR zur Steigerung der DHEA-S-Produktion und konsekutiv zum Estrogenanstieg vor der Geburt. Dieser Anstieg stimuliert zum einen in der fetalen NNR die DHEA-S-Produktion und zum anderen fördert es am Myometrium Kontraktilität, Stimulation von Oxytozinrezeptoren und Bildung von Prostagladinen.

Aufgrund der zunehmenden Fähigkeit der fetalen Nebennierenrinde ab dem zweiten Trimenon Cortisol zu synthetisieren, wird die Bildung von Surfactant angeregt, was den Organismus u. a. auf die späteren Atmungsfunktionen vorbereitet. Zugleich kommt es zu einer gesteigerten plazentare CRH-Syntheseleistung. Der hemmende Einfluss von Progesteron wird wahrscheinlich durch verstärkten Metabolismus, aufgrund einer Verschiebung der Isoformen der Progesteronrezeptoren, wie auch einer gesteigerten CRH-Gen-Expression begünstigt. Mittels fetalen Cortisols wird die plazentare CRH-Sekretion weiter gesteigert, wodurch es zu Bildung von Prostagladinen über Suppression-hemmende Einflüsse und direkter Stimulation kommt. Somit geht man derzeit davon aus, dass die normale Geburt durch einen zunehmend reifen Feten selbst ausgelöst wird (Vannuccini et al., 2016).

2.6 Immunologie der Schwangerschaft

Bei sexuell fortpflanzenden Lebewesen sind die Nachkommen von den Eltern genetisch verschieden, weswegen die Plazenta der Säugetiere während der Tragzeit der wesentliche Schutzmechanismus vor der mütterlichen Immunreaktion ist.

Der Embryo stellt für die Mutter ein Fremdantigen dar, was normalerweise vom Immunsystem erkannt und neutralisiert werden würde. Mit der Entwicklung des Trophoblasten, der äußeren Zellmasse, steht jedoch ein Gewebe zur Verfügung, welches eine klassische Immunantwort zu großen Teilen umgehen kann.

Zentraler Baustein des Immunsystems sind Moleküle des Humanen-Leukozyten-Antigen-Systems (HLA), womit die interzelluläre Erkennung und Kommunikation ermöglicht wird.

Klassische HLA-Moleküle A und B, welche auf allen kernhaltigen Zellen vorkommen, finden sich nicht auf dem Trophoblasten, womit sie der typischen Immunreaktion entzogen werden. An der Oberfläche des Trophoblasten werden jedoch HLA-C mit geringem Polymorphismus und mit HLA-E, -F und -G mit ausgesprochenen Oligomorphismus exprimiert. Dem HLA-G-Molekül kommt nach dem derzeitigen Wissenstand hierbei eine besondere Bedeutung zu, da es vor allem immunmodulatorische Funktionen besitzt und aufgrund seines Oligomorphismus nur eine sehr beschränkte Zahl von Molekülen binden kann. Vielmehr wirkt es modulierend und hemmend auf spezifische Immunzellen, was der Plazentaentwicklung zugutekommt.

Eine spezielle Unterfamilie von Lymphozyten, die natürliche Killerzellen, sind u. a. auf das Fehlen klassischer HLA-Moleküle A und B spezialisiert und helfen entsprechend, veränderte Zellen (z. B. Tumorzellen) aufzuspüren und auszuschalten.

Sie besitzen spezifische Bindungsstellen, sogenannte Killer cell immunoglobulin-like Receptors (KIR), womit sie in aktivierende und inhibierende Gruppen unterteilt werden. NK-Zellen interagieren mit den HLA-C, -E und -G des Trophoblasten, wobei sich ein noch nicht verstandenes Gleichgewicht zwischen Abwehr und Toleranz gegenüber dem Trophoblasten einstellt. Sie können sowohl inflammatorische Botenstoffe wie Tumornekrosefaktor-α (TNF-α) und Interferon-gamma (IFN-γ) als auch entzündungshemmende wie Interleukin-10 (IL-10) und Transforming growth factor β – TGF-β in der Interaktion freisetzen.

► Mit der Ovulation steigt der Anteil von NK-Zellen an immunkompetenten Zellen im Endometrium bzw. der Dezidua auf über 60 %.

Da die Plazenta keine absolute Schranke darstellt, kann ein kleiner Anteil von fetalem Fremdantigen die klassische Immunreaktion auslösen. Hierbei wird durch antigenpräsentierende Zellen eine T-Zell-Antwort ausgelöst, die zur Aktivierung von zytotoxischen T-Lymphozyten, regulatorischen T-Lymphozyten und T-Helferzellen führt. Der sich implantierende Embryo bzw. Trophoblast und die Dezidua geben antiinflammatorische Zytokine wie IL-10 und TGF-β in ihre direkte Umgebung ab. Hierdurch werden bei der T-Helferzellen-Rekrutierung Typ2-T-Helferzellen (TH2-Lymphozyten) begünstigt, was wiederum ein tolerantes Milieu begünstigt.

Gleichzeitig stimuliert der Trophoblast den Thymus, natürliche regulatorische T-Lymphozyten freizusetzen, welche direkt oder über Adaption zytotoxische T-Lymphozyten und Makrophagen hemmen. Regulatorische T-Lymphozyten fördern die weitere Freisetzung von IL-10 und TGF-β und lösen in dendritischen Zellen bzw. antigenpräsentierenden Zellen eine Produktion von Indolamin-2,3-Dioxygenase (IDO) aus, was zu einem Tryptophanmangel in der Umgebung führt und die Leukozytenaktivität begrenzt. Eine Freisetzung von Indolamin-2,3-Dioxygenase (IDO) erfolgt üblicherweise im Gefolge von Entzündungsreaktion durch IFN-γ, was das Geschehen in Grenzen halten soll.

► Das trophoblastäre Gewebe selbst stellt ein phagozytierendes Organ dar, welches in umgebendes Gewebe aktiv einwächst und sich hiervon ernährt. Diese Prozesse müssen eine mütterliche Immunreaktion auslösen, die neben dem oben geschilderten toleranten Milieu gleichermaßen abwehrende Entzündungen besonders im ersten Trimenon und dann wieder zur Geburt hin auslösen. Somit ist eine kompetente nicht ausschließlich supprimierte Immunantwort für Conceptus und Mutter überlebensnotwendig (Mor, 2006).

2.7 Zusammenfassung

- Embryologie, Entwicklungs- und Evolutionsbiologie stellen wesentliche Grundlagen der Reproduktionsmedizin dar.
- Embryogenese umfasst Gametogenese, Fertilisation, Implantation, Embryonal- und Plazentaentwicklung und zum Teil auch die Fetalperiode.
- Die ersten acht Wochen der Schwangerschaft ab der Befruchtung sind von außerordentli-

chen Zelldifferenzierungen und Proliferationen geprägt, die einem molekulargenetisch festgelegten Plan der Wirbeltiere folgen. Bis zum Beginn der Fetalperiode haben sich Organe und Körpermorphologie ausgebildet.
- Die Organogenese vermittelt Erkenntnisse zur Entwicklung und Funktionsweise der primären und sekundären Geschlechtsorgane. Dies ermöglicht, pathologische Veränderungen in molekulargenetischen, molekularbiologischen, physiologischen und anatomischen Bereichen zu verstehen.
- Bis zur 20. SSW sind bei beiden Geschlechtern alle Keimzellen angelegt. Bei der Frau sind Teilungen danach abgeschlossen und ein fortlaufender Abbau bis zur Menopause beginnt.
- Spermatogonien behalten während des Reifungsprozesses Zellen für spätere Generationen zurück, weshalb eine Zeugungsreserve auch im höheren Alter zu verbleiben scheint.
- Keimzellen bereiten sich durch Reduktionsteilungen auf die Befruchtung vor, wodurch der speziestypische Chromosomensatz beibehalten und gleichzeitig die Rekombination des Erbguts ermöglicht wird. Eizellen erreichen den haploiden Chromosomensatz erst durch Imprägnation.
- Befruchtungsfähige Eizellen sind an eine funktionierende Follikelreifung während des Ovarial- und Menstruationszyklus gekoppelt. Dies geschieht etwa 12- bis 13-mal pro Jahr beim Menschen.
- Befruchtungsfähige Spermien reifen ab der Pubertät kontinuierlich heran.
- Nur ein funktionsfähiges Y-Chromosom steuert eine getrennte Geschlechtsentwicklung.
- Das Endometrium stellt ein sich kontinuierlich regenerierendes Gewebe dar, welches im Falle einer Schwangerschaft mit dem Trophoblasten zusammen immunologische und nutritive Funktionen übernimmt.
- Veränderungen des Endometriums folgen der Hormonsekretion des Ovars während der Follikel- und Corpus-luteum-Reifung und determinieren hierdurch den Zeitpunkt der Implantation.
- Der Embryo etabliert mit der Plazenta die fetoplazentare Einheit, die seine intrauterine Ernährung und sein Wachstum garantiert. Sie steuert den mütterlichen Organismus während der Schwangerschaft und leitet den Übergang in das extrauterine Leben samt der postpartalen Ernährung ein.
- Die immunlogische Regulation der Schwangerschaft ermöglicht dem Embryo in einem immunologisch funktionierenden Organismus zu überleben. Hierbei entsteht u. a. mit der Plazenta ein evulotionsbiologisch determiniertes Gleichgewicht von Abwehr und Toleranz.

Literatur

Allan, J., & Kramer, B. (2010). *The fundamentals of human embryology*. Wits University Press.

Allerkamp, H. H., Clark, A. R., Lee, T. C., Morgan, T. K., Burton, G. J., & James, J. L. (2021). Something old, something new: Digital quantification of uterine vascular remodelling and trophoblast plugging in historical collections provides new insight into adaptation of the utero-placental circulation. *Human Reproduction (Oxford, England), 36*(3), 571–586. https://doi.org/10.1093/humrep/deaa303

Baergen, R. N. (2011). Manual of pathology of the human placenta. *Manual of Pathology of the Human Placenta*. https://doi.org/10.1007/978-1-4419-7494-5

Baerwald, A. R., Adams, G. P., & Pierson, R. A. (2012). Ovarian antral folliculogenesis during the human menstrual cycle: A review. *Human Reproduction Update, 18*(1), 73–91. https://doi.org/10.1093/humupd/dmr039

Biason-Lauber, A. (2017). Human sex development: From basic science to clinical practice and back. *Pediatric Endocrinology Reviews: PER, 15*(1), 8–20. https://doi.org/10.17458/per.vol15.2017.l.humansexdevelopment

Cantonwine, D. E., McElrath, T. F., Trabert, B., Xu, X., Sampson, J., Roberts, J. M., Hoover, R. N., & Troisi, R. (2019). Estrogen metabolism pathways in preeclampsia and normal pregnancy. *Steroids, 144*, 8–14. https://doi.org/10.1016/j.steroids.2019.01.005

Cha, J., Sun, X., & Dey, S. K. (2012). Mechanisms of implantation: Strategies for successful pregnancy. *Nature Medicine, 18*(12), 1754–1767. https://doi.org/10.1038/nm.3012

Cochard, L. (2002). *Netter's atlas of human embryology*. Icon Learning Systems LLC.

Cole, L. A. (2010). Biological functions of hCG and hCG-related molecules. *Reproductive Biology and Endocrinology: RB&E, 8*, 102. https://doi.org/10.1186/1477-7827-8-102

Critchley, H. O. D., Maybin, J. A., Armstrong, G. M., & Williams, A. R. W. (2020). Physiology of the endometrium and regulation of menstruation. *Physiological*

Reviews, 100(3), 1149–1179. https://doi.org/10.1152/physrev.00031.2019

Evans, J. P. (2020). Preventing polyspermy in mammalian eggs-Contributions of the membrane block and other mechanisms. *Molecular Reproduction and Development, 87*(3), 341–349. https://doi.org/10.1002/mrd.23331

Fukuda, M. N., & Sugihara, K. (2012). Cell adhesion molecules in human embryo implantation. *Sheng Li Xue Bao: [Acta Physiologica Sinica], 64*(3), 247–258.

Gadea, J., Parrington, J., Kashir, J., & Coward, K. (2013). The male reproductive tract and spermatogenesis. *Textbook of Clinical Embryology, 18–26*. https://doi.org/10.1017/CBO9781139192736.005

Gellersen, B., & Brosens, J. J. (2014). Cyclic decidualization of the human endometrium in reproductive health and failure. *Endocrine Reviews, 35*(6), 851–905. https://doi.org/10.1210/er.2014-1045

Gershon, E., & Dekel, N. (2020). Newly identified regulators of ovarian folliculogenesis and ovulation. *International Journal of Molecular Sciences, 21*(12). https://doi.org/10.3390/ijms21124565

Handwerger, S., & Freemark, M. (2000). The roles of placental growth hormone and placental lactogen in the regulation of human fetal growth and development. *Journal of Pediatric Endocrinology & Metabolism: JPEM, 13*(4), 343–356. https://doi.org/10.1515/jpem.2000.13.4.343

Holt, W. V., & Morrell, J. M. (2013). Sperm biology and maturation. *Textbook of Clinical Embryology*, 89–97. https://doi.org/10.1017/CBO9781139192736.012

Ishimoto, H., & Jaffe, R. B. (2011). Development and function of the human fetal adrenal cortex: A key component in the feto-placental unit. *Endocrine Reviews, 32*(3), 317–355. https://doi.org/10.1210/er.2010-0001

Kennett. (2020). Chapter three. *Bedouin Justice*, 36–44. https://doi.org/10.4324/9780203039441-6

Kohorn, E. I. (2004). What we know about low-level hCG: Definition, classification and management. *The Journal of Reproductive Medicine, 49*(6), 433–437.

Kramer, B., & Allan, J. (Hrsg.). (2009). Formation of the embryo and implantation. In *Fundamentals of human embryology: Student manual* (2. Aufl., S. 12–31). Wits University Press.

Krieger, D. T. (1982). Placenta as a source of „brain“ and „pituitary“ hormones. *Biology of Reproduction, 26*(1), 55–71. https://doi.org/10.1095/biolreprod26.1.55

Kubota, H., & Brinster, R. L. (2018). Spermatogonial stem cells. *Biology of Reproduction, 99*(1), 52–74. https://doi.org/10.1093/biolre/ioy077

Larose, H., Shami, A. N., Abbott, H., Manske, G., Lei, L., & Hammoud, S. S. (2019). Gametogenesis: A journey from inception to conception. *Current Topics in Developmental Biology, 132*, 257–310. https://doi.org/10.1016/bs.ctdb.2018.12.006

Liu, G., Zhang, X., Lin, H., Wang, H., Li, Q., Ni, J., & Zhu, C. (2006). Effects of E-cadherin on mouse embryo implantation and expression of matrix metalloproteinase-2 and -9. *Biochemical and Biophysical Research Communications, 343*(3), 832–838. https://doi.org/10.1016/j.bbrc.2006.02.189

Lopez-Vicchi, F., De Winne, C., Brie, B., Sorianello, E., Ladyman, S. R., & Becu-Villalobos, D. (2020). Metabolic functions of prolactin: Physiological and pathological aspects. *Journal of Neuroendocrinology, 32*(11), e12888. https://doi.org/10.1111/jne.12888

Mincheva-Nilsson, L., & Baranov, V. (2006). The nature and role of the decidual T cells. In *Immunology of pregnancy* (S. 195–214). Springer. https://doi.org/10.1007/0-387-34944-8_18

Mor, G. (2006). In G. Mor (Hrsg.), *Immunology of pregnancy*. Springer. https://doi.org/10.1007/0-387-34944-8

Moser, G., Windsperger, K., Pollheimer, J., de Sousa Lopes, S. C., & Huppertz, B. (2018). Human trophoblast invasion: New and unexpected routes and functions. *Histochemistry and Cell Biology, 150*(4), 361–370. https://doi.org/10.1007/s00418-018-1699-0

Mueller, W. A., Hassel, M., & Grealy, M. (2015). Development and reproduction in humans and animal model species. In *Development and reproduction in humans and animal model species*. Springer. https://doi.org/10.1007/978-3-662-43784-1

Newbern, D., & Freemark, M. (2011). Placental hormones and the control of maternal metabolism and fetal growth. *Current Opinion in Endocrinology, Diabetes, and Obesity, 18*(6), 409–416. https://doi.org/10.1097/MED.0b013e32834c800d

Ochoa-Bernal, M. A., & Fazleabas, A. T. (2020). Physiologic events of embryo implantation and decidualization in human and non-human primates. *International Journal of Molecular Sciences, 21*(6). https://doi.org/10.3390/ijms21061973

Ogushi, S., Palmieri, C., Fulka, H., Saitou, M., Miyano, T., & Fulka, J. J. (2008). The maternal nucleolus is essential for early embryonic development in mammals. *Science (New York, N.Y.), 319*(5863), 613–616. https://doi.org/10.1126/science.1151276

Ostergard, D. R. (1973). Estriol in pregnancy. *Obstetrical & Gynecological Survey, 28*(4), 215–231. https://doi.org/10.1097/00006254-197304000-00001

Pan, B., & Li, J. (2019). The art of oocyte meiotic arrest regulation. *Reproductive Biology and Endocrinology, 17*(1), 1–12. https://doi.org/10.1186/s12958-018-0445-8

Rossant, J., & Tam, P. P. L. (2018). Exploring early human embryo development. *Science (New York, N.Y.), 360*(6393), 1075–1076. https://doi.org/10.1126/science.aas9302

Rowan-Hull, A. (2013). Human organogenesis. *Textbook of Clinical Embryology*, 118–132. https://doi.org/10.1017/CBO9781139192736.015

Sadler, T. W. (2014). Taschenlehrbuch Embryologie. In *Taschenlehrbuch Embryolog*. Thieme.

Schiebler, T. H., & Schmidt, W. (1991). Allgemeine Entwicklungsgeschichte. In *Anatomie* (5. korrigi, S. 96–132). Springer.

Schoenwolf, G. C., & Larsen, W. J. (2015). *Larsen's human embryology* (5. Aufl.). http://scans.hebis.de/HEBCGI/show.pl?34903894_toc.pdf

Son, W. Y., Das, M., Shalom-Paz, E., & Holzer, H. (2011). Mechanisms of follicle selection and development. *Minerva Ginecologica, 63*(2), 89–102.

Srinivas, S., & Watanabe, T. (2013). Early embryogenesis. *Textbook of Clinical Embryology*, 110–117. https://doi.org/10.1017/CBO9781139192736.014

Taraborrelli, S. (2015). Physiology, production and action of progesterone. *Acta Obstetricia et Gynecologica Scandinavica, 94*(*Suppl 161*), 8–16. https://doi.org/10.1111/aogs.12771

Taylor, H., Pal, L., & Seli, E. (Hrsg.). (2020). *Speroff's clinical gynecologic endocrinology and infertility* (9. Aufl.). Wolters Kluwer.

Ulfig, N., & Brand-Sberi, B. (2017). *Kurzlehrbuch Embryologie* (3., akt. Aufl.). Georg Thieme.

Vannuccini, S., Bocchi, C., Severi, F. M., Challis, J. R., & Petraglia, F. (2016). Endocrinology of human parturition. *Annales d'Endocrinologie, 77*(2), 105–113. https://doi.org/10.1016/j.ando.2016.04.025

Weißenbacher T., Steldinger R., Klosterhalfen Th. (2013). Kapitel 2: Gynäkologische Anatomie und ihre Störungen aus: Weyerstahl T., et al., Gynäkologie und Geburtshilfe, Thieme Verlag Stuttgart, ISBN: 9783131253446

Wells, D., & Coward, K. (Hrsg.). (2013). Mammalian reproductive physiology. In *Textbook of clinical embryology* (S. 1–132). Cambridge University Press. https://doi.org/10.1017/CBO9781139192736.003

Wood, C. E. (2011). Fetal hypothalamus-pituitary-adrenal responses to estradiol sulfate. *Endocrinology, 152*(12), 4966–4973. https://doi.org/10.1210/en.2011-0284

Yang, Y., Chen, X., Saravelos, S. H., Liu, Y., Huang, J., Zhang, J., & Li, T. C. (2017). HOXA-10 and E-cadherin expression in the endometrium of women with recurrent implantation failure and recurrent miscarriage. *Fertility and Sterility, 107*(1), 136–143.e2. https://doi.org/10.1016/j.fertnstert.2016.09.016

Zhou, J., Peng, X., & Mei, S. (2019). Autophagy in ovarian follicular development and atresia. *International Journal of Biological Sciences, 15*(4), 726–737. https://doi.org/10.7150/ijbs.30369

Teil II

Spezieller Teil: Diagnostik, Methoden und Erkrankungen

Diagnostische Verfahren

3

Michael Amrani, Rudolf Seufert
und Kristina Bockmeyer

Inhaltsverzeichnis

3.1 Einleitung

Dieses Kapitel beschäftigt sich mit den wesentlichen Untersuchungstechniken in der gynäkologischen Endokrinologie und insbesondere der Kinderwunschsprechstunde. Es stützt sich dabei auf das Verständnis von geschlechtsspezifischer Anatomie und Physiologie der Frau und reicht von der grundlegenden körperlichen Untersuchung über laborchemische Analysen und bildgebende Verfahren, wie dem unverzichtbaren Ultraschall, bis hin zu endoskopisch-operativen Methoden. Andrologische Aspekte werden in Kap. 6 behandelt.

M. Amrani (✉) · R. Seufert · K. Bockmeyer
TFP-Kinderwunschzentrum Wiesbaden, MVZ Wiesbaden GmbH, Wiesbaden, Deutschland
e-mail: Kristina.Bockmeyer@tfp-fertility.com; Rudolf.Seufert@tfp-fertility.com; Michael.Amrani@tfp-fertility.com

3.2 Grundlegende Untersuchungsmethoden

Michael Amrani

Die Anamnese und die körperliche Untersuchung der Frau zählen zu den Grundpfeilern der gynäkologischen Endokrinologie und Fortpflanzungsmedizin und werden im Folgenden erläutert. Genetische und andrologische Untersuchungsmethoden kommen in den entsprechenden Abschnitten zur Sprache. Sicherlich kommen nicht alle hier genannten Techniken im Alltag zur Anwendung, gehören aber zum Repertoire des Schwerpunktes.

3.2.1 Anamnese

Die Anamneseerhebung dient der Erfassung aller wesentlichen medizinischen Informationen durch medizinisches Fachpersonal. Die dabei erhobe-

© Der/die Autor(en), exklusiv lizenziert an Springer-Verlag GmbH, DE, ein Teil von Springer Nature 2023

M. Amrani, R. Seufert (Hrsg.), *Gynäkologische Endokrinologie und Kinderwunschtherapie*,
https://doi.org/10.1007/978-3-662-65371-5_3

nen Daten stammen sowohl aus der Gegenwart als auch der Vergangenheit und bilden die Grundlage aller weiteren Untersuchungen wie auch der Diagnosestellung. Die nachfolgenden stichwortartigen Vorschläge haben zwar ihren Schwerpunkt in der gynäkologischen Endokrinologie und Reproduktionsmedizin, müssen aber auch andere medizinischen Bereiche miterfassen und sollen als Orientierung zur Gestaltung der Anamnese dienen.

Symptome → Abfrage bei endokriner Fragestellung ohne Kinderwunsch

- Welche?
- Zeitraum?
- Qualität?
- Schmerzen?
- Auffälligkeiten am Körper?

Allgemeine Daten

- Alter, Körpergewicht und -größe
- Ethnie
- Partnerschaftsstatus oder Personenstand: verheiratet, eheähnliche Partnerschaft, alleinstehend, Z.n. Geschlechtsumwandlung
- Beruf

Vorausgegangene Untersuchungen

- Endokrine Behandlungen
- Kinderwunschtherapie
- Abklärung der Eileiter
- Spermiogramm

Zyklusanamnese und Pubertät

- Menarche, Zyklusauffälligkeiten
- Letzte Menstruation
- Abstände, Schmerzhaftigkeit, Stärke, Veränderungen
- Blutungen nur unter Hormonanwendung

Haut, Haare

- Haarwachstumsstörungen (Hirsutismus, Alopezie)
- Seborrhö, Akne

Kinderwunsch

- Dauer:
  - Absetzen der Kontrazeption
  - Dauer der Partnerschaft ohne Kinderwunsch
- Maßnahmen zur natürlichen Familienplanung

Sexualität

- Frequenz der Kohabitation
- Dyspareunie
- Sexualstörungen

Schwangerschaften und Geburten

- In welcher Partnerschaft?
- Schwangerschaften (Datum)
- Schwangerschaftskomplikationen
  - Aborte (Datum, SSW, Behandlung)
  - Intrauteriner Fruchttod (Datum, SSW, Behandlung)
  - Ektope Graviditäten (Datum, SSW, Seite, Behandlung)
  - Blutungen
  - Zervixinsuffizienz, vorzeitige Wehentätigkeit, vorzeitiger Blasensprung
  - Wachstumsrestriktion, Fehlbildungen,
  - Hypertonie, Gestationsdiabetes, Präeklampsie, Eklampsie, HELLP
  - Thrombosen
  - Infektionen
- Mehrlinge
- Geburten (Datum)
  - Schwangerschaftswoche, Frühgeburt
  - Geburtsmodus natürlich, Sektio, operativ
- Geburtskomplikationen
  - Plazenta-Störungen, Blutungen, Operationen
  - Thromboembolische Ereignisse, Infektionen
- Wochenbettkomplikationen

Gynäkologische Erkrankungen

- Endometriose
- Myome
- Mamma- und Ovarialtumore
- Endometriumshyperplasie
- Bösartige Neubildungen

Andrologische Erkrankungen

- Kryptorchismus
- Maldeszensus
- Torsionen
- Infektionen
- Tumore (gut- und bösartig)

Infektionsanamnese

- Allgemein: Rezidivierende Urethritis, Vaginitis, Z.n. Adnexitis, Z.n. Endometritis (z. B. Wochenbett, nach OP), Z.n. Prostatitis, Epididymitis oder Orchitis
- Spezifisch: Hepatitis, HIV, Chlamydien, Mumps, Gonorrhö, Syphilis

Andere Erkrankungen

- Anorexie
- Herz und Kreislauf → Hypertonie, Infarkt
- Gefäße → Thrombose, Embolie, Durchblutungsstörungen,
- Stoffwechsel → Zucker, Fettstoff, Schilddrüse, Nebenniere, u. a.
- Niere, Blase und ableitende Harnwege
- Verdauung → Leber, Pankreas, Galle, Darm
- Neurologisch → Hypophyse, Migräne, Epilepsie, Apoplexie, multiple Sklerose, u. a.
- Atmung → Asthma bronchiale, zystische Fibrose, Degeneration, Autoimmunprozesse, u. a.
- Autoimmunsystem → rheumatoide Erkrankungen, u. a.
- Blutsystem → Knochenmark, Anämien, u. a.
- Gut- und bösartige Neubildungen
- Genetische Erkrankungen
- Bewegungsapparat → Einschränkungen (angeboren, erworben), Dystrophien, Degeneration, Autoimmunprozesse, Unfälle, u. a.
- Allergien

Operationen

- Operationen im Kindesalter (beide Geschlechter), Bauchwanddefekte, urogenitale oder anogenitale Fehlbildungen, andere Fehlbildungen (Niere, Ösophagus, Herz)
- Weibliches Genital
  - Allgemein: Kürettagen des Uterus, Laparoskopien, Laparotomien, Komplikationen
  - Spezifisch: Ovarialzysten, Myome, Fehlbildungen, Adnexitis, Endometriose, maligne Tumore oder Borderline-Tumore, ektope Gravidität, Sakto- und Hydrosalpinx, Eileiterrekonstruktion, Sterilisation, Geschlechtsumwandlung
- Männliches Genital
  - Prostata, Samenleiter, Hoden und Nebenhoden, maligne Tumore, Leistenkanal, Sterilisation, Geschlechtsumwandlung
- Darmoperationen
  - Morbus Crohn, Colitis ulcerosa
  - Appendektomie
  - Kolektomie, Anus praeter

Familien Anamnese

- Genetisch bedingte Erkrankungen
- Karzinom Inzidenz
- Thrombophilie
- Kardio- und neurovaskuläre Erkrankungen

Medikation

- Prüfung auf Einfluss, Kontraindikation und Interaktion bei:
  - Ovulation
  - Spermatogenese
  - Embryo- und Fetogenese
  - Hormontherapien

Lebensweise

- Gewichtszu- oder -abnahme
- Essverhalten
- Nikotin, Marihuana, Kokain, u. a.
- Alkohol
- Körperliche Aktivität/Sport
- Arbeitsbelastung
- Schlaf und Nahrungsaufnahme
- Doping

3.2.2 Datenerhebung

In ausreichendem zeitlichem Abstand vor dem Gespräch sollten die Patientin und ihr Partner einen auszufüllenden und zu unterzeichnenden Anamnese-Erfassungsbogen erhalten haben, den sie zu Ihrem Gespräch in der Klinik bzw. Praxis mitbringen. Ergänzt wird dieser durch Angaben zu Namen, Geburtsdatum, Wohnort, Personenstand, Versicherung, Beruf, Datenschutz, überweisendem oder behandelndem Arzt (Gynäkologie, Urologie und Allgemeinmedizin). Hierzu können auch Aufklärungsunterlagen zu erforderlichen Maßnahmen vor einer geplanten Schwangerschaft, wie Impfungen, Reiseempfehlungen und Nährstoffaufnahme, beigefügt sein. Im Rahmen von heterologen Kinderwunschbehandlungen werden auch Geburtsort und -name erfragt.

Zur Konsultation in der Klinik sind bereits vorliegende Untersuchungsbefunde, Behandlungsberichte, Impf- und Mutterpass sowie ggf. Kinderuntersuchungsheft (Fragestellung) der Patienten mitzubringen.

3.2.3 Gesprächsführung

Ein empathisch geführtes Gespräch mit offener und zugewandter Haltung ist wesentlich und erleichtert es, wichtige Informationen zu erhalten. Dem Patienten sollte genügend Raum gegeben werden, seine Beschwerden oder Vorgeschichte zu schildern. Mit offenen Fragen wie: „Wie kann ich Ihnen helfen? Welche Vorstellungen haben Sie zu uns geführt? Was denken Sie, können wir tun?" kann ein Gespräch z. B. bei Paaren mit unerfülltem Kinderwunsch eingeleitet werden. Im weiteren Verlauf ist gezielt nachzufragen und falls nicht vorliegend, sind bisherige Untersuchungsergebnisse zur Thematik vorlegen zu lassen. Das Anfertigen von Notizen, auch im Computer, ein aufmerksames Studium und eine angemessene Würdigung vorgelegter Befunde sind unerlässlich. Es sollte in dieser Phase zunächst auf Ergebnisoffenheit geachtet werden.

Aufgrund der komplexen und zum Teil schambehafteten Thematik könnte das Setting eines Erstgesprächs bei 30–45 Minuten liegen, um eine Vertrauensbasis aufzubauen. Der Behandler sollte über entsprechende Fähigkeiten verfügen, die artikulierten Emotionen der Patienten einordnen, produktiv aufnehmen und zugleich spiegeln zu können. Hierzu gehört auch eine flexible Anpassung an die unterschiedlichen Individuen und ihre Bedürfnisse. Eine überbordende zeitliche Inanspruchnahme kann auf unrealistische Erwartungen beider Seiten hindeuten. In solchen Fällen wäre das Angebot kurzfristiger Anschlusstermine als Perspektive sinnvoll.

Falls das Paar oder die Patientin sich nicht zur Sexualität von selbst äußert, sollte der Reproduktionsmediziner oder Gynäkologe gezielt danach fragen. Insbesondere bei Kinderwunsch wären auch Frequenz und Erfüllung im Geschlechtsverkehr zu berücksichtigen. Werden Auffälligkeiten deutlich oder vermutet, muss sich der Behandler darüber im Klaren sein, dass Ursachen häufig in einem äußerst komplexen Zusammenhang von körperlichen und seelischen Traumatisierungen zu finden sind. Entsprechende Optionen zur Interventionsstrategie wie auch die Vermittlung einer psycho- oder sexualtherapeutischen Beratung und Behandlung sollten vorab bekannt sein und bereitliegen.

2/3 der Zeit sind der Interpretation vorliegender Befunde, der gynäkologischen Untersuchung mit Sonografie und der Darlegung des weiteren Vorgehens zu widmen. Häufig ist es für Betroffene wichtig, klare Perspektiven zu erhalten, ohne die Vorgehensweisen allzu sehr zu vereinfachen. Sollten sich bereits an dieser Stelle Diagnose- und Therapieoptionen herauskristallisieren, können vorsichtige Prognosen gegeben werden. Aber auch nicht zu erfüllende Hoffnungen sollten nicht verschwiegen, sondern einfühlsam vermittelt und Alternativen aufgezeigt werden. Auf verständliche Erklärungen von Befunden und Diagnose ist zu achten.

Wenn das Paar oder die Patientin sich mit einer vorgeschlagenen Vorgehensweise einverstanden erklärt, können weitere Untersuchungen wie auch eine abschließende Beratung geplant werden.

Die nächste Konsultation erfolgt zur Erörterung der Befunde und, falls noch nicht geschehen, der Diagnosestellung und Therapieempfehlung. Letztere sollten ausschließlich mit fundierten, realistischen Einschätzungen und Prognosen einhergehen. Wenn es sich um eine Behandlung und Untersuchung zweier Personen handelt, jedoch nur ein Partner zur Beratung erscheint, ist es wichtig eine schriftliche Einwilligung des nicht Anwesenden zu erhalten, um die Befunde entsprechend zu erläutern, obschon dies kein optimales Vorgehen darstellt und einer gemeinsamen Beratung immer der Vorzug zu geben ist. Ärztliche Schweigepflicht und Datenschutz müssen hierbei immer bedacht werden.

Auch die Beratung von Patienten mit eingeschränkten Kenntnissen der Landessprache bedürfen einer besonderen Beachtung. Im Hinblick auf die Komplexität von Diagnose und Therapie ist die Hinzuziehung eines geeigneten Dolmetschers obligat, im äußersten Fall auch eine Verschiebung des Termins. Neben allgemeinen Daten (Namen, Adresse, Telefonnummer) des Dolmetschers sollte auch seine Beziehung zu den Patienten erfasst und dokumentiert werden.

In dieser Phase wäre ein entsprechender Arztbrief an den betreuenden bzw. einweisenden Arzt anzufertigen, welcher sinnvollerweise auch in Kopie an die Patientin und ggf. den Hausarzt weitergeleitet werden sollte, wobei auch hierzu entsprechende Einwilligungen vorliegen müssen.

Sollte eine Indikation zur In-vitro-Fertilisation vorliegen, muss in einem entsprechenden Abstand vor der Behandlung eine sorgfältige und angemessene Aufklärung über Nutzen, Nebenwirkungen, Risiken und Chancen erfolgen bzw. stattgefunden haben. Es ist nicht ausreichend, die Patientin oder das Paar auf andere Quellen, wie Skripte, Fachinformationen oder das Internet zu verweisen.

3.2.4 Körperliche Untersuchung

Regelrechte geschlechtsspezifische Funktionen können nur durch die körperliche Untersuchung (Glynn & Drake, 2017) erfasst werden, weswegen diese bei der Erstkonsultation erfolgen sollte. Die Untersuchung besteht in der Regel aus Inspektion, Palpation, Spekulumuntersuchung der Vagina mit Portio, Kolposkopie, Entnahme zytologischer Abstriche, Nativpräparat, ggf. bakteriologischer Abstriche, vaginale bimanuelle und rektale und rektovaginale bimanuelle Tastuntersuchung und Sonografie. Inspektion und Palpation der Brustdrüsen erfolgt nach getrenntem Entkleiden.

Die im Rahmen der gynäko-endokrinologischen oder Kinderwunsch-Sprechstunde durchgeführte körperliche Untersuchung umfasst in der Regel nicht die typische Krebsvorsorge mit Exfoliativzytologie der Zervix, spezielle kolposkopische Verfahren, Papillomavirusnachweis, Untersuchnung von von Blut im Stuhl oder den palpatorischen Ausschluss eines Mammakarzinoms wie auch rektaler Befunde (Gemeinsamer Bundesausschusses, 2020). Hierüber muss die Patientin aufgeklärt und zur gesonderten Wahrnehmung dieser aufgefordert werden.

3.2.4.1 Gynäkologische Untersuchung

- Steinschnittlagerung
- Entleerte Blase (i. d. R.)
- Inspektion und Palpation
  - Haut, Abdomen, Leisten, Flanken/Rücken
- Inspektion des äußeren Genitals
  - Vulva und Hymenalsaum
- Inspektion von Vagina, Portio
  - Geteilte (z. B. Kristeller) oder einteilige Spekula (z. B. Cusco)
  - Entnahme von Sekreten und Abstrichen (siehe unten)
  - Kolposkopie mit 6- bis 40-facher Vergrößerung und Grünfilter
- Palpation von Uterus und Adnexe
  - Bimanuell
  - Innere Hand → Vagina, Beckenboden
  - Äußere Hand → Uterus und Adnexe
- Palpation der Parametrien
  - Rektale Untersuchung
  - Innere Hand → ein Finger intravaginal, ein Finger intrarektal
  - Äußere Hand → Abdomen

Hierauf folgt eine Ultraschalluntersuchung (siehe Abschn. 3.4).

3.2.4.2 Untersuchung der Mammae

- Günstiger Zeitpunkt → 1. Zyklushälfte
- Inspektion
  - Mit in die Hüften gestützten Armen, erhobenen Armen und gebeugtem Oberkörper
  - Symmetrie, Konturen, Mobilität, Hautveränderungen
  - Mamille: Niveau, Einziehung, Sekretion
- Palpation
  - Stehenden, sitzend, liegend
  - Nach Quadranten, mono- und bimanuell
  - Sekretion auf Druck
  - Axilla, supra- und infraklavikulare Gruben (hängende und gehobene Arme)

Bei entsprechenden Befunden müssen Sonografie, Mammografie, Galaktografie und MRT angeschlossen werden (Bodine et al., 2017).

3.2.4.3 Wichtige Aspekte vor der Untersuchung

- Patientenseite
  - Angst vor Schmerzen
  - Scham
- Allgemein
  - Getrenntes Entkleiden (falls Brust untersucht werden soll)
  - Ggf. medizinisches Fachpersonal anwesend
- Lagerung
  - Patientin bequemste Position einnehmen lassen
  - Steißbein auf die Unterlage drücken
  - Lendenlordose verringern
  - Bis zur Stuhlkante vorrücken
- Während Untersuchung
  - Ankündigen der Untersuchungsschritte
  - Von der Seite beginnen
  - Spreizen der Labien bei Untersuchung der Vagina
  - Vorgewärmte Instrumente
  - Darmpresse bei rektaler Untersuchung
- Bei intakten Hymen, Vaginismus und/oder Angst der Patientin
  - Abdominalsonografie mit gefüllter Blase
  - Ggf. Schmale Spekula
  - Ggf. nur rektale Palpation
- Kinder
  - Mindestens ein Elternteil anwesend
  - Lagerung auf der Liege
  - Allgemeine Untersuchung und Inspektion des äußeren Genitals
  - Abdominal Sonografie mit gefüllter Blase
  - Strenge Indikationsstellung zur vaginalen Untersuchung
    Kinderspekula, Vaginoskop, Nasenspekula
    Ggf. Narkose (Yilmaz & Demirel, 2021), (Simms-Cendan, 2018), (O'Laughlin et al., 2021)

3.2.4.4 Tanner-Stadien

Bei der Untersuchung Jugendlicher und Heranwachsender beschreiben sie den körperlichen Entwicklungsstand sekundärer Geschlechtsmerkmale von Geschlechts-(Scham-) Behaarung (Pubes) und Brustdüsenentwicklung (Thelarche). Für Jungen tritt die Hodenentwicklung (Gonadarche) als sichtbares primäres Geschlechtsmerkmal hinzu, auf das wir hier nicht eingehen. Als Buchstaben-Zahlen-Kombination geben die Tanner-Stadien einen entsprechenden Befund wieder, wobei B für Brustdrüsenentwicklung und P für Pubes (Thelarche) und die Zahlen 1–5 (6) für das Entwicklungsstadium stehen (Emmanuel & Bokor, 2022).

B1 → Präpuberal – nicht palpabel

B2 → Drüse knospenartig, gering tastbar im Bereich des leicht vergrößerten Warzenhofes

B3 → Drüsenzunahme im Vergleich zum Warzenhof

B4 → Drüsenzunahme und Abhebung des Warzenhofes

B5 → Voll entwickelte Brust und Warzenhof wieder im Niveau

P1 → Präpuberal – keine Behaarung

P2 → Wenig, leicht pigmentiert, glatt oder leicht gekräuselt, an den Labia majora

P3 → Kräftiger, dunkler und stärkere Kräuselung, umschriebene Ausdehnung

P4 → Erwachsenentyp, aber geringere Ausdehnung

P5 → Erwachsenentyp mit kranialer Ausdehnung mit horizontaler Begrenzung

P6 → Männlicher Erwachsenentyp mit kranialen Übergang entlang der Linea alba

3.2.4.5 Ferriman-Gallwey-Score

Fragestellungen und Schweregrad eines Hirsutismus können orientierend mit dem Ferriman-Gallwey-Score bewertet und dokumentiert werden. Als Hirsutismus wird die Körperbehaarung bei Frauen verstanden, die einem männlichen Verteilungsmuster und Ausprägung (Kinn, Oberlippe, Hals, Rücken, Brust, etc) entspricht. Gelegentlich ist Gegenteiliges am Haupthaar zu beobachten.

Es werden zur Indexierung derzeit neun Körperareale betrachtet und der Ausprägung der Behaarung ein Zahlenwert von eins bis vier gegeben (Grading), woraus ein maximaler Zahlenwert (Score) von 36 resultieren kann (Matheson & Bain, 2019).

Körperbereiche:

- Oberlippe
- Kinn
- Brust
- Dorsum
- Regio lumbalis
- Epigastrium
- Hypogastrium
- Oberarm
- Oberschenkel

Bei der Bewertung eines Hirsutismus findet die ethnische Zugehörigkeit Berücksichtigung. Für Kaukasier kann ab einem Wert von 8 die Diagnose eines Hirsutismus gestellt werden. Vorgedruckte Untersuchungsbögen erleichtern hierbei die Erfassung.

Mittlerweile wurden weitere Bewertungsareale aufgenommen: Schläfen, Nacken, Gesäß, Leistenbereich, Perianalbereich, Unterarme, Schienbein, Fußrücken, Zehen, Handrücken und Finger.

3.2.4.6 Urogenitalsystem, Darm und infektiologische Untersuchungen

Bei möglicher Nierenbeteiligung sollte immer eine sonografische Beurteilung mit Bestimmung der Lage erfolgen und/oder bei geschilderten Beschwerden eine Zystoskopie veranlasst und eine Urinprobe untersucht werden. Eine entsprechende Bilddarstellung der ableitenden Harnwege, ein Pyelogramm, wäre hier ebenso indiziert. Vergleichbar verhält es sich mit dem Verdacht auf eine Darmbeteiligung, bei der auf Blutbeimengungen untersucht oder eine entsprechende Rektokoloskopie durchgeführt werden sollte.

Weiterführende infektiologische Untersuchungsansätze beider Partner werden in Kap. 8 und eine Beschreibung der analogen Untersuchungen des Mannes in Kap. 6 behandelt.

3.2.4.7 Zytologisch-chemische Untersuchungen

Die Analyse von Vaginalsekreten ist in der Gynäkologie und Geburtshilfe ein wichtiger Baustein der infektiologischen Diagnostik. Sie liefert jedoch auch interessante Einblicke in den endokrinen Stoffwechsel und Befruchtungsprozesse. Im Zeitalter präziser Hormonanalysen aus dem Blut, sonografischer Untersuchungen und hocheffekiver reproduktionsmedizinischer Therapien haben diese Techniken jedoch deutlich an Bedeutung verloren.

Zervix-Mukus

Drüsenzellen des zervikalen Zylinderepithels produzieren und sezernieren unter dem Einfluss von Estradiol Zervix-Mukus. Mittzyklisch kann dies bis zu 0,5 ml/Tag betragen und weist dann einen Wasseranteil von 90 % auf, wobei Sekrete aus Uterus, Tuben und Follikel hinzukommen. Progesteron verändert die Zusammensetzung und hemmt die Produktion.

Neben Ionen stellen Muzine den molekularen Hauptbestandteil des Zervix-Mukus dar. Diese Moleküle bestehen aus einem zentralen Protein mit hydrophoben Eigenschaften, welches durch langkettige variable Polysaccharide glykolisiert ist. Die anionisch-hydrophilen Seitenketten können Wasser binden, wodurch sich durch die Amphiphilie des Makromoleküls ein Hydrogel bzw. Kolloid mit entsprechender Viskosität ausbilden kann.

Ein zunehmender Glykolisierungsgrad steht unter Einfluss von Estradiol, wodurch die Viskosität ab- und die Elastizität zunimmt. Hohe

Viskosität zeichnet sich durch eine zäh-breiige Konsistenz aus, wohingegen eine Abnahme zunehmend wässrig erscheint. Dergleichen korreliert die Elastizität, die sich mit zunehmender Spinnbarkeit bzw. Fadenbildung bemerkbar macht. In diesem Zusammenhang steht auch die Auskristallisation bei Lufttrocknung, wobei optische Phänomene mikroskopisch beobachtet werden können, die dem Blatt einer Farnpflanze ähneln und mehrere (bis zu vier) Verzweigungen (Stämme) ausbilden.

Zur Gewinnung einer passenden Probe wird nach Entfernung des Sekrets an der Portiooberfläche mit einer Insulin- oder Pasteurpipette mit oder ohne aufgesetztes Kunststoffröhrchen aus dem Zervikalkanal eine standardisierte Menge Flüssigkeit atraumatisch aspiriert. Wie in Tab. 3.1 aufgeführt, können fünf Kriterien mit entsprechenden physikochemischen Eigenschaften zur Beurteilung herangezogen und dem endokrinen Prozessen der Ovulation zugeordnet werden (World Health Organization, 2012):

- Volumen → Berechnung siehe Tab. 3.1
- Viskosität → Beurteilung auf Objektträger, Spekulum oder direkt aus Zervix (Öse oder Watteträger)
- Farnkrautphänomen → Trocknung und Mikroskopie bei 200-facher Vergrößerung
- Spinnbarkeit → Beurteilung aus Tropfen zwischen zwei Objektträgern oder direkt aus Zervix mit Öse
- Anteil anderer Zellen → Mikroskopie bei 400-facher Vergrößerung

Vaginalflüssigkeit

Bei der Vaginalfüssigkeit handelt es sich, abgesehen von den Sekreten der Bartolini- und Introitus-Drüsen, um ein hormonabhängiges, der Lubrifikation und Immunabwehr dienendes Transsudat.

Es enthält insbesondere Wasser, Elektrolyte, Harnstoff, Fettsäuren, Karbonsäuren wie Milch- und Essigsäure und Makromoleküle wie Immunglobuline. An zellulären Bestandteilen finden sich abgeschilferte Plattenepithelzellen, Leukozyten und Bakterien der Standort-Flora, wie verschiedene Arten grampositiver Laktobazillen.

Der fermentative und chemoheterotrophe Stoffwechsel der Laktobazillen baut unter weitgehend anaeroben Bedingungen Glykogen der Vaginalepithelzellen ab. Hierbei kommt es zur Bildung von Milchsäure und Wasserstoff-Peroxid, die von genetischen Eigenschaften der angesiedelten Arten, wie auch des Hormonstoffwechsels abhängig sind. Somit erlaubt der Ausreifungsgrad der Plattenepithelzellen neben dem pH-Wert Rückschlüsse auf den endokrinen Haushalt und die Reaktionsfähigkeit der Gewebe.

Ein entsprechendes zytologisches Präparat kann nach der Fixierung und Färbung nach Papanicolaou ausgewertet werden. Alternativ kann eine Betrachtung eines Nasspräparates unter dem Phasenkontrastmikroskop ohne vorherige Färbung versucht werden (siehe Tab. 3.2).

3.2.4.8 Zyklusdiagnostik

Wie wir bereits gesehen haben, sind die physiologischen Funktionen des geschlechtsreifen weiblichen Organismus im Rahmen des Menstruations-

Tab. 3.1 Beurteilung des Zervixsekrets mithilfe eines Scores nach Insler. Volumina ($V = \mu l = mm^3$) lassen sich durch Abschätzung der Mukus-Ausdehnung (L = Länge) innerhalb eines Tubus mit bekanntem Durchmesser (2 × r) errechnen oder in entsprechenden skalierten Spritzen direkt ablesen (World Health Organization, 2012). V = A × L. Querschnittsfläche $A = \pi \times r^2$ Kristallisation siehe Text. (World Health Organization, 2012)

Score	0	1	2	3
Volumen (ml)	0	0,1	0,2	>0,3
Viskosität	ausgeprägt	mittelgradige	geringe	Minimal (Wässrig)
Kristallisation	keine Kristallisation	atypische Farnbalttbildung	primäre und sekundäre Stammbildung	tertiäre und quartäre Stammbildung
Spinnbarkeit (cm)	<1 cm	1–4	5–8	≥9
Andere Zellen pro HPF	>20	11–20	1–10	0
Summe	0	5	10	15

Tab. 3.2 Vaginalzytologie und korrelierende Zyklusphasen bzw. endokriner Stoffwechsel

Dominierender Zelltyp	Zyklusphase
Superfizial- und Intermediär-Zellen	Follikelphase (Proliferation)
Mittelgroße Intermediär-Zellen	Lutealphase (Sekretion)
Gefaltete Intermediär-Zellen	Hyperandrogenämie
Parabasal- und Basalzellen	Postmenopause, Präpubertät

zyklus an Follikelreifung und Ovulation gekoppelt, welche dynamisch und nicht immer sicher erkennbar verlaufen. Aus diesem Grund ist das offensichtlichste Symptom einer stattfindenden Ovulation die regelmäßig auftretende Menstruation alle 25–35 Tage (Monatsblutung). Die Regelanamnese liefert demnach wichtige Erkenntnisse zum Vorliegen einer Ovulation und eines auf Sexualsteroide reagierenden Endometriums (Su et al., 2017). In diesem Zusammenhang sollten immer auch die Aufzeichnungen der Patientin zur natürlichen Familienplanung wie Zykluskalender, Temperatur, Geschlechtsverkehr und Ausfluss berücksichtigt werden.

Unregelmäßige Zyklen sind nach der Menarche nicht untypisch, was auf eine noch nicht stabil etablierte Ovulation zurückgeführt werden kann. Trotzdem sollte bis zur Adoleszenz eine Regulierung stattgefunden haben, sodass bei Persistenz Ovarfunktionsstörungen nicht auszuschließen sind (Gruber & Modan-Moses, 2021). Auch am Ende der reproduktiven Lebensphase treten häufig Zyklusunregelmäßigkeiten auf, die das allmähliche Verlöschen der Follikel- und Eizellenreserve anzeigen.

Bei geschlechtsreifen Frauen mit Zyklusstörungen oder unklarer Zyklusanamnese, kann eine Zyklusdiagnostik wertvolle Informationen über Follikelreifung und Ovulation liefern (Matijevic & Grgic, 2005). Sonografische Befunde des Endometriums und der Follikel wie auch hiermit korrelierende Hormonanalysen aus dem Blut können im Rahmen einer Untersuchungsreihe ausgewertet werden. Optional können Vaginalzytologie, Zervixsekretanalyse und ein Postkoitaltest ergänzt werden.

Ablauf

Follikelphase

- Zeitpunkt: Zyklustag 9–12
  - Vaginalsonografie
    Endometriumsdicke und Follikeldurchmesser
    Identifikation eines dominanten Leitfollikel → >14–16 mm
  - Laboruntersuchung
    Estradiol und Luteinisierendes Hormon (Laborwerte siehe Abschn. 3.3.8)
    Ggf. bei zweiter Untersuchung + Progesteron
  - Beurteilung des Zervixsekrets → Score nach Insler (auch Selbstuntersuchung)
  - Optional des Vaginalsekrets → Vaginalzytologie und pH
  - Wiederholung der Untersuchungen, wenn kein dominanter Follikel darstellbar ist oder die Laborwerte nicht für Dominanz aussagekräftig sind.

Präovulatorisch

- Dominanter Follikel (ab 16 mm) sichtbar → Beginn ungeschützter Kohabitation
- Postkoital Test nach Sims-Huhner
  - 2–12 Stunden nach ungeschützter intravaginaler Kohabitation mit Ejakulation (Cave: Gleitmittel)
  - Entnahme von Zervixsekret
  - Beurteilung des Zervixsekrets (siehe Tab. 3.1)
  - Mikroskopie mit 400-facher Vergrößerung zum Nachweis beweglicher Spermien
    Keine Spermien → Wiederholung → 2- bis 3-mal keine Spermien → negativ
    Positiv → einzelne progressiv motile Spermien pro Blickfeld

Lutealphase

- Zeitpunkt:
  - 5–9 Tage nach Ovulation oder
  - 21. Zyklustag (bei 28- bis 30-tägigem Zyklus)
- Laboruntersuchung → Progesteron (Laborwerte siehe Abschn. 3.3.8)

Tab. 3.3 Typische Befunde im Rahmen einer endokrin-gynäkologischen Zyklusdiagnostik. Abkürzungen: p.m. = post menstruationem, p.c. = post conceptionem, p.o. = post ovulationem, AFC = antraler Follikelcount, + Saktosalpinx nicht immer erkennbar, ++ Saktosalpinx häufig erkennbar, HPF = High power field (ein Blickfeld bei mit 400-facher Vergrößerung)

	Zeitraum			
	3–5 Tage p.m.	8–12 Tage p.m.	periovulatorisch	ca. 21 Tage p.m. oder 5.–9. Tag p.o.
Endometrium (mm)	<6	>6–8	>6–10	6–12
Ovar Leitfollikel (mm) AFC (beide Ovarien)	<10 12–15	10–15	18–20	Corpus luteum
Ausschluss Saktosalpinx	+	++	++	+
Estradiol (ng/l)	<50–80	50–150	200–250	60–200
Progesteron (ng/ml)	<1	<1	<1,5	4–25
Zervix-Score (Punkte)			10–15	
Endozervikaler pH			7–8,5	
Vaginalzytologie (Vaginalepithelien)		Superfizial- und Intermediär		Mittelgroße („obere") Intermediär
Vaginal pH (Cave: Zervixsekret > 7)		3,8–4,2	3,8–4,2	
Sims-Huhner (Anzahl progressive beweglicher Spermien/HPF)			ca. 5–10 (2–12 h p.c.)	

- Ggf. Vaginalsonografie → Identifikation eines kollabierten und/oder eingebluteten Follikels → Corpus luteum (unsicher)
- Beurteilung des Zervixsekrets → Score nach Insler (auch Selbstuntersuchung)

In Tab. 3.3 werden zusammenfassend typische Befunde zur Zyklusdiagnostik wiedergegeben. Inter- und intraindividuelle Abweichungen sind häufig, was bei der Interpretation beachtet werden muss.

3.3 Labordiagnostik

Rudolf Seufert and Michael Amrani

Geschlechtsspezifische Entwicklung und Fertilität sind an eine regelrechte Steuerung und Sekretion der Hormone gebunden, weswegen deren Erfassung wesentliche Bedeutung zukommt. Neben der Regelanamnese und gynäkologsicher Untersuchung mit Sonografie bildet somit die Hormonanalyse aus dem Blut der Patientin einen zentralen Baustein der Diagnostik. Untersuchungen aus dem Speichel sind in seltenen Fällen möglich.

Ein regelmäßiges Zyklusgeschehen spricht in der Regel gegen eine tiefgreifende endokrine Störung der Ovulation, jedoch lassen sich hiermit nicht alle Konstellationen ausschließen, insbesondere bei sehr diskreten Beeinträchtigungen, unklarem Zyklusgeschehen, nachlassender Ovarialreserve oder Schilddrüsenerkrankungen.

Die Ausschüttung der Hormone folgt unterschiedlichen Taktgebern und ist in ein mehrschichtiges, sich gegenseitig beeinflussendes System von Regelkreisen eingebunden. Hierauf wurde in Kap. 1 bereits näher eingegangen. Wichtige Orientierungspunkte in der gynäkologisch-endokrinen Diagnostik stellen Zyklusphase, bzw. Zyklustag, falls vorhanden, Tageszeit und Nahrungskarenz dar. Daneben müssen bei der Interpretation Medikamenteneinnahme, Stoffwechselerkrankungen und körperliche Aktivität berücksichtigt werden.

Tab. 3.4 zeigt ein modellhaftes Schema für eine entsprechende Hormonbestimmung unter Berücksichtigung eines optimalen Zykluszeitpunkts. Sollte beim Fehlen des Letzteren eine Orientierung nicht möglich sein, erfolgt die Abnahme bei Vorstellung der Patientin immer mit Progesteron und hCG.

3.3.1 Laborparameter und gynäkologisch endokrines Labor – vom Interpretieren und Messen gynäkologischer Hormone zur Diagnose

Nur wenige klinische Fächer innerhalb der Medizin erlauben eine ähnlich hohe Objektivierung

Tab. 3.4 Schema einer gynäko-endokrinen Basisdiagnostik mit optimale Abnahmezeitpunkt bei bestimmbaren Zykluszeitpunkt

Parameter	Zyklus
AMH	Zyklusunabhängig
Estradiol	Zyklusunabhängig
Progesteron	2. Zyklushälfte
Testosteron	1. Zyklushälfte
Androstendion	1. Zyklushälfte
DHEA-S	1. Zyklushälfte
SHBG	Zyklusunabhängig
Kortisol	Zyklusunabhängig
17α-OH Progesteron	1. Zyklushälfte
FSH	3.–5. ZT
LH	3.–5. ZT
HCG	2. Zyklushälfte
Prolaktin	Zyklusunabhängig
TSH	Zyklusunabhängig
fT3	Zyklusunabhängig
fT4	Zyklusunabhängig
TPO-Antikörper	Zyklusunabhängig

medizinischer Sachverhalte, wie es die Ergebnisse labormedizinischer Untersuchungen tun. Immer wenn pathophysiologische Parameter gemessen werden können, zeigt sich der hohe Wert der laborchemischen Verfahren, die heute im Zentrum jeder diagnostischen Abklärung stehen.

Dies gilt besonders für die klinische gynäkologische Endokrinologie und Reproduktionsmedizin, die erst durch eine valide Hormonmessung zum wissenschaftlichen Fach geworden ist. Hinter der Angabe eines einzelnen Hormonwerts steckt dabei meistens jahrzehntelange Forschung, die viele biochemische und physiologische Bereiche betroffen hat. Die Kenntnis der physiologischen Vorgänge, Parameter, die die Messung beeinflussen und stören können, Zyklus- und tageszeitabhängige Veränderungen, sowie die genaue Kenntnis der klinischen Daten führen zu einer hohen Effizienz bei der Erstellung gynäkologisch-endokriner Diagnosen, die ohne Labordiagnostik so nicht erreicht werden.

Für jeden Parameter müssen die präanalytischen, analytischen und postanalytischen Einflussfaktoren berücksichtig werden, sowie – beim Betreiben eines eigenen Labors – die Vorgaben der wissenschaftlichen Fachverbände, der Kassenärztlichen Vereinigung und die Zulassungsbedingungen der Ärztekammern eingehalten werden. Hier ist besonders die Richtlinie der Bundesärztekammer zur Qualitätssicherung laboratoriumsmedizinischer Untersuchungen (RiLi-BÄK) in ihrer Fassung von 2019 zu nennen, die von der Bundesärztekammer vorgelegt wurde und aktuell überarbeitet wird. Diese Richtlinie regelt grundlegende Anforderungen an das Qualitätsmanagement und die Qualitätssicherung, u. a. die Teilnahme an externen Ringversuchen und interne Maßnahmen (Bundesärztekammer, 2019).

Die Laboruntersuchung beginnt – wie überall in der Medizin – mit der richtigen Indikationsstellung und Fragestellung, der Verwendung des richtigen Materials, der sicheren Identifikation der Patientin, der fachgerechten Blutentnahmetechnik, der Beschriftung und Dokumentation und Anforderung der Untersuchung im Labor, der Vorbereitung zur Analyse (Zentrifugation, Zwischenlagerung und rascher Transport ins Labor) und endet mit der sicheren Befundübermittlung und korrekten Abrechnung. Die meisten Fehler bei Laborbestimmungen finden im präanalytischen Bereich statt.

3.3.2 Präanalytik, Analytik und Interpretation

Die meisten Fehler und problematischen Ergebnisse entstehen heute bei Problemen in der präanalytischen Phase der Untersuchung, wobei meistens triviale Dinge bedeutsam werden. Hier soll nur auf Probleme bei der Probenbeschriftung, der falschen Füllmenge, nicht geeigneter Blutröhrchen oder auf das Problem bei der Blutentnahme z. B. bei zu langer Stauphase hingewiesen werden. Die Liste der möglichen Fehler betrifft alle Bereiche, wie Probenlagerung, falsche Temperaturbereiche auf dem Weg ins Labor, zu lange Lagerung oder hämolytische Veränderungen. Hier sei auf die entsprechenden Lehrbücher der klinischen Chemie verwiesen, die diese Probleme sehr ausführlich darstellen und auf die notwendige Sorgfalt zu allen Phasen der Laborbestimmung hinweisen, z. B. Hallbach. Wichtig ist: spätestens nach dem Eintreffen im Labor und der Registrierung des Probeneingangs hat die erste Überprüfung durch das Laborpersonal und ggf. das Zurückweisen der Probe stattzufinden, falls fundamentale Bedingungen nicht eingehalten wurden. Hier sind für jeden Parameter die entsprechenden Besonderheiten genauestens einzuhalten, und dies muss für jeden Parameter in der betreffenden SOP (Single-Operation-Procedure) niedergelegt sein.

3.3.3 Verschiedene Testverfahren

Die meisten Parameter in der gynäkologischen Endokrinologie beruhen auf dem Einsatz von Enzymimmunoassay. Deshalb soll dieses Verfahren etwas ausführlicher besprochen werden. Es ist jedoch selbstverständlich, dass es eine Fülle weiterer wichtiger Bestimmungsverfahren gibt, die jeder Anwender und Laborleiter kennen sollte, deren Beschreibung den Rahmen dieses Artikels bei weitem überschreitet (Hallbach, 2019).

3.3.3.1 Radioimmunologische Messverfahren – Radioimmunassay (RIA)

Einen wesentlichen Durchbruch Ende der 60er-Jahre des vergangenen Jahrhunderts stellte die Etablierung der radioimmunologischen Messverfahren (Radioimmunassay – RIA) dar. Sie erlaubte erstmals die Bestimmung von Hormonparametern mit einer ausreichend hohen Genauigkeit und machte endokrine Parameter somit zuverlässig im Alltag messbar. Hierbei muss es möglich sein, sehr geringe Substanzmengen – möglichst ohne schwierige Trenn- und Anreicherungstechniken – sicher mit geringem Fehler messen zu können. Dafür boten sich neue verfügbare hochspezifische Antikörper an, wobei zwischen monoklonalen und polyklonalen Antikörpern unterschieden werden muss (Patrono & Peskar, 1987).

Bei den polyklonalen Antikörper werden Versuchstiere hochgereinigten Antigenen – meist mit Zusatz von Adjuvantien – ausgesetzt und nach der Immunisierung werden die entsprechenden Antikörper aus dem Serum isoliert. Polyklonale Antikörper sind ein Gemisch verschiedenster Antiköpermoleküle, die nebeneinander von unterschiedlichen antikörperproduzierenden Zellen synthetisiert werden.

Monoklonale Antikörper sind durch eine deutlich höhere Spezifität, Affinität und Avidität gekennzeichnet und erlauben deutlich bessere Messergebnisse, wobei die Herstellung aufwendiger ist. Hier werden antikörperproduzierende B-Lymphozyten mit Tumorzellen zu einer Hybridzelle verschmolzen, die somit eine äußerst lange Lebenszeit besitzt und weiter den Antikörper produziert. Danach erfolgt die Klonierung und Selektion der Zellen durch mehrfaches Überimpfen der Hybridzellen und bei stabilen Ergebnissen die in vitro-Kultur im Fermenter.

Zur Messung niedrigster Substanzmengen – wie sie die Hormonbestimmung erfordert – ist eine Signalverstärkung notwendig und dies wird bei den RIAs durch die Tracer-Technik erreicht. Der Einsatz solcher radioaktiver Verfahren macht immer eine spezifische behördliche Zulassung notwendig, und es müssen die Vorgaben der Strahlenschutzverordnung genau einhalten werden, was die Benennung eines Strahlenschutzbeauftragten voraussetzt, ebenso wie die entsprechende Schulung und Überwachung des Personals. Somit ergibt sich hoher administrativer Aufwand für das Labor.

Das Prinzip der radioimmunologischen Messung beruhte dabei auf der Möglichkeit, hochspezifische Antikörper gegen einzelne Metaboliten oder Substanzen zu verwenden, die eine hochspezifische Bindung eingehen und deren gebundener bzw. freier Anteil dann über die Kopplung mit einem Tracer sehr genau bestimmt werden kann. Als Tracer wird ein Analysemolekül mit radioaktiver Markierung bezeichnet, wobei oft Iod-125 hierzu verwendet wurde, dessen radioaktive Aktivität nach zwei Jahren vollständig abgeklungen ist.

Üblicherweise werden kompetitive Radioimmunoassay (RIA) von heterogenen immunoradiologischer Assays (IRMA) unterschieden. So wird ein Immunoassay als kompetitiv bezeichnet, wenn das Antigen aus der Probe und der Tracer um die Antikörperbindung konkurrieren. Dagegen wird ein Immunoassay als heterogen bezeichnet, wenn der antikörpergebundene Tracer noch von dem überschüssigen freien Tracer getrennt werden muss.

Nicht kompetitive immunoradiometrische Assays (IRMA) verwenden einen zweiten gegen den Analyten gerichteten Antikörper, der radioaktiv markiert wurde, wobei der erste Antikörper im Überschuss vorliegt und oft an der Röhrchenwand festgebunden ist. Hier bildet sich dann ein sogenannter Sandwichkomplex aus, der das Antigen von zwei Seiten umschlossen hat, und die gemessene Radioaktivität ist proportional der Analytkonzentration in der Probe.

Die 80er-Jahre des letzten Jahrhunderts waren die Hochzeit der Counter in den biochemischen Labors, wobei aber trotz hoher Präzision die Nachteile des Arbeitens mit radioaktiven Substanzen nach Alternativen suchen ließ. Es war deshalb das Ziel, die radioaktiven Untersuchungsverfahren durch weniger aufwendige Verfahren zu ersetzen und nicht radioaktive Prozeduren zur Substanzmessung zu verwenden.

Dies ist heute für praktisch alle Parameter gelungen und Messungen mit Countern sind heute absolute Raritäten in wenigen Speziallaboratorien.

3.3.3.2 Enzymimmunoassay (EIA) und Enzym linked immunoadsorbent Assay (ELISA)

Wird statt eines radioaktiven Tracer ein Markerenzym wie die Meerrettichperoxidase, alkalische Phosphatase oder die β-Galactosidase verwendet, spricht man von einem Enzymimmunoassay, wobei auch hier homogene und heterogene Enzymimmunoassay unterschieden werden, wobei der ELISA zu Letzteren gerechnet wird (Lequin, 2005).

Das Prinzip besteht in der hochspezifischen Antigen-Antikörper-Reaktion im ersten Inkubationsschritt und dem Starten der Enzymreaktion durch die Zugabe des Substrates, wobei das entstandene Reaktionsprodukt fotometrisch oder durch seine Fluoreszenz oder Lumineszenz nachgewiesen werden kann. Über entsprechende Kalibrationskurven erfolgt dann die Umrechnung in die Analytkonzentration.

Die unterschiedlichen Modifikationen der heute eingesetzten Verfahren erlauben die hoch standardmäßige Automation, sodass heute – selbst in kleinen Labors – überwiegend Automaten eingesetzt werden können.

3.3.4 Störfaktoren

Der Einsatz und die Interpretation der Messung setzen die Kenntnis typischer Störfaktoren voraus, wobei zwischen sogenannten Matrixeffekten, wie der Einfluss von Heparin, Hyperbilirubinämien, Hämolyse, Lipämie, Nachgerinnung, nicht adäquater Vorverdünnung, und Kreuzreaktivitäten, wie Rheumafaktoren, heterophilen Antikörpern, Verschleppungsproblemen, zu unterscheiden ist.

Kreuzreaktionen: Hier reagieren meist strukturell ähnliche Substanzen mit den verwendeten Antikörpern, wobei polyklonale Antikörper deutlich mehr Kreuzreaktionen als monoklonale Antikörper zeigen, da polyklonale Antikörper ein Gemisch unterschiedlicher Moleküle darstellen, die nebeneinander von antikörperproduzierenden Zellen gebildet wurden und sich in der Spezifität (Affinität) und der Stärke der Antigenbildung (Avidität) etwas unterscheiden.

Rheumafaktoren: Sie sind selbst Autoantikörper und binden an Fc-Teile von Immunglobulinen, sodass es nachvollziehbar ist, dass Rheumafaktoren Immunoassays stören können. Das hat dazu geführt, dass Hersteller von Immunoassays dazu übergehen keine kompletten Antikörper mehr in Assays zu verwenden.

Heterophile Antikörper: Hierunter werden sehr unterschiedliche Antikörper, z. B. Anti-Tier-Antikörper, verstanden, die zu Störungen des Assay führen können. Durch Vorinkubation mit Proteingemischen, die solche Anti-Tier-Antikörper enthalten, wird u. a. versucht, solche unerwünschten Effekte kleinzuhalten. Die häufigste Gruppe sind hierbei Humane-Anti-Maus-Antikörper.

Probenverschleppung: Bei Messserien mit Proben, die große Konzentrationsunterschiede zeigen können – z. B. hCG-Bestimmungen – kann durch unsaubere Arbeitsweise und Verschleppung von Material die Einzelanalyse deutlich verfälscht werden, sodass größte Sorgfalt beim Umgang mit den Maschinen gefordert werden muss. Bei kritischen Parametern kann deshalb der Übergang zu Einmalartikeln angezeigt sein. Bei schlechter Wartung kann auch das Problem der Reagenzverschleppung auftreten, was im Alltag oft schwierig nachzuweisen ist.

Dass aber auch Proben bzw. Lösungen einfach verwechselt werden können, sollte zwar ebenfalls bedacht werden, muss aber im Praxisalltag unbedingt vermieden werden.

Auch sollte der Anwender den Begriff des Hook-Effekt kennen, der häufig Gegenstand von Prüfungen der Kassenärztlichen Vereinigungen ist. Der Hook-Effekt, auch High-dose-Hook-Effekt, bezeichnet die falsch-niedrige Bestimmung von Analyten, die in sehr hoher Konzentration in Proben vorkommen. Sobald die Analyt-Konzentration zu hoch ist, können sämtliche Antikörper-Bindungsstellen mit dem Analyten besetzt sein und zusätzliche Analyt-Moleküle können nicht mehr im Rahmen der Bindungskurve ermittelt werden, es kommt zu falschniedrigen Messwerten.

Durch parallele Messungen von verschiedenen Verdünnungen einer Probe kann das Vorliegen eines High-dose-Hook-Effekts bemerkt und die Messung entsprechend korrigiert werden. Es kann sich dann die scheinbar paradoxe Beobachtung ergeben, dass eine Verdünnung zu höheren gemessenen Konzentrationen führt. Bekannte klinische Parameter, die einem High-dose-Hook-Effekt unterliegen können, sind beispielsweise C-reaktives Protein (CRP), α-1-Fetoprotein (AFP), Cancer-Antigen 125 (CA-125), prostataspezifisches Antigen (PSA), Ferritin, Prolaktin und Thyreotropin (TSH) (Arndt & Gressner, 2013).

3.3.5 Hormonbestimmungen bei klinischen Fragestellungen

Nur in den wenigsten Fällen ist die einmalige Hormonbestimmung ausreichend. Um sich einen Überblick über die endokrine Funktion bzw. Störung zu verschaffen, sind oft zyklusabhängige Verläufe notwendig. Immer sollte das Ziel sein, diejenige Wirkungs- bzw. Regulationsebene möglichst genau auszumachen, die Probleme macht. Hier stellt sich oft die Frage: ist das Problem auf der Ebene des Erfolgsorgans (z. B. Endometrium, Ovar, Schilddrüse), der Ebene des Syntheseorgans (z. B. Ovar, Nebenniere, Schilddrüse etc.), des übergeordneten Steuerzentrums (z. B. Adenohypophyse) oder gar im ZNS (z. B. Hypothalamus) zu lokalisieren?

Weiterhin sollte immer eine Hypothese aufgestellt werden, ob das klinische Problem funktionell, organisch oder durch beides zusammen bedingt sein könnte. Da die meisten Hormone tages- und menstruationszyklische Veränderungen aufweisen, muss auch dies bei der geplanten Hormonanalyse berücksichtigt werden (Thomas, 2020).

3.3.5.1 Freie Hormonkonzentrationen

Fast alle Steroide und viele Proteohormone werden im Serum an Transportproteine nichtkovalent gebunden und gehen dann meist über entsprechende Fließgleichgewichte – manchmal auch nach aktiven biochemischen Prozessen – in den freien Zustand über, der allein die biologischen Effekte an den Rezeptoren möglich macht. Hier darf auf die entsprechenden Bemerkungen in Kap. 1 verwiesen werden. Da die Menge der Transportproteine aber deutlich variieren kann (z. B. durch Einnahme von oralen Kontrazepitva, durch Schwangerschaft etc.), hat die Konzentration der Transportproteine deutliche Auswirkungen auf die Höhe der freien Hormonkonzentrationen. Wie aber kann so aus der Bestimmung der Gesamtkonzentration auf die freien Hormonkonzentrationen zurückgeschlossen werden?

Hier können z. B. entweder die Hormonkonzentrationen der Transportproteine bestimmt werden (z. B. das SHBG – siehe Kap. 1 und unten) oder aber auf angebotene Indizes – z. B. den sogenannten freien Androgen-Index zurückgegriffen werden. Finden sich niedrige Konzentrationen für das Transportprotein, dann sollten – bei normaler Gesamtkonzentration – höhere freie Hormonspiegel erwartet werden und sich so starke biologische Effekte zeigen – auch wenn die Gesamtkonzentration normal gemessen wurde. Für diese freien Indices werden oft spezifische Assays für den Gesamtkomplex verwendet, die den Einsatz besonders hochspezifischer monoklonaler Antikörper oder spezifische Extraktionstechniken erfordern, die wieder störanfällig sein können, sodass der Verfasser die direkte Bestimmung der Transportproteinkonzentration diesen Verfahren vorzieht, was aber durchaus nicht überall so gesehen wird. Typische klinische Situationen, die zu deutlichen Veränderungen der Transportproteinkonzentrationen führen, sind beispielsweise eine Schwangerschaft, die Einnahme von oralen Kontrazeptiva oder die Durchführung einer Hormonersatztherapie in der Postmenopause. Das Ziel ist also immer die Abschätzung bzw. Kenntnis der freien Hormonkonzentration.

3.3.5.2 Nachweisgrenzen

Die Mindestkonzentration, die das Verfahren sicher von Null unterscheiden kann, wird als Nachweisgrenze definiert. Sie wird üblicherweise durch Vielfachmessungen von analytfreien Proben ermittelt. In der Praxis gilt sehr häufig folgende Faustregel: Nachweisgrenze = Mittelwert +/− 3-mal Standardabweichung. Diese sollte für alle verwendeten Parameter des Labors bekannt sein.

3.3.5.3 Einzelne Hormonparameter

Die folgenden Hormonparameter sollen wegen ihrer Bedeutung kurz einzeln diskutiert werden. In keinem Fall sollte sich der Untersucher auf das weit verbreitende „Unwesen" der externen Kommentare von Laborärzten verlassen, die den Patienten nicht kennen und letztlich nur Textbausteine aneinanderreihen. Nur die eigene Interpretation von Laborbefunden macht unabhängig von externen Interpretationsvorschlägen, die häufig sogar Therapievorschläge machen. Hier soll auch auf die Kapitel zur Biochemie und Physiologie der Hormone verwiesen werden.

Estradiol

Das 17-Beta-Estradiol ist das wichtigste weibliche Estrogen und stammt einerseits aus dem reifenden Follikel und dem Corpus luteum, aber auch aus der Konversionsreaktionen der Aromatase in Kutis und Nebenniere. Die Konzentrationen des 17-Beta-Estradiols unterliegen den bekannten Veränderungen im weiblichen Zyklus, sodass in der Follikelphase Konzentrationen zwischen 30 und 450 pg/ml gemessen werden und in der Lutealphase Konzentrationen zwischen 60 und 180 pg/ml normal sind. Vor der Menarche und unter Einnahme von Kontrazeptiva sind Konzentration <30 pg/ml typisch, während ab der Menopause Konzentrationen <45 pg/ml gefunden werden – in Abhängigkeit vom Fettgewebe. Auch wenn Estradiol (E2) nicht der primären Beurteilung der Fetoplazentaren Einheit dient – das ist das Estriol (E3) – steigt es in der Schwangerschaft deutlich an und erreicht Ende des zweiten Trimenons hohe Maximalwerte.

Ob E2 zur Kontrolle einer Hormonersatztherapie gemessen werden soll, wird kontrovers diskutiert.

Follikelstimulierendes Hormon (FSH)

FSH ist das zentrale Hormon der Follikelaktivierung und wird in der Adenohypophyse gebildet. Es trägt wesentlich zur ovarielle Follikelreifung bei und induziert in diesen die Bildung von Estradiol. Andererseits ist FSH auch die zentrale pharmakologische Substanz der ovariellen Stimulation im Rahmen von Kinderwunschtherapien. Die Konzentration ist zyklusabhängig und erreicht in der Follikelphase Konzentrationen zwischen 2–11 U/l, bei der Ovulation sind Konzentrationen bis 30 U/l möglich. In der Lutealphase zeigen sich Konzentrationen zwischen 1,5 und 9 U/l und in der Schwangerschaft sinkt die FSH-Konzentration deutlich ab – meist unter 0,5 U/l. Dies kann ein Anlass sein, hier direkt nach einer Schwangerschaft zu fragen. Auch bei der Einnahme von Kontrazeptiva finden sich sehr niedrige FSH-Konzentrationen. In der Menopause steigt die FSH-Konzentration auf Werte zwischen 23 und 113 U/l und bei Kindern sind Werte unter 5 U/l normal (siehe Abschn. 3.3.7).

Luteinisierendes Hormon (LH)

LH stammt ebenfalls aus der Adenohypophyse und ist an der Reifung von Eizellen beteiligt, löst die Ovulation aus und fördert die Progesteronsynthese im Corpus luteum. Es hat pathophysiologische Bedeutung bei PCOS- Patientinnen und wird zur Vorhersage einer Ovulation benutzt.

In der Follikelphase sind Konzentrationen von 2,5 bis 12,4 U/l zu finden, in der Ovulationsphase liegen die Konzentrationen zwischen 14,6 U/l und 95 U/l und in der Lutealphase zeigen sich Konzentrationen zwischen 1 und 11,4 U/l. In der Schwangerschaft sinken die Konzentrationen auf

<1,5 U/l und in der Menopause finden sich Konzentrationen zwischen 18,7 und 500 U/l.

Sowohl LH als auch FSH werden pulsativ ausgeschüttet, wobei hier das GnRH-Muster nachgezeichnet wird, was kleinere Schwankungen bei kurzfristig wiederholten Messungen erklärt.

Humanes Choriongonadotropin (hCG)
Als humanes Choriongonadotropin, kurz hCG oder β-hCG, bezeichnet man ein spezielles Hormon (Peptidhormon), das für die Erhaltung der Schwangerschaft verantwortlich ist. Es wird während der Schwangerschaft unter Einfluss des Chorions von der Plazenta gebildet. Das Molekulargewicht von hCG beträgt etwa 37 kDa. Es handelt sich um ein Heterodimer, das aus einer α-Untereinheit aus 92 Aminosäuren und einer β-Untereinheit aus 145 Aminosäuren besteht; hCG ist von großer physiologischer Wichtigkeit, weil es das Corpus luteum in der Schwangerschaft unterhält. Es fördert u. a. in der frühen Phase die Produktion der Steroidhormone, insbesondere von Progesteron und Estrogen. Die hCG-Konzentration steigt in der Frühschwangerschaft deutlich, erreicht das Maximum um die neunte SSW und ist geradezu ein Marker für eine intakte Gravidität. Außerhalb der Schwangerschaft findet hCG als Tumormarker Anwendung. Erhöhte Werte zeigen sich insbesondere bei den Keimzelltumoren (z. B. Seminom, Chorionkarzinom, Teratom, Dottersacktumor). Abfallende oder verminderte hCG-Werte deuten hingegen auf eine Extrauteringravidität, Abortus imminens, intrauteriner Fruchttod oder Missed abortion hin. Insofern ist kein gynäkologisches Labor ohne Bestimmungsmöglichkeit für hCG einsatzfähig.

Progesteron
Es ist das wichtigste Hormon der Lutealphase und wird im Gelbkörper synthetisiert. Während es in der Follikelphase nicht messbar ist, steigt Progesteron während der Ovulation auf etwa 1–1,5 ng/ml, dann in der frühen Lutealphase etwa auf 5 ng/ml, erreicht in der mittleren Lutealphase Konzentrationen von 12–15 ng/ml und fällt dann zum Ende der Lutealphase wieder ab, was die dann die Menstruationsblutung auslöst.

In der Schwangerschaft steigt Progesteron kontinuierlich an und kann im dritten Trimenon Konzentrationen bis 450 ng/ml erreichen. In der Menopause ist Progesteron nicht messbar und auch vor der Menarche finden sich nur äußerst geringe Konzentrationen.

Prolaktin
Über die Bedeutung des Prolaktins als Hormon aus dem Hypophysenvorderlappen und seine Steuerung über das hypothalamische Prolaktin-Inhibiting-Hormon, welches überwiegend dem Dopamin entspricht, wurde bereits an anderer Stelle berichtet. Bei der Frau kann eine Hyperprolaktinämie zur Anovulation, Amenorrhö und deutlichen Beeinträchtigung der Fertilität führen und auch mit einer Galaktorrhö einhergehen. Hohe Prolaktinkonzentrationen (z. B. >100 µg/l) können durch Hyperprolaktinome der Hypophyse verursacht sein, aber auch viele Psychopharmaka, die in den Dopaminstoffwechsel eingreifen, sind Ursachen von Hyperprolaktinämien. Auch die eher harmlose Makroprolaktinämie (normales gefälltes Prolaktin bei hohem Gesamtprolaktin dient zur Unterscheidung) kann zu dauerhaft erhöhten Konzentrationen führen. Wichtig ist die Kenntnis der Tagesabhängigkeit der Konzentrationen und die gegenseitigen Wechselwirkungen mit Androgenerhöhungen.

Sexual Hormon Binding Globulin (SHBG)
SHBG, ist das wichtigste Transportprotein für Sexualhormone, insbesondere für Testosteron und Estradiol. SHBG ist ein Glykoprotein mit einem Molekulargewicht von 90–100 kDa, welches aus zwei etwa gleich großen Untereinheiten aufgebaut ist. Es wird überwiegend in der Leber produziert und dort in den Blutkreislauf abgegeben. Es ist z. B. erhöht bei Ovarialtumoren, Hormongabe (z. B. Ovulationshemmer, Hormonersatztherapie), Schwangerschaft, Medikamentengabe (z. B. Antiepileptika), Leberzirrhose und Hyperthyreose. Es ist erniedrigt bei Hyperandrogenämie, Hyperprolaktinämie, PCO-Syndrom, Diabetes mellitus, starker Adipositas, Hypothyreose und Somatotropin-Überschuss. Bei erniedrigter Konzentration des SHBG ist von höherem freiem Hormonspiegel und damit einer stärkeren

biologischen Wirksamkeit des Hormons auszugehen als es die Gesamtkonzentration erwarten lässt.

Schilddrüsenhormone
Die wichtigsten Parameter des Schilddrüsenstoffwechsels sind in der gynäkologischen Endokrinologie das Thyreoidea stimulierende Hormon(TSH) sowie das freie T3 und das freie T4.

Das Hormon TSH wird von der Hirnanhangsdrüse gebildet. Es reguliert die Bildung der Schilddrüsenhormone. TSH ist der wichtigste Laborwert zur Untersuchung der Schilddrüsenfunktion. Veränderungen des TSH-Wertes im Blut erlauben Rückschlüsse auf die Schilddrüsenfunktion z. B. auf eine Unterfunktion der Schilddrüse (Hypothyreose) bzw. eine Überfunktion der Schilddrüse (Hyperthyreose) bzw. kompensierte Situationen. Auch wenn aktuell noch nicht alle wissenschaftlichen Fragen endgültig gelöst sind, wird bei Kinderwunschpatientinnen eine TSH-Konzentration zwischen 0,4 und 2,5 IU/ml empfohlen und sollte so eingestellt werden.

Freies Trijodthyronin (freies T3, fT3) ist neben dem freien Thyroxin eines der beiden peripheren Schilddrüsenhormone. Hier gelten bei Frauen Konzentrationen zwischen 2,2 und 5,5 pg/ml als normal, während mit freiem Thyroxin oder fT4 die freie, nicht an Plasmaeiweiße gebundene Fraktion des Schilddrüsenhormons Thyroxin gemeint wird. Hier gelten Konzentrationen von 0,8 bis 1,8 ng/dl als normal.

Testosteron, Androstendion und 17-OH-Progesteron
Androgene und Abweichungen ihrer Konzentrationen sind zentrale Befunde jeder endokrinologischen Diagnostik bei der Frau. Wichtig ist hier funktionelle Veränderungen von eigenständigen Krankheitsbildern zu unterscheiden. Die beiden wichtigsten Erkrankungen, die mit erhöhten Androgen Konzentrationen einhergehen sind das PCOS-Syndrom und der Formenkreis des adrenogenitalen Syndroms mit seinen unterschiedlichen Ausprägungen. Hier sei auf die Spezialkapitel verwiesen. Zur Beurteilung der biologischen Wirksamkeit sollten die biologisch freien Konzentrationen des Testosterons berücksichtigt werden.

Beim Androstendion handelt es sich um ein Sexualhormon aus der Gruppe der Androgene, welches u. a. in der Nebennierenrinde (Zona retikulares) gebildet wird. Bei Frauen wird es zusätzlich in den Ovarien unter Einfluss von LH (Luteinisierendes Hormon) gebildet. Bei einer Nebennierenhyperplasie, seltenen hormonaktiven Tumoren und in der Schwangerschaft kann es erhöht sein und erlaubt in Kenntnis der biochemischen Synthesewege Einblicke in den Androgenstoffwechsel. Konzentrationen zwischen 0,4 und 3,0 ng/ml gelten als normal.

Das 17-Hydroxy-Progesteron wird in der Nebenniere und den Gonaden gebildet. Es stellt ein Zwischenprodukt in der Synthese mehrerer Hormone (Kortisol, Estrogen, Testosteron) dar und verbindet Gestagene und Androgene. Es spielt in der Diagnostik des adrenogenitalen Syndroms eine zentrale Rolle und hat eine deutliche zirkadiane Rhythmik mit einem Maximum zwischen 0 und 8,00. In der Follikelphase sind Konzentrationen bis 100 ng/dl – je nach Labor auch 150 ng/dl – normal und in der Lutealphase können Werte bis 400 ng/dl erreicht werden.

3.3.6 Qualitätsmanagement im Hormonlabor

Eine große Zahl moderner hochautomatisierter Analysesysteme lassen es auch für viele kleinere Einrichtungen oft sinnvoll erscheinen, eigene Hormonmessungen vorzunehmen.

Von den geltenden gesetzlichen Bestimmungen, die hier einzuhalten sind, ist die Richtlinie der Bundesärztekammer (RILIBÄK) die wichtigste und soll kurz vorgestellt werden. Daneben können Vorgaben durch das Medizinproduktegesetz, das Standesrecht, die Gefahrstoffverordnung, Arbeitsschutzbestimmungen und Vorgaben über die Entsorgung der eingesetzten Reagenzien zusätzlich eine wichtige Rolle spielen.

Entscheidenden Einfluss auf die Analysequalität hat dabei in hohem Maße die Laborstruktur, die Geräteausstattung und ihre regelmäßigen Wartungen, sowie die konsequente Anwendung von Prinzipen des modernen Qualitätsmanagements (siehe hierzu auch Kap. 22)

Entscheidende Bedeutung hat die Verwendung eines Qualitätshandbuchs, in dem in allen Einzelheiten, alle Arbeitsschritte und alle gültigen Einzelarbeitsanweisungen (SOPs) aufgelistet sind und das allen Mitarbeitern ständig zur Verfügung gestellt werden muss. Die genaue Beschreibung nimmt in der RILIBÄK breiten Raum ein.

Hier finden sich Angaben über die Verantwortung und Befugnisse der Leitung und aller Mitarbeiter, ihre Qualifikation und Schulungen, Räumlichkeiten und Ausstattung, die präanalytischen Verfahrensweisen, Postanalytik und Dokumentation, Beschwerdemanagement und Kommunikation, die Verfahrensanweisungen (SOPs) sowie Regeln zur Optimierung des Handbuches.

Weitere zentrale Bestandteile eines jeden Labors sind seine Standardarbeitsanweisungen (SOP), die für alle Geräte und sämtlichen Prozeduren schriftlich und für jeden Mitarbeiter zugänglich vorhanden sein müssen. Diese sollen die Durchführungen der Analysen allein möglich machen und auch Informationen über Fehlererkennung und Fehlerbehebung enthalten und müssen mit einem Gültigkeitsdatum versehen sein. Sie dürfen nur durch die im Qualitätshandbuch benannte verantwortliche Person abgeändert werden. Insgesamt werden SOPs zur Bedienung und Wartung eines Gerätesystems und SOPs zur Durchführung einer bestimmten Analyse unterschieden.

Die RILIBÄK regelt die Teilnahme an der externen (Ringversuche) und der internen Qualitätssicherung (Fehlergrenzen, Kontrollbereich, Kalibrierung etc.). So sind für folgende Hormone regelmäßige Teilnahmen an externen Ringversuchen vorgeschrieben: FSH, LH, Kortisol, 17 β-Estradiol, hCG, Progesteron, und Testosteron.

Bei der internen Qualitätssicherung sind einerseits – laut RILIBÄK – die Herstellervorgaben einzuhalten und andererseits bei Start des Messverfahrens Kontrollprobenanalysen durchzuführen, die mindestens zwei verschiedene Zielwerte aufweisen und bei denen die im Abschnitt B1 a–c (Bundesärztekammer, 2019) genannten Fehlergrenzen einzuhalten sind. Überschreitet ein Probenmesswert die Fehlergrenzen, ist das Verfahren zunächst zu sperren und mit einer Fehlersuche zu beginnen. Alle Schritte sind hier zu dokumentieren.

Aus allen Kontrollmessungen sind am Ende einer Kontrollperiode, die im Regelfall einen Monat beträgt, statistische Maßzahlen zu berechnen, u. a. der relative quadratische Mittelwert der Messabweichung. Überschreitet der relative quadratische Mittelwert der Messabweichung für eine Kontrollprobe den in Tabelle B 1 a–d, Spalte 3 (Bundesärztekammer, 2019), angegebenen Wert, ist das Untersuchungsverfahren für Messungen von Patientenprobenmaterial zu sperren. Das Messverfahren darf erst dann zur Messung wieder freigegeben werden, wenn die Funktionsfähigkeit des Verfahrens durch geeignete Maßnahmen festgestellt wurde. Der gesamte Vorgang ist zu dokumentieren. Alle Ergebnisse der internen Qualitätssicherung sind nach Analyten und Art des Probenmaterials unter Berücksichtigung des Messverfahrens und des Messplatzes geordnet zu dokumentieren.

Auch wenn diese Vorgaben zunächst sehr aufwendig klingen, erlauben aktuelle Softwareprogramme und mitgelieferte Tools der Analysegeräte hier effektives Arbeiten.

Im Abschnitt B4 der RILIBÄK werden die Anforderungen an eine Ejakulatuntersuchung aufgelistet, die als Mindestvoraussetzung gelten und ebenfalls die internen und externen Qualitätssicherungs-anforderungen definieren. Hier werden besonders die Parameter Spermienkonzentration, Spermienmotilität und Spermienmorphologie betrachtet. Die Anforderungen sind weitgehend analog zu den oben beschriebenen Verfahren.

3.3.7 Referenzbereiche

Um gemessene Parameter einordnen zu können, bedarf es Referenzwerte bzw. Kontrollen, die einem Kollektiv Gesunder und gelegentlich auch Kranker entstammen. Die nachfolgenden Angaben (Arndt & Gressner, 2013) beschränken sich auf die Werte bei Frauen. Zur Veranschaulichung

Tab. 3.5 Umrechnungsfaktor für SI-Einheitenfaktoren. (Arndt & Gressner, 2013)

AMH	ng/l	7,143	pmol/l
Androstendion	ng/ml	3,45	nmol/l
DHEA-S	mg/l	2,7	µmol/l
Estradiol	pg/ml	3,671	pmol/l
fT3	ng/l	1,536	pmol/l
fT4	ng/l	1,287	pmol/l
Glukose	mg/dl	0,0555	mmol/l
17α-OH Progesteron	ng/dl	0,033	nmol/l
Kortisol	µg/l	2,76	nmol/l
Progesteron	ng/ml	3,45	nmol/l
Prolaktin	ng/ml	21	mIU/l
Testosteron	ng/ml	3,47	nmol/l

der endokrinen Entwicklung werden zum Teil auch Referenzen für Neugeborene, Kinder, Pubertierende und Adoleszente wiedergegeben, wobei eine Wiedergabe der vollständigen Bandbreite pädiatrischer Messbereiche in diesem Rahmen nicht erfolgt.

Bei der Beurteilung von Laborergebnissen können zwischen Referenzwerten verschiedener Laboratorien Abweichungen vorliegen, die auf differierende Messmethoden und Materialien unterschiedlicher Hersteller zurückgeführt werden können. Deshalb ist die jeweilige Angabe des untersuchenden Labors immer zu berücksichtigen.

Bei den Angaben werden die noch weit verbreitenden konventionellen Einheiten verwendet, wobei auch hier Abweichungen in den Konzentrationsangaben existieren. In Tab. 3.5 folgt eine Umrechnung in SI-Einheiten.

Androstendion (ng/ml)

- Frauen 0,50–2,70
- Kinder
  - Präpubertal 0,06–0,78
  - Pubertät 0,43–2,21

Anti-Müller-Hormon (AMH)
ng/ml

- Frauen 1,5–8,0
- V. a. nachlassende Ovarialreserve <1,0
- V. a. Polyzystisches Ovarsyndrom >5,0–15,0

Autoantikörper gegen Thyreoperoxidase (TPO-Antikörper)
IU/ml oder kIU/l

- Grenzwerte abhängig vom Hersteller des eingesetzten Immunfluoreszenz Test
  - Normwert <80
  - Grenzwertiger Befund 80–150
  - Positiv ≥150

Dehydroepiandrosteron-Sulfat (DHEA-S)
mg/l

- Erwachsene 0,80–3,74
- Postmenopause 0,44–1,39
- Geburt bis Adoleszenz
  - 1. Lebenswoche 0,68–4,69
  - 2. Lebenswoche 0,33–3,48
  - <3 Jahre <0,20–3,33
  - 3–11 Jahre <0,07–1,43
  - 12–17 Jahre 0,28–5,24

Estradiol
pg/ml

- Follikelphase 11–165
- Ovulationsphase 150–530
- Lutealphase 36–196
- Schwangerschaft
  - Trimester 302–6980
  - Trimester 1005–17890
  - Trimester 4353–17600
- Pubertät
  - Tanner I bis III 5–180
  - Tanner IV bis V 25–410
- Postmenopause <37

Follikelstimulierendes Hormon (FSH)
mIU/ml

- Follikelphase 2,50–10,20
- Ovulationsphase 3,40–33,40
- Lutealphase 1,50–9,10
- Postmenopause 23,0–116,0

Humanes Choriongonadotropin (hCG)
Analytik von drei vorkommenden Varianten
1. Intaktes dimeres hCG-Molekül (mit α- und ß-Kette)
2. Freie hCG-ß-Kette
3. Dimeres hCG-Molekül und freie hCG-ß-Kette
   Angabe in mIU/ml

- Dimeres hCG-Molekül und freie hCG-ß-Kette
  - Frauen <5
  - Postmenopause <10
- Freie hCG-ß-Kette <0,2
- Schwangerschaftswoche post menstruationem bzw. Trimester
  - 3. Woche <50
  - 4. Woche <400
  - 7. Woche 5000–9000
  - 10. Woche 40.000–230.000
  - 13. Woche 40.000–140.000
  - 2. Trimester 8000–100.000
  - 3. Trimester 5000–65.000

17α-Hydroxyprogesteron
ng/dl

- Follikelphase bis 145
- Lutealphase bis 400
- Postmenopause bis 70

Kortisol
µg/l

- Erwachsene
- Serum oder Plasma
  - 6:00–10:00 Uhr 50,68–217,20
  - 15:00–18:00 Uhr 25,34–101,36
  - 20:00–0:00 Uhr 7,24–61,54
- Speichel (Cave: Watteträger 5 Minuten in Mundhöhle)
  - 6:00–10:00 Uhr 3,98–10,13
  - 20:00–0:00 Uhr 0,74–1,44
- 24 h Urin 18,1–90,5
- Kindheit und Pubertät (6:00–9:00 Uhr)
  - Serum oder Plasma
  - 1. Lebenswoche 73,84–335,57
  - 2. Lebenswoche bis 15 Jahre 23,89–228,06
  - 16–18 Jahre 23,89–289,60

Luteinisierendes Hormon (LH)
mIU/ml

- Follikelphase 1,90–12,5
- Ovulationsphase 8,70–76,3
- Lutealphase 0,50–16,90
- Postmenopause 15,90–54,00

Progesteron
ng/ml
Cave: Ausgeprägte Schwankungen in Ovulations- und Lutealphase

- Follikelphase 0,20–0,81
- Ovulationsphase 0,07–4,10
- Lutealphase 4,53–25,2
- Schwangerschaft
  - Trimester 11,2–45,2
  - Trimester 21,5–77,2
  - Trimester 54,7–245
- Präpubertät <0,20
- Postmenopause <0,15–0,73

Prolaktin
ng/ml

- Follikelphase 2,00–18,00
- Lutealphase 4,40–25,00
- Postmenopause 1,80–20,00
- Pubertät
  - Tanner I bis III 0,026–0,18
  - Tanner IV bis V 0,032–0,20

Sexualhormon-bindendes Globulin (SHBG)
nmol/l

- Frauen 18,0–114

Testosteron
ng/ml

- Follikelphase <0,60
- Ovulationsphase <0,90
- Lutealphase <0,70
- Pubertät
  - Tanner I bis III 0,02–0,3
  - Tanner IV bis V 0,1–0,4
- Postmenopause <0,70

Thyreotropin (Thyreoidea-stimulierendes Hormon, TSH)
mIU/l

- Erwachsene 0,17–4,23
- Kinderwunsch z. B. <2,50
- Kinder
  - 1 + 2. Lebensmonat bis 19
  - zwischen 2. und 5. Lebensjahr bis 7,00
  - bis 14 Jahre 0,40–5,00

Thyroxin frei (fT4)
Gesamt-Thyroxin → geringe diagnostische Sensitivität für Schilddrüsenfunktionsstörungen
ng/l

- Erwachsene 7,77–17,87

Triiodthyronin frei (fT3)
Gesamt-Trijodthyronin → geringe diagnostische Sensitivität für Schilddrüsenfunktionsstörungen
ng/l

- Erwachsene 1,62–5,48

Parameter und Referenzwerte endokriner Funktionstests können Abschn. 3.3.10. entnommen werden. Weiterführende Hormonanalysen des adrenogenitale Syndroms sind in Tab. 4.1 aufgeführt.

3.3.8 Einheiten

In medizinischen Proben werden in der Regel Konzentrationen oder Aktivitäten von Hormonen gemessen. Messergebnisse sollten zur generellen Vergleichbarkeit in durch Naturkonstanten definierbaren physikalischen Größen angegeben werden. SI-Einheiten (Système international d'unités) werden als Teil des internationalen Maß- und Einheitensystems der Naturwissenschaften dieser Bestrebung gerecht (Bannwarth et al., 2019). Für die meisten Parameter hat man sich bei den SI-Einheiten auf die Stoffmengenkonzentration mol/l geeinigt. Häufig sind in der Medizin jedoch noch Massenkonzentrationen vertreten, weswegen in Tab. 3.5 eine Auflistung zu Umrechnungsfaktoren wiedergegeben ist. Einige Makromoleküle wie z. B. FSH, hCG, LH, Prolaktin oder Insulin werden, mit der Enzymaktivität vergleichbar, in internationalen Einheiten (IE, I.E., U, IU) pro Volumen angegeben. Die SI-Einheit der Enzymaktivität Katal (1 mol/s) hat sich hier bisher nicht durchgesetzt.

3.3.9 Endokrine Funktionstests

Finden sich Hinweise endokrin bzw. funktionell bedingter Störungen, können mithilfe entsprechender Funktionstests Ursachen näher spezifiziert oder Diagnosen ausgeschlossen werden. Hierbei handelt es sich um Untersuchungen, bei denen die Applikation z. B. von Hormonen messbare Reaktionen induziert, die einen entsprechenden Rückschluss auf deren Regelkreise zulassen. Erst die Kenntnis über den Zusammenhang zwischen geschlechtsspezifischen und allgemeinen endokrinen Funktionen erlaubt eine korrekte Indikationsstellung und Interpretation (Hiort et al., 2020).

Keinesfalls sind diese Funktionstests nur dem spezialisierten gynäkologischen Endokrinologen vorbehalten, sondern sollten zum Allgemeingut eines jeden endokrinologisch interessierten Gynäkologen gehören (B. Uhl, 2017) (Arndt & Gressner, 2013).

In der gynäkologischen Endokrinologie können folgende Funktionstests zum Einsatz kommen:

- Gestagen-Test
- Estrogen-Gestagen-Test
- Clomifen-Test

- Gonadotropin-Releasing-Hormon-Stimulationstest (GnRH-Test)
- Metoclopramid-Test
- Dexamethason-Hemmtests
- Thyreothropin-Releasing-Hormon-Test (TRH Test)
- ACTH-Test
- Oraler Glukosetoleranztest und Insulin-Resistenzindex, Homeostasis Model Assessment (HOMA)

Vor der Durchführung ist immer der Ausschluss einer Schwangerschaft erforderlich, zugleich sollten primäre Erkrankungen von Uterus und Ovar wie auch der untersuchten Organe bzw. Stoffwechselwege, wie Hypophyse, Schilddrüse, Glukosestoffwechsels und dergleichen im Rahmen der Voruntersuchung abgeklärt worden sein.

Gestagen-Test
Indikation

- Amenorrhö

Kontraindikation

- Alter <14 Jahre, Lebererkrankungen, hormonsensible Karzinome, wie z. B. Mammakarzinom

Durchführung

- 10 Tage Gestagene in hoher Transformationsdosis (siehe Tab. 11.3)
- 2–4 Tage nach Einnahme → Hormonentzugsblutung?

Interpretation

- Blutung → ovarielle Funktionsstörung (Hypogonadismus, Anovulation) → Clomifen Test
- Keine Blutung → ovarielle oder uterine Funktionsstörung → Estradiol-Gestagen-Test

Estradiol-Gestagen-Test
Indikation

- Negativer Gestagen-Test bzw. ovarielle oder uterine Funktionsstörung

Kontraindikation

- Alter <14 Jahre, Lebererkrankungen, hormonsensible Karzinome, wie z. B. Mammakarzinom
- Cave bei erhöhten Thromboserisiko

Durchführung

- Tag 1–20 z. B. 50 µg Ethinylestradiol
- Tag 11–20 Gestagen in Transformationsdosis (siehe Tab. 11.3)
- 2–4 Tage nach Einnahme → Hormonentzugsblutung?

Interpretation

- Blutung → ovarielle Funktionsstörung (Hypogonadismus, Anovulation) → Clomifen oder GnRH-Test
- Keine Blutung → uterine Funktionsstörung → Ausschluss kongenitaler oder erworbener uteriner Fehlbildungen

Clomifen-Test
Indikation

- Ovarielle Funktionsstörung (Hypogonadismus, Anovulation)
- Blutung nach Gestagen oder Estrogen-Gestagen-Test

Kontraindikation

- Alter unter 14 Jahre, Hypophysen- oder Ovarialtumor, Lebererkrankungen

Durchführung

- Siehe Abschn. 3.2.4.8. und Kap. 14 Abschn. 14.2.1.2.ff.

Interpretation

- Progesteron Sekretion und Menstruation nachweislich → leichtgradiger hypothalamisch oder konstitutionell bedingter hypophysärer Hypogonadismus (Anovulation), z. B. polyzystisches Ovarsyndrom
- Keine Progesteron Sekretion → mittel- bis höhergradig ausgeprägter, hypothalamischer oder hypophysär bedingter Hypogonadismus (Anovulation) → Prolaktin, TSH, GnRH-Test, Selladiagnostik

Gonadotropin-Releasing-Hormon-Stimulationstest (GnRH-Test)
Indikation

- Differenzialdiagnostik von hypothalamisch (tertiär) oder hypophysär (sekundär) bedingter ovarieller Funktionsstörung (Hypogonadismus, Anovulation)
- Keine Blutung im Clomifen-Test
- Pubertas praecox
- Ggf. vor pulsatiler GnRH-Therapie

Kontraindikation

- Keine

Durchführung (1. Teil)

- Basal
  - FSH + LH
  - 100 µg GnRH
- Nach 30 Minuten
  - FSH + LH

Interpretation (1. Teil)
FSH und LH:

- Basal bereits erhöht → primär ovariell bedingter Hypogonadismus → Fehlbildung, Genetik, Autoimmunerkrankungen, Alter
- Nach 30 Minuten Anstieg auf mindestens das Dreifache → konstitutionell bedingter Hypogonadismus (Anovulation) → Hypophyse stimulierbar
- Nach 30 Minuten kein oder geringer Anstieg → V. a. hypothalamisch oder hypophysär bedingten Hypogonadismus (Anovulation) → zweite Durchführung

Durchführung (2. Teil)

- 7 Tage pulsatile GnRH-Gabe (siehe Kap. 14 Abschn. 14.1.7)
- Erneute Durchführung 1. Teil

Interpretation (2.Teil)

- Nach 30 Minuten Anstieg → hypothalamische Ursache
- Nach 30 Minuten kein Anstieg → hypophysäre Ursache → Hypophyse nicht stimulierbar

Metoclopramid-Test
Indikation

- V. a. latente Hyperprolaktinämie
- Hyperprolaktinämisch bedingte ovarielle Funktionsstörung (Amenorrhö, Hypogonadismus, Anovulation)

Kontraindikation

- Manifeste Hyperprolaktinämie, nachgewiesener Hypophysentumor.

Durchführung

- Zwischen 8–18 Uhr, in früher Follikelphase
- Basal → Prolaktin
- 10 mg Metoclopramid i. v.
- Nach 25 Minuten → Prolaktin

Interpretation

- Normalwerte
- Basal → Follikelphase <18,0 ng/ml, mittlere Lutealphase <25,0 ng/ml
- Nach 25 Minuten → Follikelphase <230 ng/ml, mittlere Lutealphase <310 ng/ml
- Latente Hyperprolaktinämie

- Basal Normalwerte und nach 25 Minuten erhöht
- Manifeste Hyperprolaktinämie
- Basal und nach 25 Minuten erhöht
- V. a. Prolaktinom
- Basal >40 ng/ml und 25 Minuten keine weitere Erhöhung

Dexamethason-Suppressionstests
Kontraindikation

- Schwere Hypertonie, schwerer Diabetes, fieberhafte Erkrankungen, Infektionserkrankungen

Kurz-Test (low dose)
Indikation

- Ausschluss Hyperkortisolismus oder Cushing-Syndrom

Durchführung

- Tag 1: 8 Uhr Kortisol (Ausgangswert), 23 Uhr 1 × 2 mg Dexamethason
- Tag 2: 8 Uhr nüchtern Kortisol

Interpretation

- Suppression >50 % Ausgangswert → kein Hyperkortisolismus wahrscheinlich
- Keine Suppression oder <50 % Ausgangswert → V. a. Hyperkortisolismus, V. a. ektopen Cushing-Syndrom

Lang-Test (high dose)
Indikation

- Differenzierung zwischen zentralem und ektopem ACTH-abhängigen Cushing-Syndrom

Durchführung (Beispiel)

- Tag 1
  - 8 Uhr nüchtern Kortisol + ACTH
  - 24 Stunden Sammelurin
  - 8, 14, 20, 2 Uhr 2 mg Dexamethason
- Tag 2
  - 8 Uhr nüchtern Kortisol + Sammelurin Tag 1
  - 24 Stunden Sammelurin
  - 8, 14, 20, 2 Uhr 2 mg Dexamethason
- Tag 3
  - 8 Uhr nüchtern Kortisol + ACTH + Sammelurin Tag 2

Interpretation

- Suppression >50 % Ausgangswert → zentral bedingtes Cushing-Syndrom, ACTH-produzierendes Hypophysenadenom
- Keine Suppression oder <50 % Ausgangswert → adrenales Cushing-Syndrom oder Hinweis auf ektope ACTH-Produktion

Langzeit-Test (14 Tage)
Indikation

- Dosisfindung einer Dexamethason Therapie bei Hyperandrogenämie

Durchführung

- 14 Tage 22 Uhr 0,5 mg Dexamethason
- Tag 15 DHEA-Sulfat, Testosteron, Androstendion, Kortisol

Interpretation

- Dosis kann beibehalten werden:
  - Androgene im Normbereich
  - Testosteron um mindestens um 0,27 ng/ml – 0,49 ng/ml gesunken
  - Kortisol auf 20 µg/l – 40 µg/l gesunken
- Dosis unzureichend:
  - weiterhin Hyperandrogenämie
- Ovarielle Hyperandrogenämie:
  - Testosteron nicht gesunken
- Medikation nicht eingenommen:
  - Kortisol nicht gesunken

Thyreothropin-Releasing-Hormon-Test (TRH-Test)
Indikation

- Ausschluss Schilddrüsenfunktionsstörungen
- Verdacht einer Hypophysenvorderlappen Insuffizienz

- *Aufgrund hochempfindlicher Untersuchungsmethoden für TSH, fT3, fT4 meist nicht mehr durchgeführt*

Kontraindikation

- Myokardinfarkt, instabile Angina pectoris, zerebrales Krampfleiden, schwere obstruktive Atemwegserkrankung

Durchführung

- Basal → TSH
- 30 Minuten danach: TRH 200 µg i. v.
- 30 Minuten danach → TSH

Interpretation

- Anstieg um 2,5 mIU/l bis 25 mIU/l → unauffällig
- Anstieg >25 mIU/l → V. a. Hypothyreose
- Anstieg um <2,5 mIU/l → V. a. Hyperthyreose, hypophysäre Hypothyreose

ACTH -Test (Adrenokortikotropes Hormon), Synonym: Synacthen-Test
Indikation

- Ausschluss
- Nebenniereninsuffizienz
- Adrenogenitales Syndrom (AGS) (siehe Tab. 4.1): Steroid-21-Hydroxylase-, 3β-Hydroxysteroid-Dehydrogenase-, 11β-Hydroxylase- oder 17α-Hydroxylase-Mangel

Kontraindikation

- Überempfindlichkeit gegenüber Synacthen (synthetisches ACTH)

Durchführung

- Frühe bis mittlere Follikelphase
- Zwischen 6 und 10 Uhr; nüchtern; Ruhe halten
- Basal: Kortisol, 17α-OH Progesteron, Dehydroepiandrosteron (DHEA)
- 0,25 mg Synacthen® i. v.
- Nach 30 und 60 Minuten: Kortisol, 17α-OH Progesteron, DHEA, Androstendion

Interpretation

- Kortisol nach Stimulation
  - Anstieg auf mind. 199 µg/l → normal
  - Kein Anstieg → V. a. Nebennierenrindeninsuffizienz
  - Anstieg auf weniger als 199 µg/l → V. a. homozygoten 21-Hydroxylasemangel
- 17α-OH Progesteron
  - Basal >900 ng/dl → V. a. homozygotes AGS
  - Nach Stimulation 230 ng/dl – 900 ng/dl → V. a. heterozygotes AGS
  - Nach Stimulation >900 ng/dl → V. a. late onset AGS
- DHEA und Androstendion
  - DHEA: basal und nach Stimulation deutlicher Anstieg → V. a. 3β-Hydroxysteroid-Dehydrogenase-Mangel
  - Androstendion: basal und nach Stimulation deutlicher Anstieg → 11β-Hydroxylase- oder 17α-Hydroxylase-Mangel

Oraler Glukosetoleranztest und Insulin-Resistenzindex, Homeostasis Model Assessment (HOMA)
Indikation

- V. a. Diabetes mellitus → Sicherung der Diagnose
- V. a. Diabetes mellitus Typ 2 <25 Jahren
- V. a. gestörte Glukosetoleranz, Insulinresistenz
- PCO-Syndrom, metabolisches Syndrom, Übergewicht oder Adipositas
- V. a. postprandiale Hypoglykämie

Kontraindikation

- Manifester Diabetes mellitus; Nüchternblutzucker (12 Stunden Nahrungskarenz) >125 mg/dl
- Gestörte enterale Resorption (Magen-Darm-Operationen)

Durchführung

- Nüchtern (12 Stunden Nahrungskarenz); sitzend; Ruhe halten
- Basal: Glukose und Insulin aus venösem Plasma oder kapilläres Vollblut

- 75 g in 250–300 ml Trinkwasser über 5 Minuten trinken
- Nach 120 Minuten: Glukose aus venösem Plasma
- Nach 60 Minuten: Insulin aus venösem Plasma

Interpretation

- Glukose
  - Gestörte Glukosetoleranz, IGT (impaired glucose tolerance)
    Nüchtern
    - venöses Plasma: <126 mg/dl
    - kapilläres Vollblut <110 mg/dl

    120 Minuten
    - venöses Plasma 140–199 mg/dl = kapilläres Vollblut
  - Diabetes mellitus
    Nüchtern
    - venöses Plasma: ≥126 mg/dl
    - kapilläres Vollblut ≥110 mg/dl

    120 Minuten
    - venöses Plasma ≥200 mg/dl = kapilläres Vollblut
- Insulin
  - Insulinresistenz
    Basal >10 IU/l
    60 Minuten >80 mIU/l und/oder > Ausgangswert × 8–10
    Fehlende ausreichende Normalisierung nach 120 Minuten
    HOMA-Index (HOMA-IR) >2,5

3.3.10 Fazit

Die Interpretation von vorgelegten Hormonanalysen ist spannend und erlaubt die Quantifizierung von physiologischen Prozessen. Jeder Untersucher sollte eigene Interpretation der Werte vornehmen können und sich nicht auf Textbausteine großer Laborketten verlassen, die die Patientin nie persönlich kennengelernt haben. In Anlehnung an Immanuel Kant gilt auch hier das bekannte Wort „Sapere aude!" – frei übersetzt: „Habe Mut, dich deines eigenen Verstandes zu bedienen!" Erst die Kenntnis aller klinischen Daten inklusive der Anamnese erlaubt die richtige Diagnose und Überwachung einer ausgewählten Therapie und die Unabhängigkeit des Untersuchers.

3.4 Ultraschalluntersuchung

Kristina Bockmeyer

Die bildgebende Sonografie ist unverzichtbarer Bestandteil der körperlichen Untersuchung, da sie zu subjektiv taktilen und superfiziellen Befunden objektivierbare räumliche und tiefenperspektivische Einblicke ergänzt und dies ohne wesentliche Belastung für die Patientin. Daneben lassen sich Erkenntnisse zu dynamischen Prozessen in kurzen oder längeren Zeitabständen gewinnen und dokumentieren.

3.4.1 Untersuchungsablauf

Am besten gelingt die Darstellung der Organe des kleinen Beckens mittels transvaginaler Sonografie. Hierbei ist es ratsam, den Untersuchungsablauf nach einem standardisierten Vorgehen durchzuführen.

Das Ausgangsbild ist der Längsschnitt des Uterus mit langstreckiger Darstellung des Endometriums., dann wird der Uterus nach beiden Seiten hin Richtung Beckenwände durchfächernd visualisiert und

danach erfolgt die Darstellung des Uterus im Querschnitt mit der Endometriumsinsel in der Mitte. Nun wird der Uterus erneut Schicht für Schicht untersucht, sowohl in Richtung Fundus als auch in Richtung Zervix. Als nächstes werden die Ovarien zu beiden Seiten dargestellt und ebenfalls durchfächernd betrachtet. Hierbei wird auch die Adnexloge beurteilt, um etwaige Pathologien wie z. B. eine Saktosalpinx nicht zu übersehen, abschließend erfolgt die Beurteilung des Douglas-Raumes (Gast et al., 2001).

▶ Es hat sich bewährt, beim Untersuchungsablauf immer nach der gleichen Reihenfolge vorzugehen.

3.4.2 Uterus

Wie erwähnt beginnt die Untersuchung sowohl vaginal als auch abdominal standardisiert mit der Gebärmutter. Zur Einordnung von Pathologien, sind u. a. Kenntnisse über physiologische Veränderungen von Größe in Abhängigkeit von Alter und Parität oder zystischer Befunde der Zervix notwendig.

3.4.2.1 Normalbefund

Der Uterus befindet sich meistens in antevertierter-anteflektierter Lage. Auch eine retrovertierte Lage ist möglich. Das Myometrium stellt sich als homogene, echoarme Struktur dar und ist glatt begrenzt. Es sind echoleere rundliche Strukturen zu finden, welche meist nahe an der äußeren Begrenzung des Uterus, der Serosa, liegen und Gefäßen entsprechen. In der Mitte befindet sich das Endometrium, das aufgrund seiner zyklischen Veränderungen gut zur Zyklusdiagnostik geeignet ist.

Zwischen Myometrium und Endometrium liegt die sogenannte Junktionszone. Sie ist die innerste Begrenzung des Myometriums zum Endometrium. Die Junktionszone stellt sich als hypoechogene subendometriale Schicht dar und entspricht zirkulären, dicht gepackten Muskelfasern (Tetlow et al., 1999). Abb. 3.1 zeigt einen normalen Uterus und Tab. 3.3, 3.4, 3.5 und 3.6 gibt eine typische Befundbeschreibung wieder.

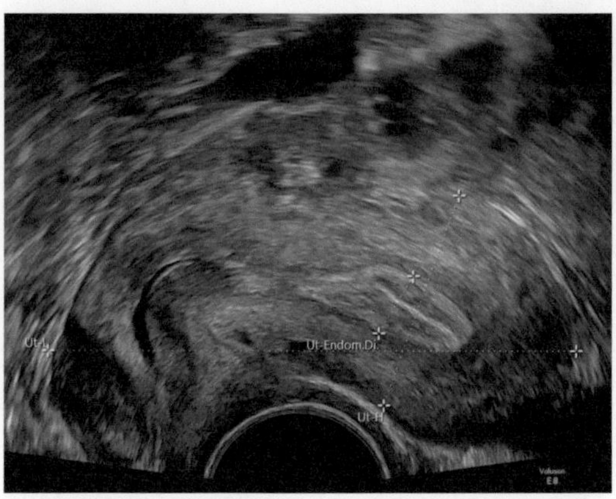

Abb. 3.1 Normaler Uterus

Tab. 3.6 Sonografische Befundbeschreibung des Uterus

	Beschreibung
Corpus uteri	Maße von Länge, Dicke und Breite Anteversio/Retroversio Begrenzung glatt/lobulär/irregulär
Myometriumwände	Symmetrisch oder asymmetrisch
Echogenität	Homogen oder inhomogen
Junktionszone	Regulär oder irregulär (unterbrochen, ungleichmäßig, nicht darstellbar)
Pathologien	• Begrenzt/schlecht begrenzt • Lage (anterior, posterior, links lateral, rechts lateral, Fundus, Zervix) • Durchmesser • sonstige Auffälligkeiten (Schatten, Zysten, hpyerechogene Inseln, Schallauslöschungen)

3.4.2.2 Fehlbildungen

Fehlbildungen entstehen in der Embryonalzeit durch Fehler während des Verschlusses oder des Öffnens der Müller-Gänge. Hier gibt es verschiedene Varianten:

- Uterus arcuatus (das Fundus-Dach ist verbreitert und zum Cavum hin ausgedellt, die äußere Kontur des Uterus ist unauffällig)
- Uterus bicornis (es sind zwei Hörner vorhanden, d. h. intrauterin befindet sich ein deutliches Septum, die äußere Kontur hat eine deutliche Kerbe, siehe Abb. 3.2a)
- Uterus duplex (zwei getrennte Uteri vorhanden)
- Uterus unicornis (durch Aphasie eines Müller-Gangs ist nur eine Hälfte des Uterus vorhanden)
- Uterus septus oder subseptus (durch fehlende Resorption des Septums sind zwei Uteruslumina entstanden, die äußere Kontur des Uterus weist keine Kerbe auf, siehe Abb. 3.2b)

Häufig gelingt die Darstellung am besten bei hoch aufgebautem Endometrium in der zweiten Zyklushälfte. Ein Hinweiszeichen ist das Vor-

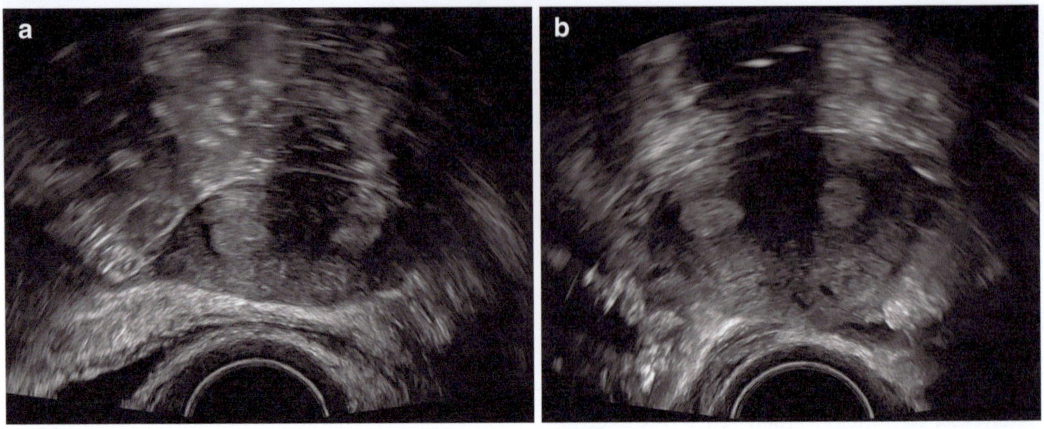

Abb. 3.2 (**a**) Uterus bicornis Querschnitt. (**b**) Uterus subseptus Querschnitt

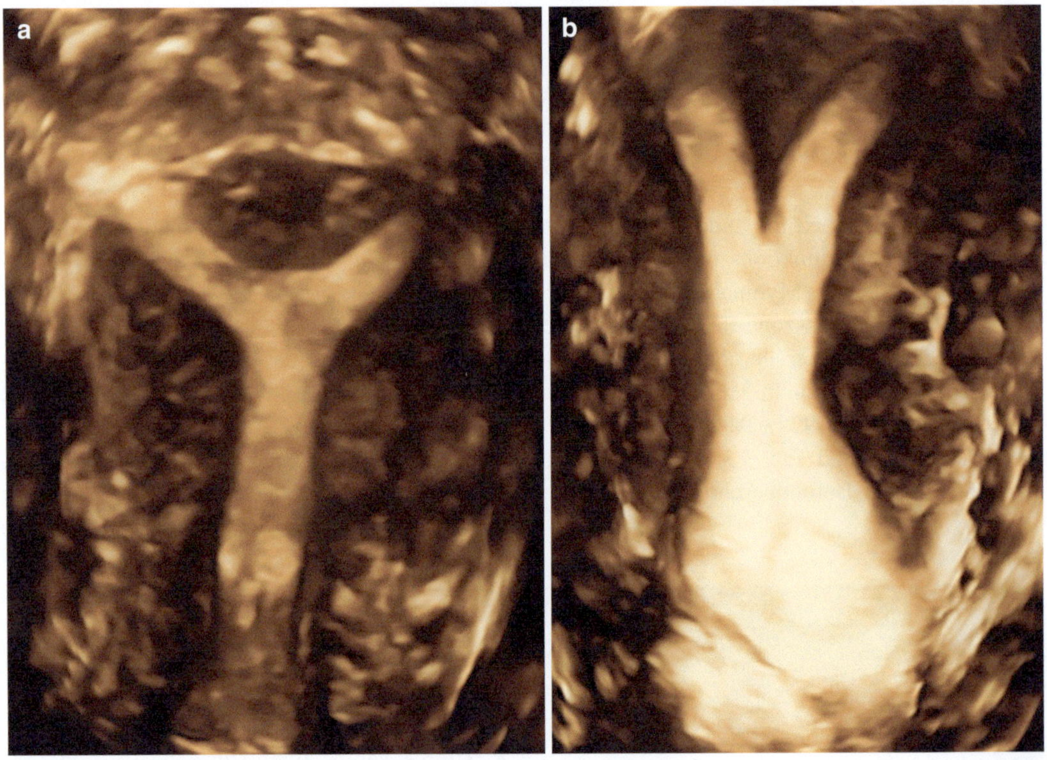

Abb. 3.3 (**a**) Uterus subseptus 3D. (**b**) Uterus bicornis 3D

handensein von zwei Schleimhautinseln im uterinen Querschnitt, das sogenannte Katzenaugenphänomen.

Die 3D-Sonografie eignet sich sehr gut, um Uterusfehlbildungen klar darzustellen und eine Einteilung vorzunehmen (siehe Abb. 3.3a, b), allerdings ist eine exakte sonografische Diagnose nicht in allen Fällen möglich. Hier empfiehlt sich eine diagnostische Hystero- und Laparoskopie.

3.4.2.3 Myome

Myome sind gutartige Knötchen aus glatter Muskulatur, ihre Inzidenz beträgt 20–40 % (Jacoby et al., 2010) (Wallach, 1992).

Sonografische Erscheinung

Im Ultraschall zeigen sich Myome als rundliche, gut begrenzte Strukturen innerhalb des Myometriums liegend, oder mit dem Myometrium verbunden.

Häufig finden sich Randschatten oder auch fächerförmige Schatten im Inneren der Läsion. Die Echogenität kann unterschiedlich sein.

Wichtig bei der Beschreibung ist nicht nur die Lage und Größe des Myoms, sondern auch seine Beziehung zum Cavum uteri wie dies in Abb. 3.4 skizziert ist.

Beschreibung von Lage und Größe

Hinsichtlich der Lage werden vor allem submuköse (siehe Abb. 3.5), subseröse (siehe Abb. 3.6) und intramurale Myome (siehe Abb. 3.7) unterschieden. Auch die genaue Lokalisation sollte angegeben werden, z. B. Vorderwand, Hinterwand, Fundus oder Zervix. Abb. 3.8 zeigt das Bild eines multilokulären Uterus myomatosus.

Die Größe sollte in drei Ebenen angegeben werden. Dazu wird das Myom zunächst im uterinen Längsschnitt und dann im uterinen Querschnitt vermessen.

3.4.2.4 Adenomyosis uteri

Hierbei handelt es sich um versprengte endometriale Schleimhautbereiche innerhalb des Myometriums. Man könnte es daher als eine Endometriose des Uterus bezeichnen (siehe Abb. 3.9).

Sonografische Hinweiszeichen für eine Adenomyosis uteri sind (Van den Bosch et al., 2015):

- Asymmetrie von Vorder- und Hinterwand
- Intramurale Zysten

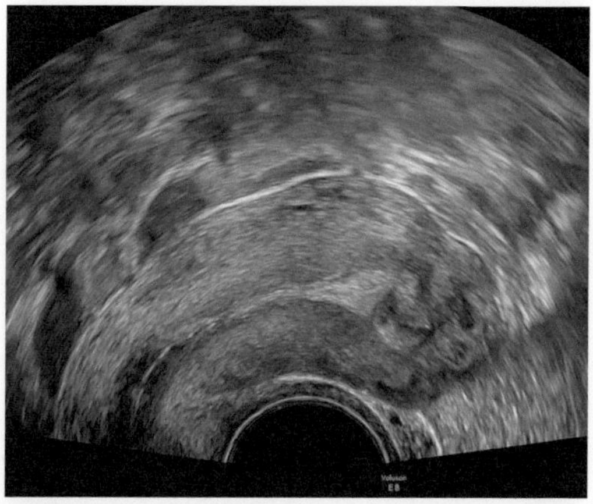

Abb. 3.5 Submuköses Myom

Abb. 3.4 Zeichnung Myome

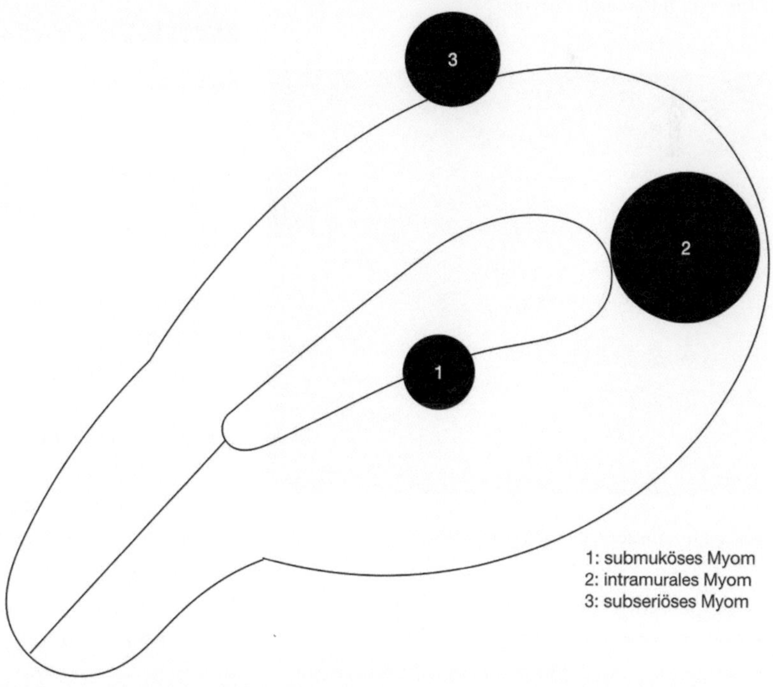

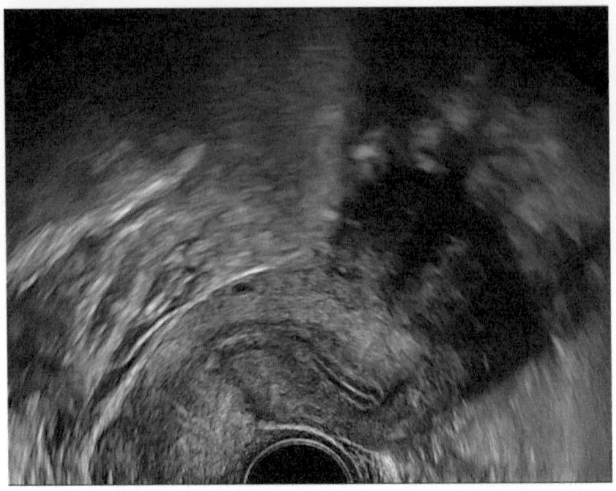

Abb. 3.6 Subseriöses Myom

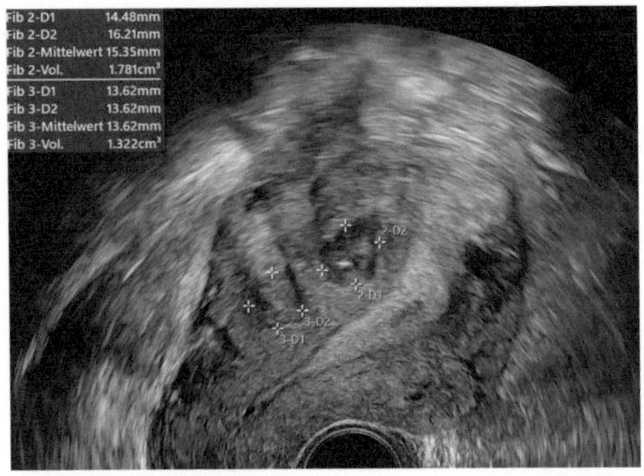

Abb. 3.7 Intramurales Myom

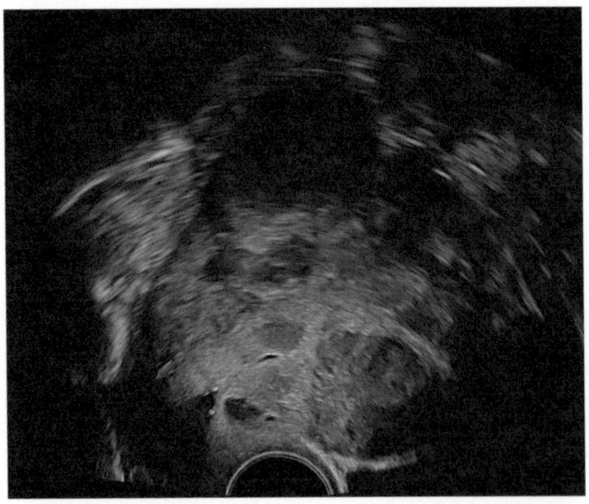

Abb. 3.8 Ausgeprägter Uterus myomatosus

- Hyperechogene Inseln
- Fächerförmige Schatten
- Irreguläre oder unterbrochene Junktionszone

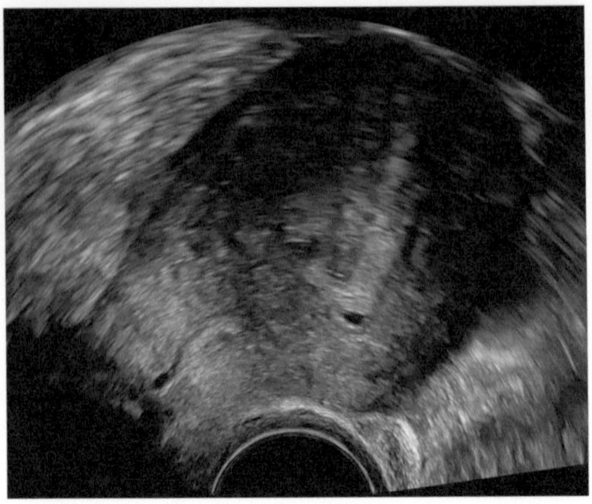

Abb. 3.9 Adenomyosis uteri

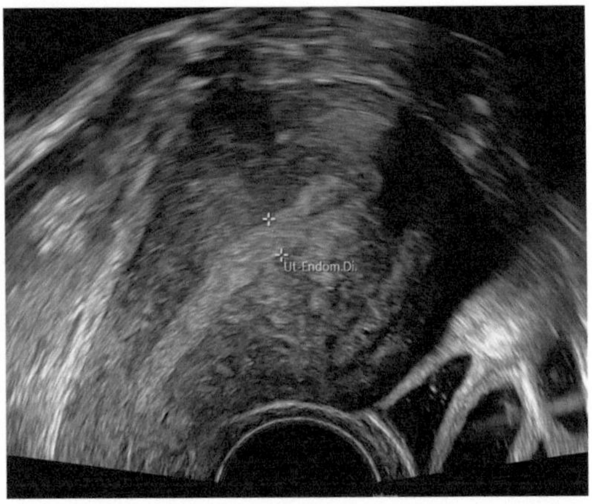

Abb. 3.10 Irreguläre Junktionszone

Die Junktionszone gilt als auffällig bei Unterbrechungen, ungleichmäßiger Anordnung oder fehlender Darstellbarkeit (siehe Abb. 3.10).

► Typischerweise findet sich eine auffällige Junktionszone bei Adenomyosis uteri, sie ist mit einer reduzierten Fruchtbarkeit assoziiert.

3.4.2.5 Endometriumspolypen

Verdächtig für einen Endometriumspolypen sind Auftreibungen des Endometriums mit vergleichbarer Echogenität (siehe Abb. 3.11). Dies gelingt besonders gut bei flüssigkeitsgefülltem Cavum. Natürlich ist eine eindeutige Entitätsbestimmnung des Befundes nur histologisch möglich.

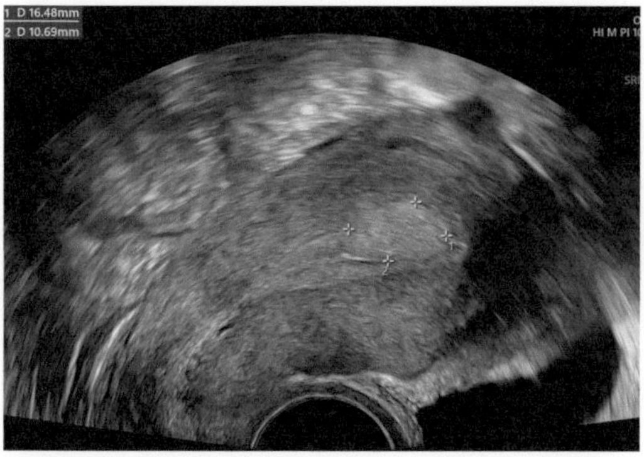

Abb. 3.11 Endometrium-Polypen

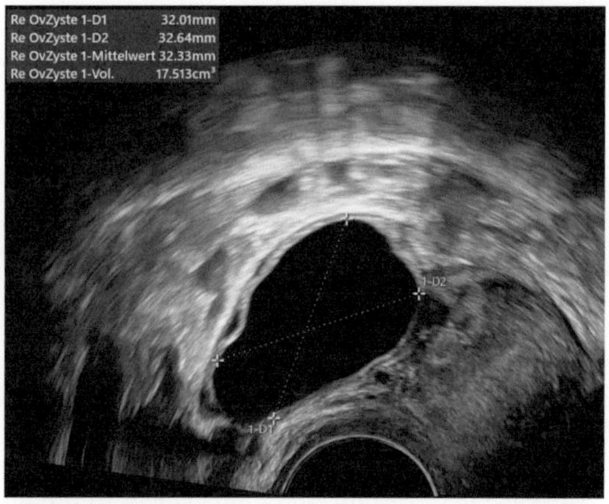

Abb. 3.12 Zyste

3.4.3 Ovarien

Nach der Darstellung des Uterus folgen die Adnexe mit den Ovarien. Letztere lassen sich meist im lateralen Verlauf der Gebärmutter darstellen oder in der Bifurkation von externen und internen Iliacalgefäßen auffinden. Bei Retroflexio können sie aber auch dorso-kaudal zu Darstellung kommen.

3.4.3.1 Normalbefund

Normalerweise sind die Ovarien ca. 3,5 cm lang, oval geformt und das Stroma hat die gleiche Echogenität wie das Myometrium. In der fertilen Phase finden sich echoleere runde Strukturen bis maximal 30 mm Durchmesser, welche den Follikeln entsprechen. Der sogenannte antrale Follikelcount (AFC) wird eingesetzt, um Rückschlüsse auf die ovarielle Reserve zu ziehen. Hierbei werden die antralen Follikel innerhalb der ersten 5 Zyklustage gezählt. Als normal gilt ein AFC von 10 +/–, welcher mit zunehmendem Alter abnimmt.

3.4.3.2 Einfache Ovarialzyste

Einfache Ovarialzysten sind echoleere, rundliche Strukturen innerhalb des Ovars. Sie sind glattwandig und normalerweise einkammerig (siehe Abb. 3.12). Hierbei handelt es sich in den meisten Fällen um funktionelle Zysten, welche sich in der Regel von selbst zurückbilden.

3.4.3.3 Dermoid-Zyste

Das reife zystische Teratom gehört zu den häufigsten gutartigen Keimzelltumoren des Ovars.

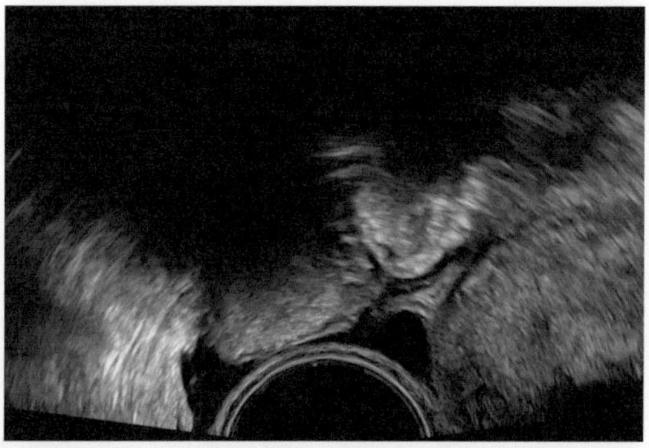

Abb. 3.13 Dermoid

Aufgrund seiner heterogenen histologischen Zusammensetzung ist auch die sonografische Erscheinung sehr heterogen (siehe Abb. 3.13).

Typische Zeichen sind (Sahin et al., 2017):

- Pedunkulus
- Zystische und solide Anteile
- Hyperechogene Anteile
- Tip of the iceberg sign (Schallauslöschung hinter einem echogenen Fokus)
- Dot-dash sign (hyperechogene Punkte und Striche in einer Schallebene, Haaren entsprechend)
- Flottierende Knötchen
- Scharfe Trennlinien zwischen echoreichen und echoleeren Arealen (Fett und Flüssigkeit entsprechend)

3.4.3.4 Zysten bei Endometriose

Endometriosezysten sind meist echoarm und relativ homogen. Häufig ist die Zystenwand dick und echoreich (siehe Abb. 3.14). Als Milchglas-Echogenität bezeichnet man die typische sonografische Erscheinung des Zysteninhalts (Van Holsbeke et al., 2010).

3.4.3.5 Polyzystisches Ovarsyndrom (PCOS)

Typischerweise sind die Ovarien beim Syndrom der polyzystischen Ovarien vergrößert und weisen sehr viele Antralfollikel auf. Diese sind häufig perlschnurartig unter der ovariellen Rinde aufgereiht (siehe Abb. 3.15 und 3.16). 2003 wurden auf der Consensus Konferenz in Rotterdam die Ultraschallkriterien für das PCO-Syndrom pro Ovar wie folgt festgelegt (ESHRE, 2004):

- Ovarielles Volumen >10 ml
- Mindestens 12 Follikel zwischen 2 und 9 mm

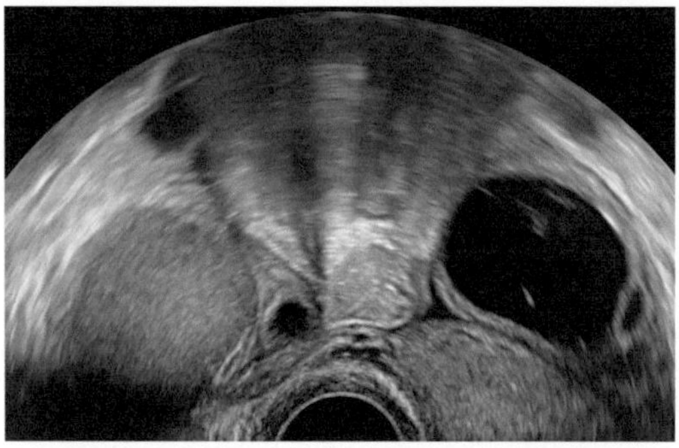

Abb. 3.14 Endometriose Zyste: linke Bildseite

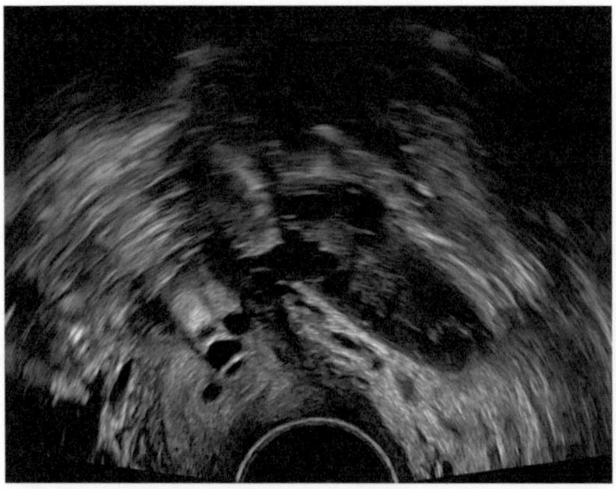

Abb. 3.15 PCO-S

3.4.3.6 Pathologien der Tuba uterina

Ohne Auffälligkeiten ist der Eileiter meist nicht darstellbar. Bei Verklebungen der Eileiter, welche meist durch abgelaufene Entzündungen im kleinen Becken bedingt sind, kann es zum Aufstau seriöser Flüssigkeit kommen. Dadurch bilden sich echoleere Areale zwischen Ovarien und Uterus, welche sonografisch auffällig werden. Diese erscheinen meist wie aneinandergereihte zystische Strukturen (siehe Abb. 3.17 und 3.18).

3.4.4 Hysterokontrastsonografie (HyCoSy)

Bei der Hysterokontrastsonografie wird nach Einlage eines dünnen Katheters in den Zerivkalkanal zunächst sterile Kochsalzlösung und danach ein sich echoreich darstellender Schaum in die Gebär-

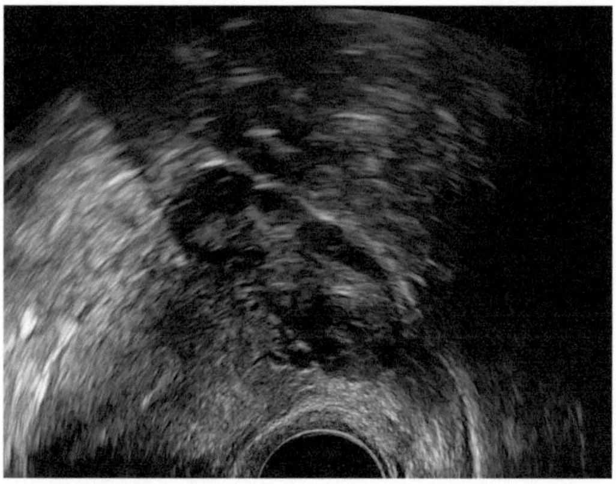

Abb. 3.16 PCO-S

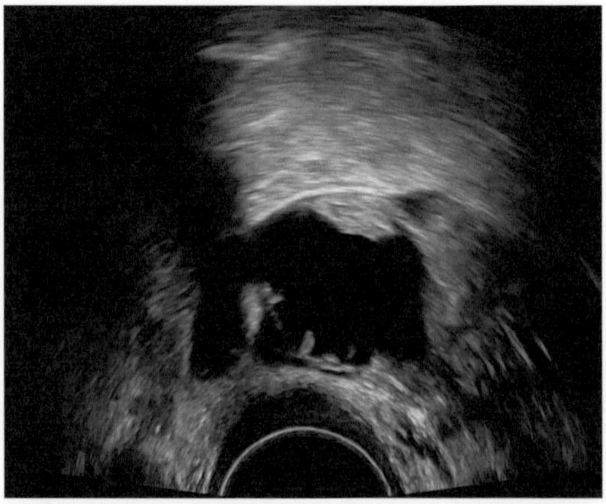

Abb. 3.17 Saktosalpinx

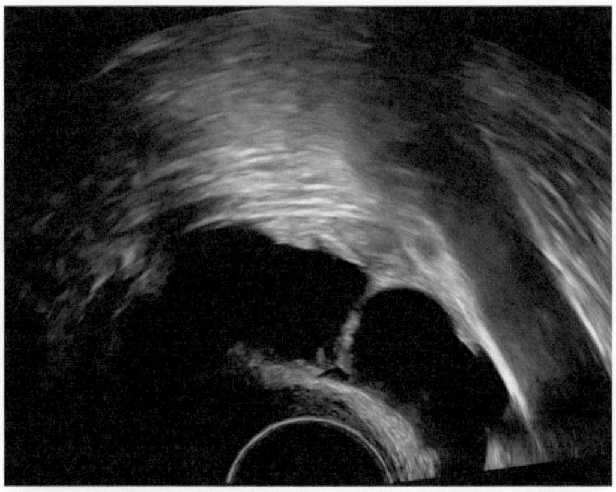

Abb. 3.18 Saktosalpinx

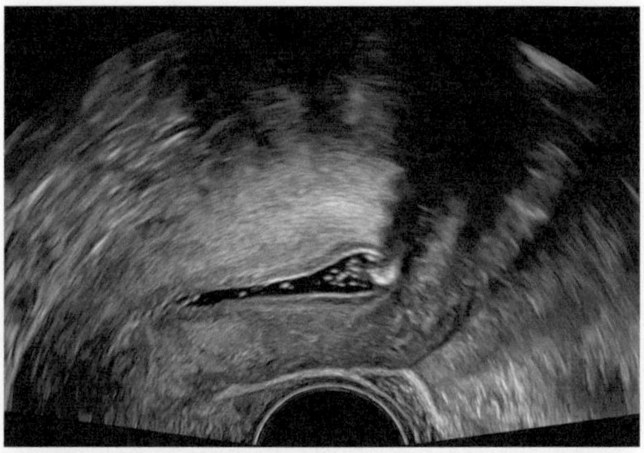

Abb. 3.19 Uteruscavum mit Kochsalzlösung

mutterhöhle eingebracht (siehe Abb. 3.19). Diese Untersuchung dient der Beurteilung des Uteruscavums und der Eileiterdurchgängigkeit. Abb. 3.20 zeigt das NaCl-gefüllte Uteruscavum mit Darstellung von Endometriumspolypen. Es ist möglich, die Eileiter vom Tubenabgang bis zum Fimbrientrichter zu verfolgen (siehe Abb. 3.21 und 3.22).

Durch die Auffüllung des Utersucavums mit steriler Kochsalzlösung können submuköse Myome und Endometriumspolypen gut dargestellt werden.

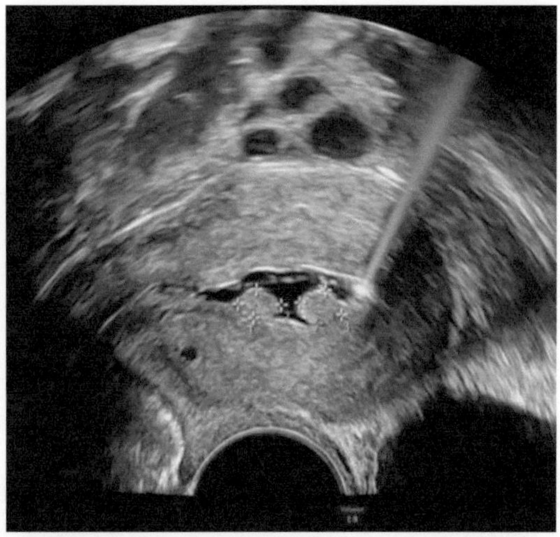

Abb. 3.20 Endometriumpolypen

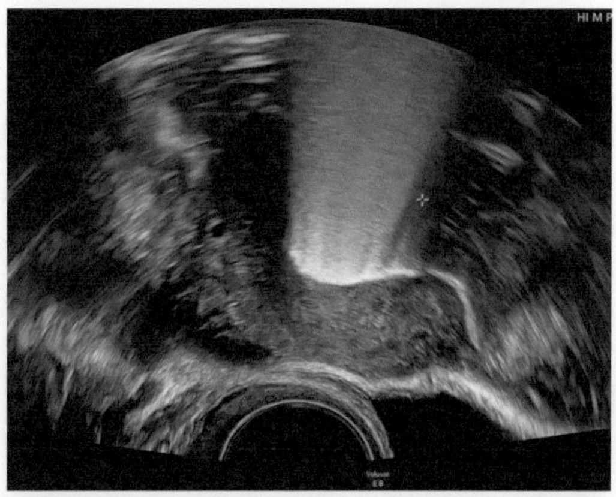

Abb. 3.21 Tubenabgang

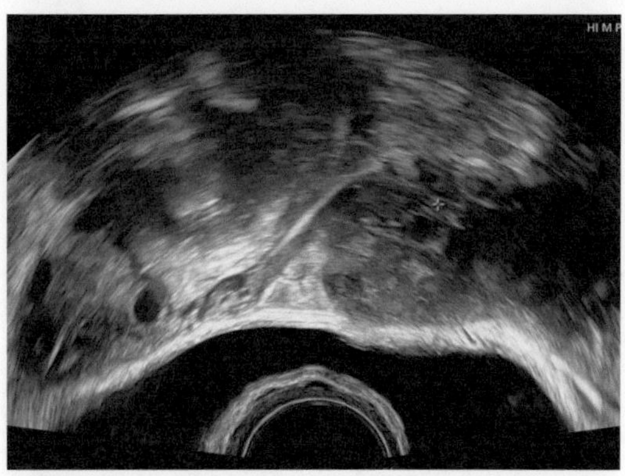

Abb. 3.22 Tubenverlauf

3.4.5 Zyklusdiagnostik durch Beurteilung von Endometrium und Follikelwachstum

Die Dicke des Endometriums wird gemessen im uterinen Längsschnitt an der dicksten Stelle, von einer Endometrium-Myometrium-Grenze zur gegenüberliegenden. In der Proliferationsphase, welche nach der Menstruation beginnt, kommt es zur stetigen Zunahme der Endometriumsdicke.

Das Endometrium ist mäßig echoreich und homogen. Gleichzeitig zeigt sich am Ovar eine progrediente Größenzunahme des Leitfollikels (siehe Abb. 3.23 und 3.24).

Mittzyklisch stellt sich das Endometrium dreischichtig dar. an den Begrenzungen findet sich jeweils eine echoreiche Schicht (siehe Abb. 3.25). Auch in der Mitte ist ein echoreicher Strich auszumachen, das sogenannte Mittelecho. Zu diesem Zeitpunkt lässt sich auch häufig ein klaffender Zervikalkanal beobachten. Außerdem hat sich der sogenannte Graafsche Follikel herausgebildet. Dieser misst im Regelfall bis zu 22 mm (siehe Abb. 3.26). Dann kommt es zu Ovulation.

In der frühen Sekretionsphase verschwindet der dreischichtige Aufbau des Endometriums und die Schleimhaut kommt echoreich und homogen zur Darstellung (siehe Abb. 3.27). Aus den Resten des rupturierten Follikels entsteht das Corpus luteum, der Gelbkörper.

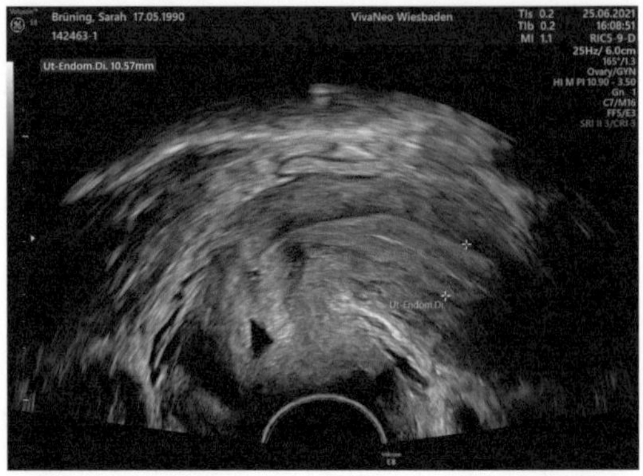

Abb. 3.25 Endometrium trilaminär

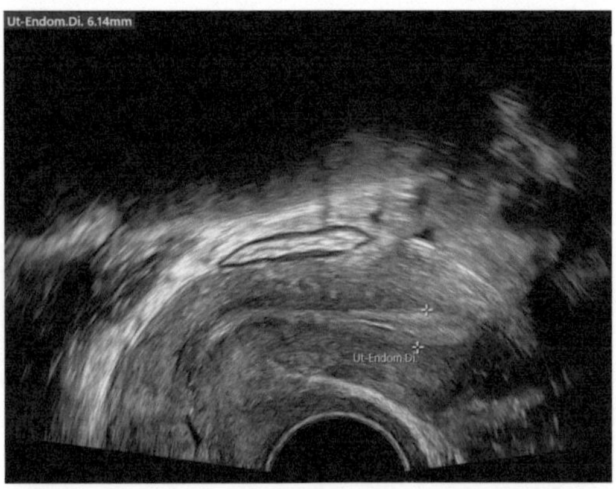

Abb. 3.23 Endometrium proliferativ

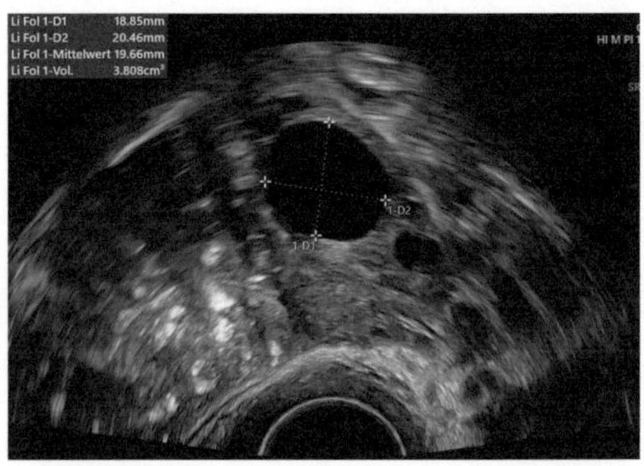

Abb. 3.26 Follikel 19 mm

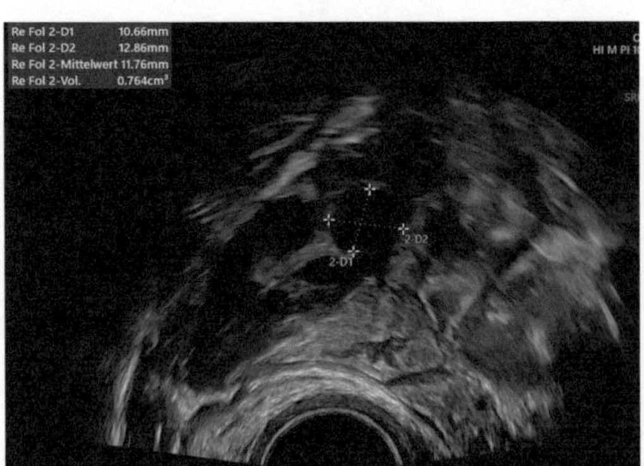

Abb. 3.24 Follikel 11 mm

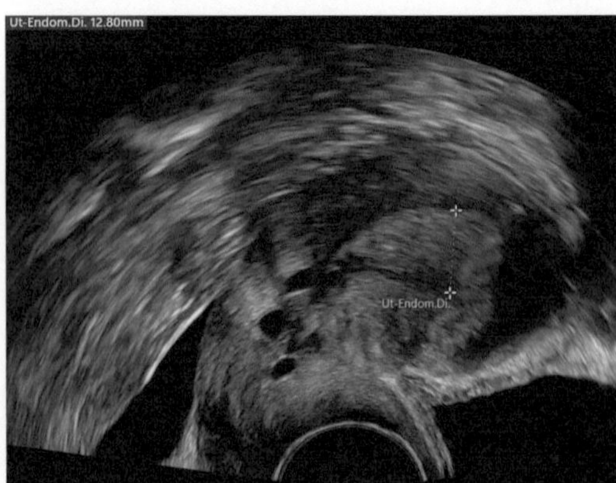

Abb. 3.27 Endometrium sekretorisch

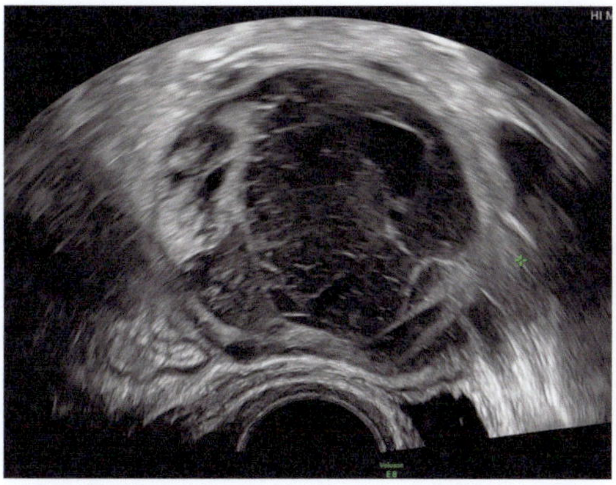

Abb. 3.28 Corpus luteum

Tab. 3.7 Schematische Darstellung des sonografischen Zyklusmonitorings

	Endometrium	Ovar
Proliferationsphase	Mäßig echoreich, homogen	Größenzunahme des Follikels
Periovulatorisch	Trilaminär	Graafscher Follikel
Sekretionsphase	Echoreich, homogen	Corpus luteum

Das sonografische Aussehen des Corpus luteum ist sehr variabel. Manchmal findet sich eine eingefaltete, wellig verlaufende Begrenzung, manchmal finden sich netzförmige Binnenechos in einer echoleeren Zyste (siehe Abb. 3.28). Tab. 3.3, 3.4, 3.5, 3.6, und 3.7 geben eine schematische Zusammenstellung eines sonografischen Zyklusmonitorings wieder.

3.4.6 3D-Verfahren

Mit dem 3D-Verfahren ist es möglich, Uterus und Ovarien dreidimensional darzustellen. Vor allem bei der Beurteilung des Uterus hinsichtlich angeborener Malformationen bietet die 3D-Sonografie eine exzellente nicht-invasive diagnostische Möglichkeit (siehe Abb. 3.29).

Auch die Beurteilung des Uteruscavums und einengender Prozesse wie Myome (siehe Abb. 3.30) oder Endometriumspolypen (siehe Abb. 3.31) gelingt mit dieser Technik sehr gut.

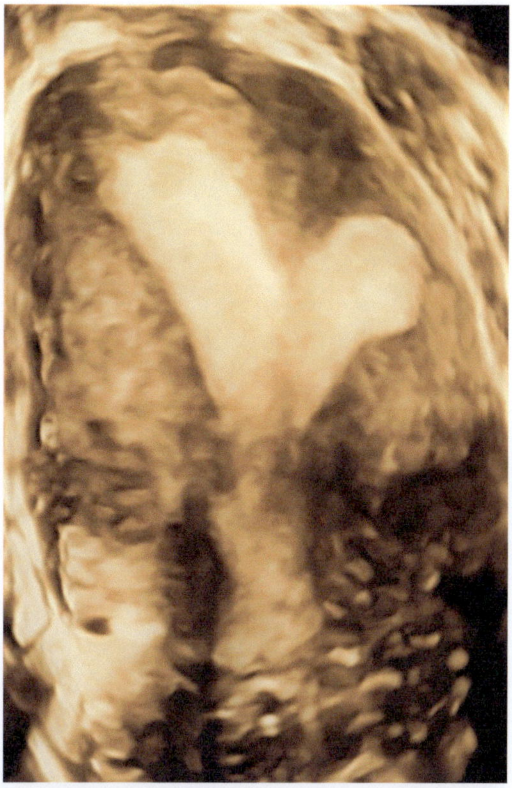

Abb. 3.29 Uterus subseptus

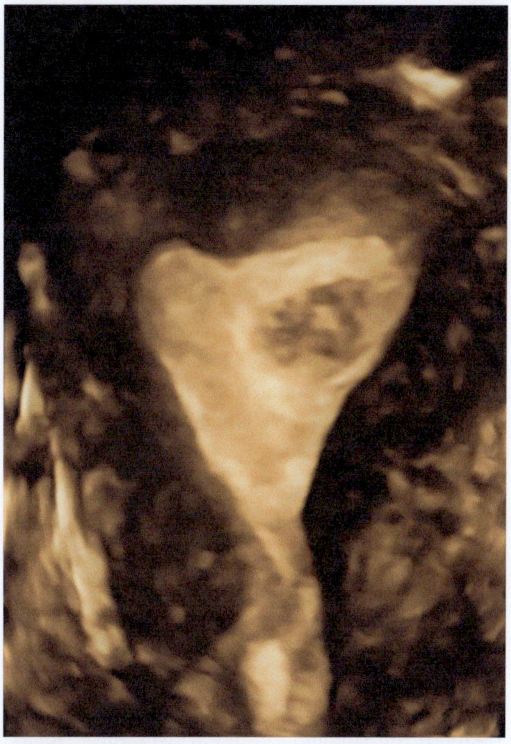

Abb. 3.30 Submuköses Myom

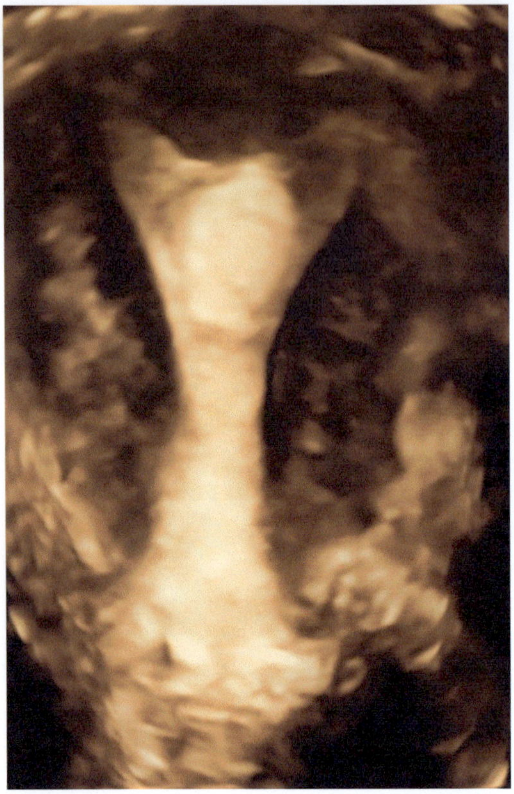

Abb. 3.31 Endometrium-Polyp

3.5 Tubenabklärung

Michael Amrani

Im Abschnitt Sonografie wurde bereits eine Methode der Tubenabklärung vorgestellt. Es stellt sich jedoch zunächst die Frage, wann eine Indikation hierfür überhaupt vorliegt (ACOG, 2019). Folgende Aspekte sind hierbei wesentlich:

- Ausbleiben einer Schwangerschaft nach mindestens 12 Monaten ungeschützten Geschlechtsverkehrs (WHO-Indikation)
- Unauffälliger Zyklus (Eumenorrhö)
- Unauffällige andrologische Untersuchung (Spermiogramm) (Lindsay & Vitrikas, 2015).
- Vor intrauteriner Insemination (siehe Kap. 15)

3.5.1 Tubare Risikofaktoren

Bei anamnestisch und befundgestützten Risikofaktoren für Tubenpathologien (Margaux Becker et al., 2019), sollte die Indikation zur Abklärung deutlich großzügiger d. h. früher gestellt werden. Hierzu zählen:

- Sonografische Hinweise
  - Saktosalpinx
  - Endometriose
  - auffällige Lage von Myomen
- Z. n. ektoper Gravidität
- Z. n. Adnexitis
- Z. n. Operationen des kleinen Beckens
- Z. n. komplizierte Appendizitis oder anderen Darmoperationen
- Z. n. Infektionen (Sexual transmitted infections, STI), V. a. Chlamydien
- Z. n. Komplikationen im Wochenbett

3.5.2 Differenzierte Indikation zur Tubenabklärung

Sollte ausschließlich ein auffälliges Spermiogramm oder eine Ovulationsstörung, wie z. B. bei PCO-Syndrom oder hypothalamisch-hypophysärer Hypogonadismus, vorliegen, wäre die Indikation zu überdenken. Bei bestätigter hochgradig andrologischer Konstellation erfolgt unabhängig vom Tubenstatus die primäre Empfehlung zur In-vitro-Fertilisation mit Spermieninjektion.

Werden Ovulationsstörungen suffizient behandelt, ohne dass es zur Schwangerschaft kommt, und bestehen weiterhin gute Prognosen, wäre eine Tubenabklärung vor der Fortführung zu bedenken. Haben jedoch über sechs Versuche erfolgter Ovulationsinduktionen nicht zur Schwangerschaft geführt, besteht auch bei unauffälligen Tubenbefund die Indikation zur In-vitro-Fertilisation.

Unabhängig von früheren Konzeptionen gestaltet sich die Situation bei Paaren mit einem über 24 Monate andauernden unerfülltem Kinderwunsch vergleichbar. Hier ist von höhergradigen Fertilitätsstörungen auszugehen, womit konservative Maßnahmen die Wahrscheinlichkeit einer Schwangerschaft und Geburt kaum mehr erhöhen.

Aufgrund der biologischen Limitierung darf auch bei Frauen über 36–38 Jahren mit unerfülltem Kinderwunsch die Indikation zur Tubenabklärung überdacht werden, da bei unauffälligem

Befund trotzdem frühzeitig zur primären In-vitro-Fertilisation geraten werden sollte (Mandia et al., 2017).

3.5.3 Sensitivität und Invasivität

Bei der Tubenabklärung handelt es sich um einen Elektiveingriff ohne medizinisch zwingende Notwendigkeit, weshalb die Patientin über verschiedenen Optionen, deren Invasivität wie auch Sensitivität aufgeklärt werden muss. Wie weiter unten ausgeführt, stellt die endoskopisch operative Methode (diagnostische Hysteroskopie und Laparoskopie mit Chromopertubation) das Mittel der ersten Wahl dar. Alternativ kommen die genannte Hysterosalpingo-Kontrastsonografie oder Hysterosalpingografie infrage, die bezüglich Endometriose, Adhäsionen und anderer intraabdominaler Befunde nur sehr eingeschränkt Befunde liefern.

In die Entscheidung fließen zum einen die persönlichen Bedürfnisse der Patientin und zum anderen auch ein erhöhtes Operationsrisiko ein, wie z. B. massiver Verwachsungssitus. Andererseits stellt die Abklärung keine Bedingung für eine Kinderwunschbehandlung dar, jedoch muss auch hier eine dezidierte Aufklärung über deren Verzicht stattgefunden haben (Arab, 2022) (Bonneau et al., 2012).

3.6 Endoskopie

Neben der Sonografie spielen endoskopische Verfahren bei der Beurteilung von Uterus, Adnexe und des kleinen Beckens eine wesentliche Rolle. Sie dienen sowohl der Diagnosestellung als auch zugleich der therapeutischen Intervention. In der Gynäkologie kommen intracavitäre und intraabdominale Eingriffe zur Anwendung, bei weitgehend minimalinvasivem Zugang.

Im Rahmen der Fertilitätsabklärung und Reproduktionsmedizin gehören endoskopische Operationen mittlerweile zum Standardrepertoire. Trotzdem stellen Sie für die Patientin immer einen invasiven Eingriff dar, weswegen eine vorbereitende Untersuchung und Aufklärung unabdingbar sind. Bei rein diagnostisch-endoskopischen Eingriffen lässt sich von einem kleinen Traumatisierungsausmaß ausgehen. Werden jedoch ausgedehntere Eingriffe per Hysteroskopie oder Laparoskopie angewendet, findet sich ein mittelgradiges Traumatisierungspotenzial (Endometriose, Myome) (Bernhard Uhl & Brunnert, 2013).

3.6.1 Voraussetzungen

- Sorgfältige gynäkologische Anamnese und Untersuchung inklusive Sonografie
- Erste Zyklushälfte
- Ausschluss Gravidität (besonders bei unklarer Zyklusanamnese)
- Ausschluss Infektion
- Ausschluss von Differenzialdiagnosen (männlicher Partner, Anovulation, etc.)
- Allgemeinanamnese, Medikamenteneinnahme, Allergien, Drogenabusus, Voroperationen, Komplikationen, etc.
- Risikoklassifizierung der Patientin (z. B. nach anästhesiologischer Risikoklassifizierung der American Society of Anästhesiologists, ASA)
- Ggf. Voruntersuchungen und Vorbereitungen: Labor, Blutgruppe, EKG, Röntgen, Gerinnungsanalysen, Eingriff ambulant möglich?, etc.

3.6.2 Distension

Um ein Hohlorgan, z. B. Uterus, oder Hohlraum optisch beurteilen zu können ist eine entsprechend kontrollierte Distension (Aufdehnung) erforderlich. Zum Einsatz kommen flüssige oder gasförmige Medien, wie physiologische Kochsalzlösung, Ringerlösung, Purisole (Sorbit/Mannit-Lösung), Glykokol (Glycin Lösung) oder CO_2. Gesundheitsschädliche Interaktionen der Medien, wie Verbrennungen durch elektrische Leitfähigkeit, Volumenbelastung, Elektrolytstörungen oder (Gas-)Embolie sind bei der Auswahl zu beachten und während des Eingriffs entsprechend zu überwachen.

3.6.3 Diagnostische Hysteroskopie

Diese endoskopische Untersuchung ermöglicht eine innere Begutachtung des Uterus (Bosteels et al., 2018) (Pundir & El Toukhy, 2010), wobei folgende Strukturen darstellbar sind:

- Zervix uteri
- Cavum uteri (Konfiguration, Entfaltung)
- Endometrium
- Fundus uteri
- Tubenabgänge

3.6.3.1 Indikationen

- Uterine Blutungsstörungen
- Ausschluss uteriner Fehlbildungen oder Implantationshindernisse
- Abklärung auffälliger sonografischer Befunde

Vor der Durchführung des diagnostischen Eingriffs sollte geklärt worden sein, ob im gleichen Schritt eine therapeutische Intervention erfolgt. Diese bedarf als operative Hysteroskopie (Centini et al., 2016) einer anderen Planung und wird in diesem Kontext nicht weiter vertieft. Jedoch sollten die Indikationen bekannt sein:

- Polypabtragung
- Myomresektion
- Septumdissektion
- Synechienlösung

3.6.3.2 Instrumentarium

Nachfolgend wird auf die Beschreibung des chirurgisch-gynäkologische Standartinstrumentariums, der Methoden von Aufbereitung und chirurgischer Hygienevorgaben bei vaginalen Eingriffen verzichtet.

Beim Hysteroskop handelt es sich um ein röhrenartiges Instrument mit rundem oder ovalem Umfang. Es besitzt für die kontinuierliche Entfaltung des Untersuchungsgebietes einen Zu- und Abfluss, für Licht und Bild ein optisches Kabel und in manchen Fällen für eine Probenentnahme oder dergleichen auch einen Arbeitskanal. Das auf einer Stablinsenoptik beruhende Instrument ist im Operationsgebiet meistens um 30 Grad angewinkelt, um durch Drehen auch seitliche Bereiche erfassen zu können, und weist einen Durchmesser von etwa 2–3 mm auf. Aber auch andere Winkelgrade wie 12 und 0 Grad oder Vergrößerungen stehen je nach Indikationsstellung zur Verfügung.

Am häufigsten werden starre Instrumente verwendet, bei welchen die einzelnen Bestandteile (Spülschäfte und Optik) ineinandergeschoben werden und einen äußeren Durchmesser von 3,5–6,5 mm aufweisen. Mittlerweile existieren unterschiedliche Entwürfe (flexible, kompakte), die jedoch auf dasselbe Grundprinzip zurückgeführt werden können.

In der Regel wird für das Spül- oder Distensionsmedium (CO_2 oder Flüssigkeit) ein Automatensystem verwendet, welches einen konstanten Fluss kontrolliert und aufrechterhält. Es ist auf einem fahrbaren Modulschrank untergebracht, welcher zugleich eine Kaltlichtquelle und ein Kamerasystem mit angeschlossenem Bildschirm und Aufzeichnungsgerät beinhaltet. Das Spülsystem kann mit einer Auffangvorrichtung kombiniert sein, um eine sichere Bilanzierung zu gewährleisten.

Bei ausschließlich diagnostischer Hysteroskopie und unter Verwendung von physiologischer Kochsalzlösung kann der intracavitäre Druck mittels Druckmanschette bei 80–100 mmHg erreicht werden. Sollte eine operative Intervention erfolgen, muss ein entsprechendes Automatensystem verwendet und die elektrische Leitfähigkeit der verwendeten Flüssigkeit beachtet werden.

3.6.3.3 Ablauf

Die Untersuchung findet ambulant und meistens in Allgemeinanästhesie statt. Flexible und dünne Instrumente erlauben auch ein narkosefreies Vorgehen.

Die Lagerung der Patientin erfolgt mit entleerter Blase in Steinschnittlage. Im Falle einer diagnostischen Hysteroskopie ohne Verwendung von elektrischem Strom und kurzer Eingriffszeit ist das Anbringen einer Neutral-Elektrode nicht erforderlich und die abfließende Spülflüssigkeit wird in einem Gefäß aufgefangen.

Nach eingeleiteter Narkose kann zunächst eine Überblickssonografie erfolgen. Daraufhin wird Vulva und Vagina desinfiziert und Beine,

Mons pubis und Analbereich abgedeckt bzw. abgeklebt. Gegebenenfalls muss die Blase einmal katheterisiert werden. Bei längeren Eingriffen oder in Kombination mit einer Laparoskopie muss ein Blasenverweilkatheter gelegt werden.

Mit einem geteilten Spekulum wird die Portio eingestellt und das hintere Blatt durch ein selbsthaltendes Spekulum nach Scherbak ersetzt. Unter Sicht wird der ventrale Bereich der Portio mit ein oder zwei Kugelzangen gegriffen und der Uterus durch Zug gestreckt. Mittels Uterussonde wird die Länge bestimmt.

Zur Passage der Zervix wird diese mit Hegar Dilatatoren bis etwa 6 mm erweitert. Falls eine operative Intervention (Resektoskop) geplant ist, wird bis etwa 8 mm dilatiert. Bei sehr dünnen oder flexiblen Hysteroskopen kann auf eine Dilatation verzichtet werden und das Cavum wird unter Sicht sondiert.

Das an die Kontrollinstrumente angeschlossene Hysteroskop wird unter kontinuierlicher Spülung über den Zervikalkanal in das Cavum uteri eingeführt. Durch zirkuläres und systematisches Drehen der Optik lassen sich die Strukturen beurteilen und dokumentieren bzw. aufzeichnen. Biopsien können gezielt unter Sicht oder zweizeitig mit einer Kürette entnommen werden. Weiterführende invasive Interventionen leiten in den Bereich der operativen Hysteroskopie über, welche weitere technische Besonderheiten aufweist und über diese Beschreibung hinausgeht. Unter anhaltender Spülung und zirkulärer Inspektion der Zervix wird das Hysteroskop langsam entfernt (Cholkeri-Singh & Sasaki, 2016).

Schließt sich eine Durchgängigkeitsprüfung der Tuben an, wird das Hysteroskop durch eine Cohen-Sonde oder einen Uterusmanipulator ersetzt. Eine Perfusorspritze mit Pertubationslösung wird hieran angebracht, fixiert und die Patientin umgelagert.

3.6.3.4 Risiken

Abhängig vom Ausmaß und der Invasivität der Intervention

- Verletzung des Uterus (z. B. Perforation) oder des Darms
- Blutungen
- Infektionen
- Notwendigkeit einer Laparoskopie oder Laparotomie
- Embolie, Thrombose
- Lagerungsschäden

Zusätzlich bei operativer Hysteroskopie:

- Hypotone Hyperhydratation
- Verbrennungen
- Rezidiv (Polypen, Myome)
- Uterusruptur (Gravidität oder subpartal)
- Plazentastörungen und Nachblutungen im Wochenbett

3.6.4 Diagnostische Laparoskopie

Die Spiegelung der Bauchhöhle über kleine Zugänge ermöglicht die Betrachtung der Organe innerhalb des Peritoneums, womit ein Großteil des inneren Genitals erfasst werden kann. Im Gegensatz zur Laparotomie wird die Bauchhöhle nur mit einzelnen kleinen Zugängen (1–2 cm) eröffnet. Damit sich ein einsehbarer Hohlraum bilden kann, wird CO_2 eingeleitet (Kapnoperitoneum) und es können entsprechende Eingriffe erfolgen. Die gezielte Betrachtung des Beckens wird auch als Pelviskopie bezeichnet, wobei jedoch bei jedem Eingriff immer die Beurteilung des übrigen intraperitonealen Bauchraums (z. B. perihepatischer Raum) erfolgen sollte.

Folgende Oberflächen können eingesehen werden:

- Inneres Genital
  - Peritonealer Überzug
  - Uterus
  - Tubenverlauf samt Fimbrientrichter
  - Ovarien
  - Mesosalpinx, Mesovarium
  - Ligamentum latum, Ligamentum teres uteri, Ligamentum suspensorium ovarii, Ligamentum ovarium proprium
  - hinteres Scheidengewölbe
- Extragenital (teilweise)
  - Omentum majus
  - Becken- und Bauchwand

- Peritoneum und Mesenterien
- Blasenperitoneum
- Douglasraum
- Rektum
- Darmschlingen von Ileum und Jejunum mit Appendix vermiformis
- subphrenischer, subhepatischer, parakolische Raum
- Diaphragma
- Leber
- Gallenblase
- Milz

3.6.4.1 Indikationen

- Unklare Unterbauchschmerzen
- Dysmenorrhö
- Unerfüllter Kinderwunsch in Kombination mit Hysteroskopie und Chromopertubation
- Abklärung auffälliger sonografischer Befunde

Vergleichbar zur Hysteroskopie sollte vor einer Laparoskopie abgeklärt und die Planung dementsprechend angepasst worden sein, inwieweit gleichzeitig invasiv (therapeutisch) vorgegangen werden soll. Daneben ist bei komplexen Erkrankungen wie Endometriose oder Fehlbildungen oftmals eine erweiterte präoperative Diagnostik und Aufklärung der Patientin erforderlich (Bonneau et al., 2012) (Arab, 2022).

3.6.4.2 Therapeutische Indikationen im Rahmen der Reproduktionsmedizin

- Endometriose
- Uterine und vaginale Fehlbildungen
- Uterusmyome
- Tumore von Tuben und Ovarien
- Adhäsiolyse
- Rekonstruktive Tubenchirurgie
  - Salpingolyse
  - Salpingostomie
  - Salpingektomie
  - Refertilisierung

3.6.4.3 Instrumentarium

Wie bei der Hysteroskopie wird zur Übersichtlichkeit auf die Beschreibung der Standardinstrumente und Prozeduren eines vaginalen oder abdominalen Eingriffes verzichtet.

Bevor Instrumente in die Bauchhöhle eingeführt werden können, wird CO_2 eingeleitet. Dies geschieht mithilfe einer speziellen Nadel (Nadel nach Veres), die einen stumpfen Mandrin und an der anderen Seite einen Hahn zur Gaszufuhr enthält. Der Mandrin wird beim Durchdringen des scharfen Anteils der Hohlnadel durch die Wandschichten zurück- und bei nachlassendem Widerstand mittels eines Federmechanismus wieder vorgeschoben, um somit das Verletzungsrisiko zu vermindern.

Um das Laparoskop in die vom Gas entfaltete Bauchhöhle einsetzen zu können, wird ein Optiktrokar mit ca. 9–12 mm Durchmesser verwendet, welcher aus einem Außentrokar mit einem Hahn zur Gaszufuhr und einem Innentrokar mit Kegel-bzw. Schraubspitze oder angeschärftem Dorn versehen ist.

Die eingesetzten Optiken des Laparoskops beruhen auf dem Stablinsenprinzip. Sie besitzen größere Durchmesser und je nach Indikation unterschiedliche Winkel (0 bis 120 Grad).

Die Anwendung bedarf immer eines entsprechenden Automatensystems, welches Fluss und Druck des CO_2 kontrolliert. Daneben kommen eine Spülvorrichtung und ein entsprechendes Auffangsystem zum Einsatz. Auch hier werden die einzelnen Bestandteile neben der Kaltlichtquelle, Kamera, Bildschirm und Aufzeichnungs- wie auch Dokumentationsmedien auf einen mobilen Videoturm untergebracht (Modulschrank).

3.6.4.4 Ablauf

Dieser ambulant durchführbare operative Eingriff erfolgt in Allgemeinanästhesie. Abhängig von der Ausdehnung kann in manchen Fällen auch eine längere Nachbeobachtung vonnöten sein.

Im Rahmen der Fertilitätsdiagnostik wird der Eingriff mit einer Hysteroskopie und Pertubation der Tuben verknüpft, wofür die oben beschriebene Uterussonde oder ein Manipulator samt Pertubationsflüssigkeit angelegt wurde. Der Blasenkatheter verbleibt und die Beine der Patientin werden in der Hüfte gestreckt, wobei die Lagerung erneut geprüft werden muss. Daraufhin wird die Bauchdecke vom Mons pubis bis zum Rippenbogen desinfiziert und danach entsprechend steril abgedeckt.

Die Haut wird unterhalb des Nabels mit 1,5–2 cm längs inzidiert, die Bauchdecke manuell maximal angehoben und die Hohlnadel in einem Winkel von 45 Grad in kaudaler Richtung durch die Faszie in die Bauchhöhle eingebracht. Ein Injektions-Aspirations-Test schließt zum einen die Aspiration von Blut oder Darminhalt aus und lässt zum anderen eine kleine Menge steriler Kochsalzlösung ohne Widerstand abfließen und lässt sich auch nicht mehr aspirieren, womit die korrekte intraabdominale Lage überprüft wird.

Daraufhin wird die Nadel mit Mandrin an den Insufflationsautomaten angeschlossen und mit kontrollierter Flussrate Gas in die Bauchhöhle eingeleitet.

Mit dem Erreichen des Kapnoperitoneums (ca. 2000–3000 ml) mit etwa 12 mmHg Druck wird die Insufflationsnadel entfernt und der Optiktrokar durch Anheben der Bauchdecke in vergleichbarer Stichrichtung zur Nadel in das Abdomen zügig eingeführt, oder auch bei entsprechendem Trokar eingeschraubt. Der Trokardorn wird entfernt, in den Außenschaft das Laparoskop mit befestigter Kamera und Lichtquelle eingeführt und auf intraperitoneale Lage kontrolliert. Über den Hahn wird die Zufuhr von Gas von einem automatisierten System kontrolliert und aufrechterhalten.

Nun beginnt die Inspektion von dem kleinen Becken über den Abdominalraum bis zum Diaphragma. Im ersten Schritt müssen zunächst iatrogene Verletzungen von Darm oder Gefäßen ausgeschlossen werden. Eine leichte Kopf-tief-Lagerung wird zur Sicht in das Becken vorgenommen.

Unter Sicht und Diaphanoskopie können nun weitere Zugänge mit entsprechenden Trokaren angebracht werden, um ggf. Darmschlingen beiseite zu schieben oder die Tuben anzuheben.

3.6.4.5 Tubendurchgängigkeitsprüfung

Da Oberflächen betrachtet werden, lässt sich die Tubendurchgängigkeit nur mittels Pertubation von Flüssigkeit (z. B. Methylenblau, Indigokarmin) indirekt darstellen. Über die zuvor angesetzte Uterusonde bzw. den Manipulator wird unter Druck instilliert und zugleich die einsetzende Füllung und Entleerung der Tuben über den Fimbrientrichter beobachtet und dokumentiert.

Störfaktoren

- Hochaufgebautes Endometrium
- Reflektorischer Tubenspasmus
- Undichter Uterussonde (zu weit dilatiert, unpassender Kegel)
- Insuffizienter Druck

Die Inspektion der Tubenmukosa könnte mit entsprechenden Endoskopen erfolgen, hat sich bis dato jedoch nicht durchgesetzt.

3.6.4.6 Risiken

Abhängig vom Ausmaß des Eingriffs

- Postoperative Schmerzen in der Schulterregion
- Verletzung von Magen, Darm, Blase, Ureter oder innerem Genital
- Verletzung von Blutgefäßen mit Massenblutung und Transfusionspflichtigkeit
- Notwendigkeit einer Laparotomie
- Infektionen
- Embolie, Thrombose
- Lagerungsschäden
- Narbenbildung

Zusätzlich bei operativer Laparoskopie

- Hypotone Hyperhydratation
- Hysterektomie bei unstillbarer Blutung
- Verbrennungen
- Rezidiv (Endometriose, Myome)

- Uterusruptur (in Gravidität oder subpartal)
- Plazentastörungen und Nachblutungen im Wochenbett

Zum näheren Verständnis und Studium der unterschiedlichen Techniken wie auch ihrer Risiken und Konsequenzen sei aufgrund des Buchformates an dieser Stelle auf spezielle weiterführende Literatur zur operativen Gynäkologie verwiesen (Bernhard Uhl & Brunnert, 2013).

3.6.5 Transvaginale Pelviskopie oder Kuldoskopie

Gelegentlich wird im Rahmen der Fertilitätsdiagnostik (Catenacci & Goldberg, 2011) auch ein Zugang über das hintere Scheidengewölbe gewählt, worüber Kochsalz als Distensionsmedium und mit einem entsprechenden Trokar die Optik eingeführt werden können. Es lassen sich somit in gewissem Umfang der peritoneale Überzug, Ovarien und Tuben darstellen. Mit einem gleichzeitigen Uterusadapter lässt sich ein Flüssigkeitsübertritt beobachten. Obwohl die Methode ohne Narkose durchführbar ist, besitzt sie gegenüber der Laparoskopie eine geringere Sensitivität wie auch Spezifität und durch die blinde Punktion des Douglas-Raums auch Restrisiken.

3.6.6 Hysterosalpingografie

Zur Tubenabklärung bietet sich mit der Hysterosalpingografie (Devine et al., 2022) neben den zuvor erwähnten Methoden auch eine radiografische Methode an. Bei speziellen Fragestellungen der Reproduktionsmedizin können Magnetresonanz- und Computertomografie ergänzend zur Abbildung des inneren Genitals herangezogen werden.

3.6.6.1 Hysterosalpingografie

Kontrastmittelgestützt erfolgt hierbei eine radiologische Darstellung von Uterus und Tuben. In Deutschland scheint sie weitgehend von Hysterosalpingo-Kontrastsonografie und Laparoskopie abgelöst worden zu sein, wird jedoch als effektive und einfache Methode in vielen Teilen der Welt noch häufig eingesetzt.

Vorgehen

Vergleichbar zur laparoskopischen Tubendurchgängigkeitsprüfung wird über einen transvaginal in die Zervix uteri eingesetzten Salpingografen röntgendichtes Kontrastmittel instilliert. Hierzu erscheint eine kurze Allgemeinanästhesie sinnvoll zu sein.

Während das Kontrastmittel nacheinander Corpus uteri und Tuben füllt und sich in die Bauchhöhle zwischen die Darmschlingen abfließt, werden unter Durchleuchtung einzelne Röntgenaufnahmen angefertigt. Somit können bei korrekter Anwendung sowohl die innere Struktur des Cavum uteri als auch der Verlauf der Tuben dargestellt werden. Nachteilig ist die häufig beschriebene Schmerzhaftigkeit, Strahlenbelastung als auch Probleme der Interpretation bei Überlagerungen (Mayer & Deedwania, 2022).

Indikationen

- Ausschluss uteriner Fehlbildung
- Unerfüllter Kinderwunsch zur Darstellung der Tubendurchgängigkeit und Ausschluss eines intrauterinen Implantationshindernisses

3.6.7 Magnetresonanztomografie (MRT)

Innerhalb der Fortpflanzungsmedizin kann die MRT als ergänzendes Untersuchungsverfahren eingesetzt werden (Chapron et al., 2019). Das Prinzip der MRT beruht auf der Resonanzeigenschaft der Atomkerne (hier Wasserstoff) innerhalb eines Magnetfeldes und erlaubt gute Darstellungen des Weichteilgewebes. Hierdurch können Rückschlüsse auf die Ausdehnung bzw. Abgrenzung verschiedener Erkrankungen mit einer zur Sonografie vergleichbaren Sensitivität und Spezifität gezogen werden. Des Weiteren vermeidet sie die Belastung mit Röntgenstrahlen.

Jedoch stehen der zeitliche und organisatorische Aufwand wie auch die Verfügbarkeit in erheblichem Gegensatz zur Sonografie. Wenn mit Sonografie inkl. 3D-/4D-Verfahren und Doppleruntersuchung eine Differenzialdiagnose nicht gestellt werden kann, ist der Einsatz von MRT und CT eine sinnvolle Ergänzung. Dies betrifft insbesondere folgende Konstellationen (Bordonné et al., 2021; Dunselman et al., 2014):

- Adenomyosis uteri
- Uterus myomatosus
- Deutlich eingeschränkte Ultraschallbedingungen
- Komplexe Fehlbildungen von Uterus und Adnexe

Komplementär kann auch eine Computerassistierte Röntgentomografie (CT) herangezogen werden, welche zeitlich schneller Bilder liefert, aber mit eingeschränkten Weichteilkontrasten und mit Strahlenbelastung einhergeht.

Literatur

Arab, W. (2022). Diagnostic laparoscopy for unexplained subfertility: A comprehensive review. *JBRA Assisted Reproduction, 26*(1), 145–152. https://doi.org/10.5935/1518-0557.20210084

Arndt, T., & Gressner, A. M. (2013). *Lexikon der Medizinischen Laboratoriumsdiagnostik* (2. Aufl.). Springer. https://doi.org/10.1007/978-3-642-12921-6

Bannwarth, H., Kremer, B. P., & Schulz, A. (2019). Maße und Mess-Systeme. In *Basiswissen Physik, Chemie und Biochemie* (S. 1–20). Springer. https://doi.org/10.1007/978-3-662-58250-3

Bodine, A. M., Holahan, B., & Mixon, A. (2017). Benign breast conditions. *The Journal of the American Osteopathic Association, 117*(12), 755–760. https://doi.org/10.7556/jaoa.2017.147

Bonneau, C., Chanelles, O., Sifer, C., & Poncelet, C. (2012). Use of laparoscopy in unexplained infertility. *European Journal of Obstetrics, Gynecology, and Reproductive Biology, 163*(1), 57–61. https://doi.org/10.1016/j.ejogrb.2012.03.036

Bordonné, C., Puntonet, J., Maitrot-Mantelet, L., Bourdon, M., Marcellin, L., Dion, E., Plu-Bureau, G., Santulli, P., & Chapron, C. (2021). Imaging for evaluation of endometriosis and adenomyosis. *Minerva Obstetrics and Gynecology, 73*(3), 290–303. https://doi.org/10.23736/S2724-606X.21.04710-9

Bosteels, J., van Wessel, S., Weyers, S., Broekmans, F. J., D'Hooghe, T. M., Bongers, M. Y., & Mol, B. W. J. (2018). Hysteroscopy for treating subfertility associated with suspected major uterine cavity abnormalities. *The Cochrane Database of Systematic Reviews, 12*(12), CD009461. https://doi.org/10.1002/14651858.CD009461.pub4

Bundesärztekammer. (2019). Neufassung der Richtlinie der Bundesärztekammer zur Qualitätssicherung laboratoriumsmedizinischer Untersuchungen – Rili-BÄK. *Deutsches Ärzteblatt Online*, 1–33. https://doi.org/10.3238/arztebl.2019.rili_baek_qs_labor20192312

Catenacci, M., & Goldberg, J. M. (2011). Transvaginal hydrolaparoscopy. *Seminars in Reproductive Medicine, 29*(2), 95–100. https://doi.org/10.1055/s-0031-1272471

Centini, G., Troia, L., Lazzeri, L., Petraglia, F., & Luisi, S. (2016). Modern operative hysteroscopy. *Minerva Ginecologica, 68*(2), 126–132.

Chapron, C., Marcellin, L., Borghese, B., & Santulli, P. (2019). Rethinking mechanisms, diagnosis and management of endometriosis. *Nature Reviews. Endocrinology, 15*(11), 666–682. https://doi.org/10.1038/s41574-019-0245-z

Cholkeri-Singh, A., & Sasaki, K. J. (2016). Hysteroscopy safety. *Current Opinion in Obstetrics & Gynecology, 28*(4), 250–254. https://doi.org/10.1097/GCO.0000000000000289

Devine, K., Dolitsky, S., Ludwin, I., & Ludwin, A. (2022). Modern assessment of the uterine cavity and fallopian tubes in the era of high-efficacy assisted reproductive technology. *Fertility and Sterility, 118*(1), 19–28. https://doi.org/10.1016/j.fertnstert.2022.05.020

Dunselman, G. A. J., Vermeulen, N., Becker, C., Calhaz-Jorge, C., D'Hooghe, T., De Bie, B., Heikinheimo, O., Horne, A. W., Kiesel, L., Nap, A., Prentice, A., Saridogan, E., Soriano, D., & Nelen, W. (2014). ESHRE guideline: Management of women with endometriosis. *Human Reproduction (Oxford, England), 29*(3), 400–412. https://doi.org/10.1093/humrep/det457

Emmanuel, M., & Bokor, B. R. (2022). Tanner stages. In *The SAGE encyclopedia of lifespan human development*. SAGE.

ESHRE. (2004). Revised 2003 consensus on diagnostic criteria and long-term health risks related to polycystic ovary syndrome (PCOS). *Human Reproduction (Oxford, England), 19*(1), 41–47. https://doi.org/10.1093/humrep/deh098

Gast, A.-S., Schießer, M., Sohn, C., & Scharf, A. (2001). *Checkliste Sonographie in Gynäkologie und Geburtshilfe* (2., überarb. Aufl.). Thieme.

Gemeinsamer Bundesausschuss. (2020). *Richtlinie über die Früherkennung von Krebserkrankungen*. Bundesanzeiger Verlag GmbH, BAnz AT 27.08.2020 B3.

Glynn, M., & Drake, W. M. (2017). *Hutchison's clinical methods: An integrated approach to clinical practice* (24. Aufl.). Elsevier.

Gruber, N., & Modan-Moses, D. (2021). Menstrual cycle in adolescents: Updating the normal pattern. *The Journal of Clinical Endocrinology and Metabolism, 106*(1), e372–e374. https://doi.org/10.1210/clinem/dgaa688

Hallbach, J. (2019). *Klinische Chemie und Hämatologie: biomedizinische Analytik für MTLA und Studium* (4., überab. Aufl.). Georg Thieme.

Hiort, O., Danne, T., & Wabitsch, M. (2020). *Pädiatrische Endokrinologie und Diabetologie*. Springer. https://doi.org/10.1007/978-3-662-57309-9

Infertility Workup for the Women's Health Specialist: ACOG Committee Opinion, Number 781. (2019). *Obstetrics and Gynecology, 133*(6), e377–e384. https://doi.org/10.1097/AOG.0000000000003271

Jacoby, V. L., Fujimoto, V. Y., Giudice, L. C., Kuppermann, M., & Washington, A. E. (2010). Racial and ethnic disparities in benign gynecologic conditions and associated surgeries. *American Journal of Obstetrics and Gynecology, 202*(6), 514–521. https://doi.org/10.1016/j.ajog.2010.02.039

Lequin, R. M. (2005). Enzyme immunoassay (EIA)/enzyme-linked immunosorbent assay (ELISA). *Clinical Chemistry, 51*(12), 2415–2418. https://doi.org/10.1373/clinchem.2005.051532

Lindsay, T. J., & Vitrikas, K. R. (2015). Evaluation and treatment of infertility. *American Family Physician, 91*(5), 308–314.

Mandia, L., Personeni, C., Antonazzo, P., Angileri, S. A., Pinto, A., & Savasi, V. (2017). Ultrasound in infertility setting: Optimal strategy to evaluate the assessment of tubal patency. *BioMed Research International, 2017*, 3205895. https://doi.org/10.1155/2017/3205895

Margaux Becker, V., Silver, S., Seufert, R., & Muensterer, O. J. (2019). The association of appendectomy, adhesions, tubal pathology, and female infertility. *Journal of the Society of Laparoendoscopic Surgeons, 23*(1). https://doi.org/10.4293/JSLS.2018.00099

Matheson, E., & Bain, J. (2019). Hirsutism in women. *American Family Physician, 100*(3), 168–175.

Matijevic, R., & Grgic, O. (2005). Predictive values of ultrasound monitoring of the menstrual cycle. *Current Opinion in Obstetrics & Gynecology, 17*(4), 405–410. https://doi.org/10.1097/01.gco.0000175360.35341.2b

Mayer, C., & Deedwania, P. (2022, Sep 7). *Hysterosalpingogram. In StatPearls [Internet]. Treasure Island (FL). StatPearls Publishing*. https://www.ncbi.nlm.nih.gov/books/NBK572146/. Zugegriffen im Januar 2023.

O'Laughlin, D. J., Strelow, B., Fellows, N., Kelsey, E., Peters, S., Stevens, J., & Tweedy, J. (2021). Addressing anxiety and fear during the female pelvic examination. *Journal of Primary Care & Community Health, 12*, 2150132721992195. https://doi.org/10.1177/2150132721992195

Patrono, C., & Peskar, B. A. (1987). *Radioimmunoassay in basic and clinical pharmacology*. Springer. https://doi.org/10.1007/978-3-642-71809-0

Pundir, J., & El Toukhy, T. (2010). Uterine cavity assessment prior to IVF. *Women's Health (London, England), 6*(6), 841–848. https://doi.org/10.2217/whe.10.61

Sahin, H., Abdullazade, S., & Sanci, M. (2017). Mature cystic teratoma of the ovary: A cutting edge overview on imaging features. *Insights Into Imaging, 8*(2), 227–241. https://doi.org/10.1007/s13244-016-0539-9

Simms-Cendan, J. (2018). Examination of the pediatric adolescent patient. *Best Practice & Research. Clinical Obstetrics & Gynaecology, 48*, 3–13. https://doi.org/10.1016/j.bpobgyn.2017.08.005

Su, H.-W., Yi, Y.-C., Wei, T.-Y., Chang, T.-C., & Cheng, C.-M. (2017). Detection of ovulation, a review of currently available methods. *Bioengineering & Translational Medicine, 2*(3), 238–246. https://doi.org/10.1002/btm2.10058

Tetlow, R. L., Richmond, I., Manton, D. J., Greenman, J., Turnbull, L. W., & Killick, S. R. (1999). Histological analysis of the uterine junctional zone as seen by transvaginal ultrasound. *Ultrasound in Obstetrics & Gynecology: The Official Journal of the International Society of Ultrasound in Obstetrics and Gynecology, 14*(3), 188–193. https://doi.org/10.1046/j.1469-0705.1999.14030188.x

Thomas, L. (2020). *Labor und Diagnose*. Th-Books (Frankfurt am Main). ISBN: 978-3-9805215-8-1.

Uhl, B. (2017). *Gynäkologie und Geburtshilfe compact* (6. Aufl.). Thieme.

Uhl, B., & Brunnert, K. (2013). *OP-Manual Gynäkologie und Geburtshilfe* (2., akt. Aufl.). Thieme.

Van den Bosch, T., Dueholm, M., Leone, F. P. G., Valentin, L., Rasmussen, C. K., Votino, A., Van Schoubroeck, D., Landolfo, C., Installé, A. J. F., Guerriero, S., Exacoustos, C., Gordts, S., Benacerraf, B., D'Hooghe, T., De Moor, B., Brölmann, H., Goldstein, S., Epstein, E., Bourne, T., & Timmerman, D. (2015). Terms, definitions and measurements to describe sonographic features of myometrium and uterine masses: A consensus opinion from the Morphological Uterus Sonographic Assessment (MUSA) group. *Ultrasound in Obstetrics & Gynecology: The Official Journal of the International Society of Ultrasound in Obstetrics and Gynecology, 46*(3), 284–298. https://doi.org/10.1002/uog.14806

Van Holsbeke, C., Van Calster, B., Guerriero, S., Savelli, L., Paladini, D., Lissoni, A. A., Czekierdowski, A., Fischerova, D., Zhang, J., Mestdagh, G., Testa, A. C., Bourne, T., Valentin, L., & Timmerman, D. (2010). Endometriomas: Their ultrasound characteristics. *Ultrasound in Obstetrics & Gynecology: The Official Journal of the International Society of Ultrasound in Obstetrics and Gynecology, 35*(6), 730–740. https://doi.org/10.1002/uog.7668

Wallach, E. E. (1992). Myomectomy. In *Telinde's operative gynaecology* (7. Aufl., S. 647–662). Lippincott Company.

World Health Organization. (2012). *WHO Laborhandbuch zur Untersuchung und Aufarbeitung des menschlichen Ejakulates* (5. Aufl.). Springer. https://doi.org/10.1007/978-3-642-40736-9

Yilmaz, F. T., & Demirel, G. (2021). The relationship between body privacy and anxiety in women having gynecological examination. *Journal of Obstetrics and Gynaecology: The Journal of the Institute of Obstetrics and Gynaecology, 41*(7), 1112–1115. https://doi.org/10.1080/01443615.2020.1835845

Weibliche Fertilitätsstörungen

4

Michael Amrani

Inhaltsverzeichnis

4.1 Einleitung

Entgegen der öffentlichen Wahrnehmung hat das Vorkommen von Fruchtbarkeitsstörungen der Frau seit der Vergangenheit nicht zugenommen. Stattdessen hat die Entwicklung reproduktionsmedizinischer Verfahren wesentliche Erkenntnisse im Bereich der Fortpflanzungsbiologie erbracht und zugleich unfruchtbaren Paaren Möglichkeiten eröffnet, ein Kind zu bekommen. Dies hat zu einer veränderten Wahrnehmung und Bewertung von Fruchtbarkeitsstörungen in der Bevölkerung geführt. Nicht unerwähnt sollte jedoch die weltweite Zunahme von Übergewichtigkeit bleiben, welche erhebliche Probleme für die Fruchtbarkeit mit sich bringt (Broughton et al., 2017; Craig et al., 2017).

M. Amrani (✉)
TFP-Kinderwunschzentrum Wiesbaden, MVZ Wiesbaden GmbH, Wiesbaden, Deutschland
e-mail: Michael.Amrani@tfp-fertility.com

© Der/die Autor(en), exklusiv lizenziert an Springer-Verlag GmbH, DE, ein Teil von Springer Nature 2023

M. Amrani, R. Seufert (Hrsg.), *Gynäkologische Endokrinologie und Kinderwunschtherapie*, https://doi.org/10.1007/978-3-662-65371-5_4

Demografische Veränderung tragen zum anderen dazu bei, dass deutlich mehr Frauen in einem Lebensabschnitt versuchen, schwanger zu werden, in dem die natürliche Fruchtbarkeit nachlässt und fruchtbarkeitseinschränkende Erkrankungen zunehmen (Crawford & Steiner, 2015).

Folgende Betrachtungen zur menschlichen Fortpflanzung sind hilfreich, sowohl bei Diagnosestellung als auch Therapieindikation:

- Die Ovulation reifer und gesunder Eizellen sollte regelmäßig und vorhersehbar stattfinden.
- Ausreichend gut bewegliche Spermien sollten möglichst zeitnah zum Eisprung in die Nähe des Gebärmutterhalses gebracht werden können, damit sie dann in die Eileiter aufsteigen und die Eizelle befruchten.
- Die Eileiter müssen die Fähigkeit besitzen, ovulierte Eizellen aufzunehmen, sicher und effektiv Spermien zur Eizelle und den Embryo zur Gebärmutterhöhle zu bringen.
- Die Gebärmutter und ihre Schleimhäute sollten die Voraussetzungen und Bedingungen haben, die Spermien in Richtung Eileiter zu bringen, die Implantation des Embryos und seine Weiterentwicklung bis zur Geburt zu ermöglichen.

▶ Im Rahmen dieses Kapitels werden alle kongenitalen und erworbenen gynäkologischen Erkrankungen dargestellt, die Einfluss auf die Fortpflanzung besitzen. Aufgrund des erheblichen Umfangs erfolgt die Darstellung stichpunktartig.

4.2 Embryonale Entwicklung der Geschlechtsorgane

Die Entstehung der Gonaden aus den Genitalleisten wurde in Kap. 2 dargestellt. Im Folgenden betrachten wir zum Verständnis fruchtbarkeitseinschränkender Störungen von Fehlbildungen die embryonale Entwicklung der Genitalwege (Greenfield, 2013).

Die Genitalanlage ist zu Beginn der embryonalen Entwicklung undifferenziert. In diesem Stadium bildet sich etwa ab der fünften Woche post conceptionem durch Proliferation des Zölomepithels beidseitig von der Mittelachse der Urnierengang (Ductus mesonephricus, Wolff-Gang) und die Genitalleisten. Lateral vom Ductus mesonephricus entsteht durch Einstülpung der Ductus paramesonephricus (Müller-Gang), der an seinem kranialen Ende eine Öffnung zur Zölomhöhle besitzt.

▶ Die Expression der Sex determining Region of Y-Gen (SRY-Gen) auf dem Y-Chromosom bestimmt etwa ab der siebten Woche p.c. in einem komplexen Netzwerk von Transkriptionsfaktoren und weiterer Gene die Entwicklung der männlichen Gonaden und ableitenden Samenwege.

Aus dem Ductus mesonephricus gehen Nebenhoden, Samenleiter und Samenblase hervor. Zugleich unterdrückt das Anti-Müller-Hormon und Inhibin aus Sertolizellen die Weiterentwicklung des Ductus paramesonephricus.

▶ Mit Fehlen dieser Genprodukte setzt mit der achten Woche p.c. die geschlechtsspezifische weibliche Entwicklung der Genitalwege ein.

Die Strukturen des Ductus mesonephricus bilden sich zurück und es kommt zur weiteren Anregung der Müller-Gänge und ihrer Derivate.

Embryonale Faltungsprozesse tragen zum Descensus der Ovaranlagen bei, wodurch kraniale und mediale Abschnitte des Ductus paramesophricus eine eher horizontale Position einnehmen. Hieraus entwickeln sich die Tuben und über die longitudinale Verbindung zur Zölomwand das Ligamentum latum.

Die distalen Abschnitte fusionieren zum Uterovaginalkanal und werden später zu Uterus und kranialer Vagina. Des Weiteren wachsen sie blind endend auf die Kloake zu. Dort bilden sie im Sinus urogenitalis die Tubercula paramesonephrici, die bis zur 20. Wochen p.c. zur Vaginalplatte verschmelzen. Von kaudal wächst ein Lumen in der Vaginalplatte in die kaudalen Abschnitte der Uterusanlage ein und bildet somit die Verbindung zwischen Vagina und Uterus. Zugleich wird die Vaginalanlage durch den Hymen vom Sinus urogenitalis abgegrenzt. Die weitere kaudale Verlagerung trennt schließlich den Sinus urogenitalis in Urethra und Vagina.

Um die Kloake, die in der vierten Woche p.c. noch durch die Kloakenmembran verschlossen ist, bilden sich ventral der Genitalhöcker, beidseitige Urethralfalten und Labioskrotalwülste. Im weiteren Verlauf trennt das Septum urorectale die Kloake in Sinus urogenitalis und Anorektalkanal, die wiederum durch eine ventrale Urogenital- und eine dorsale Analmembran verschlossen sind.

Im Bereich der Genitalhöcker wachsen Zellen des Sinus urogenitalis bis knapp unterhalb dieser ein und entwickeln die Urethralplatte mit Urethralrinne. Die Urogenitalmembran hat dann eine Verbindung zur Amnionhöhle. Aus dem Genitalhöcker entwickelt sich die Klitoris und aus den Genitalfalten die Labia minora, die die offene Urogenitalspalte bzw. das Vestibulum vaginae umrahmen. In Letzteres münden Urethra, Vagina und Bartholini-Drüsen. Diese sind Epithelderivate des Sinus urogenitalis. Die Labioskrotalwülste proliferieren zu den Labia majora (Kennett, 2020).

4.3 Störung der Geschlechtsentwicklung (Disorders of Sex Developement)

Eine gestörte Geschlechtsentwicklung (Disorders of Sex Developement – DSD) kann durch numerische Aberrationen der Gonosomen, molekulargenetische Veränderungen, unterschiedliche Gonadendysgenesien, Störungen des Androgenstoffwechsels und durch Fehbildungssyndrome hervorgerufen werden (Holterhus & Hiort, 2020). In diesem Zusammenhang wird ein Schwerpunkt auf weibliche Fertilitätsstörungen gelegt, wobei der Übergang zwischen neonatologischen, pädiatrischen und gynäkologisch-urologischen Bereichen fließend ist. Viele der Krankheitsbilder treten bei Neugeborenen zutage und haben einen erheblichen Einfluss auf die Fortpflanzungsfähigkeit des Individuums.

Chromosomenaberrationen und/oder molekulargenetische Abweichungen können über die Beeinträchtigungen der Steuerungsmechanismen zu Störungen der Geschlechtsentwicklung führen.

Klinisch finden sich neben genitalen Fehlbildungen auch extragenitale Auffälligkeiten, da eine Fülle von Genen sowohl die Geschlechtsdeterminierung als auch zentrale Aspekte der Morphologie des Organismus betreffen. Der Ausprägungsgrad der beobachteten Symptome kann ausgesprochen variabel sein. Häufig kommt es aufgrund anatomisch-physiologischer Veränderungen und psychischer Belastung zur Einschränkung der Fortpflanzungsfähigkeit (Del Valle et al., 2017; Fang et al., 2022; Alkhzouz et al., 2021).

Die Nebennierenrinde produziert neben den Keimdrüsen einen Großteil der Androgene, die mit der Adrenarche die sexuelle Differenzierung mit beeinflussen. Kongenitale Nebennierenrindeninsuffizienzen werden durch eine Vielzahl genetischer Veränderungen ausgelöst und führen bereits prä- und postnatal zu Veränderungen des Steroidhormonstoffwechsels. Neben der Beeinträchtigung der Gluko- und Mineralokortikoide führt die hierdurch bedingte Dysbalance der Androgene zu Störungen der sexuellen Geschlechtsentwicklung und Fertilität (Meyer-Bahlburg et al., 2008).

Veränderungen der Rezeptoren für Gonadoliberine, Gonadotropine, Anti-Müller-Hormon und androgene Sexualsteroide führen zu fehlerhafter Signalübermittlung an vielen Stellen und tragen ebenso dazu bei (Hornig et al., 2016).

Sexuelle Differenzierungsstörungen bei chromosomal männlichem Geschlecht resultieren meist aus einer insuffizienten Androgenwirkung. Die Ausprägung ist auch hier höchst variabel und kann von einem weiblichen Phänotyp mit Sterilität bis hin zu andrologischer Subfertilität reichen.

4.3.1 Aberration der Gonosomen 45, X0

Turner-Syndrom, Monosomie X0, 45, X0 und Mosaike (Ranke & Saenger, 2001)

Pathophysiologie

- 40–60 % Verlust eines X-Chromosoms während der ersten postzygotischen Teilungen (häufig väterliches X-Chromosom)
- Späterer Verlust → unterschiedlich ausgeprägtes Mosaik in verschiedenen Zelllinien
- Strukturelle Aberrationen: Deletion Xp, Ringchromosom X, Isochromosom X [i(Xq)]
- Verlust des Short-stature-homeobox-containing gene-on-the-X-chromosome (SHOX-Gen) und der pseudoautosomalen Region 1 (PAR1)

Klinik

- Defektes fetales Lymphgefäßsystem
- 90 % Abort
- Fehlbildungssyndrom, Vielzahl von Symptomen jeweils mit hoher Variabilität
  - Verminderte Körpergröße
  - Lymphödeme (Hand, Fuß, Fingernägel)
  - Pterygium colli (flügelförmige Hautfalte am Hals)
  - Nacken: tiefer Haaransatz
  - Hypertelorismus, Epikanthus
  - Thoraxdeformation
  - Weiter Abstand kleiner Mamillen
  - Cubitus valgus
  - Naevi
  - Mediale tibiale Exostosen
  - Streak-Gonaden (Ovarien-Aplasie-Hypoplasie) → Infertilität (premature ovarian failure, POF)
  - Hypoplastische Genitalorgane
  - Nierenfehlbildungen
  - Herzvitien (z. B. Aortenisthmusstenose)
  - Hypothyreose
  - Gestörte Glukosetoleranz
  - Leichte mentale Einschränkungen
- Differenzialdiagnose: Pseudo-Turner-Syndrom (Noonan-Syndrom)
- Wichtig: Mosaikformen → diskrete oder keine Symptome und/oder primäre Amenorrhö (hypergonadotroper Hypogonadismus)
- Gestörte Fertilität

Therapie

- Schwangerschaft möglich
- ggf. Wachstumshormon-Behandlung
- Jenseits des Knochenalters: Sexualsteroidhormonbehandlung (Estrogene und Gestagene)
- Mosaik 45, X/46, XY → erhöhtes Entartungsrisiko → prophylaktische Gonadektomie ist zu bedenken
- Kinderwunschbehandlung möglich, mit Einschränkungen aufgrund des Hypogonadismus und möglicher kardialer Schwangerschaftskomplikationen
- Fertiprotektion bedenken

4.3.2 Gonadendysgenesie, 46, XY

Molekulargenetisch bedingte Fehlanlage der Keimdrüsen bei männlichen Karyogramm

4.3.2.1 Komplette Gonadendysgenesie

Swyer-Syndrom (King & Conway, 2014)

Pathophysiologie

- Deletion des SRY-Gens, Mutationen mit Einfluss auf SRY Gen Expression
- Rest Androgenproduktion oder vollständiges Fehlen von AMH und Androgenen

Klinik

- Streakgonaden
- Vagina, Uterus, Tuben
- Keine Virilisierung der äußeren Geschlechtsmerkale
- Hypergonadotroper Hypogonadismus, Amenorrhö
- Ggf. männliche Körperformen

Therapie

- Entfernung von Stranggonaden → Risiko der malignen Entartung
- Siehe Therapie bei DSD und auffälligem Genitalbefund

4.3.2.2 Partielle Gonadendysgenesie

Pathophysiologie

- Beschriebene Genmutationen → WT1, SF1, SRY, SOX9, DHH, ATRX ARX DMRT1 DAX1 WNT4 (Öçal, 2011)
- Hemmung der Müller'schen Regression und Hoden-Differenzierung

Klinik

- Weiblich
- Männliche oder mehrdeutige äußere Genitalien möglich
- Häufig assoziierte Fehlbildungen

Therapie

- Siehe Therapie bei DSD und auffälligen Genitalbefund

4.3.3 Störungen des Androgenstoffwechsels, 46 XY

Mangelnde Virilisierung bei männlichem Karyogramm

4.3.3.1 Adrenale Insuffizienz

Pathophysiologie

Störungen der adrenalen Hormonsynthese → unterschiedliche Androgenmangelphänomene (siehe Tab. 4.1) (Kamrath & Riepe, 2020)

- Steroid 5α-Reduktase-Mangel
- 17α-Hydroxylase-Mangel
- 3β-Hydroxysteroid-Dehydrogenase-Mangel
- 17β-Hydroxysteroid-Dehydrogenase-Mangel
- P450-Oxidoreduktase-Mangel
- Steroid Acute Regulatory (StAR) Protein-Mangel
- Kongenitale Lipoidhyperplasie (StAR-Defekt)

4.3.3.2 Komplette Androgenresistenz

Pseudohermaphroditismus masculinus, testikuläre Feminisierung

Goldberg-Maxwell-Morris-Syndrom (Gulía et al., 2018; Hornig & Holterhus, 2021)

Pathophysiologie

- X-chromosomal, rezessiv, inaktivierende Mutationen, ≈ 400 Mutationen
- Androgenrezeptordefekt
- Vollständiges Fehlen
- Vorhanden, aber funktionell abnormal
- Normal, aber in der Menge verringert

Klinik

- Weiblicher Phänotyp
- Ungestörte weibliche Geschlechtsidentität
- Keine Pubarche → „Hairless Woman“
- Aplasie → Uterus, Tuben, Ovarien
- Blind endende Vagina
- Bauch- oder Leistenhoden
- Überdurchschnittliche Körpergröße
- Aromataseaktivität → Pubertät möglich
- Sterilität

Therapie

- Kindheit keine spezifischen Maßnahmen, Ausnahme: Leistenbruch
- Gonaden → derzeit geringes Entartungsrisiko → in situ bis Abschluss der Pubertät → Aromatisierung → Pubertätsentwicklung
- Siehe Therapie bei DSD und auffälligem Genitalbefund

4.3.3.3 Defekte des LH-Rezeptors

Leydig-Zell-Hypoplasie (Latronico et al., 2005)

Pathophysiologie

- Autosomal-rezessiv, inaktivierende Mutationen des LH-/hCG-Rezeptors
- Störung der männlichen Geschlechtsdifferenzierung
- Störung der Wolff'schen Gangderivate
- Fehlen von Müller'schen Gangderivaten (normale AMH-Wirkung)

Tab. 4.1 Kongenitale adrenale Hyperplasie mit Bezug zur sexuellen Differenzierungsstörung, veränderten Steroidbiosynthese und AGS Typ. AGS: adrenogenitales Syndrom, DSD: Disorders of sexual developement. ↑: gesteigerte Synthese, ↓: verminderte Synthese, ( ): Veränderung möglich. Nach Hiort et al., 2020

Betroffenes Enzym	AGS-Typ	Betroffener Genabschnitt	Chromosom	Inzidenz	Glukokortikoide	Androgene	Mineralo-kortikoide	DSD	Leithormon
21-Hydroxylase	3	CYP21A2	6	1:14.000	↓	↑	(↓)	46, XX	17-OH Progesteron 21-Dexoxykortisol Androstendion
11β-Hydroxylase	4	CYP11B1	8	1:200.000	↓	↑	↑	46, XX	11-Deoxykortisol und -Kortikosteron Androstendion
3β-Hydroxysteroid-Dehydrogenase	2	HSD3B2	1	selten	↓	↓	↓	46, XX 46, XY	Pregnenolon, 17-OH-Pregnenolon, DHEA
17α-Hydroxylase	5	CYP17A1	10	selten	↓	↓	↑	46, XY	11-Desoxy-kortikosteron und- kortisol, Androstendion
Steroidogenic acute regulatory protein, (StAR)	1	StAR	8	selten	↓	↓	↓	46, XY	-
P450-Oxidoreduktase-Mangel (POR-Defekt)	-	POR	7	selten	(↓)	↓	-	46, XX 46, XY	17-OH-Progesteron, Progesteron

Klinik

- Phänotyp korreliert mit Restaktivität des LH-/hCG-Rezeptor
- Bandbreite von normal weiblich bis zu fast normal männlich
- Mehrdeutige Genitalien
- Sterilität

4.3.4 Ovotestikuläre Geschlechtsentwicklung

Hermaphroditismus verus (Latronico et al., 2005)

Pathophysiologie

- Teilweise Translokation eines Y-Chromosomfragmentes mit SRY-Gen auf X-Chromosom oder Autosom
  - ca. 50 % XX, ca. 10–40 % Mosaike, ca. 5 % XY
  - ca. 65 % SRY-Gen Funktionsverlust
- Mutationen in verschiedenen Regulationsgenen (SOX9, SOX3, NR0B1, NR5A1)
- 46, XX/46, XY-Mosaik (Chimärismus)
  - Parthenogenetische Vermehrung der haploiden Eizelle vor der Befruchtung
  - Sowohl XY als auch XX in verschiedenen Zelllinien
- Ovotestes: gemischtes Keimdrüsengewebe
- Müller- und Wolff-Strukturen vorhanden

Klinik

- Atypische Genitalien
- Vagina, Ovulation und Menstruation möglich
- Uterus, Hemiuterus, rudimentärer Uterus
- Gestörte Pubertät → Mischung aus männlichen und weiblichen Merkmalen
- Äußeres Genital → Korrelation zur Androgenexposition → indifferent bis Hypospadie
- Restfertilität meist durch Ovarialgewebe möglich

4.3.5 Gonadendysgenesie, 46, XX

Molekulargenetisch bedingte Fehlanlage der Keimdrüsen bei weiblichem Karyogramm

Pathophysiologie

- Genetischer Entwicklungsdefekt des Ovars
- z.T. ungeklärt
- Mutationen (Domenice et al., 2016)
  - FSH-Rezeptor (inaktivierend, autosomal-rezessiv)
  - BMP15 (Xp11.2)-Gen (X-chromosomal)
  - NR5A1(9q33)-Gen (autosomal-dominant)

Klinik

- Normale innere und äußere Genitalien
- Verzögerte oder ausbleibende Pubertät
- Primäre oder manchmal sekundäre Amenorrhö
- Sterilität
- Ggf. Hypakusis mit oder ohne zerebelläre Ataxie (Perrault-Syndrom), Lungenfibrose-Immundefekt

Therapie

- Hormonersatzbehandlung mit Osteoporoseprophylaxe
- Donogene IVF

4.3.6 Synthesestörungen der Androgene, 46, XX

Virilisierung bei weiblichem Karyogramm

4.3.6.1 Adrenogenitales Syndrom (AGS)

Pathophysiologie

- Gendefekte, siehe Tab. 4.1.
- Autosomal-rezessiver Erbgang
- Heterozygotenfrequenz in der Allgemeinbevölkerung → 1:55
- Nebennierenrindeninsuffizienz → Mangel an Glukokortikoiden und z. T. Mineralokortikoide
- Verminderte oder aufgehobene Enzymaktivität (Oxidoreduktasen, Cytochrome P450 und Membran-Transportproteine)
- Stimulation ACTH-Ausschüttung → Exzess paralleler Stoffwechselwege (abhängig von Enzymdefekt)

- Fünf klinisch relevante AGS-Typen mit unterschiedlicher Ausprägung
  - Typ 1 durch StAR-Mangel
  - Typ 2 durch 3β-Hydroxysteroid-Dehydrogenase-Mangel
  - Typ 3 durch 21-Hydroxylasemangel (90–95 %)
  - Typ 4 durch 11β-Hydroxylasemangel
  - Typ 5 durch 17α-Hydroxylasemangel

21-Hydroxylasemangel

- Häufigste Form des AGS → 21-Hydroxylase (CYP21A2)
- Verschiedene Mutationen im CYP21A2 Gen am Genlokus 6p21.3
  - Unterschiedliche Schweregrade:
    Early-Onset-AGS mit und ohne Salzverlust (SV)
    Late-Onset-AGS

Early-Onset-AGS ohne Salzverlust

Pseudohermaphroditismus femininus, intrauterine Virilisierung, klassisches AGS (Holterhus & Hiort, 2020) ca. 1:10.000–1:16.000

- Uterus, Ovar, Tuben regelgerecht angelegt
- Äußeres Genitale virilisiert (Einteilung nach Prader, siehe Abb. 4.1)
- Hirsutismus, keine oder verminderte Thelarche
- Pseudopubertas praecox, verminderte Körpergröße
- Gestörte Fertilität (Anovulation, polyzystisches Ovarsyndrom)

Early-Onset-AGS mit Salzverlust

Zusätzlich zu AGS ohne SV → Hypoaldosteronismus

- Elektrolytstörungen (Natriumverlust und Kaliumretention) → metabolische Azidose
- Herzrhythmusstörungen, Apathie, Erbrechen, Exsikkose und Gewichtsverlust

Late-Onset-AGS, nicht-klassisches AGS

Restaktivität der 21-Hydroxylase, ca. 1:100–1:1000

- Mit Pubertät oder Erwachsenenalter beginnend:
  - Eingeschränkte Fertilität
  - Zyklusstörungen, normogonadotrope Ovarialinsuffizienz
  - Akne, Hirsutismus
  - Polyzystisches Ovarsyndrom
- Männliches Geschlecht → Gestörte Fertilität (Oligozoospermie bis Azoospermie)

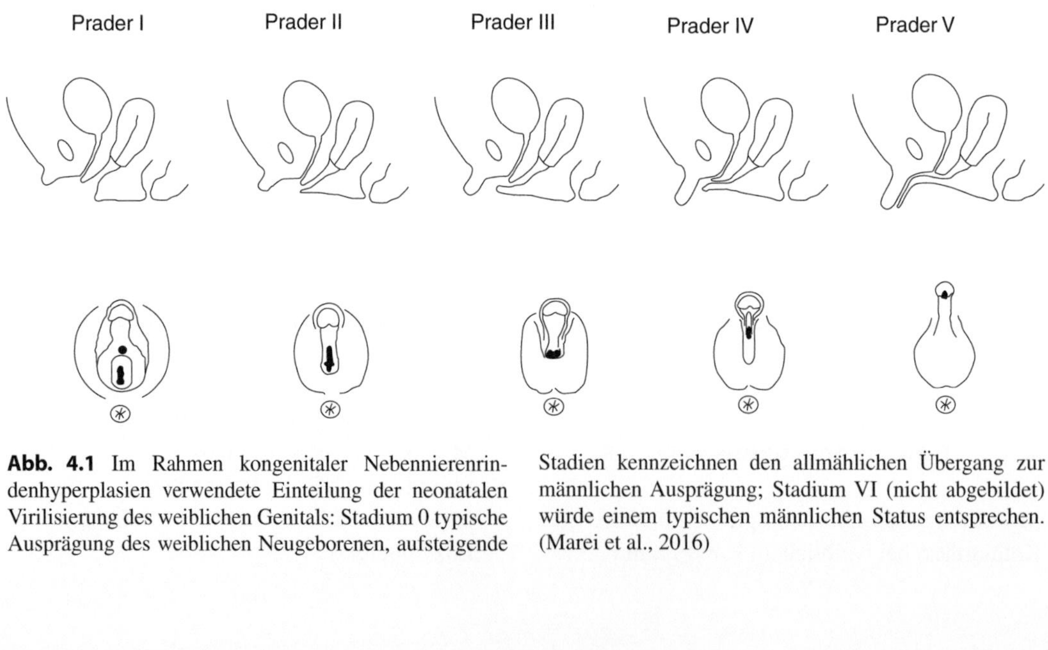

Abb. 4.1 Im Rahmen kongenitaler Nebennierenrindenhyperplasien verwendete Einteilung der neonatalen Virilisierung des weiblichen Genitals: Stadium 0 typische Ausprägung des weiblichen Neugeborenen, aufsteigende Stadien kennzeichnen den allmählichen Übergang zur männlichen Ausprägung; Stadium VI (nicht abgebildet) würde einem typischen männlichen Status entsprechen. (Marei et al., 2016)

Therapie

- Early Onset → siehe Lehrbücher der pädiatrischen Endokrinologie
- Late Onset → Behandlung der Anovulation bei PCO → siehe Abschn. 4.3.2.

Kinderwunsch und nachgewiesene Mutation

- Partnerscreening
- Humangenetische Beratung
- Planung abhängig von Mutation und Trägerstatus beider Partner
- Bei nachgewiesenen genetischen Risiko für AGS Entwicklung → Dexamethason bis Nachweis weiblicher Fetus
- Präimplantationsdiagnostik
- Niedrig dosiertes Prednisolon oder Dexamethason zur Abortprophylaxe (Off-label-Anwendung)

4.3.6.2 Gestationsbedingter Hyperandrogenismus

Pathophysiologie

- Luteome, Theca-Lutein-Zysten
- Arzneimittel mit androgener Partialwirkung, z. B. Danazol, Gestagene
(Hakim et al., 2017; Hu et al., 2019)

Klinik

- Kongenitale Virilisierung

Therapie

- An klinischer Beeinträchtigung orientiert

4.3.6.3 Aromatasemangel

Pathophysiologie

- Gestörte Umwandlung
  - Testosteron → Estradiol
  - Androstendion → Estron
  (Bulun, 2014)
- Müller-Strukturen und Ovarien vorhanden

Klinik

- Plazentarer Defekt → embryonale Virilisierung (z. B. Klitorishypertrophie, Sinus urogenitalis)
- Pubertät → hypergonadotroper Hypogonadismus, verminderte sekundäre Geschlechtsmerkmale, Hirsutismus und Virilisierung, polyzystische Ovarien

4.3.6.4 PAPSS2-Mangel

Pathophysiologie
Defekt der PAPS-Synthase 2, PAPSS2, (Oostdijk et al., 2015)

- Mangel des Sulfatdonor → 3-Phosphoadenosine-5-phosphosulfate (PAPS)
- Mangel der Sulfatierung von DHEA zu DHEA-S
- Gesteigerte Synthese biologisch aktiver Androgene aus DHEA

Klinik

- Hyperandrogenämie (DHEA)
- Prämature Pubarche, später Akne, sekundäre Amenorrhö und PCOS-ähnlicher Phänotyp

4.3.7 Syndrome

Fehlbildungssyndrome des ano- und urogenitalen Organsystem

4.3.7.1 Mayer-Rokitansky-Küster-Hauser-Syndrom (MRKH)

Rokitansky-Küster-Hauser-Syndrom (RKH oder RKHS), Müllersche Aplasie (Galliano et al., 2001) 1:4500 Frauen

Pathophysiologie (Jacquinet et al., 2016)

- Fehlen des mittleren und distalen Ductus paramesonephricus (Müller-Gang)
- Vermutlich autosomal-dominant, Mutationen des Wingless-Type Gen (WNT-4), Lim Homöobox Gen 1 (LHX1)

- Assoziation zum 17q12 Mikrodeletion-Syndrom
- Typ 1 obere Vagina, Zervix und Uterus.
- Typ 2 zusätzlich Fehlbildungen am Nieren- und Skelettsystem (Mullerian Renal Cervical Somite Syndrome, MURCS)

Klinik

- Primäre Amenorrhö
- Vaginalaplasie, Uterusaplasie oder Hypoplasie (Cave: Endometriumsinseln), normale oder hypoplastische Tuben und Ovarien
- Thelarche, Pubarche, Ovulation möglich
- Keine Kohabitation
- Bei WNT4-Mutationen → Hemmung der 3ß-Hydroxysteroiddehydrogenase → Androgenüberschuss
- Ggf. Leistenbruch

Therapie

- Siehe Vaginalaplasie, Vaginalhypoplasie (Abschn. 4.4.3) und in Abhängigkeit weiterer Pathologien
- Leihmutterschaft (in Deutschland verboten), Uterustransplantation

4.3.7.2 Anorektale und Kloakenmalformationen

Pathophysiologie

- Fehlmündung des hypoplastischen Anus in den Urogenitaltrakt oder das Perineum (Fistel)
- Häufig Begleitfehlbildungen → Urogenitaltrakt und lumbosakrale Wirbelsäule
- Maximale Ausprägung → Kloakenfehlbildung (nur Mädchen)
  (Feldkamp et al., 2011; Mo et al., 2001; Levitt & Peña, 2007)

Klinik

- Stuhl- und Harninkontinenz, Obstipation
- Weitere Fehlbildungen
  - Herzvitien
  - Urogenitale Fehlbildungen
  - Gastrointestinale Fehlbildungen
  - Kaudales Regressionssyndrom
  - VACTERL-Assoziation (Harntrakt, Wirbelsäule, Magen-Darm-Trakt, Extremitäten, kardiovaskuläres System)
- Gestörte Fertilität

Therapie

- Siehe Abschn. 4.3.8.

4.3.7.3 Sinus urogenitalis Fehlbildungen

Pathophysiologie

Embryonalentwicklung

1. Androgenexzess (exo- oder endogen, s. o.) → Urethra erreicht Klitoris → normale Sphinkterfunktion
2. Mangelnde Entwicklung des urorektalen Septums im Bereich der distalen Allantois → nicht erfolgte Trennung von Rektum, Scheide und Harntrakt

(Thomas, 2020; Acién & Acién, 2016)

Klinik

- Anorektale Malformationen
- Pränatal: Hydronephrose, zystische Läsion im Becken (Blasenfehlbildung)
- Entzündliche Folgen an Vagina, Vulva, Urethra
- Gestörte Fertilität

Therapie

- Siehe Abschn. 4.3.8.

4.3.8 Therapie bei DSD und auffälligem Genitalbefund

Allgemein: (Grimbizis et al., 2013; Pasterski et al., 2010a, b; Cools et al., 2018)

- Multidisziplinäres Team:
  - Kinder- und Jugendendokrinologie, Kinderchirurgie, Kinder- und Jugendpsychiat-

rie, Gynäkologie, Humangenetik, Neonatologie und Sozialarbeit, Medizinethik
- Geschlechtszuordnung
  - Neugeborene → *zunächst* Vermeidung einer primären Geschlechtszuordnung
  - Ohne zeitliche Limitierung
  - Abhängig von medizinischer Situation → abwarten bis Entscheidungsreife der Person
  - Beachtung des psychischen Geschlechtes
  - Benennung einer dritten Geschlechtskategorie
  - Namensgebung → soziale Geschlechtszuordnung
- Siehe auch S2k-Leitlinien zur weiblichen genitalen Fehlbildung und zu Varianten der Geschlechtsdifferenzierung
- Orientierung der Therapie an:
  - Endokrinem, genetischem und genitalem Befund
  - Operative Optionen
  - Notwendigkeit einer Hormonersatztherapie
  - Fertilität
  - Familiäre und gesellschaftliche Rahmenbedingungen
  - Ziel → soziokulturelle Anpassung und Integration, Gesundheit und Lebensqualität
- Einbindung eines Ethikkomitees bzw. Ethikrates
- Informiertes Einverständnis der Familie und des/der Betroffenen nach Alter
- Beratung durch andere Betroffene

Pharmakologisch/operativ

- Ggf. GnRH-Analoga bis Entscheidungsreife
- Neugeborene
  - Ausschließlich bei Nebennierenrindeninsuffizienz
  - Ggf. Testosteron bei geplanter männlicher Zuweisung
- Pubertätsreife
  - Partielle oder komplette Sexualhormonersatztherapie

    Fehlende gonadale Sexualhormonsynthese

    Z. n. präpubertärer Gonadektomie
  - Pubertätseinleitende Therapie mit Estrogenen
  - Fehlender Uterus → Gestageneinsatz derzeit unklar

Genitale Operationen

- Insgesamt kontrovers
- AGS restriktiv → Einzelfall anatomisch begründbar z. B. Sinus urogenitalis mit rezidivierenden Harnwegsinfekten (Schernthaner-Reiter et al., 2019)
- Eingriffe an den Gonaden abhängig vom Entartungsrisiko, Hormonaktivität, Geschlechtszuordnung

Weitere Maßnahmen

- Spezifische Nachsorge, psychosomatische Versorgung
- Reproduktionsmedizinische Verfahren (Insemination oder IVF)

4.4 Fehlbildungen des inneren Genitals

Die unter Abschn. 4.2 dargelegte subtile und zugleich komplexe embryonale Entwicklung der Müller-Gänge macht die Bandbreite möglicher Störfaktoren und der damit einhergehenden Fehlbildungsmöglichkeiten deutlich. So sind in diesem Kontext zwischen der 6. und 18. Schwangerschaftswoche unterschiedliche Prozesse von Atresie, Resorption, Proliferation und Vereinigung betroffen, die physiologische Funktionen beeinträchtigen.

Klinisch finden sich Störungen von Miktion, Sekretabfluss, Menstruation, Kohabitation, Fertilisierung, Implantation, intrauteriner Entwicklung und Geburtsprozessen. Daneben kommen für die Betroffenen erhebliche seelische Belastungen hinzu.

Nicht selten finden sich weitere Fehlbildungen der ableitenden Harnwege und der Nieren. Bedeutsam ist die häufige Inzidenz einer gleichzeitigen Endometriose, die Fertilitätsstörungen miterklärt.

Klassifikationssysteme sind hilfreich, um klinische Phänomene einzuordnen und einen Überblick zu erhalten. Derzeit existieren verschiedene Systeme, wovon in Tab. 4.2 der am TNM-System der Union internationale contre le cancer (UICC) orientierten Vagina-Cervix-Uterus-Adnexe-Malformationen-Klassifikation (VCUAM) dargestellt ist (Oppelt et al., 2005). Sie ermöglicht eine mehrschichtige Darstellung. Daneben kommen häufig Klassifikationssysteme der European Society of Human Reproduction and Embryology (ESHRE) und der American Fertility Society (AFS) zur Anwendung (Pfeifer et al., 2021).

Inzidenz

Schätzung:

Allgemeinbevölkerung ca.2–5 %, Sterilitätspatientinnen ca. 6–7 %, habituelle Aborte: bis zu 15 %

Diagnostik

- Anamnese (Menarche, Zyklus, Schwangerschaft, Geburt)
- Nieren- und Harnwegserkrankungen
- Endometriose

Kindes- und Jugendalter:

- Allernötigste und wenig invasive Methoden
- Voraussetzung: hohe Expertise und Empathie
- Ausnahmefälle: Narkoseuntersuchungen

Erwachsenenalter:

- Sonografie → vaginal, abdominal (z. B. Virgo), 3D-Ultraschall
- Nativ-Sonografie in sekretorischer Zyklusphase → Septum „Doppelhöhlenphänomen" V. a. Uterus Septum
- Kontrastmittelsonografie
- Hysterosalpingografie (HSG), Cave: Überlagerungen → Falschaussagen über das Cavum möglich

Tab. 4.2 Am TNM-System orientierten Vagina-Cervix-Uterus-Adnexe-Malformationen-Klassifikation (VCUAM). (Oppelt et al., 2005)

Organsysteme	Symbol	Beschreibung und Subklassifikationen
	0	Unauffällig
	+	sonstige
	#	unbekannt
Vagina (**V**)	1	Hymenalatresie a) partiell b) komplett
	2	Scheidenseptum a) < 50 % b) komplett, Duplexanlage
	3	Introitusstenose
	4	Hypoplasie
	5	Atresie a) einseitig b) komplett
	S1-S3	Sinus urogenitalis mit Konfluenz 1) hoch 2) mittel 3) tiefe
	C	Kloake
Zervix (**C**)	1	Duplexanlage
	2	Atresie/Aplasie a) einseitig b) komplett
Uterus (**U**)	1	Uterus a) arcuatus b) sub/-septus < 50 % c) sub/-septus > 50 %
	2	Bicornis, Duplex
	3	Hypoplasie
	4	Aplasie oder rudimentär a) einseitig b) beidseitig
Adnexe (**A**)	1	Tubenfehlbildung ohne Ovar a) einseitig b) beidseitig
	2	Ovarfehlbildung (Streakgonade) a) einseitig b) beidseitig
	3	Aplasie vollständig a) einseitig b) beidseitig
Andere Malformationen (**M**)	R	Renale
	S	Skelett betreffende
	C	Kardiale
	N	Neurologische

- Magnetresonanztomografie → hohe Sensibilität und Spezifität
- Hysteroskopie und Laparoskopie → bei geplanter Korrektur
(Oppelt et al., 2021; Byrne et al., 2000)

4.4.1 Vaginalseptum (V2)

7 % bei uterinen Fehlbildungen zu finden (Brander et al., 2022; Artur Ludwin et al., 2020)

Klinik

- Inkomplette (<50 %) oder komplette, longitudinale bzw. transversale
- Longitudinal → i. d. R. kein Konzeptions-, Koitus- oder Abflusshindernis
- Transversal → relevante Abflussbehinderung

Therapie

- Longitudinal → Entfernung vor vaginaler Geburt → Vermeidung von Geburtsverletzungen
- Transversal → Konzeptions-, Koitus- oder Abflusshindernis → Entfernung

4.4.2 Hymenalatresie, Introitusstenosen (V1 + 3)

- Hymenalatresie → persistierende Gewebebrücke zwischen Vaginalplatte und Sinus urogenitales, bei 1:2000 Mädchen
- Introitusstenosen → Primär verkürztes Perineum, sekundär nach operativen Genitalrekonstruktionen

Klinik

- Mukozele, Bauchschmerzen, Harnverhalt, Harnwegsinfekt, entzündliche Adnexprozesse, Störung von Abfluss und Kohabitation, Hämatometrokolpos, Molimina menstrualia

Therapie

- Hymenalatresie → Hymenektomie, Estrogenisierung
- Introitusstenosen → Lappenplastiken

4.4.3 Vaginalaplasie, Vaginalhypoplasie (V4 + 5)

Klinik

- Primäre Amenorrhö, i. d. R. unauffälliges inneres Genitale, Hämatometra, Molimina menstrualia, akutes Abdomen.
- Im Rahmen eines Mayer-Rokitansky-Küster-Hauser-Syndrom (MRKHS)
- Bei vorhandenem Uterus und Ovar → Gestörte Fertilität

Therapie

- Spezielle Zentren
- Neovagina
- Dehnungsverfahren (z. B. Vecchietti-Technik)
- Lappenplastiken, Sigma-Transplantation, mit dilatativen Verfahren kombiniert
- Spezifische Nachsorge
- Psychosomatische Versorgung
- Geburtshilfliches Management an speziellen Zentren

4.4.4 Zervix Fehlbildungen (C)

(Smith et al., 2014; Pfeifer et al., 2021)

- Septum, Duplex, Aplasie
- Isoliert oder kombiniert
- Unterschiedliche Ausprägungen

Klinik

- Primäre Amenorrhö, Kryptomenorrhö, Hämatometra, zyklische Unterbauchschmerzen
- Geburtshindernis
- Gestörte Fertilität

Therapie

- Korrektur von Begleitfehlbildungen (Septen, u. Ä.)
- Keine Resektion der Duplexfehlbildung → Zervixinsuffizienz
- Ggf. Dissektion oder rekonstruktive Verfahren (Lappenplastik)
- Hormonelle Suppression bei Kryptomenorrhö
- Hysterektomie (partiell oder komplett)

4.4.5 Uterine Fehlbildungen (U)

Siehe auch Kap. 7 Abb. 7.1 (Ludwin et al., 2019; Pfeifer et al., 2021)

4.4.5.1 Uterus arcuatus (U1a)

- Mildeste septale Form
- Ggf. breiter Fundusbereich
- Cavum vermehrt konvex, Tubenwinkel länger und tiefer
- Fließender Übergang zum Uterus subseptus (subjektiv)

Klinik

- Einfluss auf Fertilität und Schwangerschaft unklar

Therapie

- Hysteroskopische Septumresektion
  - Nicht prophylaktisch
  - Empfehlung bei habituellen Aborten

4.4.5.2 Uterus septus und subseptus (U1b, c)

- Uterus subseptus
  - Ggf. breiter Fundusbereich
  - Gewebestrang in das Cavum hineinreichend
- Uterus septus
  - Häufigste uterine Fehlbildung
  - Deutliche Verbreiterung des Fundus
  - Ggf. mediane Einkerbung, ggf. verminderte Geweberesistenz bei Palpation
  - Abgrenzung zum Uterus bicornis → Relation zwischen Fundusdicke und zentraler äußerer Einziehung bzw. innerer Einwölbung
  - Septum → ca. > 10 mm – komplett in Zervix uteri
  - Häufig kombiniert mit Vaginalseptum (direkte Verbindung)
  - Selten Septum perforatus

Klinik

- Subfertilität, Aborte (Grimbizis et al., 2016; Homer et al., 2000)
- Frühgeburt, Lageanomalien, Geburtskomplikationen

Therapie

- Hysteroskopische Septumresektion
  - Habituelle Aborte und Sterilitätspatienten
  - Relative Indikation → prophylaktisch, Sterilität, Z. n. Frühgeburten oder Lageanomalien
- Postoperative Schwangerschaftsdaten → derzeit keine ausreichende Evidenz

Nachsorge und Schwangerschaft

- GnRH-Agonisten Vorbehandlung → keine Vorteile
- Postoperative IUD-Einlage oder Estrogenisierung → möglich
- Postoperative Wartezeit bis zur Schwangerschaft→ 1–3 Monate
- Nach Cavum Eröffnung erhöhte Rupturgefahr
- Vaginale Entbindung abhängig von Intervention möglich

4.4.5.3 Uterus Bicornis (U2)

- Uterus bicornis
  - Eine Zervix und zwei Corpora
  - Funduseinkerbung > 10 mm, Differenzialdiagnose Uterus septus
- Uterus duplex bzw. didelphys
  - Zwei Zervices und zwei Corpora
  - Häufig Vaginalsepten
  - Ggf. blind endende Hemivagina

Klinik

- Störung der Fertilität
- Erhöhte Rate von Aborten und Frühgeburten
- Hämatometra

Therapie

- Abdominale Metroplastik
  - Nicht prophylaktisch
  - Habituelle Aborten, Z. n. Frühgeburten
  - Hämatometra mit Beschwerden

Nachsorge und Schwangerschaft

- Sektioindikation
- Erhöhte Rupturgefahr
- Risikoerhöhung für Plazenta-Invasionsstörungen

4.4.5.4 Unicornis (U4)

- Seltene Fehlbildung
- Dextro- oder Sinistroposition des Uterus
- Einzelnes Tubenostium
- Schmales Cavum
- Mit und ohne rudimentäres Horn
  - Kommunizierendes oder nicht kommunizierendes Cavum (70–90 %)
  - Mit oder ohne Endometrium
- Häufig → Endometriose, ipsilaterale renale Fehlbildungen, MRKS
- Seltener → Adnexfehlbildungen

Klinik

- Störung der Fertilität
- Erhöhte Rate von Aborten und Frühgeburten
- Dysmenorrhö

Therapie

- Keine Verbesserung der Fertilität und Reduktion der Abortrate (außer Endometriosetherapie)
- Keine Therapie
  - Kein rudimentäres Horn
  - Kommunizierendes Horn mit Endometrium ohne Hämatometra
  - Nicht kommunizierendes Horn ohne Endometrium → keine Therapie
- Endometriumsablation oder Resektion des rudimentären Hornes
  - Kommunizierendes Horn mit Endometrium mit Hämatometra
- Laparoskopische Resektion des rudimentären Hornes
  - Nicht kommunizierende Horn mit Endometrium
  - Schwangerschaft im rudimentären Horn
- Behandlung einer Endometriose

4.4.5.5 Dysmorphie (Hypoplasie, U3)

- Diethylstilbestrol Einnahme in Gravidität. Swyer-Syndrom, Ullrich-Turner-Syndrom
- Klein, straff innerhalb des Bandapparates
- Langer und verengter Zervikalkanal
- Häufig Stranggonaden
- Endometriose

Klinik

- Störung der Fertilität
- Erhöhte Rate von Aborten

Therapie

- Versuch der hysteroskopischen Cavumerweiterung durch Dissektion der Seitenwände

4.4.6 Adnex Fehlbildungen (A)

Aplasie oder Hypoplasie

- Kartagener-Syndrom (Zurcher & Kawashima, 2021)
- Gonadendysgenesie, siehe DSD 46, XX und XY, nummerische Chromosomenaberrationen
- Primäre Ziliendyskinesie

Pathophysiologie

Fehlen oder Funktionsverlust im Dynein-Molekül

- Vererbungsmuster → autosomal-rezessiv, selten X-chromosomal-rezessiv.
- Z. B. Mutationen des dynein axonemal heavy chain 5 (DNAH5)-Gen, dynein axonemal intermediate chain 1 (DNAI1)-Gen
- Störung der embryonalen Rechts-Links-Achse
- Störung Zilien tragender Zellen

Klinik

- Gestörte Fertilität (Spermiendyskinesie, Tubenfunktionsstörungen)
- Erhöhte Rate an Extrauteringravidität
- Chronische Sekretretention obere und untere Atemwege
- Respiratorische Komplikationen → Bronchiektasie, Lungenversagen
- Situs inversus totalis bzw. partialis oder einer Dextrokardie (zufällig)
- Hydrozephalus (Ependym), Hörstörungen (Mittelohr, Innenohr)
- Assoziierte Fehlbildungen (Niere, Magendarmtrakt, Herz, Auge)

Therapie

- In-vitro-Fertilisation mit oder ohne intrazytoplasmatische Spemieninjektion (IVF, ICSI)
- Monitoring (Funktion, Infektiologisch)
- Symptomatisch

4.5 Ovarielle Fertilitätsstörungen

Ovariell bedingte Funktionsstörungen führen zur Beeinträchtigung von Follikelreifungund Ovulation. Sie werden auch als Ovarialinsuffizienz oder Hypogonadismus bezeichnet, die mit entsprechenden Ausfallsymptomen einhergehen. Verursachend sind zentralnervöse, endokrine, tumoröse, extrinsische oder kongenitale Faktoren. Sie können somit primär organbedingt oder sekundär außerhalb hiervon bedingt sein. (Deligeoroglou et al., 2010).

Klassifikationssysteme der WHO orientieren sich am Symptom der Amenorrhoe (Klein et al., 2019) oder an der hypothalamisch-hypohyphysär-ovarielle Steuerungsachse (WHO I - III) (Mikhael et al., 2019). Wir beziehen uns im Nachfolgenden auf die hypothalamisch-hypophysäre-ovarielle Steuerungsachse und die hier beteiligten Hormone der Adenohypophyse. Uterine Ursachen werden unter in Abschn. 4.3.7.1, 4.4, und 4.6 näher behandelt. Tab. 4.3 gibt eine Aufstellung von WHO-Klassen und Formen der Ovarialinsuffizienz bzw. Ovulationsstörungen wieder.

> ▶ Im Rahmen der anatomisch-endokrinen Abklärung einer Gonadeninsuffizienz sei auf die in Kap. 3 bereits dargelegten grundlegenden diagnostischen Maßnahmen hingewiesen. Sie werden abhängig von der Pathogenese um spezifische Untersuchungsmethoden und therapeutische Interventionen unterschiedlicher Fachrichtungen (Genetik, operative Gynäkologie, Neurologie, innere Medizin, Radiologie) erweitert.

4.5.1 Hypogonadotrope Ovarialinsuffizienz (WHO I)

Hypothalamisch und/oder hypophysär bedingte Ovarialinsuffizienz mit oder ohne Tumor (Young et al., 2019)

4.5.1.1 Pathophysiologie

- Untergewicht
- Körperlicher, ernährungsbedingter, emotionaler Stress
- Anorexia nervosa und ihre Varianten
- Opiatabhängigkeit
- Sheehan-Syndrom → postpartale Hypophysennekrose → hypophysäre Insuffizienz (Kilicli et al., 2013)
- Raumforderung oder andere Läsionen → Kraniopharyngeom, Tumore der Schädelbasis
- Hämochromatose → z. B. Hämosiderin Ablagerung in der Hypophyse

Tab. 4.3 WHO-Klassen der Ovarialinsuffizienz bzw. Ovulationsstörung mit Sekretionsprofil der Adenohypophyse

WHO-Klasse	Ovarialinsuffizienz	Hormone der Adenohypophyse
I	hypogonadotrop	FSH niedrig bis niedrig-normal
II	normogonadotrop	FSH normal bis niedrig-normal
III	hypergonadotrop	FSH erhöht
(IV)	hyperprolaktinäm	Prolaktin erhöht, FSH meistens normal

- Isolierter hypogonadotroper Hypogonadismus
- Mutationen
  - Mutation FGFR1-Gens oder KAL1-Gens (Stamou & Georgopoulos, 2018)
    Kallmann-Syndrom
    Entwicklungsstörungen von Bulbus olfactorius und Hypothalamus
  - KISS1-R/KiSS1-Gen
  - GnRH-Rezeptor (GnRH-R)-Gen
    Variable Ausprägung
  - PROP1-, HESX1-, LHX4- und LHX3-Gen
    Panhypopituitarismus
    Hypogonadismus
- Laurence-Moon-Biedl-Bardet-Syndrom
- Prader-Willi-Syndrom und der Pseudohypoparathyreoidismus Typ 1a

4.5.1.2 Klinik

- Amenorrhö, Oligomenorrhö, Hypogonadimus
- Partial- oder kompletter Hypopituitarismus
- Neurologische Symptome (Raumforderungen, Läsionen)
- Kallmann-Syndrom → einseitige Nierenagenesie, Anosmie, Hyposmie, kraniofasziale Fehlbildungen bei Neugeborenen

4.5.1.3 Diagnostik

- Gestagentest, Estrogen-Gestagen-Test, Clomifentest
- GnRH-Stimulationstest
- Schädel-MRT (Hypophyse, Schädelbasis)
- Humangenetische Beratung, molekulargenetische Untersuchungen
- Neurologisch-ophthalmologische Untersuchung
- Ausschluss urogenitaler Fehlbildungen

4.5.1.4 Therapie

- Hormonersatztherapie
- Pulsatile GnRH-Behandlung (siehe Kap. 14 Abschn. 14.6.2)
- Clomifen
- hMG- oder FSH/LH-Stimulation
- Psychotherapie und Ernährungsberatung
- Ggf. neurochirurgische Intervention

4.5.2 Normogonadotrope Ovarialinsuffizienz (WHO II)

Hypothalamisch, hypophysär, hyperandrogenämisch oder extrinsisch bedingte Ovarialinsuffizienz (Holesh et al., 2022; Laroche et al., 2013; Sharma & Balasundaram, 2023).

4.5.2.1 Pathophysiologie

- PCO-Syndrom
- Adipositas, metabolisches Syndrom
- Adrenogenitales Syndrom
- Androgenexzess mit oder ohne Ovarialtumor
- Schilddrüsenunterfunktion
- Primäres oder sekundäres Cushing-Syndrom
- Hyperprolaktinämie mit oder ohne Tumor (siehe Abschn. 4.5.3)

4.5.2.2 Klinik

- Amenorrhö, Oligomenorrhö, Hypogonadimus
- Zwischenblutungen
- Hirsutismus
- Virilisierung
- Androgenetische Alopezie
- Cushing-Syndrom

4.5.2.3 Diagnostik

- Gestagentest, Estrogen-Gestagen-Test, Clomifentest
- Schädel-MRT (Hypophyse)
- Humangenetische Beratung, molekulargenetische Untersuchungen
- Neurologisch-ophthalmologische Untersuchung

4.5.2.4 Therapie

- Adipositas und Übergewicht → Ernährungsberatung und Gewichtsreduktion
- Insulinresistenz → Metformin
- Persistierende Anovulation → Aromatasehemmer, selektive Estrogenrezeptormodulatoren
- Clomifen oder Aromatasehemmer Resistenz → Gonadotropinstimulation
- Ultima Ratio bei schwerem PCOS vor IVF → laparoskopisches Ovarian drilling
- Kein Kinderwunsch → Kombinierte hormonelle Kontrazeptiva
- Behandlung gestörter endokriner Funktionen → Schilddrüse, Nebennierenrinde, Ovartumor
- Ausschaltung übermäßiger Androgen- und/oder Glukokortikoid-Zufuhr
- Ausschaltung extrinsischer Faktoren → Medikamente, Lebensstil, …
- Hyperprolaktinämie siehe Abschn. 4.5.4.
- Ggf. neurochirurgische Behandlung →

4.5.3 Hypergonadotrope Ovarialinsuffizienz (WHO III)

Primäre oder sekundäre Ovarialinsuffizienz (Kalkanli et al., 2021; Richard-Eaglin, 2018)

4.5.3.1 Pathophysiologie

- Gestörte und/oder Verlust der Follikelreserve
  - Perimenopause
  - Gonadendysgenesie im Rahmen von DSD
  - Prämature Ovarialinsuffizienz < 40 Jahre (POF) → X-chromosomale und autosomale Mutationen (Barbarino-Monnier, 2000; Gebbie, 2008; Szeliga et al., 2021)
    Mutationen:
    - FMR1-Gen (fragile × mental retardation 1-Gen)
    - BMP15-Gens (human bone morphogenetic protein 15-Gen)
    - POF2 (DIAPH2), POF5 (AFF2), POF4 (LHCGR), POF6 (FSHR), POF3 (FOXL2)
  - Therapeutische Noxen → Chemotherapie, Radiotherapie
  - Primäre oder sekundäre Resistenz gegenüber Gonadotropinen (Rezeptor-Funktionsstörung)
  - Autoimmunes polyendokrines Syndrom
  - Galaktosämie, Thalassaemia major, Hämochromatose
  - Rheumatoide Arthritis, idiopathische thrombozytopenische Purpura (ITP), Diabetes mellitus Typ 1, perniziöse Anämie, Nebennierenrindeninsuffizienz, Vitiligo, systemischer Lupus erythematodes (SLE)

4.5.3.2 Klinik

- Amenorrhö, Oligomenorrhö, Hypogonadismus
- Menorrhagie, Metrorrhagie
- Klimakterische Beschwerden
- Symptome der verursachenden internistischen Erkrankungen
- Osteopenie

4.5.3.3 Diagnostik

- Gestagen Test, Estrogen-Gestagentest, Clomifentest
- Humangenetische Beratung, molekulargenetische Untersuchung
- Knochendichtebestimmung
- Gezielter Ausschluss endokriner, rheumatologischer oder hämatologischer Erkrankungen
- Autoimmunscreening

4.5.3.4 Therapie

- Keine kausale Behandlung möglich
- Hormonersatzbehandlung
- Osteoporose Prophylaxe

4.5.4 Hyperprolaktinämie

Hyperprolaktinäme normogonadotrope Ovarialinsuffizienz mit oder ohne Tumor

4.5.4.1 Physiologie des Prolaktins

Biochemie

- Monomeres Prolaktin-Molekül: 23 Kilodalton (kDa) → 100 % biologische Aktivität (Freeman et al., 2000)
- Alternatives Spleißen und proteolytisches Schneiden bilden 8, 16, und 22 Kilodalton (kDa) schwere Varianten:
  - Abnahme der biologischen Aktivität
  - Unklare Bedeutung
- Ig-G Prolaktin-Autoantikörper bilden 150 bis 170 kDa großes Makroprolaktin („Big-big-Prolaktin")
  - Mono- oder Polymere
  - Abnahme der biologischen Aktivität
- Glykosylierung und Phosphorylierung bilden 50 kDa großes „Big-Prolaktin"
  - Abnahme der biologischen Aktivität
  - Unklare Bedeutung

Sekretionsort

- Laktotrophe Zellen des Hypophysenvorderlappens (Adenohypophyse)
- Dezidua graviditatis, Endo- und Myometrium, Thymozyten, T-Lymphozyten und B-Lymphozyten

Suppression

- Dopamin
- γ-Aminobuttersäure (GABA)

Stimulation

- TRH
- Estrogene, Corpus-luteum, Manipulation der Brustdrüse, Orgasmus, Schwangerschaft, Stillperiode, Schlaf, Sport, Stress, Schmerzen (Operation, etc.), proteinreiche Ernährung, Bier

4.5.4.2 Pathophysiologie

Biochemie (Velasquez et al., 2006)

- Störung von:
  - Hypothalamisch-hypophysärer Stimulationsachse
  - FSH-Molekül-Aktivität
    Follikelreifung und Hormonsynthese
  - LH-Sekretion
    Anovulation, Corpus-luteum-Insuffizienz

Ursachen

- Medikamente
  - Neuroleptika, trizyklische Antidepressiva, Metoclopramid, Methyldopa, Clonidin, Reserpin, Verapamil, Opiate, Ranitidin, Estrogene (KOK meist bei 30–50 μg Ethinylestradiol)
- Tumore:
  - HVL-Tumore, Sellatumore, Hirn- und Hirnhauttumore, Kraniopharyngeome, Zysten der Rathke'schen Tasche
  - Hypophysenadenome (HA):
    Inzidenz ca. 25–40/1.000.000 Einwohner (D)/Jahr, 10 % aller intrakraniellen Tumore, Altersgipfel 30–60 Jahre
    Mikroadenom < 10 mm, Makroadenome > 10 mm
    In der Regel benigne
    33–74 % hormoninaktiv
    Hormonaktive HA: 33 % Prolaktinome, 25 % Somatotropin sezernierend → Akromegalie, 14 % ACTH-sezernierend → M. Cushing, 2 % TSH sezernierend
- Laborbedingte Ursachen: Abnahmebedingungen, Makroprolaktinämie

- Systemische Erkrankungen
  - primäre Hypothyreose, terminale Niereninsuffizienz (renale Elimination), Leberzirrhose (Abbau)
- Kongenitale Störungen
  - Agenesie, Anenzephalie, Empty-Sella-Syndrom, Aplasien, Hypoplasien, Kallmann-Syndrom, Prader-Willi-Syndrom, Laurence-Moon-Bardet-Biedl-Syndrom
- Metabolische Störungen
  - Amyloidose, Hämochromatose
- Kreislaufstörungen:
  - Puerperal ischämische und traumatische Nekrosen, Arteriitis temporalis
- Entzündungen:
  - Lymphozytäre, eitrige oder granulomatöse Hypophysitis, Tuberkulose, Sarkoidose, Aktinomykose

4.5.4.3 Klinik

- Zyklusstörungen → Amenorrhö, anovulatorische Zyklen
- Estrogenmangel → Osteoporose
- Androgenisierung, Hirsutismus, PCO-Syndrom
- Hypothyreose
- Galaktorrhö
- Libido- und Potenzstörungen
- Gynäkomastie
- Hypothalamisch-hypophysäre Erkrankungen: Symptome intrasellärer und suprasellärer Tumoren, Ausdehnung in den Hypothalamus

4.5.4.4 Diagnostik (Shimatsu & Hattori, 2012)

- Ausschluss Makroprolaktinämie → Ausfällung des Immunkomplex mit Polyethylenglykol (PEG)
  - Nach PEG → Normoprolaktinämie oder < 40 % des Ausgangswertes → keine weitere Intervention (Beltran et al., 2008)
- Ausschluss Hyperandrogenämie → Hirsutismus, PCO, etc.
- Brustuntersuchung → Sekretzytologie, bildgebende Mammadiagnostik
- Metoclopramid-Test
- Knochendichtemessung bei langjährig bekanntem Estrogenmangel
- MRT
  - Ab 40–60 ng/ml (keine einheitliche Definition)
  - Sehstörungen (Chiasma-opticum-Kompression)
  - Diskrepanz zwischen Prolaktinspiegel und MRT → hormoninaktives Makroadenom oder Hook-Effekt (siehe Kap. 3)
- Perimetrie (Gesichtsfeld)
  - Nachweis Makroadenom oder Prolaktinom mit oder ohne gezeigtes Wachstum
  - Prolaktinome oder anderen hypophysären/hypophysennahen Makroadenomen vor, zu Beginn und während Schwangerschaft

4.5.4.5 Therapie (Melmed et al., 2011)

Therapeutische Interventionen richten sich in der Regel nach der Symptomatik der Patientin oder obligat behandlungsbedürftiger verursachender Erkrankungen.

Kinderwunsch + wiederholte Hyperprolaktinämie + Ausschluss anderer Ursachen (s. o.)

- Symptome (z. B. Zyklusstörungen)
  - Prolaktin > 50–60 ng/ml → Magnetresonanztomografie (MRT) → Dopaminagonist
  - Prolaktin < 50–60 ng/ml → Dopaminagonist
    Normalisierung der Symptome → Kinderwunschplanung
    Schwangerschaft
    - Dopaminagonisten absetzen
    - ggf. MRT-Kontrolle, Perimetrie

    Keine Normalisierung → MRT? → Stimulationsbehandlung (Siehe Kap. 14)
- Keine Symptome → Ausschluss Makroprolaktinämie, Hook-Effekt

Kein Kinderwunsch + wiederholte Hyperprolaktinämie + Ausschluss anderer Ursachen (s. o.)

- Symptome (z. B. Zyklusstörungen)
  - Prolaktin > 50–60 ng/ml → Magnetresonanztomografie (MRT) → Dopaminagonist

- Prolaktin < 50–60 ng/ml → Dopaminagonist
  Normalisierung der Symptome → keine weiteren Maßnahmen
  Keine Normalisierung
    - Erneute Ursachenabklärung
    - z. B. Kombiniertes Kontrazeptivum
- Keine Symptome → Ausschluss Makroprolaktinämie, Hook-Effekt

Medikamente

- Bromocriptin
  - 2 × 1,25 mg/Tag – 15 mg/Tag
  - Beginn: 1,25 mg abends über 3 Tage. Dosiserhöhungen auf 2–3 × 2,5 mg/Tag innerhalb 1–2 Wochen
- Lisurid
  - 2–3 × 100 μg/Tag
  - Beginn: 100 μg abends über 3 Tage, Dosiserhöhung auf 2–3 × 200 μg/Tage innerhalb von 1–2 Wochen
- Metergolin
  - 4–12 mg/Tag
- Cabergolin
  - 0,25–2 mg/Woche
  - Cave bei hochdosierter Therapie Risiko der Herzklappeninsuffizienz. Vor Therapie Abklärung bei höherer Dosierung oder Risikopatienten (Antonini & Poewe, 2007)
- Quinagolid
  - 25 μg (Tag 1–3) 50 μg (Tag 4–6) 75 μg (ab Tag 7)

Kontrolle und Auslassversuch (Dekkers et al., 2010)

- Erste Prolaktinkontrolle 3 Wochen nach Therapiestart
  - Kumulative Rezidivrate ca. 20 %
- Im MRT kein Tumorrest mehr nachweisbar
- Cabergolineinnahme > 2 Jahre

Indikation zur Operation

- Makroadenom mit manifester Sehstörung
- Unmittelbare Gefahr einer irreversiblen Sehnervenschädigung
- Akutes Tumorwachstum
- Transnasaler, transsphenoidaler oder kranieller Zugang
- Schonung der Resthypophyse

4.5.5 Luteinized unruptured follicle syndrome (LUF-Syndrom) (Bashir et al., 2016; Check, 2007)

- Sonderform der Anovulation, Ausbleiben der Follikelruptur
- 6–12 % infertilen Patientinnen
- Möglicherweise hohes Rezidivrisiko

4.5.5.1 Pathophysiologie

- Vermutlich zentralnervös, medikamentös, lokal endokrin
- Vermutlich verfrühter LH-Anstieg, mangelhafte LH-Rezeptordichte des Follikels,
- Gestörte Wirkung am LH-Rezeptor:
  - Störung Extracellular signal regulated kinases (ERK 1/2)-Aktivierung
  - Störung COX-2 Zyklooxygenase-2, PG-R Progesteronrezeptor, Steroid acute regulatory protein (StAR-Protein)
  - Ausbleiben von Follikelreifung, Cumulus Expansion, Luteinisierung, Follikelruptur

4.5.5.2 Klinik

- Subfertilität – Sterilität

4.5.5.3 Diagnostik

- Engmaschiges Zyklusmonitoring (mit Sonografie und Hormonanalytik) → unrupturierter Follikel + Progesteron
- Laparoskopie → Ovulationsstigma

4.5.5.4 Therapie

- In-vitro-Fertilisation mit oder ohne intrazytoplasmatische Spermieninjektion (IVF, ICSI)

4.5.6 Lutealphaseninsuffizienz

- 3–14 % infertile Patientinnen
- ca. 30 % Patientinnen mit rezidivierenden Spontanaborten
- Störung der Lutealphase
- Sporadisches Vorkommen auch bei fertilen Personen

(Bukulmez & Arici, 2004; Boots et al., 2016; Hall, 2007)

4.5.6.1 Pathophysiologie

- Folge unterschiedlicher Ovarialinsuffizienz (WHO Typ I, II, V, VI)
- Gestörte FSH-/LH-Sekretion
- Gestörte Follikulogenese
- Defekte ovarielle LH-/hCG-Rezeptoren
- Hyperprolaktinämie, Hypothyreose
- Gestörte Estradiol- und Progesteronrezeptoren am Endometrium
- Medikation mit störendem Einfluss auf die Follikelreifung
- Laktation

4.5.6.2 Klinik

- Infertilität, Aborte, Zwischenblutungen

4.5.6.3 Diagnostik

- Serielle Progesteronmessungen
- TSH, Prolaktin
- Endometriumsbiopsie

4.5.6.4 Therapie

- Behandlung von Schilddrüsendysfunktion oder Hyperprolaktinämie
- Ovulationsinduktion mit Clomifencitrat oder Gonadotropinen
- Progesteronsubstitution nach Ovulation

4.6 Uterine Fertilitätsstörungen

Zyklusstörungen bzw. uterine Blutungsanomalien sind, wie zuvor erwähnt, häufig auf Ovarialinsuffizienzen zurückzuführen. Differenzialdiagnostisch müssen jedoch uterine Ursachen ausgeschlossen werden.

Zur Systematisierung erworbener uteriner Pathologien, die mit Fruchtbarkeitsstörungen einhergehen können, ist eine Einteilung anhand des Leitsymptoms, der Blutungsstörung, sinnvoll (Wouk & Helton, 2019). Hierzu kann folgende FIGO Klassifikation verwendet werden (Munro et al., 2018; Töz et al., 2016):

- PALM (strukturell)
  - **P**olyp, **A**denomyosis, **L**eiomyom, **M**alignität (oder Hyperplasie)
- KOEIN (funktionell und strukturell)
  - **K**oagulopathie, **o**varielle Insuffizienz, **e**ndometriale Störungen, **I**atrogene, **n**icht klassifiziert

Auf eine gestörte Uterusanlage wurde unter Abschn. 4.4 eingegangen. Überschneidung finden sich auch zu Störungen der sexuellen Entwicklung (Siehe Abschn. 4.3).

4.6.1 Polypen

Siehe Kap. 7 Abschn. 7.3.2

4.6.2 Adenomyosis

Siehe Kap. 9.

4.6.3 Leiomyom

Siehe Kap. 10.

4.6.4 Malignität oder Hyperplasie (Sobczuk & Sobczuk, 2017)

- Histologische Diagnose obligat
- Endometriumhyperplasie
  - Chronische Estrogenstimulation
  - Proliferierende Drüsen unterschiedlicher Größe und Form
  - Relation: Drüsen/Stroma ≥ 1
  - Kernatypie → Vergrößerung, Rundung, Pleomorphismus und Aneuploidie

- Ohne Atypien
  Rückbildung → spontan möglich, nach Kürettage oder Gestagenbehandlung
  Unbehandelt → Progression zum Adenokarzinom → Risiko 1–3 %
- Mit Atypien
  Keine spontane Rückbildung
  Hohe Resistenz bei Kürettage und Gestagenbehandlung
  Präkanzerose (noch keine Stromainvasion)
  Unbehandelt → Progression zum Adenokarzinom → Risiko 10–30 %
- Diagnostik → häufig okultes Karzinom

4.6.5 Koagulations- oder Blutungsstörungen (James, 2010)

- Bei Jugendlichen → bis zu einem Drittel
- Nachblutungen bei Operationen, Geburten, langjährige und unerklärliche starke Menstruation
- Von Willebrand-Krankheit, Glanzmann-Thrombasthenie, idiopathische thrombozytopenischer Purpura
- Therapiebedingt → Antikoagulation, Zytostase

4.6.6 Ovarielle Insuffizienz

Siehe Abschn. 4.5.

4.6.7 Endometrium

- Akute Endometritis → postpartal, postabortal, postoperativ
- Chronische Endometritis → kaum verstandene Entität, siehe Kap. 7 Abschn. 7.3 und 7.7.
- Subklinische Infektionen (z. B. Chlamydia trachomatis, Mykoplasma, Tuberkulose)
- Trophopblasterkrankungen

4.6.8 Iatrogen

- Asherman-Syndrom
  - Verlust oder Störung des Endometriums → Amenorrhö, Hypomenorrhö, Adhäsionen → Infertilität
- Medikamentös (Hypophyse, Endokrin, Hämostase)
  - Digitalis, Antikonvulsiva, Antikoagulanzien, Psychopharmaka, pflanzliche Präparate (Ginseng, Johanniskraut)
  - Hormonelle Kontrazeptiva, Hormonersatzbehandlung
  - Einnahme Compliance
- Intrauterine Kontrazeptiva Kupfer- und/oder Levonorgestrelhaltig

4.6.9 Nicht anderweitig klassifiziert

- Chronische Endometritis, siehe Abschn. 4.6.7 und Kap. 7.
- Arteriovenöse Fehlbildungen (Balayla & Papillon Smith, 2021)

4.6.10 Formen von Blutungsstörungen

Klinisch werden quantitative und qualitative Beschreibungen von Zyklusanomalien verwendet, wobei keine Rückschlüsse auf Ursachen möglich und diese zur Klassifikation ungeeignet sind.

• Amenorrhö	→	> 3 Monate keine Menstruation
• Oligomenorrhö	→	Selten
• Hypomenorrhö	→	Schwach
• Hypermenorrhö	→	Stark (> 100 ml)
• Polymenorrhö	→	Häufig
• Menorrhagie	→	Verlängert
• Metrorrhagie	→	Zyklusunabhängig
• Dysmenorrhö	→	Schmerzhaft

> In der kausalen Beurteilung von Blutungsstörungen ist eine grobe Orientierung anhand der Altersstufen hilfreich, sie entbindet jedoch nicht von der systematischen Abklärung (Wouk & Helton, 2019; Yaşa & Güngör Uğurlucan, 2020):

- Prämenarche
  - Fremdkörper, Trauma, Infektion
- Postmenarche
  - Anovulation, Koagulopathie, Infektion, Schwangerschaftskomplikation
- Reproduktion
  - Anovulation, hormonelle Kontrazeption, Schwangerschaftskomplikation, Infektion, endokrine Ovarialinsuffizienz, Polyp, Myom
- Perimenopause
  - Anovulation, benigne Uterusneoplasie, Endometriumshyperplasie
- Postmenopause
  - genitale Atrophie, Hormontherapie, maligne Uterusneoplasien

Auch die Blutungsqualität kann in begrenzten Maßen auf deren Ätiologie hinweisen:

- Unregelmäßig, selten, unvorhersehbar; variabel in Höhe, Dauer und Charakter
  - Jugendliche
  - Menopausale Übergangsphase
  - Adipositas, Hyperandrogenämie
- Regelmäßig, vorhersehbar, zunehmend schwer, verlängert, neue episodische und rezidivierende Zwischenblutungen
  - Intrauterine Pathologien
  - Schwangerschaftskomplikation

> Abklärungen sollten immer mit hCG (Schwangerschaft), Blutbild (Anämie, Thrombozytopenie), Progesteron (Sekretionsphase), gynäkologischer Untersuchung und Sonografie erfolgen. Bei Verdachtsmomenten sollte immer eine Endometriumsbiopsie mit Histologie in Betracht gezogen werden.

Therapie

- Endokrin
  - Kontraindikationen beachten
  - Kein Kinderwunsch, keine Verhütung gewünscht → zyklische Gestagen-Therapie
  - Kein Kinderwunsch, Verhütung gewünscht → Estrogen-Gestagen-Kontrazeptivum, levonorgestrelhaltiger Intrauterinpessar
  - Endometrium nicht proliferiert (histologisch, sonografisch), Gestagen Dauertherapie → Estrogene ergänzen
  - Anhaltende Episoden schwerer anovulatorischer Blutungen → hochdosierte Estrogen-Gestagen-Therapie oder Gestagen-Monotherapie (bei Estrogen-Kontraindikation) → Voraussetzung vorhandenes Endometrium
  - Keine Depotgestagene
- Endokrine Intervention → kein Effekt → weiterführende Abklärung
- Operativ
  - Endometrium Kürettage ggf. mit HSK → akute behandlungsbedürftige Blutungen
  - Endokrine Intervention → kein Effekt → weiterführende Abklärung
- Endometriumshyperplasie
  - Ohne Atypien → i. d. R. zyklische oder kontinuierliche Gestagentherapie oder LNG-IUS
  - Mit Atypien und Kinderwunsch → Gestagenbehandlung (hohe Dosen, längere Dauer), LNG-IUS, serielle Endometriumsbiopsien, engmaschige Überwachung
  - Endometriumsablation, Hysterektomie
- Von-Willebrand-Krankheit
  - Desmopressin bei schweren Menstruationsblutungen. Alternativ Tranexamsäure, Estrogen-Gestagen-Kontrazeptiva oder LNG-IUS
- Adenomyose bei ovulatorischen Zyklen
  - Nichtsteroidale Antirheumatika, Estrogen-Gestagen-Kontrazeptiva, LNG-IUS, Tranexamsäure, ggf. selektive Progesteronrezeptormodulatoren, siehe auch Kap. 9 und 10.

4.7 Tubare Fertilitätsstörungen

4.7.1 Ursachen

- ca. 33 % weiblicher Fruchtbarkeitsstörungen
- Postentzündliche Schädigung von der Tuben-Mukosa und Beckenperitoneum

- Störung → Eiaufnahme, Fertilisierung, Spermien- und Embryotransport
- Keine klinische Infektion → stille Prozesse bei Chlamydien möglich
- ca. 30 % proximale Pseudoobstruktion → Schleimpfropfen, Zelltrümmer, Spasmen
- Ursachen (Briceag et al., 2015)
  - Infektionen (besonders Chlamydien)
  - Endometriose
  - Entzündliche Darmerkrankungen
  - Z. n. Eileiterschwangerschaft,
  - Z. n. chirurgischen Interventionen
  - Z. n. septischen Aborte
  - Z. n. Blinddarmruptur bzw. perityphlitischer Abszess

4.7.2 Klinik

- Ausprägung der Schädigung → Korrelation zu Schweregrad und Häufung der Entzündungsgeschehen
- Z. n. Eileiterschwangerschaft → 6- bis 7-facher Risikoanstieg für Tubenpathologie.
- Erhöhtes Risiko für Eileiterschwangerschaft
- Saktosalpinx mit Verschlechterung des IVF-Outcomes
- Distal → Adhäsionen, Phimosen, vollständigen Obstruktion → Fertilisierung möglich
- Proximal → 10–25 % aller Verschlüsse → kaum Fertilisierung möglich

4.7.3 Diagnostik

- Hysteroskopie und Laparoskopie → Begleiterkrankungen besser sichtbar
- Hysterosalpingosonografie → Schleimhautrelief beurteilbar
- Hystersalpingografie → Schleimhautrelief beurteilbar → jedoch Strahlenbelastung
- Chlamydienantikörper → orientierender Risikofaktor

4.7.4 Therapie

- Alter < 35 Jahre, leichter Schaden, Z. n. Sterilisation, keine IVF gewünscht:
- Adhäsionen → Salpingo-/Ovariolyse
- Inkompletter distaler Tubenverschluss → Fimbrioplastik
- Kompletter distaler Tubenverschluss → Salpingostomie
- Proximaler Tubenverschluss → proximale Tubenanastomose
- Tubensterilisation → Refertilisierung
- Prognose abhängig von betroffenen Seiten und Tubenwanddicke
- Alter > 35, andere fertilitätseinschränkende Erkrankungen, Verwachsungssitus, Z. n. operativen Interventionen, schwere Formen, > 2 Jahren nach Tubenchirurgie → IVF

4.7.5 Saktosalpinx und IVF

- Mechanische Interferenzen und toxische Einflüsse auf Embryo und Endometrium
- Tubenverschluss oder Salpingektomie → Verbesserung des Outcomes → Methoden vergleichbar → Cave: Ovarperfusion (D'Arpe et al., 2015; Ng & Cheong, 2019)
- Ultraschallgesteuerte Aspiration bei Follikelpunktion → Verbesserung des Outcomes → hohes Rezidivrisiko

4.8 Infektionen und Fertilitätsstörungen

Kap. 8 befasst sich mit Infektionserkrankungen, die im Zusammenhang mit Fertilitätsstörungen stehen. Im Vordergrund finden sich sexuell übertragbare Mikroorganismen, wie Chlamydien, Mykoplasmen und Gonokokken. Folgen abgelaufener Infektionen umfassen Funktionsstörungen der Tuben oder des Endometriums. Pathophysiologisch führt die Erregerpathogenität oder die dagegen gerichtete Immunabwehr zu unterschiedlich stark ausgeprägten Beeinträchtigungen. Tubarpathologien wurden im vorangehenden Abschnitt beschrieben. Entzündliche Prozesse im Gefolge von Endometriumspolypen oder einer gestörten Keimbesiedlung des uterinen Milieus werden im Rahmen von Implantationsstörungen und Aborten gesehen (Siehe Kap. 7).

> Bei sexuell übertragbaren Infektionen kommt es nicht selten zu Koinfektionen mit Hepatitisviren, HI-Viren oder Syphilis, die erhebliche gesundheitliche Risiken für das Individuum mit sich bringen. Aus diesem Grunde verlangen Abklärungen immer ein mehrschichtiges Vorgehen.

Sowohl kausal als auch konsekutiv führen plazentare und zervikale Infektionen häufig zu Spätaborten und Frühgeburten. Dies wiederum ist auch auf eine gestörte Immunreaktion und mikrobielle Fehlbesiedlung der Schwangeren zurückzuführen. Intrauteriner Fruchttod und embryonale Fehlbildung aufgrund von Infektionen können im erweiterten Sinn auch als Fruchtbarkeitsstörung angesehen werden, da die Geburt gesunder vitaler Nachkommen ausbleibt.

4.9 Endometriose

Siehe Kap. 9.

4.10 Sexualstörungen

- Störung
  - Körperliche Sexualfunktionen
  - Sexuelles Erleben
  - Individuelle Befriedigung
- Ursachen → physisch oder psychisch
- Sexuelle Gesundheit → physisches, seelisches und soziales Wohlbefinden

4.10.1 Klassifizierung

- Appetenzstörungen (sexual desire disorders)
- Erregungsstörungen (sexual arousal disorders)
- Orgasmusstörungen (orgasmic disorders)
- Genitale Schmerzstörungen (sexual pain disorders)
- Sexualstörungen aufgrund körperlicher Erkrankungen (sexual dysfunction due to a general medical condition)
- Substanzinduzierte Sexualstörungen (Substance-Induced Sexual Dysfunktion)

(Clayton & Valladares Juarez, 2017)

4.10.2 Pathophysiologie

- Störungen der sexuellen Entwicklung (DSD) insbesondere des sexuellen Geschlechts
- Depressionen
- Persönlichkeitsstörung
- Psychosen (z. B. Schizophrenie)
- Belastungsreaktionen (posttraumatische Belastungsstörungen)
- Drogenabusus (Alkohol)
- Medikamentennebenwirkungen
- Metabolische Erkrankungen (z. B. Diabetes mellitus)
- Herz-Kreislauf-Erkrankungen
- Urogenitale Erkrankungen (z. B. Genitalinfektionen, Malformationen)
- Endokrinologische Störungen (z. B. Hypogonadismus)
- Neurologische Erkrankungen
  (Levin et al., 2016)

4.10.3 Klinik

- Libido- und Orgasmusstörungen
- Mangelnde oder fehlende sexuelle Befriedigung
- Vaginismus
- Dyspareunie
- Sexsucht (Satyriasis, Nymphomanie)
- Sexuelle Aversion
  (McCabe et al., 2016)

4.10.4 Therapie

- Ausschluss verursachender Erkrankungen (internistisch, urogenital, endokrin, infektiös)
- Noxenvermeidung
- Psychotherapie: Paartherapie, Verhaltenstherapie, psychodynamische Methoden
  (Harsh & Clayton, 2018)

4.11 Alter

Physiologische Abnahme der Fruchtbarkeit → keine Krankheit

4.11.1 Nachlassen der Fertilität

- Anstieg der Rate aneuploider Eizellen → Anstieg der Aborthäufigkeit (subklinisch unbekannt)
- ↓ Ovarreserve → ↓ AMH → ↑ Aneuploidien der Oozyten
- Zunahme fertilitätseinschränkender Erkrankungen → Uterus myomatosus, Endometriose, Andrologie
- Abnahme der Koitushäufigkeit
- Konzeptionschancen und AMH
  - <1 ng/ml → ↓ Konzeptionswahrscheinlichkeit bei IVF

  (Pedro et al., 2018; Michaeli et al., 2022; Chua et al., 2020)

4.11.2 Klinik

- Häufig idiopathische Sterilität
- Zyklusstörungen
- Cave: niedriges AMH → kein Ausschluss für Schwangerschaft
- Cave: hohes FSH → kein Ausschluss für Schwangerschaft

4.11.3 Therapie (Vorschlag)

- Ausschluss von Sterilitätsfaktoren (Andrologie, tubare Faktoren, Uterus myomatosus, Endometriose, u. a.)
- 40–45 Jahre mit Sterilitätsfaktoren
  - Therapie → Primär IVF → Konzeptionschance/Therapiezyklus verbessert
  - Cave:

    FSH > 15 IU/l → Konzeptionschance/Therapiezyklus sinkt deutlich

    ↑↑ Dauer des Kinderwunsches → Konzeptionschance/Therapiezyklus sinkt
- 40–45 Jahre ohne Sterilitätsfaktoren
  - IVF → Konzeptionschance/Therapiezyklus → unklar oder kaum verbessert
  - Ausnahme: Kinderwunsch bereits 1–2 Jahre vor 40. Lebensjahr + FSH < 15 IU/l → Fortführung der Therapie
- 45 Jahre → kaum noch Konzeptionschancen→ IVF nicht sinnvoll
- Eizellspende (gemäß Embryonenschutzgesetz in Deutschland nicht erlaubt)

  (Ludwig et al., 2020; Sullivan et al., 2008; Leijdekkers et al., 2019; LA Marca et al., 2021)

4.12 Idiopathische Sterilität

4.12.1 Inzidenz

- Ca. 15 % im Kollektiv mit unerfüllten Kinderwunsch nach durchgeführter Diagnostik

4.12.2 Definition

► Eine idiopathische Sterilität kann angenommen werden, wenn Tubendurchgängigkeit, unauffällige Zyklen bzw. eine normale ovulatorische Funktion (Basaltemperatur, zervikale Veränderungen, LH- und Progesteronnachweis in der Lutealphase), regelmäßige Kohabitation und normale Spermienanalysen vorliegen (Ray et al., 2012; Matzuk & Lamb, 2008).

4.12.3 Ursachen

- Ungeklärt
- Molekulargenetische oder zellbiologische Störungen (z. B.):
  - Akrosomreaktion
  - Zona pellucida
  - Immunologische Faktoren (Bracke et al., 2018)
- Alter
  - Zeitverzögerung bis Schwangerschaftseintritt
  - Eizellenqualität
  - Spermienqualität

4.12.4 Therapie

- Ggf. 2- bis 3-mal intrauterine Insemination und Alter der Frau < 35 Jahre
- In-vitro-Fertilisation (IVF) mit anteiliger intrazytoplasmatischer Spermieninjektion (ICSI)

Literatur

Acién, P., & Acién, M. (2016). The presentation and management of complex female genital malformations. *Human Reproduction Update, 22*(1), 48–69. https://doi.org/10.1093/humupd/dmv048

Alkhzouz, C., Bucerzan, S., Miclaus, M., Mirea, A.-M., & Miclea, D. (2021). 46,XX DSD: Developmental, clinical and genetic aspects. *Diagnostics (Basel, Switzerland), 11*(8). https://doi.org/10.3390/diagnostics11081379

Antonini, A., & Poewe, W. (2007). Fibrotic heart-valve reactions to dopamine-agonist treatment in Parkinson's disease. *The Lancet. Neurology, 6*(9), 826–829. https://doi.org/10.1016/S1474-4422(07)70218-1

Balayla, J., & Papillon Smith, J. (2021). Uterine arteriovenous malformation. *Journal of Obstetrics and Gynaecology Canada: JOGC = Journal d'obstetrique et Gynecologie Du Canada: JOGC, 43*(6), 683. https://doi.org/10.1016/j.jogc.2019.10.011

Barbarino-Monnier, P. (2000). [Premature ovarian failure]. *Journal de Gynecologie, Obstetrique et Biologie de la Reproduction, 29*(3), 316–318.

Bashir, S. T., Gastal, M. O., Tazawa, S. P., Tarso, S. G. S., Hales, D. B., Cuervo-Arango, J., Baerwald, A. R., & Gastal, E. L. (2016). The mare as a model for luteinized unruptured follicle syndrome: Intrafollicular endocrine milieu. *Reproduction (Cambridge, England), 151*(3), 271–283. https://doi.org/10.1530/REP-15-0457

Beltran, L., Fahie-Wilson, M. N., McKenna, T. J., Kavanagh, L., & Smith, T. P. (2008). Serum total prolactin and monomeric prolactin reference intervals determined by precipitation with polyethylene glycol: Evaluation and validation on common immunoassay platforms. *Clinical Chemistry, 54*(10), 1673–1681. https://doi.org/10.1373/clinchem.2008.105312

Boots, C. E., Meister, M., Cooper, A. R., Hardi, A., & Jungheim, E. S. (2016). Ovarian stimulation in the luteal phase: systematic review and meta-analysis. *Journal of Assisted Reproduction and Genetics, 33*(8), 971–980. https://doi.org/10.1007/s10815-016-0721-5

Bracke, A., Peeters, K., Punjabi, U., Hoogewijs, D., & Dewilde, S. (2018). A search for molecular mechanisms underlying male idiopathic infertility. *Reproductive Biomedicine Online, 36*(3), 327–339. https://doi.org/10.1016/j.rbmo.2017.12.005

Brander, E. P. A., Vincent, S., & McQuillan, S. K. (2022). Transverse vaginal septum resection: Technique, timing, and the utility of dilation. A scoping review of the literature. *Journal of Pediatric and Adolescent Gynecology, 35*(1), 65–72. https://doi.org/10.1016/j.jpag.2021.09.002

Briceag, I., Costache, A., Purcarea, V. L., Cergan, R., Dumitru, M., Briceag, I., Sajin, M., & Ispas, A. T. (2015). Fallopian tubes – Literature review of anatomy and etiology in female infertility. *Journal of Medicine and Life, 8*(2), 129–131.

Broughton, D. E., Moley, K. H., Craig, J. R., Jenkins, T. G., Carrell, D. T., & Hotaling, J. M. (2017). Obesity and female infertility: Potential mediators of obesity's impact. *Fertility and Sterility, 107*(4), 840–847. https://doi.org/10.1016/j.fertnstert.2017.01.017

Bukulmez, O., & Arici, A. (2004). Luteal phase defect: Myth or reality. *Obstetrics and Gynecology Clinics of North America, 31*(4), 727–744., ix. https://doi.org/10.1016/j.ogc.2004.08.007

Bulun, S. E. (2014). Aromatase and estrogen receptor α deficiency. *Fertility and Sterility, 101*(2), 323–329. https://doi.org/10.1016/j.fertnstert.2013.12.022

Byrne, J., Nussbaum-Blask, A., Taylor, W. S., Rubin, A., Hill, M., O'Donnell, R., & Shulman, S. (2000). Prevalence of Müllerian duct anomalies detected at ultrasound. *American Journal of Medical Genetics, 94*(1), 9–12. https://doi.org/10.1002/1096-8628(20000904)94:1<9::aid-ajmg3>3.0.co;2-h

Check, J. H. (2007). Ovulation disorders: Part II. Anovulation associated with normal estrogen. *Clinical and Experimental Obstetrics & Gynecology, 34*(2), 69–72.

Chua, S. J., Danhof, N. A., Mochtar, M. H., van Wely, M., McLernon, D. J., Custers, I., Lee, E., Dreyer, K., Cahill, D. J., Gillett, W. R., Righarts, A., Strandell, A., Rantsi, T., Schmidt, L., Eijkemans, M. J. C., Mol, B. W. J., & van Eekelen, R. (2020). Age-related natural fertility outcomes in women over 35 years: A systematic review and individual participant data meta-analysis. *Human Reproduction (Oxford, England), 35*(8), 1808–1820. https://doi.org/10.1093/humrep/deaa129

Clayton, A. H., & Valladares Juarez, E. M. (2017). Female sexual dysfunction. *The Psychiatric Clinics of North America, 40*(2), 267–284. https://doi.org/10.1016/j.psc.2017.01.004

Cools, M., Nordenström, A., Robeva, R., Hall, J., Westerveld, P., Flück, C., Köhler, B., Berra, M., Springer, A., Schweizer, K., & Pasterski, V. (2018). Caring for individuals with a difference of sex development (DSD): A consensus statement. *Nature Reviews Endocrinology, 14*(7), 415–429. https://doi.org/10.1038/s41574-018-0010-8

Craig, J. R., Jenkins, T. G., Carrell, D. T., & Hotaling, J. M. (2017). Obesity, male infertility, and the sperm epigenome. *Fertility and Sterility, 107*(4), 848–859. https://doi.org/10.1016/j.fertnstert.2017.02.115

Crawford, N. M., & Steiner, A. Z. (2015). Age-related infertility. *Obstetrics and Gynecology Clinics of North America, 42*(1), 15–25. https://doi.org/10.1016/j.ogc.2014.09.005

D'Arpe, S., Franceschetti, S., Caccetta, J., Pietrangeli, D., Muzii, L., & Panici, P. B. (2015). Management of hydrosalpinx before IVF: A literature review. *Journal of Obstetrics and Gynaecology: The Journal of the Institute of Obstetrics and Gynaecology, 35*(6), 547–550. https://doi.org/10.3109/01443615.2014.985768

Dekkers, O. M., Lagro, J., Burman, P., Jørgensen, J. O., Romijn, J. A., & Pereira, A. M. (2010). Recurrence of hyperprolactinemia after withdrawal of dopamine agonists: Systematic review and meta-analysis. *The Journal of Clinical Endocrinology and Metabolism, 95*(1), 43–51. https://doi.org/10.1210/jc.2009-1238

Del Valle, I., Buonocore, F., Duncan, A. J., Lin, L., Barenco, M., Parnaik, R., Shah, S., Hubank, M., Gerrelli, D., & Achermann, J. C. (2017). A genomic atlas of human adrenal and gonad development. *Wellcome Open Research, 2*, 25. https://doi.org/10.12688/wellcomeopenres.11253.2

Deligeoroglou, E., Athanasopoulos, N., Tsimaris, P., Dimopoulos, K. D., Vrachnis, N., & Creatsas, G. (2010). Evaluation and management of adolescent amenorrhea. *Annals of the New York Academy of Sciences, 1205*, 23–32. https://doi.org/10.1111/j.1749-6632.2010.05669.x

Domenice, S., Machado, A. Z., Ferreira, F. M., Ferraz-de-Souza, B., Lerario, A. M., Lin, L., Nishi, M. Y., Gomes, N. L., da Silva, T. E., Silva, R. B., Correa, R. V., Montenegro, L. R., Narciso, A., Costa, E. M. F., Achermann, J. C., & Mendonca, B. B. (2016). Wide spectrum of NR5A1-related phenotypes in 46,XY and 46,XX individuals. *Birth Defects Research. Part C, Embryo Today: Reviews, 108*(4), 309–320. https://doi.org/10.1002/bdrc.21145

Fang, F., Iaquinta, P. J., Xia, N., Liu, L., Diao, L., & Reijo Pera, R. A. (2022). Transcriptional control of human gametogenesis. *Human Reproduction Update, 28*(3), 313–345. https://doi.org/10.1093/humupd/dmac002

Feldkamp, M. L., Botto, L. D., Amar, E., Bakker, M. K., Bermejo-Sánchez, E., Bianca, S., Canfield, M. A., Castilla, E. E., Clementi, M., Csaky-Szunyogh, M., Leoncini, E., Li, Z., Lowry, R. B., Mastroiacovo, P., Merlob, P., Morgan, M., Mutchinick, O. M., Rissmann, A., Ritvanen, A., … Carey, J. C. (2011). Cloacal exstrophy: An epidemiologic study from the International Clearinghouse for Birth Defects Surveillance and Research. *American Journal of Medical Genetics. Part C, Seminars in Medical Genetics, 157C*(4), 333–343. https://doi.org/10.1002/ajmg.c.30317

Freeman, M. E., Kanyicska, B., Lerant, A., & Nagy, G. (2000). Prolactin: Structure, function, and regulation of secretion. *Physiological Reviews, 80*(4), 1523–1631. https://doi.org/10.1152/physrev.2000.80.4.1523

Galliano, S., Fruzzetti, F., Bertelloni, S., Sodini, F., Basiloni, V., Ghirri, P., Calisti, L., Tacchini, S., & Saggese, G. (2001). [Mayer-Rokitansky-Kuster-Hauser syndrome: A cause of primary amenorrhea in adolescents]. *Minerva Pediatrica, 53*(5), 524–525.

Gebbie, A. E. (2008). Premature ovarian failure. *Menopause International, 14*(3), 96. https://doi.org/10.1258/mi.2008.008017

Greenfield, A. (2013). Sexual development. *Textbook of Clinical Embryology*, 8–17. https://doi.org/10.1017/CBO9781139192736.004

Grimbizis, G. F., Gordts, S., Di Spiezio Sardo, A., Brucker, S., De Angelis, C., Gergolet, M., Li, T. C., Tanos, V., Brölmann, H., Gianaroli, L., & Campo, R. (2013). The ESHRE/ESGE consensus on the classification of female genital tract congenital anomalies. *Human Reproduction, 28*(8), 2032–2044. https://doi.org/10.1093/humrep/det098

Grimbizis, G. F., Di Spiezio Sardo, A., Saravelos, S. H., Gordts, S., Exacoustos, C., Van Schoubroeck, D., Bermejo, C., Amso, N. N., Nargund, G., Timmerman, D., Athanasiadis, A., Brucker, S., De Angelis, C., Gergolet, M., Li, T. C., Tanos, V., Tarlatzis, B., Farquharson, R., Gianaroli, L., & Campo, R. (2016). The Thessaloniki ESHRE/ESGE consensus on diagnosis of female genital anomalies. *Human Reproduction (Oxford, England), 31*(1), 2–7. https://doi.org/10.1093/humrep/dev264

Gulía, C., Baldassarra, S., Zangari, A., Briganti, V., Gigli, S., Gaffi, M., Signore, F., Vallone, C., Nucciotti, R., Costantini, F. M., Pizzuti, A., Bernardo, S., Porrello, A., & Piergentili, R. (2018). Androgen insensitivity syndrome. *European Review for Medical and Pharmacological Sciences, 22*(12), 3873–3887. https://doi.org/10.26355/eurrev_201806_15272

Hakim, C., Padmanabhan, V., & Vyas, A. K. (2017). Gestational hyperandrogenism in developmental programming. *Endocrinology, 158*(2), 199–212. https://doi.org/10.1210/en.2016-1801

Hall, J. E. (2007). Neuroendocrine changes with reproductive aging in women. *Seminars in Reproductive Medicine, 25*(5), 344–351. https://doi.org/10.1055/s-2007-984740

Harsh, V., & Clayton, A. H. (2018). Sex differences in the treatment of sexual dysfunction. *Current Psychiatry Reports, 20*(3), 18. https://doi.org/10.1007/s11920-018-0883-1

Hiort, O., Danne, T., & Wabitsch, M. (Hrsg.). (2020). *Pädiatrische Endokrinologie und Diabetologie*. Springer. https://doi.org/10.1007/978-3-662-57309-9

Holesh, J. E., Bass, A. N., & Lord, M. (2022). *Physiology, ovulation.*

Holterhus, P.-M., & Hiort, O. (2020). *Besonderheiten der Geschlechtsentwicklung*. 499–519. https://doi.org/10.1007/978-3-662-57309-9_37

Homer, H. A., Li, T. C., & Cooke, I. D. (2000). The septate uterus: A review of management and reproductive outcome. *Fertility and Sterility, 73*(1), 1–14. https://doi.org/10.1016/s0015-0282(99)00480-x

Hornig, N C, Ukat, M., Schweikert, H. U., Hiort, O., Werner, R., Drop, S. L. S., Cools, M., Hughes, I. A., Audi, L., Ahmed, S. F., Demiri, J., Rodens, P., Worch, L., Wehner, G., Kulle, A. E., Dunstheimer, D., Müller-Roßberg, E., Reinehr, T., Hadidi, A. T., … Holterhus, P.-M. (2016). Identification of an AR mutation-negative class of androgen insensitivity by determining endogenous AR activity. *The Journal of Clinical Endocrinology and Metabolism, 101*(11), 4468–4477. https://doi.org/10.1210/jc.2016-1990

Hornig, N. C., & Holterhus, P.-M. (2021). Molecular basis of androgen insensitivity syndromes. *Molecular and Cellular Endocrinology, 523*, 111146. https://doi.org/10.1016/j.mce.2020.111146

Hu, M., Zhang, Y., Guo, X., Jia, W., Liu, G., Zhang, J., Li, J., Cui, P., Sferruzzi-Perri, A. N., Han, Y., Wu, X., Ma, H., Brännström, M., Shao, L. R., & Billig, H. (2019). Hyperandrogenism and insulin resistance induce gravid uterine defects in association with mitochondrial dysfunction and aberrant reactive oxygen species production. *American Journal of Physiology. Endocrinology and Metabolism, 316*(5), E794–E809. https://doi.org/10.1152/ajpendo.00359.2018

Jacquinet, A., Millar, D., & Lehman, A. (2016). Etiologies of uterine malformations. *American Journal of Medical Genetics. Part A, 170*(8), 2141–2172. https://doi.org/10.1002/ajmg.a.37775

James, A. H. (2010). Women and bleeding disorders. *Haemophilia: The Official Journal of the World Federation of Hemophilia, 16*(*Suppl 5*), 160–167. https://doi.org/10.1111/j.1365-2516.2010.02315.x

Kalkanli, A., Akdere, H., Cevik, G., Salabas, E., Cilesiz, N. C., & Kadioglu, A. (2021). Hypergonadotropic hypogonadism: Management of infertility. *Current Pharmaceutical Design, 27*(24), 2790–2795. https://doi.org/10.2174/1381612826666201102110456

Kamrath, C., & Riepe, F. (2020). *Embryologie und Anatomie der Nebenniere und Hormone der Nebennierenrinde*. 419–423. https://doi.org/10.1007/978-3-662-57309-9_33

Kennett. (2020). Chapter three. *Bedouin Justice*, 36–44. https://doi.org/10.4324/9780203039441-6

Kilicli, F., Dokmetas, H. S., & Acibucu, F. (2013). Sheehan's syndrome. *Gynecological Endocrinology: The Official Journal of the International Society of Gynecological Endocrinology, 29*(4), 292–295. https://doi.org/10.3109/09513590.2012.752454

King, T. F. J., & Conway, G. S. (2014). Swyer syndrome. *Current Opinion in Endocrinology, Diabetes, and Obesity, 21*(6), 504–510. https://doi.org/10.1097/MED.0000000000000113

Klein, D. A., Paradise, S. L., & Reeder, R. M. (2019). Amenorrhea: A systematic approach to diagnosis and management. *American Family Physician, 100*(1), 39–48.

LA Marca, A., Capuzzo, M., Imbrogno, M. G., Donno, V., Spedicato, G. A., Sacchi, S., Minasi, M. G., Spinella, F., Greco, P., Fiorentino, F., & Greco, E. (2021). The complex relationship between female age and embryo euploidy. *Minerva Obstetrics and Gynecology, 73*(1), 103–110. https://doi.org/10.23736/S2724-606X.20.04740-1

Laroche, E., Bricaire, L., & Christin-Maitre, S. (2013). [Diagnosis and management of amenorrhea in adolescent girls]. *Archives de Pediatrie: Organe Officiel de la Societe Francaise de Pediatrie, 20*(7), 817–822. https://doi.org/10.1016/j.arcped.2013.04.004

Latronico, A. C., Costa, E. M. F., Mendonça, B. B., & Arnhold, I. J. P. (2005). [Leydig cell hypoplasia]. *Arquivos Brasileiros de Endocrinologia e Metabologia, 49*(1), 83–86. https://doi.org/10.1590/s0004-27302005000100011

Leijdekkers, J. A., Eijkemans, M. J. C., van Tilborg, T. C., Oudshoorn, S. C., van Golde, R. J. T., Hoek, A., Lambalk, C. B., de Bruin, J. P., Fleischer, K., Mochtar, M. H., Kuchenbecker, W. K. H., Laven, J. S. E., Mol, B. W. J., Torrance, H. L., & Broekmans, F. J. M. (2019). Cumulative live birth rates in low-prognosis women. *Human Reproduction (Oxford, England), 34*(6), 1030–1041. https://doi.org/10.1093/humrep/dez051

Levin, R. J., Both, S., Georgiadis, J., Kukkonen, T., Park, K., & Yang, C. C. (2016). The physiology of female sexual function and the pathophysiology of female sexual dysfunction (committee 13A). *The Journal of Sexual Medicine, 13*(5), 733–759. https://doi.org/10.1016/j.jsxm.2016.02.172

Levitt, M. A., & Peña, A. (2007). Anorectal malformations. *Orphanet Journal of Rare Diseases, 2*(1), 1–13. https://doi.org/10.1186/1750-1172-2-33

Ludwig, M., Nawroth, F., Dorn, C., & Sonntag, B. (2020). *Die Patientin über 40 mit Kinderwunsch*. 391–399. https://doi.org/10.1007/978-3-662-57636-6_39

Ludwin, A., Ludwin, I., Coelho Neto, M. A., Nastri, C. O., Bhagavath, B., Lindheim, S. R., & Martins, W. P. (2019). Septate uterus according to ESHRE/ESGE, ASRM and CUME definitions: Association with infertility and miscarriage, cost and warnings for women and healthcare systems. *Ultrasound in Obstetrics & Gynecology: The Official Journal of the International Society of Ultrasound in Obstetrics and Gynecology, 54*(6), 800–814. https://doi.org/10.1002/uog.20291

Ludwin, A., Lindheim, S. R., Bhagavath, B., Martins, W. P., & Ludwin, I. (2020). Longitudinal vaginal septum: A proposed classification and surgical management. *Fertility and Sterility, 114*(4), 899–901. https://doi.org/10.1016/j.fertnstert.2020.06.014

Marei, M. M., Fares, A. E., Abdelsattar, A. H., Abdullateef, K. S., Seif, H., Hassan, M. M., Elkotby, M., Eltagy, G., & Elbarbary, M. M. (2016). Anatomical measurements of the urogenital sinus in virilized female children due to congenital adrenal hyperplasia. *Journal of Pediatric Urology, 12*(5), 282.e1–282.e8. https://doi.org/10.1016/j.jpurol.2016.02.008

Matzuk, M. M., & Lamb, D. J. (2008). The biology of infertility: Research advances and clinical challenges. *Nature Medicine, 14*(11), 1197–1213. https://doi.org/10.1038/nm.f.1895

McCabe, M. P., Sharlip, I. D., Lewis, R., Atalla, E., Balon, R., Fisher, A. D., Laumann, E., Lee, S. W., & Segraves, R. T. (2016). Incidence and prevalence of sexual dysfunction in women and men: A consensus statement from the fourth international consultation on sexual medicine 2015. *The Journal of Sexual Medicine, 13*(2), 144–152. https://doi.org/10.1016/j.jsxm.2015.12.034

Melmed, S., Casanueva, F. F., Hoffman, A. R., Kleinberg, D. L., Montori, V. M., Schlechte, J. A., & Wass, J. A. H. (2011). Diagnosis and treatment of hyperprolactinemia: An Endocrine Society clinical practice guideline. *The Journal of Clinical Endocrinology and Metabolism, 96*(2), 273–288. https://doi.org/10.1210/jc.2010-1692

Meyer-Bahlburg, H. F. L., Dolezal, C., Baker, S. W., & New, M. I. (2008). Sexual orientation in women with classical or non-classical congenital adrenal hyperplasia as a function of degree of prenatal androgen excess. *Archives of Sexual Behavior, 37*(1), 85–99. https://doi.org/10.1007/s10508-007-9265-1

Michaeli, J., Smoom, R., Serruya, N., El Ayoubi, H., Rotshenker-Olshinka, K., Srebnik, N., Michaeli, O., Eldar-Geva, T., & Tzfati, Y. (2022). Leukocyte telomere length correlates with extended female fertility. *Cells, 11*(3). https://doi.org/10.3390/cells11030513

Mikhael, S., Punjala-Patel, A., & Gavrilova-Jordan, L. (2019). Hypothalamic-Pituitary-Ovarian Axis Disorders Impacting Female Fertility. *Biomedicines, 7*(1), 5. https://doi.org/10.3390/biomedicines7010005

Mo, R., Kim, J. H., Zhang, J., Chiang, C., Hui, C. C., & Kim, P. C. (2001). Anorectal malformations caused by defects in sonic hedgehog signaling. *The American Journal of Pathology, 159*(2), 765–774. https://doi.org/10.1016/S0002-9440(10)61747-6

Munro, M. G., Critchley, H. O. D., & Fraser, I. S. (2018). The two FIGO systems for normal and abnormal uterine bleeding symptoms and classification of causes of abnormal uterine bleeding in the reproductive years: 2018 revisions. *International Journal of Gynaecology and Obstetrics: The Official Organ of the International Federation of Gynaecology and Obstetrics, 143*(3), 393–408. https://doi.org/10.1002/ijgo.12666

Ng, K. Y. B., & Cheong, Y. (2019). Hydrosalpinx – Salpingostomy, salpingectomy or tubal occlusion. *Best Practice & Research. Clinical Obstetrics & Gynaecology, 59*, 41–47. https://doi.org/10.1016/j.bpobgyn.2019.01.011

Öçal, G. (2011). Current concepts in disorders of sexual development. *Journal of Clinical Research in Pediatric Endocrinology, 3*(3), 105–114. https://doi.org/10.4274/jcrpe.v3i3.22

Oostdijk, W., Idkowiak, J., Mueller, J. W., House, P. J., Taylor, A. E., O'Reilly, M. W., Hughes, B. A., de Vries, M. C., Kant, S. G., Santen, G. W. E., Verkerk, A. J. M. H., Uitterlinden, A. G., Wit, J. M., Losekoot, M., & Arlt, W. (2015). PAPSS2 deficiency causes androgen excess via impaired DHEA sulfation – In vitro and in vivo studies in a family harboring two novel PAPSS2 mutations. *The Journal of Clinical Endocrinology and Metabolism, 100*(4), E672–E680. https://doi.org/10.1210/jc.2014-3556

Oppelt, P., Renner, S. P., Brucker, S., Strissel, P. L., Strick, R., Oppelt, P. G., Doerr, H. G., Schott, G. E., Hucke, J., Wallwiener, D., & Beckmann, M. W. (2005). The VCUAM (Vagina Cervix Uterus Adnex-associated Malformation) classification: A new classification for genital malformations. *Fertility and Sterility, 84*(5), 1493–1497. https://doi.org/10.1016/j.fertnstert.2005.05.036

Oppelt, P., Binder, H., Birraux, J., Brucker, S., Dingeldein, I., Draths, R., Eckoldt, F., Füllers, U., Hiort, O., Hoffmann, D., Hoopmann, M., Hucke, J., Korell, M., Kühnert, M., Ludwikowski, B., Mentzel, H.-J., Mon O'-Dey, D., Rall, K., Riccabona, M., et al. (2021). Diagnosis and therapy of female genital malformations (part 1). Guideline of the DGGG, OEGGG and SGGG (S2k Level, AWMF Registry Number 015/052, May 2019). *Geburtshilfe und Frauenheilkunde, 81*(12), 1307–1328. https://doi.org/10.1055/a-1471-4781

Pasterski, V., Prentice, P., & Hughes, I. A. (2010a). Impact of the consensus statement and the new DSD classification system. *Best Practice & Research. Clinical Endocrinology & Metabolism, 24*(2), 187–195. https://doi.org/10.1016/j.beem.2009.11.004

Pasterski, V., Prentice, P., & Hughes, I. A. (2010b). Consequences of the Chicago consensus on disorders of sex development (DSD): Current practices in Europe. *Archives of Disease in Childhood, 95*(8), 618–623. https://doi.org/10.1136/adc.2009.163840

Pedro, J., Brandão, T., Schmidt, L., Costa, M. E., & Martins, M. V. (2018). What do people know about fertility? A systematic review on fertility awareness and its associated factors. *Upsala Journal of Medical Sciences, 123*(2), 71–81. https://doi.org/10.1080/03009734.2018.1480186

Pfeifer, S. M., Attaran, M., Goldstein, J., Lindheim, S. R., Petrozza, J. C., Rackow, B. W., Siegelman, E., Troiano, R., Winter, T., Zuckerman, A., & Ramaiah, S. D. (2021). ASRM müllerian anomalies classification 2021. *Fertility and Sterility, 116*(5), 1238–1252. https://doi.org/10.1016/j.fertnstert.2021.09.025

Ranke, M. B., & Saenger, P. (2001). Turner's syndrome. *Lancet (London, England), 358*(9278), 309–314. https://doi.org/10.1016/S0140-6736(01)05487-3

Ray, A., Shah, A., Gudi, A., & Homburg, R. (2012). Unexplained infertility: An update and review of practice. *Reproductive Biomedicine Online, 24*(6), 591–602. https://doi.org/10.1016/j.rbmo.2012.02.021

Richard-Eaglin, A. (2018). Male and female hypogonadism. *The Nursing Clinics of North America, 53*(3), 395–405. https://doi.org/10.1016/j.cnur.2018.04.006

Schernthaner-Reiter, M. H., Baumgartner-Parzer, S., Egarter, H. C., Krebs, M., Kautzky-Willer, A., Kirchheiner, K., Luger, A., & Bayerle-Eder, M. (2019). Influence of genotype and hyperandrogenism on sexual function in women with congenital adrenal hyperplasia. *The Journal of Sexual Medicine, 16*(10), 1529–1540. https://doi.org/10.1016/j.jsxm.2019.07.009

Sharma, M., & Balasundaram, P. (2023). Ovulation Induction Techniques. 2023 Mar 8. In *StatPearls [Internet]. Treasure Island (FL)*. StatPearls Publishing. PMID: 34662078.

Shimatsu, A., & Hattori, N. (2012). Macroprolactinemia: Diagnostic, clinical, and pathogenic significance. *Clinical and Developmental Immunology, 2012*. https://doi.org/10.1155/2012/167132

Smith, B. C., Brown, D. L., Carter, R. E., & Famuyide, A. O. (2014). Double cervix: Clarifying a diagnostic dilemma. *American Journal of Obstetrics and Gynecology, 211*(1), 26.e1–26.e5. https://doi.org/10.1016/j.ajog.2014.03.014

Sobczuk, K., & Sobczuk, A. (2017). New classification system of endometrial hyperplasia WHO 2014 and its clinical implications. *Przeglad Menopauzalny, 16*(3), 107–111. Termedia Publishing House Ltd. https://doi.org/10.5114/pm.2017.70589

Stamou, M. I., & Georgopoulos, N. A. (2018). Kallmann syndrome: Phenotype and genotype of hypogonadotropic hypogonadism. *Metabolism, Clinical and Experimental, 86*, 124–134. https://doi.org/10.1016/j.metabol.2017.10.012

Sullivan, E., Wang, Y., Chapman, M., & Chambers, G. (2008). Success rates and cost of a live birth following fresh assisted reproduction treatment in women aged 45 years and older, Australia 2002–2004. *Human Reproduction (Oxford, England), 23*(7), 1639–1643. https://doi.org/10.1093/humrep/den102

Szeliga, A., Calik-Ksepka, A., Maciejewska-Jeske, M., Grymowicz, M., Smolarczyk, K., Kostrzak, A., Smolarczyk, R., Rudnicka, E., & Meczekalski, B. (2021). Autoimmune diseases in patients with premature ovarian insufficiency-our current state of knowledge. *International Journal of Molecular Sciences, 22*(5). https://doi.org/10.3390/ijms22052594

Thomas, D. F. M. (2020). The embryology of persistent cloaca and urogenital sinus malformations. *Asian Journal of Andrology, 22*(2), 124–128. https://doi.org/10.4103/aja.aja_72_19

Töz, E., Sancı, M., Özcan, A., Beyan, E., & İnan, A. H. (2016). Comparison of classic terminology with the FIGO PALM-COEIN system for classification of the underlying causes of abnormal uterine bleeding. *International Journal of Gynaecology and Obstetrics: The Official Organ of the International Federation of Gynaecology and Obstetrics, 133*(3), 325–328. https://doi.org/10.1016/j.ijgo.2015.09.033

Velasquez, E. V., Creus, S., Trigo, R. V., Cigorraga, S. B., Pellizzari, E. H., Croxatto, H. B., & Campo, S. (2006). Pituitary-ovarian axis during lactational amenorrhoea. II. Longitudinal assessment of serum FSH polymorphism before and after recovery of menstrual cycles. *Human Reproduction (Oxford, England), 21*(4), 916–923. https://doi.org/10.1093/humrep/dei411

Wouk, N., & Helton, M. (2019). Abnormal uterine bleeding in premenopausal women. *American Family Physician, 99*(7), 435–443.

Yaşa, C., & Güngör Uğurlucan, F. (2020). Approach to abnormal uterine bleeding in adolescents. *Journal of Clinical Research in Pediatric Endocrinology, 12*(Suppl 1), 1–6. https://doi.org/10.4274/jcrpe.galenos.2019.2019.S0200

Young, J., Xu, C., Papadakis, G. E., Acierno, J. S., Maione, L., Hietamäki, J., Raivio, T., & Pitteloud, N. (2019). Clinical management of congenital hypogonadotropic hypogonadism. *Endocrine Reviews, 40*(2), 669–710. https://doi.org/10.1210/er.2018-00116

Zurcher, K., & Kawashima, A. (2021). Kartagener's syndrome. *The New England Journal of Medicine, 384*(12), e45. https://doi.org/10.1056/NEJMicm2028152

AGS – PCOS und ästhetische Endokrinologie

5

Rudolf Seufert

Inhaltsverzeichnis

5.1 Einleitung

Probleme im Androgenhaushalt der Frau haben äußerst unterschiedliche Ätiologien und reichen in der klinischen Symptomatik von kosmetischen Problemen über Zyklus- und Fertilitätsstörungen, Risiken für den Foetus bis hin zu lebensbedrohlichen chronischen Erkrankungen mit Auswirkungen auf die Lebenserwartung und Lebensqualität.

Oft erlaubt erst eine anspruchsvolle diagnostische Abklärung die Unterscheidung und ermöglicht dann erst die Auswahl der optimalen Therapieform, was aber ohne Kenntnisse der aktuellen pathophysiologischen Therapien nicht möglich ist.

Zweifelsfrei gehören Erkrankungen aus diesem Formenkreis zu den häufigsten Gründen, weshalb gynäkologische und dermatologische Praxen aufgesucht werden. Sie verursachen erheblichem Leidensdruck und erfordern auf ärztlicher Seite genaue Kenntnisse zu diagnostischen und therapeutischen Verfahren. Die möglichen Therapieoptionen reichen von lokalen Therapien, über den Einsatz oraler Hormonpräparate, hin zu Metformin und zu aufwendigen Verfahren der Reproduktionsmedizin.

R. Seufert (✉)
TFP-Kinderwunschzentrum Wiesbaden, MVZ Wiesbaden GmbH, Wiesbaden, Deutschland
e-mail: Rudolf.Seufert@tfp-fertility.com

© Der/die Autor(en), exklusiv lizenziert an Springer-Verlag GmbH, DE, ein Teil von Springer Nature 2023

M. Amrani, R. Seufert (Hrsg.), *Gynäkologische Endokrinologie und Kinderwunschtherapie*, https://doi.org/10.1007/978-3-662-65371-5_5

5.2 Begriffe und Definitionen

Zunächst sollen folgende Begrifflichkeiten unterschieden werden, die in der Folge häufig benutzt werden:

Hirsutismus bedeutet, dass bei Frauen eine auffällig starke Behaarung aufgetreten ist, welche an die von Männern erinnert. Dies beinhaltet zunächst nur eine Deskription von Befunden und stellt keine Diagnose dar. Sehr oft handelt es sich um die Umwandlung von Vellushaar in Terminalhaar, was einerseits anlagebedingt (genetisch) sein kann, aber auch genauso gut hormonell bzw. medikamentös induziert wurde, was dann als Hinweis für eine Erkrankung zu interpretiert ist. Der Hirsutismus ist in diesem Fall dann eine Folge von Pathologien aus dem Androgenstoffwechsel.

Hypertrichose bedeutet dagegen eine nicht androgenabhängige verstärkte Körper- und Gesichtsbehaarung, die kein männliches Verteilungsmuster haben muss.

Hyperandrogenämie beschreibt höhte Serumkonzentrationen männlicher Geschlechtshormone, die die Folge einer vermehrten Bildung bzw. Ausschüttung oder eines verminderten Abbaus sein können.

Dabei haben – unabhängig von der Ursache – erhöhte Androgene direkte Effekte auf das Sekretionsverhalten der Hypophyse mit einer **Steigerung der LH-Sekretion und Inhibition der FSH-Freisetzung**, was wiederum zur Steigerung der Androgensynthese in den Thekazellen und, durch den relativen FSH- Mangel, zur ungenügenden Aromatisierung der Androgene intraovariell führt. Dies verstärkt die Hyperandrogenämie weiter und bindet das Ovar in den Pathomechanismus ein, auch wenn die Ursachenkette an anderer Stelle begonnen hat.

Allein über die Veränderung des LH-/FSH-Quotienten können sich so systemische Effekte ergeben und über die erhöhte intraovarielle Androgenkonzentrationen lassen sich viele ovarielle Befunde erklären. So sind beispielsweise die Arretierung der Follikelreifung im Stadium des antralen Follikels bis hin zur Ausbildung von polyzystischen Ovarien mit einem Ungleichgewicht der Östrogen- und Androgenproduktion und einem Überwiegen der Androgensekretion zu sehen. Das Ovar ist also quasi immer mitbeteiligt, auch wenn es nur eine sekundäre Rolle gespielt hat (Mattle et al., 2006).

Unter **Androgenisierung** (Vermännlichung) versteht man alle Veränderungen bei der Frau, die sich als Folge einer vermehrten Wirkung männlicher Hormone (den Androgenen) ausbilden.

Virilisierung dagegen meint eine ausgeprägte Androgenisierung von Körper- und Geschlechtsmerkmalen, welche sich morphologisch deutlich in die maskuline Richtung verändern.

5.3 Allgemeine Androgenwirkungen bei der Frau

Setzt man Frauen einer erhöhten Konzentration von Androgen aus, so lassen sich – weitgehend unabhängig von der jeweiligen Ursache – folgende Reaktionen beobachten:

So bewirkt die Exposition mit Androgenen an der Hypophyse eine deutliche **Steigerung der LH- Sekretion** und eine Inhibition der FSH-Freisetzung, was sekundär am Ovar über den LH-Anstieg zu einer Aktivierung der Thekazellen führt und hier eine zusätzliche Steigerung der Androgensynthese bewirkt. Gleichzeitig führt die Abnahme der FSH-Freisetzung zu einer reduzierten intraovariellen Aromatisierung der Androgene mit dem Effekt, dass die ovarielle Androgenkonzentration noch weiter steigt. Steigende intraovarielle Androgene führen wiederum zur Arretierung der Follikelreifung im Stadium des antralen Follikels und zur Ausbildung einer Ovarmorphologie, die dem des PCOS sehr nahekommt. Dieser Circulus vitiosus bedeutet einerseits, dass **das Ovar** bei steigenden Androgenen **sekundär mitbetroffen ist,** und andererseits, dass **aus der Ovarmorphologie nicht direkt auf die Ursache des Geschehens geschlossen** werden kann.

Steigende Androgene – welcher Ursache auch immer – haben aber auch weitere unerwünschte Effekte bei der Frau. Einerseits können unter ihrem Einfluss die zarten kaum sichtbaren **Vellushaare zu deutlich sichtbareren und größe-**

ren Terminalhaaren umbilden, was ein erhebliches kosmetisches Problem darstellen kann, und dann auch die Ursache eines äußerst störenden Hisutismus sein kann (siehe Abb. 5.1).

Anderseits – ebenfalls ein äußerst unerwünschter Effekt – kann eine Hyperandrogenämie eine Atresie und bzw. Destruktion von Schopfhaaren am gesamten Follikel auslösen und zur **androgenetischen Alopezie** führen, was ebenfalls ein ganz erhebliches kosmetisches Problem darstellen kann (siehe Abb. 5.2).

Ungünstige Effekte auf metabolische Parameter wie z. B. im Lipidstoffwechsel mit einer Erhöhung kardiovaskulärer Risiken und andere ungünstige Langzeiteffekte, werden an anderer Stelle in diesem Beitrag noch diskutiert werden.

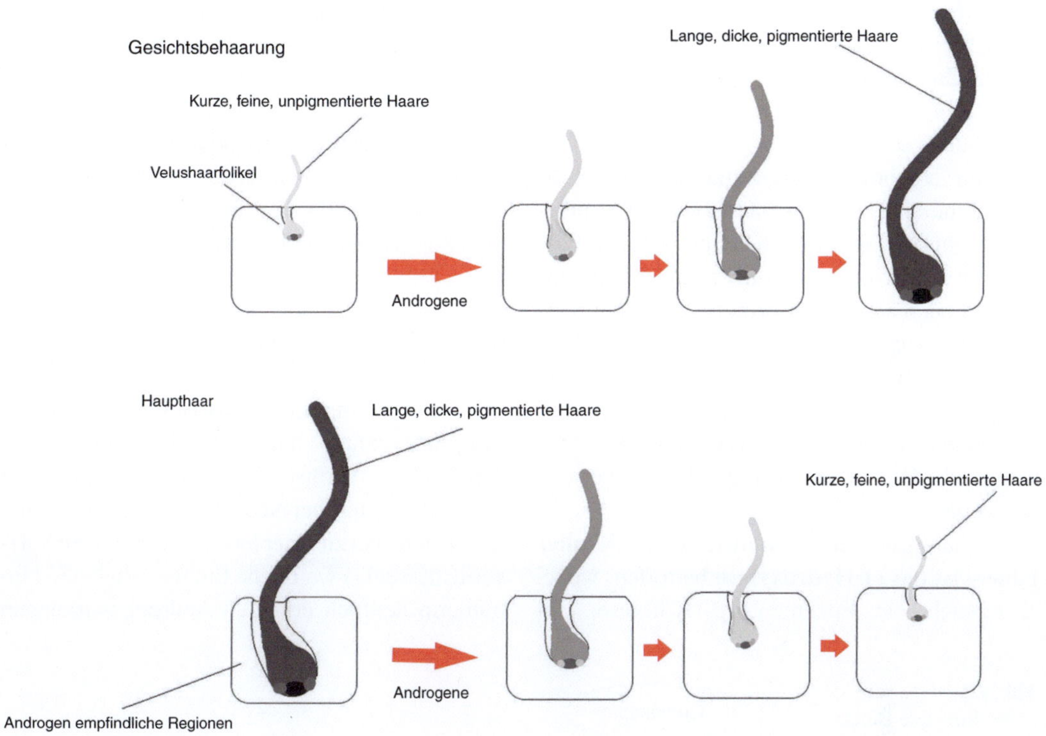

Abb. 5.1 Androgen-Effekte am Gesichts- und Haupthaar. Adaptiert nach Randall, 1994

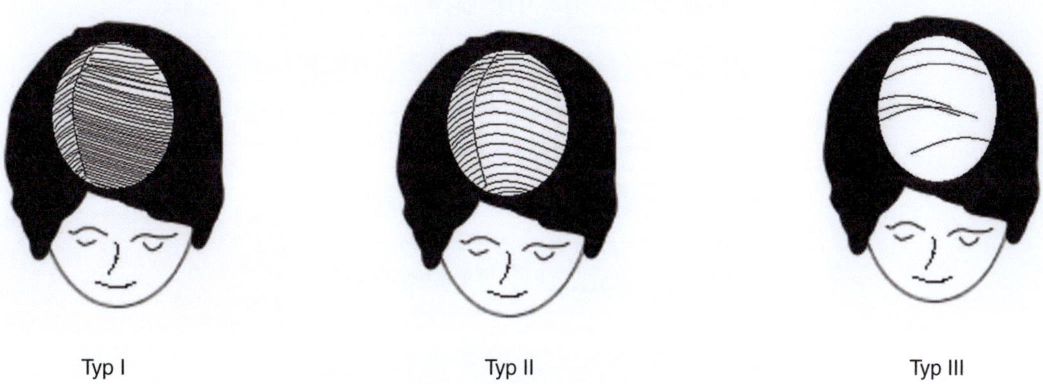

Abb. 5.2 Einteilung der androgenetischen Alopezie. Nach Ludwig, 1977

5.4 Das adrenogenitale Syndrom und das Late-onset-AGS

Heute stellt das Adrenogenitale Syndrom mit seinen Vollbildern überwiegend ein pädiatrisches und im späteren Leben ein internistisch-endokrinologisches Krankheitsbild dar, trotzdem ergeben sich relativ häufig – z. B. im Rahmen von Differenzialdiagnosen – Fragen zu heterozygoten Varianten und zu den Late-onset-Formen, die für die Beratung von Kinderwunschpaaren große Bedeutung haben und die jeder Gynäkologe kennen sollte.

Beim adrenogenitalen Syndrom kommt es durch eine angeborene Veränderung im Syntheseweg zur verminderten Bildung von Cortisol und Aldosteron und konsekutiv zu einer vermehrten Bildung männlicher Hormone, die in der Synthesekette vor dem getroffenen Enzym stehen. Um dieses Krankheitsbild verstehen zu können, ist es notwendig die biochemischen Pathways verstanden zu haben. Sie werden in Abb. 5.3 dargestellt. Hierzu soll auch auf Kap. 1 verwiesen werden.

Als häufigste Form – in mehr als **95 % aller Fälle** – ist die **21-Hydroxylase** betroffen, wobei aber auch die Enzyme 11β-Hydrolase, 3β-Hydroxysteroid-Dehydrogenase, 17α-Hydroxylase oder Cytochrome P450 Oxidoreductase (POR) betroffen sein können. Leichtere Formen, die häufig erst im mittleren Lebensalter klinisch auffallen, werden als **Late-onset-AGS** bezeichnet und führen regelmäßig zur Konsultation einer gynäkologischen Praxis. Wichtig ist die Beobachtung, dass auch **Kombinationen aus AGS bzw., heterozygoten Veränderungen und PCOS gleichzeitig** bei bis zu 30 % aller Patientinnen – so die Erfahrungen des Verfassers – gefunden werden können, was klare und eindeutige Diagnosen oft deutlich komplizieren kann.

Vereinfachend werden **klassische und nicht klassische AGS-Formen** unterschieden, wobei die klassischen Formen in die beiden Gruppen mit und ohne Salzverlustsyndrom unterteilt wird.

5.4.1 Klassische Formen

Bei Patienten mit einer **klassischen AGS-Form mit Salzverlust** liegt praktisch immer ein vollständiger Verlust der Gesamtenzymaktivität vor, und sie führt bei Neugeborenen in den ersten Lebenswochen zu einer lebensbedrohlichen Salzverlustkrise. Da weibliche Embryonen bereits intrauterin deutlich erhöhten Androgenwirkungen

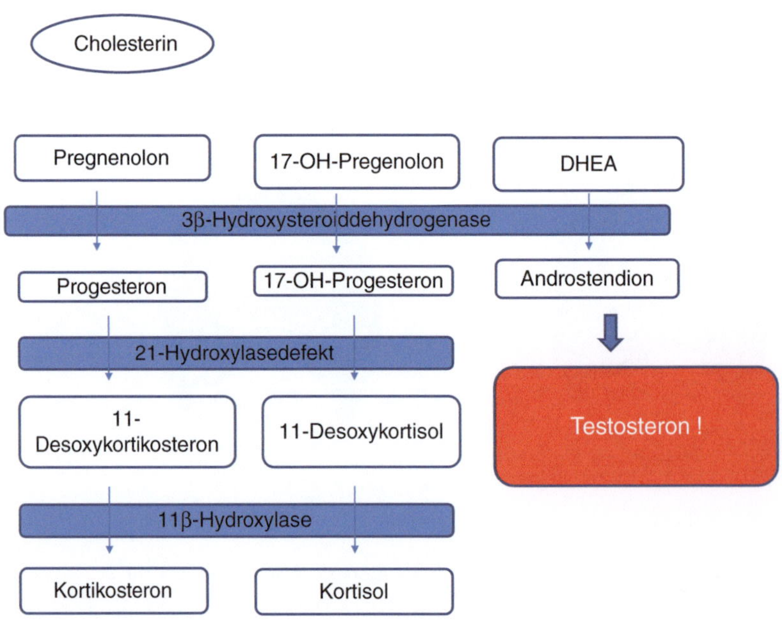

Abb. 5.3 21-Hydroxylase-Defekt bei AGS

ausgesetzt sind, kann sich pränatal eine ausgeprägte Virilisierung des primär weiblichen Genitales bestehen. Es kann sich so ein männliches oder intersexuelles Genitale entwickeln.

Patienten mit einem klassischen AGS tragen i. d. R. auf beiden Allelen Nullmutationen. Liegt noch eine geringe Restaktivität des Enzyms auf einem Allel vor, so wird meistens die einfache virilisierende klassische Form – allerdings ohne Salzverlust – beobachtet, die ebenfalls Ausgangspunkt vieler genitaler Operationen beim Mädchen sein kann und erhebliche körperliche und psychische Belastungen mit sich bringt.

Die Fortschritte der modernen genetischen Diagnostik sind hier sehr beeindruckend, kann doch heute sehr zuverlässig aus der gefundenen genetischen Abweichung relativ genau auf die Restaktivität des Enzyms und den späteren Phänotyp geschlossen werden, was unter Umständen weiterführende pränatale Diagnostik unnötig machen kann. Hier sei im Einzelfall auf die ausführliche genetischen Spezialliteratur verwiesen.

5.4.2 Nicht-klassische Form

Patienten mit der nicht-klassischen Form können Zeichen einer Hyperandrogenämie mit Hirsutismus, Großwuchs, einer Amenorrhö, herabgesetzte Fertilität und ein metabolisches Syndrom zeigen. Sie tragen zwar auf beiden Allelen Mutationen, wobei aber ein Allel eine höhere Restaktivität des betroffenen Enzyms zeigen kann. Der Phänotyp wird dann durch das Allel mit der höheren Restfunktion bestimmt. Oft führt erst eine der oben beschriebenen klinischen Auffälligkeiten zur Diagnose, die über eine Erhöhung der Konzentration des 17OH-Progesterons und einen auffälligen ACTH-Test zusätzlich wahrscheinlicher wird.

5.4.3 Heterozygote Formen

Bei **rein heterozygoten Formen** sind klinische Veränderungen meist gering. Trotzdem können auch hier erhöhte Androgenkonzentrationen gefunden werden und bereits zu auffälligen Veränderungen im ACTH-Test führen. Dies macht dann weitere Abklärungen notwendig, insbesondere wenn Kinderwunsch besteht. So muss etwa mit einer Prävalenz von 1:30 bis 1:50 mit einem heterozygoten 21OH-Hydrolasedefekt in der Normalbevölkerung gerechnet werden, was bei Kinderwunsch durchaus nicht vernachlässigbar ist. Die Häufigkeit heterozygoter Trägerinnen ist aber in einem Kollektiv mit Hyperandrogenämie und Hirsutismus deutlich höher als in der Normalbevölkerung und erreichte (Mattle et al., 2006) in einem solchen Kollektiv (n = 1600) eine Prävalenz von 18 % heterozygoten Trägerinnen bei Verwendung des ACTH-Tests als Diagnosekriterium.

Bei Kinderwunschpatientinnen mit auffälligem ACTH-Test ist somit immer ein genetisches AGS-Screening indiziert, um Patientinnen mit einer nicht klassischen Form des AGS oder einer heterologen Anlageträgerschaft zu identifizieren. Hieraus ergeben sich durchaus therapeutische Konsequenzen. Ebenso sind bei auffälligem Befund aufgrund der hohen Heterozygotenfrequenz auch bei dem Partner CYP21A2-Mutationen abzuklären, um das tatsächliche Risiko des Paares für ein Kind mit einem klassischen AGS abschätzen zu können. Heute ist die **genetische Abklärung der Goldstandard**. Das Gen, das für die C21-Hydroxylase kodiert, besteht aus nur zehn Exons und liegt in unmittelbarer Nachbarschaft des HLA-Genlokus auf dem kurzen Arm von Chromosom 6 (p21.3). Erschwert wird die Interpretation durch ein sogenanntes Pseudogen, welches sich in unmittelbarer Nähe befindet und sich von dem C21-Hydroxylasegen lediglich durch Deletion von acht Basenpaaren sowie Insertion eines Basenpaares unterscheidet (Mattle et al., 2006). Diese geringfügige Veränderung macht allerdings das „Pseudogen" funktionslos. Bedeutung erlangt es aber dadurch, dass während der Meiose ein Transfer von Genmaterial in das aktive Gen durch **ungleiches Crossing-over** erfolgen kann und dies zur Synthese eines funktionslosen oder weniger aktiven Enzyms führen kann (Witchel et al., 1997; Fauser & Hsueh, 1995). Bei über 200 heute bekannten Mutationen sind die zehn häufigsten allerdings für 90 % aller Pathologien verantwortlich.

Die Wahrscheinlichkeit, dass bei Heterozygotie beider Partner das Kind homozygot erkrankt, liegt bei 25 %. Durch eine vorhergehende Untersuchung beider Partner z. B. mit dem ACTH-Test oder besser durch eine gezielte genetische Analyse kann das Risiko für ein klassisches AGS relativ sicher abgeschätzt werden und gegebenenfalls eine Pränatal-Diagnostik und -Therapie eingeleitet werden.

Patienten mit einem AGS erhalten eine lebenslange Therapie. Kinder mit einem klassischen AGS mit Salzverlust werden in der Regel mit Mineralokortikoiden (Fluorkortison), NaCl und anderen Steroiden behandelt, im Falle eines klassischen AGS ohne Salzverlust oder einer milden Form des AGS reicht u. a. die Glukokortikoidsubstitution (Hydrokortison). Nach Abschluss des Längenwachstums kann Prednison oder Dexamethason verwendet werden.

Eine Steroidtherapie während der Schwangerschaft z. B. mit Dexamethason 1,5–2 mg/Tag bleibt heute einigen wenigen hochspezialisierten Zentren vorbehalten, wobei aktuell die Tendenz besteht, die Indikationen zur Steroidtherapie eher enger zu stellen und gleichzeitig sehr früh in der Schwangerschaft zu beginnen. Nur wenn aus Voruntersuchungen Mutationen beider Allele des CYP21B-Gens abgeleitet werden können, die zu einem weitgehenden Funktionsverlust der 21-Hydroxylase und damit zu einem klassischen AGS führen, wird üblicherweise therapiert. Dies sollte aber immer nur zusammen mit einem spezialisierten Endokrinologen durchgeführt werden, da die Diskussionen über die optimale Therapien noch nicht abgeschlossen sind. Eine Pränataldiagnostik mit Geschlechtsbestimmung kann sinnvoll sein, um über die Fortführung einer pränatalen Kortikoidmedikation entscheiden zu können. Bei einem männlichen Chromosomensatz erscheint die Kortikoidmedikation im Regelfall nicht notwendig zu sein.

5.5 Das polyzystische Ovarsyndrom (PCOS)

5.5.1 Definitionen, Klassifikationen und Geschichte

Das PCO-Syndrom (PCOS) ist heute **die häufigste endokrine Erkrankung** der prämenstruellen Frau mit erheblichen Auswirkungen auf Fertilität, Lebensqualität und mit ungünstigen Langzeiteffekten. Auch die Belastungen für das Gesundheitssystem sind hoch. So schätzt Azziz et al. (2005) für das Jahr 2005, dass allein in den USA 4,36 Mrd. Dollar Behandlungskosten bei Frauen im gebärfähigen Alter durch das PCOS angefallen sind, während Riestenberg et al. (2022) die Gesamtkosten im Jahr 2020 in den USA inklusive der Folgekosten durch Langzeitprobleme auf 8 Mrd. Dollar schätzt.

Es überrascht deshalb nicht, dass sich alle wichtigen endokrinen und reproduktionsmedizinischen Fachgesellschaften ausführlich mit dem PCOS beschäftigen und jede ärztliche Kollegin – unabhängig von ihrem Fachgebiet – hier Kenntnisse besitzen sollte. Gefordert sind genaue Kenntnisse zur Pathophysiologie, Diagnostik und Therapie, bietet sich doch nur so die sichere Möglichkeit, langfristige Verbesserungen für die gesundheitlichen Prognose der Patientin zu erreichen.

Medizinhistorisch gab es bereits im 19. Jahrhundert entsprechende Beschreibungen, wobei 1935 die Amenorrhö und die beidseitigen polyzystischen Ovarien wegweisend durch Stein und Leventhal als typisch beschrieben wurden (Stein & Leventhal, 1935). In der älteren Literatur wurde deshalb die Nomenklatur „Stein-Leventhal-Syndrom" für das heutige PCOS verwendet. Je nach Definition, Kollektiv und diagnostischer Qualität kann heute bei 8–13 % aller jungen Frauen eine solche Diagnose gestellt werden und die Inzidenz scheint in den letzten Jahren gestiegen zu sein.

Aber schon bei dem Versuch der exakten Definition, was man heute unter PCOS versteht, zeigt sich die **ausgeprägte Heterogenität** und Vielschichtigkeit dieses Krankheitsbildes, was viele klinische Studien bis in die Gegenwart nicht immer vergleichbar macht.

Auch wenn von vielen Fachgesellschaften heute immer noch die **Rotterdamer Klassifikation** verwendet wird und die Beschränkungen dieser Definition offensichtlich sind, haben sich alternative Definitionen nicht wirklich durchsetzen können. Die Rotterdamer Klassifikation, die u. a. 2003 publiziert wurde (ESHRE, 2004), unterscheidet Haupt- und Nebenkriterien. Nach dieser Definition kann die Diagnose PCOS dann gestellt werden, wenn **zwei Hauptsymptome** und **eine Nebendiagnose** vorliegen. Als Hauptsymptome gelten: 1. klinische oder laborchemische Zeichen der Hyperandrogenämie. 2. Oligo- oder Anovulationen und 3. das sonografische Bild der polyzystischen Ovarien mit mindestens 12 Follikeln von weniger als 10 mm Durchmesser in einem Ovar (siehe Abb. 5.4). Es überrascht nicht, dass bei einer so weitgespannten und unspezifischen Definition immer wieder Kritik geäußert wurde, zumal pathophysiologische Unterschiede bzw. sinnvolle Subgruppen nicht unterschieden werden.

Eine alternative Definition aus dem Jahr 2006, die von der **Androgen Excess and PCOS Society** (AES) stammt und 2015 weiter ausgeführt wurde (Goodman et al., 2015), fordert in ähnlicher Weise eine biochemisch oder klinisch nachweisbare Hyperandrogenämie und eine ovarielle Funktionsstörung (Oligo-Anovulationen) nach dem Ausschluss anderer Ursachen, wobei hier kein sonografischer Befund der Ovarien in die Definition eingeht und sie deshalb gerne von internistischen Endokrinologen benutzt wird. Wichtig erscheint, dass Parameter wie das AMH oder eine veränderte LH-/FSH-Ratio nicht Teil der Definition sind.

Patientinnen mit PCOS werden meist von Gynäkologen und Reproduktionsmedizinern, seltener von internistischen Endokrinologen und Dermatologen therapiert, die immer wieder unterschiedliche pathophysiologische Aspekte in den Vordergrund stellen. Therapeutisch wegweisend ist aktuell auf gynäkologischer Seite die 2018 publizierte **Stellungnahme der ESHRE**, welche die aktuellen therapeutischen Optionen bewertet und verbindlich Therapien vorgibt, die im Rahmen eines internationalen Konsensverfahrens beschlossen wurden. Aktuell wird in Deutschland ebenfalls eine entsprechende Leidlinie erarbeitet, allerdings mit deutlich internistischer Ausrichtung.

Bereits an dieser Stelle muss auf die Tatsache hingewiesen werden, dass es sich bei dem PCOS um ein **äußerst heterogenes Syndrom** mit im Einzelfall unterschiedlich gewichteten pathophysiologischen und therapeutischen Ansätzen handelt.

Man darf sicher postulieren, dass es sich beim PCOS nicht um ein einziges klar definiertes Krankheitsbild mit eindeutiger Pathogenetik, Kausalität und Klinik handelt, sondern um eine **Gruppe unterschiedlicher Erkrankungen, die durch unterschiedliche Ätiologien und Verläufe** bedingt sind und kann deshalb von einem „Krankheitsbild der Theorien" sprechen.

Wichtige Differenzialdiagnosen sind alle Krankheitsbilder, die mit einer Hyperandrogenämie einhergehen. Hier ist u. a. das nichtklassi-

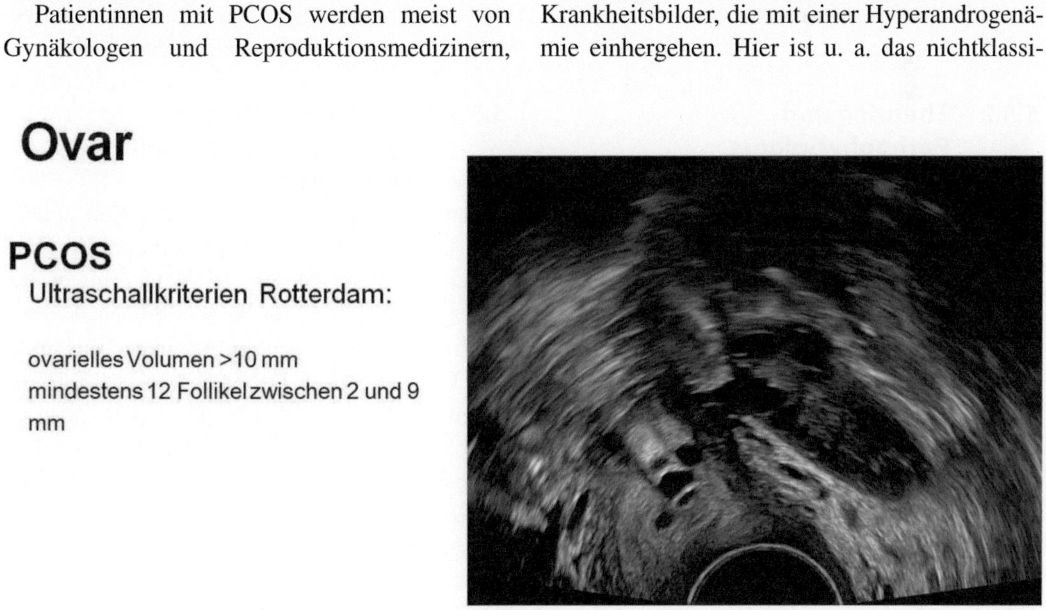
Ovar
PCOS
Ultraschallkriterien Rotterdam:
ovarielles Volumen >10 mm
mindestens 12 Follikel zwischen 2 und 9 mm

Abb. 5.4 Typischer Ultraschallbefund bei PCOS-Patientin

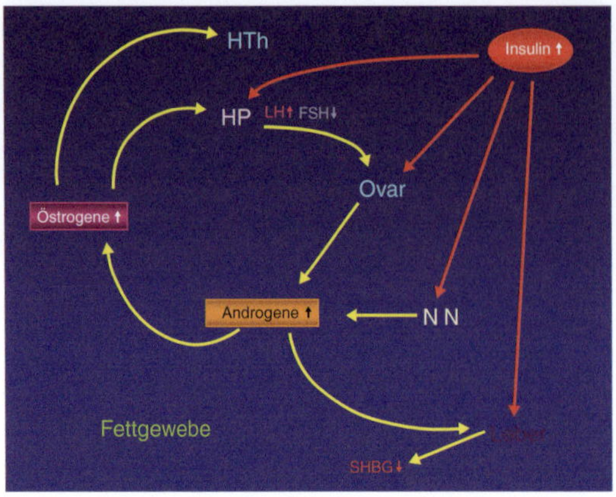

Abb. 5.5 Zentralnervöse und periphere Wirkungen von Insulin im Rahmen der PCOS-Pathogenese

sche adrenogenitale Syndrom, das Cushing-Syndrom, ovarielle androgenproduzierende Tumoren, tumorassoziierende Syndrome, Hyperprolaktinämien und die Einnahme von androgenartigen Pharmaka und Anabolika (siehe weiter unten) zu nennen.

Wichtig ist auch die Beobachtung, dass sich etwa in etwa 30 % aller Patientinnen Kombinationen aus PCOS und den obigen Differenzialdiagnosen gleichzeitig finden lassen – insbesondere, wenn umfangreiche endokrinologische Abklärungen wie z. B. der ACTH-Test oder genetische Verfahren eingesetzt werden.

5.5.2 Theorien und Pathophysiologie

Vereinfachend können heute drei verschiedene Theorieansätze genannt werden, wobei allerdings – wie oben ausgeführt – auch Kombinationen und Überlagerungen dieser Ansätze beobachtet werden können. Abb. 5.5 fasst dies zusammen.

5.5.2.1 Die Insulinresistenztheorie

Mindestens 60–70 % aller Patientinnen mit PCOS sind übergewichtig, sodass es allein schon deshalb nicht überrascht, dass sich bei einer großen Gruppe von Patientinnen Störungen im Insulinstoffwechsel finden. Hier stehen überwiegend Störungen der **Insulinsignaltransduktion** im Vordergrund, die zu einer reduzierten Wirksamkeit von Insulin führen und mit einer **erhöhten Sekretion an Insulin** einhergehen. Dabei wird besonders ein **Post-Rezeptor-Defekt** im Insulinsignal diskutiert. Die dann kompensatorisch erhöhte Insulinkonzentration ist chronisch und bewirkt am Ovar die Aktivierung von Thekazellen, die sekundär für eine erhöhte Androgensekretion verantwortlich sind. Tab. 5.1 fasst die bekannten Insulineffekte zusammen. Die chronisch erhöhten Androgene und die veränderte Zahl an Androgenrezeptoren bedingen weitere Effekte bei der Patientin, beispielsweise die bekannten Zyklus- und Follikelreifungsprobleme und die oben beschriebenen Langzeitveränderungen.

Tab. 5.1 Biochemische Insulineffekte am Ovar und anderen Geweben im Rahmen des PCOS

Zielorgan	Effekt
Ovar	• Erhöht Steroidvorstufen • Synergismus mit LH • Stimuliert die 17-α-Hydroxylase • Zunahme von LH-Rezeptoren • Abnahme der Insulinrezeptorzahl • Erhöht Type1-IGF-Rezeptoren
Ovar und Fettgewebe	• Inhibiert die Aromatase
Ovar und Leber	• Inhibiert IGFBP-1-Rezeptoren
Leber	• Inhibiert SHBG-Synthese
Hypophyse	• Verstärkt den Effekt von GnRH auf LH und FSH

5.5.2.2 Die zentrale Theorie – Veränderungen der GnRH-Pulsativität

Veränderungen der GnRH-Pulsatilität stehen hier am Beginn der pathophysiologischen Veränderungen und führen zu Veränderungen der Gonadotropinsekretion auf der Ebene des Hypophysenvorderlappens mit einer **Dominanz der LH-Sekretion**. Dabei sind sowohl die Frequenz als auch die Amplitude der LH-Pulse erhöht. Der permanent erhöhte LH-Tonus führt über eine erhöhte LH-Sekretion und eine verminderte FSH-Sekretion auf Ovarebene ebenfalls zu einer dauerhaft erhöhten Aktivität von Thekazellen, die ihrerseits für eine gesteigerte Androgensekretion verantwortlich sind. Dieser Effekt ist besonders bei schlanken PCOS-Patienten von Bedeutung, wobei bisher unbekannt war, was die erhöhte Aktivität des GnRH-Pulsgenerators auslöst. Hier zeigen allerdings experimentelle Studien, dass eine **dauerhaft erhöhte AMH-Konzentration solche Effekte auslösen kann** (Cimino et al., 2016). So finden sich die notwendigen AMH-Rezeptoren an den entsprechenden Neuronen, ebenfalls konnte durch direkte Messung der GnRH-Sekretion eine erhöhte Pulsatilität gezeigt werden. LH-induziert dann wiederum die Expression von LH-Rezeptoren, was somit die Empfindlichkeit gegenüber LH an den Thekazellen zusätzlich erhöht, und erklärt so über die oben beschriebenen Mechanismen die Hyperandrogenämie. Theoretisch könnte hier als neue Therapieoption die Gabe eines GnRH-Agonisten bzw. eines GnRH-Antagonisten diskutiert werden, wofür es aber, zumindest nach Kenntnislage des Verfassers, keine ausreichend gesicherten klinischen Daten gibt und was auch im klinischen Alltag bisher keine Rolle gespielt hat. Positive Effekte wären dann auch nur überwiegend in dieser PCOS-Subgruppe zu erwarten.

5.5.2.3 Polymorphismen und genetische Veränderungen

Bei der multifaktoriellen Genese und der Vielschichtigkeit des PCOS überrascht es nicht, dass eine **Fülle genetischer Befunde** beschrieben wurden, die Abweichungen vom Normalfall zeigen und deren Bedeutung im Einzelfall oft schwierig zu interpretieren ist. Besondere Bedeutung kommen aber Polymorphismen zu, die Enzymschritte in der Steroidsynthese und Steroidhormonregulatoren betreffen.

Veränderungen in der FSH-Antwort von PCOS-Patientinnen gegenüber Normalpatientinnen, die auch das bekannt erhöhte Überstimmungsrisiko erklären könnten, betreffen u. a. einen Polymorphismus in Exon 10 des FSH- Rezeptors (FSHR p.N680S). So benötigen Frauen mit dem FSWHR p.N680S-N/N-Genotyp signifikant weniger FSH als Frauen einem FSHR p680S-N/S- oder -S/S-Genotyp. Umfangreiche Zusammenstellungen zu mit PCOS assoziierten Polymorphismen finden sich an verschieden Stellen in der Literatur (Simoni et al., 2008). Andere Beobachtungen betreffen den Cortisolstoffwechsel und haben so auch direkte Effekte auf die Androgensynthese. Die Bedeutung dieser Effekte ist unterschiedlich und auch hier sind wiederum Überlagerungen und Kombinationen – aber auch Verbindungen zum AGS – anzunehmen.

5.5.3 Klinische Befunde

Viele Patientinnen, bei denen ein PCOS diagnostiziert wurden leiden besonders an den Folgen der **Hyperandrogenämie**. Dazu gehören u. a. eine Zunahme der **Körperbehaarung**, die Zunahme von Hautunreinheiten im Gesichtsbereich, teils als Acne vulgaris, und die **androgenetische Alopezie**. Weitere häufige Befunde sind **Zyklusprobleme** bis hin zur sekundären **Amenorrhö, Anovulation** und **Fertilitätsprobleme**n. Das sind meist die Gründe, die eine Patientin zur Konsultation einer gynäkologischen Praxis motivieren. Weitere häufige klinische Befunde ergeben sich aus den Folgen der metabolischen Probleme – wie zum Beispiel die **Adipositas, die arterielle Hypertonie** und **Fettstoffwechselstörungen**. Wichtig ist die genaue Erfassung der einzelnen Symptome und die Dokumentation ihres Ausmaßes, um so Therapiefortschritte genau aufzeigen zu können.

Besondere gynäkologische Probleme ergeben sich aus den **Langzeitrisiken**, wie dem erhöhten Risiko für Pathologien des Endometriums und bei Fragen zur Kontrazeption, bei denen das Körpergewicht und bestehende andere Risken therapeutische Ansätze deutlich schwieriger machen, bzw. immer Kontraindikationen berücksichtigt werden müssen.

Führen Fertilitätsprobleme zur Konsultation, besteht – zumindest nach den Erfahrungen des Verfassers – häufig eine ausreichend hohe Motivation bei der Patientin zur langfristigen Lifestyle-Optimierung. Besonders bei ausgeprägter Adipositas sollten die deutlich erhöhten Schwangerschaftsrisiken und die deutlich gesteigerten Gefahren für das Kind besprochen werden, was dann oft neue Wege zur Gewichtsreduktion ermöglicht.

5.5.4 Differenzialdiagnosen

Hier kommen vor allem Krankheitsbilder infrage, die mit Hyperandrogenämie, Zyklus- und Fertilitätsproblemen einhergehen.

5.5.4.1 Late-onset-AGS, heterozygote Formen

Die genaue Differenzialdiagnose bzw. der Ausschluss einer Form des adrenogenitalen Syndroms setzt letztlich eine **genetische Analyse** voraus, wobei aber die folgenden Befunde eine Diagnose wahrscheinlicher machen. Hier kann auf die Bemerkungen am Beginn dieses Kapitels verwiesen werden. Eine erhöhtes 17-OH-Progesteron in der ersten Zyklushälfte und ein auffälliger ACTH-Test motivieren zur genetischen Abklärung, schließen aber auch bei unauffälligem Befund ein Late-onset-AGS nicht mit letzter Sicherheit aus. In jedem Fall erlaubt ein ACTH-Test interessante Einblicke in den Steroidmetabolismus. Bei der dem Late-onset-AGS mit eingeschränkter Funktion der 21-Hydroxylase wird häufig ein **überschießender Anstieg des 17-Hydroxyprogesterons bei mäßigem Anstieg des Cortisol**s gefunden, während die deutlich selteneren Formen bei einem 3-Beta-Hydroxylase-Mangel oder einem 11-Beta-Hydroxylase-Mangel deutlich schwieriger zu erkennen sind und besser gleich genetisch diagnostiziert werden.

5.5.4.2 Cushing-Syndrom

Auch Patientinnen mit einem Cushing-Syndrom können hyperandrogene Laborparameter aufweisen, wobei hier häufig eine hypothalamisch-hypophysäre Suppression der Gonadotropine gefunden wird. Weiterführende Einzelheiten sind Lehrbüchern der internistischen Endokrinologie zu entnehmen. Eigene Erfahrungen zeigen, dass sowohl Ovarien mit einem unauffälligen morphologischen Erscheinungsbild auftreten können wie auch mit polyzystischen Veränderungen. Dabei steht die Bestimmung des freien Cortisols im 24-Stunden-Urin im Vordergrund.

5.5.4.3 Androgenproduzierende Tumore

Androgenproduzierende Tumore der Nebennieren oder der Ovarien stellen im klinischen Alltag ausgesprochene Raritäten dar und können die Symptomatik einer Hyperandrogenämie mit ausgeprägten Zyklusstörungen zeigen. Hier steht die bildgebende Diagnostik ganz im Vordergrund, wobei in selten Fällen für die genauen Lokalisation auch Verfahren der selektiven Blutentnahmen auf unterschiedlicher Höhe der Vena Cava mittels spezieller venöser Kathedersysteme von Nutzen sein können. Androgene können in seltenen Fällen auch bei paraneoplastischen Syndromen unterschiedlichster Tumore auftreten, wie z. B. beim Pankreaskarzinom, dem Bronchialkarzinom oder in Ausnahmefällen dem Ovarialkarzinom.

5.5.4.4 Hyperprolaktinämie

Bei etwa 30 % aller Patientinnen mit einer sekundären Amenorrhö und Sterilitätsproblematik findet sich eine Hyperprolaktinämie. Ursachen einer Hyperprolaktinämie sind u. a. Hyperprolaktinome, Schwangerschaft, Stillen, Psychopharmaka, die in die Dopaminsekretion eingreifen, Hypothyreosen und das PCOS. So zeigen viele klinische Beobachtungen, dass eine Hyperprolaktinämie – gleich welcher Ursache – häufig mit einer adrenalen Androgensekretion assoziiert ist, auch wenn der genaue Mechanismus nicht bekannt ist. Es ist deshalb sinnvoll, bei V. a. ein PCOS auch eine Prolaktinbestimmung durchzuführen.

5.5.4.5 Anabolikaeinsatz

In seltenen Fällen kann auch die Einnahme von Anabolika bzw. können spezielle Dopingprogramme bei Frauen zu entsprechenden Symptomen führen, was aber sicher eine sehr seltene Differenzialdiagnose darstellt und bei Verdacht erfragt und angesprochen werden muss.

5.5.5 PCOS, Metabolismus und spezielle Endokrinologie

5.5.5.1 PCOS und Lipidstoffwechsel

Auf die Bedeutung der Insulinresistenz für das PCOS wurde bereits an anderer Stelle eingegangen. Internistische Beobachtungen zeigen Veränderungen im Lipidprofil und beschreiben erniedrigtes HDL-Cholesterin, erhöhte Triglyzeride und erhöhtes LDL-Cholesterin, was auch u. a. die bekannten erhöhten kardiovaskulären Risiken und die Langzeitprobleme von PCOS-Patientinnen erklären kann. Hier sei auf entsprechende Übersichtsartikel (Couni-Berthold et al., 2011) und die umfangreiche internistische Literatur verwiesen.

Hepatische Effekte – insbesondere durch die bestehende Hyperandrogenämie induziert – führen zur reduzierten Synthese des Transportproteins SHBG (Sexual binding protein globulin), was zu einem weiteren Anstieg der freien und damit biologisch aktiven Steroide führt und so zur Verstärkung der Androgenwirkung beiträgt.

5.5.5.2 PCOS und Anti-Müller-Hormon (AMH)

Das AMH ist ein Glykoprotein aus der Familie der TGF-β-Wachstumsfaktoren. Beim männlichen Embryo stammt es aus den fetalen Sertolizellen und bewirkt eine Regression der Müller'schen Gänge, wobei bei Abwesenheit von AMH aus diesen der Uterus, Tuben und Teile der Vagina entstehen. AMH steuert auf weiblicher Seite u. a. die Rekrutierung von Follikel aus dem Pool der Primordialfollikel durch eine ausgeprägte Hemmwirkung. Es wird deshalb auch als „Bremse" des Ovars bezeichnet. Im Ovar wird es in den Granulosazellen gebildet und reduziert so auf ovarieller Ebene den Übergang zum Primärfollikel. Zusätzlich werden AMH-Effekte als Regulator der Steroidsynthese diskutiert. Im klinischen Alltag wird AMH überwiegend als Marker der ovariellen Reserve aber auch als Prognosefaktor einer ovariellen FSH-Stimulation benutzt. Zyklusabhängige Serumveränderungen sind gering, sollten aber trotzdem bei der Interpretation von klinischen Daten berücksichtigt werden.

Bei PCOS-Patientinnen lassen sich **deutlich erhöhte AMH-Konzentrationen** finden, was einerseits durch die **höhere Anzahl aktivierter präantraler Follikel** erklärt wird und anderseits auf eine erhöhte Sekretionsleistung vorhandener Granulosazellen zurückgeführt wird. Experimentelle Arbeiten (Cimino et al., 2016) lassen aber auch vermuten, dass dem AMH durchaus Bedeutung für die Pathogenese des PCOS zukommt. So führen unter experimentellen Bedingungen erhöhte AMH-Konzentrationen **zur Veränderung der GnRH-Pulsatilität** mit der Folge erhöhter LH-Konzentrationen. Einerseits ließen sich AMH-Rezeptoren in den nahen Neuronen nachweisen, andererseits konnte die Effekte durch die Gabe von GnRH-Antagonisten aufgehoben werden. Zwar fehlen entsprechende Studien im humanen Fall, aber es scheint sehr wahrscheinlich, dass einer hohen AMH-Konzentration auch pathophysiologische Bedeutung zukommt.

Vor einer ovariellen Clomifen- oder FSH-Stimulationstherapie erlaubt die AMH-Konzentration die Abschätzung von Eizellenzahlen und des OHSS-Risikos, sodass so oft versucht wird, über die Bestimmung des AMH eine Individualisierung der ovariellen Stimulation zu erreichen.

5.5.5.3 Imprinting und späteres PCOS

Dass eine maternale Androgenbelastung während einer Schwangerschaft zu Langzeiteffekten mit einer PCO-ähnlicher Symptomatik bei weiblichem Nachwuchs über die Pubertät hinaus – also lange nach der tatsächlichen Exposition – führt, ist durch tierexperimentelle Studien belegt. Hier sind experimentelle Studien an Schafen und Rhesusaffen wegweisend, die zu verschiedenen Zeiten der Trächtigkeitsperiode einer hochdosierten Androgensubstitution ausgesetzt waren (Cardoso & Padmanabhan, 2019; Abbott et al., 2009). Offenbar beeinflusst auch erhöhtes maternales AMH über eine erhöhte plazentare Androgenbelastung intrauterin die fetale Ovarfunktion mit lebenslangen Folgen, die ebenfalls an ein PCOS erinnern, was durch Imprinting-Phänomene erklärt werden muss (Zhou et al., 2022).

In jedem Fall wird rückt die **intrauterine Zeit** mit einer Störung des normalen metabolischen Milieus immer mehr in das wissenschaftliche Interesse (Crisosto et al., 2017; Filippou & Homburg, 2017). Die Bedeutung der intrauterinen Prägung könnte das entscheidende Wirkprinzip sein und den hohen Anteil von PCOS-Problemen bei Töchtern von PCOS-Müttern erklären. Ein solcher Effekt könnte auch die klinische Beobachtung erklären, warum Töchter von PCOS-Patientinnen, die intrauterin erhöhten metabolischen Belastungen ausgesetzt sind, ein erhöhtes Risiko haben, später im Laufe ihres Lebens an einem PCOS zu erkranken, ähnlich wie ihre Mütter. Interessant ist die Beobachtung, dass u. a. eine Gewichtsreduktionen und eine Metformintherapie zu einer Verminderung der AMH-Konzentration führt, was während einer Schwangerschaft günstig erscheint, sodass – zumindest auch aus dieser theoretischen Überlegung heraus – die Fortführung einer begonnen Metformingabe in der Schwangerschaft diskutiert werden kann.

5.5.6 Therapien bei PCOS

Therapeutische Maßnahmen zielen einerseits darauf, Folgen der Hyperandrogenämie zu therapieren, Zyklusprobleme zu verbessern, Langzeiteffekte auf kardiovaskuläre und onkologische Risiken zu minimieren oder darauf, den Kinderwunsch zu realisieren. Vor dem Beginn einer solchen Therapie steht die **genaue Formulierung von Therapiezielen**, die sehr genau mit der Patientin besprochen werden müssen. Folgende Verfahren stehen zur Verfügung:

1. Veränderungen des Lifestyles und diätetische Maßnahmen
2. Einsatz von kombinierten oralen Kontrazeptiva
3. Metformin, Myoinositol und Insulin-Sensitizer
4. Operative Verfahren
5. Reproduktionsmedizinische Verfahren

Bei den reproduktionsmedizinischen Verfahren kommen u. a. Verfahren der ovariellen Stimulation infrage, die alle darauf abzielen eine Follikelreifung zu induzieren und die nach der Ovulationsauslösung eine Schwangerschaft ermöglichen können. Die Reihenfolge und die speziellen Überlegungen zur Wahl der Substanz sind wesentlicher Gegenstand der 2018 herausgegeben Empfehlungen der ESRHE (Merviel et al., 2021).

5.5.6.1 Lifestyle-Veränderungen

Es besteht heute Konsens darüber, dass am Anfang aller therapeutischer Maßnahmen der Versuch stehen sollte, eine **Gewichtsreduktion bzw. Normalisierung des Lifestyles** zu erreichen. In den Fällen, wo dies gelang, zeigen zahlreiche Studien, dass so eine Abnahme der Androgen-Serumkonzentration, ein Anstieg der SHBG-Konzentration und damit eine konsekutive Abnahme freier Androgene erfolgen. Meistens wird zusätzlich eine deutliche Abnahme der freien Insulinkonzentrationen erreicht. Bereits hierdurch tritt bei vielen Patientinnen wieder ein regelmäßiger Zyklus mit Ovulationen auf (Guzick et al., 1994). Spezifische PCOS-Diäten sind nicht etabliert und ohne Veränderungen des Lifestyles sind bleibende Langzeiteffekte selten, was leider eine häufig zu beobachtende Tatsache ist (Forster et al., 2003). In jedem Fall empfiehlt sich die Zuziehung geschulter Ernährungsberaterinnen, die zusätzliche dauerhafte Verhaltensänderungen bewirken müssen.

Auch wenn der Zusammenhang zwischen erhöhter körperlicher Aktivität und langfristigem Gewichtsverlust sehr plausibel erscheint, sind dazu bei PCOS-Patientinnen nur wenige Daten publiziert worden. Gerade hierdurch könnte viel erreicht werden, wenn man die Langzeitkomplikationen verhindern will.

5.5.6.2 Kombinierte orale Kontrazeptiva

Hirsutismus und Zyklusprobleme lassen sich bei fehlendem Kinderwunsch sehr effektiv mit kombinierten oralen Kontrazeptiva therapieren, wobei selbstredend bestehende Kontraindikationen wie Rauchen, Adipositas und familiäre Thrombophilie beachtet werden müssen. Besonders bei zusätzlich bestehenden dermatologischen Problemen sind antiandrogene Kontrazeptiva zur Zyklusregulierung, Verbesserung von Hirsutismus, Verminderung von Auswirkungen einer Hyperandrogenämie und der Vermeidung von Langzeiteffekten am Endometrium gut wirksam. Selbst nicht spezifische antiandrogene Präparate haben hier über eine Erhöhung des SHBG-Effektes, die aber durch Auswahl eines zusätzlich antiandrogenen Gestagens, wie beispielsweise Chlormadinon, Drospirenon und andere, noch deutlich gesteigert werden können. Der Einsatz von Cyproteronactetat (CPA) sollte speziellen

Fällen – unter besonderen Kautelen – vorbehalten bleiben, wurde doch gerade bei mittleren und hohen Dosen über eine Zunahme von Meningeomen berichtet. In diesem Sinn zählen kombinierte orale Kontrazeptiva weiterhin zu Therapieoptionen, die ohne Kinderwunsch weit vorne stehen, auch wenn aktuell – insbesondere in Internetforen – andere Meinungen vertreten werden. Entscheidend ist die richtige Indikationsstellung.

5.5.6.3 Metformin und Myoinositol

Auch heute – nach einer großen Zahl positiver Publikationen – ist der Einsatz von Metformin oder anderer Insulin-Sensitizer zur Therapie des PCOS in Deutschland ein **Off-lable-use** und es liegen hier leider keine Zulassungsstudien für diese hoch effektiven Substanzen vor. Das Gleiche gilt für den weiterführenden Einsatz in der Schwangerschaft, für den einige Argumente sprechen. Das Zulassungsproblem ist immer mit der Patientin zu besprechen und entsprechende Dokumentationen über eine erfolgte Aufklärung sind vorzunehmen. Damit geht das Problem einher, dass Kosten für diese Therapien nicht von den gesetzlichen Kassen übernommen werden, auch wenn diese eher niedrig sind.

So sind seit vielen Jahren Erfahrungen bei der Therapie des Diabetes Mellitus Typ 2 über Substanzen wie Metformin, Acarbose, Inositol und auch Thiazolidin bekannt, die am Zielorgan die Sensitivität für Insulin erhöhen und damit die Glucoseverwertung deutlich verbessern.

Bei Metformin handelt es sich um ein Biguanid, das bereits 1957 entwickelt wurde und seit etwa 20 Jahren auch bei PCOS-Patientinnen eingesetzt wird. Der Wirkmechanismus besteht überwiegend in einer Senkung der systemischen Insulinkonzentrationen und einer verbesserter Insulinwirkung, was auch sekundär positive Effekte auf Ovarebene hat und zur Senkung einer Hyperandrogenämie führt. Hier wird einerseits eine Reduktion der ovariellen und adrenalen Androgensynthese, eine Reduktion der hypophysären LH-Sekretion, ein Anstieg der SHBG-Synthese und eine reduzierte intestinale Glukoseaufnahme angenommen.

Metformin kann unerwünschte gastroenterologische Effekte wie Übelkeit, Brechreiz oder Durchfälle hervorrufen, sodass bei Therapiebeginn eine langsame Dosissteigerung über 4–6 Wochen bis zur Zieldosis von etwa 2000 mg/Tag empfohlen wird. Bei Patientinnen mit einer Einschränkung der Nierenfunktion kann es zur Verzögerung der Ausscheidung kommen, sodass die Nierenfunktion bei Langzeiteinnahme immer beachtet werden sollte. Die Bestimmung von Transaminasen in regelmäßigen Abständen soll die Belastung der Leber unter der Metformintherapie zeigen und zusammen mit der Kontrolle der Nierenfunktion Komplikationen wie z. B. eine seltene Laktazidose verhindern.

Studien zeigen, dass eine Metformintherapie einerseits zu einer deutlichen Abnahme der Nüchtern-Insulinserumkonzentration führt und dies bereits ausreichen kann, eine deutlich verbesserte Ovulationsrate zu erhalten und signifikant niedrigere Androgenkonzentrationen auftreten (Fleming et al., 2002). Somit erscheint Metformin besonders bei bestehenden Zyklusproblemen indiziert zu sein, wobei in einer älteren Metaanalyse diskutiert wurde, dass diese Verbesserungen auch bei PCOS-Patientinnen ohne Insulinresistenz nachweisbar sein könnten (Lord et al., 2003).

Unter einer ovariellen Stimulation kann die zusätzliche Metformingabe ebenso von Vorteil sein, auch wenn hier die Literaturlage nicht einheitlich ist. So sollte – allein aus theoretischen Überlegungen heraus – die Verbesserung einer Insulinresistenz auch zu einer Verbesserung der Fertilität führen, allerdings zeigen dies entsprechende Studien nicht immer eindeutig. Allenfalls die Metaanalyse von Moll zeigt hier Verbesserungen der Schwangerschaftsraten, jedoch ohne Einfluss auf die Lebendgeburtenrate, während andere Studien (Moll et al., 2007) nur eine Verkürzung der Behandlungsdauer mit einer niedrigeren FSH-Gesamtdosis zeigten. Die ESHRE empfiehlt aber eindeutig den Metformineinsatz. Hier wird auch die Verringerung des OHSS-Risikos angeführt.

Deutlich weniger Daten liegen zum Einsatz vom Myoinositol bei PCOS-Patientinnen vor, wobei hier kleinere Studien Verbesserungen der ovariellen Funktion, der Eizellqualität und der Qualität der gewonnen Embryonen beschreiben (Merviel et al., 2021). Als Wirkmechanismus wird auch hier u. a. eine verbesserte intrazelluläre Insulinwirkung vermutet, die durch Inositol hervorgerufen werden könnte und die überwiegend postrezeptoral erreicht wird. Den meisten klinischen Studien ging eine dreimonatige Vorbehandlung mit 4 g Myoinositol als Tagesdosis voraus. Eine abschließende Bewertung erfordert größere prospektive Studien, wobei zurzeit Myoinositol eher als Therapie der 2. Wahl – z. B. bei einer Metforminunverträglichkeit – dem Verfasser sinnvoll erscheint.

5.5.6.4 Letrozol, Clomifen und FSH zur ovariellen Stimulation

Letrozol und andere Aromatasehemmer wie Anastrozol sind effektive Substanzen zur ovariellen Stimulation. Sie verhindern die Aromatasevermittelte Konversion von Androgenen zu Estrogenen – u. a. am Ovar – und führen über einen Anstieg der FSH-Sekretion zur verbesserten Reifung von Follikeln. Neuere Studien vergleichen Letrozol mit Clomifen und zeigen Vorteile für Letrozol bzgl. der Ovulationsrate, der Schwangerschaftsrate und einer reduzierten Mehrlingsrate, wobei aber auch weiterhin Clomifen eine sehr wirksame Substanz bei PCOS darstellt und für diese Indikation in Deutschland zugelassen ist. Beide Substanzen können zur ovariellen Follikelreifung mit dem Ziel einer monofollikulären Follikelreifung bei PCOS-Patientinnen eingesetzt werden. Bei Letrozol muss – ähnlich wie bei Metformin – auf den **Off-lable-Charakter** der Therapie hingewiesen werden, und beide Substanzen erfordern die regelmäßige Ultraschallüberwachung, um Mehrlings-schwangerschaften sicher vermeiden zu können. Die Behandlungsempfehlungen der ESHRE (The International evidence based guideline, 2018) von 2018 favorisieren die ovarielle Stimulation mit Letrozol bei PCOS. Neben Clomifen bzw. Letrozol kann auch die simultane Gabe von Metformin erwogen werden, insbesondere wenn eine deutliche Insulinresistenz nachgewiesen wurde. Die mit den Aromatasehemmern verbundenen negativen ossären Effekte sind bei den kurzen Behandlungszeiten und begrenzten Zykluszahlen nur von geringerer Bedeutung, sollten aber dem Behandler bekannt sein.

Bei Erfolglosigkeit, ausbleibenden Schwangerschaften oder ungenügendem Endometriumaufbau ist dann der Einsatz von FSH in Form einer Low-dose-Stimulationstherapie zu erwägen, stellt aber die nachgeordnete Therapie dar und kann lange Stimulationszeiten notwendig machen. Ob auch Kombinationen aus FSH und Letrozol sinnvoll sein können, ist Gegenstand aktueller Studien. Zweifelfrei ist die ovarielle Stimulation von PCOS-Patientinnen mit dem Ziel einer monofollikulären Eizellreifung **anspruchsvoll und gelingt nicht immer**. Hier wurden verschiedene Stimulationskonzepte u. a. als Step up, Step down und AMH-assoziierte Regime diskutiert, wobei dem Step-up-Schema mit der regelmäßigen Dosissteigerung von FSH wohl die größere Bedeutung zukommt. Auch hier ist die regelmäßige Ultraschallkontrolle vor der Ovulationsinduktion notwendig.

Bei Erfolglosigkeit, bei mehrfachen Abbrüchen oder bei multifollikulärer Follikelreifung kann es ohne weitere spezifische reproduktionsmedizinische Gründe notwendig werden, auf eine IVF-Prozedur mit dem Ziel eines kalkulierten Transfers überzugehen.

5.5.6.5 ART bei PCOS- Patientinnen

Selbstredend können aber auch die üblichen Indikationen bei PCOS-Kinderwunschpaaren die Notwendigkeit zum Einsatz des IVF- bzw. des ICSI-Verfahrens bedingen. Summarisch kann hier festgestellt werden, bei PCOS-Patientinnen die FSH-Stimulationen durch ein **deutlich erhöhtes OHSS-Risiko** belastet sind, sodass eher niedrige FSH-Dosen verwendet werden. Da in Antagonistenprotokollen niedrigere OHSS-Raten auftreten, steht dieses Protokoll im Vordergrund – zumal der Zusatz von Metformin die OHSS-Rate weiter reduzieren soll (Merviel et al., 2021; Onofriescu et al., 2013; Wu et al., 2020). Auch wenn die In-vitro-Maturation zur Vermeidung des OHSS ein ideales Verfahren sein könnte und immer wieder diskutiert wird, stellt sie wegen des hohen Aufwandes und der noch niedrigen Schwangerschaftsraten bisher kein klinisches Standardverfahren dar und bleibt Spezialeinrichtungen vorbehalten.

5.5.6.6 Ovarian drilling

Bereits Stein und Leventhal hatten in frühen Publikationen über das Verfahren der Teilresektion des Ovars berichtet, dass bei einigen Patientinnen ein Widereinsetzen des Zyklus bewirkt hatte. Die heutigen Verfahren nutzen **endoskopische Verfahren** und haben die Destruktion von Thekagewebe zum Ziel. Tatsächlich – das zeigen auch eigene Beobachtungen – berichten danach etwa 60–70 % aller PCOS Patientinnen über eine wiedereinsetzende Menstruation, die meistens dann auch mit Ovulationen einhergeht. Wichtig ist aber festzustellen, dass es sich hier um ein **reversibles Phänomen** handelt und meistens nach 6–9 Monaten die vorbestehende Hyperandrogenämie mit den sekundären Zyklusstörungen wieder einsetzt. Bei gutem Spermiogramm kann diese Zeitspanne für eine Schwangerschaft ausreichen. Das Verfahren ist zwar operativ nicht sehr anspruchsvoll, aber eher häufig entstehen nach der OP ausgedehnte Adhäsionen. Es kann festgestellt werden, dass operative Verfahren wie das Ovarian drilling in ausgewählten Situationen Alternativen darstellen, aber keinesfalls am Anfang der therapeutischen Maßnahmen eingesetzt werden sollten.

5.5.7 Psychische Belastungen bei PCOS-Patientinnen

Unterschätzt und wissenschaftlich wenig bearbeitet sind Probleme die aus psychischen, sozialen und psychiatrischen Problemen bei PCO-Patienteninnen entstehen und in Summe die **Lebensqualität deutlich einschränken**. Diese Probleme ergeben sich einerseits aus dem Selbstbild, den sekundären Rückwirkungen des Hirsutismus auf das Befinden, psychiatrischen Komorbiditäten wie beispielsweise Depressivität und Angststörungen und aus Erfahrungen im Zusammenhang mit der Kinderwunschfrage, die sich aus Versagensängsten, Minderwertigkeitsgefühlen, Partnerschaftskonflikten oder durch Frustrationserfahrungen z. B. bei wiederholt abgebrochenen Versuchen der Gewichtsreduktion herleiten. Das Spektrum ist komplex und erreicht alle Schweregrade, die uns aus der Psychotherapie bekannt sind.

Deutliche Unterschiede zu Nicht-PCOS-Kollektiven finden sich z. B. in der Beurteilung der eigenen **Lebensqualität** und **im Selbstbild**. So zeigen Befragungen von PCOS-Patientinnen im Vergleich zu Normalkollektiven deutliche Unterschiede. Es wurden besonders Probleme im Zusammenhang mit Vitalität, körperlicher Fitness, emotionellen Rollenfunktionen und sozialer Funktionsfähigkeit beschrieben (Elsenbruch et al., 2006). Eine Studie, die körperliche und psychologische Lebensqualität von PCOS-Patientinnen mit derjenigen von Patientinnen mit Asthma, Epilepsie und Diabetes mellitus verglich, fand bezgl. der körperlichen Lebensqualität ähnliche Beeinträchtigungen, während die psychologischen Beeinträchtigungen deutlich schwerwiegender ausfielen (Coffey et al., 2006).

Ein besonderes Augenmerk sollte auf dem Vorliegen von Essstörungen liegen, die etwa 5-mal häufiger als in der übrigen Bevölkerung auftreten (Mansson et al., 2008) und meist als Bulimie verlaufen (Himelein & Thatcher, 2006).

Wichtig erscheint es, sich klarzumachen, dass die meisten der PCOS-Patienten vermutlich selten direkt einen Psychiater oder Psychotherapeuten aufsuchen und somit der Gynäkologe besonders gefordert ist, entsprechende Probleme zu erkennen, aufzudecken, zu verbalisieren und professionelle Hilfe zu veranlassen.

Nach aktuellen Erfahrungen bieten sich als effektive Verfahren insbesondere die kognitive Verhaltenstherapie und die interpersonelle Psychotherapie an, manchmal auch in Kombination mit einer Psychopharmakamedikation, wobei die Langzeitwirksamkeit der Psychotherapie wahrscheinlich den medikamentösen Therapien überlegen ist.

5.5.8 Langzeitprobleme bei PCOS

Metabolische und internistische Langzeitfolgen werden seit einigen Jahren diskutiert und erscheinen bei den metabolischen Veränderungen plausibel, sind aber in Studien – methodisch bedingt – nicht für alle Entitäten nachweisbar.

So findet eine große Metaanalyse zwar persistierende ungünstige metabolische Veränderungen und einen Anstieg von kardiovaskulären Komplikationen, während die Zunahme von koronaren Herzerkrankungen nicht nachweisbar waren (Wekker et al., 2020), was aber kontrovers diskutiert wird (Dahlgren et al., 1991). Ebenfalls wird über eine Zunahme von degenerativen vasalen Veränderungen diskutiert. In jedem Fall bietet sich hier die **große Chance,** durch zielgerichtete prophylaktische Maßnahmen schwere Langzeitkomplikationen verhindern zu können. Dies setzt aber eine umfassende Aufklärung voraus, um langfristig eine ausreichend hohe Compliance und Motivation bei der Patientin zu erreichen – eine große Aufgabe für die gynäkologische Praxis.

Die Mechanismen, die zu onkologisch relevanten Komplikationen führen, sind durch die **chronischen Anovulationen** mit ausbleibenden Menstruationen, **erhöhten Estrogene, erhöhten Androgene** und den **Progesteronmangel** vorgegeben, was vor allem für **hormonabhängige onkologische Erkrankungen** wie **das Endometriumskarzinom** und ggf. das **Mammakarzinom** relevant ist.

Hiervon sind auch die Hyperplasien des Endometriums betroffen, die von der einfachen **Hyperplasie** bis **zur komplexen Hyperplasie mit Atypien** reichen können und im letzteren Fall ein hohes Risiko für die Entstehung eines Endometriumkarzinoms haben. So zeigen ältere Studien einen eindeutigen Zusammenhang zwischen Hirsutismus, Adipositas, Anovulation, Sterilität und dem Auftreten eines Endometriumkarzinoms (Dahlgren et al., 1991). Wahrscheinlich hat die Hyperinsulinämie einen zusätzlichen negativen Einfluss, wurden doch bei Endometriumkarzinomzellen Insulinrezeptoren in hoher Konzentration gefunden.

5.5.8.1 Endometriumhyperplasie und Endometriumkarzinom

Die Mechanismen, die hier eine besondere Rolle spielen, wurden gerade schon diskutiert, wobei dem Hyperestrogenismus bei gleichzeitigem Progesteronmangel eine besondere Bedeutung zukommt und dann über das Stadium der Endometriumhyperplasie, der komplexen Endometriumhyperplasie mit Atypien zur Entwicklung eines Endometriumkarzinoms führen kann. Ab wann diese Entwicklung irreversibel ist und ab wann konservative Therapien nicht mehr ausreichen, ist Gegenstand aktueller Studien. Begünstigt wird diese Entwicklung über die Umwandlung von Androgenen durch Aromatase in Estrogene und durch erhöhte Insulinkonzentrationen, die wichtige Kofaktoren sind und ebenfalls als Mitogene am Endomtrium wirken. Insgesamt steigt die Inzidenz zur Entwicklung eines Endometriumkarzinoms – auch in jüngeren Jahren – deutlich an – allein um den Faktor 3,1 (Dahlgren et al., 1991) bei Anovulation und Hirsutismus. Hier ergibt sich eine **besondere Verantwortung** für den Frauenarzt, der PCOS-Patentinnen über eine längere Dauer betreut.

Neben regelmäßigen sonografischen Kontrollen des Endometriums, den regelmäßigen zytologischen Kontrollen ist deshalb bei sekundärer Amenorrhö oder ausgeprägten Oligomenorrhöen in regelmäßigen Abständen eine induzierte Abbruchblutung zu diskutieren. Bei nicht bestehendem Kinderwunsch kann allein aus diesem Grund die Einnahme eines kombinierten Kontrazeptivums – bei Beachtung der bekannten Kontraindikationen – sinnvoll sein, auch wenn Langzeitdaten fehlen. Eine alternative Therapieform stellt die Verwendung einer **Hormonspirale** dar, was mit der Patientin diskutiert werden muss, da es sich dann um einen Off-lable-Einsatz handeln kann. In jedem Fall sind **regelmäßige Kontrollen des Endometriums** dringend zu empfehlen.

5.5.8.2 Mamma-NPL

Der Zusammenhang zwischen PCOS und Mammakarzinom ist deutlich schlechter belegt als der Zusammenhang zum Endometriumkarzinom und wird in einigen älteren Studien sogar verneint (Gammon & Thompson, 1991). Trotzdem kann bei Betrachtung der endokrinen Risikofaktoren – siehe oben – ein solcher Zusammenhang nicht ausgeschlossen werden und daher sollten **Kontrollen der Brust** – klinisch, sonografisch, mammografisch – regelmäßig erfolgen und die Patientin mit den Techniken der Selbstuntersuchung der Brust vertraut gemacht werden.

5.5.9 Zusammenfassung PCOS

Das PCOS stellt eine der häufigsten endokrinologischen Erkrankungen der Frau mit komplexer und heterogener Pathophysiologie, komplizierter Diagnostik bzw. Differenzialdiagnostik und anspruchsvoller Therapie dar. Trotz aller Probleme wird weiterhin die Rotterdamer Klassifikation als Diagnosekriterium verwendet. Zentrales pathophysiologisches Ereignis ist der **Androgenexzess** als Folge einer Insulinresistenz, als Folge eines erhöhten LH-Tonus bei erhöhter Aktivität des hypothalamischen Pulsgebers oder als Folge von Polymorphismen im Androgen- bzw. Cortisolmetabolismus – oder als Kombination aller zusammen.

Das PCOS geht mit erhöhten kardiovaskulären und onkologischen Risiken einher, was die **Bedeutung der Vermeidung von Langzeitkomplikationen** als Therapieziel unterstreicht.

Von allen therapeutischen Ansätzen steht die Normalisierung des Lifestyles mit Gewichtsnormalisierung im Vordergrund. Bei fehlendem Kinderwunsch ist die Senkung der Androgenwirkungen und die Normalisierung des Zyklus das Ziel, wobei hier kombinierte orale Kontrazeptiva – mit und ohne Metformin – oft erfolgreich sind.

Bei bestehendem Kinderwunsch kann bei etwa 30 % aller Patientinnen allein mit diätischen Maßnahmen und Metformin ein regelmäßiger Zyklus mit Ovulation erreicht werden. Gelingt dies nicht, können Letrozol, Clomifen oder Low-dose-FSH eingesetzt werden, wobei beim Übergang zum IVF bzw. ICSI das erhöhte Risiko für ein ovarielles Überstimulationssyndrom beachtet werden muss.

Operative Verfahren wie das Ovarian drilling stellen Alternativen in ausgewählten Situationen dar und stehen nicht am Anfang der therapeutischen Möglichkeiten.

5.6 Dermatologische und kosmetische Endokrinologie

Viele Patientinnen, bei denen ein PCOS diagnostiziert wurde, leiden an einer Vermehrung der Körperbehaarung, Hautunreinheiten im Gesichtsbereich – teils als Akne vulgaris – oder an einer androgenetischen Alopezie.

In diesem Zusammenhang muss zunächst zwischen Hirsutismus als übermäßigem Wuchs terminaler Behaarung mit männlichem Verteilungsmuster und physiologsicher bzw. genetischer Vermehrung von Behaarung ohne krankhafte Bedeutung, von z. B. bei Patientinnen aus dem Mittelmeerraum, als wichtigste Differenzialdiagnose unterschieden werden (siehe Definitionen der Begriffe am Anfang dieses Kapitels).

So besitzen Frauen mit Hirsutismus, hervorgerufen durch eine erhöhte Konzentration von Androgenen, Insulin und Insulin-like growth factor (IGF), eine erhöhte 5-α-Reduktase-Aktivität in Haarfollikeln, die dann zu einer überschießenden Synthese von Dihydrotestosteron aus Testosteron führt und somit die androgenabhängigen Effekte der Behaarung auch bei nur mäßig erhöhten Gesamttestosteronspiegeln bedingen (Archer & Chang, 2004). Auch hier wird eine Veränderung des Lifestyles zusammen mit einer Gewichtsreduktion positive Effekte bringen (Kiddy et al., 1992), wobei schon eine Gewichtsreduktion von 2–7 % nachweisbare Verbesserungen hervorbringen soll. Des Weiteren sind, unter Beachtung von Zulassungen und Off-lable-use-Bedingungen, Verbesserungen durch kombinierte orale Kontrazeptiva (besonders in der Kombination mit Cyproteronacetat (cave Kontraindikationen), Chlormadinon (cave Kontraindikationen), Drospirenon und Desogestrel) zu erwarten, die alle auch zu einem Anstieg des SHBGs führen. Spironolacton, welches als teratogen einzustufen ist, reduziert die Androgenbildung im Ovar und an den Nebennieren und blockiert zusätzlich den Androgenrezeptor direkt. Auch Metformin führt über eine Abnahme der LH-Konzentration und einer Erhöhung des SHBG zu einer Abnahme des freien Testosterons, wobei allerdings die Auswirkung auf den Hirsutismus eher gering ausfällt (Löwenstein, 2006).

Die androgenetische Alopezie, über die etwa 2 von 3 aller PCOS-Patientinnen klagen (Cela et al., 2003), tritt deutlich häufiger auf als erwartet, erreicht aber nur selten die fortgeschrittenen Stadien. Auch hier kommt der Synthese des Dihydrotestosterons eine besondere Rolle zu, wobei – entsprechend den oben beschriebenen Mechanismen – über eine erhöhte Androgenempfindlichkeit eine Miniaturisierung des Haarfollikels stattfindet und am Ende der Entwicklung nur atrophierte oder Vellushaare übrigbleiben.

Neben lokalen Anwendungen von Minoxidil und 17-α-Estradiol stellen systemische Therapien mit Cimetidin, Cyproteronacetat oder Chlormadinon, z. B. in Form von kombinierten oralen Kontrazeptiva, und die Veränderung des Lifestyles mit Gewichtsreduktion wirksame Therapien dar (Kiddy et al., 1992), wobei auch hier die Zulassungen, Kontraindikationen bzw. ein Off-lable-Charakter beachtet werden müssen. In einem anderen Abschnitt des Beitrages werden topische Therapien besonders beschrieben.

5.6.1 Effluvium und androgenetische Alopezie

Als **diffuses Effluvium** wird der ungleichmäßig über dem ganzen Kopf verteilte Ausfall von > 100 Kopfhaaren pro Tag bezeichnet. Klinisch äußert sich die androgenetische Alopezie der Frau meist als sichtbare Haarausdünnung im Mittelscheitelbereich. Die Veränderungen beginnen schleichend im Alter zwischen 12 und 40 Jahren und verschlimmern sich perimenopausal. Charakteristisch für die **androgenetische Alopezie** ist die Verkleinerung (sog. Miniaturisierung) der Haarfollikel, die dann in der Folge stark verkleinerte, feinere und dünnere Haare bilden. (siehe Abb. 5.2). Nach dem Hamburger Dermatologen Ludwig wird hier eine Stadieneinteilung in drei Stadien vorgenommen.

Die androgenetische Alopezie ist typisch für für PCOS-Patientinnen (Cela et al., 2003) und tritt deutlich häufiger auf als allgemein vermutet wird. Hier kommt der lokalen Synthese des Dihydrotestosterons eine besondere Rolle zu, wobei zusätzlich durch eine erhöhte Androgenempfindlichkeit die Miniaturisierung des Haarfollikels eingeleitet wird und am Ende nur Vellushaare oder atrophierte Terminalhaare zu finden sind.

Bei der Effluviumabklärung sollte nach der aktuellen Medikamenteneinnahme gefragt werden, da Antikoagulanzien, Lipidspiegelsenker, Malariamittel, Antikonvulsiva, Gichtmittel oder Chemotherapeutika zum Effluvium führen können. Ebenso können eine Hypothyreose oder eine Eisenmangelanämie zugrunde liegen, was die Bestimmung des Serumeisenspiegels, des Ferritins und des TSH empfehlenswert macht.

Effluvium: Minoxidil wird zur äußerlichen Behandlung des androgenetischen Haarausfalls bei Frauen und Männern eingesetzt und gilt als Mittel der Wahl. Mit Minoxidil kann die Progression des Haarausfalles fast immer gestoppt werden. Fast 50 % der Patientinnen berichten zudem über eine Zunahme der Haardichte (Wolff, 2009), wobei wahrscheinlich die Wirkung des „vascular endothelial growth factor" (VEGF) an der dermalen Papille von besonderer Bedeutung ist. Besteht zusätzlich eine Hyperandrogenämie ist meistens eine **zusätzliche systemische antiandrogene Therapie** sinnvoll. Statt Minoxidil kann alternativ auch ein Therapieversuch mit lokalem 17-α-Estradiol versucht werden, das lokal am Androgenrezepter antagonistische Effekte hat.

5.6.2 Hirsutismus

Auch hier sind durch eine Veränderung des Lifestyles – zusammen mit einer **Gewichtsreduktion** – positive Effekte zu erwarten (Kiddy et al., 1992), wobei bereits ab einer Gewichtsreduktion von 2–7 % nachweisbare Verbesserungen zu erwarten sind. Des Weiteren sind unter Beachtung von Zulassungen und Off-lable-use-Anwendungen Verbesserungen durch **kombinierte orale Kontrazeptive** (besonders in der Kombination mit Clormadion, Drospirenon und Desogestrel) zu erwarten, die alle auch zu einem Anstieg des SHBGs führen. **Spironolacton**, welches allerdings als teratogengilt, reduziert die Androgenbildung im Ovar und an den Nebennieren und blockiert zusätzlich am Androgenrezeptor direkt. Auch Metformin führt über eine Abnahme der LH-Konzentration und einer Erhöhung des SHBG zu einer Abnahme des freien Testosterons, wobei allerdings die Auswirkungen auf einen Hirsutismus eher gering sind (Löwenstein, 2006).

5.6.3 Topische Therapien

Interessant sind individuelle **topische Therapien** auch deshalb, weil die dabei bestehenden Kontraindikationen und die zu erwartenden systemischen Effekte eher gering sind – auch wenn hierzu nur wenig gesicherte Daten vorliegen. Sie sind sehr häufig als Off-lable-use-Therapie anzusehen, werden individuell von der Apotheke angefertigt und sind deshalb genau mit der Patientin zu besprechen.

So hat sich etwa folgende Rezeptur – nach den Erfahrungen des Verfassers – bei androgenetischer Alopezie bewährt: Minoxidil 2,5 %; 17-α-Estradiol mikro 0,05 %; Propylene Glycol 7,5 %; Ethanol 70 %.

Erste Effekte sind aber frühestens nach acht bis zehn Wochen zu erwarten, sodass vorher nicht von einem fehlenden therapeutischen Effekt ausgegangen werden darf.

Ebenfalls stellt folgende Rezeptur nach den Erfahrungen des Verfassers eine hoch wirksame topische Hormontherapie bei unerwünschten Behaarungsproblemen im Gesichtsbereich und unreiner Gesichtshaut dar: Rp./CPA 0,3, Östradiol 0,06, S.: Lotio alba. Auch wenn hier ebenfalls nicht mit systemischen Effekten zu rechnen ist, müssen die aktuellen Warnhinweise zu Cyproteronazetat (https://www.bfarm.de/SharedDocs/Risikoinformationen/Pharmakovigilanz/DE/RHB/2020/rhb-cyproteron.pdf?__blob=publicationFile) allerdings beachtet werden und mit der Patientin besprochen werden. Eine Schwangerschaft sollte durch entsprechende kontrazeptive Maßnahmen sicher ausgeschlossen werden. Letztlich handelt es sich um einen Off-lable-use und einen hoch individuellen Ansatz. Erste Effekte sollten sich nach vier Wochen zeigen.

Neben den hier angerissenen Maßnahmen sind selbstredend auch kosmetische Ansätze z. B. Laseranwendungen und nicht endokrine Ansätze zu diskutieren, auf die an dieser Stelle nicht eingegangen werden kann.

Die psychologischen Belastungen bei kosmetischen Veränderungen dürfen bei betroffenen Patientinnen nicht unterschätzt werden, und auch diese Therapie ist Teil eines modernen Konzepts.

5.7 Zusammenfassung

- Androgene werden im weiblichen Organismus in der Nebennierenrinde und den Ovarien und während der Schwangerschaft in der Plazenta kontrolliert gebildet und beeinflussen den Stoffwechsel von Haut, Hautanhangsorganen, Muskulatur, Knochen, wie auch zentralnervös gesteuertes Verhalten.
- Die Aromataseaktivität von Ovarfollikeln und der Nebennierenrinde wandeln Androgene in Estrogene um und gewährleisten somit die Entwicklung des typisch weiblichen Habitus. Sie sind Substrat der Estrogensynthese im reifenden Follikel und so wesentlich in die Ovulation eingebunden.
- Ein Überschuss an Androgenen kann somit in Abhängigkeit vom Einwirkungszeitpunkt an den Zielorganen entsprechende Anzeichen einer Hyperandrogenämie bewirken: Virilisierung, Pubertas praecox, Anovulation, Hirsutismus, Seborrhö.
- Das adrenogenitale Syndrom (AGS) ist ein wichtiges genetisch bedingtes Krankheitsbild, welches über molekulargenetische Störungen des Glukokortikoid- und Mineralokortikoidstoffwechsels zu übermäßiger Bildung von adrenalen Androgenen führt.
- Der Ausprägungsgrad der Störung beim AGS ist von der Restaktivität der betroffenen Gene abhängig. Homozygote Mutationen können bereits mit einer pränatalen Virilisierung einhergehen (klassisches AGS). Aufgrund einer möglichen Störung des Mineralokortikoidstoffwechsels sind u. a. schwere Elektrolytentgleisungen möglich (AGS mit Salzverlust), weswegen eine Untersuchung auf AGS zum Neugeborenen-Screening gehört.
- Das mildere Late-onset-AGS führt oft nach Beginn der Pubertät und der Nebennierenrinden-Reifung zu Symptomen einer Hyperandrogenämie, die sich im späteren Leben als Zyklusstörungen, Anovulation, unerfüllten Kinderwunsch, Hirsutismus manifestieren können.
- Bei Nachweis einer das AGS betreffenden Mutation der Frau muss eine molekulargenetische Abklärung des Partners erfolgen, um die

Möglichkeit eines klassischen AGS mit seinen schweren Folgen ausschließen zu können. In diesen Fällen sollte unter spezialisierter pädiatrisch-endokriner und pränataler Kontrolle eine Glukokortikoidgabe in der Schwangerschaft bei weiblichen Feten bedacht werden, wie auch die Geburt und Betreuung des Kindes in spezialisierten Kliniken stattfinden.

- Das Syndrom der polyzystischen Ovarien stellt eine der häufigsten Erkrankungen der Frau nach der Pubertät dar.
- Mögliche Leitsymptome sind Oligo-Amenorrhö, Anovulation, unerfüllter Kinderwunsch, sonografische Stigmata, Hyperandrogenämie, Insulinresistenz, gesteigerte LH-/FSH-Ratio, Hirsutismus, metabolisches Syndrom, gestörte Glukosetoleranz, Adipositas. Einige der häufig anzutreffenden Symptome wie Adipositas sind oftmals sich selbst verstärkende Ursachen bzw. Einflüsse, was bei therapeutischen Interventionen bedacht werden sollte.
- Differenzialdiagnostisch sollten ein Morbus Cushing, Androgen-produzierende Tumore, Hyperprolaktinämie wie auch die Zufuhr von Androgenen ausgeschlossen werden.
- Aufgrund der erheblichen körperlichen Einflüsse findet sich bei den Patientinnen ein nicht zu unterschätzender psychischer Leidensdruck, welcher unbedingt bedacht werden sollte.
- Das PCOS erhöht die Risiken an einer Endometriumhyperplasie und somit an einem Endometriumkarzinom zu erkranken. Des Weiteren erhöhen die Stoffwechselstörungen die Wahrscheinlichkeit für Diabetes, Hypertonie und Folgeerkrankungen. Chronischer Progesteronmangel führt neben dem Endometrium auch an den Mammae zu einer gestörten Zellarchitektur und begünstigt somit die Entwicklung von Mammatumoren.
- Sowohl durch intrinsische (AMH) als auch genetische Effekte (Mutationen, Imprinting) nimmt das PCOS Einfluss auf die Nachkommen.
- Im Zentrum therapeutischer Bemühungen sollte die Beeinflussung der Lebensführung stehen, die zum Beispiel mit Übergewicht zum Krankheitsbild beiträgt und deren Beeinflussung (Ernährungsberatung, Gewichtsreduktion) von erheblichem Nutzen sein kann.
- Metformin spielt, nach dem Ausschluss von Kontraindikationen und der Beachtung von Nebenwirkungen (gastrointestinale Beschwerden, Laktatazidose) in der Behandlung der Insulin- bzw. gestörten Glukosetoleranz eine zentrale Rolle und kann auch im Off-label-use bis in der Schwangerschaft überlegt werden.
- Sollte kein Kinderwunsch vorliegen, müssen lange Phasen der Amenorrhö vermieden werden, was nach Ausschluss von Kontraindikationen mit der Einnahme eines hormonellen Ovulationshemmers am sinnvollsten erfolgen sollte. Antiandrogene Partialwirkungen der Gestagenkomponente können bei der Therapieentscheidung Berücksichtigung finden.
- Im Falle eines unerfüllten Kinderwunsches und vorliegender Anovulation stehen verschiedene Medikamente zur Ovulationsinduktion zur Verfügung: Aromatasehemmer, selektive Estrogenrezeptormodulatoren, follikelstimulierendes Hormon. Auch ein Ovarian drilling oder die IVF kann bei Erfolglosigkeit der Stimulation mit Berücksichtigung der Risiken überlegt werden.

Literatur

Abbott, D. H., Tarantal, A. F., & Dumesic, D. A. (2009). Fetal, infant, adolescent, and adult phenotypes of polycystic ovary syndrome in prenatally androgenized female rhesus monkeys. *American Journal of Primatology, 71*, 776–784.

Archer, J. S., & Chang, R. J. (2004). Hirsutism, and acne in polycycsric ovarry syndrome. *Best Practice & Research Clinical Obstetrics & Gynaecology, 18*, 737–754.

Azziz, R., Marin, C., Hoq, L., Badamgarav, E., & Song, P. (2005). Health care-related economic burden of the polycystic ovary syndrome during the reproductive life span. *The Journal of Clinical Endocrinology and Metabolism, 90*(8), 4650–4658.

Cardoso, R. C., & Padmanabhan, V. (2019). Developmental programming of PCOS traits: Insights from the sheep. *Medical Sciences (Basel), 7*(7), 79.

Cela, E., Robertson, C., Rush, K., et al. (2003). Prevalence of polycystic ovaries in women with androgenetic alopecia. *European Journal of Endocrinology, 149*, 439–442.

Cimino, I., Casoni, F., Liu, X., Messina, A., Parkash, J., et al. (2016). Novel role for anti-Müllerian hormone in the regulation of GnRH neuron excitability and hormone secretion. *Nature Communications, 7*, 10055.

Coffey, S., Bano, G., & Mason, H. D. (2006). Healt-related quality of life in women with PCOS. *Gynecological Endocrinology, 22*, 80–86.

Couni-Berthold, I., Wiedenmann, S., & Krone, W. (2011). Metabolische Aspekte des PCOS. In C. Keck & W. Krone (Hrsg.), *Das Syndrom der polyzystischen Ovarien* (S. 11–48). Thieme.

Crisosto, N., Echiburú, B., Maliqueo, M., Luchsinger, M., Rojas, P., Recabarren, S., & Sir-Petermann, T. (2017). Reproductive and metabolic features during puberty in sons of women with polycystic ovary syndrome. *Endocrine Connections, 6*(8), 607–613.

Dahlgren, E., Friberg, L. G., Johannsson, S., et al. (1991). Endometrial carcinoma; ovarian dysfunction – A risk factor in young women. *The European Journal of Obstetrics & Gynecology and Reproductive Biology, 41*, 143–150.

Elsenbruch, S., Hahn, S., Kowalsky, D., et al. (2006). Quality of life, psychosocial well-being and sexual satisfaction im women with polycystic ovary syndrome. *Gynecological Endocrinology, 22*, 80–86.

ESHRE. (2004). Revised 2003 consensus on diagnostic criteria and long-term health risks related to polycystic ovary syndrome (PCOS). *Human Reproduction (Oxford, England), 19*(1), 41–47. https://doi.org/10.1093/humrep/deh098

Fauser, B. C. J. M., & Hsueh, A. J. W. (1995). Genetic basis of human reproductive endocrine disorders. *Human Reproduction, 10*, 826–846.

Filippou, P., & Homburg, R. (2017). Is foetal hyperexposure to androgens a cause of PCOS? *Human Reproduction Update, 23*(4), 421–432.

Fleming, R., Hopkinson, Z. E., Wallace, A. M., et al. (2002). Ovarian function and metabolic factors in women with oligomenrrhea treated with metformin in a randomized double blind placebo-controlled trial. *The Journal of Clinical Endocrinology and Metabolism, 87*, 569–574.

Forster, G. D., Wyatt, H. R. T., Hill, J. O., et al. (2003). A randomized trial of a low-carbohydrate diet for obesity. *NEJM, 348*, 2082–2090.

Gammon, M. D., & Thompson, W. D. (1991). Polycystic ovaries and the risk of breast cancer. *American Journal of Epidemiology, 134*, 818–824.

Goodman, N. F., et al. (2015). Guide to the best practices in the evaluation and treatment of PCOS. *Endocrine Practice, 21*(11), 1291–1300.

Guzick, D. S., Wing, R., Smith, D., et al. (1994). Endocrine consequences of weight loss in obese hyperandrogenic anovulatory women. *Fertility and Sterility, 61*, 598–604.

Himelein, M. J., & Thatcher, S. S. (2006). Polycystic ovary syndrome and mental health: A review. *Obstetrical & Gynecological Survey, 61*, 723–732.

https://www.bfarm.de/SharedDocs/Risikoinformationen/Pharmakovigilanz/DE/RHB/2020/rhb-cyproteron.pdf?__blob=publicationFile. Zugegriffen am 15.02.2023.

Kiddy, D. S., Hamilton-Fairley, D., Bush, A., et al. (1992). Improvement in endocrine and ovarian function during dietary treatment of obese women with polycystic ovary syndrome. *Clinical Endocrinology, 36*, 105–111.

Lord, J. M., Flight, I. C. H., & Norman, R. J. (2003). Insulin-sensitising drugs for PCOS. *Cochrane Database of Systematic Reviews*, CD003053.

Löwenstein, E. J. (2006). Diagnosis and management of the dermatologic manifestations of the polycystic ovary syndrome. *Dermatologic Therapy, 19*, 210–223.

Ludwig, E. (1977). Androgentic alpoecia. *Archives of Dermatology, 113*(1), 109.

Mansson, M., Holte, J., Landin-Wilhelmsen, K., et al. (2008). Women with polycystic ovary syndrome are often depressed or anxious. *Psychoneuroendocrinology, 33*, 1132–1138.

Mattle, V., Kraus-Kinsky, E., Schulze, E., Doerr, H. G., Witsch-Baumgartner, M., & Wildt, L. (2006). Heterozygote adrenale Enzymdefekte mit Hyperandrogenämie. *Journal für Reproduktionsmedizin und Endokrinologie, 5*, 319–323.

Merviel, P., James, P., Bouée, S., et al. (2021). Impact of myo-inositol treatment in women with polycystic ovary syndrome in assisted reproductive technologies. *Reproductive Health, 18*, 13.

Moll, E., van der Veen, F., & van Wely, M. (2007). The role of metformin in PCOS: A systematic review. *Human Reproduction Update, 13*, 527–537.

Onofriescu, A., Bors, A., Luca, A., et al. (2013). GnRH antagonist IVF protocol in PCOS. *Current Health Sciences Journal, 39*(1), 20–25.

Randall, V. A. (1994). Androgens and human hair growth. *Clinical Endocrinology, 40*(4), 439–457.

Riestenberg, C., Jagasia, A., Markovic, D., Buyalos, R. P., & Azziz, R. (2022). Health care-related economic burden of polycystic ovary syndrome in the United States: Pregnancy-related and long-term health consequences. *The Journal of Clinical Endocrinology and Metabolism, 107*(2), 575–585.

Simoni, M., Tempfer, C. B., Destenaves, B., et al. (2008). Functional genetic polymorphisms and female reproductive disoders part1: Polycycstic ovary syndrome and ovarian response. *Human Reproduction Update, 14*, 459–484.

Stein, I., & Leventhal, M. L. (1935). Amenorrhea associated with bilateral polycystsic ovaries. *American Journal of Obstetrics and Gynecology, 29*, 181–191.

The International evidence based guideline for the assessment and management of the polycycstic ovary syndrome. (2018). https://www.monash.edu/__data/assets/pdf_file/0004/1412644/PCOS_Evidence-Based-Guidelines_20181009.pdf. Zugegriffen am 15.02.2023.

Wekker, V., van Dammen, L., Koning, A., et al. (2020). Long-term cardiometabolic disease risk in women with PCOS: A systematic review and meta-analysis. *Human Reproduction Update, 26*(6), 942–960.

Witchel, S. F., Lee, P. A., Suda Hartman, M., & Hoffmann, E. P. (1997). Hyperandrogenism and manifesting heterozygotes for 21-hydroxylase deficiency. *Biochemical and Molecular Medicine, 62*, 151–158.

Wolff, H. (2009). Endokrinologische Störungen an Haut und Haaren. In F. Leidenberger, T. Strowitzki, & O. Orte (Hrsg.), *Klinische Endokrinologie für Frauenärzte* (4. Aufl., S. 420–441). Heidelberg.

Wu, Y., Tu, M., Huang, Y., et al. (2020). Association of metformin with pregnancy outcomes in women with polycystic ovarian syndrome undergoing in vitro fertilization: A systematic review and meta-analysis. *JAMA Network Open, 3*, e2011995.

Zhou, S., Danhua, L., Wen, S., Sheng, Y., Kang, D., & Xu, L. (2022). Elevated anti-müllerian hormone levels in newborns of women with polycystic ovary syndrome: A systematic review and meta-analysis based on observational studies. *Reproductive Sciences, 29*(1), 301–311.

Andrologie für die gynäkologische Praxis

6

Hans-Christian Schuppe und Frank-Michael Köhn

Inhaltsverzeichnis

6.1 Einführung

▶ Eine Infertilität liegt definitionsgemäß vor, wenn bei einem Paar trotz regelmäßigem, ungeschütztem Geschlechtsverkehr innerhalb eines Jahres keine Schwangerschaft eingetreten ist. Bezogen auf das Paar oder den einzelnen Partner wird zwischen primärer und sekundärer Infertilität unterschieden, je nachdem, ob früher bereits einmal eine Schwangerschaft induziert wurde.

Infertilität betrifft weltweit ca. 10–15 % der Paare im reproduktionsfähigen Alter, wobei erhebliche regionale Unterschiede bestehen (Mascarenhas et al., 2012; Agarwal et al., 2015; Datta et al., 2016). Infolge der soziodemografischen Entwicklung, den Kinderwunsch auf ein höheres Lebensalter zu verschieben, ist in den letzten 20 Jahren bei subfertilen Paaren eine dramatische Zunahme des Altersdurchschnitts bei Behandlungsbeginn mittels assistierter Reproduktion (ART) zu beobachten (Frauen: 35,6 Jahre, Männer: 38,5 Jahre) (Deutsches IVF-Register, 2021).

H.-C. Schuppe (✉)
Sektion Konservative Andrologie/Kryobank an der Klinik und Poliklinik für Urologie, Kinderurologie, Universitätsklinikum Gießen und Marburg GmbH, Gießen, Deutschland
e-mail: Hans-Christian.Schuppe@derma.med.uni-giessen.de

F.-M. Köhn
Andrologicum München, München, Deutschland
e-mail: info@andrologicum.com

© Der/die Autor(en), exklusiv lizenziert an Springer-Verlag GmbH, DE, ein Teil von Springer Nature 2023

M. Amrani, R. Seufert (Hrsg.), *Gynäkologische Endokrinologie und Kinderwunschtherapie*, https://doi.org/10.1007/978-3-662-65371-5_6

Hinsichtlich der Ursachen resultiert eine ungewollte Kinderlosigkeit aus weiblichen und/oder männlichen Infertilitätsfaktoren, eine wechselseitige Abhängigkeit der Fortpflanzungsfähigkeit von Mann und Frau ist zu beachten. So werden Fertilitätsstörungen bei einem Partner durch optimale reproduktive Funktionen des anderen kompensiert oder aber durch entsprechende Einschränkungen der Fertilität erst evident. Da in der Mehrzahl der Fälle die Fertilität zwar reduziert, jedoch nicht vollständig aufgehoben ist, wird auch der Begriff „Subfertilität" verwendet. Bei mindestens der Hälfte der betroffenen Paare ist mit Fertilitätsstörungen (auch) aufseiten des Mannes zu rechnen, die auf verschiedenste Ursachen zurückzuführen sein können (Colpi et al., 2018; Jungwirth et al., 2019; Schlegel et al., 2021a).

Die Betreuung des Paares mit unerfülltem Kinderwunsch erfordert deshalb von Beginn an eine enge Zusammenarbeit zwischen Gynäkologie bzw. Reproduktionsmedizin und Andrologie. Gemäß den „Richtlinien über künstliche Befruchtung" des Gemeinsamen Bundesausschusses der Ärzte und Krankenkassen (2017) und der „Richtlinie zur Entnahme und Übertragung von menschlichen Keimzellen im Rahmen der assistierten Reproduktion" der Bundesärztekammer (2018) ist in Deutschland eine sorgfältige andrologische Untersuchung des Mannes durch Ärztinnen und Ärzte mit entsprechender fachlicher Qualifikation die notwendige Voraussetzung vor einer Behandlung mittels ART (Toth et al., 2019).

▶ Die Untersuchung des Mannes hat die Identifizierung möglicher Ursachen einer Fertilitätsstörung zum Ziel und sollte eine Aussage über deren Schweregrad und Therapierbarkeit ermöglichen. Hierbei beschränkt sich die andrologische Basisdiagnostik nicht auf die Untersuchung des Ejakulates.

6.2 Ursachen männlicher Fertilitätsstörungen

Nach ihrer Lokalisation lassen sich Störungen der Hoden, der ableitenden Samenwege und der akzessorischen Drüsen, der Samendeposition, Störungen des übergeordneten Hypothalamus-Hypophysen-Systems sowie Androgenrezeptor- und Enzymdefekte unterscheiden (Tab. 6.1; Abb. 6.1) (Jungwirth et al., 2019). Einschränkungen der Hodenfunktion treten darüber hinaus auch infolge primär nicht die Reproduktionsorgane betreffender Erkrankungen auf. Veränderungen der endokrinen Hodenfunktion, die zu einem Androgenmangel (Hypogonadismus) führen, gehen in der Regel mit einer Infertilität einher, während bei Störungen der Spermatogenese die Androgenproduktion zumeist nicht beeinträchtigt ist. Angesichts der fortschreitenden Identifizierung genetischer Veränderungen im Zusammenhang mit einer Infertilität des Mannes wurde auch eine Einteilung in genetische und nicht-genetisch bedingte Ursachen vorgeschlagen (Tournaye et al., 2017a).

Patienten mit Fertilitätsstörungen weisen häufig eine Lageanomalie der Hoden in der Vorgeschichte auf (8–17 % der Fälle), weitere häufige Diagnosen sind Infektionen und Entzündungen des Genitaltraktes (10–15 %) und Varikozelen (ca. 15 %) (Tüttelmann & Nieschlag, 2009; Olesen et al., 2017). Nicht selten liegt der eingeschränkten Fertilität jedoch eine komplexe, multifaktorielle Ätiopathogenese zugrunde, die eine diagnostische Einordnung erschwert. In mindestens einem Drittel der Fälle lässt sich auch nach eingehender Diagnostik keine Ursache eruieren („idiopathische Infertilität"); für den klinischen Endpunkt einer verminderten Spermienanzahl im Ejakulat (Oligozoospermie, siehe Abschn. 6.3.4) reichen entsprechende Angaben sogar bis zu 75 % (Olesen et al., 2017; Punab et al., 2017; Tüttelmann et al., 2018).

Tab. 6.1 Ursachen männlicher Fertilitätsstörungen. Aus Schuppe et al., 2019

Lokalisation	Art der Störung	Krankheitsbilder/Beispiele
Prätestikulär	Hypothalamisch-hypophysäre Störungen	Kongenitaler hypogonadotroper Hypogonadismus (isoliert; Kallmann-Syndrom)
		Hypopituitarismus (kongenital; Tumoren, Traumata, Infektionen, Ischämie/Hämorrhagie-bedingte Läsionen; Hämochromatose, Sarkoidose)
		Hyperprolaktinämie (Adenome; Pharmaka; Allgemeinerkrankungen)
Testikulär	Genetisch determiniert/kongenital	Klinefelter-Syndrom, XX-Mann-Syndrom, Gonadendysgenesie
		Deletionen des Y-Chromosoms
		Maldescensus testis, kongenitale Anorchie
		Spermatogese-Arrest, Sertoli-cell-only-Phänotyp (kongenitale Formen)
		Spezifische morphologische Defekte der Spermien
	Infektionen/Entzündung	Orchitis (Epididymo-Orchitis)
	Spermatogenese-schädigende Faktoren	Genussgifte, Pharmaka, Hitze, ionisierende Strahlung
	Vaskulär bedingt	Torsion, Varikozele
	Neoplasie	Maligne Keimzelltumoren, Keimzellneoplasie-in-situ [GCNIS]
	Idiopathisch	
Posttestikulär	Obstruktionen (Nebenhoden, Vas deferens usw.)	
	Genetisch determiniert/kongenital	Congenitale bilaterale Aplasie des Vas deferens [CBAVD]
	Erworben	Vasektomie; Trauma; Infektion
	Infektionen/Entzündung (Samenwege/akzessorische Drüsen)	Epididymitis, Prostatitis (Prostato-Vesikulitis)
	Nebenhodenfunktionsstörung	Epididymale Asthenoteratozoospermie („hostile epididymis")
	Spermien-Autoantikörper	Spermaimmunopathie (sog. Immunologische Infertilität; nach Vasektomie, Trauma, Torsion, Infektionen)
Samendeposition	Psychosexuelle, neurogene, vaskuläre, Pharmaka-induzierte, post-traumatische/post-operative Störungen	Erektile Dysfunktion
		Emissions-/Ejakulationsstörung (z. B. retrograde Ejakulation)
	Penisdeformationen	Hypospadie, Phimose, Induratio penis plastica
Androgenzielorgane	Androgenrezeptordefekt	Androgen-Insensitivität (minimal bzw. partiell)
	5α-Reduktase-Mangel	Perineoskrotale Hypospadie mit Pseudovagina

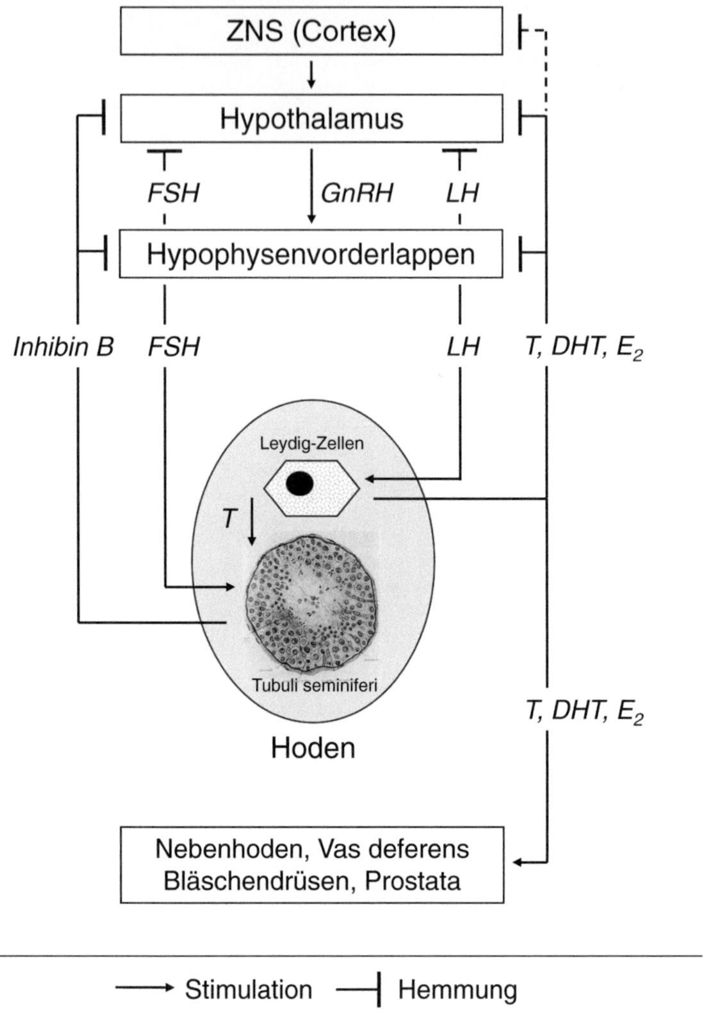

Abb. 6.1 Hormonelle Steuerung der Hodenfunktion. *GnRH*: Gonadotropin-freisetzendes Hormon (pulsatile Sekretion); *LH*: luteinisierendes Hormon (pulsatile Sekretion); *FSH*: follikelstimulierendes Hormon; *T*: Testosteron; *DHT*: Dihydrotestosteron; *E2*: Östradiol. Aus Schuppe & Köhn, 2018

6.3 Andrologische Diagnostik bei unerfülltem Kinderwunsch

6.3.1 Anamnese

▶ Unerfüllter Kinderwunsch ist ein Problem des Paares; dementsprechend sollte bei der Erstvorstellung genügend Zeit für ein ausführliches Gespräch mit beiden Partnern gegeben sein (Köhn et al., 2020).

- Alter des Patienten und seiner Partnerin
- Dauer der Partnerschaft, Dauer des Kinderwunsches, Angaben zu Kindern bzw. Schwangerschaften (Abort, Abruptio, Extrauteringravidität?) aus derzeitiger oder früheren Partnerschaften
- Häufigkeit und mögliche Beeinträchtigungen des Geschlechtsverkehrs, Kenntnis und Beachtung des Konzeptionsoptimums, Einsatz von Antikonzeptiva
- Gynäkologische Anamnese und Befunde (Zyklus, Ovulation, Tubendurchgängigkeit)
- Vorausgegangene reproduktionsmedizinische Behandlungsmaßnahmen
- Familien- und Sozialanamnese (Kinderlosigkeit bei nahen Verwandten, hereditäre Krankheiten, berufliche oder private Stressfaktoren).

▶ Für die Beurteilung potenziell fertilitätsschädigender Faktoren aufseiten des Mannes ist mit Blick auf die Entwicklung der Hoden und der Spermatogenese der Einwirkungszeitpunkt von großer Bedeutung (intrauterin – postnatal – peripuberal – adult).

- Prä- oder perinatale Komplikationen
- Hodenhochstand (uni- oder bilateral, Spontandescensus, Zeitpunkt und Art der Therapie)
- Pubertätsverlauf
- Lokale Infektionen und Entzündungsreaktionen des Genitaltrakts (sexuell übertragbare Infektionen [STI], Urethritis, Prostatitis, Epididymitis/Epididymo-Orchitis, Therapie)
- Systemische Infektionen und mögliche Komplikationen (z. B. peri- oder postpuberale Mumpsinfektion, ggf. mit Begleit-Orchitis), Fieber
- Allgemeinerkrankungen, z. B. arterielle Hypertonie, Leber- oder Nierenfunktionsstörungen, Diabetes mellitus, Atemwegserkrankungen (zystische Fibrose, „immotile cilia syndrome"), chronisch-entzündliche Darmerkrankungen, Hauterkrankungen (Psoriasis), neurologische Erkrankungen (multiple Sklerose), psychische Störungen
- Malignome
- Erkrankungen und Operationen bzw. Traumen im Becken- oder Genitalbereich (z. B. Hernie/Herniotomie, retroperitoneale Eingriffe; Vasektomie, Hodentorsion)
- Exogene Noxen: medizinisch indizierte Pharmaka (z. B. Zytostatika, Antikonvulsiva, Antibiotika, Antidepressiva, Antihypertensiva), Lifestyle-Medikamente (z. B. androgen-anabole Steroide, Finasterid, Amphetamine) (Semet et al., 2017), Genussgifte (Alkohol, Nikotin, Rauschmittel), ionisierende Strahlung, genitale Hitzeexposition (z. B. Vollbäder, Sauna, sitzende Tätigkeit); arbeitsplatzbezogene Expositionen (Köhn & Schuppe, 2021)

▶ Im Zusammenhang mit hochfieberhaften Infekten ist eine vorübergehende Suppression der Spermatogenese zu berücksichtigen; die Anamnese sollte entsprechende Ereignisse in den letzten sechs Monaten vor einer Ejakulatuntersuchung erfassen.

▶ Die andrologische Untersuchung ermöglicht es dem Mann, Sexualstörungen wie Libido-, Erektions-, Ejakulations- und Orgasmusstörungen anzusprechen, die z. B. im Zusammenhang mit einem Hypogonadismus, aber auch situativ infolge behandlungsbezogener psychischer Belastungen auftreten. Ebenso kann sich hinter dem Vorstellungsgrund „Kinderwunsch" und der Frage nach Maßnahmen der assistierten Reproduktion eine Störung der Interaktion zwischen den Partnern verbergen.

6.3.2 Körperliche Untersuchung

Die körperliche Untersuchung obliegt einem/r andrologisch geschulten Arzt/Ärztin (Köhn et al., 2020). Beim Allgemeinstatus ist insbesondere auf Symptome zu achten, die Hinweise auf einen Androgenmangel oder hormonelle Störungen im Bereich der Hypophysen-Gonaden-Achse geben: Größe, Gewicht, Bauch- und Hüftumfang (Body-Mass-Index; „waist-to-hip ratio"); Körperproportionen, Fettverteilung, Entwicklung der Muskulatur, Verteilung und Intensität der Körper-, Scham- und Achselbehaarung sowie Brustdrüsenanomalien (z. B. Gynäkomastie).

▶ Adipositas ist mit einem erhöhten Risiko für eine reduzierte Spermaqualität assoziiert (Leisegang et al., 2021).

Der Genitalstatus beinhaltet neben der Untersuchung des Penis (Phimose, Epi- oder Hypospadie, Schwellkörperveränderungen) vor allem die Palpation des Skrotalinhalts. Erfasst werden Lage und Konsistenz der Hoden. Die Bestimmung der Volumina erfolgt mittels Orchidometer (nach Prader) oder sonografisch (normales Hodenvolumen beim erwachsenen Mann 12–30 ml). Die Oberfläche der Hoden ist normalerweise glatt, die normale Konsistenz wird als prallelastisch angegeben. Bei inhomogener Konsistenz eines Hodens, insbesondere Verhärtungen, muss mittels Sonografie ein Tumor ausgeschlossen werden.

▶ Das Gesamthodenvolumen korreliert mit der Gesamtzahl der Spermien im Ejakulat, soweit keine Störungen im Bereich der Nebenhoden oder ableitenden Samenwege vorliegen (Nieschlag & Lerchl, 2013).

Ebenso müssen in die Befundung Nebenhoden (Indurationen, Zysten, Spermatozelen), Samenleiter (kongenitale, uni- oder bilaterale Aplasie des Vas deferens), Plexus pampiniformis (Varikozele) einbezogen und auf weitere, zumeist mit einer Schwellung einhergehende Veränderungen im Skrotum (Spermatozele, Hydrozele, Skrotalhernie) geachtet werden. Die digitale rektale Untersuchung gibt Auskunft über mögliche pathologische Veränderungen der Prostata; die Bläschendrüsen sind palpatorisch nicht zu erfassen.

6.3.3 Bildgebende Diagnostik

Die körperliche Untersuchung sollte durch eine Sonografie des Skrotalinhalts ergänzt werden (Jungwirth et al., 2019). Neben der Hodenvolumenbestimmung und der Verifizierung der oben aufgeführten klinisch-pathologischen Befunde lassen sich insbesondere nicht palpable, Neoplasie-verdächtige Strukturveränderungen im Hoden identifizieren (Lotti & Maggi, 2015). Varikozelen werden (Duplex-)sonografisch anhand der Aufweitung des Plexus pampiniformis und pathologischer Strömungsverhältnisse (Reflux unter Valsalva-Bedingungen) verifiziert. Eine transrektale Sonografie der Prostata und der Bläschendrüsen ist vor allem bei Patienten mit Azoospermie und Verdacht auf einen Samenwegsverschluss indiziert.

▶ Bei 0,5–1 % der Patienten, die sich primär wegen Fertilitätsstörungen vorstellen, findet sich ein Hodentumor (Walsh et al., 2009). Bis zu 5 % der infertilen Männer weisen in der Skrotalsonografie sog. testikuläre Mikrokalzifikationen auf, die mit einer Keimzellneoplasie-in-situ (Germ cell neoplasia in situ, GCNIS) assoziiert sein können (van Casteren et al., 2009; Barbonetti et al., 2019).

Computertomografie (CT) und Magnetresonanztomografie (MRT) spielen in der andrologischen Routinediagnostik von Erkrankungen der Genitalorgane eine untergeordnete Rolle. Sie kommen vor allem bei der Abgrenzung zwischen Kryptorchismus (Bauch- bzw. Leistenhoden) und Anorchie zur Anwendung (Jurewicz & Gilbert, 2016).

6.3.4 Ejakulatanalyse

Das Ejakulat ist ein komplexer Spiegel verschiedener Funktionen des männlichen Reproduktionssystems und ihrer Störungen. Der Ejakulatuntersuchung kommt somit eine zentrale Bedeutung bei der Diagnostik männlicher Fertilitätsstörungen zu (Colpi et al., 2018; Toth et al., 2019; Schlegel et al., 2021a).

Für die Erhebung verwertbarer Befunde ist eine Standardisierung und Qualitätssicherung der Ejakulatanalysen sowie die korrekte Beschreibung der Ergebnisse unerlässlich. Grundlage hierfür sind die im WHO-Laborhandbuch zur Untersuchung des menschlichen Ejakulates (World Health Organization, 2021) ausführlich dargestellten Empfehlungen sowie die Richtlinien der Bundesärztekammer zur Qualitätssicherung laboratoriumsmedizinischer Untersuchungen (RiLiBÄK, Bundesärztekammer, 2019) mit ihrem speziellen Teil B4. Letztere schreiben für die drei wesentlichen Variablen des Basis-Spermiogramms, Spermienkonzentration, -motilität und -morphologie, neben der kontinuierlichen internen Qualitätskontrolle zweimal jährlich die Teilnahme an Ringversuchen vor (z. B. Qualitätskontrolle der Deutschen Gesellschaft für Andrologie, QuaDeGA; http://www.dgandrologie.de; Mallidis et al., 2012; Nieschlag et al., 2017).

Probengewinnung

Unter Berücksichtigung der Kinetik der Spermatogenese und möglicher Störungen der Hodenfunktion hat sich ein Intervall von 4–12 Wochen bewährt. Zur Vergleichbarkeit der Ergebnisse sollte der Patient eine Karenzzeit von mindestens 2 bis maximal 7 Tagen einhalten. Für die Probengewinnung werden in der Praxis zumeist Einweggefäße verwendet, die auf mögliche toxische Effekte auf Spermien zu prüfen sind. Die Ejakulatgewinnung durch Masturbation sollte diskret in geeigneten Räumlichkeiten am Untersuchungsort erfolgen können, bei häuslicher Gewinnung ist das Ejakulat innerhalb einer Stunde in einem geeigneten Transportgefäß körperwarm zu überbringen. Ist die Ejakulatgewinnung durch Masturbation nicht möglich, stehen nicht-spermizide Spezialkondome zur Verfügung. Bereits die Gewinnungsbedingungen können einen erheblichen Einfluss auf die Qualität des Spermas haben (WHO, 2021).

▶ Mit Blick auf die erheblichen intraindividuellen Schwankungen der Ejakulatqualität sollten für eine Basisuntersuchung mindestens zwei Ejakulate untersucht werden.

Basis-Spermiogramm

Die korrekte Erstellung eines Basis-Spermiogramms schließt die genaue Beobachtung der Beschaffenheit des Ejakulats ein (Tab. 6.2 und 6.3), z. B. einer unvollständigen oder fehlenden Verflüssigung (Viskosipathie). Das normale Ejakulat ist grau-gelblich und homogen trüb. Blutbeimengungen (Hämospermie) erzeugen einen bräunlichen Farbton, Proben mit geringen Spermienkonzentrationen erscheinen wässrig-durchsichtig. Bei erniedrigtem Ejakulatvolumen (<2 ml) sollten zunächst Fehler bei der Gewinnung und der Karenzzeit ausgeschlossen werden, darüber hinaus sind Samentransportstörungen zu berücksichtigen. Bei den letztgenannten Störungen kann auch ein erniedrigter pH-Wert bei vorherrschender Gewinnung von Prostatasekret vorliegen.

Tab. 6.2 Praktisches Vorgehen bei der Erstellung eines Spermiogramms. WHO, 2021

In den ersten 5 min	• Versorgung der Probe (Raumtemp. oder 37 °C) • Bestimmung des Ejakulatvolumens
Zwischen 30 und 60 min	• Makroskopische Beurteilung • Nativpräparate zur mikroskopischen Beurteilung/Abschätzen der Verdünnung zur Messung der Spermien-Konzentration • Bestimmung der Spermien-Motilität • Bestimmung der Spermien-Vitalität (*fakultativ*) • Anfertigen von Ausstrichpräparaten • Verdünnung des Ejakulats, Messung der Spermien-Konzentration • Durchführung des MAR-Tests (*fakultativ*) • Bestimmung Peroxidase-positiver Zellen/Leukozyten (*fakultativ*) • Zentrifugation des Ejakulats zur Gewinnung von Seminalplasma für biochemische Analysen
Innerhalb von 3 h	• Probenversand für die mikrobiologische Diagnostik (*fakultativ*)
Nach 4 h	• Fixierung, Färbung und Auswertung der Ausstrichpräparate für die Spermienmorphologie
Später	• Biochemische Analysen etc.

Die orientierende Untersuchung eines Nativpräparates des Ejakulats erlaubt neben der Beurteilung der Spermienmotilität eine Abschätzung der Spermienkonzentration und kann bereits Hinweise auf morphologische Störungen der Spermien, das Vorhandensein anderer zellulärer Elemente sowie unspezifische Agglomerationen (Verklumpung immotiler Spermien, Anhaften an Debris etc.) oder Agglutinationen (Aneinanderhaften motiler Spermien) geben. Letztere weisen auf die Anwesenheit membrangebundener Autoantikörper gegen Spermien hin (Bestätigung mittels Immunobead-Test bzw. MAR[mixed antiglobulin reaction]-Test; Tab. 6.3; Abb. 6.2f). Die exakte Bestimmung der Spermienkonzentration erfolgt mittels Hämozytometer (WHO, 2021).

Tab. 6.3 Wesentliche Ejakulatparameter („Basisspermiogramm“ nach WHO). WHO, 2021

Ejakulatparameter	Konsensus-basierte Normwerte	Untere Grenzwerte fertiler Männer* 5. Perzentile (95 % Konfidenzintervall)
Verflüssigungszeit [Min.]	<60	
Volumen [ml]		**1,4** (1,3–1,5)
pH-Wert	≥7,2	
Spermienkonzentration [× 10^6/ml]		**16** (15–18)
Gesamt-Spermienzahl [× 10^6]		**39** (35–40)
Globalmotilität (PR+NP) [%]		**42** (40–43)
Motilität (PR) [%]**		**30** (29–31)
Morphologie („strict criteria“) [%]		**4** (3,9–4,0)
Vitalität (Eosin-Test) [%]***		**54** (50–56)
Leukozyten [× 10^6/ml]***	<1	
Membrangebundene Spermien-Antikörper (z. B. MAR-Test)***	<50 % der motilen Spermien mit anhaftenden Partikeln	
α-Glukosidase (mU/Ejakulat)***	≥20	
Fruktose (µmol/Ejakulat)***	≥13	
Zink (µmol/Ejakulat)***	≥2,4	

*Evidenzbasierte Daten aus einer Referenzpopulation fertiler Männer („time-to-pregnancy“ in der Partnerschaft <12 Monate; WHO, 2021; Campbell et al., 2021)

**Wiederaufnahme der früheren Empfehlung zur Differenzierung in vier Kategorien (WHO, 1999, 2010, 2021): Kategorie a = schnelle/lineare progressive Beweglichkeit (≥25 µm/s ≅ 5 Kopflängen bzw. 0,5 Schwanzlängen bei 37 °C) und Kategorie b = langsame/träge progressive Beweglichkeit, zusammengefasst als Progressivmotilität [PR]; Kategorie c bzw. [NP] = nicht progressive Beweglichkeit (<5 µm/s bei 37 °C); Kategorie d bzw. [IM] = Immotilität

***Fakultative Tests; MAR: mixed antiglobulin reaction

Angesichts Untersucher-abhängiger Abweichungen bei der Beurteilung der Spermienmotilität enthielt die 5. Auflage des WHO-Laborhandbuchs keine Empfehlung zur Differenzierung der Spermienmotilität in vier Kategorien, sondern schnelle/lineare progressive Beweglichkeit (Kategorie a) und langsame/träge progressive Beweglichkeit (Kategorie b) wurden als progressive Motilität (PR) zusammengefasst (WHO, 2010; Tab. 6.3). Die schnelle progressive Motilität wird jedoch als wesentlicher Funktionsparameter für das Fertilisierungspotenzial von Spermien in vivo und in vitro angesehen (Barratt et al., 2011; WHO, 2021). Für exakte Messungen der Spermiengeschwindigkeit sowie detaillierte Analysen von Bewegungsparametern stehen computerassistierte Systeme (CASA) zur Verfügung, wobei die Ergebnisse durch die Probenqualität und die Einstellung des Systems erheblich beeinflusst werden (Björndahl et al., 2010; Baskaran et al., 2021). Bei einer Progressivmotilität <40 % sind die Bedingungen der Ejakulatgewinnung, die Konsistenz des Ejakulats, die Spermienvitalität und die Morphologie der Spermienschwänze kritisch zu prüfen.

▶ Bei fehlendem Nachweis von Spermien in Nativpräparaten des Ejakulats kann eine Azoospermie vorliegen. Zur Bestätigung müssen 1 ml des verflüssigten, gut durchmischten Ejakulats bei 3000 × g für 15 min zentrifugiert und zwei unabhängige Präparate des Sedimentes vollständig durchgemustert werden.

Die Ausstrichpräparate eines unauffälligen Ejakulates bieten bei der Beurteilung der Spermienmorphologie grundsätzlich ein „buntes“ Bild, d. h. neben normal geformten Spermien finden sich sehr unterschiedliche Abweichungen von der Normalform (Abb. 6.2) (Haidl & Schuppe, 2006). Ausprägung und Häufigkeit bestimmter Formstörungen der Spermien sowie der Nachweis anderer

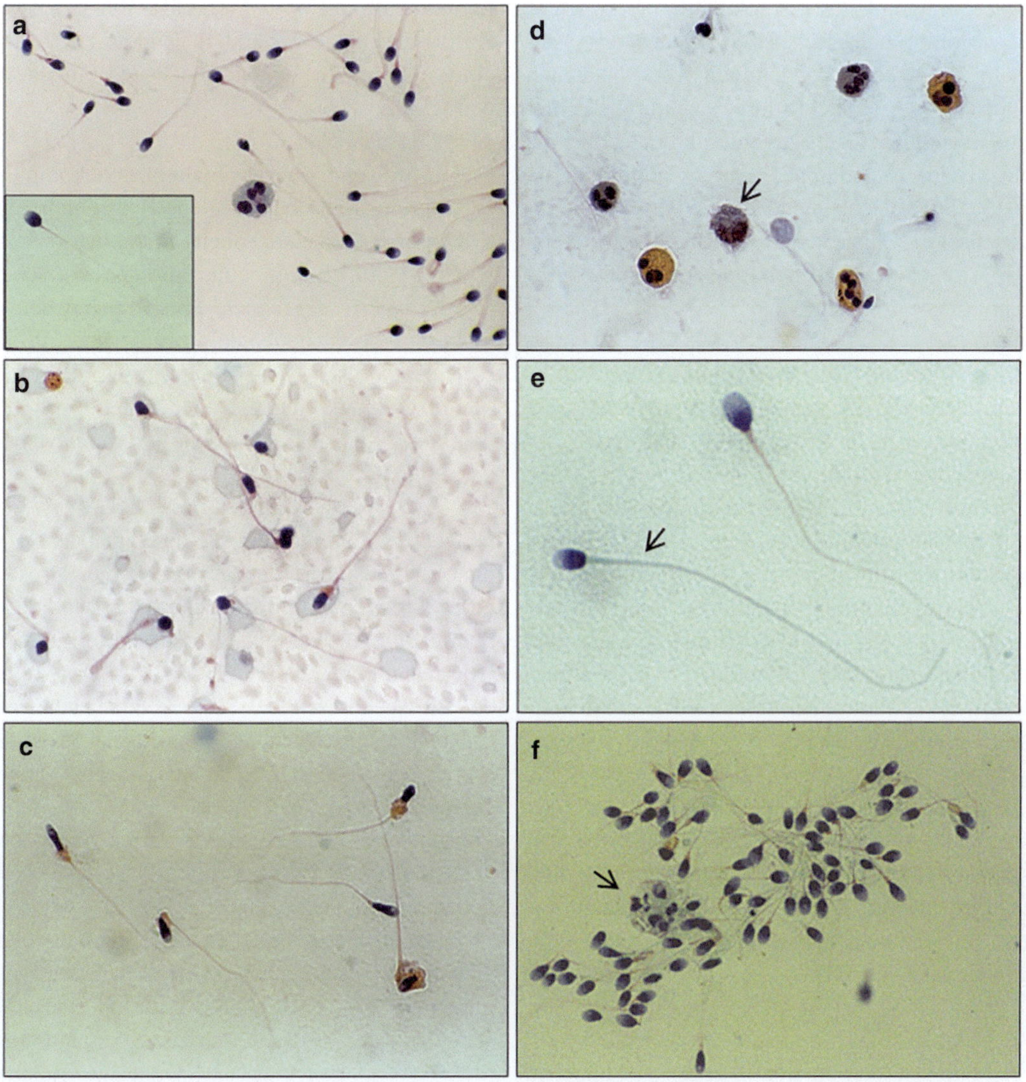

Abb. 6.2 a–f: Morphologische Ejakulatanalyse (**a**) Normalbefund: buntes Bild mit normal geformten Spermien (siehe Insert) sowie überwiegend geringgradigen Formstörungen (zusätzlich neutrophiler Granulozyt in Bildmitte); (**b**) Spermien mit hochgradigen Akrosomdefekten: beachte Doppelkopf/-flagellum sowie zusätzliche Mittelstück- und Flagellumdefekte; (**c**) Spermien mit Überstreckungen der Kopfsegmente, z. T. in Kombination mit Akrosomdefekten, Zytoplasmaresiduen, Abknickung der Flagella; (**d**) „Rundzellen": unreife Keimzellen (Spermatiden, mehrkernig) und Leukozyten (Neutrophile, *Pfeil* Makrophage); (**e**) abnorme Anfärbbarkeit von Mittelstück und Flagellum (*Pfeil* „blaues" Flagellum); (**f**) Agglutination von Spermien (Verdacht auf membrangebundene Spermien-Autoantikörper); *Pfeil* Spermien phagozytierender Makrophage); Ausstrichpräparate, modifizierte Papanicolaou-Färbung. Aus Haidl & Schuppe, 2006

zellulärer Elemente, wie z. B. unreifer Keimzellen spiegeln Schäden der Spermato- und Spermiogenese im Hoden, aber auch Störungen der Nebenhodenfunktion wider. Der Anteil normal geformter Spermien wird auf der Basis sog. strenger Kriterien („strict criteria") erfasst, da hierfür eine Korrelation der Ergebnisse mit dem Fertilisierungspotenzial gezeigt werden konnte.

Bei einigen Patienten zeigen die Spermien in der zytomorphologischen Ejakulatanalyse systematische Defekte; die Mehrzahl der untersuchten Spermien weist gleichförmige strukturelle Fehler im Bereich der Kopfsegmente und/oder Flagella auf (Haidl & Schuppe, 2006; Coutton et al., 2015). Für verschiedene Defekte konnten monogenetische Ursachen identifiziert werden (Houston et al., 2021; Schuppe et al., 2022) (Abschn. 6.3.6).

Weiterführende Untersuchungen

Besondere Aufmerksamkeit gilt der Erfassung von **Infektionen** und **Entzündungsreaktionen** im männlichen Genitaltrakt (Schuppe et al., 2017). Über die Bestimmung der Leukozytenkonzentration im Nativejakulat (Tab. 6.3; Abb. 6.2d) hinaus können die flow-zytometrische Identifizierung von Leukozyten-Subpopulationen oder Entzündungsindikatoren wie die Granulozytenelastase, pro-inflammatorische Zytokine (z. B. Interleukin-6, -8, Tumornekrosefaktor α) und die Freisetzung reaktiver Sauerstoffspezies (ROS) herangezogen werden (WHO, 2021; Henkel et al., 2021). Zur Lokalisation von Infektionen und/oder Entzündungen im männlichen Genitaltrakt, insbesondere zur Diagnostik der (chronischen) Prostatitis, wird eine sog. Zwei-Gläser-Probe in Kombination mit Ejakulatuntersuchungen eingesetzt (Wagenlehner et al., 2009).

► Mikrobiologische Untersuchungen des unter möglichst sterilen Bedingungen gewonnenen Ejakulats dienen zur Erfassung behandlungsbedürftiger Infektionen und sollten fester Bestandteil der Routinediagnostik sein (Schuppe et al., 2017).

Eine mikrobiologische Diagnostik ist insbesondere bei erhöhten Leukozytenzahlen und/oder vermehrtem Nachweis von Makrophagen (Abb. 6.2d, f) sowie erhöhten Entzündungsmarkern im Ejakulat indiziert. Mittels kultureller Verfahren werden schnell wachsende Bakterien nachgewiesen, mittels kultur-unabhängiger Nukleinsäure-Amplifikationstechniken (NAT) schwer kultivierbare und sehr empfindliche Bakterien (z. B. STI). Bei negativer Kultur und negativer STI-PCR kann zusätzlich eine universelle Bakterien-PCR eingesetzt werden.

► Die Mikrobiologie des Ejakulates ist komplex, aufgrund der bakteriellen Besiedlung der Urethra ist mit einer hohen Kontaminationsrate ohne Assoziation zu inflammatorischen Parametern zu rechnen. Entsprechend häufig liegt bei Patienten mit unerfülltem Kinderwunsch eine Bakteriospermie ohne Entzündungszeichen oder eine erhöhte Leukozytenzahl ohne relevanten Keimnachweis vor.

Die flüssigen Bestandteile des Ejakulats stammen zu 95 % aus den akzessorischen Drüsen, deren Funktion mithilfe biochemischer Marker im Seminalplasma beurteilt werden kann (Tab. 6.3) (Björndahl et al., 2010; WHO, 2021). Das Sekret der Bläschendrüsen (50–80 % Volumenanteil am Ejakulat, alkalisch) enthält Fruktose, das Prostatasekret (15–30 % des Ejakulatvolumens, pH im sauren Bereich) unter anderem Zink und saure Phosphatase. Differenzialdiagnostisch von besonderer Bedeutung ist die α-Glukosidase als Nebenhodenmarker (Tüttelmann et al., 2011).

Bei fehlender Ejakulation trotz Orgasmus (Anejakulation) oder deutlich reduziertem Ejakulatvolumen (<1 ml), z. B. bei Verdacht auf eine vollständige oder partielle retrograde Ejakulation, muss das Sediment eines nach Orgasmus/Ejakulation gewonnenen Urins untersucht werden (Mehta & Sigman, 2015). Probleme bei der Probengewinnung sollten zuvor ausgeschlossen worden sein.

► Die Einschätzung des Fertilisierungspotenzials der Spermien lässt sich durch ergänzende Spermienfunktionstests verbessern. Insbesondere klinisch relevante Störungen in der Spermien-Eizell-Interaktion sind in der Regel nicht mithilfe des Basis-Spermiogramms zu erfassen (Schuppe et al., 2019).

Zu den **Spezialuntersuchungen**, die in der aktuellen Auflage des WHO-Laborhandbuches

Tab. 6.4 Spermienfunktionstests. Schuppe et al., 2019; mod. nach Nordhoff & Kliesch 2019

Spermieneigenschaften/ -funktion	Testverfahren (Bsp.)
Membran-Integrität	Eosin-Test (Spermien-Vitalität; siehe Tab. 6.3) Hypo-osmotischer Schwell (HOS)-Test (Membran-Integrität des Flagellums vitaler Spermien) Laser-gestützte Aktivierung Hyaluronbindung
Produktion reaktiver Sauerstoff-Moleküle (ROS)	Chemilumineszenz Fluoreszenz-Mikroskopie (intrinsische ROS-Produktion; Oxidation von Dihydroethidin) Oxidations–Reduktions-Potenzial (ORP) im Ejakulat
Chromatin-Kondensation/ -Integrität	Anilinblau-, Chromomycin A3-Färbung Protamin-mRNA-Expression (Ratio Protamin 1/Protamin 2)
DNA-Integrität	TUNEL[1]-Assay; COMET[2]-Assay Acridin-Orange-basierte Flowcytometrie (z. B. Sperm chromatin structure assay [SCSA™]) Sperm Chromatin Dispersion Test (SCD); Halo-Test[3] Raman-Mikrosprektroskopie
Spermien-Zervixmukus-Interaktion	In-vitro-Penetrationstest; Zervixmukus-Kontakttest; Postkoital-Test (in vivo)
Akrosomreaktion (AR)	Anteil der AR-induzierbaren Spermien; Triple-Staining oder FITC-markiertes Pisum sativum-Agglutinin; Polarisationsmikroskopie
Zona-pellucida-Bindung	Hemizona-Assay (humane Zona pellucida erforderlich)
Chemotaxis, Hyperaktivierung	Aktivität der CatSper-Ca^{2+}-Ionenkanäle im Spermienflagellum (CatSper-Test[4])

[1] Terminal deoxynucleotidyl transferase-mediated dUDP nick-end labelling
[2] Elektrophoretische Auftrennung von Einzelzellen (Spermien), DNA-Fragmente bilden „Schweif"
[3] Spermien mit intakter DNA bilden nach Säuredenaturierung u. Lyse Halo in Agarose
[4] C. Schiffer et al., Patent angemeldet (https://patentscope.wipo.int/search/en/detail.jsf?docId=WO2020193446)

dem Bereich der erweiterten bzw. fortgeschrittenen Testverfahren zugeordnet werden, gehören z. B. die Bestimmung von Akrosinaktivität und akrosomaler Reaktion sowie die Charakterisierung der Chromatinkondensation der Spermien (Steger et al., 2011; Sakkas et al., 2015; Tosti & Ménézo, 2016; WHO, 2021) (Tab. 6.4). Letztere geht mit einem weitgehenden Austausch der somatischen Histone durch Protamine in Spermatiden einher, eine Persistenz der Histone bzw. ein gestörtes Histon-Protamin-Verhältnis ist durch Anfärbung der lysinreichen Histone mit Anilinblau oder mittels PCR nachweisbar und deutet auf Spermienreifungsstörungen hin.

Zunehmende Aufmerksamkeit erlangen Assays zur Charakterisierung der Spermien-DNA-Integrität, wenngleich ihr prognostischer Stellenwert noch kontrovers diskutiert wird (Colpi et al., 2018; Aitken & Bakos, 2021; Ribas-Maynou et al., 2021; WHO, 2021). Ausdruck einer DNA-Schädigung ist die Fragmentation, die sowohl DNA-Einzelstränge (Nicks) als auch Doppelstränge (Double strand breaks) betreffen kann. Hinsichtlich der Entstehung sind neben einer oxidativen Schädigung (ROS) Apoptose-assoziierte Zellveränderungen zu berücksichtigen (Muratori et al., 2015). Die Ergebnisse der verschiedenen Testverfahren zum direkten bzw. indirekten Nachweis einer Spermien-DNA-Schädigung (Tab. 6.4) spiegeln den Anteil von Spermien im Ejakulat mit fragmentierter DNA wider (WHO, 2021). Hierbei ist zu beachten, dass Spermien mit fragmentierter DNA, ebenso wie pathomorphe Spermien, auch bei Männern mit einem normalen Spermiogramm zu finden sind. Beispielsweise mithilfe des Sperm Chromatin Structure Assays (SCSA) gewonnene Daten, ausgedrückt als DNA-Fragmentations-Index (DFI), zeigen eine hohe inter- und intra-individuelle Variabilität, standardisierte Referenzwerte fehlen bisher (Nordhoff & Kliesch, 2019). Andererseits besteht ein signifikanter Zusammenhang zwischen Störungen der Chromatinkondensation (beispielsweise einer verminderten Protaminmenge) und einer erhöhten DNA-Fragmentationsrate in Spermien (Ni et al., 2016).

Auch verschiedene Apoptose-assoziierte Prozesse (Externalisation von Phosphatidylserin, Membran-Scrambling, Aktivierung von Caspasen), die z. B. über die Bindung an Annexin V nachgewiesen werden können, korrelieren einerseits mit dem DNA-Schädigungsgrad und andererseits mit der Fertilisierungsfähigkeit von Spermien (Grunewald et al., 2009). Gleiches gilt für das Bindungsverhalten „reifer", nicht-akrosomreagierter Spermien an Hyaluronsäure in vitro (Jakab et al., 2005).

Aufwendige molekulare Verfahren wie Transkriptom- und Proteomanalysen (Llavanera et al., 2022) finden ebenso wie die Untersuchung epigenetischer Veränderungen humaner Spermien derzeit noch keine Anwendung im klinischen Alltag.

Im Basis-Spermiogramm nicht erkennbare Defekte der CatSper-Ca^{2+}-Ionenkanäle im Spermienflagellum, die für Chemotaxis, Hyperaktivierung und somit das Fertilisierungsvermögen der Spermien essenziell sind, können mithilfe eines kürzlich entwickelten Aktivitätstests identifiziert werden (Jeschke et al., 2021; Schiffer et al., Patent angemeldet) (Tab. 6.4). Aufwendige ältere Testverfahren, die das Bindungsverhalten von Spermien an die Zona pellucida (Hemizona-Assay) oder die Penetration von Hamsteroozyten (HOP-Test) untersuchen, finden dagegen seit der Einführung der assistierten Fertilisation (In-vitro-Fertilisation mit intrazytoplasmatischer Spermieninjektion – ICSI) keine Anwendung mehr (WHO, 2021). Gleiches gilt für die Untersuchung der Spermien-Zervixmukus-Interaktion in vitro. Die Beobachtung von Zahl, Motilität und Penetrationsverhalten der Spermien im periovulatorischen Zervixmukus in vivo (Postkoitaltest) stellt dagegen nach wie vor eine in der andrologisch-gynäkologischen Kooperation einfach durchzuführende und hilfreiche Diagnostik dar.

Diagnostischer und prognostischer Stellenwert des Spermiogramms

Die in den früheren Auflagen des WHO-Labormanuals (WHO, 2010) definierten und weiterhin in der Praxis benutzten Begriffe wie z. B. Oligozoospermie, Asthenozoospermie oder Oligoasthenoteratozoospermie (OAT) haben lediglich deskriptiven Charakter als Kurzfassung von Laborbefunden, wenngleich sie häufig irrtümlicherweise als „Diagnosen" verwendet werden (**siehe** Tab. 6.5). Das Ziel muss die ätiopathogenetische Zuordnung von Ejakulatbefunden im Zusammenhang mit den übrigen Ergebnissen der andrologischen Diagnostik sein (siehe Abschn. 6.4). Hierbei ist zu berücksichtigen, dass männlichen Fertilitätsstörungen häufig eine multifaktorielle Genese zugrunde liegt.

Tab. 6.5 Beschreibung von Ejakulatbefunden. Nach WHO, 2010*

Normozoospermie	Gesamtzahl (oder Konzentration), Prozentsatz progressiv motiler und morphologisch normaler Spermien ≥ unterer Grenzwert**
Oligozoospermie	Gesamtzahl (oder Konzentration) Spermien unter Referenzgrenze**
Asthenozoospermie	Prozentsatz progressiv motiler Spermien unter Referenzgrenze**
Teratozoospermie	Prozentsatz morphologisch normaler Spermien unter Referenzgrenze**
	Kombinationen der zuvor genannten Störungen, z. B. Oligoasthenoteratozoospermie („OAT")
Kryptozoospermie	Keine Spermien im Nativpräparat, jedoch im Zentrifugat
Azoospermie	Keine Spermien im Ejakulat (Angabe der Methode und deren unterer Nachweisgrenze)
Aspermie	Kein Ejakulat (keine oder retrograde Ejakulation)

*In der 6. Auflage des WHO-Manuals (WHO, 2021) nicht mehr aufgeführt;
**Untere Grenzwerte s. Tab. 6.3. Weitere deskriptive Terminologie: Leukozytospermie/ Pyospermie; Hämospermie; Nekrozoospermie (sehr unpräzise als „wenige vitale, hoher Anteil immotiler Spermien" definiert); Parvisemie/Hypospermie (vermindertes Ejakulatvolumen)

▶ Bei vielen Patienten mit einem pathologischen Spermiogramm liegen kombinierte Störungen vor; in andrologischen Spezialsprechstunden beträgt die Prävalenz einer OAT ca. 50 %, bei 30 % der Patienten findet sich eine hochgradige OAT mit weniger als 5 × 10^6 Spermien pro ml (Tüttelmann et al., 2018).

In der Beratung des individuellen Paares mit unerfülltem Kinderwunsch werden die Ergebnisse der Ejakulatuntersuchung zur Abschätzung der Konzeptionswahrscheinlichkeit herangezogen (Snick et al., 1997). Der Nachweis intakter motiler Spermien mit normaler Morphologie im Ejakulat schließt eine absolute Zeugungsunfähigkeit aus. Das Fertilisierungspotenzial sinkt allerdings dramatisch bei weniger als 10^6 motilen, normomorphen Spermien pro Ejakulat und ist nahezu aufgehoben, wenn dieser Wert 30.000 unterschreitet (Björndahl et al., 2010). Andererseits bereitet die Interpretation der Untersuchungsergebnisse häufig Schwierigkeiten, weil auch Männer mit „normaler" Ejakulatqualität außerstande sein können, eine Konzeption zu erreichen. Darüber hinaus müssen die erheblichen physiologischen Schwankungen der Ejakulatqualität beachtet werden (WHO, 2010; Chiu et al., 2017).

In verschiedenen Kohortenstudien wurden für die Parameter des Basis-Spermiogramms Cut-off-Werte zur Unterscheidung zwischen fertilen und sub- bzw. infertilen Männern beschrieben, die niedriger als die früher verwendeten, Konsensus-basierten WHO-Referenzwerte liegen (Tab. 6.3; z. B. Guzick et al., 2001). Für eine Revision der WHO-Referenzwerte wurden deshalb Daten aus zwölf Ländern (fünf Kontinenten) analysiert (Campbell et al., 2021; WHO, 2021). Als Referenz-Population dienten über 3500 Männer, bei deren Partnerinnen weniger als zwölf Monate bis zum Eintritt der Schwangerschaft vergangen waren. Für die Berechnung der unteren Referenzgrenzen der in Tab. 6.3 aufgeführten Parameter wurde die fünfte Perzentile zugrunde gelegt. Obere Referenzgrenzen erscheinen bei der Beurteilung der Ejakulatqualität nicht relevant.

▶ Obwohl eine Assoziation der Variablen des Basis-Spermiogramms mit der Konzeptionswahrscheinlichkeit besteht, ist eine definitive Vorhersage über den Eintritt einer Schwangerschaft nicht möglich.

Die evidenzbasierten unteren Grenzwerte fertiler Männer für die Bewertung von Spermiogrammbefunden erlauben keine absolute Diskriminierung zwischen „fertil" und „infertil". Eine derart dichotome Betrachtungsweise ist allerdings auch nicht in den WHO-Empfehlungen intendiert, die genannten Referenzgrenzen stellen keine Indikationsbefunde für Maßnahmen der assistierten Reproduktion dar. Für einige Variablen wie Spermienkonzentration und -morphologie findet sich eine nicht-lineare Assoziation mit der Konzeptionswahrscheinlichkeit, entsprechend sind Spermiogrammbefunde eher im Sinne eines Kontinuums und nicht dichotom „normal" versus „pathologisch" zu interpretieren (van der Steeg et al., 2011). In der 6. Auflage des WHO-Manuals wird deshalb eine Interpretation der spermatologischen Befunde im Sinne von „decision limits" empfohlen, die Ergebnisse mit einer ungünstigen bzw. intermediären Prognose von denjenigen mit einer guten Prognose abgrenzen (WHO, 2021; vgl. Guzick et al., 2001). Sowohl zur Einschätzung der Konzeptionswahrscheinlichkeit als auch des Schweregrades der männlichen Subfertilität erscheint darüber hinaus der „total motile sperm count" (Produkt aus Volumen, Spermienkonzentration und progressiver Motilität a+b [PR]) geeignet (van Voorhis et al., 2001; Hamilton et al., 2015; Keihani et al., 2021).

Interessant sind neuere epidemiologische Studien zu einer möglichen Assoziation zwischen Ejakulatqualität sowie Morbidität und Mortalität. In longitudinalen Studien waren eingeschränkte Spermien-Parameter wie Konzentration/Gesamtzahl mit einem erhöhten Risiko verbunden, langfristig zu erkranken und einer stationären Behandlung zu bedürfen, vor allem wegen kardiovaskulärer Faktoren und Diabetes mellitus (Eisenberg et al., 2016; Latif et al., 2017). Im Zusammenhang mit männlicher Infertilität wurde auch über ein erhöhtes individuelles und familiäres Risiko berichtet, an Malignomen zu erkranken, wobei hier maligne Keimzelltumoren im Vordergrund stehen (Hanson et al., 2018).

► Die Ejakulatanalyse liefert essenzielle Informationen über den klinischen Status eines Mannes und ist möglicherweise ein aussagekräftiger Biomarker für die allgemeine Gesundheit.

6.3.5 Hormondiagnostik

Endokrinologische Untersuchungen dienen zur Beurteilung der hormonellen Steuerung der Hodenfunktion (Abb. 6.1). Eine basale Hormondiagnostik (FSH, LH, Gesamttestosteron) ist bei Patienten mit Fertilitätsstörungen erforderlich, insbesondere bei reduzierter Ejakulatqualität (Abb. 6.4) (Colpi et al., 2018; Köhn et al., 2020). Bei Androgenmangel-Symptomen bzw. Zeichen eines Hypogonadismus, erektiler Dysfunktion oder Gynäkomastie sind ein erweiterter Hormonstatus mit Prolaktin, Östradiol und Sexualhormonbindendem Globulin (SHBG, für die Berechnung des freien Testosterons aus Gesamttestosteron und SHBG) sowie ggf. hormonelle Stimulationstests erforderlich.

Die FSH-Serumspiegel zeigen in weiten Grenzen eine positive Korrelation mit dem Schädigungsgrad der Spermatogenese, andererseits eine negative Korrelation mit Hodenvolumen und Spermienkonzentration bzw. -gesamtzahl im Ejakulat (von Eckardstein et al., 1999; Tüttelmann et al., 2011). Umgekehrte Verhältnisse gelten für Inhibin B als Sekretionsprodukt der Sertoli-Zelle, das als zusätzlicher Indikator für den Zustand der Spermatogenese herangezogen werden kann.

► Auch bei erhöhtem FSH kann noch eine fokal erhaltene Spermatogenese vorhanden sein, sodass eine operative Spermiengewinnung mittels Hodenbiopsie/testikulärer Spermienextraktion (TESE) in Betracht kommt (siehe Abschn. 6.3.7).

6.3.6 Genetische Diagnostik

► Die Prävalenz von Chromosomenanomalien ist bei infertilen Männern im Vergleich zur Allgemeinbevölkerung um den Faktor 10–15 erhöht. Die häufigste genetische Ursache der männlichen Infertilität ist das Klinefelter-Syndrom.

Bei einer Spermienkonzentration von 5×10^6/ml oder weniger bzw. einer Azoospermie sollte eine humangenetische Diagnostik und Beratung erfolgen (Krausz & Riera-Escamilla, 2018; Toth et al., 2019). Sie beinhaltet, wie allgemein vor ART empfohlen, eine Chromosomenanalyse (Karyotypisierung) zur Erfassung numerischer oder struktureller Aberrationen. Gegebenenfalls kann die konventionelle Zytogenetik um Fluoreszenz-in-situ-Hybridisierung (FISH), Microarray-basierte komparative genomische Hybridisierung (CGH-Array) sowie die Identifizierung von Single-Nucleotide-Polymorphismen (SNP-Array) erweitert werden. Durch eine spezifische molekulargenetische Diagnostik können Mikrodeletionen des Y-Chromosoms (Azoospermiefaktor, AZF) sicher erfasst werden (Krausz et al., 2014). Bei obstruktiver Azoospermie und Verdacht auf eine Fehlanlage der Samenleiter und/oder der Bläschendrüsen (Congenitale bilaterate Aplasie des Vas deferens, CBAVD) wird eine molekulargenetische Diagnostik des Zystische-Fibrose-Transmembran-Regulator (*CFTR*)-Gens notwendig (Patel et al., 2018; Toth et al., 2019).

Zur Identifizierung bisher nicht bekannter genetischer Ursachen männlicher Fertilitätsstörungen werden Verfahren des sog. Next Generation Sequencing (NGS) wie Exomsequenzierung und Gesamtgenom-Sequenzierung eingesetzt (Tüttelmann et al., 2018; Houston et al., 2021). Die Anwendung Exom-basierter Gen-Panels wird insbesondere die Differenzialdiagnose der nichtobstruktiven Azoospermie verbessern und prognostische Aussagen zu den Erfolgsaussichten einer TESE erlauben (Wyrwoll et al., 2022).

Mithilfe molekulargenetischer Analysen lassen sich auch in zunehmendem Maße die Ursachen systematischer struktureller Spermiendefekte aufklären (Coutton et al., 2015; Houston et al., 2021).

6.3.7 Hodenbiopsie und -histopathologie

Als invasive Untersuchungsmethode liefert die Hodenbiopsie detaillierte Informationen über den Zustand des Hodengewebes, die bis heute nicht durch andere Elemente der andrologischen Diagnostik einschließlich moderner bildgebender Verfahren zu erhalten sind (Köhn et al., 2005; McLachlan et al., 2007; Fietz & Kliesch, 2022). Das Spektrum der Indikationen hat sich allerdings mit Einführung der assistierten Fertilisation mittels ICSI erheblich gewandelt.

Indikationen zur Hodenbiopsie

- Nicht-obstruktive Azoospermie, einschließlich Klinefelter-Syndrom
- Obstruktive Azoospermie, operativ nicht therapierbar
- Kryptozoospermie mit nicht ausreichender Zahl vitaler Spermien für eine IVF/ICSI
- Nicht therapierbare Nekrozoospermie
- Therapierefraktäre Ejakulations- oder Orgasmusstörungen
- Diagnostische Abklärung verdächtiger Läsionen im Hoden
- Kontralateraler Hodentumor und Kryptorchismus im Erwachsenenalter (Ausschluss einer Keimzellneoplasie-in-situ [germ cell neoplasia in situ – GCNIS])
- Unklare Abnahme der Ejakulatqualität (z. B. testikuläre Entzündungsreaktion)
- Fertilitätsprotektion bei Azoospermie vor gonadotoxischer Therapie („Onko-TESE“)
- Fertilitätsprotektion bei präpubertären Jungen (Kryokonservierung spermatogonialer Stammzellen; Kap. Kryospermakonservierung und Fertilitätsprotektion)

Hodenbiopsien erfolgen heute vor allem bei Azoospermie mit dem Ziel einer testikulären Spermienextraktion (TESE). Zur Erfassung heterogener, oft seitendifferenter Befunde sollten grundsätzlich beide Hoden biopsiert und jeweils Gewebsproben an verschiedenen Stellen entnommen werden (Weidner et al., 2014; Tournaye et al., 2017b; Corona et al., 2019). Sowohl im Hinblick auf die Histopathologie als auch auf die Ergebnisse der Spermienisolierung sind offene Biopsien der perkutanen Aspiration durch blinde Punktion des Hodens überlegen.

Hodenbiopsien können in Lokal-, Regional- oder Allgemeinanästhesie über eine begrenzte Inzision von Skrotalhaut und äußeren Hodenhüllen (Knopflochbiopsie) oder als explorativer Eingriff mit vollständiger Freilegung von Hoden und Nebenhoden durchgeführt werden. Insbesondere bei schweren Testesschäden hat sich eine mikroskopisch gestützte Dissektion bewährt, bei der unter dem Operationsmikroskop Areale mit erweiterten Tubuli aufgesucht und gezielt entnommen werden (sog. Mikro-TESE) (Marconi et al., 2012; Dabaja & Schlegel, 2013). Für die histologische Beurteilung benötigt man etwa reiskorngroße Gewebeproben (3–4 mm, mind. 30–40 Tubulusanschnitte). Unter Vermeidung von Quetschartefakten muss die Biopsie unmittelbar nach der Entnahme in ein geeignetes Fixiermedium gebracht werden (z. B. Bouin'sche Lösung, nicht übliche Formalinfixierung!). Die gute Strukturerhaltung in Paraffin eingebetteter Proben erlaubt eine präzise Identifizierung aller zellulären Komponenten im Hoden und ermöglicht weiterführende Analysen.

Die histologische Beurteilung von Hodenbiopsien infertiler Männer konzentriert sich auf das tubuläre Kompartiment und die Spermatogenese, auch unter Einsatz semiquantitativer Scores (McLachlan et al., 2007; Fietz & Bergmann, 2017). Jeder Keimtubulus wird nach dem Auftreten von Spermatogonien, Spermatozyten, runden und elongierten Spermatiden sowie Sertoli-Zellen einzeln beurteilt (Abb. 6.3). Hierbei ist es auch notwendig, auf atypische Keimzellen im Sinne einer Keimzellneoplasie-in-situ (GCNIS) zu achten. Neben dem Zustand des Keimepithels werden die Entfaltung der Tubuli seminiferi, morphologische Veränderungen der Lamina propria und die Charakteristika des Interstitiums beschrieben.

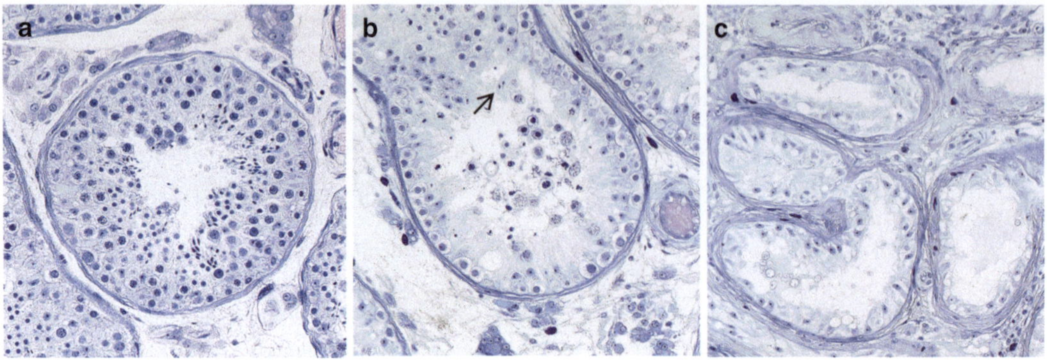

Abb. 6.3 Hodenhistologie (**a**) Normale Spermatogenese; (**b**) ausgeprägte Hypospermatogenese (nur ganz vereinzelter Nachweis reifer elongierter Spermatiden; Pfeil); (**c**) Sertoli-cell-only-Syndrom; (Giemsa; ×20). Aus Schuppe et al., 2019

Übersicht

- Normale Spermatogenese: Die meisten Keimtubuli zeigen eines der sechs Stadien der Spermatogenese (I–VI; Fietz & Bergmann, 2017) (Abb. 6.3a).
- Hypospermatogenese: Hier ist die Zahl der elongierten Spermatiden deutlich vermindert und die zelluläre Zusammensetzung des Keimepithels unvollständig, Zeichen der Desorganisation (Abb. 6.3b).
- Spermatogenesearrest: Arreste finden sich auf der Stufe der frühen runden Spermatiden, primären Spermatozyten oder Spermatogonien.
- Sertoli-Cell-only-Phänotyp (SCO): Vollständiger Verlust der Keimzellen, die Tubuli enthalten lediglich Sertoli-Zellen (Abb. 6.3c).
- Tubulusschatten (Narben): Der Tubulus besteht ausschließlich aus einer durch Kollageneinlagerung verdickten Lamina propria mit Myoepithelzellen.
- Sog. bunte Atrophie: Ein gegebener histologischer Schnitt zeigt unterschiedliche Spermatogenesedefekte/Tubulusschäden in unmittelbarer Nachbarschaft zueinander, nicht selten mit diskreten Zeichen einer testikulären Entzündung vergesellschaftet.

Während Hodenbiopsien früher vor allem bei einer Diskrepanz zwischen klinischen, endokrinologischen und spermatologischen Befunden zur Diagnosesicherung sowie Klärung möglicher Therapieoptionen bei Fertilitätsstörungen durchgeführt wurden, steht heute die Gewinnung von Gewebsproben/TESE mit dem Ziel einer intrazytoplasmatischen Spermieninjektion (ICSI) im Vordergrund (Fietz & Kliesch, 2022) (siehe Abschn. 6.4.2).

► Die Durchführung einer Hodenbiopsie sollte grundsätzlich mit der Möglichkeit einer Kryokonservierung von Hodengewebe oder extrahierter Spermien für spätere Maßnahmen der assistierten Fertilisation verbunden sein. Umgekehrt muss eine testikuläre Spermienextraktion (TESE) die histopathologische Untersuchung des Hodengewebes einschließen.

6.4 Differenzialdiagnose und Therapie männlicher Fertilitätsstörungen

In der Praxis kann die nosologische Zuordnung des Symptoms „Infertilität“ erhebliche Schwierigkeiten bereiten, da nicht selten eine komplexe, multifaktorielle Ätiopathogenese zugrunde liegt (Schuppe et al., 2019). Beispielsweise kann es bei früh angelegten Störungen der Hodenfunk-

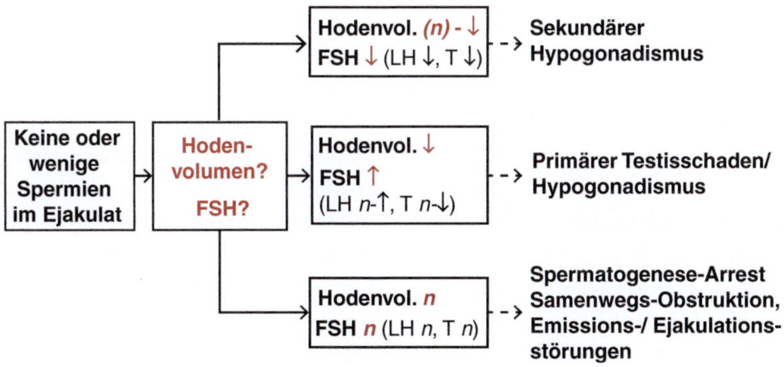

Abb. 6.4 Differenzialdiagnose der Azoospermie bzw. hochgradigen Oligozoospermie. Aus Schuppe & Köhn, 2018

tion erst durch Einwirkung zusätzlicher exogener Noxen zu einer klinisch manifesten Beeinträchtigung der Fertilität kommen. Ferner gibt es seitendifferente Erkrankungen von Hoden, Nebenhoden oder ableitenden Samenwegen.

Fertilitätsstörungen des Mannes gehen in den meisten Fällen mit Einschränkungen der Ejakulatqualität einher, die bis zu einer Azoospermie reichen können. Wie in Abschn. 6.2 dargestellt, sind die möglichen Ursachen vielfältig (Jungwirth et al., 2019) (Tab. 6.1; Abb. 6.4). Neben der differenzialdiagnostischen Einordnung gilt es, den Schweregrad einer Fertilitätsstörung festzustellen und kausale Therapieoptionen zu prüfen.

Gesicherte kausale medikamentöse Therapieoptionen bestehen bei endokrinen Störungen, insbesondere bei den verschiedenen Formen des hypogonadotropen Hypogonadismus einschließlich der organisch bedingten Hyperprolaktinämie (Dohle et al., 2019; Corona et al., 2020; Zitzmann, 2020). Eine rational begründete Therapie ist zudem bei Infektionen und Entzündungen des männlichen Genitaltrakts sowie Ejakulations- und Emissionsstörungen möglich (Haidl et al., 2019).

Die Differenzialdiagnose männlicher Fertilitätsstörungen sollte unbedingt relevante exogene Noxen und lebensstilbezogene Faktoren wie Genussgifte oder Pharmaka berücksichtigen, die eliminiert bzw. korrigiert werden können (Köhn & Schuppe, 2021). Ebenso ist eine konsequente Behandlung potenziell fertilitätsmindernder Allgemeinerkrankungen zu empfehlen; Übergewicht sowie metabolisches Syndrom als mögliche negative Einflussfaktoren sollten nicht übersehen werden (Leisegang et al., 2021). Schließlich führen lange und frustrane Behandlungsversuche bei unerfülltem Kinderwunsch nicht selten zu sekundären psychischen Problemen, die einer entsprechenden psychotherapeutischen Begleitung des Patienten bzw. des Paares bedürfen (Toth et al., 2019; siehe Kap. 17).

▶ Die Therapie männlicher Fertilitätsstörungen sollte primär den Eintritt einer Schwangerschaft auf natürlichem Wege zum Ziel haben; auch eine Verbesserung der Ejakulatqualität und damit der Erfolgsaussichten assistierter Reproduktionsverfahren können hilfreich sein. Therapieerfolge setzen in jedem Falle eine intensive und koordinierte Betreuung des fertilitätsgestörten Paares voraus, also eine enge gynäkologisch-andrologische Kooperation.

6.4.1 Störungen im Bereich des Hypothalamus und der Hypophyse

Störungen im Bereich des Hypothalamus und der Hypophyse führen zu einem hypogonadotropen (sekundären) Hypogonadismus und sind von den testikulär bedingten Formen des hypergonadotropen (primären) Hypogonadismus zu unterscheiden (Tab. 6.1; Abb. 6.1 und 6.4). Unter den verschiedenen Krankheitsbildern des hypogonadotropen Hypogonadismus finden sich sowohl anlagebedingte Formen, bei einigen Patienten als Teil komplexer Syndrome, als auch erworbene Schädigungen und Funktionsstörungen (Tüttelmann & Nieschlag, 2009; Dohle et al., 2019).

Kongenitaler hypogonadotroper Hypogonadismus
Der kongenitale hypogonadotrope Hypogonadismus tritt isoliert (idiopathischer oder isolierter hypogonadotroper Hypogonadismus, IHH) oder in Kombination mit einer Beeinträchtigung des Riechvermögens (Anosmie) auf (Boehm et al., 2015). Die letztgenannte Form ist als Kallmann-Syndrom bekannt. Es handelt sich um relativ seltene Erkrankungen, die beim männlichen Geschlecht mit einer Prävalenz von etwa 1:4000 bis 1:10.000 vorkommen (Bonomi et al., 2018). Der Hypogonadismus wird durch Störungen der hypothalamischen Sekretion von GnRH oder eine verminderte Wirkung des Hormons verursacht, beides hat eine mangelnde Stimulation der Hypophyse mit entsprechend erniedrigten Serumspiegeln von LH und FSH, Testosterondefizit sowie ausbleibender Induktion der Spermatogenese zur Folge (Boehm et al., 2015). Beim Kallmann-Syndrom ist die komplexe Migration GnRH-sezernierender Neurone vom nasalen Riechepithel zum Hypothalamus während der Embryogenese gestört, ebenso die Entwicklung und spätere Funktion der Bulbi und Tractus olfactorii.

IHH und Kallmann-Syndrom treten sowohl familiär gehäuft als auch sporadisch auf. Genetische Defekte lassen sich bei der Hälfte der familiären Fälle und bei 10 % der sporadischen Fälle nachweisen (Boehm et al., 2015). Zahlreiche Gene kommen als Ursache in Betracht, die in der Summe etwa 40–50 % der Fälle erklären und von denen das X-chromosomale *KAL1*-Gen (kodiert Anosmin 1) mit etwa 10 % die wichtigste Rolle spielt (Tournaye et al., 2017a; Houston et al., 2021).

Die Klinik zeigt eine große Variabilität (Bonomi et al., 2018). In der Regel werden die Patienten zunächst wegen einer ausbleibenden oder nur gering ausgeprägten Pubertätsentwicklung vorgestellt. Das Hodenvolumen liegt meist unter 5 ml, der Penis ist unterentwickelt, die sekundäre Behaarung (Bartwuchs, Pubesbehaarung, Axilarbehaarung) fehlt oder ist nur ansatzweise vorhanden, das Fettverteilungsmuster ist weiblich. Darüber hinaus bestehen eunuchoide Körperproportionen; in der Vorgeschichte findet sich nicht selten ein ein- oder beidseitiger Hodenhochstand beziehungsweise Zustand nach Orchidopexie. Das Vollbild umfasst alle klinischen Zeichen eines bereits präpubertär bestehenden Androgenmangels; hierzu kann auch eine Gynäkomastie gehören. Die Riechstörung wird von den Patienten mit Kallmann-Syndrom meist nicht spontan angesprochen, sondern muss gezielt erfragt werden.

Unbehandelt sind Patienten mit IHH und Kallmann-Syndrom infertil und entwickeln Spätkomplikationen des Hypogonadismus, zum Beispiel eine Osteoporose. Besteht kein aktueller Kinderwunsch, ist zur Behandlung der verschiedenen Formen des Hypogonadismus beim erwachsenen Mann eine Testosteronsubstitution ausreichend (Dohle et al., 2019; Corona et al., 2020). Zur Initiierung der Spermatogenese beziehungsweise bei aktuellem Kinderwunsch muss dagegen ein Ersatz der fehlenden oder nicht wirksamen Hormone aus Hypothalamus beziehungsweise Hypophyse erfolgen (Abb. 6.1; Tab. 6.6) (Schuppe & Köhn, 2018; Zitzmann, 2020).

► Zu häufig wird in der Praxis eine Testosteron-Therapie eingeleitet, ohne die betroffenen (auch älteren) Männer nach einem aktuellen Kinderwunsch zu fragen (hierbei müssen nicht unbedingt Fertilitätsprobleme vorliegen oder eine Kinderwunschbehandlung angestrebt werden).

Die Gabe von humanem Choriongonadotropin (hCG) ersetzt die Wirkung von LH; FSH steht in hochgereinigten Präparationen oder rekombinant zur Verfügung. Das anstelle von FSH ebenso wirksame humane Menopausengonadotropin (hMG) ist zur Behandlung des Mannes nicht mehr zugelassen. Nach dem in Tab. 6.6 dargestellten Regime wird die Therapie zunächst mit hCG eingeleitet; hierunter normalisiert sich die endogene Testosteronproduktion. Zur Initiie-

Tab. 6.6 Therapie des Hypogonadismus. (Aus Schuppe & Köhn, 2018)

<table>
<tr><td></td><td colspan="2">Hypogonadotroper (sekundärer) Hypogonadismus</td><td>Hypergonadotroper (primärer) Hypogonadismus</td></tr>
<tr><td></td><td>Hypothalamisch</td><td>Hypophysär</td><td></td></tr>
<tr><td rowspan="2">Bestehender Kinderwunsch: Induktion der Spermatogenese</td><td>GnRH pulsatil (5–20 µg s.c. alle 2 h, mittels Pumpe)</td><td>Nicht möglich</td><td rowspan="2">Nicht möglich</td></tr>
<tr><td colspan="2">hCG (1000–2500 IE i. m. oder s.c. 2-mal/Woche) in Kombination mit rFSH (150 IE s.c. 3-mal/Woche)</td></tr>
<tr><td>Kein aktueller Kinderwunsch</td><td colspan="3">Testosteron-Substitution</td></tr>
</table>

GnRH Gonadotropin releasing hormone; hCG humancs Choriongonadotropin; rFSH rekombinantes Follikel-stimulierendes Hormon

rung der Spermatogenese beziehungsweise Stimulation der Spermatogenese ist nach Normalisierung des Testosteronwerts im Serum (nach zirka 6–8 Wochen) die gleichzeitige Gabe von FSH erforderlich. Bei der Mehrzahl der Patienten setzt die Spermatogenese innerhalb von 3–9 Monaten (wieder) ein, in einigen Fällen ist hierfür jedoch eine Behandlung über mehr als 2 Jahre erforderlich (Büchter et al., 1998; Warne et al., 2009; Rohayem et al., 2016a). Klinisch kommt es zu einer Zunahme des Hodenvolumens.

Bei hypothalmischen Störungen kann neben der oben genannten Therapie zur Stimulation der Hypophyse auch GnRH (Gonadorelin, Lutrelef) mit einer auf der Haut fixierbaren Mini-Pumpe pulsatorisch subkutan injiziert werden.

▶ Bei 10–20 % der Patienten mit der Erstdiagnose eines IHH wurden nach der Unterbrechung einer Hormonersatztherapie Spontanremissionen beobachtet (Raivio et al., 2007).

Hypopituitarismus

Zu den häufigsten Ursachen einer Hypophyseninsuffizienz zählen Tumoren (hormonaktive oder -inaktive Adenome, Metastasen), Traumen, infektiöse oder entzündliche Prozesse, vaskuläre Ursachen sowie die Hämochromatose (Behre et al., 2009; Dohle et al., 2019). Zu berücksichtigen sind auch iatrogene Störungen nach Chemotherapie oder Radiatio; angeborene Defekte kommen dagegen nur selten vor (Tab. 6.1). In Abhängigkeit vom Zeitpunkt der Manifestation sowie der beteiligten hypophysären Hormone können klinische Symptome des Hypogonadismus, Unterfunktionen der Schilddrüse und Nebennierenrinde sowie ein Diabetes insipidus auftreten. Bei präpubertären Störungen ist darüber hinaus ein Wachstumshormonmangel zu beachten. Die Hormonersatztherapie erfolgt bei aktuellem Kinderwunsch wie oben beschrieben mit hCG und FSH (Tab. 6.6).

Hyperprolaktinämie

Eine organisch bedingte Hyperprolaktinämie ist am häufigsten auf Prolaktin produzierende Hypophysenadenome zurückzuführen, wobei Mikroprolaktinome (Durchmesser <10 mm) von Makroprolaktinomen unterschieden werden (Molitch, 2017). Letztere können durch rasch proliferatives Wachstum zu einer Schädigung benachbarter Strukturen, insbesondere der Sehnerven, führen. Nicht prolaktinsezernierende Hypophysentumoren sowie raumfordernde Prozesse im Bereich des Hypophysenstiels und des Hypothalamus sind ebenfalls mögliche Ursachen einer Hyperprolaktinämie. Darüber hinaus beeinflussen zahlreiche Pharmaka den Prolaktinspiegel im Blut über eine Interaktion mit Dopaminsynthese, -freisetzung bzw. -wirkung oder einen direkten Effekt auf die Prolaktinsynthese und -sekretion (Semet et al., 2017). Auch Allgemeinerkrankungen wie eine chronische Niereninsuffizienz oder Hypothyreose führen zu einer vermehrten Prolaktinausschüttung (Sartorius & Handelsman, 2009).

Der funktionellen Beeinträchtigung der Reproduktionsorgane beim Mann liegt entweder eine Störung der pulsatilen GnRH-Sekretion mit nachfolgendem Gonadotropinmangel oder eine Verdrängung bzw. Zerstörung der Gonadotropin produzierenden Zellen der Hypophyse zugrunde (Behre et al., 2009). Zu den klinischen Symptomen gehören Libidoverlust, erektile Dysfunktion und andere Zeichen eines Androgenmangels sowie Fertilitätsstörungen, bei einigen Patienten auch Gynäkomastie und Galaktorrhö (Schuppe & Köhn, 2018).

Nur gering erhöhte Prolaktinwerte müssen kritisch beurteilt werden, da stärkere körperliche Belastungen, Aufnahme opulenter Mahlzeiten, Geschlechtsverkehr, aber auch messtechnische Einflüsse (sog. Makroprolaktinämie) relevante Faktoren ohne Krankheitswert sein können.

Die Behandlung prolaktinproduzierender Hypophysenadenome erfolgt primär mit Dopaminagonisten (Gillam et al., 2006). Neben Bromocriptin, das einschleichend in einer Dosierung von 2,5–10 mg täglich gegeben wird, stehen Cabergolin, Quinagolid, Lisurid und Metergolin zur Verfügung. Sowohl im Hinblick auf die Prolaktinsenkung als auch auf die Symptome des Hypogonadismus hat sich die wöchentliche Gabe von Cabergolin (0,25–3 mg) bewährt.

6.4.2 Testikuläre Störungen

Primär den Hoden betreffende Schäden können auf verschiedene Ursachen zurückzuführen sein (Tab. 6.1). In der andrologischen Praxis kommen sowohl kongenitale als auch erworbene Störungen der Spermatogenese und damit der Fertilität vor. Neben Testesschäden ohne Veränderungen der endokrinen Funktion sind die verschiedenen Formen eines kongenitalen hypergonadotropen Hypogonadismus zu beachten, hierunter das Klinefelter-Syndrom und die Anorchie (Tüttelmann & Nieschlag, 2009; Dohle et al., 2019).

Klinefelter-Syndrom

Mit einer Prävalenz von 1:500 bis 1:1000 stellt das Klinefelter-Syndrom die häufigste Form des Hypogonadismus beim Mann dar (Zitzmann et al., 2021). In der Kinderwunsch-Sprechstunde, das heißt bei infertilen Männern, beträgt die Häufigkeit etwa 3 %, bei Patienten mit einer Azoospermie bis 14 % (Tüttelmann et al., 2011).

► Das Klinefelter-Syndrom ist die häufigste genetische Ursache der männlichen Infertilität.

Die Krankheit beruht auf einer numerischen Chromosomenanomalie; bei der Mehrzahl der Patienten findet sich ein zusätzliches X-Chromosom (Karyotyp 47,XXY), daneben werden bei ca. 20 % der Betroffenen Mosaike (zum Beispiel 47,XXY/46,XY), auch zusätzliche Y-Chromosomen, höhergradige X-chromosomale Aneuploidien oder strukturell veränderte X-Chromosomen beobachtet (Tüttelmann & Gromoll, 2010). Die Aberrationen sind auf Störungen (Non-Disjunction) in den meiotischen Teilungen während der Keimzellentwicklung der Eltern zurückzuführen, in zwei Dritteln der Fälle bei der Mutter, bei einem Drittel väterlicherseits (Lanfranco et al., 2004).

Präpubertär sind die klinischen Befunde meist diskret, sodass die Diagnose nur selten in diesem Zeitraum gestellt wird. Zu den assoziierten Störungen zählt bei einem Teil der Patienten ein Maldescensus testis, die psychosoziale Entwicklung kann durch Defizite in verbalen und kognitiven Fähigkeiten beeinträchtigt sein (Gravholt et al., 2018). Im Erwachsenenalter sind das geringe Hodenvolumen (1–3 ml; feste Konsistenz), Symptome des Androgenmangels und Infertilität wegweisend (Lanfranco et al., 2004; Zitzmann et al., 2021). Hinzu können Hochwuchs bei überproportionaler Beinlänge, gynäkoider Habitus und Gynäkomastie kommen, der Phänotyp des Klinefelter-Syndroms variiert jedoch erheblich. Infolge des Androgendefizits tritt bei unbehandelten Männern häufig eine Osteoporose mit erhöhtem Frakturrisiko auf, darüber hinaus besteht ein erhöhtes Risiko für die Entwicklung einer chronisch-venösen Insuffizienz und Ulcera cruris sowie thrombembolische

Komplikationen, auch Lungenembolien. Insbesondere bei Adipositas werden gehäuft metabolisches Syndrom und Diabetes mellitus beobachtet und tragen zu dem insgesamt erhöhten Morbiditäts- und Mortalitätsrisiko bei Patienten mit Klinefelter-Syndrom bei (Gravholt et al., 2018; Kanakis & Nieschlag, 2018). In diesem Zusammenhang ist auch die erhöhte Prävalenz des Mammakarzinoms zu beachten. Häufig bleibt das Klinefelter-Syndrom allerdings zeitlebens unentdeckt.

Bei Verdacht auf Vorliegen eines Klinefelter-Syndroms erfolgt die Diagnosesicherung mittels Chromosomenanalyse. Im Hormonstatus finden sich deutlich erhöhte Serumspiegel für die Gonadotropine LH und FSH, bei der Mehrzahl der Patienten auch erniedrigte Testosteronkonzentrationen (hypergonadotroper Hypogonadismus; Abb. 6.4). Im Ejakulat findet sich eine Azoospermie, weniger als 10 % der Patienten haben eine hochgradige Oligozoospermie (Lanfranco et al., 2004; Rohayem et al., 2016b).

Das Klinefelter-Syndrom geht mit einer Keimzelldegeneration einher; bereits in der Pubertät fällt eine erhebliche Reduktion der Spermatogonienzahl auf. Im Erwachsenenalter weisen die Tubuli seminiferi neben dem Verlust von Keimzellen und Sertoli-Zellen eine Hyalinisierung der Lamina propria auf. Gleichzeitig entwickelt sich im Interstitium eine Hyperplasie der Leydig-Zellen. Andererseits zeigen Studien der letzten Jahre, dass bei 30–50 % der Männer mit Klinefelter-Syndrom noch Foci mit einer residualen Spermatogenese im Hodengewebe vorhanden sind, also die Möglichkeit einer testikulären Spermienextraktion (TESE) besteht (Rohayem et al., 2015; Corona et al., 2017). Die Erfolgsaussichten hierfür nehmen wahrscheinlich mit zunehmendem Alter des Patienten ab (Zitzmann et al., 2021).

Deletionen des Y-Chromosoms

Die Assoziation zwischen männlicher Infertilität aufgrund einer Azoospermie und einer bereits im Karyogramm detektierbaren Deletion des langen Arms des Y-Chromosoms wurde erstmals von Tiepolo und Zuffardi (1976) beschrieben. Durch molekulargenetische Analysen konnten später Mikrodeletionen des Y-Chromosoms im Bereich Yq11 identifiziert und drei als Azoospermie-Faktoren bezeichnete Loci unterschieden werden (AZFa, AZFb, AZFc) (Noordam & Repping, 2006).

Mikrodeletionen des Y-Chromosoms stellen nach dem Klinefelter-Syndrom die zweithäufigste genetische Ursache einer Spermatogenesestörung bzw. nicht-obstruktiven Azoospermie dar. Die Prävalenz der AZF-Deletionen hängt maßgeblich von der ethnischen Herkunft des Patienten ab und beträgt bei infertilen Männern 1,6–12,8 % (in deutschen Erhebungen <2 %) (Simoni et al., 2008; Krausz et al., 2014). Deletionen mit komplettem Verlust der AZFa-Region (0,5–4 % der Fälle) sowie Deletionen von AZFb (1–5 %) oder AZFbc (1–3 %) führen zu einer Azoospermie, histologisch findet sich ein Sertoli-cell-only-Phänotyp oder Arrest der Spermatogenese (auf allen Stufen bis zu runden Spermatiden). Die Wahrscheinlichkeit, dass in diesen Fällen Spermien aus Hodengewebsproben isoliert werden können, wird als außerordentlich gering eingestuft; andererseits finden sich Fallberichte über eine erfolgreiche TESE bei AZFb-Deletionsträgern (Krausz et al., 2014; Stouffs et al., 2017). Der Phänotyp bei AZFc-Deletionen, die mit etwa 80 % die Mehrzahl der AFZ-Deletionen ausmachen, ist vergleichsweise heterogen, sowohl in der Hodenhistologie als auch in der Ejakulatanalyse. Bei ca. der Hälfte der Patienten besteht noch eine hochgradige Oligozoospermie; bei azoospermen Patienten mit AZFc-Deletion lassen sich in 50–65 % der Fälle noch Spermien bei einer Hodenbiopsie/testikulären Spermienextraktion (TESE) finden (siehe Abschn. 6.3.7; Simoni et al., 2008). Auch bei kleineren Deletionen innerhalb der AZFc-Region ist das Risiko für eine Infertilität erhöht (z. B. bei gr/gr-Deletionen) (Jungwirth et al., 2019). Neben Deletionen können auch andere strukturelle Veränderungen wie z. B. ein isodizentrisches Y-Chromosom Auswirkungen auf die Spermatogenese haben (Krausz & Riera-Escamilla, 2018).

▶ Bei AZF-Deletionen ist vor Maßnahmen der assistierten Fertilisation eine genetische

Beratung notwendig, da alle Söhne eines betroffenen Patienten mit dessen Y-Chromosom die strukturellen Aberrationen und damit die Infertilität erben.

XX-Mann-Syndrom

Die Ausbildung des männlichen Phänotyps und regelrechte Entwicklung der männlichen Geschlechtsorgane wird durch das SRY (sex determining region Y)-Gen auf dem kurzen Arm des Y-Chromosoms mitbestimmt. Infolge einer irregulären Rekombination zwischen X- und Y-Chromosom während der Meiose kann eine Translokation des SRY-Gens auf das X-Chromosom auftreten (Wu et al., 2014). Die Befruchtung einer Eizelle durch ein Spermium mit einem derart veränderten X-Chromosom führt zur Entstehung eines Embryos mit weiblichem Karyotyp (46,XX); aufgrund des funktionell wirksamen SRY-Gens entwickeln sich jedoch die Gonadenanlagen zu Hoden und phänotypisch männliche Individuen. Die Prävalenz dieser als XX-Mann-Syndrom (de-la-Chapelle-Syndrom) bezeichneten genetischen Störung wird mit 1:20.000 angegeben (Tournaye et al., 2017a). Bei geringen Hodenvolumina von 1–2 ml und Zeichen eines Hypogonadismus liegt klinisch zunächst der Verdacht auf ein Klinefelter-Syndrom nahe, im Vergleich findet sich jedoch eine geringere Körpergröße (Vorona et al., 2007). Die betroffenen Patienten sind infertil, die Spermatogenese ist infolge des Verlustes anderer Gene des Y-Chromosoms (AZF-Loci auf dem langen Arm) nicht angelegt. Eine Behandlungsoption mittels TESE/ICSI besteht somit nicht.

Anorchie

Eine angeborene beidseitige Anorchie kommt bei genetisch männlichen Individuen mit einer Prävalenz von 1:20.000 vor; weder morphologisch noch endokrinologisch lässt sich Hodengewebe nachweisen (Brauner et al., 2011). Als mögliche Ursachen werden sowohl genetische Faktoren als auch vaskuläre Störungen während der Embryonalentwicklung diskutiert. Die resultierende Infertilität ist nicht therapierbar. Bei der häufiger beobachteten einseitigen Aplasie (1:5000) werden reproduktive und endokrine Funktionen zumeist durch den verbliebenen Hoden kompensiert. Sowohl bei uni- als auch bilateraler Anorchie muss differenzialdiagnostisch ein Kryptorchismus ausgeschlossen werden. Abzugrenzen ist darüber hinaus ein erworbener Hodenverlust nach Traumen, Tumoren, Torsionen oder operativen Eingriffen. Bei bilateraler Anorchie verbleiben reproduktionsmedizinisch nur donogene Behandlungsoptionen.

Maldescensus testis

Der Hodenhochstand (Maldescensus testis) ist die häufigste angeborene Anomalie des männlichen Urogenitaltrakts. Bei 1–5 % der reifen Neugeborenen ist eine Lageanomalie eines oder beider Hoden zu beobachten, bei Frühgeborenen beträgt die Prävalenz bis zu 30 % (Virtanen & Toppari, 2015). In den meisten Fällen kommt es allerdings innerhalb des 1. Lebensjahrs noch spontan zum Deszensus, bei unbehandelten erwachsenen Männern beträgt die Häufigkeit eines Hodenhochstandes 0,2–0,5 % (Sijstermans et al., 2008; Olesen et al., 2017). Die Klassifikation erfolgt je nach Ausmaß der Deszensusstörung oder Position der Hoden: Kryptorchismus bezeichnet die abdominale Lage, der Hoden ist weder sichtbar noch tastbar. Bei der Retentio testis inguinalis (Leistenhoden) liegt der Hoden fixiert im Leistenkanal, während der Gleithoden kurzfristig unter Spannung in das Skrotum verlagert werden kann, jedoch sofort in die Ausgangslage oberhalb des Skrotum zurückgleitet. Der Pendelhoden, dem nur selten eine pathologische Bedeutung zukommt, befindet sich intraskrotal, kann jedoch durch den Kremasterreflex zeitweilig zum äußeren Leistenring oder in den Leistenkanal retrahiert werden. Von der Retentio testis ist die Hodenektopie abzugrenzen, der außerhalb des physiologischen Deszensusweges liegende Hoden findet sich perineal, krural oder transkrural. Darüber hinaus kann es sekundär zu einem Hodenhochstand kommen, zum Beispiel nach einer Leistenhernienoperation.

Ein Maldescensus testis tritt gehäuft bei Patienten mit hypogonadotropem Hypogonadismus sowie Störungen der Testosteronbiosynthese oder -wirkung auf (Tournaye et al., 2017a; Dohle et al., 2019). Außerdem findet er sich im Zusammenhang mit Genodermatosen wie der X-chromosomal rezessiv vererbten Ichthyose. Die Ätiopathogenese ist im Einzelnen nicht aufgeklärt, wahrscheinlich liegen neben endokrinen und genetischen Störungen weitere Faktoren wie die im Vergleich zur intraskrotalen Lage dauerhaft erhöhte Temperatur zugrunde. Ebenso wird ein Einfluss exogener Noxen wie z. B. endokriner Disruptoren diskutiert (Skakkebaek et al., 2016). Infolge einer primären Schädigung des Keimepithels muss mit späteren Einschränkungen der Fertilität gerechnet werden. Die Wahrscheinlichkeit für eine Azoospermie ist auch bei einseitigem Maldeszensus um den Faktor 25 erhöht; die Störung der Spermatogenese ist unabhängig davon, ob eine Orchidopexie während oder nach dem ersten Lebensjahr erfolgte (Hadziselimovic, 2017; Rohayem et al., 2017).

Gegenüber der allgemeinen männlichen Bevölkerung ist das Risiko für die Entwicklung einer Keimzellneoplasie-in-situ (Germ cell neoplasia in situ, GCNIS; syn. Carcinoma-in-situ, CIS; testikuläre intraepitheliale Neoplasie, TIN) oder maligner Hodentumoren 4- bis 6-fach erhöht (Rajpert-De Meyts et al., 2016). Darüber hinaus treten vermehrt Hodentorsionen auf.

▶ Männer mit Fertilitätsstörungen weisen häufig einen Hodenhochstand in der Vorgeschichte auf (8–17 % der Fälle). Betroffene Patienten sollten über das erhöhte Malignomrisiko aufgeklärt werden, das auch bei einseitigem Maldeszensus beide Hoden betrifft.

▶ Der Maldescensus testis ist auch nach erfolgter Therapie mit einem erhöhten Risiko für Hodentumoren verbunden. Regelmäßige Selbstuntersuchungen und jährliche klinisch-sonografische Verlaufskontrollen sind anzuraten.

Spermatogenese-Störungen unterschiedlicher Ätiologie

Der **Sertoli-cell-only-Phänotyp** (SCO) ist histopathologisch durch den Verlust der Keimzellen in den Tubuli seminiferi charakterisiert, wobei das Phänomen sämtliche Samenkanälchen betreffen oder fokal auftreten kann (McLachlan et al., 2007; Fietz & Kliesch, 2022). Es handelt sich um ein heterogenes Krankheitsbild, das sowohl kongenitale als auch erworbene Formen umfasst. Patienten mit komplettem SCO sind in jedem Falle infertil; auch bei fokalem SCO besteht jedoch häufig eine Azoospermie, da die Spermatogenese im übrigen Hodengewebe ebenfalls geschädigt ist (Bergmann, 2006).

Der **Spermatogenesearrest** ist ebenso wie der SCO-Phänotyp ein histopathologisch definiertes Krankheitsbild (Fietz & Kliesch, 2022). Der Stillstand der Spermatogenese kann auf der Stufe der Spermatogonien, der primären Spermatozyten oder der frühen runden Spermatiden auftreten, sowohl in homogenen als auch heterogenen Verteilungsmustern. Die Ursachen sind entweder genetisch determiniert (z. B. Mikrodeletionen des Y-Chromosoms) oder erworben (z. B. gonadotoxische Faktoren). Bei komplettem Spermatogenese-Arrest besteht eine Azoospermie.

Mithilfe der Exom-Sequenzierung konnten bei Patienten mit meiotischem Arrest der Spermatogenese oder SCO-Phänotyp bisher nicht bekannte monogene Ursachen gefunden werden, z. B. Mutationen im *TEX11* (testis-expressed 11)-Gen und weiteren Kandidatengenen wie *DMRT1*, *M1AP* und *NR5A1* (Houston et al., 2021).

Spermiogenese-Störungen

Bei einigen Patienten zeigen die Spermien in der zytomorphologischen Ejakulatanalyse systematische Defekte, die Mehrzahl der untersuchten Spermien weist gleichförmige strukturelle Fehler im Bereich der Kopfsegmente und/oder Flagella auf (Haidl & Schuppe, 2006; Coutton et al., 2015). Für verschiedene Defekte konnten genetische Ursachen mit autosomal-rezessivem Erbgang identifiziert werden. Homozygote Mutationen der an der Meiose beteiligten Aurora-Kinase C (*AURKC*) sind für eine Makrozoospermie mit zu großen, amorphen Kopfsegmenten und zumeist multiplen Flagella der Spermien (Large headed multi-flagellar spermatozoa) verantwortlich. Defekte in *SPATA16* (spermatogenesis associated 16-Gen) oder *DPY19L2* (dpy-19-like 2-Gen) führen zu einer Globozoospermie, bei der aufgrund einer fehlenden Ausbildung des Akrosoms der Spermien eine Fertilisierung der Eizelle unter natürlichen Bedingungen unmöglich ist. Auch die Erfolgsaussichten einer assistierten Fertilisation mittels ICSI sind ohne artifizielle Eizellaktivierung gering (Chansel-Debordeaux et al., 2015).

In der heterogenen Gruppe der Mittelstück- und Flagellumdefekte (Multiple morphological abnormalities of the sperm flagella – MMAF) konnten ebenfalls Mutationen in Genen strukturell und funktionell relevanter Proteine identifiziert werden, beispielsweise in *AKAP* (A kinase anchor protein) 3 und 4 oder *DNAH1* (dynein axonemal heavy chain I). Phänotypisch wurden derartige strukturelle Defekte mit normaler Vitalität, aber stark eingeschränkter bis vollständig fehlender Motilität der Spermien bereits früher beschrieben (Chemes & Rawe, 2003). Fehlen die Dyneinarme, die die Mikrotubuli miteinander verbinden, besteht eine vollständige Immotilität der Spermien. Weist der Patient neben der Asthenoteratozoospermie auch einen abnormen Zilienschlag in Nase und Lunge auf, die mit Sekrettransportstörungen, Atemwegsinfektionen und Bronchiektasen einhergehen, spricht man von einer primären ciliären Dyskinesie (PCD) (Coutton et al., 2015; Sironen et al., 2020). Als Kartagener-Syndrom wird das gleichzeitige Vorliegen eines Situs inversus und einer PCD bezeichnet.

Eine kausale Therapie steht bei den hier aufgeführten strukturellen Spermiendefekten nicht zur Verfügung. Mit Ausnahme der Makrozoospermie verbleibt als symptomatischer Behandlungsansatz lediglich eine assistierte Fertilisation mittels IVF/ICSI.

Therapieoptionen bei nicht-obstruktiver Azoospermie

Für Patienten mit hypergonadotropem Hypogonadismus bzw. testikulär bedingter, nicht-obstruktiver Azoospermie bestehen keine kausalen Therapieoptionen (Abb. 6.4; Tab. 6.6). Bei Kinderwunsch verbleibt als symptomatischer Behandlungsansatz lediglich eine multi-lokuläre Hodenbiopsie in Kombination mit einer Kryokonservierung der testikulären Proben und nachfolgender TESE-ICSI (siehe Abschn. 6.3.7). Die Hodenbiopsie/TESE sollte bei nicht-obstruktiver Azoospermie zumindest multifokal und bilateral erfolgen (Fietz & Kliesch, 2022). Bei den schweren Formen der nicht-obstruktiven Azoospermie mit deutlich reduzierten Hodenvolumina werden Vorteile in der mikroskopisch unterstützten, mikrochirurgischen Technik gesehen, die eine gezielte Probenentnahme aus den optisch am besten erhaltenen Arealen des Hodens erlaubt (Weidner et al., 2014). Metaanalysen zum Vergleich zwischen konventionellem Vorgehen und M-TESE zeigen allerdings kontroverse Ergebnisse (Deruyver et al., 2014; Bernie et al., 2015; Corona et al., 2019).

Die Erfolgsraten der testikulären Spermiengewinnung variieren je nach Patientenkollektiv, Operationsverfahren und Analyseverfahren zwischen 30 und 70 %. Weder ein sehr hoher FSH-Wert, noch ein niedriges Hodenvolumen oder ein verminderter Inhibin-B-Serumwert stellen Kontraindikationen für eine Hodenbiopsie/TESE dar; gesicherte präoperative Prädiktoren für eine erfolgreiche Spermiengewinnung gibt es derzeit nicht. Die Anwendung Exom-basierter Genpanels wird es in Zukunft jedoch erlauben, Formen der nicht-obstruktiven Azoospermie mit infauster Prognose zu erkennen (Wyrwoll et al., 2022).

Aus dem Hodengewebe isolierte Spermien können ebenso wie ejakulierte oder epididymale Spermien für eine ICSI verwendet werden. Die klinischen Schwangerschaftsraten pro Embryotransfer betragen nach ICSI mit testikulären Spermien ca. 25 % (Deutsches IVF-Register, 2021). Die oben dargestellte Kryokonservierung von Hodengewebsproben bzw. testikulären Spermien hat gegenüber der Verwendung frisch isolierter Samenzellen keinen negativen Einfluss auf Fertilisierungs- und Schwangerschaftsraten nach ICSI. Prognostisch günstig ist jedoch der Nachweis motiler Spermien (Stalf et al., 2005). Stehen diese nicht zur Verfügung kann z. B. eine Laser-assistierte Selektion vitaler Spermien eingesetzt werden (Nordhoff et al., 2013).

Vor einer geplanten Hodenbiopsie/TESE kann eine Stimulation der endogenen Testosteronproduktion und damit einer evtl. noch vorhandenen residualen Spermatogenese durch Gabe von hCG, Antiöstrogenen oder Aromatasehemmern als Heilversuch (Off-label-Therapie) erfolgen (Ramasamy et al., 2009; Tournaye et al., 2017b; Schlegel et al., 2021b).

► Besteht bei Patienten mit hypergonadotropem Hypogonadismus und nicht-obstruktiver Azoospermie ein Kinderwunsch, muss eine laufende Testosteronsubstitution für mindestens sechs Monate ausgesetzt werden, bevor eine Hodenbiopsie/TESE durchgeführt werden kann.

6.4.3 Hypogonadismus bei systemischen Erkrankungen

Systemische Erkrankungen selbst und die zu ihrer Behandlung eingesetzten Pharmaka führen häufig zu Störungen auf verschiedenen Ebenen der Hypothalamus-Hypophysen-Gonaden-Achse (Abb. 6.1; Tab. 6.1), die sowohl mit klinischen Symptomen des Androgenmangels als auch mit einer Infertilität einhergehen können (Sartorius & Handelsman, 2009; Semet et al., 2017). Ausprägung und Reversibilität der Störungen der Reproduktionsorgane hängen vom Zeitpunkt des Eintritts (z. B. prä- oder postpuberal), der Dauer, dem Schweregrad, und der erforderlichen Therapie der Grunderkrankung ab.

In den letzten Jahren hat Übergewicht zunehmende Beachtung als möglicher Einflussfaktor auf das männliche Reproduktionssystem gefunden (Sermondade et al., 2013; Braga et al., 2020; Leisegang et al., 2021). Pathophysiologisch spielt das viszerale Fettgewebe eine zentrale Rolle, über das eine erhöhte pro-inflammatorische Aktivität durch die Produktion entsprechender Zytokine wie Interleukin-6 und Tumor-Nekrose-Faktor (TNF)-α entsteht (Jones & Channer, 2012; Pilatz et al., 2017; Leisegang et al., 2021). Diese werden von den Fettzellen selbst und ortständigen Fettgewebsmakrophagen gebildet und führen zusammen mit weiteren Adipozytokinen direkt und indirekt zu einer Suppression der Testosteron-Produktion, erhöhen also das Risiko eines Hypogonadismus. Derartige Interaktionen finden sich auch bei metabolischem Syndrom (viszerale Adipositas; Dyslipidämie, arterielle Hypertonie, erhöhte Nüchtern-Blutzuckerwerte oder entsprechende Medikation) und Diabetes mellitus (Typ II), die häufig mit einem behandlungsbedürftigen Androgenmangel einhergehen (Corona et al., 2020; Zitzmann, 2020). Ebenso muss bei chronisch-entzündlichen Erkrankungen mit der Manifestation eines Hypogonadismus gerechnet werden, insbesondere bei Patienten mit Psoriasis vulgaris und einem bereits bestehenden metabolischen Syndrom (Schuppe et al., 2014).

Die Einnahme von Medikamenten kann über Störungen der endokrinen Regulation der Hodenfunktion, Wechselwirkungen mit Androgenbiosynthese oder -metabolismus sowie Interaktionen mit Hormonrezeptoren zu einem Hypogonadismus führen (Krause, 2008; Semet et al., 2017). Zu beachten ist in diesem Zusammenhang die systemische Langzeitanwendung von Kortikosteroiden ebenso wie der Einsatz von Präparaten wie Ketokonazol, Digitalis, Cimetidin, Spironolacton, Flutamid oder Opiaten. Die Aufmerksamkeit gilt auch onkologischen Immuntherapien mit Check-point-Inhibitoren (Mittank-Weidner et al., 2019).

6.4.4 Varikozele

Die pathologische Erweiterung und Verlängerung des Plexus pampiniformis im Skrotum wird als Varikozele bezeichnet. Sie kommt durch einen Reflux des Blutstroms in der V. testicularis zustande; aufgrund des hämodynamisch ungünstigeren Gefäßverlaufs bis zur V. renalis tritt sie in über 90 % der Fälle linksseitig auf (Jungwirth et al., 2019). Ein beidseitiger Befund findet sich bei 15 % der betroffenen Männer. In der Regel liegt eine idiopathische Varikozele vor, sie kann jedoch symptomatisch aufgrund raumfordernder Prozesse im Abflussgebiet der V. testicularis entstehen. Die Pathomechanismen, die zu einer Störung der Hodenfunktion mit vermindertem Volumen, reduzierter Ejakulatqualität und Sub- oder Infertilität führen, sind nicht geklärt. Zu den möglichen Teilfaktoren werden erhöhte Skrotaltemperatur, Perfusionsstörungen sowie endokrine und parakrine Effekte gerechnet. Die Prävalenz der idiopathischen Varikozele beträgt in der männlichen Bevölkerung 10–20 %, je nach untersuchtem Kollektiv wird bei Männern mit Fertilitätsstörungen über eine Häufigkeit von bis zu 40 % berichtet (Fretz & Sandlow, 2002; Damsgaard et al., 2016).

Die Klassifikation der Varikozele erfolgt anhand des Palpationsbefundes (Rowe et al., 2000):

- Varikozele I: Nur unter Valsalva-Pressmanöver tastbar
- Varikozele II: Tastbar, aber nicht sichtbar
- Varikozele III: Durch die Skrotalhaut sichtbar (und tastbar)

Der pathologische Stellenwert der subklinischen Varikozele ist fraglich (weder in Ruhe noch beim Valsalva-Pressversuch tastbar, nur mittels Dopplersonografie oder Thermografie nachweisbar). Zu den klinischen Zeichen der funktionellen Relevanz einer Varikozele gehören neben dem verminderten Volumen auch eine herabgesetzte Konsistenz sowie die tief-intraskrotale, horizontale Lage des betroffenen Hodens.

Eine Behandlung der Varikozele führt in der Mehrzahl der Fälle zu einer Verbesserung der Ejakulatqualität, auch bei einer Kombination mit anderen Testisschäden. Der Effekt auf Schwangerschaftsraten wird jedoch kontrovers diskutiert (Barratt et al., 2017). Bei der Entscheidung für eine Varikozelentherapie ist zu beachten, dass die Partnerin eine normale Fertilität oder eine korrigierbare Fertilitätsstörung aufweisen sollte, ebenso ist das Alter der Partnerin ein wesentlicher Einflussfaktor (Colpi et al., 2018; Jungwirth et al., 2019). Unter den chirurgischen Behandlungsverfahren wird derzeit die mikrochirurgische Varikozelen-Dissektion favorisiert, alternativ ist eine radiologische Embolisation möglich (Kroese et al., 2014).

6.4.5 Infektionen und Entzündungen des Genitaltrakts

Infektionen und Entzündungen des männlichen Genitaltrakts können über verschiedene Mechanismen zu einer vorübergehenden oder dauerhaften Beeinträchtigung der Fertilität führen: Hierzu gehören direkte Effekte auf die strukturelle Integrität und Funktion der Spermien, eine Dysfunktion der akzessorischen Drüsen, Obstruktionen des Ductus epididymidis oder anderer Samenwegsabschnitte sowie die Schädigung der Hoden, vor allem der Spermatogenese (Schuppe et al., 2017). Nosologisch sind Urethritis, Prostatitis/Prostatovesikulitis, Epididymitis/Epididymo-Orchitis und Orchitis zu unterscheiden. Die akuten Krankheitsbilder kommen allerdings in der Fertilitätssprechstunde praktisch nicht vor.

Mit einer Prävalenz von 8–15 % werden Infektionen und Entzündungen des Genitaltrakts zu den häufigsten Ursachen männlicher Fertilitätsstörungen gerechnet. Ihre Erfassung wird jedoch durch eine hohe Rate subklinischer bzw. primär chronischer, asymptomatischer Verläufe erschwert. Insbesondere testikuläre Entzündungsreaktionen lassen sich in diesem Stadium nur durch eine Hodenbiopsie sicher diagnostizieren und bleiben als Ursache oder Kofaktoren von Fertilitätsstörungen häufig unerkannt (Fijak et al., 2018).

► Angesichts der hohen Prävalenz infektiös-entzündlich bedingter Erkrankungen des männlichen Genitaltraktes und des hiermit verbundenen Risikos irreversibler Fertilitätsstörungen sollte eine adäquate Infektions- und Entzündungsdiagnostik Bestandteil andrologischer Basisuntersuchungen bei Kinderwunsch sein.

Bei fehlender klinischer Symptomatik stützt sich die Diagnostik neben der Beurteilung der Spermaqualität vor allem auf den Nachweis von Erregern sowie erhöhte Leukozytenzahlen und/oder Entzündungsmediatoren in Ejakulat, Prostatasekret und Urinproben (siehe Abschn. 6.3.4). In der Praxis ist eine kompartimentspezifische Differenzialdiagnostik jedoch sehr schwierig, positive Befunde werden zumeist als „Samenwegsinfektion“ (male accessory gland infection, MAGI) zusammengefasst (Rowe et al., 2000; Haidl et al., 2019).

Im Hinblick auf den Erregernachweis sind sexuell übertragbare Infektionen wie z. B. mit Neisseria gonorrhoeae, Chlamydia trachomatis oder Mycoplasma spp. als obligat pathologisch einzustufen; als fakultativ pathologisch gelten die typischen Erreger urogenitaler Infektionen wie z. B. E. coli und andere Enterobakterien (Schuppe et al., 2017). Trichomonas vaginalis kommt nach heutigem Kenntnisstand keine größere Bedeutung im Hinblick auf männliche Fertilitätsstörungen zu; ebenso werden Pilzinfektionen nur selten als Ursache entzündungsassoziierter männlicher Fertilitätsstörungen diagnostiziert.

Der männliche Genitaltrakt stellt auch ein Reservoir für unterschiedliche Viren dar (Bezold et al., 2007; Le Tortorec et al., 2020). Verschiedene Studien weisen auf eine Assoziation zwischen dem Nachweis humaner Papillomviren (HPV) im Ejakulat und Einschränkungen der Spermienmotilität und -morphologie, erhöhter DNA-Fragmentation, positiven Antispermienantikörperbefunden sowie reduzierten natürlichen Konzeptionsraten hin, das Evidenzlevel wird jedoch insgesamt als gering eingestuft (Muscianisi et al., 2021; Moreno-Sepulveda & Rajmil, 2021).

Im Zusammenhang mit Genitalinfektionen des Mannes ist die Gefahr der Übertragung auf die Partnerin zu beachten; Spermien können als Erregervektoren fungieren. Eine besondere andrologische Beratung wird nach derzeitigem Kenntnisstand für Männer mit Kinderwunsch notwendig, die sich in Risikogebieten für Zika-Virusinfektionen aufgehalten haben. Aufgrund der potenziell langen Persistenz des Virus im Sperma wird empfohlen, dass diese Männer über einen Zeitraum von sechs Monaten nach ihrer Rückkehr kein Kind zeugen sollten (Epelboin et al., 2017). Die möglichen Auswirkungen einer Infektion mit SARS-CoV-2 sind Gegenstand aktueller Beobachtungen, die Gefahr einer (persistierenden) Viruslast im Ejakulat besteht nicht (Corona et al., 2022).

▶ Über die erregerbedingten Prozesse hinaus sind auch postinfektiöse oder nicht erregerbedingte Entzündungsreaktionen im männlichen Genitaltrakt zu beachten (Fijak et al., 2018).

Epididymitis, Epididymo-Orchitis, Orchitis

Die Diagnose der Epididymitis wird klinisch gestellt: Schwellung, Schmerz und Induration des Nebenhodens sind richtungweisend. Der Hoden ist in bis zu 60 % der Fälle im Sinne einer Epididymo-Orchitis mitbetroffen (Fijak et al., 2018). Ätiopathogenetisch spielen aszendierende Infektionen mit den oben genannten sexuell übertragbaren sowie uropathogenen Bakterien eine zentrale Rolle.

Die in der akuten Phase der Erkrankung beobachtete Verschlechterung der Ejakulatqualität ist zumeist im Verlauf von 3–6 Monaten reversibel, ca. 10 % der Patienten wiesen jedoch eine persistierende Azoospermie und weitere 30 % eine Oligozoospermie auf (Rusz et al., 2012).

Primär den Hoden betreffende Entzündungen werden infolge einer hämatogenen Ausbreitung systemischer, zumeist viraler Infektionen beobachtet (Begleitorchitis). Bekanntestes Beispiel ist die Mumpsorchitis, die bei 5–40 % der während oder nach der Pubertät Infizierten auftritt; in 10–30 % der Fälle befällt sie beide Hoden, ca. 50 % der Hoden zeigen im Verlauf eine Atrophie. Neben den virusassoziierten Formen kommen vorherrschend granulomatöse, chronische Orchitiden im Rahmen einer Tuberkulose, lepromatösen Lepra, Syphilis oder Bruzellose vor. Das Risiko einer Azoospermie bzw. Infertilität nach infektiös bedingter Orchitis ist erhöht (Schuppe et al., 2017).

Zu den nicht erregerbedingten Prozessen ist unter anderem die Manifestation systemischer Vaskulitiden an Gefäßen des Hodens und/oder Nebenhodens zu rechnen. Asymptomatische testikuläre Entzündungsreaktionen unklarer Ätiologie lassen sich nach neueren Studien an multilokulär entnommenen Gewebsproben von Patienten mit nicht-obstruktiver Azoospermie in ca. 25 % der Fälle nachweisen, häufig auch bilateral. Die zumeist fokalen, lymphozytären Infiltrate korrelieren mit dem Schädigungsgrad der Spermatogenese und klinisch-endokrinologischen Parametern der Hodenfunktion. In der Anamnese geben allerdings nur ca. 2 % dieser Patienten eine frühere (Epididymo-)Orchitis an; spezifische Marker für eine nicht-invasive Diagnostik stehen bisher leider nicht zur Verfügung (Fijak et al., 2018).

Prostatitis

Die Klassifikation des Krankheitsbildes erfolgt den NIH-Empfehlungen entsprechend anhand des Verlaufs sowie des Erreger- und Leukozytennachweises im Prostataexprimat, beziehungsweise Urin nach Prostatamassage (Wagenlehner et al., 2009):

- Akute bakterielle Prostatitis
- Chronische bakterielle Prostatitis
- Chronische Prostatitis/chronisches Beckenschmerzsyndrom (ohne/mit Nachweis von Leukozyten)
- Asymptomatische Prostatitis

Die Auswirkungen einer chronischen Prostatitis oder Prostatovesikulitis auf die männliche Fertilität ist begrenzt; Metaanalysen sprechen für einen negativen Einfluss auf Spermienmotilität und -morphologie (Schuppe et al., 2017).

Urethritis

Eine akute Urethritis kann die aufgeführten aszendierenden Infektionen oder Entzündungsreaktionen mit entsprechenden Folgen für die Fertilität nach sich ziehen, ist jedoch nur im Ausnahmefall in der Kinderwunschsprechstunde anzutreffen. Die Diagnose basiert auf der zytologischen Analyse von Harnröhrenabstrich und Ersturin sowie dem Erregernachweis. Kompliziert wird der Verlauf durch Entwicklung einer chronischen Urethritis mit oder ohne Erregerpersistenz, Harnröhrenstrikturen oder Läsionen der hinteren Harnröhre mit der Folge einer gestörten Ejakulation (Rusz et al., 2012).

Therapie von Infektionen und Entzündungen des Genitaltrakts

Zur Behandlung florider Infektionen werden Antibiotika erreger- und resistenzgerecht eingesetzt; Ziele sind die Reduktion bzw. Eradikation pathogener Bakterien im Ejakulat bzw. Prostatasekret, die Normalisierung von Entzündungszeichen sowie eine Verbesserung eingeschränkter Spermienparameter (Schuppe et al., 2017; Bonkat et al., 2021). Bei Nachweis von STI ist eine leitliniengerechte antimikrobielle Therapie unter Einbeziehung der Partnerin obligat (Workowski et al., 2021). Bei Uropathogenen richtet sich die Therapie nach den Keimzahlen ($>10^3$ Kolonie-bildende Einheiten/ml) und der Resistenzbestimmung; liegt keine chronisch-bakterielle Prostatitis oder symptomatische Epididymitis vor, sollte der mikrobiologische Befund zunächst in einer Verlaufsuntersuchung bestätigt werden. Im Falle einer notwendigen Ad-hoc-Therapie symptomatischer Patienten gelten Fluorchinolone mit Aktivität gegen C. trachomatis aufgrund ihrer guten lokalen Gewebepenetration als Mittel der Wahl (cave: Warnhinweise beachten).

Bei (chronischen) Entzündungsprozessen im Ejakulat (ohne Erreger bzw. nach antibiotischer Therapie) kommt die Gabe nicht-steroidaler Antiphlogistika in Betracht, für die in einigen offenen Studien eine Verbesserung der Ejakulatqualität unter Rückgang der Leukozytenzahlen gezeigt wurde (Haidl et al., 2019).

6.4.6 Immunologische Infertilität

Zu den immunpathologischen Prozessen im männlichen Genitaltrakt gehört die Bildung von Autoantikörpern gegen Spermatozoen, zumeist nach operativen Eingriffen wie Vasektomie und mikrochirurgischer Reanastomosierung oder anderen Traumata; eine Assoziation mit Infektionen und Entzündungen des Genitaltrakts wird dagegen kontrovers diskutiert (Francavilla & Barbonetti, 2017). Fertilitätsstörungen aufgrund funktionell relevanter Spermatozoen-Antikörper (nach WHO bei ≥ 50 % Spermien mit membrangebundenen IgG-/IgA-Antikörpern) werden von den meisten Autoren als sog. immunologische Infertilität zusammengefasst (WHO, 2021). Während nach einer Vasektomie über 50 % der Betroffenen Spermien-Autoantikörper aufweisen, beträgt die Prävalenz bei infertilen Männern 4–6 % (Adams & Wald, 2009; Tüttelmann & Nieschlag, 2009). In der Ejakulatdiagnostik finden sich Agglutinationen sowie eine Beeinträchtigung der Spermienmotilität und -funktion einschließlich der Zervixmukuspenetration.

Der Einsatz von Glukokortikoiden zur Immunsuppression bei Nachweis von Spermienantikörpern wurde bereits früh empfohlen; die Ergebnisse der verfügbaren kontrollierten Studien sind jedoch kontrovers (Haidl et al., 2019). Mit Blick auf die Nebenwirkungen, vor allem einer mehrmonatigen hochdosierten Therapie, wird heute Verfahren der assistierten Reproduktion der Vorzug gegeben (Barbonetti et al., 2020; Taiyeb et al., 2017; El-Sherbiny et al., 2021).

6.4.7 Verschlüsse der ableitenden Samenwege

Verschlüsse der ableitenden Samenwege können im Grenzbereich zwischen Hoden und Nebenhoden (Ductuli efferentes), im Nebenhoden (Ductus epididymidis), Samenleiter oder den Ductus ejaculatorii lokalisiert und entweder kongenital oder erworben (iatrogen-postoperativ, postentzündlich) sein (Jungwirth et al., 2019).

Eine **kongenitale bilaterale Aplasie des Vas deferens (CBAVD)** findet sich bei 1–3 % aller infertilen Männer (Tüttelmann et al., 2011; Olesen et al., 2017). Sie ist häufig mit einer Bläschendrüsenagenesie assoziiert und kann Teilmanifestation der zystischen Fibrose sein. Die zystische Fibrose ist eine autosomal-rezessive Erkrankung, die durch Mutationen im Cystic-Fibrosis-Transmembrane-Conductance-Regulator-Gen (*CFTR*-Gen) verursacht ist. Patienten mit dem Vollbild einer zystischen Fibrose weisen in über 95 % der Fälle ebenfalls eine Infertilität bedingt durch eine CBAVD auf.

Mit einem molekulargenetischen Screening lassen sich in 85 % der Fälle mit CBAVD Mutationen des *CFTR*-Gens nachweisen, am häufigsten F508del, ein 5T-Allel oder R117H (Yu et al., 2012; Krausz & Riera-Escamilla, 2018). Diese Mutationen sind allerdings nur in homozygoter oder compound-heterozygoter Form pathogenetisch wirksam, eine heterozygote Anlageträgerschaft für *CFTR*-Mutationen führt dagegen nach den verfügbaren Studiendaten nicht zu einer herabgesetzten Fertilität. In aktuellen Leitlinien wird deshalb bei obstruktiver Azoospermie eine komplette Sequenzierung des *CFTR*-Gens empfohlen, um pathogene Mutationen vollständig zu erfassen (Patel et al., 2018; Toth et al., 2019). Über *CFTR*-Genmutationen hinaus wurden kürzlich Loss-of-function-Mutationen im *ADGRG2* (Adhesion G Protein-Coupled Receptor G2)-Gen als X-chromosomale Ursache einer CBAVD identifiziert (Patat et al., 2016).

► Mit Blick auf die Häufigkeit heterozygoter Anlageträger für Mutationen im *CFTR*-Gen in der Bevölkerung (in Deutschland ca. 1:30) sollte im Rahmen einer genetischen Beratung vor einer TESE/ICSI eine molekulargenetische Analyse des *CFTR*-Gens auch bei der Partnerin von Männern mit anlagebedingter nicht-obstruktiver Azoospermie/CBAVD durchgeführt werden.

Patienten mit einer CBAVD zeigen charakteristische Merkmale einer obstruktiven Azoospermie mit zentralem Verschluss bei der Ejakulatuntersuchung (siehe Tab. 6.3):

- Erniedrigter pH-Wert
- Erniedrigtes Ejakulatvolumen (<1,5 ml)
- Erniedrigte Marker des Nebenhodens (α-Glukosidase) und der Bläschendrüsen (Fruktose)
- Hormonuntersuchung: Normale Serumspiegel von LH, FSH und Testosteron (siehe Abb. 6.4)

Bei weniger als 5 % der Patienten mit obstruktiver Azoospermie bestehen zusätzlich einseitige Fehlanlagen der Niere (Nierendysplasie oder Nierenagenesie), sodass im Zusammenhang mit der Diagnose einer obstruktiven Azoospermie eine Ultraschalluntersuchung des Harntrakts indiziert ist. *CFTR*-Mutationen spielen in diesen Fällen dagegen keine Rolle, ebensowenig bei Patienten mit unilateraler Abwesenheit eines Samenleiters (CUAVD) (Schwarzer & Schwarz, 2012).

Klinisch weisen die Patienten eine obstruktive Azoospermie mit intakter Spermatogenese auf; bei der testikulären Spermienextraktion (TESE) werden in der Regel ausreichend viele Spermien für eine In-vitro-Fertilisation mit intrazytoplasmatischer Spermieninjektion (IVF/ICSI) gefunden (Dabaja & Schlegel, 2013; Weidner et al., 2014). Zusätzlich kann bei obstruktiver Azoospermie eine mikrochirurgische epididymale Spermienaspiration (MESA) durchgeführt und mit einer beidseitigen Hodenbiopsie/TESE kombiniert werden.

Nach einer Vasektomie, teilweise auch bei infektiös-entzündlich bedingten oder anderen Verschlüssen am Nebenhoden und im Verlauf des Ductus deferens besteht die Möglichkeit der mikrochirurgischen Refertilisierung (Vaso-Vasostomie, Tubulo-Vasostomie). Insbesondere nach der Revision einer Vasektomie mittels Vaso-Vasostomie bestehen sehr gute Erfolgsaussichten von bis zu 90 % für eine Wiederherstellung der Durchgängigkeit der Samenleiter; eine Nomalisierung der Ejakulatparameter ist 6–9 Monate nach der Operation zu erwarten (Tournaye et al., 2017b). Die in der Literatur dokumentierten kumulativen Schwangerschaftsraten liegen zwischen 40 und 60 %, auch in Abhängigkeit von den weiblichen reproduktiven Funktionen. In den meisten Fällen ist somit der Refertilisierung gegenüber einer alleinigen operativen Spermiengewinnung und ART der Vorzug zu geben (Jungwirth et al., 2019).

Im Hinblick auf das Risiko für einen Re-Verschluss sollte eine Kryokonservierung der Spermien postoperativ angesprochen werden, wenn der Kinderwunsch nicht zeitnah bereits in Erfüllung gegangen ist. Zusätzlich kann der Eingriff mit einer Hodenbiopsie/TESE kombiniert werden.

6.4.8 Störungen der Samendeposition

Störungen der Samendeposition können durch anatomische Fehlbildungen im Bereich des männlichen Genitales und funktionell durch Beeinträchtigungen von Erektion oder Orgasmus und Erektion verursacht werden (Salonia et al., 2021).

Anatomische Ursachen für eine gestörte Samendeposition sind:

- Hypospadie (Mündung der Harnröhre an der Unterseite des Penis, zumeist glandulär, aber auch penil, skrotal, perineal)
- Epispadie (Mündung der Harnröhre auf dem Dorsum penis, in der Regel mit einer Penisdeformation verbunden, oft Teil ausgedehnter genitaler Fehlbildungen)
- Phimose
- Penisdeviationen (angeboren oder erworben)

Samentransportstörungen umfassen die bereits erwähnten Ursachen für eine obstruktive Azoospermie, aber auch zentrale Verschlüsse wie Zysten im Bereich des Utriculus seminalis. Darüber hinaus sind Störungen von Emission oder Ejakulation sowie Sexualstörungen (siehe Abschn. 6.4.9) zu beachten.

- Emissionsstörung: Ausbleiben des Spermientransports aus dem Nebenhoden zusammen mit den Sekreten der akzessorischen Geschlechtsdrüsen in die hintere Harnröhre
- Retrograde Ejakulation: Reflux des Ejakulats in die Blase bei inkomplettem Verschluss des Blasenhalses (kongenital; nach lokalen oder retroperitonealen Operationen; Medikamente, insbesondere Psychopharmaka)

Zur Behandlung von Samentransportstörungen hat sich Midodrin bewährt (Kamischke & Nieschlag, 2002; Haidl et al., 2019). Als lang wirkendes α-Sympathomimetikum beeinflusst Midodrin die autonome Innervation der hinteren Urethra und des Blasenhalses. Bei retrograder Ejakulation wurde eine Wirksamkeit nach oraler (3–5 mg) oder einmaliger intravenöser Gabe vor der Ejakulation (10–15 mg) nachgewiesen. Kontrollen des Blutdrucks sind nach Einnahme oder Injektion erforderlich.

Positive Effekte sind auch mit Imipramin und Brompheniramin erzielt worden (Kamischke & Nieschlag, 2002). Für das trizyklische Antidepressivum Imipraminhydrochlorid wird die tägliche Dosis je nach Ansprechen bis maximal 3-mal 25 mg gesteigert, eine antegrade Ejakulation kann bereits nach eintägiger Behandlung auftreten. Es ist zu beachten, dass sich die Zulassung der genannten Substanzen nicht auf andrologische Indikationen erstreckt.

6.4.9 Sexualfunktionsstörungen

Die wichtigsten, andrologisch relevanten Sexualstörungen sind erektile Dysfunktion, Libidostörungen und Orgasmusstörungen mit Ejaculatio praecox oder Anorgasmie (Köhn et al., 2015; Salonia et al., 2021).

Die Inzidenz von Erektionsstörungen beträgt bei unter 40-Jährigen 2–4 %, bei 50- bis 60-Jährigen 10–20 % und bei über 70-Jährigen 50 %. Ursachen können vaskulär (arteriell, venös), neurogen, myogen oder psychisch sein; ebenso spielen lokale penile Faktoren oder endokrine Störungen eine Rolle. Besonders wichtig sind Hinweise auf die Einnahme von Medikamenten, die mit Erektionsstörungen einhergehen können, ebenso kommen Allgemeinerkrankungen als Ursache in Betracht.

▶ Erektile Dysfunktion kann das erste Anzeichen einer generalisierten Gefäßerkrankung und somit auch Vorbote bzw. Ausdruck einer koronaren Herzerkrankung sein.

Eine Ejaculatio praecox liegt vor, wenn ein Mann bei intravaginaler Stimulation den Samenerguss nicht so lange zurückhalten kann, dass die Partnerin bei mindestens der Hälfte der Kohabitationen befriedigt werden kann (Definition nach Masters und Johnson). Es handelt sich um eine sehr häufige Störung, die 20–30 % aller Männer betrifft. Bei einer Ejaculatio ante portas erfolgt die Ejakulation schon extravaginal. Die Ursachen liegen in einer Orgasmusstörung und können psychisch oder seltener organisch (Phimose, Frenulum breve) sein.

Ein verzögerter oder ausbleibender Orgasmus ist wesentlich seltener als ein vorzeitiger Orgasmus. Ursachen können somatisch (Diabetes mellitus), medikamentös bedingt oder psychischer Natur sein. Die häufigste Form einer Orgasmushemmung betrifft den koitalen Orgasmus, bei dem der Mann in der Lage ist, bei Masturbation oder Stimulation durch die Partnerin, nicht jedoch intravaginal zu ejakulieren. Ursächlich liegen der Anorgasmie zumeist psychogene Faktoren zugrunde. Neben unwillkürlichen Abwehrreaktionen, ambivalenter Einstellung bei gleichzeitig bestehendem Kinderwunsch müssen auch tiefer verwurzelte Ängste berücksichtigt werden.

Die Therapie von Sexualfunktionsstörungen orientiert sich an den zugrunde liegenden Ursachen (Salonia et al., 2021). Eine endokrinologisch bedingte erektile Dysfunktion oder Libidostörung bei Hypogonadismus oder Hyperprolaktinämie kann durch entsprechende Hormonsubstitution beziehungsweise medikamentöse Senkung des Prolaktinspiegels behandelt werden; bei bestehendem Kinderwunsch ist die Gabe von Testosteron allerdings kontraindiziert (siehe oben). Fast immer liegt zumindest eine sekundäre psychogene Komponente vor, sodass eine Sexualtherapie häufig anzuraten und hilfreich ist (Köhn et al., 2015).

Bei leicht- bis mittelgradig organisch oder psychogen bedingten Erektionsstörungen kann der α2-Rezeptorantagon Yohimbinhydrochlorid eingesetzt werden. Den größten Stellenwert in der Pharmakotherapie der erektilen Dysfunktion nehmen die spezifischen Hemmer der Phosphodiesterase vom Typ 5 (PDE-5) ist ein. Sie verstärken die relaxierende Wirkung von Stickstoffmonoxid auf die glatte Schwellkörpermuskulatur und sind nur bei gleichzeitiger sexueller Stimulation wirksam (Leiber, 2017).

▶ PDE-5-Inhibitoren verstärken die blutdrucksenkende Wirkung von nitrathaltigen Medikamenten (z. B. Isosorbitdinitrat) und Stickstoffmonoxid-Donatoren (z. B. Molsidomin, Nitroprussidnatrium). Die gleichzeitige Einnahme ist deshalb absolut kontraindiziert.

Ist eine orale Pharmakotherapie der erektile Dysfunktion nicht wirksam oder kontraindiziert, kommt eine Schwellkörperinjektionstherapie (SKAT) in Betracht (Leiber, 2017). Der Patient erlernt hierbei die intrakavernöse Injektion vasoaktiver Substanzen (Prostaglandin E1) selbst. Prostaglandin E1 kann alternativ auch in Form eines 3–6 mm langen Alprostadil-Pellets in die Harnröhre oder als Creme topisch appliziert werden. Der Einsatz von Vakuumpumpen und die operative Behandlung mittels Schwellkörperimplantaten spielt in der Kinderwunschsprechstunde dagegen keine Rolle.

Die Therapie einer Ejaculatio praecox erfolgt klassisch mit der Seman's-Stopp-Start-Technik mit wechselnder Unterbrechung der sexuellen Stimulation, bis eine Kontrolle der Ejakulation erreicht wird; bei der Squeeze-Technik nach Masters und Johnson übt die Partnerin nach sexueller Stimulation des Mannes kurz vor der Ejakulation Druck mit dem Daumen auf die Frenulumregion aus und wiederholt den Wechsel von Stimulation und Druck danach mehrmals (Köhn et al., 2015). Medikamentöse Therapieansätze umfassen die Gabe von Dapoxetin (Serotonin-Wiederaufnahmehemmer, 30–60 mg vor dem Geschlechtsverkehr), Clomipramin (beginnend mit 10 mg zirka 2–4 h vor Geschlechtsverkehr; langsame Steigerung bis auf 75 mg/Tag), Imipramin (bis 75 mg/Tag) oder anderen Serotonin-Wiederaufnahmehemmern (kontinuierliche Einnahme von 20 mg Fluoxetin, 20 mg Paroxetin, 200 mg Sertralin/Tag). Hierbei ist jeweils das Nebenwirkungsspektrum genau zu beachten, insbesondere auch negative Auswirkungen auf die Spermienqualität (Koyuncu et al., 2012).

6.4.10 Therapieversuche bei idiopathischen Fertilitätsstörungen des Mannes

▶ Medikamentöse Therapieversuche bei idiopathischer Infertilität, also der größten Patientengruppe, sind per se als empirisch anzusehen.

Für viele der beschriebenen medikamentösen Therapieansätze fehlen größere, doppelblinde nach den Kriterien der evidenzbasierten Medizin, oder die verfügbaren Studien haben die Wirksamkeit einer pathophysiologisch begründeten Therapie nicht sicher belegen können (Abb. 6.5; Tournaye et al., 2017b; Colpi et al., 2018; Jungwirth et al., 2019; Schlegel et al., 2021b). Andererseits muss auch bei der Bewertung adäquat kontrollierter Studien berücksichtigt werden, dass negative Ergebnisse aus der erheblichen Inhomogenität der untersuchten Patientenkollektive resultieren können. Im Vergleich zu dem primären Behandlungsziel einer Schwangerschaft auf natürlichem Wege finden der mögliche Stellenwert einer Verbesserung der Ejakulatqualität und die damit verbundene Option eines „Downgrading" reproduktionsmedizinischer Behandlungsmaßnahmen nur geringe Beachtung (Haidl et al., 2019). Ein weiteres mögliches Behandlungsziel stellt eine Verbesserung der strukturellen und funktionellen Qualität der Spermien und damit der Erfolgsaussichten einer assistierten Fertilisation (ICSI) dar (Aitken & Bakos, 2021). Neue Perspektiven für eine individualisierte Therapie ergeben sich auf der Basis pharmakogenetischer Untersuchungen. Beispielsweise können Polymorphismen des FSH-Rezeptorgens sowie Varianten des FSH das individuelle Ansprechen subfertiler Männer mit einer Oligozoospermie auf eine Therapie mit rekombinantem FSH beeinflussen (Schubert et al., 2019). Der Evidenzgrad für eine Verbesserung der Schwangerschafts- und Lebendgeburtenraten bei infertilen Paaren nach Behandlung des Mannes mit Antioxidantien wird als gering eingestuft (Showell et al., 2014; Colpi et al., 2018).

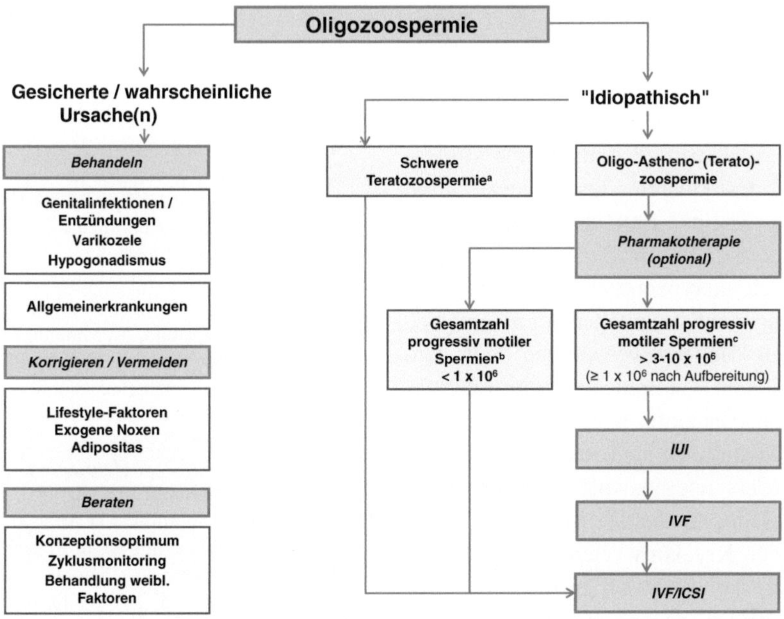

Abb. 6.5 Empfehlungen zur Behandlung der Oligozoospermie. Mod. nach Rowe et al., 2000; Schuppe & Köhn, 2022; [a] Beurteilung nach sog. strikten Kriterien, normal geformte Spermien <4 % (WHO, 2010, 2021); beachte mögliche genetische Ursachen bei spezifischen strukturellen Spermiendefekten (Houston et al., 2021). [b] Gesamtzahl progressiv motiler Spermien („total motile sperm count"; Hamilton et al., 2015; WHO, 2021); *IUI* intrauterine Insemination; *IVF* In-vitro-Fertilisation; *ICSI* intrazytoplasmatische Spermieninjektion

6.5 Fertilitätsprotektion: Kryospermakonservierung

Bei der Behandlung von Krebserkrankungen sind langfristige Nebenwirkungen der Therapie und Belange der Lebensqualität einschließlich des Erhalts der Fertilität von zunehmender Bedeutung (AWMF, 2017). Zu den häufigsten malignen Erkrankungen mit guten Überlebens- und Heilungschancen gehören bei jungen Männern Hodentumoren, Morbus Hodgkin bzw. Non-Hodgkin-Lymphome sowie Leukämien. Hierbei ist das Ausmaß der Fertilitätsschädigung infolge einer Chemotherapie und/oder Radiatio nicht sicher vorherzusagen; die Chancen einer Erholung der Spermatogenese sind von Regime, Dosis der Noxen und individuellen Faktoren abhängig. Darüber hinaus sind potenziell gonadotoxische Medikationen bei Autoimmunerkrankungen sowie nach Organtransplantationen zu berücksichtigen, ebenso operative Eingriffe, die sich auf die Funktion der Reproduktionsorgane auswirken. Hierzu sind auch Störungen des Samentransports wie z. B. eine retrograde Ejakulation zu rechnen.

Derzeit besteht die einzige, klinisch seit Jahrzehnten gut etablierte Präventivmaßnahme zur Fertilitätsprotektion in der Kryokonservierung von Spermien (Köhn & Schuppe, 2017). Seit

Einführung der assistierten Fertilisation mittels intrazytoplasmatischer Spermieninjektion (ICSI) können auch Ejakulate mit stark eingeschränkter Qualität eingefroren und erfolgreich eingesetzt werden. Bei Azoospermie kommt eine Hodenbiopsie zur testikulären Spermienextraktion („Onko-TESE") in Betracht (siehe Abschn. 6.3.7).

Zu den noch experimentellen Verfahren zählt die Gewinnung von Stammzellen der männlichen Keimbahn aus Hodengewebsproben, mit dem Ziel einer späteren Autotransplantation oder ektopen Xenotransplantation bzw. einer Spermatogenese in Organkulturen in vitro (Goossens et al., 2013). Besonders relevant sind Fortschritte auf diesem Gebiet für präpubertäre Jungen, bei denen die Option der Kryokonservierung ejakulierter Spermien oder konventionell prozessierter Hodenbiopsien wegen der noch nicht initiierten Spermatogenese entfällt. Auf europäischer Ebene wurden Programme etabliert, die für betroffene Jungen Entnahme und spezielle Kryokonservierung von Hodengewebe für eine spätere Isolierung und Verwendung testikulärer Stammzellen anbieten (Stukenborg et al., 2018; Goossens et al., 2020). In Deutschland steht mit „Androprotect" ebenfalls ein Netzwerk zur Fertilitätsprotektion beim Knaben zur Verfügung (Kliesch, 2020).

► Besteht bei einer Therapiemaßnahme das Risiko eines Verlustes der Zeugungsfähigkeit, muss der betroffene Patient nach aktueller Rechtsprechung auf die Möglichkeit der Kryokonservierung von Spermien hingewiesen werden (AWMF, 2017). In einer 2021 in Kraft getretenen Richtlinie sind die Voraussetzungen für den Leistungsanspruch von Versicherten für die Vorbereitung und Durchführung der Kryokonservierung sowie die Probenlagerung geregelt (Gemeinsamer Bundesausschuss, 2021).

Literatur

Adams, C. E., & Wald, M. (2009). Risks and complications of vasectomy. *The Urologic Clinics of North America, 36*, 331–336.

Agarwal, A., Mulgund, A., Hamada, A., & Chyatte, M. R. (2015). A unique view on male infertility around the globe. *Reproductive Biology and Endocrinology, 13*, 37.

Aitken, R. J., & Bakos, H. W. (2021). Should we be measuring DNA damage in human spermatozoa? New light on an old question. *Human Reproduction, 36*(5), 1175–1185. https://doi.org/10.1093/humrep/deab004

AWMF. (2017). Leitlinie: Fertilitätserhaltung bei onkologischen Therapien. Level S2k, AWMF-Register Nr. 015/082, November 2017. http://www.awmf.org/leitlinien/detail/ll/015-082.html. Zugegriffen am 28.05.2023.

Barbonetti, A., Martorella, A., Minaldi, E., D'Andrea, S., Bardhi, D., Castellini, C., Francavilla, F., & Francavilla, S. (2019). Testicular cancer in infertile men with and without testicular microlithiasis: A systematic review and meta-analysis of case-control studies. *Frontiers in Endocrinology (Lausanne), 10*, 164. https://doi.org/10.3389/fendo.2019.00164

Barbonetti, A., Castellini, C., D'Andrea, S., Minaldi, E., Totaro, M., Francavilla, S., & Francavilla, F. (2020). Relationship between natural and intrauterine insemination-assisted live births and the degree of sperm autoimmunisation. *Human Reproduction, 35*, 1288–1295.

Barratt, C. L. R., Björndahl, L., Menkveld, R., & Mortimer, D. (2011). ESHRE special interest group for andrology basic semen analysis course: A continued focus on accuracy, quality, efficiency and clinical relevance. *Human Reproduction, 26*, 3207–3212.

Barratt, C. L. R., Björndahl, L., De Jonge, C. J., et al. (2017). The diagnosis of male infertility: An analysis of the evidence to support the development of global WHO guidance-challenges and future research opportunities. *Human Reproduction Update, 23*(6), 660–680.

Baskaran, S., Finelli, R., Agarwal, A., & Henkel, R. (2021). Diagnostic value of routine semen analysis in clinical andrology. *Andrologia, 53*(2), e13614. https://doi.org/10.1111/and.13614

Behre, H. M., Nieschlag, E., Partsch, J., Wieacker, P., & Simoni, M. (2009). Störungen im Bereich des Hypothalamus und der Hypophyse. In E. Nieschlag, H. M. Behre, & S. Nieschlag (Hrsg.), *Andrologie – Grundlagen und Klinik der reproduktiven Gesundheit des Mannes* (3. Aufl., S. 90–96). Springer.

Bergmann, M. (2006). Evaluation of testicular biopsy samples from clinical perspective. In W. D. Schill, F. H. Comhaire, & T. Hargreave (Hrsg.), *Andrology for the clinician* (S. 454–461). Springer.

Bernie, A. M., Mata, D. A., Ramasamy, R., & Schlegel, P. N. (2015). Comparison of microdissection testicular sperm extraction, conventional testicular sperm extraction, and testicular sperm aspiration for nonobstructive azoospermia: A systematic review and meta-analysis. *Fertility and Sterility, 104*, 1099–1103. e1–3.

Bezold, G., Politch, J. A., Kiviat, N. B., et al. (2007). Prevalence of sexually transmissible pathogens in semen from asymptomatic male infertility patients with and without leukocytospermia. *Fertility and Sterility, 87*, 1087–1097.

Björndahl, L., Mortimer, D., Barratt, C. L. R., Castilla, J. A., Menkveld, R., Kvist, U., Alvarez, J. G., & Haugen, T. B. (2010). *A practical guide to basic laboratory andrology*. Cambridge University Press.

Boehm, U., Bouloux, P. M., Dattani, M. T., de Roux, N., Dodé, C., Dunkel, L., Dwyer, A. A., Giacobini, P., Hardelin, J. P., Juul, A., Maghnie, M., Pitteloud, N., Prevot, V., Raivio, T., Tena-Sempere, M., Quinton, R., & Young, J. (2015). European Consensus Statement on congenital hypogonadotropic hypogonadism – Pathogenesis, diagnosis and treatment. *Nature Reviews Endocrinology, 11*(9), 547–564.

Bonkat, G., Pickard, R., Bartoletti, R., Cai, T., Bruyere, F., Geerlings, S. E., Köves, B., & Wagenlehner, F. (2021). *EAU Guidelines on urological infections*. EAU Guidelines Office. https://uroweb.org/individual-guidelines/non-oncology-guidelines/. Zugegriffen am 28.05.2023.

Bonomi, M., Vezzoli, V., Krausz, C., Guizzardi, F., Vezzani, S., Simoni, M., Bassi, I., Duminuco, P., Di Iorgi, N., Giavoli, C., Pizzocaro, A., Russo, G., Moro, M., Fatti, L., Ferlin, A., Mazzanti, L., Zatelli, M. C., Cannavò, S., Isidori, A. M., Pincelli, A. I., Prodam, F., Mancini, A., Limone, P., Tanda, M. L., Gaudino, R., Salerno, M., Francesca, P., Maghnie, M., Maggi, M., Persani, L., & Italian Network on Central Hypogonadism. (2018). Characteristics of a nationwide cohort of patients presenting with isolated hypogonadotropic hypogonadism (IHH). *European Journal of Endocrinology, 178*(1), 23–32.

Braga, P. C., Pereira, S. C., Ribeiro, J. C., Sousa, M., Monteiro, M. P., Oliveira, P. F., & Alves, M. G. (2020). Late-onset hypogonadism and lifestyle-related metabolic disorders. *Andrology, 8*(6), 1530–1538. https://doi.org/10.1111/andr.12765

Büchter, D., Behre, H. M., Kliesch, S., & Nieschlag, E. (1998). Pulsatile GnRH or human chorionic gonadotropin/human menopausal gonadotropin as effective treatment for men with hypogonadotropic hypogonadism: A review of 42 cases. *European Journal of Endocrinology, 139*, 298–303.

Bundesärztekammer. (2018). Richtlinie zur Entnahme und Übertragung von menschlichen Keimzellen im Rahmen der assistierten Reproduktion. *Deutsches Ärzteblatt*. https://doi.org/10.3238/arztebl.2018.Rili_assReproduktion_2018

Bundesärztekammer. (2019). Richtlinie der Bundesärztekammer zur Qualitätssicherung laboratoriumsmedizinischer Untersuchungen – Rili-BÄK. *Deutsches Ärzteblatt, 111*, A1583–A1618. https://doi.org/10.3238/arztebl.2019.rili_baek_QS_Labor20192312

Campbell, M. J., Lotti, F., Baldi, E., et al. (2021). Distribution of semen examination results 2020 – A follow up of data collated for the WHO semen analysis manual 2010. *Andrology, 9*(3), 817–822.

van Casteren, N. J., Looijenga, L. H., & Dohle, G. R. (2009). Testicular microlithiasis and carcinoma in situ overview and proposed clinical guideline. *International Journal of Andrology, 32*, 279–287.

Chansel-Debordeaux, L., Dandieu, S., Bechoua, S., & Jimenez, C. (2015). Reproductive outcome in globozoospermic men: Update and prospects. *Andrology, 3*(6), 1022–1034.

Chemes, H. E., & Rawe, V. Y. (2003). Sperm pathology: A step beyond descriptive morphology. Origin, characterization and fertility potential of abnormal sperm phenotypes in infertile emn. *Human Reproduction Update, 9*, 405–428.

Chiu, Y. H., Edifor, R., Rosner, B. A., Nassan, F. L., Gaskins, A. J., Mínguez-Alarcón, L., Williams, P. L., Tanrikut, C., Hauser, R., Chavarro, J. E., & EARTH Study Team. (2017). What does a single semen sample tell you? Implications for male factor infertility research. *American Journal of Epidemiology, 186*(8), 918–926. https://doi.org/10.1093/aje/kwx169

Colpi, G. M., Francavilla, S., Haidl, G., et al. (2018). European Academy of Andrology guideline Management of oligo-astheno-teratozoospermia. *Andrology, 6*(4), 513–524.

Corona, G., Pizzocaro, A., Lanfranco, F., Garolla, A., Pelliccione, F., Vignozzi, L., Ferlin, A., Foresta, C., Jannini, E. A., Maggi, M., Lenzi, A., Pasquali, D., Francavilla, S., & Klinefelter ItaliaN Group (KING). (2017). Sperm recovery and ICSI outcomes in Klinefelter syndrome: A systematic review and meta-analysis. *Human Reproduction Update, 23*, 265–275.

Corona, G., Minhas, S., Giwercman, A., Bettocchi, C., Dinkelman-Smit, M., Dohle, G., Fusco, F., Kadioglou, A., Kliesch, S., Kopa, Z., Krausz, C., Pelliccione, F., Pizzocaro, A., Rassweiler, J., Verze, P., Vignozzi, L., Weidner, W., Maggi, M., & Sofikitis, N. (2019). Sperm recovery and ICSI outcomes in men with non-obstructive azoospermia: A systematic review and meta-analysis. *Human Reproduction Update, 25*(6), 733–757.

Corona, G., Goulis, D. G., Huhtaniemi, I., Zitzmann, M., Toppari, J., Forti, G., Vanderschueren, D., & Wu, F. C. (2020). European Academy of Andrology (EAA) guidelines on investigation, treatment and monitoring of functional hypogonadism in males: Endorsing organization: European Society of Endocrinology. *Andrology, 8*(5), 970–987. https://doi.org/10.1111/andr.12770

Corona, G., Vena, W., Pizzocaro, A., Pallotti, F., Paoli, D., Rastrelli, G., Baldi, E., Cilloni, N., Gacci, M., Semeraro, F., Salonia, A., Minhas, S., Pivonello, R., Sforza, A., Vignozzi, L., Isidori, A. M., Lenzi, A., Maggi, M., & Lombardo, F. (2022). Andrological effects of SARS-Cov-2 infection: A systematic review and meta-analysis. *Journal of Endocrinological Investigation, 9*, 1–13. https://doi.org/10.1007/s40618-022-01801-x

Coutton, C., Escoffier, J., Martinez, G., et al. (2015). Teratozoospermia: Spotlight on the main genetic actors in the human. *Human Reproduction Update, 21*(4), 455–485.

Dabaja, A. A., & Schlegel, P. N. (2013). Microdissection testicular sperm extraction: An update. *Asian Journal of Andrology, 15*, 35–39.

Damsgaard, J., Joensen, U. N., Carlsen, E., Erenpreiss, J., Blomberg Jensen, M., Matulevicius, V., Zilaitiene, B., Olesen, I. A., Perheentupa, A., Punab, M., Salzbrunn, A., Toppari, J., Virtanen, H. E., Juul, A., Skakkebæk, N. E., & Jørgensen, N. (2016). Varicocele is associated with impaired semen quality and reproductive hormone levels: A study of 7035 healthy young men from six European countries. *European Urology, 70*(6), 1019–1029.

Datta, J., Palmer, M. J., Tanton, C., Gibson, L. J., Jones, K. G., Macdowall, W., Glasier, A., Sonnenberg, P., Field, N., Mercer, C. H., Johnson, A. M., & Wellings, K. (2016). Prevalence of infertility and help seeking among 15 000 women and men. *Human Reproduction, 31*(9), 2108–2118.

Deruyver, Y., Vanderschueren, D., & van der Aa, F. (2014). Outcome of microdissection TESE compared with conventional TESE in non-obstructive azoospermia: A systematic review. *Andrology, 2*, 20–24.

Deutsches IVF-Register. (2021). DIR-Jahrbuch 2020. *Journal of Reproduktionsmed Endokrinologie, 18*(5), 204–246.

Dohle, G. R., Arver, S., Bettocchi, C., Jones, T. H., & Kliesch, S. (2019). *EAU Guidelines on male hypogonadism*. EAU Guidelines Office.

von Eckardstein, S., Simoni, M., Bergmann, M., Weinbauer, G. F., Gassner, P., Schepers, A. G., & Nieschlag, E. (1999). Serum inhibin B in combination with serum follicle-stimulating hormone (FSH) is a more sensitive marker than serum FSH alone for impaired spermatogenesis in men, but cannot predict the presence of sperm in testicular tissue samples. *The Journal of Clinical Endocrinology and Metabolism, 84*, 2496–2501.

Eisenberg, M. L., Li, S., Cullen, M. R., & Baker, L. C. (2016). Increased risk of incident chronic medical conditions in infertile men: Analysis of United States claims data. *Fertility and Sterility, 105*, 629–636.

El-Sherbiny, A. F., Ali, T. A., Hassan, E. A., Mehaney, A. B., & Elshemy, H. A. (2021). The prognostic value of seminal anti-sperm antibodies screening in men prepared for ICSI: A call to change the current antibody-directed viewpoint of sperm autoimmunity testing. *Therapeutic Advances in Urology*, 13. https://doi.org/10.1177/1756287220981488

Epelboin, S., Dulioust, E., Epelboin, L., Benachi, A., Merlet, F., & Patrat, C. (2017). Zika virus and reproduction: Facts, questions and current management. *Human Reproduction Update, 23*, 629–645.

Fietz, D., & Bergmann, M. (2017). Functional anatomy and histology of the testis. In M. Simoni & I. Huhtaniemi (Hrsg.), *Endocrinology of the testis and male reproduction*. https://doi.org/10.1007/978-3-319-29456-8_9-1

Fietz, D., & Kliesch, S. (2022). Biopsie und Histologie des Hodens. In E. Nieschlag et al. (Hrsg.), *Andrologie*. Springer Reference Medizin. https://doi.org/10.1007/978-3-662-61904-9_11-1

Fijak, M., Pilatz, A., Hedger, M. P., Nicolas, N., Bhushan, S., Michel, V., Tung, K. S. K., Schuppe, H. C., & Meinhardt, A. (2018). Infectious, inflammatory and ‚autoimmune' male factor infertility: How do rodent models inform clinical practice? *Human Reproduction Update, 24*(4), 416–441.

Francavilla, F., & Barbonetti, A. (2017). Male autoimmune infertility. In W. Krause & R. K. Naz (Hrsg.), *Immune infertility. Impact of immune reactions on human fertility* (S. 187–196). Springer.

Fretz, P. C., & Sandlow, J. I. (2002). Varicocele: Current concepts in pathophysiology, diagnosis, and treatment. *The Urologic Clinics of North America, 29*, 921–937.

Gemeinsamer Bundesausschuss der Ärzte und Krankenkassen. Richtlinien des Bundesausschusses der Ärzte und Krankenkassen über ärztliche Maßnahmen zur künstlichen Befruchtung („Richtlinien über künstliche Befruchtung"). Bundesanzeiger AT 17.10.2014 B3; letzte Änderung BAnz AT 01.06.2017 B4.

Gemeinsamer Bundesausschuss der Ärzte und Krankenkassen. Richtlinie zur Kryokonservierung von Ei- oder Samenzellen oder Keimzellgewebe sowie entsprechende medizinische Maßnahmen wegen keimzellschädigender Therapie (Kryo-RL). Bundesanzeiger BAnz AT 19.02.2021 B7.

Gillam, M. P., Molitch, M. E., Lombardi, G., & Colao, A. (2006). Advances in the treatment of prolactinomas. *Endocrine Reviews, 27*, 485–534.

Goossens, E., Van Saen, D., & Tournaye, H. (2013). Spermatogonial stem cell preservation and transplantation: From research to clinic. *Human Reproduction, 28*(4), 897–907.

Goossens, E., Jahnukainen, K., Mitchell, R. T., van Pelt, A., Pennings, G., Rives, N., Poels, J., Wyns, C., Lane, S., Rodriguez-Wallberg, K. A., Rives, A., Valli-Pulaski, H., Steimer, S., Kliesch, S., Braye, A., Andres, M. M., Medrano, J., Ramos, L., Kristensen, S. G., Andersen, C. Y., Bjarnason, R., Orwig, K. E., Neuhaus, N., & Stukenborg, J. B. (2020). Fertility preservation in boys: Recent developments and new insights. *Human Reproduction Open, 2020*(3), hoaa016. https://doi.org/10.1093/hropen/hoaa016

Gravholt, C. H., Chang, S., Wallentin, M., Fedder, J., Moore, P., & Skakkebæk, A. (2018). Klinefelter syndrome: Integrating genetics, neuropsychology, and endocrinology. *Endocrine Reviews, 39*(4), 389–423. https://doi.org/10.1210/er.2017-00212

Grunewald, S., Reinhardt, M., Blumenauer, V., Said, T. M., Agarwal, A., Abu Hmeidan, F., Glander, H. J., & Paasch, U. (2009). Increased sperm chromatin decondensation in selected nonapoptotic spermatozoa of patients with male infertility. *Fertility and Sterility, 92*, 572–577.

Guzick, D. S., Overstreet, J. W., Factor-Litwack, P., Brazil, C. K., Nakajima, S. T., Coutifaris, C., Carson, S. A., Cisneros, P., Steinkampf, M. P., Hill, J. A., Xu, D., & Vogel, D. L. (2001). Sperm morphology, motility, and concentration in fertile and infertile men. *The New England Journal of Medicine, 345*, 1388–1393.

Hadziselimovic, F. (2017). On the descent of the epididymo-testicular unit, cryptorchidism, and prevention of infertility. *Basic and Clinical Andrology, 27*, 21. https://doi.org/10.1186/s12610-017-0065-8

Haidl, G., & Schuppe, H.-C. (2006). Cytomorphological semen analysis. In W.-B. Schill, F. Comhaire, & T. B. Hargreave (Hrsg.), *Andrology for the clinician* (S. 555–560). Springer.

Haidl, G., Allam, J.-P., Köhn, F.-M., Haidl, F., & Schuppe, H.-C. (2019). Medikamentöse Therapie primär nicht hormonell bedingter männlicher Fertilitätsstörungen. *Gynäkologische Endokrinologie, 17*, 236–244.

Hamilton, J. A., Cissen, M., Brandes, M., Smeenk, J. M., de Bruin, J. P., Kremer, J. A., Nelen, W. L., & Hamilton, C. J. (2015). Total motile sperm count: A better indicator for the severity of male factor infertility than the WHO sperm classification system. *Human Reproduction, 30*(5), 1110–1121.

Hanson, B. M., Eisenberg, M. L., & Hotaling, J. M. (2018). Male infertility: A biomarker of individual and familial cancer risk. *Fertility and Sterility, 109*(1), 6–19.

Henkel, R., Offor, U., & Fisher, D. (2021). The role of infections and leukocytes in male infertility. *Andrologia, 53*(1), e13743. https://doi.org/10.1111/and.13743

Houston, B. J., Riera-Escamilla, A., Wyrwoll, M. J., et al. (2021). A systematic review of the validated monogenic causes of human male infertility: 2020 update and a discussion of emerging gene-disease relationships. *Human Reproduction Update*, dmab030. https://doi.org/10.1093/humupd/dmab030. Epub ahead of print.

Jakab, A., Sakkas, D., Delpiano, E., Cayli, S., Kovanci, E., Ward, D., Revelli, A., & Huszar, G. (2005). Intracytoplasmic sperm injection: A novel selection method for sperm with normal frequency of chromosomal aneuploidies. *Fertility and Sterility, 84*, 1665–1673.

Jeschke, J. K., Biagioni, C., Schierling, T., Wagner, I. V., Börgel, F., Schepmann, D., Schüring, A., Kulle, A. E., Holterhus, P. M., von Wolff, M., Wünsch, B., Nordhoff, V., Strünker, T., & Brenker, C. (2021). The action of reproductive fluids and contained steroids, prostaglandins, and Zn2+ on CatSper Ca2+ channels in human sperm. *Frontiers in Cell and Development Biology, 9*, 699554. https://doi.org/10.3389/fcell.2021.699554

Jones, T. H., & Channer, K. S. (2012). Testosterone, obesity, diabetes and the metabolic syndrome. In E. Nieschlag & H. M. Behre (Hrsg.), *Testosterone – Action, deficiency, substitution* (4. Aufl., S. 235–250). Cambridge University Press.

Jungwirth, A., Diemer, T., Kopa, Z., Krausz, C., Mihas, S., & Tournaye, H. (2019). *EAU Guidelines on male infertility*. EAU Guidelines Office. http://uroweb.org/guideline/male-infertility. Zugegriffen am 28.05.2023.

Jurewicz, M., & Gilbert, B. R. (2016). Imaging and angiography in male factor infertility. *Fertility and Sterility, 105*(6), 1432–1442.

Kamischke, A., & Nieschlag, E. (2002). Update on medical treatment of ejaculatory disorders. *International Journal of Andrology, 25*, 333–344.

Kanakis, G. A., & Nieschlag, E. (2018). Klinefelter syndrome: More than hypogonadism. *Metabolism, 86*, 135–144.

Keihani, S., Verrilli, L. E., Zhang, C., Presson, A. P., Hanson, H. A., Pastuszak, A. W., Johnstone, E. B., & Hotaling, J. M. (2021). Semen parameter thresholds and time-to-conception in subfertile couples: How high is high enough? *Human Reproduction, 36*(8), 2121–2133. https://doi.org/10.1093/humrep/deab133

Kliesch, S. (2020). Kryokonservierung von Spermien und Hodengewebe. In M. Balcarek et al. (Hrsg.), *Indikation und Durchführung fertilitätsprotektiver Maßnahmen bei onkologischen und nicht-onkologischen Erkrankungen* (2. Aufl., S. 291–306). Schmidt & Klaunig.

Köhn, F.-M., & Schuppe, H. C. (2017). Fertilitätserhalt beim Mann. In T. Fehm et al. (Hrsg.), *Fertilitätserhalt in der Gynäko-Onkologie* (S. 47–56). De Gruyter.

Köhn, F.-M., & Schuppe, H.-C. (2021). Der Einfluss von Umweltfaktoren und Lebensstil auf die männliche Fertilität. *Gynakologe, 54*, 260–272.

Köhn, F. M., Schuppe, H. C., Jung, A., & Schulze, W. (2005). Bedeutung der Hodenbiopsie in der Andrologie. *Journal der Deutschen Dermatologischen Gesellschaft, 3*, 532–557.

Köhn, F. M., Schuppe, H. C., & Beier, K. M. (2015). Dermatologische Erkrankungen und Sexualität: Wie geht man vor? *Hautarzt, 66*(12), 907–912.

Köhn, F.-M., Kliesch, S., Pinggera, G. M., Schuppe, H.-C., & Tüttelmann, F. (2020). Andrologische Diagnostik vor einer reproduktionsmedizinischen Behandlung. *Urologe A, 59*, 855–868.

Koyuncu, H., Serefoglu, E. C., Ozdemir, A. T., & Hellstrom, W. J. (2012). Deleterious effects of selective serotonin reuptake inhibitor treatment on semen parameters in patients with lifelong premature ejaculation. *International Journal of Impotence Research, 24*(5), 171–173.

Krause, W. K. H. (2008). *Drugs compromising male sexual health*. Springer.

Krausz, C., & Riera-Escamilla, A. (2018). Genetics of male infertility. *Nature Reviews. Urology, 15*(6), 369–384. https://doi.org/10.1038/s41585-018-0003-3

Krausz, C., Hoefsloot, L., Simoni, M., Tüttelmann, F., & European Academy of Andrology; European Molecular Genetics Quality Network. (2014). EAA/EMQN best practice guidelines for molecular diagnosis of Y-chromosomal microdeletions: State-of-the-art 2013. *Andrology, 2*(1), 5–19.

Kroese, A. C., de Lange, N. M., Collins, J., et al. (2014). Surgery or embolization for varicoceles in subfertile men: Summary of a Cochrane review. *Fertility and Sterility, 102*, 1553–1555.

Lanfranco, F., Kamischke, A., Zitzmann, M., & Nieschlag, E. (2004). Klinefelter's syndrome. *Lancet, 364*, 273–283.

Latif, T., Kold Jensen, T., Mehlsen, J., Holmboe, S. A., Brinth, L., Pors, K., Skouby, S. O., Jørgensen, N., & Lindahl-Jacobsen, R. (2017). Semen quality as a predictor of subsequent morbidity: A Danish Cohort Study of 4,712 men with long-term follow-up. *American Journal of Epidemiology, 186*(8), 910–917.

Le Tortorec, A., Matusali, G., Mahé, D., Aubry, F., Mazaud-Guittot, S., Houzet, L., & Dejucq-Rainsford, N. (2020). From ancient to emerging infections: The odyssey of viruses in the male genital tract. *Physiological Reviews, 100*, 1349–1414. https://doi.org/10.1152/physrev.00021.2019

Leiber, C. (2017). Erektile Dysfunktion: Aktuelle Diagnostik und Therapie. *Urologe A, 56*(4), 519–529.

Leisegang, K., Sengupta, P., Agarwal, A., & Henkel, R. (2021). Obesity and male infertility: Mechanisms and management. *Andrologia, 53*(1), e13617. https://doi.org/10.1111/and.13617

Llavanera, M., Delgado-Bermúdez, A., Ribas-Maynou, J., Salas-Huetos, A., & Yeste, M. (2022). A systematic review identifying fertility biomarkers in semen: A clinical approach through Omics to diagnose male infertility. *Fertility and Sterility, 118*(2), 291–313. https://doi.org/10.1016/j.fertnstert.2022.04.028

Lotti, F., & Maggi, M. (2015). Ultrasound of the male genital tract in relation to male reproductive health. *Human Reproduction Update, 21*(1), 56–83.

Mallidis, C., Cooper, T. G., Hellenkemper, B., Lablans, M., Uckert, F., & Nieschlag, E. (2012). Ten years' experience with an external quality control program for semen analysis. *Fertility and Sterility, 98*, 611–616.

Marconi, M., Keudel, A., Diemer, T., Bergmann, M., Steger, K., Schuppe, H.-C., & Weidner, W. (2012). Combined trifocal- and micro-TESE is the best technique for testicular sperm retrieval in „low chance" non-obstructive azoospermia. *European Urology, 62*(4), 713–719.

Mascarenhas, M. N., Flaxman, S. R., Boerma, T., Vanderpoel, S., & Stevens, G. A. (2012). National, regional, and global trends in infertility prevalence since 1990: A systematic analysis of 277 health surveys. *PLoS Medicine, 9*, e1001356.

McLachlan, R. I., Rajpert-De Meyts, E. K., Hoei-Hansen, C. E., de Kretser, D. M., & Skakkebaek, N. E. (2007). Histological evaluation of the human testis – Approaches to optimizing the clinical value of the assessment: Mini review. *Human Reproduction, 22*, 2–16.

Mehta, A., & Sigman, M. (2015). Management of the dry ejaculate: A systematic review of aspermia and retrograde ejaculation. *Fertility and Sterility, 104*(5), 1074–1081.

Mittank-Weidner, T., Paasch, U., & Grunewald, S. (2019). Zu krank für eine Vaterschaft? Andrologische Beratung bei (neuen) onkologischen Systemtherapien. *Gynäkologische Endokrinologie, 17*, 245–249.

Molitch, M. E. (2017). Diagnosis and treatment of pituitary adenomas: A review. *JAMA, 317*(5), 516–524.

Moreno-Sepulveda, J., & Rajmil, O. (2021). Seminal human papillomavirus infection and reproduction: A systematic review and meta-analysis. *Andrology, 9*, 478–502. https://doi.org/10.1111/andr.12948

Muratori, M., Tamburrino, L., Marchiani, S., Cambi, M., Olivito, B., Azzari, C., Forti, G., & Baldi, E. (2015). Investigation on the origin of sperm DNA fragmentation: Role of apoptosis, immaturity and oxidative stress. *Molecular Medicine, 21*, 109–122.

Muscianisi, F., De Toni, L., Giorato, G., Carosso, A., Foresta, C., & Garolla, A. (2021). Is HPV the novel target in male idiopathic infertility? A systematic review of the literature. *Frontiers in Endocrinology (Lausanne), 12*, 643539. https://doi.org/10.3389/fendo.2021.643539

Ni, K., Spiess, A. N., Schuppe, H. C., & Steger, K. (2016). The impact of sperm protamine deficiency and sperm DNA damage on human male fertility: A systematic review and meta-analysis. *Andrology, 4*(5), 789–799. https://doi.org/10.1111/andr.12216

Nieschlag, E., & Lerchl, A. (2013). Sperm crisis: What crisis? *Asian Journal of Andrology, 15*(2), 184–186. https://doi.org/10.1038/aja.2012.90

Nieschlag, E., Pock, T., & Hellenkemper, B. (2017). External quality control of semen analysis reveals low compliance with WHO guidelines. *J Reproduktionsmed Endokrinologie, 14*(6), 306–310.

Noordam, M. J., & Repping, S. (2006). The human Y chromosome: A masculine chromosome. *Current Opinion in Genetics & Development, 16*, 225–232.

Nordhoff, V., & Kliesch, S. (2019). Das eine unter vielen – Spermienqualität und Möglichkeiten der Selektion. *Gynäkologische Endokrinologie, 17*, 250–256.

Nordhoff, V., Schüring, A. N., Krallmann, C., Zitzmann, M., Schlatt, S., Kiesel, L., & Kliesch, S. (2013). Optimizing TESE-ICSI by laser-assisted selection of immotile spermatozoa and polarization microscopy for selection of oocytes. *Andrology, 1*(1), 67–74.

Olesen, I. A., Andersson, A. M., Aksglaede, L., Skakkebaek, N. E., Rajpert-de Meyts, E., Joergensen, N., & Juul, A. (2017). Clinical, genetic, biochemical, and testicular biopsy findings among 1,213 men evaluated for infertility. *Fertility and Sterility, 107*(1), 74–82.e7.

Patat, O., Pagin, A., Siegfried, A., Mitchell, V., Chassaing, N., Faguer, S., Monteil, L., Gaston, V., Bujan, L., Courtade-Saïdi, M., Marcelli, F., Lalau, G., Rigot, J. M., Mieusset, R., & Bieth, E. (2016). Truncating mutations in the adhesion G protein-coupled receptor G2 gene ADGRG2 cause an X-linked congenital bilateral absence of vas deferens. *American Journal of Human Genetics, 99*(2), 437–442.

Patel, B., Parets, S., Akana, M., Kellogg, G., Jansen, M., Chang, C., Cai, Y., Fox, R., Niknazar, M., Shraga, R., Hunter, C., Pollock, A., Wisotzkey, R., Jaremko, M., Bisignano, A., & Puig, O. (2018). Comprehensive genetic testing for female and male infertility using next-generation sequencing. *Journal of Assisted Reproduction and Genetics, 35*(8), 1489–1496.

Pilatz, A., Hudemann, C., Wolf, J., Halefeld, I., Paradowska-Dogan, A., Schuppe, H. C., Hossain, H., Jiang, Q., Schultheiss, D., Renz, H., Weidner, W., Wagenlehner, F., & Linn, T. (2017). Metabolic syndrome and the seminal cytokine network in morbidly obese males. *Andrology, 5*(1), 23–30. https://doi.org/10.1111/andr.12296

Punab, M., Poolamets, O., Paju, P., Vihljajev, V., Pomm, K., Ladva, R., Korrovits, P., & Laan, M. (2017). Causes of male infertility: A 9-year prospective monocentre study on 1737 patients with reduced total sperm counts. *Human Reproduction, 32*(1), 18–31. https://doi.org/10.1093/humrep/dew284

Raivio, T., Falardeau, J., Dwyer, A., Quinton, R., Hayes, F. J., Hughes, V. A., Cole, L. W., Pearce, S. H., Lee, H., Boepple, P., Crowley, W. F., Jr., & Pitteloud, N. (2007). Reversal of idiopathic hypogonadotropic hypogonadism. *The New England Journal of Medicine, 357*(9), 863–873.

Rajpert-De Meyts, E., McGlynn, K. A., Okamoto, K., Jewett, M. A., & Bokemeyer, C. (2016). Testicular germ cell tumours. *Lancet, 387*(10029), 1762–1774.

Ramasamy, R., Ricci, J. A., Palermo, G. D., Gosden, L. V., Rosenwaks, Z., & Schlegel, P. N. (2009). Successful fertility treatment for Klinefelter's syndrome. *The Journal of Urology, 182*, 1108–1113.

Ribas-Maynou, J., Yeste, M., Becerra-Tomás, N., Aston, K. I., James, E. R., & Salas-Huetos, A. (2021). Clinical implications of sperm DNA damage in IVF and ICSI: Updated systematic review and meta-analysis. *Biological Reviews of the Cambridge Philosophical Society, 96*(4), 1284–1300. https://doi.org/10.1111/brv.12700

Rohayem, J., Fricke, R., Czeloth, K., Mallidis, C., Wistuba, J., Krallmann, C., Zitzmann, M., & Kliesch, S. (2015). Age and markers of Leydig cell function, but not of Sertoli cell function predict the success of sperm retrieval in adolescents and adults with Klinefelter's syndrome. *Andrology, 3*(5), 868–875.

Rohayem, J., Sinthofen, N., Nieschlag, E., Kliesch, S., & Zitzmann, M. (2016a). Causes of hypogonadotropic hypogonadism predict response to gonadotropin substitution in adults. *Andrology, 4*(1), 87–94.

Rohayem, J., Nieschlag, E., Zitzmann, M., & Kliesch, S. (2016b). Testicular function during puberty and young adulthood in patients with Klinefelter's syndrome with and without spermatozoa in seminal fluid. *Andrology, 4*(6), 1178–1186.

Rohayem, J., et al. (2017). Delayed treatment of undescended testes may promote hypogonadism and infertility. *Endocrine, 55*(3), 914–924.

Rowe, P. J., Comhaire, F. H., Hargreave, T. B., & Mahmoud, A. M. A. (2000). *WHO manual for the standardized investigation, diagnosis and management of the infertile male*. Cambridge University Press.

Rusz, A., Pilatz, A., Wagenlehner, F., Linn, T., Diemer, T., Schuppe, H.-C., Lohmeyer, J., Hossain, H., & Weidner, W. (2012). Influence of urogenital infections and inflammation on semen quality and male fertility. *World Journal of Urology, 30*, 23–30.

Sakkas, D., Ramalingam, M., Garrido, N., & Barratt, C. L. (2015). Sperm selection in natural conception: What can we learn from Mother Nature to improve assisted reproduction outcomes? *Human Reproduction Update, 21*, 711–726.

Salonia, A., et al. (2021). European Association of Urology (EAU) guidelines on male sexual and reproductive health. http://uroweb.org/guidelines. Zugegriffen am 28.05.2023.

Sartorius, G. A., & Handelsman, D. (2009). Hypogonadismus und Infertilität bei systemischen Erkrankungen. In E. Nieschlag, H. M. Behre, & S. Nieschlag (Hrsg.), *Andrologie – Grundlagen und Klinik der reproduktiven Gesundheit des Mannes* (3. Aufl., S. 340–364). Springer.

Schlegel, P. N., Sigman, M., Collura, B., et al. (2021a). Diagnosis and treatment of infertility in men: AUA/ASRM guideline Part I. *Fertility and Sterility, 115*(1), 54–61.

Schlegel, P. N., Sigman, M., Collura, B., et al. (2021b). Diagnosis and treatment of infertility in men: AUA/ASRM guideline Part II. *Fertility and Sterility, 115*(1), 62–69.

Schubert, M., Pérez Lanuza, L., & Gromoll, J. (2019). Pharmacogenetics of FSH Action in the Male. *Frontiers in Endocrinology (Lausanne), 10*, 47. https://doi.org/10.3389/fendo.2019.0004

Schuppe, H.-C., & Köhn, F.-M. (2018). Andrologie. In G. Plewig et al. (Hrsg.), *Braun-Falco's Dermatologie, Venerologie und Allergologie* (7. Aufl., S. 1547–1585). Springer.

Schuppe, H.-C., & Köhn, F.-M. (2022). Therapieversuche bei idiopathischer männlicher Subfertilität. In M. S. Michel, G. Janetschek, M. Wirth, & T. Sulser (Hrsg.), *Die Urologie* (2. Aufl.). Springer.

Schuppe, H.-C., Jung, A., Ochsendorf, F. R., & Köhn, F.-M. (2014). Psoriasis und Partnerschaft – Andrologische Aspekte. *Hautnah – dermatologie, 30*(2), 105–111.

Schuppe, H.-C., Pilatz, A., Hossain, H., Diemer, T., Wagenlehner, F., & Weidner, W. (2017). Urogenitale Infektionen und männliche Fertilität. *Deutsches Ärzteblatt International, 114*, 339–346.

Schuppe, H.-C., Köhn, F.-M., & Steger, K. (2019). Andrologie in der interdisziplinären Reproduktionsmedizin. In K. Diedrich et al. (Hrsg.), *Reproduktionsmedizin* (2. Aufl.). Springer Reference Medizin. https://doi.org/10.1007/978-3-662-55601-6_43-1

Schuppe, H.-C., Wyrwoll, M. J., Fietz, D., & Tüttelmann, F. (2022). Störungen der Spermato- und Spermiogenese. In E. Nieschlag, H. M. Behre, S. Kliesch, & S. Nieschlag (Hrsg.), *Andrologie. Springer Reference Medizin*. Springer.

Schwarzer, J. U., & Schwarz, M. (2012). Significance of CFTR gene mutations in patients with congenital aplasia of vas deferens with special regard to renal aplasia. *Andrologia, 44*(5), 305–307.

Semet, M., Paci, M., Saïas-Magnan, J., et al. (2017). The impact of drugs on male fertility: A review. *Andrology, 5*(4), 640–663.

Sermondade, N., Faure, C., Fezeu, L., et al. (2013). BMI in relation to sperm count: An updated systematic review and collaborative meta-analysis. *Human Reproduction Update, 19*, 221–231.

Showell, M. G., Mackenzie-Proctor, R., Brown, J., Yazdani, A., Stankiewicz, M. T., & Hart, R. J. (2014). Antioxidants for male subfertility. *Cochrane Database of Systematic Reviews, 12*, CD007411.

Sijstermans, K., Hack, W. W., Meijer, R. W., & van der Voort-Doedens, L. M. (2008). The frequency of undescended testis from birth to adulthood: A review. *International Journal of Andrology, 31*, 1–11.

Simoni, M., Tüttelmann, F., Gromoll, J., & Nieschlag, E. (2008). Clinical consequences of microdeletions of the Y chromosome: The extended Münster experience. *Reproductive Biomedicine Online, 16*, 289–303.

Sironen, A., Shoemark, A., Patel, M., Loebinger, M. R., & Mitchison, H. M. (2020). Sperm defects in primary ciliary dyskinesia and related causes of male infertility. *Cellular and Molecular Life Sciences, 77*, 2029–2048.

Skakkebaek, N. E., Rajpert-De Meyts, E., Buck Louis, G. M., Toppari, J., Andersson, A. M., Eisenberg, M. L., Jensen, T. K., Jørgensen, N., Swan, S. H., Sapra, K. J., Ziebe, S., Priskorn, L., & Juul, A. (2016). Male reproductive disorders and fertility trends: Influences of environment and genetic susceptibility. *Physiological Reviews, 96*(1), 55–97.

Snick, H. K., Snick, T. S., Evers, J. L., & Collins, J. A. (1997). The spontaneous pregnancy prognosis in untreated subfertile couples: The Walcheren primary care study. *Human Reproduction, 12*, 1582–1588.

Stalf, T., Mehnert, C., Hajimohammad, A., Manolopoulos, S. Y., Schuppe, H.-C., Diemer, T., Schill, W.-B., Weidner, W., & Tinneberg, H.-R. (2005). Influence of motility and vitality on intracytoplasmic sperm injection with ejaculated and testicular spermatozoa. *Andrologia, 37*, 125–130.

van der Steeg, J. W., Steures, P., Eijkemans, M. J., Habbema, J. D. F., Hompes, P. G., Kremer, J. A., van der Leeuw-Harmsen, L., Bossuyt, P. M., Repping, S., Silber, S. J., Mol, B. W., van der Veen, F., & Collaborative Effort for Clinical Evaluation in Reproductive Medicine Study Group. (2011). Role of semen analysis in subfertile couples. *Fertility and Sterility, 95*, 1013–1019.

Steger, K., Cavalcanti, M. C., & Schuppe, H. C. (2011). Prognostic markers for competent human spermatozoa: Fertilizing capacity and contribution to the embryo. *International Journal of Andrology, 34*, 513–527.

Stouffs, K., Vloeberghs, V., Gheldof, A., Tournaye, H., & Seneca, S. (2017). Are AZFb deletions always incompatible with sperm production? *Andrology, 5*(4), 691–694.

Stukenborg, J. B., Alves-Lopes, J. P., Kurek, M., Albalushi, H., Reda, A., Keros, V., Töhönen, V., Bjarnason, R., Romerius, P., Sundin, M., Norén Nyström, U., Langenskiöld, C., Vogt, H., Henningsohn, L., Mitchell, R. T., Söder, O., Petersen, C., & Jahnukainen, K. (2018). Spermatogonial quantity in human prepubertal testicular tissue collected for fertility preservation prior to potentially sterilizing therapy. *Human Reproduction, 33*(9), 1677–1683.

Taiyeb, A. M., Ridha-Albarzanchi, M. T., Taiyeb, S. M., Kanan, Z. A., Alatrakchi, S. K., Kjelland, M. E., & Muhsen-Alanssari, S. A. (2017). Improvement in pregnancy outcomes in couples with immunologically male infertility undergoing prednisolone treatment and conventional in vitro fertilization preceded by sperm penetration assay: A randomized controlled trial. *Endocrine, 58*, 448–457.

Tiepolo, L., & Zuffardi, O. (1976). Localization of factors controlling spermatogenesis in the nonfluorescent portion of the human Y chromosome long arm. *Human Genetics, 34*, 119–124.

Tosti, E., & Ménézo, Y. (2016). Gamete activation: Basic knowledge and clinical applications. *Human Reproduction Update, 22*(4), 420–439.

Toth, B., et al. (2019). Diagnostik und Therapie vor einer assistierten reproduktionsmedizinischen Behandlung (ART). S2k-Leitlinie, AWMF-Register Nr. 015/085, 02/2019. https://www.awmf.org/leitlinien/detail/ll/015-085.html. Zugegriffen am 28.05.2023.

Tournaye, H., Krausz, C., & Oates, R. D. (2017a). Novel concepts in the aetiology of male reproductive impairment. *The Lancet Diabetes and Endocrinology, 5*(7), 544–553.

Tournaye, H., Krausz, C., & Oates, R. D. (2017b). Concepts in diagnosis and therapy for male reproductive impairment. *The Lancet Diabetes and Endocrinology, 5*(7), 554–564.

Tüttelmann, F., & Gromoll, J. (2010). Novel genetic aspects of Klinefelter's syndrome. *Molecular Human Reproduction, 16*(6), 386–395.

Tüttelmann, F., & Nieschlag, E. (2009). Nosologie andrologischer Krankheitsbilder. In E. Nieschlag, H. M. Behre, & S. Nieschlag (Hrsg.), *Andrologie – Grundlagen und Klinik der reproduktiven Gesundheit des Mannes* (3. Aufl., S. 90–96). Springer.

Tüttelmann, F., Werny, F., Cooper, T. G., Kliesch, S., Simoni, M., & Nieschlag, E. (2011). Clinical experience with azoospermia: Aetiology and chances for spermatozoa detection upon biopsy. *International Journal of Andrology, 34*, 291–298.

Tüttelmann, F., Ruckert, C., & Röpke, A. (2018). Disorders of spermatogenesis. *Medizinische Genetik, 30*(1), 12–20.

Virtanen, H. E., & Toppari, J. (2015). Cryptorchidism and fertility. *Endocrinology and Metabolism Clinics of North America, 44*(4), 751–760.

van Voorhis, B. J., Barnett, M., Sparks, A. E., Syrop, C. H., Rosenthal, G., & Dawson, J. (2001). Effect of the total motile sperm count on the efficacy and cost-effectiveness of intrauterine insemination and in vitro fertilization. *Fertility and Sterility, 75*, 661–668.

Vorona, E., Zitzmann, M., Gromoll, J., Schüring, A. N., & Nieschlag, E. (2007). Clinical, endocrinological, and epigenetic features of the 46,XX male syndrome, compared with 47,XXY Klinefelter patients. *The Journal of Clinical Endocrinology and Metabolism, 92*(9), 3458–3465.

Wagenlehner, F. M. E., Naber, K. G., Bschleipfer, T., Brähler, E., & Weidner, W. (2009). Prostatitis und männliches Beckenschmerzsyndrom: Diagnostik und Therapie. *Deutsches Ärzteblatt International, 106*, 175–183.

Walsh, T. J., Croughan, M. S., Schembri, M., Chan, J. M., & Turek, P. J. (2009). Increased risk of testicular germ cell cancer among infertile men. *Archives of Internal Medicine, 169*, 351–356.

Warne, D. W., Decosterd, G., Okada, H., Yano, Y., Koide, N., & Howles, C. M. (2009). A combined analysis of data to identify predictive factors for spermatogenesis in men with hypogonadotropic hypogonadism treated with recombinant human follicle-stimulating hormone and human chorionic gonadotropin. *Fertility and Sterility, 92*, 594–604.

Weidner, W. H. G., Schuppe, H.-C., Pilatz, A., et al. (2014). Sperm cells for artificial reproduction and germ cell transplantation. *European Urology Supplements, 13*, 83–88.

Workowski, K. A., Bachmann, L. H., Chan, P. A., Johnston, C. M., Muzny, C. A., Park, I., Reno, H., Zenilman, J. M., & Bolan, G. A. (2021). Sexually transmitted infections treatment guidelines. *MMWR – Recommendations and Reports, 23*, 701–187. https://doi.org/10.15585/mmwr.rr7004a1

World Health Organization. (1999). *WHO-Laborhandbuch zur Untersuchung des menschlichen Ejakulates und der Spermien-Zervikalschleim-Interaktion* (4. Aufl.). Springer.

World Health Organization. (2010). *WHO laboratory manual for the examination and processing of human semen* (5. Aufl.). WHO Press.

World Health Organization. (2021). *WHO laboratory manual for the examination and processing of human semen* (6. Aufl.). WHO Press.

Wu, Q. Y., Li, N., Li, W. W., Li, T. F., Zhang, C., Cui, Y. X., Xia, X. Y., & Zhai, J. S. (2014). Clinical, molecular and cytogenetic analysis of 46, XX testicular disorder of sex development with SRY-positive. *BMC Urology, 14*, 70.

Wyrwoll, M. J., Köckerling, N., Vockel, M., Dicke, A. K., Rotte, N., Pohl, E., Emich, J., Wöste, M., Ruckert, C., Wabschke, R., Seggewiss, J., Ledig, S., Tewes, A. C., Stratis, Y., Cremers, J. F., Wistuba, J., Krallmann, C., Kliesch, S., Röpke, A., Stallmeyer, B., Friedrich, C., & Tüttelmann, F. (2022) Genetic architecture of azoospermia-time to advance the standard of care. *European Urology*, S0302-2838(22)02384-3. https://doi.org/10.1016/j.eururo.2022.05.011. Epub ahead of print.

Yu, J., Chen, Z., Ni, Y., & Li, Z. (2012). CFTR mutations in men with congenital bilateral absence of the vas deferens (CBAVD): A systemic review and meta-analysis. *Human Reproduction, 27*(1), 25–35.

Zitzmann, M. (2020). Testosteronersatztherapie des Mannes – neue Standpunkte. *J Reproduktionsmed Endokrinologie, 17*(2), 86–94.

Zitzmann, M., Aksglaede, L., Corona, G., Isidori, A. M., Juul, A., T'Sjoen, G., Kliesch, S., D'Hauwers, K., Toppari, J., Słowikowska-Hilczer, J., Tüttelmann, F., & Ferlin, A. (2021). European academy of andrology guidelines on Klinefelter Syndrome Endorsing Organization: European Society of Endocrinology. *Andrology, 9*, 145–167.

Aborte und Fehlgeburten

7

Michael Amrani

Inhaltsverzeichnis

7.1 Einleitung

In Kap. 2 bekamen wir einen Eindruck vom normalen Ablauf von Befruchtung und Implantation als auch der frühen Embryonalentwicklung. Die Komplexität dieser Prozesse kann an verschiedenen Stellen durch multiple nicht vorhersagbare Veränderungen jedoch gestört sein, womit es zu einem Abort kommt, was mit dem unpassenden Ausdruck Fehlgeburt bezeichnet wird.

> In der menschlichen Reproduktion ist das Auftreten von spontanen Aborten, d. h. der Verlust des Conceptus vor Erreichen der Lebensfähigkeit außerhalb des mütterlichen Organismus ein häufiges Geschehen (Ford & Schust, 2009), weshalb dieser Aspekt gegenüber verschiedenen anderen geburtshilflichen Komplikationen an dieser Stelle näher betrachtet werden soll.

M. Amrani (✉)
TFP-Kinderwunschzentrum Wiesbaden, MVZ Wiesbaden GmbH, Wiesbaden, Deutschland
e-mail: Michael.Amrani@tfp-fertility.com

© Der/die Autor(en), exklusiv lizenziert an Springer-Verlag GmbH, DE, ein Teil von Springer Nature 2023
M. Amrani, R. Seufert (Hrsg.), *Gynäkologische Endokrinologie und Kinderwunschtherapie*,
https://doi.org/10.1007/978-3-662-65371-5_7

Tab. 7.1 Wiederholungsrisiko in % für einen weiteren Abort nach Altersgruppen und bereits stattgehabter Aborte in der Vorgeschichte. Nach Nybo Andersen et al., 2000

	Alter			
Anzahl der Aborte	25–29	30–34	35–39	40–44
1	≈15	≈17	≈22	≈40
2	≈25	≈25	≈28	>42
≥ 3	≈40	≈40	> 40	>60

Man unterscheidet zwischen Frühaborten bis zur 12. Woche und Spätaborten bis etwa zur 22. Woche. Die Obergrenze scheint sich aufgrund neonatologischer Behandlungsmöglichkeiten weiter nach vorne zu verschieben. Nach der Personenstandsverordnung (PStV, 2022) ist eine Fehlgeburt definiert, wenn nach der Trennung vom Mutterleib das Herz nicht geschlagen oder die Nabelschnur nicht pulsiert oder die natürliche Lungenatmung nicht eingesetzt hat und das Gewicht unterhalb von 500 g lag oder die 24. Schwangerschaftswoche (nach WHO 22. SSW) nicht erreicht wurde (Mouri et al., 2022).

Etwa 15 % aller klinisch nachweisbaren Schwangerschaften enden mit einem Abort. Aber bereits vor der Messbarkeit von hCG im maternalen Blut sterben etwa 60 % der Embryonen vor oder nach der Implantation ab. Häufig werden verspätete Menstruationen oder ein kurzzeitiger biochemischer Nachweis beobachtet. Es gibt eine deutliche Korrelation zwischen dem Auftreten einer Fehlgeburt und dem biologischen Alter der Mutter. So steigen die Raten der klinischen Aborte bei Frauen über 40 Jahren auf über 50 %. Des Weiteren nimmt mit der Zahl bereits eingetretener Fehlgeburten die Wahrscheinlichkeit weiterer Ereignisse zu (Nybo Andersen et al., 2000) (siehe Tab. 7.1).

Bei intrauterinen Aborten des ersten Trimenons ohne Trophoblasterkrankungen unterscheidet man:

- Abortus imminens
  - drohende Fehlgeburt bei intakter Embryonalanlage
  - mit vaginalen Blutungen einhergehend
  - ggf. retrochoriales Hämatom
  - Fortführung der Schwangerschaft möglich
- Abortus incipiens
  - irreversibel gestörte Embryonalanlage
  - Herzaktion ggf. noch sichtbar
  - mit vaginalen Blutungen einhergehend
  - Fortführung der Schwangerschaft nicht mehr möglich
- Abortus completus
  - vollständig abgelaufene Fehlgeburt und ausgestoßen
  - mit vaginalen Blutungen einhergehend
- Abortus incompletus
  - nicht vollständig abgelaufene Fehlgeburt
  - Restgewebe der Schwangerschaftsanlage nicht vollständig ausgestoßen
  - mit vaginalen Blutungen einhergehend
- Missed abortion
  - abgestorbene Embryonalanlage nicht ausgestoßen
  - ggf. mit vaginalen Blutungen einhergehend
  - Zervix uteri meist geschlossen
- Abortus febrilis
  - abgestorbene Embryonalanlage nicht ausgestoßen
  - mit Entzündungszeichen, insbesondere Fieber (>38 °C) einhergehend
  - ggf. mit vaginalen Blutungen und putriden Ausfluss einhergehend
  - hohes Risiko der Sepsis
- Habitueller Abort
  - drei oder mehr aufeinander folgende Fehlgeburten

Ursachen von Aborten sind vielfältig, mehrschichtig und meistens nicht vorhersagbar. Viele Aspekte sind hier noch nicht verstanden. Im Vergleich zu sporadisch auftretenden Aborten, die, wie wir gesehen haben, sehr häufig sind, ist die

Inzidenz habitueller Aborte gering und kann in etwa 1–5 % der Fälle beobachtet werden.

Zur Vertiefung soll im Folgendem ein kurzer Überblick über die Ursachenfelder und mögliche Vorgehensweisen bei wiederholten Fehlgeburten gegeben werden. Aber auch nach umfassenden Untersuchungen und Bewertungen bleiben wiederkehrende Fehlgeburten in den meisten Fällen ungeklärt.

7.2 Genetische Faktoren

7.2.1 Fetale Störungen

▶ Untersuchungen legen nahe, dass der Anteil fetaler Chromosomenstörungen an Fehlgeburten deutlich über 70 % liegt. Hier werden numerische Aberrationen, strukturelle Anomalien und Mosaike beobachtet. Jedoch muss auch von einer hohen Dunkelziffer von Mutationen ausgegangen werden, bei denen essenzielle Prägungen gestört werden, die das Überleben des Embryos verhindern (Gomez et al., 2021; Sifakis et al., 2014; Popescu et al., 2018).

Es existieren nur wenige numerische Chromosomenaberrationen, die zur Lebendgeburt führen können, wozu Trisomien am Chromosom 21 (Down-Syndrom), 13 (Pätau-Syndrom), 18 (Edwards-Syndrom), oder Monosomie des X-Chromosoms (Turner-Syndrom) gehören. Diese Gruppen sind meist von Fehlbildungen, geistiger Retardierung und Unfruchtbarkeit betroffen. Jedoch endet der weitaus größte Teil der genannten Veränderungen in einer frühen Fehlgeburt.

Eine Schwierigkeit bei der Beurteilung des fetalen Erbgutes ist die technische Limitierung, die auf die Gewebequalität aber auch auf die Auflösungsfähigkeiten der Messmethoden zurückzuführen ist. So hat man bei unauffälligen Chromosomenanalysen des Abortes trotzdem häufige schwere morphologische Störungen feststellen können, was auf eine Fülle molekulargenetischer bis dato nicht sicher messbarer Auffälligkeiten hinweist und den Anteil genetischer Ursachen bei Fehlgeburten auf über 90 % ansteigen lässt (Fritz et al., 2001).

7.2.2 Parentale Störungen

Im Vergleich zu der hohen Inzidenz genetischer Anomalien beim Embryo ist die Häufigkeit bei den Eltern eher selten. Jedoch findet man bei 4–8 % der von gehäuften Fehlgeburten und Unfruchtbarkeit Betroffenen chromosomale Auffälligkeiten (Yatsenko et al., 2021). Hier zeigen sich Translokationen, Inversionen und Mosaike der Gonosomen. Diese Paare sind zugleich von einer Einschränkung der Fruchtbarkeit betroffen, da die Keimzellen, die nach der meiotischen Teilung mit Auffälligkeiten entstehen, seltener zu einer erfolgreichen Befruchtung und Schwangerschaft führen. Bei den strukturellen Chromosomenstörungen erhöht sich bei erfolgreichem Eintritt einer Schwangerschaft das Risiko für Fehlbildungen und andere Störungen beim Kind. Der Ausprägungsgrad korreliert nicht unbedingt mit der Größe und Lokalisation des Bruchstückes. Aufgrund der Verteilungsmuster bei strukturellen Störungen in den Keimzellen sollte auch Paaren mit gesund geborenen Kindern und wiederholten Fehlgeburten eine Chromosomenanalyse und humangenetische Beratung angeboten werden.

Da Urkeimzellen und ihre Follikel im Embryonalstadium angelegt wurden, sind sie auch Alterungsprozessen unterworfen, die durch molekulargenetische Veränderungen wie meiotische Segregationsstörungen den Anteil aneuploider Eizellen mit der Zeit zunehmen lassen und in der Mitte des 5. Lebensjahrzehntes nahezu alle Zellen betrifft (Kalmbach et al., 2013). Das Alter der Mutter stellt somit die häufigste Ursache für das Auftreten von Aborten dar.

Des Weiteren ergeben sich Hinweise darauf, dass mit verminderter Eizellenreserve unabhängig vom Alter das Risiko für Fehlgeburten erhöht ist. Die Follikelverarmung scheint mit einem höheren Anteil aneuploider Eizellen einherzugehen. Möglicherweise spielt hier eine stärkere Verzerrung bei der physiologischen X-Chromosom-Inaktivierung (Barr-Körperchen) zugunsten eines X-Chromosoms (>90 %) eine Rolle, die zu vorzeitiger Follikelverarmung und Fehlgeburtsneigung führt (Bunnewell et al., 2020).

Beim Mann scheinen ein erhöhter Anteil von Aneuploidien und die Fragmentierung der DNA der Spermien die Wahrscheinlichkeit eines Abortes zu erhöhen, wenn auch in deutlich geringerem Umfang als der Einfluss der Eizellen. Diese korrelieren mit dem Alter, exogenen und endogenen Einflüssen (Rodrigo, 2020).

7.3 Anatomische Faktoren

7.3.1 Angeborene Uterusanomalien

Entwicklungsbedingte Gebärmutteranomalien werden seit längerer Zeit mit dem Auftreten von Fehlgeburten in Verbindung gebracht. So ist die Inzidenz bei betroffenen Frauen deutlich höher als in der Allgemeinbevölkerung. Während der Embryonalentwicklung der weiblichen Genitalanlage kann es zu verschiedenen Zeitpunkten zu mangelnder Verschmelzung der unteren Anteile der Müller-Gänge (Ductus paramesonephricus) kommen, die in entsprechende Fehlanlagen münden, siehe Abb. 7.1.

Pathogenetisch für einen Abort resultieren dann vermindertes Uterusvolumen, gestörte endometriale Funktionen und Vaskularisation. Tab. 7.2 gibt einen Überblick über entsprechende Fehlbildungen, ihre Häufigkeit und Assoziation zum Auftreten von Aborten (Rikken et al., 2021; Chan et al., 2011).

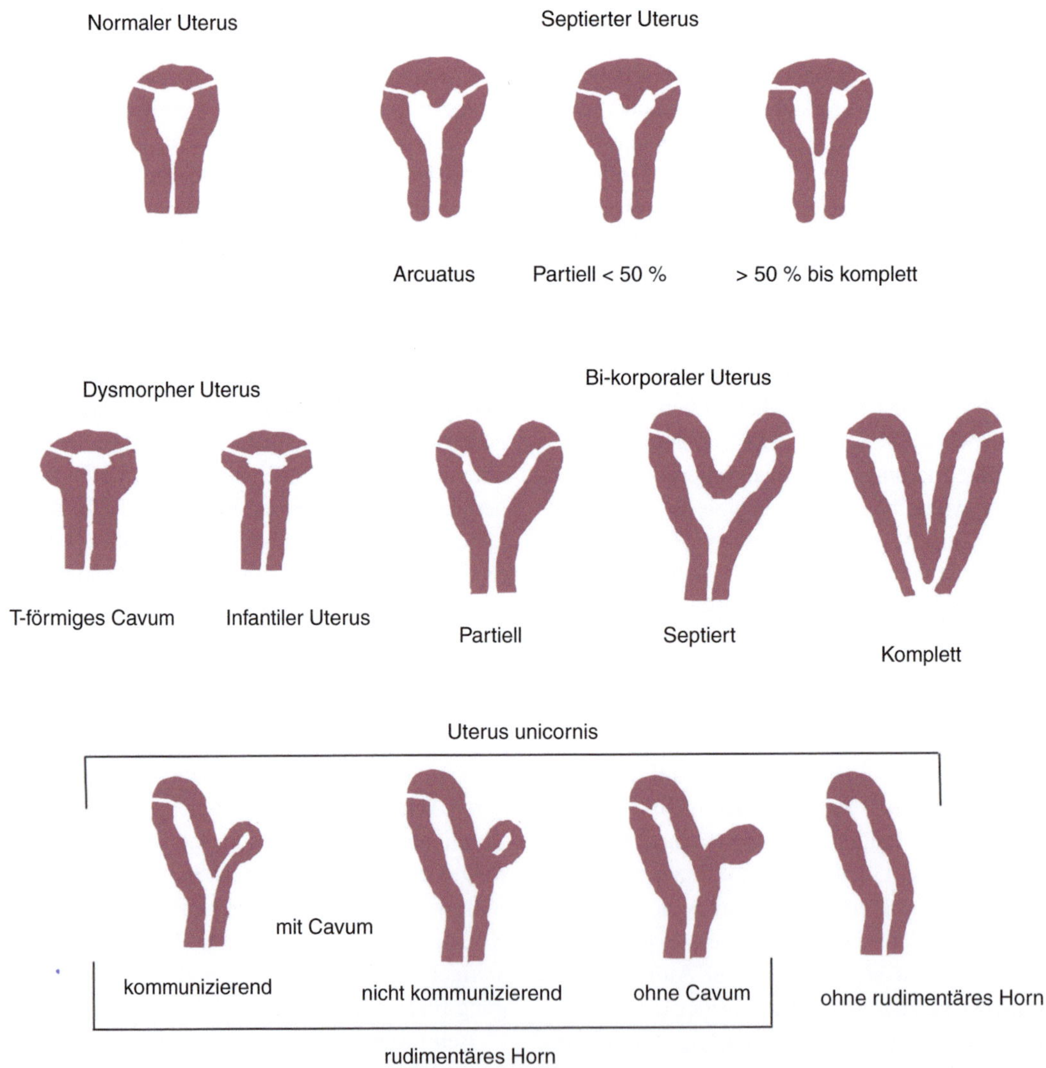

Abb. 7.1 Kongenitale Uterusanomalien nach AFS-Klassifikation. Pfeifer et al., 2021

Tab. 7.2 Angeborenen Uterusanomalien (Uterusfehlbildungen) mit geschätzten Abortrisiko und Anteil aller Uterusfehlbildungen. Kim et al., 2021; Homer et al., 2000

Uterusfehlbildung	Geschätztes Abortrisiko in %	Anteil an Uterusfehlbildungen in %
Uterus arcuatus	n.s.	≈ 40
Uterus septus	≈28–94	≈ 17
Uterus unicornis	≈ 37	≈ 4
Uterus bicornis	≈ 25	≈ 46
Uterus didelphys	≈ 21	≈ 11

7.3.2 Erworbene Uterusanomalien

Hier können Uterusmyome (i. d. R. gutartiger Muskeltumor), Endometriumspolypen, chronische Endometritis benannt werden, die einen negativen Einfluss auf das Austragen der Schwangerschaft haben können. Bei Myomen deutet sich an, dass submuköse und große imprimierende intramurale Myome Relevanz haben. Ähnlich verhält es sich mit Polypen und in manchen Fällen damit einhergehender chronischer Endometritis. Verwachsungen nach Infektionen, einer gestörten Schwangerschaft und iatrogenen Manipulationen innerhalb der Gebärmutterhöhle können ebenso Hinweise auf ein gehäuftes Abortgeschehen liefern (Ticconi et al., 2019; Cicinelli et al., 2005; Grimbizis et al., 2016).

Problematisch bleiben jedoch Vergleiche mit dem Vorkommen von angeborenen und erworbenen uterinen Auffälligkeiten ohne Auftreten von Fehlgeburten.

7.4 Immunologische Faktoren

7.4.1 Autoimmunologische Störungen

Hier finden sich gestörte Immunreaktionen gegen den eigenen Organismus, die zugleich die Schwangerschaft kompromittieren können. Autoimmunerkrankungen wie systemischer Lupus erythematodes, Antiphospholipid-Syndrom und Autoimmunthyreopathien, wie Hashimoto Thyreoiditis, konnten als autoimmunologische Risikofaktoren für Aborte identifiziert werden. Andere Erkrankungen wie Zöliakie werden diskutiert, wozu aber kein gesicherter Zusammenhang besteht (Christiansen, 2006; Perricone et al., 2012).

Tab. 7.3 Vorschläge für die Bestimmung alloimmunologischer Parameter. Nakashima et al., 2012; Hatta et al., 2012

Quotienten von Typ-1-T-Helferzelle zu Typ-2-T-Helferzelle (Th1 und Th2) bzw. CD4- zu CD8-positiven Lymphozytensubpopulationen (T4 und T8)
Tumornekrosefaktor-α (TNF-α) Sekretion im Lymphozytenstimulationstest
Periphere und uterine natürliche Killerzellen (NK-Zellen)
Natürliche Killer-T-Zellen (NKT-Zellen)
NK-Zytotoxizitätstest
Regulatorische T-Zellen (T_{reg}-Zellen)
Serologische und molekularbiologische Bestimmung der humanen Leukozyten-Antigene der Partner (HLA)
Killer-Immunglobulin-like Rezeptoren (KIR)
Zytokinprofil

7.4.2 Alloimmunologische Störungen

Wie wir in Kap. 2 Abschn. 2.6 zur Immunologie gesehen haben, spielt dieser Aspekt in der Schwangerschaftsentwicklung eine zentrale Rolle. Die Ursachen werden in einer Störung der Immunreaktionen gegenüber dem Trophoblasten angenommen, wobei sowohl inflammatorische als auch entzündungshemmende Faktoren diskutiert werden.

Alle derzeit eingesetzten Untersuchungen (siehe Tab. 7.3) müssen aber als Studienansätze gesehen werden, da gesicherte Rückschlüsse bei angenommenen Auffälligkeiten derzeit nicht gezogen werden können (Mor & Cardenas, 2010; Shimada et al., 2006).

7.5 Thrombophilie

Angeborene und erworbene Thrombophilien wurden und werden weiterhin mit Fehlgeburten in Verbindung gebracht, da hierbei Entzündungsprozesse und Durchblutungsstörungen während der Implantation bzw. Entwicklung der Plazenta vermutet werden. Es bleibt jedoch ungeklärt, warum es Frauen mit Gerinnungsstörungen gibt, die eine unauffällige geburtshilfliche Anamnese aufweisen und weshalb besagte Mutationen in der Allgemeinbevölkerung weiterhin vorkommen, wenn zugleich angenommen wird, die Fortpflanzung sei hierdurch gestört.

▶ Ein generelles Screening ist nicht empfehlenswert, vielmehr sollten thromboembolische Risiken der Mutter in der Schwangerschaft identifiziert werden, um entsprechend gegenzusteuern. Deshalb wäre erst anhand von Risikofaktoren für Thrombosen in der Eigen- und Familienanamnese eine entsprechende Diagnostik sinnvoll (Toth et al., 2018). Das Vorhandensein von Antiphospholipid-Antikörpern sollte jedoch unabhängig hiervon bei habituellen Aborten abgeklärt werden (Jauniaux et al., 2006).

Der Einfluss von Azetylsalizylsäure auf die Invasion endometrialer Blutgefäße durch den Zytotrophoblasten wird bis dato erforscht, wurde aber in Empfehlung zur Reduktion des Wiederholungsrisikos einer gestörten Plazentaentwicklung und die darauf zurückzuführenden Erkrankungen wie Präeklampsie, schwangerschaftsinduzierter Hypertonie und Plazentainsuffizienz bereits aufgenommen (Poon et al., 2019).

7.6 Endokrine Faktoren

7.6.1 Hypothyreose

Die derzeitige Datenlage legt nahe, dass eine Schilddrüsenunterfunktion mit einem erhöhten Risiko für Fehlgeburten assoziiert ist. Es finden sich bei Thyreoidea-stimulierendem Hormon (TSH) Werte von über 4,5 µIU/ml. Bei einer latenten Hypothyreose mit TSH-Werten zwischen 2,5 µIU/ml und 4,5 µIU/ml ist die Datenlage nicht ganz so deutlich. Beim Nachweis autoimmunologischer Faktoren, wie Antikörpern gegen die thyreoidale Peroxidase (TPO), kristallisiert sich die Risikoerhöhung für Fehlgeburten wieder heraus, weswegen ein TSH unterhalb von 2,5 µIU/ml grundsätzlich angestrebt werden sollte, um das Risiko für Fehlgeburten für Betroffene zu senken. Dies könnte auch für Patienten mit TSH-Werten zwischen 2,5 und 4,5 ohne Autoantikörper gelten (Negro & Stagnaro-Green, 2014; Coomarasamy et al., 2015). Näheres entnehmen Sie bitte Kap. 19.

7.6.2 Diabetes mellitus

Im Falle eines behandelten Diabetes mit unauffälliger Stoffwechsellage und Kontrollen, kommt es nicht häufiger zu einer Fehlgeburt als ohne Diabetes mellitus.

▶ Ist die Stoffwechsellage nicht suffizient eingestellt, ergibt sich ein signifikant höheres Risiko einer Fehlgeburt. Deswegen sollte die Familienplanung bis zur entsprechende Befundlage verschoben werden (Honoki et al., 2021; Jawerbaum & White, 2010).

7.6.3 PCO-Syndrom (PCOS)

Vorliegende Daten liefern Hinweise, dass Frauen mit polyzystischem Ovarsyndrom (PCOS) ein erhöhtes Abortrisiko haben. Hierbei wird von nachteiligen Effekten des luteinisierenden Hormon (LH), der Hyperandrogenämie wie auch der Hyperinsulinämie auf das Endometrium ausgegangen. Dergleichen vermutet man auch eine gestörte Funktion des Corpus luteum. Auch das im Gefolge eines PCOS häufig beobachtete metabolische Syndrom muss als eigenständiger Risikofaktor bewertet werden (Mayrhofer et al., 2020).

7.6.4 Lutealphasendefekt

Zweifelsohne spielt Progesteron, sei es vom Corpus luteum oder aus dem plazentaren Kompartiment, eine zentrale Rolle bei der Erhaltung der Schwangerschaft, und zwar bereits beginnend vor der Implantation. Alle Bemühungen, eine gestörte Progesteronsekretion durch Messung nachweisen zu können blieben bisher nicht zufriedenstellend, da diese pulsatil verläuft.

▶ Finden sich auffällig niedrige Progesteronspiegel in der Frühschwangerschaft, kann sowohl ein insuffizientes Corpus luteum als auch eine gestörte Embryonalanlage oder beides gleichzeitig angenommen werden.

Es wird vermutet, dass eine mangelhafte Follikelreifung zur Corpus-luteum-Insuffizienz beiträgt und im Zusammenhang mit Hypothyreose, Hyperprolaktinämie oder hypothalamisch-hypophysären Störungen steht (Pluchino et al., 2014).

7.7 Infektiöse Faktoren

Infektionen sind in seltenen Fällen für frühe Aborte verantwortlich zu machen. Die Datenlage hierzu ist nicht einheitlich, jedoch finden sich Hinweise zu Infektionen mit Chlamydien, Ureaplasmen, Mykoplasmen, Toxoplasmen, Listerien, Treponemen, Campylobacterarten, Herpes- und Zytomegalie.

▶ Eine bakterielle Vaginose bzw. Dysbiose vor der Schwangerschaft und in der Frühschwangerschaft ist mit einem deutlich erhöhten Risiko für einen Abort vor der 20. SSW assoziiert. Ob sie für die Implantation eine wesentliche Rolle spielt, befindet sich noch in der Erforschung. Es liegen Hinweise vor, dass eine chronisch subklinisch apparente Endometritis häufig bei Infektionen des Urogenitaltraktes wie auch einer bakteriellen Vaginose oder Zervizitis zu finden sind und sich so ein potenzieller Zusammenhang zum Abort zeigt (Giakoumelou et al., 2016).

7.8 Umweltfaktoren

Rauchen, Alkohol, Drogen und starker Koffeinkonsum können in Betracht gezogen werden, die zu einem Schwangerschaftsverlust prädisponieren. Es scheint ein dosisabhängiger Zusammenhang zu bestehen, wobei keine sicheren Grenzwerte angegeben werden können. Nikotinkonsum wirkt mit seinen Metaboliten und Abbauprodukten über Gefäßveränderung und metabolischen Störungen insbesondere im plazentaren Kompartiment. Ethanol kann als teratogenes Zellgift identifiziert werden. Starker Koffeinkonsum (>300 mg/Tag) kann das Abortrisiko erhöhen. Für andere Drogen wie Marihuana, Kokain liegen Hinweise vor und müssen immer berücksichtigt werden.

Zusammenhänge zu Fehlgeburten finden sich des Weiteren bei einer Fülle von verschiedenen Substanzen des täglichen Lebens, wozu Lösungs- und Düngemittel, Weichmacher, Schwermetalle aber auch Medikamente gehören. Deren schädigende Wirkung vermitteln sie im zell- und molekularbiologischen Bereich wie auch durch epigenetische Modifikationen. Daneben spielen auch ubiquitär vorkommende physikalische Effekte wie elektromagnetische Strahlung durch Flugreisen und andere anthropogener Quellen (Canipari et al., 2020) eine nicht zu unterschätzende Rolle.

Von den anderen Lifestylefaktoren wäre die epidemisch vorkommende Adipositas zu berücksichtigen, wofür Hinweise eines erhöhten Abortrisikos vorliegen (Hahn et al., 2014).

7.9 Therapeutische Optionen und Prognosen

Eine kausale Behandlung der Fehlgeburt existiert nicht. Man kann jedoch Einflussfaktoren erkennen und versuchen zu beeinflussen.

Wie wir sehen, ist die Beeinflussung von Aborten nur sehr bedingt möglich, da die Ursachen jenseits der derzeitigen technischen Möglichkeiten stehen. Wichtig in diesen hochtraumatischen Situationen sind eine umfangreiche verständliche Beratung und sinnvolle Untersuchungen der Betroffenen, wie auch Perspektiven zu eröffnen. Im Fokus stehen hierbei Lebensstilfaktoren, allgemeine schwere Erkrankungen und der Uterus. Es liegen belastbare Daten vor, die trotz des Auftretens mehrerer Aborte bei einer Frau in abhängig von ihrem

Tab. 7.4 Untersuchungsfelder bei habituellen Aborten, Optionen der Diagnostik und Therapie. Branch et al., 2010; Perricone et al., 2012; Coulam & Acacio, 2012; Han & Lee, 2018

Bereiche	Maßnahmen	Behandlungsoptionen
Genetik	Karyotypisierung der Partner Eizellenreservetests	Beratung Heterologes Vorgehen/ Spenderzellen Präimplantationsdiagnostik
Anatomie	Vaginalsonografie Hysterosalpigosonografie Hyteroskopie und Laparoskopie MRT i. v. Pyelogramm	Hysteroskopische Septumplastik Myomenukleation Adhäsiolyse Abdominale Metroplastik Myomenukleation Cerclage Antibiotika
Immunologie	Antiphospholipid-Antikörper	Azetylsalizylsäure und niedermolekulares Heparin
Thrombophilie	Eigen- und Familienanamnese Faktor-V-Leiden-Mutation Prothrombin Genmutation Homocystein Protein C Protein S Antithrombin III	Niedermolekulares Heparin
Endokrinologie	TSH Länge der Lutealphase Prolaktin Oraler Glukosetoleranztest (OGTT) mit Insulin HbA1c	Thyroxin Clomifen Metformin Dopaminagonisten
Infektiologie	Symptomabhängige Abklärung	Antibiotika Sanierung der Vaginalflora
Umwelt	Befunderhebung	Änderung des Lebensstils Ernährungsberatung

Alter entsprechend gute Prognosen aufweisen in den nachfolgenden Jahren ein Kind zu gebären. Jedoch steht das Alter der Frau und die vorangegangene Anzahl an Aborten in einem inversen Verhältnis zur Wahrscheinlichkeit einer Lebendgeburt. Bereits mit Anfang 30 und besonders mit 40 Jahren und ab vier und mehr Aborten sinken die Prognosen (Bender Atik et al., 2018; Lund et al., 2012).

Als Abschluss wird in Tab. 7.4 eine Zusammenfassung prädisponierender Faktoren, einer rationellen Diagnostik und Therapie gegeben.

7.10 Zusammenfassung

- Beim Auftreten von Aborten ist eine klare Erfassung und deren Einteilung notwendig, um eine übertriebene Diagnostik zu vermeiden.
- Den Betroffenen sollten biologische Vorgänge verständlich und ausführlich erläutert und ihre meistens günstigen Perspektiven aufgezeigt werden.
- Bei Fehlgeburten sollte, wenn immer möglich, das fetale Abortmaterial zytogenetisch untersucht werden, da hierdurch in den meisten Fällen eine Erklärung für das traumatisch erlebte Ereignis gefunden werden kann.
- Bei habituellen Aborten sollten vorrangig uterine Anomalien und genetische Auffälligkeiten der Eltern ausgeschlossen werden.
- Akute, latente bzw. subklinische und chronische Infektionen des Genitaltraktes sollten ausgeschlossen worden sein.
- Internistische Erkrankungen, wie Schilddrüsenfunktionsstörungen oder Diabetes sollten bereits vor dem Konzeptionsversuch konsequent behandelt und eingestellt worden sein.

- Die Behandlung gerinnungsphysiologischer Veränderungen haben einen günstigen Einfluss auf das Thrombosegeschehen bei der Mutter während der Schwangerschaft und im Wochenbett. Der Einfluss auf den Fetus bleibt ungeklärt.
- Das Antiphospholipid-Antikörper-Syndrom stellt eine der wenigen immunologisch klar definierbaren Erkrankungen dar, welches bei der Entstehung von Fehlgeburten beteiligt ist.
- Immunologische Prozesse sind bei der Entwicklung des Fetus im Körper der Mutter ein zentrales Element, aber zu komplex, um hier Störungen sicher diagnostizieren und behandeln zu können. Deswegen sind therapeutische Ansätze bis dato als experimentell und probatorisch anzusehen.

Literatur

Bender Atik, R., Christiansen, O. B., Elson, J., Kolte, A. M., Lewis, S., Middeldorp, S., Nelen, W., Peramo, B., Quenby, S., Vermeulen, N., & Goddijn, M. (2018). ESHRE guideline: Recurrent pregnancy loss. *Human Reproduction Open, 2018*(2), hoy004. https://doi.org/10.1093/hropen/hoy004

Branch, D. W., Gibson, M., & Silver, R. M. (2010). Clinical practice. Recurrent miscarriage. *The New England Journal of Medicine, 363*(18), 1740–1747. https://doi.org/10.1056/NEJMcp1005330

Bunnewell, S. J., Honess, E. R., Karia, A. M., Keay, S. D., Al Wattar, B. H., & Quenby, S. (2020). Diminished ovarian reserve in recurrent pregnancy loss: A systematic review and meta-analysis. *Fertility and Sterility, 113*(4), 818.e3–827.e3. https://doi.org/10.1016/j.fertnstert.2019.11.014

Canipari, R., De Santis, L., & Cecconi, S. (2020). Female fertility and environmental pollution. *International Journal of Environmental Research and Public Health, 17*(23). https://doi.org/10.3390/ijerph17238802

Chan, Y. Y., Jayaprakasan, K., Tan, A., Thornton, J. G., Coomarasamy, A., & Raine-Fenning, N. J. (2011). Reproductive outcomes in women with congenital uterine anomalies: A systematic review. *Ultrasound in Obstetrics & Gynecology : The Official Journal of the International Society of Ultrasound in Obstetrics and Gynecology, 38*(4), 371–382. https://doi.org/10.1002/uog.10056

Christiansen, O. B. (2006). Evidence-based investigations and treatments of recurrent pregnancy loss. *Current Opinion in Obstetrics & Gynecology, 18*(3), 304–312. https://doi.org/10.1097/01.gco.0000193011.73405.07

Cicinelli, E., Resta, L., Nicoletti, R., Zappimbulso, V., Tartagni, M., & Saliani, N. (2005). Endometrial micropolyps at fluid hysteroscopy suggest the existence of chronic endometritis. *Human Reproduction (Oxford, England), 20*(5), 1386–1389. https://doi.org/10.1093/humrep/deh779

Coomarasamy, A., Williams, H., Truchanowicz, E., Seed, P. T., Small, R., Quenby, S., Gupta, P., Dawood, F., Koot, Y. E. M., Bender Atik, R., Bloemenkamp, K. W. M., Brady, R., Briley, A. L., Cavallaro, R., Cheong, Y. C., Chu, J. J., Eapen, A., Ewies, A., Hoek, A., … Rai, R. (2015). A randomized trial of progesterone in women with recurrent miscarriages. *The New England Journal of Medicine, 373*(22), 2141–2148. https://doi.org/10.1056/NEJMoa1504927

Coulam, C. B., & Acacio, B. (2012). Does immunotherapy for treatment of reproductive failure enhance live births? *American Journal of Reproductive Immunology (New York, N.Y.: 1989), 67*(4), 296–304. https://doi.org/10.1111/j.1600-0897.2012.01111.x

Ford, H. B., & Schust, D. J. (2009). Recurrent pregnancy loss: Etiology, diagnosis, and therapy. *Reviews in Obstetrics & Gynecology, 2*(2), 76–83.

Fritz, B., Hallermann, C., Olert, J., Fuchs, B., Bruns, M., Aslan, M., Schmidt, S., Coerdt, W., Müntefering, H., & Rehder, H. (2001). Cytogenetic analyses of culture failures by comparative genomic hybridisation (CGH)-Re-evaluation of chromosome aberration rates in early spontaneous abortions. *European Journal of Human Genetics, 9*(7), 539–547. https://doi.org/10.1038/sj.ejhg.5200669

Giakoumelou, S., Wheelhouse, N., Cuschieri, K., Entrican, G., Howie, S. E. M., & Horne, A. W. (2016). The role of infection in miscarriage. *Human Reproduction Update, 22*(1), 116–133. https://doi.org/10.1093/humupd/dmv041

Gomez, R., Hafezi, N., Amrani, M., Schweiger, S., Dewenter, M. K., Thomas, P., Lieb, C., Hasenburg, A., & Skala, C. (2021). Genetic findings in miscarriages and their relation to the number of previous miscarriages. *Archives of Gynecology and Obstetrics, 303*(6), 1425–1432. https://doi.org/10.1007/s00404-020-05859-x

Grimbizis, G. F., Di Spiezio Sardo, A., Saravelos, S. H., Gordts, S., Exacoustos, C., Van Schoubroeck, D., Bermejo, C., Amso, N. N., Nargund, G., Timmerman, D., Athanasiadis, A., Brucker, S., De Angelis, C., Gergolet, M., Li, T. C., Tanos, V., Tarlatzis, B., Farquharson, R., Gianaroli, L., & Campo, R. (2016). The Thessaloniki ESHRE/ESGE consensus on diagnosis of female genital anomalies. *Human Reproduction (Oxford, England), 31*(1), 2–7. https://doi.org/10.1093/humrep/dev264

Hahn, K. A., Hatch, E. E., Rothman, K. J., Mikkelsen, E. M., Brogly, S. B., Sørensen, H. T., Riis, A. H., & Wise, L. A. (2014). Body size and risk of spontaneous abortion among danish pregnancy planners. *Paediatric and Perinatal Epidemiology, 28*(5), 412–423. https://doi.org/10.1111/ppe.12142

Han, A. R., & Lee, S. K. (2018). Immune modulation of i.v. immunoglobulin in women with reproductive failure. *Reproductive Medicine and Biology, 17*(2), 115–124. https://doi.org/10.1002/rmb2.12078

Hatta, K., Macleod, R. J., Gerber, S. A., & Croy, B. A. (2012). Emerging themes in uterine natural killer cell heterogeneity and function. *American Journal of Reproductive Immunology, 68*(4), 282–289. https://doi.org/10.1111/j.1600-0897.2012.01160.x

Homer, H. A., Li, T. C., & Cooke, I. D. (2000). The septate uterus: A review of management and reproductive outcome. *Fertility and Sterility, 73*(1), 1–14. https://doi.org/10.1016/s0015-0282(99)00480-x

Honoki, H., Yagi, K., Tsuda, S., Wada, T., Enkaku, A., Nakagawa-Yokoyama, M., Kamigishi, M., Shikata, M., Takikawa-Nishiday, A., Fujisaka, S., Chujo, D., Sasaoka, T., Nakashima, A., Saito, S., & Tobe, K. (2021). Type 1 diabetes woman with repeated miscarriages successfully gave birth after introducing an insulin pump with a predictive low glucose suspend feature. *Diabetology International, 12*(3), 324–329. https://doi.org/10.1007/s13340-020-00489-9

Jauniaux, E., Farquharson, R. G., Christiansen, O. B., & Exalto, N. (2006). Evidence-based guidelines for the investigation and medical treatment of recurrent miscarriage. *Human Reproduction, 21*(9), 2216–2222. https://doi.org/10.1093/humrep/del150

Jawerbaum, A., & White, V. (2010). Animal models in diabetes and pregnancy. *Endocrine Reviews, 31*(5), 680–701. https://doi.org/10.1210/er.2009-0038

Kalmbach, K. H., Fontes Antunes, D. M., Dracxler, R. C., Knier, T. W., Seth-Smith, M. L., Wang, F., Liu, L., & Keefe, D. L. (2013). Telomeres and human reproduction. *Fertility and Sterility, 99*(1), 23–29. https://doi.org/10.1016/j.fertnstert.2012.11.039

Kim, M.-A., Kim, H. S., & Kim, Y.-H. (2021). Reproductive, obstetric and neonatal outcomes in women with congenital uterine anomalies: A systematic review and meta-analysis. *Journal of Clinical Medicine, 10*(21). https://doi.org/10.3390/jcm10214797

Lund, M., Kamper-Jørgensen, M., Nielsen, H. S., Lidegaard, Ø., Andersen, A.-M. N., & Christiansen, O. B. (2012). Prognosis for live birth in women with recurrent miscarriage: What is the best measure of success? *Obstetrics and Gynecology, 119*(1), 37–43. https://doi.org/10.1097/AOG.0b013e31823c0413

Mayrhofer, D., Hager, M., Walch, K., Ghobrial, S., Rogenhofer, N., Marculescu, R., Seemann, R., & Ott, J. (2020). The prevalence and impact of polycystic ovary syndrome in recurrent miscarriage: A retrospective cohort study and meta-analysis. *Journal of Clinical Medicine, 9*(9). https://doi.org/10.3390/jcm9092700

Mor, G., & Cardenas, I. (2010). The immune system in pregnancy: A unique complexity. *American Journal of Reproductive Immunology (New York, N.Y.: 1989), 63*(6), 425–433. https://doi.org/10.1111/j.1600-0897.2010.00836.x

Mouri, M. I., Hall, H., & Rupp, T. J. (2022). Threatened Abortion. In *StatPearls [Internet]. Treasure Island (FL)*. StatPearls Publishing. https://www.ncbi.nlm.nih.gov/books/NBK430747/. Zugegriffen im Jan 2023.

Nakashima, A., Shima, T., Inada, K., Ito, M., & Saito, S. (2012). The balance of the immune system between T cells and NK cells in miscarriage. *American Journal of Reproductive Immunology, 67*(4), 304–310. https://doi.org/10.1111/j.1600-0897.2012.01115.x

Negro, R., & Stagnaro-Green, A. (2014). Diagnosis and management of subclinical hypothyroidism in pregnancy. *BMJ (Clinical Research Ed.), 349*, g4929. https://doi.org/10.1136/bmj.g4929

Nybo Andersen, A. M., Wohlfahrt, J., Christens, P., Olsen, J., & Melbye, M. (2000). Maternal age and fetal loss: Population based register linkage study. *BMJ (Clinical Research Ed.), 320*(7251), 1708–1712. https://doi.org/10.1136/bmj.320.7251.1708

Perricone, C., de Carolis, C., & Perricone, R. (2012). Pregnancy and autoimmunity: A common problem. *Best Practice & Research. Clinical Rheumatology, 26*(1), 47–60. https://doi.org/10.1016/j.berh.2012.01.014

Pfeifer, S. M., Attaran, M., Goldstein, J., Lindheim, S. R., Petrozza, J. C., Rackow, B. W., Siegelman, E., Troiano, R., Winter, T., Zuckerman, A., & Ramaiah, S. D. (2021). ASRM müllerian anomalies classification 2021. *Fertility and Sterility, 116*(5), 1238–1252. https://doi.org/10.1016/j.fertnstert.2021.09.025

Pluchino, N., Drakopoulos, P., Wenger, J. M., Petignat, P., Streuli, I., & Genazzani, A. R. (2014). Hormonal causes of recurrent pregnancy loss (RPL). *Hormones (Athens, Greece), 13*(3), 314–322. https://doi.org/10.14310/horm.2002.1505

Poon, L. C., Shennan, A., Hyett, J. A., Kapur, A., Hadar, E., Divakar, H., McAuliffe, F., da Silva Costa, F., von Dadelszen, P., McIntyre, H. D., Kihara, A. B., Di Renzo, G. C., Romero, R., D'Alton, M., Berghella, V., Nicolaides, K. H., & Hod, M. (2019). The International Federation of Gynecology and Obstetrics (FIGO) initiative on pre-eclampsia: A pragmatic guide for first-trimester screening and prevention. *International Journal of Gynecology and Obstetrics, 145*(S1), 1–33. https://doi.org/10.1002/ijgo.12802

Popescu, F., Jaslow, C. R., & Kutteh, W. H. (2018). Recurrent pregnancy loss evaluation combined with 24-chromosome microarray of miscarriage tissue provides a probable or definite cause of pregnancy loss in over 90 % of patients. *Human Reproduction (Oxford, England), 33*(4), 579–587. https://doi.org/10.1093/humrep/dey021

PStV. (2022). *Verordnung zur Ausführung des Personenstandsgesetzes (Personenstandsverordnung – PStV)*. Bundesgesetzblatt Nr. 38. Bundesanzeiger Verlag.

Rikken, J. F. W., Kowalik, C. R., Emanuel, M. H., Bongers, M. Y., Spinder, T., Jansen, F. W., Mulders, A. G. M. G. J., Padmehr, R., Clark, T. J., van Vliet, H. A., Stephenson, M. D., van der Veen, F., Mol, B. W. J., van Wely, M., & Goddijn, M. (2021). Septum resection versus expectant management in women with a septate uterus: An international multicentre open-label randomized controlled trial. *Human Reproduction (Oxford, England), 36*(5), 1260–1267. https://doi.org/10.1093/humrep/deab037

Rodrigo, L. (2020). Sperm genetic abnormalities and their contribution to embryo aneuploidy & miscarriage. *Best Practice & Research. Clinical Endocrinology & Metabolism, 34*(6), 101477. https://doi.org/10.1016/j.beem.2020.101477

Shimada, S., Nishida, R., Takeda, M., Iwabuchi, K., Kishi, R., Onoé, K., Minakami, H., & Yamada, H. (2006). Natural killer, natural killer T, helper and cytotoxic T cells in the decidua from sporadic miscarriage. *American Journal of Reproductive Immunology (New York, N.Y.: 1989), 56*(3), 193–200. https://doi.org/10.1111/j.1600-0897.2006.00417.x

Sifakis, S., Eleftheriades, M., Kappou, D., Murru, R., Konstantinidou, A., Orru, S., Ziegler, M., Liehr, T., Manolakos, E., & Papoulidis, I. (2014). Prenatal diagnosis of proximal partial trisomy 1q confirmed by comparative genomic hybridization array: Molecular cytogenetic analysis, fetal pathology and review of the literature. *Birth Defects Research. Part A, Clinical and Molecular Teratology, 100*(4), 284–293. https://doi.org/10.1002/bdra.23213

Ticconi, C., Pietropolli, A., Di Simone, N., Piccione, E., & Fazleabas, A. (2019). Endometrial immune dysfunction in recurrent pregnancy loss. *International Journal of Molecular Sciences, 20*(21). https://doi.org/10.3390/ijms20215332

Toth, B., Würfel, W., Bohlmann, M., Zschocke, J., Rudnik-Schöneborn, S., Nawroth, F., Schleußner, E., Rogenhofer, N., Wischmann, T., von Wolff, M., Hancke, K., von Otte, S., Kuon, R., Feil, K., & Tempfer, C. (2018). Recurrent miscarriage: Diagnostic and therapeutic procedures. Guideline of the DGGG, OEGGG and SGGG (S2k-Level, AWMF Registry Number 015/050). *Geburtshilfe und Frauenheilkunde, 78*(4), 364–381. https://doi.org/10.1055/a-0586-4568

Yatsenko, S. A., Quesada-Candela, C., Saller, D. N., Beck, S., Jaffe, R., Kostadinov, S., Yanowitz, J., & Rajkovic, A. (2021). Cytogenetic signatures of recurrent pregnancy losses. *Prenatal Diagnosis, 41*(1), 70–78. https://doi.org/10.1002/pd.5838

Infektionen und Kinderwunsch

8

Michael Amrani

Inhaltsverzeichnis

8.1 Einführung

Dieses Kapitel beschäftigt sich mit Infektionen, die im Rahmen der Familienplanung eine zentrale Rolle spielen und präkonzeptionell beachtet werden sollten. Ein Großteil der hier betrachteten Keime gehören zu sexuell übertragbaren Infektionen (sexually transmitted infections, STI) (Tsevat et al., 2017).

Einige der Erreger stehen im Fokus verschiedener Fachdisziplinen wie innere Medizin (Gastroenterologie, Pneumologie, Infektiologie, Onkologie), Geburtshilfe und Labormedizin. Fachübergreifende Aspekte können im Folgenden aufgrund des gewählten Betrachtungsbereiches Kinderwunsch nicht in allen Details behandelt werden.

In Abhängigkeit verschiedener Erregereigenschaften können Infektionen die Zeugungsfähigkeit des Patienten, die Gesundheit des Partners, des ungeborenen Kindes, des Neugeborenen, des Behandlers und auch in spezifischen Konstellationen die Gesundheit anderer Patienten des Behandlers beeinträchtigen. Infektionsübertragungen finden als vertikale (zwischen Wirt und seinem Nachkommen) und/oder horizontale Transmission (zwischen Wirten einer Generation) statt. Ihre Effekte entfalten sie direkt an Zielzellen wie auch durch getriggerte Immunreaktionen. Neben frischen Infektionen finden sich chronische oder subklinische Prozesse, die entsprechende Störungen hervorrufen können.

M. Amrani (✉)
TFP-Kinderwunschzentrum Wiesbaden, MVZ Wiesbaden GmbH, Wiesbaden, Deutschland
e-mail: Michael.Amrani@tfp-fertility.com

© Der/die Autor(en), exklusiv lizenziert an Springer-Verlag GmbH, DE, ein Teil von Springer Nature 2023

M. Amrani, R. Seufert (Hrsg.), *Gynäkologische Endokrinologie und Kinderwunschtherapie*,
https://doi.org/10.1007/978-3-662-65371-5_8

Das Kapitel stellt stichpunktartig den Erreger, sein Vorkommen bzw. Reservoir, den Übertragungsweg, seine Inkubationszeit, Infektiosität, Diagnostik, Klinik, die gesetzlichen Meldepflichten, Therapie und Prophylaxe dar.

Der diagnostische Teil kann nur einen knappen Überblick der verschiedenen Möglichkeiten wiedergeben. Die im Rahmen der Richtlinien des Gemeinsamen Bundesausschusses über die ärztliche Betreuung während der Schwangerschaft und nach der Entbindung (Mutterschafts-Richtlinien) wie auch zur Empfängnisregelung und zum Schwangerschaftsabbruch wurden an entsprechenden Stellen wiedergegeben (Richtlinien des Gemeinsamen Bundesausschuss, GBA-RL).

Therapeutische Empfehlungen müssen sich nach speziellen Indikationskonstellationen, möglichen Kontraindikationen sowie an sich verändernden Erkenntnislagen zur Medikamentenwirksamkeit orientieren (z. B. Resistenzen), die im Rahmen dieses Buches nur gestreift werden können.

> Die Erhebung und Wiedergabe aktueller Empfehlungen von Behörden und Fachgesellschaften wurde mit höchster Sorgfalt und unter Beachtung der neuesten Daten durchgeführt. Zudem wurde der Impfkalender des Ständigen Impfkommission am Robert-Koch-Institut übernommen. Jedoch können sich in der Medizin kontinuierlich neue Erkenntnisse ergeben, weswegen auf kontinuierliches Eigenstudium aktueller Empfehlungen hingewiesen wird.

8.2 Bakterielle Infektionen

8.2.1 Chlamydien

- Familie: Chlamydiaceae, Art: Chlamydia trachomatis (Kayser & Böttger, 2010a)
- 0,5 µm, gramnegativ, Energieparasit, obligat intrazellulär (Klos, 2020)
- Serotypen:
  - A–C, echtes Trachom (häufigste Augenkrankheit der Tropen), Binde- und Hornhautinfektion mit Risiko der Erblindung
  - D–K, urogenitale Infektionen und Neugeborenenkonjunktivitis (Paratrachom)
  - L, Lymphogranuloma venereum (häufige Geschlechtskrankheit der Tropen), Syphilis-ähnliche Wucherungen, Ulzeration, Lymphadenopathie
- Vorkommen:
  - Weltweit
  - Reservoir → infizierte Mensch
  - Häufigste STI

8.2.1.1 Diagnostik

- Direkter Erregernachweis: Nukleinsäure-Nachweistechnik (NAT)
- Antikörper:
  - Artspezifische Enzyme-linked Immunosorbent Assay (ELISA)
  - Jahre nachweislich
  - Kein sicherer Nachweis einer persistierenden Infektion
  - Hinweiszeichen für Sterilität (Land et al., 2003)
- Kontrolluntersuchung: frühestens 6–8 Wochen nach Therapieende
- Meldepflicht nach Infektionsschutzgesetz (IfSG): keine

8.2.1.2 Klinik

- Infektionsweg: sexuell, okulo-genital (Schmierinfektion)
- Inkubationszeit: 1–3 Wochen
- Infektiosität: unklar

> - Frau:
>   - 80 % asymptomatisch
>   - Urethritis, Endometritis und Salpingitis
>   - Chronifizierung oder schwerer Verlauf
>   - Ausdehnung auf gesamten intraperitonealen Raum
>   - Peri-hepatische Adhäsionen (Fitz-Hugh-Curtis-Syndrom)
>   - Infertilität, Risiko der Extrauterin Gravidität (den Heijer et al., 2019)

- Mann:
  - 50 % asymptomatisch
  - Nichtgonorrhoische Urethritis (NGU)
  - Infektionen der akzessorischen Drüsen (Epididymitis, Prostatitis) → Störung Spermiogenese und Spermien Transport
  - 15 % Mischinfektionen mit Neisseria gonorrhoeae.
- Schwangerschaft, subpartal:
  - Aborte, Frühgeburtlichkeit, vorzeitiger Blasensprung
  - 60–70 % Infektion des Neugeborenen
  - Untergewicht, Konjunktivitis, Otitis media, Pneumonie

8.2.1.3 Therapie

- Unkomplizierte genitale Infektion:
  - Azithromycin 1 × 1 g oder 14 Tage Doxycyclin 2 × 100 mg
- Bei Rezidiven mehrere Behandlungszyklen
- Komplizierte Infektionen (Pelvic inflammatory disease) oder Epididymitis mindestens:
  - 2 Wochen oder parenteral
- Infektionen in der Gravidität:
  - Nach Abschluss der 14. SSW
  - Erythromycin 4 × 500 mg für 7 Tage
    Oder ggf. mit Clindamycin
    Bei Exposition des Neugeborenen → Information an Pädiater

8.2.1.4 Prophylaxe

- Screening im Rahmen GBA-RL
- Aufklärung über sexuell übertragbaren Erkrankungen (STI)
- Partnerbenachrichtigung und -therapie
- Postpartal bei Verdacht: antibiotikahaltige Augentropfen (Erythromycin) oder 2,5 %ige Povidon-Iod -Lösungen in kindlichen Saccus conjunctivae
- Impfstoffe in der Erforschung
- Spenderprüfungen (heterologe Samenspende) im Rahmen der Kinderwunschbehandlung gemäß Gewebegesetz

8.2.2 Gonorrhö

- Familie: Neisseriaceae, Art: Neisseria gonorrhoeae (St Cyr et al., 2020; Kayser & Böttger, 2010c)
- Gramnegativ, unbeweglich, aerobe Diplokokken
- Adhäsion und Aufnahme durch Opaqueprotein (OPA-Protein), Typ IV Pili
- Epithelien des Urogenitaltraktes, Konjunktiva, Pharynx, Rektum, Fibroblasten
- Nekrose des Epithels
- Resistenzmechanismen:
  - Penicillinase, Veränderung der OPA-Proteine, IgA1-Protease, intrazellulär
- Vorkommen:
  - Weltweit
  - Reservoir → infizierter Mensch
  - Dritthäufigste STI

8.2.2.1 Diagnostik

- Direkter Erregernachweis: Nukleinsäurenachweistechnik (NAT), Kulturen
- Urethritis bei Männern: Mikroskopie und Gram-Färbung möglich
- Koinfektionen ausschließen
- Kontrolle 4 Wochen nach Therapieende (NAT und Kultur)
- Meldepflicht nach IfSG:
  - Direkter oder indirekter Nachweis von Neisseria gonorrhoeae mit verminderter Empfindlichkeit gegenüber Azithromycin, Cefixim oder Ceftriaxon
  - Nichtnamentlich

8.2.2.2 Klinik

- Infektionsweg: sexuell, subpartal, transamnial
- Inkubationszeit: 1–14 Tage
- Infektiosität: Dauer der Infektion (asymptomatisch und symptomatisch)

- Frau:
  - 50 % asymptomatisch → Erregerreservoir
  - Zervizitis → Fluor, Dysurie
  - Endometritis → Menorrhagie, Zwischenblutungen
  - Aszension Salpingitis, Oophoritis, Pelveoperitonitis, chronische Unterbauchschmerzen
  - Infertilität, Risiko der Extrauteringravidität

- Mann:
  - 10–30 % asymptomatisch → Erregerreservoir
  - Purulente akute Urethritis: Ausfluss, Dysurie, Strikturen
  - Prostatitis, Vesikulitis, Funikulitis, Epididymitis → Infertilität
- Beide Geschlechter:
  - Pharyngitis, auch asymptomatisch → Erregerreservoir
  - Proktitis; auch asymptomatisch → Erregerreservoir
  - Arthritis (SARA, Sexually Aquired Reactive Arthritis), Meningitis, Pneumonie, Endokarditis, vaskulitisch-hämorrhagische Hautveränderungen
- Schwangerschaft, subpartal:
  - Septischer Abort, Frühgeburt
  - Ophthalmoblennorrhoea neonatorum
    In utero oder subpartal; ca. 5 % postpartal akute purulenten Konjunktivitis
    Ohne Behandlung → Hornhaut → Erblindung
  - 35 % oropharyngeale Gonokokken

8.2.2.3 Therapie

► • Weltweit hohe Resistenzrate bei allen bisher empfohlenen Antibiotika
- Penicillin, Ciprofloxacin, Tetrazyklin, Azithromycin (Buder et al., 2018)
- Unkomplizierte Gonorrhö:
  - Ceftriaxon 1–2 g i.v. oder i.m. und Azithromycin 1,5 g p.o.

8.2.2.4 Prophylaxe

- Aufklärung über STI
- Reduktion von sexuellem Risikoverhalten, Expositionsprophylaxe
- Risikoadaptierte Testung → Erregerreservoirs erkennen
- Partnerbenachrichtigung und -therapie
- Schützende Kreuzreaktion nach Meningokokkenimpfung
- Postpartal bei Verdacht: antibiotikahaltige Augentropfen (Erythromycin) oder 2,5 %ige Povidon-Iod-Lösungen in kindlichen Konjunktivalsack
- Spenderprüfungen für heterologe Samenspende im Rahmen der Kinderwunschbehandlung gemäß Gewebegesetz

8.2.3 Mycoplasmen, Ureaplasmen

- Familie: Mycoplasmataceae (Heinz & von König, 2020)
- Art: Mycoplasma genitalium, Mycoplasma hominis (geringere Pathogenität)
- Art: Ureaplasma urealyticum, Ureaplasma parvum
- 300–600 nm, keine Zellwand, pleomorphe Gestalt, aerob bis fakultativ anaerob, intra- und extrazellulär, obligat parasitär, fakultativ pathogen (Mycoplasmen > Ureaplasmen)
- Epithel des Urogenital- und Respirationstraktes (Wiesenfeld & Manhart, 2017)
- Vorkommen:
  - Reservoir → Primaten
  - Kommensale (Ureaplasmen > Mycoplasmen) der Vaginal- und Harnröhrenschleimhaut
  - 1–2 % der Allgemeinbevölkerung

8.2.3.1 Diagnostik

- Direkter Erregernachweis: Nukleinsäure-Nachweistechnik (NAT),
- Kontrolle frühestens 4 Wochen nach Therapieende

8.2.3.2 Klinik

- Infektionsweg: sexuell, oral, parenteral, intrauterin, subpartal
- 1–4 % asymptomatisch bis geringe Beschwerden
- 30 % aller Harnwegsinfektionen
- Urethritis (nicht Gonokokkenurethritis), Pylonephritis
- Kolpitis, Zervizitis
- Endometritis, Adnexitis, Pelveoperitonitis → Infertilität
- Balanitis, Balanoposthitis
- Prostatitis, Epidymitis → Infertilität
- Proktitis, reaktive Arthritis
- Schwangerschaft, subpartal:
  - Aborte, Chorioamnionitis, Frühgeburten
  - Neugeborenenpneumonie, -sepsis oder -meningitis

8.2.3.3 Therapie

- Nachweis von Mycoplasma genitalium: Therapie obligat
- Nachweis von Ureaplasma: Therapie bei Symptomen
- Gegen die Zellwand gerichtete Antibiotika wirkungslos
- Tetracycline (z. B. Doxycyclin): 2 × 100 mg/Tag über 7–14 Tage
- Makrolide (z. B. Azithromycin, Clarithromycin) jedoch mit zunehmenden Resistenzen: 1,5 g Azithromycin über 5 Tage (2 × 250 mg Tag 1, 1 × 250 mg Tag 2–5)
- Ggf. Fluorchinolone

8.2.3.4 Prophylaxe

- Partnerbenachrichtigung und -therapie
- Bei Infektionsverdacht Spenderprüfungen für heterologe Samenspende im Rahmen der Kinderwunschbehandlung gemäß Gewebegesetz

8.2.4 Keuchhusten

- Familie: Alcaligenaceae, Art: Bordetella pertussis, Bordetella parapertussis und holmesii (Nieves & Heininger, 2016; von König & Riffelmann, 2020)
- 0,8 × 0,4 µm, bekapselt, unbeweglich, gramnegativ, Stäbchen (einzeln oder paarweise)
- Exo- und Endotoxine:
  - Pertussistoxin (PT), invasive Adenylatcyclase (CyaA), tracheales Zytotoxin (TCT)
- Adhärenzfaktoren Bindung und Anheftung:
  - Filamenthämagglutinin (FHA), Pertussistoxin (PT), Fimbrien, Pertactin
- Lokale Entzündung und Nekrose des respiratorischen Epithels
- Geringe Bakteriämie
- Vorkommen:
  - Weltweit
  - Reservoir → Mensch

8.2.4.1 Diagnostik

- Direkter Erregernachweis: Nukleinsäure-Nachweistechnik (NAT) → Frühdiagnostik
- Antikörper: Ig G und ggf. IgA → Spätdiagnostik (> 3 Wochen)
- Meldepflicht nach IfSG:
  - Krankheitsverdacht, Erkrankung, Tod, direkter oder indirekte Nachweis bei akuter Infektion
  - Namentlich

8.2.4.2 Klinik

- Infektionsweg: Tröpfcheninfektion
- Inkubationszeit: 9–10 Tage
- Infektiosität:
  - 90 % der Kontakte werden infiziert
  - Ohne antibiotischer Behandlung ca. 4 Wochen
  - Unter antibiotischer Behandlung ca. 3–7 Tage (nach Therapiebeginn)
- Stadien:
  - Stadium catarrhale (1–2 Wochen):
    Erkältungsähnliche Symptome, kaum Fieber

 - Stadium convulsivum (4–6 Wochen):
   Anfallsweise, zahlreich, nächtlich gehäuft Stakkato Husten, inspiratorischer Stridor (Keuchen), Regurgitation und Vomitus
   Fieber → Sekundärinfektion
 - Stadium decrementi (6–10 Wochen):
   Abklingen der Hustenanfälle
- Säuglinge:
  - Hoher Anteil aller Krankenhausbehandlungen und fast aller Todesfälle
  - Apnoen, Pneumonie durch Superinfektionen mit Pneumokokken, Haemophilus influenzae, Otitiden, Sinusitis, Hernien, Rippenfrakturen, subkonjunktivale und zerebrale Blutungen, Enzephalopathie, Krampfanfälle
  - Hyperleukozytose → letale pulmonale Hypertension und Hypoxämie

8.2.4.3 Therapie

- Azithromycin, Erythromycin, Clarithromycin, Cotrimoxazol

8.2.4.4 Prophylaxe

- Impfung:
  - Ab 3. Trimenon
  - Bei drohender Frühgeburt ab 2. Trimenon
  - Bei Versäumnis im Wochenbett
  - Letzte Impfung > 10 Jahre
  - Tetanus-Diphterie < 5 Jahre zuvor erfolgte → Kombinationsimpfstoff möglich
  - Enge Haushaltskontaktpersonen eines Neugeborenen spätestens 4 Wochen vor Geburt (Eltern, Geschwister, Freunde, Tagesmütter, Babysitter, Großeltern)
  - Personal im Gesundheitsdienst sowie in Gemeinschaftseinrichtungen
- Siehe Impfkalender der Ständigen Impfkommission am Robert Koch-Institut (RKI) (siehe Tab. 8.1)
- Eradikation durch Impfung nicht möglich→ nach vollständiger Immunisierung erneute Infektion und Erkrankung möglich
- Überprüfung der Impfdokumentation bei Kinderwunsch

8.2.5 Syphilis, Lues

- Familie: Spirochäten, Art: Treponema pallidum ssp. Pallidum (Peeling et al., 2017)
- 5–15 µm lang und 0,2 µm breit, besitzt 10–20 Windungen, gramnegativ, spiralig gewunden, Rotation ohne Fortbewegung
- Vorkommen:
  - Weltweit
  - Reservoir → infizierter Mensch (> 90 % Männer)
  - Anstieg seit Beginn 21. Jahrhunderts (wg. Verbesserung der medikamentösen HIV-Therapie)

8.2.5.1 Diagnostik

- Direkter Erregernachweis: Nukleinsäure-Nachweistechnik (NAT), Immunfluoreszenzmikroskopie, Dunkelfeldmikroskopie
- Antikörpernachweis (keine Unterscheidung verschiedener Spezies)
  - Such-Test:
    Treponema-pallidum-Hämagglutinations-Assay (TPHA)
    Treponema-pallidum-Partikel-Agglutination (TPPA)
  - Bestätigung:
    Fluoreszenz-Treponema-Antikörper-Absorption-Test (FTA-Abs), IgM/IgG Elisa oder IgM/IgG Western Blot
  - Therapieüberwachung/Aktivität → Lipoidantikörper, Treponema-spezifisches IgM
  - Kontrolle: 3–4 Wochen nach Beginn der Therapie, dann in 3-monatigen Intervallen im ersten Jahr (Deutsche STI-Gesellschaft, 2021)
- Meldepflicht nach IfSG:
  - Direkter oder indirekter Nachweis von Treponema pallidum
  - Nicht namentlich

8.2.5.2 Klinik

- Infektionsweg: Sexuell, transplazentar
- Inkubationszeit: Stadium I ca. 14–24 Tage (aber auch bis zu 90 Tage)

Tab. 8.1 Impfkalender der Ständigen Impfkommission am Robert-Koch-Institut. Stand 2020/2021. a) Erste Impfstoffdosis bereits ab dem Alter von 6 Wochen, je nach verwendetem Impfstoff 2 bzw. 3 Impfstoffdosen im Abstand von mind. 4 Wochen. b) Frühgeborene: zusätzliche Impfstoffdosis im Alter von 3 Monaten, d. h. insgesamt 4 Impfstoffdosen. c) Mindestabstand zur vorangegangenen Dosis: 6 Monate. d) Zwei Impfstoffdosen im Abstand von mind. 5 Monaten, bei Nachholimpfung beginnend im Alter > 14 Jahren oder bei Impfabstand von < 5 Monaten zwischen 1. und 2. Dosis ist eine 3. Dosis erforderlich. e) Td-Auffrischimpfung alle 10 Jahre. Nächste fällige Td-Impfung 1-malig als Tdap- bzw. bei entsprechender Indikation als Tdap-IPV-Kombinationsimpfung. f) Einmalige Impfung mit einem MMR-Impfstoff für alle nach 1970 geborenen Personen ≥ 18 Jahre mit unklarem Impfstatus, ohne Impfung oder mit nur einer Impfung in der Kindheit. g) Impfung mit dem 23-valenten Polysaccharid-Impfstoff. h). Zweimalige Impfung mit dem adjuvantierten Herpes-zoster-Totimpfstoff im Abstand von mindestens 2 bis maximal 6 Monaten. i) Impfungen können auf mehrere Impftermine verteilt werden. MMR und V können am selben Termin oder in 4-wöchigem Abstand gegeben werden

Impfung / Zeitmaß	Wochen	Monate									Jahre							
Alter	6	2	3	4	5–10	11[i]	12	13–14	15	16–23	2–4	5–6	7–8	9–14	15–16	17	Ab 18	Ab 60
Rotaviren	G1[a]	G2		(G3)														
Tetanus[b]		G1	N	G2	N	G3[c]	N					A1	N	A2		N	A[e]	
Diphterie[b]		G1	N	G2	N	G3[c]	N					A1	N	A2		N	A[e]	
Keuchhusten[b]		G1	N	G2	N	G3[c]	N					A1	N	A2		N	A3[e]	N
Haemophilus influenzae Typ B[b]		G1	N	G2	N	G3[c]	N											
Polio[b]		G1	N	G2	N	G3[c]	N							A1		N		
Hepatitis B[b]		G1	N	G2	N	G3[c]	N											
Pneumokokken[b]		G1	N	G2	N	G3[c]	N											S[g]
Meningokokken C							G1	N										
Masern						G1	N		G2	N							S[f]	
Röteln, Mumps						G1	N		G2	N								
Varizellen						G1	N		G2	N								
Humane Papillomaviren														G1[d] G2[d]	N			
Herpes zoster																		G1[h] G2[h]
Influenza																		S

G: Grundimmunisierung. *N*: Nachholimpfung. *A*: Auffrischimpfung, *S*: Standardimpfung.

- Infektiosität:
  - 30 % Infektion nach Kontakt mit infizierter Person
  - Stadium I und II, mehrere Jahre
- 50 % asymptomatisch
- 30 % Spontanheilung
- Stadium I:
  - Primäraffekt → schmerzlose derbe hirsekorngroß Papel an Eintrittspforte → scharf abgesetztes Ulkus, wallartiger Rand, eingesunkenes Zentrum + regionaler
  - Primärkomplex → Primäraffekt + regionale Lymphadenopathie
  - Ca. 4–6 Wochen Abheilung
  - 70 % Übergang in Lues latens
- Stadium II:
  - 4–10 Wochen nach Infektion
  - Fieber, Müdigkeit, Kopf-, Gelenk- oder Muskelschmerzen, Splenomegalie
  - Multiple harte Lymphadenopathie (Polyadenopathie)
  - Syphilide

    Exantheme: makulös, nässend → stammbetont, typisch Fuß- und Handflächen

    Enantheme: Papeln der Mundhöhle und Zunge (Plaques muqueuses, Plaques lisses), Angina tonsillaris specifica

    Condylomata lata: intertriginös, nässende, derbe, konfluierende, erregerreiche Papeln → Genitalbereich, Finger- und Zehenzwischenräume, Achselhöhlen, Brust

    Fleckenartiger Haarausfall (Alopecia specifica areolaris), Papillome der Haupt- und Barthaare (frambösiformes Syphilid)
  - Postinflammatorische Depigmentierungen
  - Abklingen nach ca. 3 Wochen
  - Unregelmäßige Rezidive möglich
  - Übergang in Lues latens: > 4 Jahre → weiterhin Infektiös
- Stadium III:
  - Mehrere Jahre nach Infektion
  - Tuberöse Hautveränderungen (Lues tuberosa) → subkutane, schmerzlose elastische Tumore an allen Organen möglich→ ulzerierende granulomatöse Veränderungen (Gummen)
  - Kardiovaskuläre Erkrankungen (Mesaortitis luetica, Aneurysmabildung)
- Stadium IV oder Neurosyphilis:
  - 10 bis 20 Jahre nach Infektion
  - 15–40 % → Asymptomatische Neurosyphilis
  - Paresen, Hirnnervenausfälle, Epilepsie, Psychosyndrom, Hör- und Riechstörungen, Aphasie, progressive Paralyse, Tabes dorsalis (Demyelinisierung Hinterstränge)
- Lues connata:
  - Transmission gesamte Gravidität möglich
  - 30–40 % → Abort, Totgeburt, Frühgeburt, postpartal Exitus letalis
  - 50–60 % → postpartal asymptomatisch → Erkrankungsbeginn > 8. Lebensmonat
  - Apnoe, Rhinitis, Laryngitis, Lymphadenopathie, Ödeme, Anämie, Ikterus, Fieber, Hepatosplenomegalie, Enteritis, Hauteffloreszenzen (Exantheme Handinnenflächen und Fußsohlen), Condyloma lata, Petechien, Hydrozephalus, Pseudoparalyse, Hirnnervenausfälle, Krampfanfälle

8.2.5.3 Therapie

- Penicillin mindestens 10 Tage
- Cave: Jarisch-Herxheimer-Reaktion → rascher Erregerzerfall → Schüttelfrost, Fieber, Kopfschmerzen

8.2.5.4 Prophylaxe

- Keine Impfung verfügbar
- Screening im Rahmen GBA-RL
- Risikoadaptierte Testungen, Koinfektionen erfassen
- Aufklärung über sexuell übertragbare Erkrankungen (STI)
- Expositionsprophylaxe, Reduktion von sexuellem Risikoverhalten
- Partnerbenachrichtigung und -therapie
- Spenderprüfungen (heterologe Samenspende) im Rahmen der Kinderwunschbehandlung gemäß Gewebegesetz

8.2.6 Urogenitaltuberkulose

- Familie: Mycobacteriaceae, Art: Mycobacterium tuberculosis (Kayser & Böttger, 2010b)
- Stäbchenförmig, säurefest, nur nach Ziehl-Neelsen-Färbung, aerob und intrazellulär, langsame Zellteilung (15–20 Stunden)
- Ruhende Persistenz in Makrophagen (Jahre, Immunstatus)
- Vorkommen
  - Selten, 2,5 % aller extrapulmonaler Tuberkuloseerkrankungen in Deutschland
  - Häufige Ursache für Sterilität in Entwicklungsländern
  - Typische Primärtuberkulose, neben HIV und Malaria häufigste Infektionserkrankung weltweit

8.2.6.1 Diagnostik

- Primärtuberkulose in der Lunge
- Direkter Erregernachweis:
  - Nukleinsäure-Nachweistechnik (NAT)
  - Kultureller Tbc-Erregernachweis (Dauer ca. 4 Wochen)
  - Menstruationsblut, Urin, Histologie
- Laparoskopie
- Meldepflicht gemäß IfSG
  - Erkrankung und der Tod an einer behandlungsbedürftigen Tuberkulose, direkte Nachweis und Resistenzbestimmung
  - Therapieabbruch und -verweigerung
  - Namentlich

8.2.6.2 Klinik

- Infektionsweg: hämatogen
- Hämatogene Absiedelung → Sekundärläsionen → verkäsendes und verkalkendes Tuberkulom des Urogenitaltraktes (Niere, Harnblase, Uterus, Eileiter, Prostata, Nebenhoden)
- Zufallsbefund im Rahmen der Sterilitätsdiagnostik
- 20 % asymptomatisch
- Dysurie, Unterbauchschmerzen, Hämat- oder Pyurie, Flankenschmerz, Epididymidis (Ramachandran et al., 2021)

8.2.6.3 Therapie

- Kombinationstherapie Isoniazid, Rifampicin und Pyrazinamid, und ggf. Ethambutol
- 6 Monate

8.2.6.4 Prophylaxe

- Epidemiologische Kontrolle
- BCG-Impfung seit 1998 nicht mehr empfohlen

8.3 Virale Infektionen

8.3.1 Influenza A + B, echte Grippe

- Familie: Orthomyxoviridae, Art: Influenzavirus A–D
- Hauptauslöser der echten Grippe A + B, 80–100 nm, behüllt, Kapsid mit 8 RNA Molekülen
- Nomenklatur nach Erregerisolierung: Ort, Nummer des Isolats, Jahr
- Festlegung der Unterarten bei Influenzavirus A:
  - Nach Oberflächenantigenen: Hämagglutinin H, Neuraminidase N
  - H: 18 Subtypen und N: 11 Subtypen
- Zoonose

(Pleschka, 2013; Hutchinson, 2018)

8.3.1.1 Diagnostik

- Direkter Erregernachweis: Nukleinsäure-Nachweistechnik (NAT)
- Meldepflicht nach IfSG
  - Direkter Nachweis von Influenzaviren bei akuter Infektion
  - Namentlich

8.3.1.2 Klinik

- Infektionsweg: Tröpfcheninfektion, kontaminierte Oberflächen (Hand, Mund, Nase)
- Inkubationszeit: 1–2 Tage
- Plötzlicher Erkrankungsbeginn, Fieber, Husten, Pharyngitis, Muskel-, Kopfschmerzen
- Schwangerschaft:
  - Schwere Verläufe im zweiten und dritten Trimenon möglich, Viruspneumonie
  - Erhöhtes Risiko bakterieller Superinfektionen mit deletärem Ausgang
  - Myositiden, Myokarditis, Enzephalitis als lebensbedrohliche Komplikationen

(Meijer et al., 2015)

8.3.1.3 Therapie

- Antivirale Therapie möglich, meistens aber zu spät
- Wirkungen der Medikamente auf den Fetus unklar

8.3.1.4 Prophylaxe (RKI, 2021)

- Impfung
- Attenuierte oder üblicherweise Totimpfstoffe
- Präkonzeptionelle Beratung
- Ausgeprägter Gendrift → WHO jährliche Neuanpassung der Impfstoffe
- Oktober und November, bis in den März möglich:
  - Gesunde Schwangere: Beginn des 2. Trimenons bis ins Wochenbett.
  - Schwangere mit hohem Risiko für pulmonale Erkrankungen und Immundefizienz unter Risikoabwägung: auch im 1. Trimenon

8.3.2 Röteln

- Familie: Matonaviridae, Art: Rubella-Virus
- 50–70 nm, behüllt, Kapsid mit einzelsträngiger RNA, 1 Serotyp mit 13 Genotypen (Neu et al., 2015; Bouthry et al., 2014)
- Vorkommen:
  - Reservoir → infizierter Mensch
  - Hohe Durchseuchung und Impfungsraten → Inzidenz negativen Serotyps < 3 % (Deutschland)

8.3.2.1 Diagnostik

- Klinische Diagnose unzuverlässig
- Direkter Erregernachweis: NAT aus Rachenabstrich, Urin, Chorionzotten, Amnionflüssigkeit
- Serologie: IgM-Antikörper in Serum, > 4-facher IgG-Anstieg innerhalb 10–14 Tagen
- Meldepflicht nach IfSG
  - Erkrankung, Tod, direkter oder indirekte Nachweis bei akuter Infektion
  - Namentlich

8.3.2.2 Klinik

- Infektionsweg: Tröpfcheninfektion
- Inkubationszeit: ca. 8 Tage, Virämie 16–18 Tage
- Infektiosität: moderat infektiös, Beginn eine Woche vor Exanthem
- 50 % asymptomatisch
- 5 Tage anhaltendes Exanthem,
- Keine katarrhalischen Symptome
- Arthralgien, nuchale Lymphadenopathie, Leukopenie
- Infektion in der Schwangerschaft (França & Mugayar, 2004)
  - Fehlgeburten, Frühgeburten
  - Vertikale Transmission:
    - < 8. SSW → ca. 80 %
    - > 18. SSW → ca. 30 %
    - > 30. SSW → ca. 70 %

- Gregg-Syndrom (Embryo-Fetopathie)
  Persistierend offener Ductus Botalli, Ventrikelseptum-Defekte, Fallot-Tetralogie, Katarakt, Innenohrschwerhörigkeit, thrombozytopenische Purpura, Enzephalomeningitis, Hepatitis, Hepatosplenomegalie, Myokarditis, Mikrozephalie
  < 12. SSW → hohes Risiko
  > 12. SSW → Abnahme des Risikos
  > 20. SSW → selten

8.3.2.3 Therapie

- Keine kausale Behandlung

8.3.2.4 Prophylaxe

- Impfung
- Siehe Impfkalender der Ständigen Impfkommission am RKI
- 2-malige Impfung (Abstand 4 Wochen) → lebenslange Immunität anzunehmen
- Lebendimpfstoff für Masern-Mumps-Röteln → nicht in der Schwangerschaft
- Überprüfung der Impfdokumentation bei Kinderwunsch
- Anzunehmender Impfschutz:
  - 2 dokumentierte Impfungen oder eindeutig positiver Antikörpernachweis
  - 2 dokumentierte Impfungen → keine Antikörperbestimmung vonnöten
  - 2 dokumentierte Impfungen und keine oder grenzwertige positive Antikörper → ggf. einmalige Auffrischimpfung
- Kein anzunehmender Impfschutz:
  - Keine oder nur eine Impfung oder kein Impfpass/Dokumentation vorliegend
  - → Grundimmunisierung oder Auffrischimpfung oder Serologie
- Immunität auch durch zelluläre Immunsystemantwort vermittelt → durch Routinemessungen nicht erfassbar. Bisher Röteln-Embryopathien ausschließlich bei ungeimpften Individuen beobachtet.

8.3.3 Masern

- Familie: Paramyxoviren, Art: Masernvirus
- Ca. 120–140 nm, RNA-Virus, 1 Serotyp mit 23 Genotypen
- Oberflächenproteine: Hämagglutinin (H-Protein), Fusionsprotein (F), Matrixprotein (M) (Paules et al., 2019; Moss, 2017)
- Vorkommen
  - Reservoir → infizierter Mensch
  - Infektion → in der Regel lebenslange Immunität
  - 98 % der Schwangeren Masernantikörper

8.3.3.1 Klinik

- Infektionsweg: Tröpfcheninfektion
- Inkubationszeit: im Mittel 10–14 Tage
- Infektiosität: Beginn 5 Tage vor Exanthem, 98 % der Kontakte werden infiziert
- Fieber, Husten, Rhinitis und Konjunktivitis
- Exanthem makulopapulös (bräunlich-rosafarbene konfluierende Flecken), Beginn im Gesicht und retroaurikulär
- Pathognomonisch: Enanthem (bläulich-weißlichen fleckigen Veränderungen, Koplik-Flecken) der Wangenschleimhaut (Anselem et al., 2011)
- Schwangerschaft:
  - Abort, Totgeburt, Frühgeburt
  - Fetale Fehlbildungen bisher nicht bewiesen
- Komplikationen (alle Altersklassen):
  - 25 %
  - Otitis media, Pneumonie, Laryngitis, Enzephalomeningitis
  - Subakute sklerosierende Panenzephalitis (SSPE, Latenz von mehreren Jahren (besonders bei Infektionen von Kindern < 5 Jahren), psycho-neurologische Störungen mit hoher Letalität
- Länder mit eingeschränkter gesundheitsmedizinischer Versorgung und Ernährung → Tod von > 100.000 Kinder/Jahr.

8.3.3.2 Therapie

- Schwangerschaft: Kontakt bei fehlenden IgG-Antikörper oder keine Impfung:
  - ≤ 3 Tage → Immunglobuline → Verhinderung der Infektion
  - > 3 Tage → Immunglobuline → Abschwächung der Infektion
  - Peripartal → Immunglobuline
- Meldepflicht nach IfSG:
  - Krankheitsverdacht, Erkrankung, Tod, direkter oder indirekter Nachweis bei akuter Infektion
  - Namentlich
  - Meldung an die Gemeinschaftseinrichtung

8.3.3.3 Prophylaxe

- Impfung
- Siehe Impfkalender der Ständigen Impfkommission am RKI
- 2-malige Impfung → lebenslange Immunität anzunehmen
- Lebendimpfstoff für Röteln-Masern-Mumps → nicht in der Schwangerschaft
- Überprüfung der Impfdokumentation bei Kinderwunsch
  - Fehlende, unklare oder unvollständige Grundimmunisierung
- Mütterliche Antikörper → postpartaler Schutz des Neugeborenen bis zu 6–8 Monate
- Masernschutzgesetz (seit 03/20):
  - Pflicht zum Nachweis einer Masernimpfung oder stattgehabter Infektion
    - Ersteinschulung
    - nach 1970 Geborene in Gemeinschafts- oder medizinischen Einrichtungen
    - Asylbewerber und Flüchtlinge

8.3.4 Mumps

- Familie: Paramyxoviridae, Art: Mumpsvirus
- Ca. 150 nm, behüllt, Kapsid mit Einzelstrang-RNA-Virus, 1 Serotyp mit Genotypen A–N (geografisch unterschiedlich verbreitet; Deutschland v. a. Genotyp G)
- Oberflächenproteine: Hämagglutinin, Neuraminidase, Fusionsprotein (Mankertz, 2020)
- Vorkommen:
  - Reservoir: infizierter Mensch
  - Infektion → in der Regel lebenslange Immunität
  - Erkrankungsgipfel: 2. und 15. Lebensjahr, Jungen > Mädchen

8.3.4.1 Klinik

- Infektionsweg: Tröpfcheninfektion, kontaminierte Oberflächen
- Inkubationszeit: 12–25 Tage
- Infektiosität: 3–7 vor bis max. 9 Tage nach Erkrankungsbeginn, > 80 % der Kontakte werden infiziert
- 40 % asymptomatisch
- Fieber, 40–50 % Erkältungssymptome
- 80 % ein- oder häufiger doppelseitige, Parotitis
- 30 % Orchitis → Störung der Fruchtbarkeit
- Selten: Pankreatitis, Adnexitis, Thyreoiditis, Iritis, Myokarditis, Arthritis, Nephritis
- Komplikationen: aseptische Meningitis, Enzephalitis, Hydrozephalus, Paralyse, Taubheit
- Schwangerschaft: Aborte. Embryopathie nicht bekannt (Liu et al., 2018)

8.3.4.2 Therapie

- Keine kausale Behandlung
- Meldepflicht nach IfSG
  - Krankheitsverdacht, Erkrankung, Tod, direkter oder indirekter Nachweis bei akuter Infektion
  - Namentlich

8.3.4.3 Prophylaxe

- Impfung
- Siehe Impfkalender der Ständigen Impfkommission am RKI
- Lebendimpfstoff für Röteln-Masern-Mumps → nicht in der Schwangerschaft
- Berufliche Impfindikation:
  - Fehlende, unklare oder unvollständige Grundimmunisierung für nach 1970 Geborene

8.3.5 Varizellen, Herpes zoster

- Familie: Herpesviridae, Art: Varicella-Zoster-Virus (VZV)
- 150–200 nm, Behüllt, Kapsid mit Doppelstrang-DNA-Molekül (Kayser & Böttger, 2010)
- Vorkommen:
  - Reservoir → infizierter Mensch
  - Nach Infektion lebenslange Persistenz im Körper und Immunität
  - Seropositiv
    16 Jahre > 95 %
    Schwangere > 96 %

8.3.5.1 Diagnostik

- Typisches klinisches Bild
- Direkter Erregernachweis: Nukleinsäure-Nachweistechnik (NAT) aus Abstrich
- Antikörperdiagnostik:
  - VZV- IgA-, IgG-Antikörper, IgM eingeschränkt
  - IgG-Avidität: Neuinfektion oder Reaktivierung (Avidität: Stärke der Bindung zwischen Antikörper und Antigen)
- Meldepflicht nach IfSG
  - Krankheitsverdacht, Erkrankung, Tod, direkter oder indirekte Nachweis bei akuter Infektion
  - Namentlich

8.3.5.2 Klinik

- Infektionsweg: Tröpfchen- und Schmierinfektion, Bläscheninhalt
- Inkubationszeit: 8–21 Tage
- Erstinfektion → Varizellen, Windpocken:
  - Virämie und lebenslangen Persistenz innerhalb der Hirnnerven- und Spinalganglien
  - Juckende Hautauschläge, verschieden Stadien nebeneinander („Sternenhimmel")
  - Varizellenpneumonie der Mutter → unbehandelt ca. 30 % letal
  - Embryo/Fetus:
    < 12. SSW Abort
    > 12. SSW Spätabort, Frühgeburt und/oder Totgeburt
    12.–20. SSW konnatales Varizellensyndrom
    Fehlbildungen von Haut, Augen, Gehirn, Extremitäten → Letalität 45 %
  - Perinatal: Letalität ca. 30 %
- Reaktivierung → Herpes zoster, Gürtelrose:
  - Keine Virämie, Effloreszenzen entlang des versorgten Dermatom
  - Effloreszenzen: infektiös (Ahn et al., 2016)

8.3.5.3 Therapie

- Aciclovir (Immungeschwächte und/oder Gürtelrose)
- Famciclovir (Immungeschwächte)
- Schwangerschaft und Geburt
- Varicella-Zoster-Immunglobulin (VZIG → Verbesserung des Krankheitsverlaufes

8.3.5.4 Prophylaxe

- Impfung
  - Siehe Impfkalender der Ständigen Impfkommission am RKI
  - Überprüfung der Impfdokumentation bei Kinderwunsch
  - 2-malige Impfung (Abstand 4 Wochen)
  - Lebendimpfstoff für Varizellen→ nicht in der Schwangerschaft
- Seronegative Frauen mit Kinderwunsch
- Ungeimpfte, seronegative vor immunsuppressiver Therapie oder Organtransplantation, bei schwerer Neurodermitis oder bei Kontaktpersonen zu o.g. Personen
- Seronegatives Personal im Gesundheitswesen oder in Gemeinschaftseinrichtungen
- Impfung Herpes zoster
  - Ab 60 Jahren
  - Totimpfstoff

8.3.6 Zytomegalie

- Familie: Herpesviridae, Art: Humanes Zytomegalievirus (HCMV, Human betaherpesvirus 5 (HHV-5)
- 200 nm, behüllt, Kapsid doppelsträngige DNA, 6 Oberflächenproteine, Riesenzellbildung, Hinweise auf Polymorphismus und somit verschiedene Subspezies bzw. Stämme
- Onkogenes Virus (Freer & Pistello, 2018; Aberle et al., 2010; Sodeik et al., 2020)
- Vorkommen:
  - Weltweit
  - Reservoir → infizierter Mensch
  - Nach Infektion lebenslange Persistenz im Körper (hämatopoetischen Zellen und Monozyten)
  - Reaktivierung oder Zweitinfektion mit anderem Virusstamm möglich
  - Durchseuchung 30–90 % (abhängig von sozioökonomischen Faktoren)
  - Häufigster Erreger kongenitaler Infektionen
  - Nach kongenitaler und postnataler CMV-Infektion (bis 8. Lebensjahr möglich) → Ausscheidung größere Virusmengen
  - Infektionsweg: Tränenflüssigkeit, Speichel, Urin, Fäkalien, Genitalsekrete, Sperma, Blut, Transplantate, transplazentar, peripartal, postpartal, stillen

8.3.6.1 Diagnostik

- Stufendiagnostik mit Antikörper
  - HCMV- IgG-, IgM-Antikörper, Antikörper gegen Glykoprotein B, HCMV-IEA (Erythrozytenabnormalität, inherited erythrocyte abnormality)
- Direkter Erregernachweis
  - NAT (Amnionflüssigkeit, Blut, Speichel)
  - pp65-Antigen-Nachweis in Lymphozyten
- Meldepflicht nach nach IfSG
  - Keine

8.3.6.2 Klinik

- Inkubationszeit: 4–6 Wochen.
- Infektiosität: nach Reaktivierung prinzipiell intermittierend lebenslang infektiös, hohe Kontagiosität
- Erstinfektion, Reaktivierung und Zweitinfektion → Virämie
- 99 % ohne oder geringe Symptome (grippeartig)
- Risikogruppen:
  - Seronegative Schwangere
  - Frauen mit Kinderwunsch
  - Immunsupprimierte (z. B. Transplantation)
- Schwangerschaft:
  - Ca. 75 % asymptomatisch
  - Reaktivierung und Zweitinfektion mit anderem Virusstamm möglich

    Geringeres Infektionsrisiko für den Embryo/Fetus?
  - Ca. 80 % Infektion ohne embryo-fetale Schädigung
  - Anstieg der Transmission mit Zunahme des Schwangerschaftsalters
  - 20–50 % Transmission 1. Trimenon mit erhöhten Fehlbildungsrisiko
  - 7–10 % Fehlbildungen

    Retardierung, Hepatosplenomegalie, Mikrozephalie, Porenzephalie, Enzephalitis, Epilepsie, psychomotorische Retardierung, Thrombozytopenie, Taubheit, Visusverlust

    Möglicher Beginn bereits bei Implantation

    Abnahme des Risikos mit Schwangerschaftsalter

8.3.6.3 Therapie

- Ganciclovir (Immungeschwächte, Immunsupprimierte, AIDS, infizierte Neugeborene und Frühgeborene)
- Ganciclovir bei Kindern: Off-label-Anwendung
- Keine Empfehlung für Schwangere und Stillende

8.3.6.4 Prophylaxe

- Keine Impfung verfügbar
- Expositionsprophylaxe
- Serostatus bei Kinderwunsch und Schwangerschaft prüfen (Keine Untersuchung GBA-RL)
  - Seropositiv:
    Reaktivierung und/oder Zweitinfektion möglich, aber vermutlich geringeres Fehlbildungsrisiko
    Kein Stillen bei Frühgeborenen
  - Seronegativ:
    Serostatus des Partners prüfen
    Strikte Hygienemaßnahmen
    Ggf. Berufsverbot in Risikobereichen und/oder -konstellationen (berufliche Exposition zu Kleinkindern, Kindertagesstätten, Kinder-, Dialyse- und Transplantationsstationen)
    Infektion von Kleinkindern in eigener Familie beachten → Aufklärung und Hygieneregeln
- Spenderprüfungen (heterologe Samenspende) im Rahmen der Kinderwunschbehandlung gemäß Gewebegesetz

8.3.7 Erythema infectiosum/Ringelröteln

- Familie: Parvoviridae, Art: humanes Parvovirus B19 (HPV-B19)
- Unbehüllt, 20–24 nm, Kapsid mit einzelsträngiger DNA, Virusproteine (VP1 und VP2)
- Zielzellen: Erythropeotische Zellen des Knochenmarks (Berner et al., 2018; Ganzenmüller & Puppe, 2020)
- Vorkommen:
  - Reservoir → infizierter Mensch (v. a. Kinder)
  - Infektion → in der Regel lebenslange Immunität
  - Seroprävalenz → Vorschule: ca. 5 %, Erwachsenenalter: ca. 70 %
  - Häufig schubweise als Epidemie auftretend

8.3.7.1 Diagnostik

- typisches klinisches Bild: Schmetterlingserythem, Girlanden-artig
- Antikörperdiagnostik:
  - HPV-B19
  - VP1 + 2 IgG (Avidität, Epitop spezifische monoklonale Antikörper)
- Direkter Erregernachweis:
  - NAT (Amnionflüssigkeit, maternales und fetales Blut)
- Meldepflicht nach IfSG: keine

8.3.7.2 Klinik

- Infektionsweg: Tröpfcheninfektion, Schmierinfektion, Blut, transplazentar
- Inkubationszeit: 4–18 Tage
- Infektiosität: Beginn 5–6 Tage vor Exanthem
- Ca. 30 % asymptomatisch
- Grippale Symptome
- Makulopapulöses Erythem
- Arthralgien, Arthritiden
- Schwangerschaft:
  - Primäre Infektion → Transmission ca. 30–80 %
  - 1. Trimenon → Abort
  - > 14. SSW
    Hydrops fetalis (erhöhter Erthrzytenumsatz)
    Intrauteriner Fruchttod (besonders < 20. SSW)
- Immunsupprimierte:
  - Aplastische Krise, rezidivierende Anämien

8.3.7.3 Therapie

- Ggf. intrauterine Transfusionen
- Keine Therapie verfügbar

8.3.7.4 Prophylaxe

- Keine Impfung verfügbar
- Serostatus bei Kinderwunsch und Schwangerschaft prüfen (Keine Untersuchung GBA-RL)
- Seropositiv: IgG positiv und IgM negativ
  - Immunität

- Seronegativ: IgG negativ und IgM negativ
  - Expositionsprophylaxe
  - Berufsverbot in Risikobereichen und/oder -konstellationen (Kleinkindern, Kindertagesstätten, Kinderstationen)

8.3.8 Virushepatitiden

Alle akuten Virushepatitiden (A–G) Meldepflicht nach IfSG

- Krankheitsverdacht, Erkrankung, Tod, direkter oder indirekte Nachweis bei akuter Infektion
- Namentlich

8.3.8.1 Hepatitis B

- Familie: Hepadnaviridae, Art: Hepatitis-B-Virus (HBV)
- Behüllt, 42 nm, Kapsid mit zirkulär geschlossenen, partiellen DNA-Doppelstrang und DNA-Polymerase (Reverse-Transkriptase-Aktivität, Protein P)
- Covalently closed circular DNA (cccDNA) Persistenz im Nukleus möglich → Reaktivierung der Infektion
- Bildung vor Virosomen mit HBsAg ohne Kapsid: 20 nm
- Oberflächenproteine: Hepatitis B surface antigen (HBsAg), Pre-S1-Protein
- Kapsidprotein: Hepatitis B core antigen (HBc-Ag)
- Sekretionsprodukt: Hepatitis B extracellular antigen (HBe-Ag)
- Onkogenes Virus
- Vorkommen → infizierter Mensch
  (Cornberg et al., 2021; Aberle et al., 2010; Wölk, 2020)

Diagnostik

- Antikörpernachweise: Anti-HBc, Anti-HBe, Anti-HBs
- Transaminasen GPT und GOT
- Direkter Erregernachweis:
  - Immunoessays: HBsAg, HBeAg
  - Nukleinsäure-Nachweistechnik (NAT): HBV-DNA, HBV Genotyp
- Koinfektionen abklären (Hepatitis D, HIV)

Klinik

- Infektionsweg: Blut, vertikal, sexuell, subpartal
- Infektiosität: durchschnittlich 60–120 Tage, hohe Kontagiosität
- Schwerer Verlauf 0,5–1,0 %
- Abheilung > 90 %
- Chronisch aktiv 5–10 %
- Leberzirrhose 1 %

Therapie

- Entsprechend den Leitlinien
- Behandlung im spezialisierten Zentrum
- Nach Leberstatus:
  - Nukleosid- bzw. Nukleotid-Analoga
  - Alpha-Interferon

Prophylaxe

- Impfung
- Siehe Impfkalender der Ständigen Impfkommission am RKI
- Aufklärung über sexuell übertragbaren Erkrankungen (STI)
- Impfkontrolle durch Anti-HBs Antikörper gemäß GBA-RL
- HBs-Ag Nachweis in der 34.–36. SSW (Mutterschaftsvorsorgerichtlinien)
- Erfassung von Koinfektionen
- Postexpositionsprophylaxe (simultan) aktive und passive Immunisierung:
  - Unklarer oder unvollständiger Impfschutz
  - Neugeborenes bis 24 h postpartal HBsAg-positiven Müttern (passiv möglich bis innerhalb von 7 Tagen)
- Spenderprüfungen im Rahmen der Kinderwunschbehandlung gemäß Gewebegesetz
- Kinderwunschbehandlung:
  - Partnerimpfungen
  - Nach Abheilung oder nur bei geringer Virusreplikation, nach Leberabklärung, Ausschluss von Komorbiditäten

  - Kryokonservierung von Keimzellen:
    Nicht in flüssigen Stickstoff
    Ausschließlich getrennte, doppelwandige Kryotanks

8.3.8.2 Hepatitis C

- Familie der Flaviviridae, Art: Hepatitis-C-Virus (HCV)
- 50 nm? behülltes, Kapsid mit RNA-Einzelstrang verbunden, 7 Genotypen mit 30 Subtypen,
- Ausgeprägte Variabilität: Leseungenauigkeit der RNA Polymerase (NS5B) → Quasispezies → schwierige Entdeckung, hohes Risiko für Chronifizierung. Onkogenes Virus (Cornberg et al., 2021; Aberle et al., 2010)
- Hauptverursacher aller diagnostizierten Hepatitiden
- Vorkommen → infizierter Mensch

Diagnostik

- Antikörpernachweise: Anti-HCV
- Direkter Erregernachweis:
  - Nukleinsäure-Amplifikationstechniken (NAT): HCV-RNA, HCV-Genotypen

Klinik

- Infektionsweg: Blut, vertikal, sexuell, perinatal
- Schwerer Verlauf 0,5–1,0 %
- Abheilung 10–40 %
- Chronisch aktiv 30–90 %
- Leberzirrhose 5–30 %
- Leberzellkarzinom

Therapie

- Entsprechend den Leitlinien
- Behandlung im spezialisierten Zentrum
- Nach Genotyp, Leberstatus:
  - Nukleotid Polymerase (NS5B)-Inhibitoren
  - Nicht-Nukleotid Polymerase (NS5B)-Inhibitoren
  - NS5A-Inhibitoren
  - Ribavirin
  - PEG-Interferon α-2a und α-2b
  - Proteaseinhibitoren
- Teratogenität: sichere Verhütung unter Therapie
- Eingeschränkte Therapiemöglichkeiten während Schwangerschaft
- Nachkontrollen der Kinder HCV-positiver Mütter

Prophylaxe

- Keine Impfung verfügbar
- Postexpositionsprophylaxe (PEP) Off-label: Directly-acting antiviral agent (DAA)
- Aufklärung über sexuell übertragbaren Erkrankungen (STI)
- Risikoadaptierte Testungen, Erfassung von Koinfektionen
- Spenderprüfungen im Rahmen der Kinderwunschbehandlung gemäß Gewebegesetz
- Kinderwunschbehandlung:
  - Nach Ausheilung
  - Ausschluss von Komorbiditäten
  - Bei geringer Virusreplikation an speziellen Instituten mit entsprechenden Reinigungsmöglichkeiten infizierter Keimzellen
  - Nach Leberabklärung
  - Kryokonservierung von Keimzellen:
    Nicht in flüssigen Stickstoff
    Ausschließlich getrennte, doppelwandige Kryotanks

8.3.9 HIV-Infektion/AIDS

- Familie: Retroviren, Art: Humanes Immundefizienzvirus
- 100–120 nm, behüllt, 2 Arten HIV 1 + 2 (HIV 1 häufiger als HIV 2)
- Geographische Verteilung, multiple Untertypen, Klassifizierung komplex und nicht abgeschlossen
  - Kapsid:
    Kapsidprotein p24
    2 Kopien einer einzelsträngigen RNA
    Nukleokapsid-Protein p9
  - Nichtstrukturproteine:
    Trans-Activator of Transcription Protein (Tat)
    Reverse-Transkriptase
    Integrase

- Virushülle:
  Proteine des Wirtes (HLA-Klasse-I und -II-Moleküle, Adhäsionsproteine)
  Membranproteine: Gp120, Gp41
- Infektion follikuläre T-Helferzellen
- Zoonose (Simiane Immundefizienz-Virus, 20er-Jahre des 20. Jahrhunderts) (Aberle et al., 2010; Schulz & Behrens, 2020)
- Vorkommen:
  - Infizierter Mensch
  - Schimpansen (meist ohne Erkrankung)

8.3.9.1 Diagnostik

- Zweistufendiagnostik mit Such- und Bestätigungstests
- Antikörperdiagnostik
- Direkter Erregernachweis Nukleinsäure-Nachweistechnik (NAT)
- Lymphozyten-Differenzierung zur Bestimmung des zellulären Immunstatus
- Meldepflicht nach IfSG:
  - Direkter oder indirekter Nachweis von HIV
  - Nicht namentlich

8.3.9.2 Klinik

- Infektionsweg: sexuelle Übertragung, parenterale Inokulation, transplazentar, perinatal, stillen
- Inkubationszeit 6 Tage bis 6 Wochen
- Asymptomatisch
- Lymphadenopathie, Fieber, Nachtschweiß, Abgeschlagenheit, Hautausschläge, orale Ulzerationen, Arthralgie
- Fortlaufende Zerstörung von CD4-Helferzellen
- T-Gedächtniszellen → langlebiges Reservoir → bis dato keine Eradizierung möglich
- 4 Stadien nach WHO in Abhängigkeit von:
  - CD4+-Zellzahl/µl
  - % aller Lymphozyten
  - Vorhandensein von Symptomen
- In der Regel 9–11 Jahre (Median)→ schwerer Immundefekt → acquired immune deficiency syndrome AIDS

8.3.9.3 Therapie

- Behandlung im spezialisierten Zentrum
- Antiretrovirale Therapie (ART)
- Schwangerschaft:
  - Ab 13 +0 SSW als Transmissionsprophylaxe (Fetus)
  - In Abhängigkeit von Behandlungsbedürftigkeit (Mutter)
    Verlangsamung der Virusvermehrung
    Senkung der Viruslast und Virusweitergabe
    Verhinderung von AIDS

8.3.9.4 Prophylaxe

- Keine Impfung verfügbar
- Expositionsprophylaxe
- Aufklärung über sexuell übertragbaren Erkrankungen (STI)
- HIV-Postexpositionsprophylaxe (PEP) und Präexpositionsprophylaxe (PrEP)
- Steigerung der HIV-Testungsrate
- Risikoadaptierte Testungen, Erfassung von Koinfektionen
- Screening-Angebot aller Schwangeren:
  - Dokumentation der Testdurchführung ohne Ergebnis im Mutterpass
- Abruptio aus medizinischer Indikation möglich
- Geburtsmodus abhängig von:
  - Viruslast
  - Leitlinienempfehlungen
- Abstillen
- Kinderwunschbehandlung:
  - Spenderprüfungen gemäß Gewebegesetz
  - Behandlung nur an speziellen Instituten mit entsprechenden Reinigungsmöglichkeiten infizierter Keimzellen
  - Mögliche Ausschlusskriterien
    Keine Beachtung der Expositionsprophylaxe
    Sprachbarrieren

Psychiatrische Erkrankungen mit eingeschränkter Entscheidungsfähigkeit
Mangelnde Compliance
Drogenabusus
Unklare Partnerschaftsverhältnisse
Hohe Viruslast, instabiler CD4-Status
Medikamentenresistenzen
AIDS

- Kontrolle hygienischen i.v. Drogenkonsums
- Zugang zur HIV-Therapie (Flüchtlinge, Drogenkonsumenten)

8.3.10 Zika-Virus

- Familie Flaviviridae Art: Zika-Virus (ZIKV)
- 50 nm, behüllt, Kapsid mit Einzelstrang-RNA, Infektion von Haut- und neuronalen Stammzellen
- Zoonose (50er-Jahre des 20. Jahrhunderts) (Dubaut et al., 2017; Cordeiro et al., 2017)
- Vorkommen:
  - Primaten
  - Endemisch in Afrika und Südostasien
  - Ausbreitung über Pazifik der südlichen Hemisphäre auf amerikanischen Kontinent bei gesteigerter Reisetätigkeit und ausgeprägtes El-Niño-Ereignis 2015/2016

8.3.10.1 Diagnostik

- Symptome 3 Wochen nach Rückkehr aus Epidemie- und Endemiegebieten
- Schwangere Reiserückkehrerinnen und männliche Reiserückkehrer mit schwangerer Sexualpartnerin
- Kinderwunsch ab 28 Tage nach Reiserückkehr
- Direkter Erregernachweis:
  - Bis 1 Monat nach Symptombeginn
  - Nukleinsäure-Nachweistechnik (NAT), Blut und Urin
- Antikörper Diagnostik: IgM- und IgG-Nachweis
- Meldepflicht nach IfSG:
  - Direkter oder indirekte Nachweis bei akuter Infektion
  - Namentlich

8.3.10.2 Klinik

- Infektionsweg: Stich von Aedes-Stechmücken (Tropen und Subtropen), sexuell, transplazentar, Urin und Speichel unklar
- Inkubationszeit: 3–12 Tage
- Infektiosität: unklar
- 80 % symptomlos
- Exanthem, Fieber, Arthralgie, Konjunktivitis, Muskel- und Kopfschmerzen
- Fetale Mikrozephalie (besonders erstes Trimenon)

8.3.10.3 Therapie

- Nicht verfügbar

8.3.10.4 Prophylaxe

- Keine Impfung verfügbar
- Schutz gegen Moskitostiche
- Reisemedizinische Beratung → Beachtung von Zika-Gebieten
- Kinderwunsch und Schwangerschaft:
  - Reisen in Zika-Gebiete vermeiden
  - Frauen nach Rückkehr aus Zika-Gebieten mindestens 2 Monate keine Schwangerschaft herbeiführen, konsequente Verhütung und Verhinderung einer sexuellen Übertragung
  - Männer und beide Partner zusammen nach Rückkehr aus Zika-Gebieten (auch ohne Symptome) mindestens 3 Monate keine Schwangerschaft herbeiführen, konsequente Verhütung und Verhinderung einer sexuellen Übertragung
  - Beide Partner zusammen nach Rückkehr aus Zika-Gebiet ohne Symptome Ggf. serologi-

sche Testung an Spezialinstitut (Cave: Unsicherheiten der serologischen Diagnostik)
  - Sexuelle Übertragung durch Partner vermeiden
  - In Risikofällen intensivierte Schwangerschaftsüberwachung

8.3.11 COVID-19, Coronavirus-Krankheit-2019

- Familie: Coronaviridae Art: SARS-CoV-2 (schweres-akutes-Atemwegssyndrom-Coronavirus-Typ 2)
- 60–140 nm Behüllt, Einzelstrang-RNA
- Eindringen in die Zelle über transmembranöses Angiotensin-konvertierendes Enzym 2 (Rezeptor für SARS-Cov 1 und 2) → Steigerung proinflammatorischer Effekte
- Klassifizierung der Varianten anhand der Abstammung der ursprünglichen Entwicklungslinien in China A + B
- 1–2 Mutationen pro Monat → polymorphe Nukleotidsequenzen → Varianten von SARS-CoV-2
- Zoonose (2. Jahrzehnt des 21. Jahrhunderts) (Dashraath et al., 2020; Alzamora et al., 2020; Rasmussen et al., 2021)
- Vorkommen:
  - Weltweit
  - Reservoir bzw. Zwischenwirt
    Mensch
    Vermutlich Marder, Katzen und Nerze, Fledertiere, Schuppentiere

8.3.11.1 Diagnostik

- Direkter Erregernachweis
  - Nasopharynx-Abstrich (Nasen-Rachen-Abstrich)
  - Oropharynx-Abstrich (Rachenabstrich)
  - Bronchoalveoläre Lavage
  - Sputum bei produktivem Husten
  - Trachealsekret
- Genotypisierungsassay, Komplettsequenzierung
- Antikörperdiagnostik
  - Aktuell bei infektionsepidemiologischen Fragestellungen
- Meldepflicht nach IfSG
  - Krankheitsverdacht, Erkrankung, Tod
  - Direkter oder indirekte Nachweis bei akuter Infektion
  - Namentlich
  - Obduktion in biologischer Schutzstufe 3
  - Markierung des Sarges

8.3.11.2 Klinik

- Infektionsweg: Tröpfchen/Aerosole
- Inkubation: 5–6 Tage
- Grippeartige Symptome
- Zerstörung von Endothelien → Infektion aller Organe
  - Häufig:
    Fieber, Trockener Husten, Ermüdung, Auswurf, Schnupfen, Störung des Geruchs- und/oder Geschmackssinn, Pneumonie
  - Gelegentlich:
    Kurzatmigkeit, Myalgie und Arthralgie, Halsschmerzen, Kopfschmerz, Schüttelfrost
  - Selten:
    Übelkeit/Erbrechen, Durchfall
  - Schädigung des Herzkreislauf Systems mit:
    Herzmuskelschädigungen, Myokarditis, Herzinfarkt, Herzinsuffizienz, Herzrhythmusstörungen, venös-thromboembolische Ereignisse
- Schwangerschaft
  - Erhöhtes Risiko für Pneumonie, Superinfektion
  - Erhöhte Rate Gestationsdiabetes, Präeklampsie, Frühgeburt, niedriges Geburtsgewicht

8.3.11.3 Therapie

- Remdesivir (Frühphase, Pneumonie, O_2-Zufuhr)
- Monoklonale Antikörper
- Ca. 400 Wirkstoffe in Erforschung (Stand Herbst 2021)

8.3.11.4 Prophylaxe

- Gesetze zum Schutz der Bevölkerung bei einer epidemischen Lage von nationaler Tragweite
- Epidemiologische Überwachung/Pandemiepläne:
  - Arbeitsschutz medizinischen Personals
  - Individuelle Hygienemaßnahmen
  - Mund-Nasen-Masken
  - Testungsstrategien
  - Reinigung von Oberflächen, Belüftung geschlossener Räume
  - Spezifische Abfallentsorgung
  - Räumliche Distanzierung
  - Einschränkungen von Reisen und Mobilität
- Impfung:
  - Siehe Empfehlungen der Ständigen Impfkommission am RKI
  - Impfstoffe auf Basis: inaktivierte Viren, virale Vektoren, RNA-Impfstoff, DNA-Impfstoff

8.4 Protozooische Infektionen

8.4.1 Toxoplasmose

- Untergruppe: Kokzidien, Familie: Sarcocystidae, Art: Toxoplasma gondii
- Oozysten (ca. 11 µm), Gewebszysten (ca. 300 µm)
- Obligat intrazellulär lebende Parasiten
- Zoonose (Ignatius & Burchard, 2020)
- Vorkommen:
  - Hauptwirt: Katze
  - Zwischenwirt: alle anderen Säugetiere, einschließlich Menschen
  - 50–75 % Serokonversion
- Inkubationszeit: 2–3 Wochen

8.4.1.1 Diagnostik

- Charakteristischer okulärer Befund
- Antikörper Diagnostik: IgG- und IgM-Antikörper
- Avidität von IgG-Antikörpern:
  - Zeitliche Eingrenzung des Infektionsbeginns
- Direkter Erregernachweis:
  - Keine Aussage über Aktivität der Infektion
  - Ggf. bei Amnionzentese oder aus Nabelschnur
- Meldepflicht nach IfSG:
  - Direkter oder indirekter Nachweis von Toxoplasma gondii bei konnatalen Infektionen
  - Nicht namentlich

8.4.1.2 Klinik

- Infektionsweg:
  - Aufnahme von rohem, ungenügend behandeltem, zystenhaltigem Fleisch bzw. Fleischprodukten
  - Orale Aufnahme sporulierter Oozysten (z. B. Gartenarbeit oder Kontakt zu Katzen oder Katzenkot)
  - Transplazentare Übertragung von Tachyzoiten (intrazelluäres Teilungsstadium) während mütterlicher Parasitämie (pränatale Infektion)
- 90 % asymptomatisch
- Grippeähnliches Krankheitsbild mit Fieber und Lymphadenitis
- Manifestation auch Monate oder Jahre später
- Immunsupprimierte und Neugeborene:
  - Enzephalitis, Iridozyklitis, Retinochoroiditis, Pneumonie, Hepatitis
- Schwangerschaft:
  - Erstinfektion → relevant
  - Infektionsbeginn vor Schwangerschaftseintritt plus 6 Wochen → keine gesundheitsrelevanten Auswirkungen zu erwarten
  - Transmission
    Frühschwangerschaft: gering, Spätschwangerschaft: hoch
  - Embryo-fetale Schädigung
    1. Trimenon: Abort oder Embryofetopathie
    2.+3. Trimenon: Retinochoroiditis, Hydrozephalus, intrakranielle Verkalkungen

8.4.1.3 Therapie

- Pyrimethamin, Sulfadiazin und Folinsäure (5-Formyl-Derivat der Tetrahydrofolsäure)
- Clindamycin und Atovaquon als Alternative zu Sulfonamiden

- Senkt Fehlbildungsrisiko bei Erstinfektion in der Schwangerschaft
- < 16. SSW Spiramycin
- > 16. SSW bis zur Entbindung: alle 4 Wochen 4-wöchiger Zyklus mit Sulfadiazin, Pyrimethamin und Folinsäure

8.4.1.4 Prophylaxe

- Keine Impfung verfügbar
- Erstinfektion vor Schwangerschaft → sicher verhüten bis zur vollständigen Abheilung
- Antikörperstatus bei Frauen vor oder möglichst früh in der Schwangerschaft (keine Untersuchung der Mutterschaftsrichtlinien):
  - Ig-G positiv und Ig-M negativ → Immunität anzunehmen
  - Ig-G negativ → Keine Immunität, regelmäßige Kontrollen in der Schwangerschaft
  - Alle serologischen Toxoplasmabefunde sollten im Mutterpass dokumentiert werden
- Keine rohen oder nicht ausreichend erhitzten Fleischprodukte (z. B. Mett, u. a.)
- Rohes Gemüse und Früchte vor dem Verzehr gründlich waschen.
- Waschen der Hände:
  - vor dem Essen, nach dem Zubereiten von rohem Fleisch, nach Garten-, Feld- oder anderen Erdarbeiten, nach dem Besuch von Sandspielplätzen.
- Katzen und Schwangere:
  - Keine Freilandhaltung der Katze
  - Dosen- und/oder Trockenfutter
  - Kotkästen täglich durch Nicht-Schwangere mit heißem Wasser reinigen

8.5 Zusammenfassung

Aufgrund vielfältiger Folgen von Infektionen für die Zeugungsfähigkeit, den Partner und das ungeborene Kind ist es für den Gynäkologen und Reproduktionsmediziner unabdingbar, sich Kenntnisse auf diesem Gebiet zu erwerben, um frühzeitig Risikokonstellationen zu erkennen und prophylaktische Maßnahmen einzuleiten. Folgende Aspekte sollen nochmals bewusst gemacht werden:

- Frühzeitige (schulische, mediale) Aufklärung über sexuell übertragbare Infektionserkrankungen (STI), deren Folgen für die Fortpflanzungsfähigkeit und ihre Vermeidung: Chlamydien, Gonorrhö, HIV, Hepatitis, Syphilis
- Enttabuisierung von STI und Vermeidung sexuellen Risikoverhaltens
- Risikoadaptierte Testungen und Aufklärung der Sexualpartner bei Auftreten von STI: Gonokokken, Syphilis, Chlamydien, HIV, Hepatitis
- Beachtung der Vorgaben des Gewebegesetzes, Arzneimittel- und Transplantationsgesetzes im Rahmen reproduktionsmedizinischer Therapien: HIV, Hepatitis B + C, Syphilis, Gonorrhö, Zytomegalie, Chlamydien
- Bei Kinderwunsch Überprüfung der Impfdokumente zur Erkennung von Impflücken: Masern, Röteln, Hepatitis B, Pertussis, Varizellen
- Aufklärung über Impfmöglichkeiten vor, nach und während der Schwangerschaft: Lebendimpfstoffe, Totimpfstoffe
- Reisemedizinische Beratung bei Kinderwunsch: Zika-Virus
- Impfangebote für wiederholt epidemisch auftretende Infektionserkrankungen: Influenza, Covid-19
- Beachtung der Vorgaben der Richtlinien des Bundesausschusses zur Mutterschaftsvorsorge, zur Empfängnisregelung und zum Schwangerschaftsabbruch: HIV, Chlamydien, Syphilis, Hepatitis B
- Serologische Testungen zur Erfassung von naiven bzw. gefährdeten Individuen: Varizellen, Toxoplasmose, Parvovirus B19, Zytomegalie
- Frühzeitige Anbindung der Betreuung an spezialisierte Zentren und geburtshilfliche Planung: HIV, Hepatitis
- Aufklärung zur Expositionsprophylaxe und zu arbeitsschutzrechtlichen Vorgaben: Beschäftigungsverbote, Ernährungsrichtlinien in der

Schwangerschaft, Hygienemaßnahmen, Meldepflichten
- Beachtung seltener Erkrankungen bei Zufallsbefunden: Syphilis, Genitaltuberkulose

Literatur

Aberle, J., Bartenschlager, R., Becker, S., Berger, A., Braun, R. W., Brierley, I., Büning, H., Burkhardt, H., Caspari, G., Cinatl, J., Conzelmann, K.-K., Denner, J., Desselberger, U., Dobner, T., Doerr, H. W., Dörries, K., Drosten, C., Eggers, M., Eickmann, M., … Ziebuhrs, J. (2010). Medizinische Virologie. In H. W. Doerr & W. H. Gerlich (Hrsg.), *Grundlagen, Diagnostik, Prävention und Therapie viraler Erkrankungen* (2., komple). Georg Thieme. https://doi.org/10.1055/b-001-2163

Ahn, K. H., Park, Y.-J., Hong, S.-C., Lee, E. H., Lee, J.-S., Oh, M.-J., & Kim, H.-J. (2016). Congenital varicella syndrome: A systematic review. *Journal of Obstetrics and Gynaecology: The Journal of the Institute of Obstetrics and Gynaecology, 36*(5), 563–566. https://doi.org/10.3109/01443615.2015.1127905

Alzamora, M. C., Paredes, T., Caceres, D., Webb, C. M., Valdez, L. M., & La Rosa, M. (2020). Severe COVID-19 during pregnancy and possible vertical transmission. *American Journal of Perinatology, 37*(8), 861–865. https://doi.org/10.1055/s-0040-1710050

Anselem, O., Tsatsaris, V., Lopez, E., Krivine, A., Le Ray, C., Loulergue, P., Floret, D., Goffinet, F., & Launay, O. (2011). [Measles and pregnancy]. *Presse Medicale (Paris, France: 1983), 40*(11), 1001–1007. https://doi.org/10.1016/j.lpm.2011.07.002

Berner, R., et al. (2018). *DGPI Handbuch* (R. Berner, R. Bialek, J. Forster, C. Härtel, U. Heininger, H.-I. Huppertz, J. G. Liese, D. Nadal, & A. Simon (Hrsg.), 7. Aufl.). Georg Thieme. https://doi.org/10.1055/b-006-160379

Bouthry, E., Picone, O., Hamdi, G., Grangeot-Keros, L., Ayoubi, J.-M., & Vauloup-Fellous, C. (2014). Rubella and pregnancy: Diagnosis, management and outcomes. *Prenatal Diagnosis, 34*(13), 1246–1253. https://doi.org/10.1002/pd.4467

Buder, S., Dudareva, S., Jansen, K., Loenenbach, A., Nikisins, S., Sailer, A., Guhl, E., Kohl, P. K., & Bremer, V. (2018). Antimicrobial resistance of Neisseria gonorrhoeae in Germany: Low levels of cephalosporin resistance, but high azithromycin resistance. *BMC Infectious Diseases, 18*(1), 44. https://doi.org/10.1186/s12879-018-2944-9

Cordeiro, C. N., Bano, R., Washington Cross, C. I., & Segars, J. H. (2017). Zika virus and assisted reproduction. *Current Opinion in Obstetrics & Gynecology, 29*(3), 175–179. https://doi.org/10.1097/GCO.0000000000000366

Cornberg, M., Sandmann, L., Protzer, U., Niederau, C., Tacke, F., Berg, T., Glebe, D., Jilg, W., Wedemeyer, H., Wirth, S., Siederdissen, C. H. Z., Lynen-Jansen, P., Leeuwen, P., & Petersen, J. (2021). S3-Leitlinie der Deutschen Gesellschaft für Gastroenterologie, Verdauungs- und Stoffwechselkrankheiten (DGVS) zur Prophylaxe, Diagnostik und Therapie der Hepatitis-B-Virusinfektion. *Zeitschrift Fur Gastroenterologie, 59*(7), 691–776. https://doi.org/10.1055/a-1498-2512

Dashraath, P., Nielsen-Saines, K., Madhi, S. A., & Baud, D. (2020). COVID-19 vaccines and neglected pregnancy. *Lancet (London, England), 396*(10252), e22. https://doi.org/10.1016/S0140-6736(20)31822-5

Deutsche STI-Gesellschaft. (2021). Diagnostik und Therapie der Syphilis. *AWMF Leitlinien.*

Dubaut, J. P., Agudelo Higuita, N. I., & Quaas, A. M. (2017). Impact of Zika virus for infertility specialists: Current literature, guidelines, and resources. *Journal of Assisted Reproduction and Genetics, 34*(10), 1237–1250. https://doi.org/10.1007/s10815-017-0988-1

França, C. M., & Mugayar, L. R. F. (2004). Intrauterine infections: A literature review. *Special Care in Dentistry: Official Publication of the American Association of Hospital Dentists, the Academy of Dentistry for the Handicapped, and the American Society for Geriatric Dentistry, 24*(5), 250–253. https://doi.org/10.1111/j.1754-4505.2004.tb01701.x

Freer, G., & Pistello, M. (2018). Varicella-zoster virus infection: Natural history, clinical manifestations, immunity and current and future vaccination strategies. *The New Microbiologica, 41*(2), 95–105.

Ganzenmüller, T., & Puppe, W. (2020). Parvoviren. In S. Suerbaum, G.-D. Burchard, S. H. E. Kaufmann, & T. F. Schulz (Hrsg.), *Medizinische Mikrobiologie und Infektiologie* (S. 701–705). Springer. https://doi.org/10.1007/978-3-662-61385-6_67

den Heijer, C. D. J., Hoebe, C. J. P. A., Driessen, J. H. M., Wolffs, P., van den Broek, I. V. F., Hoenderboom, B. M., Williams, R., de Vries, F., & Dukers-Muijrers, N. H. T. M. (2019). Chlamydia trachomatis and the risk of pelvic inflammatory disease, ectopic pregnancy, and female infertility: A retrospective cohort study among primary care patients. *Clinical Infectious Diseases : An Official Publication of the Infectious Diseases Society of America, 69*(9), 1517–1525. https://doi.org/10.1093/cid/ciz429

Heinz, C., & Von König, W. (2020). Medizinische Mikrobiologie und Infektiologie. *Medizinische Mikrobiologie Und Infektiologie*, 379–385. https://doi.org/10.1007/978-3-662-61385-6

Hutchinson, E. C. (2018). Influenza virus. *Trends in Microbiology, 26*(9), 809–810. https://doi.org/10.1016/j.tim.2018.05.013

Ignatius, R., & Burchard, G.-D. (2020). Protozoen. In S. Suerbaum, G.-D. Burchard, S. H. E. Kaufmann, & T. F. Schulz (Hrsg.), *Medizinische Mikrobiologie und Infektiologie* (S. 865–893). Springer. https://doi.org/10.1007/978-3-662-61385-6_85

Kayser, F. H., & Böttger, E. C. (2010a). Chlamydia, Chlamydophila. In F. H. Kayser, E. C. Böttger, R. M. Zinkernagel, O. Haller, J. Eckert, & P. Deplazes (Hrsg.), *Medizinische Mikrobiologie* (12. Aufl., S. 351–355). Thieme.

Kayser, F. H., & Böttger, E. C. (2010b). Mycobacterium. In F. H. Kayser, E. C. Böttger, R. M. Zinkernagel, O. Haller, J. Eckert, & P. Deplazes (Hrsg.), *Medizinische Mikrobiologie* (12. Aufl., S. 277–285). Thieme.

Kayser, F. H., & Böttger, E. C. (2010c). Neisseria. In F. H. Kayser, E. C. Böttger, R. M. Zinkernagel, O. Haller, J. Eckert, & P. Deplazes (Hrsg.), *Medizinische Mikrobiologie* (12. Aufl., S. 287–290). Thieme.

Kayser, F. H., & Böttger, E. C. (2010d). Varicella-Zoster-Virus. In F. H. Kayser, E. C. Böttger, R. M. Zinkernagel, O. Haller, J. Eckert, & P. Deplazes (Hrsg.), *Medizinische Mikrobiologie* (12. Aufl., S. 454–458). Thieme.

Klos, A. (2020). Chlamydien. In S. Suerbaum, G.-D. Burchard, S. H. E. Kaufmann, & T. F. Schulz (Hrsg.), *Medizinische Mikrobiologie und Infektiologie* (S. 537–551). Springer. https://doi.org/10.1007/978-3-662-61385-6_50

von König, C. H. W., & Riffelmann, M. (2020). Bordetella. In S. Suerbaum, G.-D. Burchard, S. H. E. Kaufmann, & T. F. Schulz (Hrsg.), *Medizinische Mikrobiologie und Infektiologie* (S. 379–385). Springer. https://doi.org/10.1007/978-3-662-61385-6_35

Land, J. A., Gijsen, A. P., Kessels, A. G. H., Slobbe, M. E. P., & Bruggeman, C. A. (2003). Performance of five serological chlamydia antibody tests in subfertile women. *Human Reproduction (Oxford, England), 18*(12), 2621–2627. https://doi.org/10.1093/humrep/deg479

Liu, W., Han, R., Wu, H., & Han, D. (2018). Viral threat to male fertility. *Andrologia, 50*(11), e13140. https://doi.org/10.1111/and.13140

Mankertz, A. (2020). Paramyxoviren. In S. Suerbaum, G.-D. Burchard, S. H. E. Kaufmann, & T. F. Schulz (Hrsg.), *Medizinische Mikrobiologie und Infektiologie* (S. 635–646). Springer. https://doi.org/10.1007/978-3-662-61385-6_59

Meijer, W. J., van Noortwijk, A. G. A., Bruinse, H. W., & Wensing, A. M. J. (2015). Influenza virus infection in pregnancy: A review. *Acta Obstetricia et Gynecologica Scandinavica, 94*(8), 797–819. https://doi.org/10.1111/aogs.12680

Moss, W. J. (2017). Measles. *Lancet (London, England), 390*(10111), 2490–2502. https://doi.org/10.1016/S0140-6736(17)31463-0

Neu, N., Duchon, J., & Zachariah, P. (2015). TORCH infections. *Clinics in Perinatology, 42*(1), 77–103, viii. https://doi.org/10.1016/j.clp.2014.11.001

Nieves, D. J., & Heininger, U. (2016). Bordetella pertussis. *Microbiology Spectrum, 4*(3). https://doi.org/10.1128/microbiolspec.EI10-0008-2015

Paules, C. I., Marston, H. D., & Fauci, A. S. (2019). Measles in 2019 – Going backward. *The New England Journal of Medicine, 380*(23), 2185–2187. https://doi.org/10.1056/NEJMp1905099

Peeling, R. W., Mabey, D., Kamb, M. L., Chen, X.-S., Radolf, J. D., & Benzaken, A. S. (2017). Syphilis. *Nature Reviews. Disease Primers, 3*, 17073. https://doi.org/10.1038/nrdp.2017.73

Pleschka, S. (2013). Overview of influenza viruses. *Current Topics in Microbiology and Immunology, 370*, 1–20. https://doi.org/10.1007/82_2012_272

Ramachandran, A., Das, C. J., & Razik, A. (2021). Male genital tract tuberculosis: A comprehensive review of imaging findings and differential diagnosis. *Abdominal Radiology (New York), 46*(4), 1677–1686. https://doi.org/10.1007/s00261-020-02811-0

Rasmussen, S. A., Kelley, C. F., Horton, J. P., & Jamieson, D. J. (2021). Coronavirus disease 2019 (COVID-19) vaccines and pregnancy: What obstetricians need to know. *Obstetrics and Gynecology, 137*(3), 408–414. https://doi.org/10.1097/AOG.0000000000004290

RKI. (2021). *Epidemiologisches Bulletin 1/2021*. 1–29.

Schulz, T. F., & Behrens, G. (2020). Humane Immundefizienzviren (HIV-1, HIV-2). In S. Suerbaum, G.-D. Burchard, S. H. E. Kaufmann, & T. F. Schulz (Hrsg.), *Medizinische Mikrobiologie und Infektiologie* (S. 679–695). Springer. https://doi.org/10.1007/978-3-662-61385-6_65

Sodeik, B., Messerle, M., & Schulz, T. F. (2020). Herpesviren. In S. Suerbaum, G.-D. Burchard, S. H. E. Kaufmann, & T. F. Schulz (Hrsg.), *Medizinische Mikrobiologie und Infektiologie* (S. 723–747). Springer. https://doi.org/10.1007/978-3-662-61385-6_70

St Cyr, S., Barbee, L., Workowski, K. A., Bachmann, L. H., Pham, C., Schlanger, K., Torrone, E., Weinstock, H., Kersh, E. N., & Thorpe, P. (2020). Update to CDC's treatment guidelines for gonococcal infection, 2020. *MMWR. Morbidity and Mortality Weekly Report, 69*(50), 1911–1916. https://doi.org/10.15585/mmwr.mm6950a6

Tsevat, D. G., Wiesenfeld, H. C., Parks, C., & Peipert, J. F. (2017). Sexually transmitted diseases and infertility. *American Journal of Obstetrics and Gynecology, 216*(1), 1–9. https://doi.org/10.1016/j.ajog.2016.08.008

Wiesenfeld, H. C., & Manhart, L. E. (2017). Mycoplasma genitalium in women: Current knowledge and research priorities for this recently emerged pathogen. *The Journal of Infectious Diseases, 216*(Suppl 2), S389–S395. https://doi.org/10.1093/infdis/jix198

Wölk, B. (2020). Virushepatitis. In S. Suerbaum, G.-D. Burchard, S. H. E. Kaufmann, & T. F. Schulz (Hrsg.), *Medizinische Mikrobiologie und Infektiologie* (S. 749–774). Springer. https://doi.org/10.1007/978-3-662-61385-6_71

Endometriose

9

Katharina Anic und Christine Skala

Inhaltsverzeichnis

9.1 Ätiologie und Pathogenese der Endometriose

▶ Unter dem Krankheitsbild der Endometriose versteht man eine der häufigsten estrogenabhängigen chronischen Erkrankungen des Corpus uteri unter den Frauen im reproduktiven Alter (Meyer, 1930). Es handelt sich um die Absiedelung von Endometrium-ähnlichem Gewebe außerhalb seiner physiologischen Lokalisation, also der Gebärmutterhöhle (Koninckx et al., 1999). Dementsprechend können diese ektopen Schleimhautinseln, welche dem hormonellen Zyklus unterliegen und neben der Neurogenese auch eine eigenständige Angio- und Lymphangiogenese aufweisen, im gesamten Körper vorkommen (Mechsner et al., 2007; Bulun, 2009; Knapp, 1999) (siehe Abb. 9.1).

Insgesamt betrachtet ist die Endometriose eine der häufigsten gynäkologischen Erkrankungen von Frauen im geschlechtsreifen Alter. Die höchste Prävalenz betrifft die Altersgruppe zwischen 35 und 44 Jahren (Eisenberg et al., 2018). Aufgrund der in den vorhandenen klinischen Studien oft selektiven Betrachtungsweisen und fehlender Methodenqualität sowie kleiner Fallzahlen variieren die Angaben zu Inzidenz (zwischen 1,4–7,2/1000) und Prävalenz (zwischen 0,8–2 %) stark (Abbas et al., 2012). Daten des statistischen Bundesamtes ergaben im Jahr 2017, 28.000 Krankenhausaufenthalte von Frauen aufgrund einer Endometriose (Schäfer & Kiesel, 2020).

K. Anic (✉) · C. Skala
Klinik u. Poliklinik für Geburtshilfe und Frauengesundheit, Universitätsmedizin Mainz, Mainz, Deutschland
e-mail: Katharina.Anic@unimedizin-mainz.de; Christine.Skala@unimedizin-mainz.de

© Der/die Autor(en), exklusiv lizenziert an Springer-Verlag GmbH, DE, ein Teil von Springer Nature 2023
M. Amrani, R. Seufert (Hrsg.), *Gynäkologische Endokrinologie und Kinderwunschtherapie*, https://doi.org/10.1007/978-3-662-65371-5_9

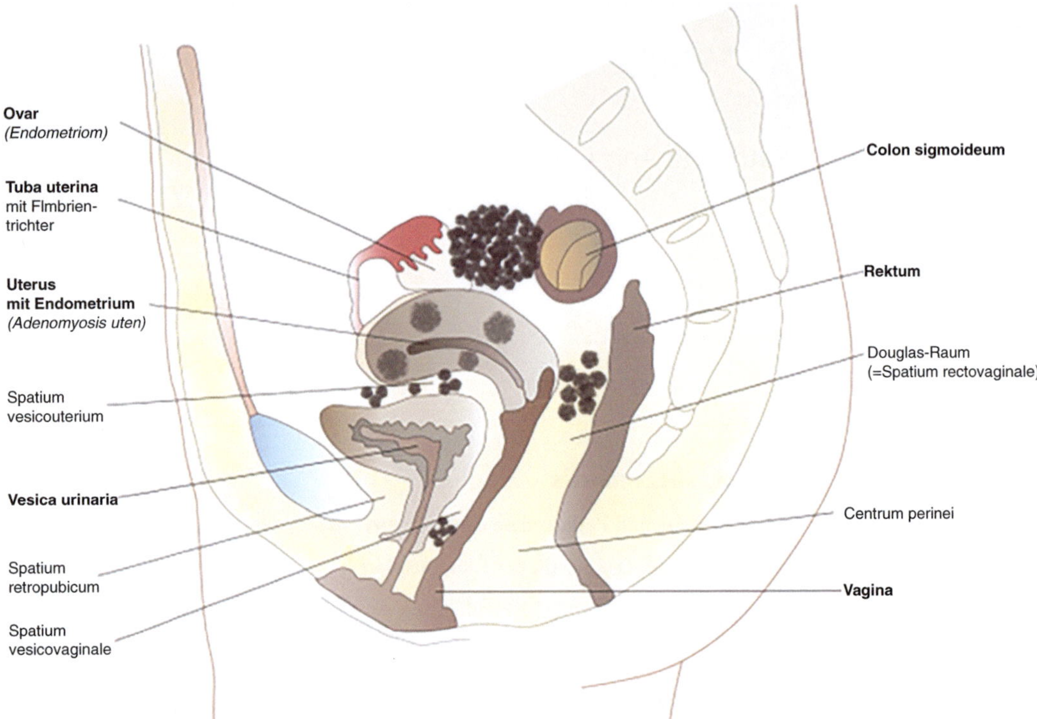

Abb. 9.1 Endometriose und ihre Lokalisationen im kleinen Becken

Tab. 9.1 Theorien zur Pathogenese der Endometriose

Theorie	Beschreibung
1. Implantations-/Transplantationstheorie (Sampson-Hypothese) (Koninckx et al., 1999; Sampson, 1927)	Verschleppung vitaler Endometriumzellen entlang der Tuben in die Bauchhöhle durch die retrograde Menstruation, was zu deren Implantation führt
2. Zölom-Metaplasie-Theorie (Meyer, 1919)	Pluripotentes Gewebe formt sich in der Embryonal-entwicklung de novo zu Endometriumzellen außerhalb der Gebärmutterschleimhaut um
3. Hämatogene und lymphogene Ausbreitung	Metastasen-ähnliche Ausbreitung
4. Gewebe-Verletzungs-und-Reparatur-Konzept (Tissue Injury and Repair-Theorie –TIAR) Archimetriose (Leyendecker & Wildt, 2019)	Circulus vitiosus, beginnend mit autonomen Muskelbewegungen, welche zu Mikrotraumata im Uterus führen, dies wiederum regt Reparaturmechanismen an, was seinerseits zu verstärkten uterusinternen Bewegungsabläufen führt; dies bewirkt die Verschleppung herausgelöster Endometriumzellen an einen anderen Ort
5. Genetische Disposition (Lao et al., 2016)	Familiäre Häufung + Gen-Polymorphismen

Die Pathogenese der Endometriose ist weitestgehend ungeklärt, obwohl verschiedene, teilweise kontroverse Theorien zur Entstehung und der Aufrechterhaltung der Erkrankung existieren, ohne eine abschließende befriedigende Erklärung liefern zu können. Am ehesten erklärt ein Zusammenspiel der verschiedenen Erklärungsansätze die Ätiopathogenese dieser komplexen chronischen Erkrankung (siehe Tab. 9.1). Grundsätzlich gilt das Tissue-Injury-and-Repair-Konzept als am wahrscheinlichsten, welches unterschiedliche zellbiologische und molekulare Veränderungen als Grundlage der Modulation in den Endometriumzellen ansieht, sodass sich diese den regulierenden Einflüssen des Peritoneums entziehen können. Diese veränderten Endometriumzellen werden weder von der körpereigenen Immunabwehr erkannt noch kann ihre tumorähnliche Implantationskapazität gehemmt werden. Neben Invasivität und Migration sind bei E-Cadherin-negativen und Zytokeratin-positiven Zellen Angiogenese und Neurogenese beschrieben (Leyendecker et al., 1998). Insgesamt gesehen wird unter der Zusammenführung der verschiedenen Entstehungstheorien davon ausgegangen, dass folgende einflussgebende Faktoren bei der Pathogenese der Endometriose eine Rolle spielen: uterine Hyperperistaltik (Leyendecker et al., 2009), Hyperöstrogenismus, inflammatorische und immunologische Prozesse (Symons et al., 2018), sowie oxidativer Stress und der Prostaglandinstoffwechsel (Parazzini et al., 2017).

Multiple Risikofaktoren wie kurze Menstruationszyklen (< 27 Tagen) (Wei et al., 2016), eine lange reproduktive Zeit mit früher Menarche, später Menopause und geringer Anzahl an Schwangerschaften sowie risikobehaftete Umwelteinflüsse wie polychlorierte Biphenyle, Biphenol A und Phthalate werden im Zusammenhang mit der Entstehung der Endometriose diskutiert (Burghaus et al., 2011). Außerdem zeigt sich auf Populationsebene eine statistisch relevante Assoziation von an Endometriose erkrankten Patientinnen mit bestimmten Allergien und autoimmunen Komorbiditäten (Bungum et al., 2014; Shigesi et al., 2019).

9.2 Klinik und Diagnostik der Endometriose

Die verschiedenen Verlaufs- und Erscheinungsformen der Endometriose bedingen in den unterschiedlichen Studienpopulationen eine bemerkenswerte Morbidität ohne eine gegenüber der Vergleichsbevölkerung bestätigten erhöhten Mortalität zu begründen. Neben vielfältigen Alltags- und beruflichen Beeinträchtigungen, ruft die Endometriose eine maßgebliche Lebensqualitätsminderung der Betroffenen hervor.

▶ Das Dilemma der Endometriose, als benigne, jedoch chronische Erkrankung vorzugsweise sehr junger Frauen, besteht einerseits in dem sehr langen Zeitintervall zwischen Auftreten der ersten Symptome und der Diagnosestellung (im Mittel in Deutschland nach 7–10 Jahren (Hudelist et al., 2012)). Andererseits bedingen die teilweise organübergreifende Ausbereitung und zumeist chronifizierten Verläufe repetitive, z. T. ausgedehnte Operationen.

Zu den Leitsymptomen der Endometriose gehören sich unterschiedlich manifestierende nozizeptive Schmerzzustände und Fertilitätseinschränkungen (Sterilität) (Schäfer & Kiesel, 2020). Der Schmerzcharakter wird aus einer Mischung aus viszeralen (eher dumpfe, schlecht lokalisierbare Schmerzen der inneren Organe, vergesellschaftet mit Übelkeit und Erbrechen auf der Grundlage einer komplexen Interaktion zwischen den Organen und daher schwer differenzierbar) sowie somatischen (zumeist scharf oder spitze Schmerzen, die gut lokalisierbar sind) Schmerzzuständen gebildet. Diese können auf allen vier Ebenen der Schmerzweiterleitung und -verarbeitung gestört werden: Transduktion, Transmission, Modulation (oder zentrale Sensitizitation) und der Perzeption bzw. Empfindung (siehe Tab. 9.2) (Stratton & Berkley, 2011; He et al., 2010).

Theoretisch kann die Endometriose alle inneren Organe befallen. In abnehmender Häufigkeit zeigen sich verschiedene intragenitale Douglas-Raum-Manifestationen: das Beckenperitoneum, die Ovarien, die Ligamenta sacrouterinae sowie das Spatium rectovaginale. Häufigere extragenitale Manifestationen sind das Rektosigmoid, die Harnblase, der Appendix, sowie die Diaphragmakuppeln (Redwine, 2002). Endometriose kann außerdem in alten Operationsnarben entstehen, wie der Querlaparotomienarbe im Z. n. Hysterektomie oder Sectio caesarea, sowie in Dammrissen oder einer Episiotomienarbe (Bektaş et al., 2010; Schuster et al., 2012). Unklar bleibt, inwieweit unterschiedliche Manifestationen zeitgleich oder zeitversetzt entstehen sowie welche Gemeinsamkeiten oder Unterschiede den verschiedenen morphologischen Ausbreitungsmustern zugrunde liegen.

▶ Der präoperative sonografische Nachweis von ovariellen Endometriomen geht fast immer mit einer Bauchfellendometriose, einer

Tab. 9.2 Symptome und Lokalisationen der Endometriose

Leitsymptome: Dysmenorrhö, Dyspareunie, Dyschezie/Hämatochezie, Dysurie/Hämaturie, Sterilität ➔ Erfassung durch Visuelle Analogskala „Chamäleon der Gynäkologie"		
Azyklische Beschwerden		Zyklusabhängige Beschwerden
• Dauerhafte Unterleibsschmerzen a.e. aufgrund von Endometriomen oder Adhäsionen im Bauchraum • *Lokalitätsabhängige Schmerzen:*		• Sekundäre Dysmenorrhö • Zyklussynchroner Crescendoschmerz • Zyklusanomalien
Endometriosis genitalis interna – Adenomyosis uteri(Endometriosezellen im Myometrium und im Abgangsbereich der Tuben)	• Primäre und sekundäre Dysmenorrhö • Stellungsabhängige und unabhängige Dyspareunie • Primäre und sekundäre Infertilität/ Subfertilität • Meno-/Methorrhagien	
Endometriosis geniatlis externa (Endometriumzellen in weiteren weiblichen Geschlechtsorganen) ➔ *Beckenperitoneum, Ovarien, Ligg. sacrouterina, Septum rectovaginale/Fornix vaginae*	• Dyspareunie • Endometriome • Perimenstruelle Blähungen und Übelkeit • Vegetative Dystonie	
Endometriosis extragenitalis (Endometriumzellen außerhalb der Geschlechtsorgane) ➔ *Harnblase, Diaphragmakuppeln, Darm, Appendix veriformis, Bauchnabel, Retroperitoneum, Gehirn, Lunge, etc.*	• *Blasenendometriose:* - Zyklische Mikro-/Makrohämaturie - Dysurie - Algurie - Polyurie - Polakisurie, - Hydronephrose - Reizblase • *Darmendometriose:* - Hämatochezie/Dyschezie - Perimentrsuell wechselnde Stuhlkonsistenz • *Lungenbefall:* - Hämoptysen • *Narbenendometriose*	

Adenomyosis uteri und einer tief infiltrierenden Endometriose einher (Exacoustos & Zupi, 2018).

Den Abklärungsalgorithmus einer Patientin mit dem Verdacht auf eine Endometriose kann man wie folgt einteilen:

1. Allgemeine und symptomorientierte gynäkologische Anamnese
2. Spekulumeinstellung mit zweigeteilten Spekula
3. Bimanuelle Untersuchung mit tiefer Palpation sowie rektovaginaler Untersuchung
4. Transvaginale- und abdominale Sonografie (ggf. inklusive Nierensonografie)
5. Ggf. weiterführende Zusatzdiagnostik (z. B. MRT, Koloskopie und Rektoskopie)

Zusätzlich zur allgemeinen Anamnese, welche neben der Zyklusanamnese, den Graviditäten, Voroperationen und Medikamenteneinnahme auch eine Familien- und Sozialanamnese beinhalten sollte, gehört auch die Abfrage der Endometriose-spezifischen Leitsymptome zu jeder symptomorientierten Anamnese. Alle Patientinnen sollten im Rahmen ihrer Erstkonsultation gynäkologisch mit geteilten Spekula untersucht werden. Dies beinhaltet neben der Inspektion der Fornix posterior vaginae, immer die tiefe bimanuelle Untersuchung mit Palpation des Douglas'schen Raums, sowie der Sacrouterinligamente. Besteht der Verdacht auf eine tief infiltrierende Darmendometriose sollte zusätzlich eine digital-rektale Untersuchung durchgeführt werden. Die „dynamische" transvaginale Sonografie (dTVS) stellt neben der gynäkologischen Tastuntersuchung das Hauptdiagnostikum mit der höchsten Sensitivität dar. Dabei ist das negative „sliding sign" als fehlende Verschieblichkeit des Rektums gegenüber der hinteren Uteruswand aufgrund endometriotischer Adhäsionen ein spezifisches Zeichen einer tiefinfiltrierenden Endometriose dar (Schuster et al., 2012). Die Magnetresonanztomografie wird als ergänzendes bildgebendes Verfahren in der second line angewandt (Bazot et al., 2017; Sofic et al., 2016). Problematisch ist jedoch, dass sich jegliche Formen der oberflächigen Peritonealendometriose der präoperativen Diagnostik entziehen. Bei stark adipösen Frauen oder Adoleszentinnen (Virgo intacta) eignet sich der transanale Ultraschall mit der Vaginalsonde zur Befunderhebung. Die einzige beweisende Diagnostik, mit der neben Aussagen zur Ausdehnung auch Einschätzungen über die Aktivität der Erkrankung getroffen werden können und die damit den Goldstandard in der Endometriosediagnostik darstellt, bleibt die Laparoskopie.

Landmarks der systematischen transvaginalen Sonografie

- Beginn immer am Introitus
- Vorderes Kompartiment: *sliding sign (*Aas-Eng et al., 2020*;* Hudelist et al., 2011*)*
  - Urethra, Blase, Spatium vesicouterinum, Ureteren
- Vagina: Fornices
- Hinteres Kompartiment: *sliding sign (*Aas-Eng et al., 2020*;* Hudelist et al., 2011*)*
  - Spatium rectovaginale, Rektum
- Uterus: Adenomyosis uteri
  - Asymmetrie zwischen Uterusvorder- und -hinterwand
  - Fokale Läsionen und subendometriale Striae
  - Verbreiterte Junktionalzone (>5 mm)
  - Myometriane Lakunen und subendometriane Mikrozysten
  - Hyper- und hypoechogene Anteile des Myometriums, welches inhomogen erscheint
  - Globulärer Uterus (allgemeine Hypertrophie und ggf. erhöhte Elastizität)
- Ovarien: *kissing ovaries*
- Parametrien, Sacrouterinligamente
- Douglas'scher Raum: *frozen pelvis*

9.3 Stadieneinteilung und Klassifikation der Endometriose

Prinzipiell können vier klinisch/intraoperative Endometrioseentitäten unterschieden werden (Longo et al., 2020):

1. Die aktive und inaktive (Fibrose) peritoneale Endometriose, welche durch die transperitoneale Invasion in das benachbarte Bindegewebe einwachsen kann.
2. Die ovarielle Endometriose (Endometriome), welche als oberflächige Form oder als durch Invagination von ektopem Gewebe entstehende, zystische Ausprägung auftritt.
3. Die tief-infiltrierende Endometriose (TIE), welche definiert ist als das Peritoneum überschreitende und in die benachbarten Organe hineinwachsende Form mit einer Infiltrationstiefe von mindestens 5 mm (Koninckx & Martin, 1992).
4. Adenomyosis uteri (ADM oder Endometriose genitalis interna) spiegelt die primäre und essenzielle Erkrankung wider und ist von den sekundären, zuvor genannten Veränderungen der Endometriose abzugrenzen.

Die international weitest verbreitete Klassifikation zur Beschreibung der makroskopischen Ausbreitung der peritonealen Endometriose, basierend auf den intraoperativen Gesichtspunkten, ist die seit 1996 gültige rARSM-Klassifikation (Renner et al., 2006). Entscheidende Nachteile dieses sehr einfachen Klassifikationssystems, welches ausschließlich das oberflächige Ausbreitungsmuster der Endometriose beschreibt, sind die große Interobserver-Variabilität von bis zu 40 % (Schliep et al., 2017) sowie die damit einhergehende ungenügende Korrelation des additiven Punktwerts (Stadium I-IV) der Ausbreitung mit dem Schmerzwert, der Rezidivwahrscheinlichkeit und den Schwangerschaftsraten. Um auch das anatomische Ausbreitungsmuster sowie das organüberschreitende Wachstum der tief-infiltrierenden Endometrioseherde zu berücksichtigen, wird die ENZIAN-Klassifikation verwendet, erstbeschrieben im Jahr 2011 (Tuttlies et al., 2005), erst kürzlich veröffentlicht als Update: #-ENZIAN-Klassifikation (siehe Abb. 9.2 und Tab. 9.3) (Keckstein et al., 2021; Keckstein & Hudelist, 2021).

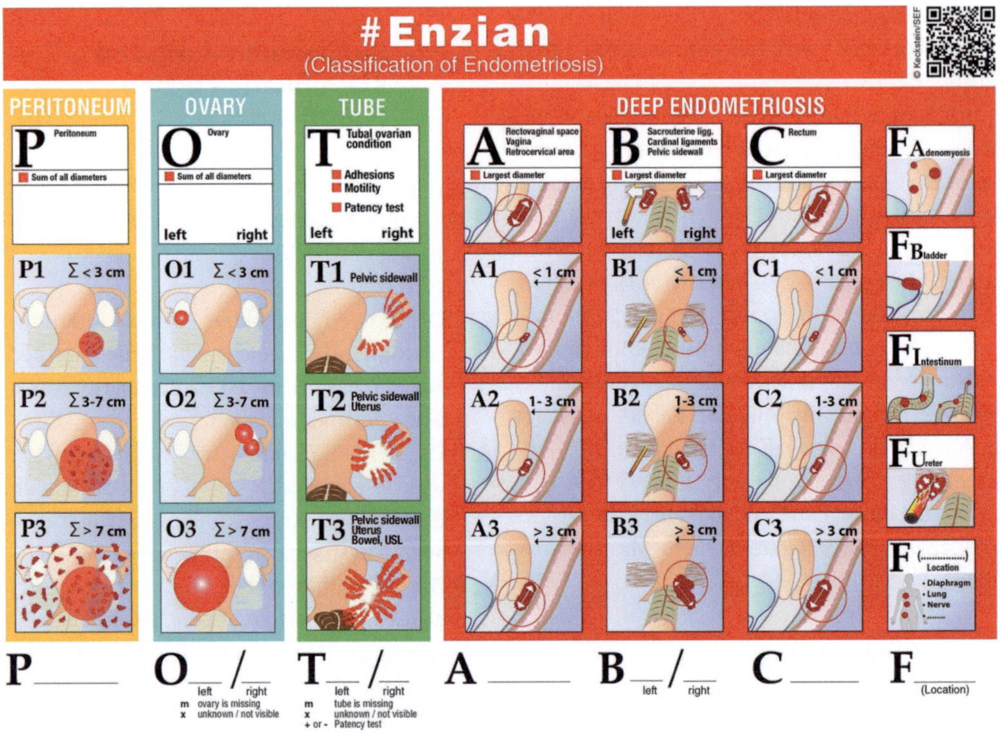

Abb. 9.2 #-ENZIAN-Klassifikation zur intraoperativen Stadieneinteilung der makroskopisch sichtbaren Endometriose. Mit freundlicher Genehmigung Prof. Dr. Keckstein

Tab. 9.3 #-ENZIAN-Klassifikation (Version 2021) modifiziert nach (Keckstein & Hudelist, 2021)

		Perit-oneum	Ovarien	Tuben		Kompartiment A	Kompartiment B	Komparti-ment C	weitere
		Σ	Σ left/right **m:** Z.n. Adnexektomie **x:** unbekannt/nicht einsehbar	Σ left/right **m:** Z.n. Salpingektomie **x:** unbekannt/nicht einsehbar **+/-:** Durchgängigkeitstest Chromopertubation	Ø	*Spatium rectovaginale *Vagina *Spatium rectocervicale	*Lig. sacrouterinum *Beckenwand *Lig. cardinale	Rektum	**FO (...)** Lokalisation *Diaphragmakuppeln *Lunge *Nerven *Appendix
Grad 1	<3cm	P1	O1	T1	<1cm	A1	B1	C1	**FA** Adenomyosis uteri
Grad 2	3-7cm	P2	O2	T2	1-3cm	A2	B2	C2	**FB** Blasenperitoneum
Grad 3	>7cm	P3	O3	T3	>3cm	A3	B3	C3	**FI** Intestinum

9.4 Therapie der Endometriose

Prinzipiell bedarf die Therapie der Endometriose eines interdisziplinären Langzeitkonzeptes, in welchem die individuell unterschiedlichen Bedürfnisse der Patientinnen wie Symptomlinderung, Familienplanung sowie mögliche Organdestruktionen mitberücksichtigt werden sollten. Die Basis dieser Behandlung bilden konservative oder medikamentöse Therapieansätze und das operative Therapiemanagement. Eine Reihe von Ansätzen aus der integrativen Medizin stehen vor allem zur Verfügung, um sekundäre myofasziale chronifizierte Beschwerden als Folge der Schmerzadaptation unterstützend behandeln zu können. Das übergeordnete Ziel, eine Beschwerdelinderung herbeizuführen und folglich einen Beitrag zur persönlichen Krankheitsbewältigung zu leisten, spielt dabei die entscheidende Rolle.

9.4.1 Konservative Therapie der Endometriose

Die medikamentöse Therapie fußt neben der symptomatischen Schmerztherapie auf dem Konzept der Induktion einer ununterbrochenen Amenorrhö (Nagandla et al., 2014). Die Wirkung hormoneller systemischer Therapieansätze beruht auf einem über die Hypothalamus-Hypophysen-Achse generierten Hypoöstrogenismus (Nagandla et al., 2014). Zugelassen sind hierfür im deutschsprachigen Raum lediglich das Gestagen Dienogest und das Gonadotropin-Releasing-Hormon. Aufgrund des Nebenwirkungsprofils (v. a. depressive Verstimmung, Gewichtszunahme, Schlafstörungen, Libidoverlust) ist die Patientinnen-Compliance mit der Substanzgruppe der Gestagenmonopräparate insgesamt niedrig und mündet häufig in einem eigenmächtigen vorzeitigen Absetzten der Therapie (Nirgianakis et al., 2021). Daher werden im klinischen Alltag auch kombinierte orale Kontrazeptiva (KOK) und Gestagene anderer Applikationsformen (IUP, Vaginalring u.ä.) angewendet. Eine Übersicht über die verfügbaren Substanzklassen, deren verschiedene Wirkmechanismen sowie praktische Anwendungsbeispiele gibt Tab. 9.4.

Tab. 9.4 Medikamentöse Therapiealternativen zur Behandlung der Endometriose

Art der Therapie	Substanzklasse	Wirkmechanismus	Praktisches Anwendungsbeispiel
1.1. Symptomatische analgetische Therapie (Marjoribanks et al., 2003)	• NSAID (nicht steroidale Antiphlogistika) oder COX-Hemmer • Parasympatholytikum • Schwache Opioide • Antidepressiva • Kombinationspräparate	• Sehr wirksam zur Linderung von Menstruationsschmerzen (45–53 %) ***Praxistipp:*** *Präemptive Verwendung, bevor der Schmerz sein Maximum erreicht*	Ibuprofen (400 mg-800 mg 3×/Tag) Novaminsulfon (500 mg 3×/Tag) Butylscopolamin (10 mg 3×/Tag)
Medikamentöse Erstlinientherapieoptionen			
2. Gestagen-betonte kombinierte hormonelle Kontrazeption (KOK) „Off-label-use“ (Harada et al., 2009; Taniguchi et al., 2015)	Einphasenpräparate (vaginal oder oral)	• Zentrale Hemmung der Ovarfunktion mit dem Ziel der therapeutischen Amenorrhö bei Einnahme im Langzyklus	Vaginalring (50 µg Ethinylestradiol (EE) und 120 µg Etonogestrel) (Priya et al., 2016) Drospirenon (3 mg) + EE (0,02 mg) (Tanaka et al., 2016; Harada et al., 2017)

(Fortsetzung)

Tab. 9.4 (Fortsetzung)

Art der Therapie	Substanzklasse	Wirkmechanismus	Praktisches Anwendungsbeispiel
3. Reine Gestagentherapie (Köhler et al., 2010; Cho et al., 2020)	Minipille/IUP	• Antigonadotrope und antiestrogene Wirkung • Immunmodulatorische Effekte • Antientzündliche Effekte ➔ Reduktion der Makrophagenaktivität und -anzahl • Dezidualisierung und Atrophie des Endometriums • Hemmung der Matrix-Metalloproteinase • Antiangiogenetischer Effekt	Dienogest 2 mg/Tag (de Paula et al., 2015; Strowitzki et al., 2010) Desogestrel (0,2 mg/Tag) Levonorgestrel-Releasing Intrauterine Device (IUD) (Spirale) 52 µg
Medikamentöse Zweitlinientherapieoptionen			
4. Antiestrogene Therapie (Ulrich et al., 2014)	GnRH-Agonisten	• Ovarielle Suppression durch Blockade der GnRH-Rezeptoren im Hypophysenvorderlappen ➔ bei endometriose-bedingter Sterilität in Long- oder Ultralong-Protokollen	Norethindrone-Acetat 5 mg (Surrey et al., 2002)
Experimentelle, teilweise kausale Ansätze			
Selektive Estrogenrezeptor-Modulatoren (SERM)		• SERM: antiproliferativer Effekt	Raloxifen
Aromatase-Inhibitoren (AI) (Ferrero et al., 2018)		• Hemmung der Aromatase, welche im Bereich des ektopen Endometriums exprimiert wird	Anastrozol, Letrozol
COX-2-Inhibitoren TNF-Inhibitoren PARP-Inhibitoren			
Komplementärmedizinische Therapieoptionen			
Vitamin D (Almassinokiani et al., 2016; Kalaitzopoulos et al., 2020)		➔ Immunmodulator durch Regulation der intrazellulären Kalziumregulation	50.000 IU/Woche
Avocado		➔ Ethanolischer Extrakt führt zu Östradiolverringerung in den Endometrioseläsionen (Minko Essono et al., 2020)	
Curcuma (Vallée & Lecarpentier, 2020; Arablou & Kolahdouz-Mohammadi, 2018)		➔ Abakterielle Enzündungsmodulation ➔ Modulation der Zellproliferation, Apoptose und Angiogenese	

9.4.2 Operative Therapie der Endometriose

Neben der endgültigen Diagnosestellung bildet die operative Entfernung makroskopisch sichtbarer Endometrioseherde über einen laparoskopischen Zugangsweg eine weitere Möglichkeit, die vorliegenden Beschwerden zu vermindern bzw. ggf. die Entstehung funktioneller Beschwerden durch Organdestruktion zu verhindern und damit die Lebensqualität zu verbessern. Bei einer peritonealen Endometriose ist die Exzision im Rahmen einer partiellen Peritonektomie mit ablativen Verfahren wie Elektrokoagulation bzw. Lasertherapie gleichwertig (Riley et al., 2019). Bei symptomatischen Patientinnen sollte wenn nötig bei tief-infiltrierender Endometriose, sofern eine zu erwartende Schmerzreduktion gegenüber den Nachteilen einer Organbeeinträchtigung überwiegt, eine komplette Resektion erfolgen, im interdisziplinären Team mit Allgemeinchirurgen und Urologen (Moghimi & Moazzami, 2017).

9.5 Endometriose und Kinderwunsch

Ein Zusammenhang zwischen Endometriose und unerfülltem Kinderwunsch wird seit einigen Jahren immer wieder kontrovers diskutiert. Angenommen werden kann, dass unter den Frauen mit Sterilität bei bis zu 50 % eine Endometriose nachgewiesen werden kann. Bei ovariellen Endometriomen geht man davon aus, dass es durch das „intraovarielle Kompartment" zu einer Destruktion von vitalem Ovarialparenchym infolge einer Zirkulationsstörung kommt (Kaponis et al., 2015). Die betroffenen Ovarien zeigen weiterhin eine Alteration der FSH-Rezeptor-Transduktion mit einer verringerten Ovulationsrate (Kaponis et al., 2015). Große Endometriome über 3 cm werden auch vor einer geplanten assistierten Reproduktion zumeist in toto reseziert, wenngleich die ovarielle Reserve, beispielweise gemessen durch das Anti-Müller-Hormon (AMH) bei jedem chirurgischen Vorgehen reduziert wird, sodass die Indikationsstellung kritisch abzuwägen bleibt (Motte et al., 2016; Giampaolino et al., 2015). Aufgrund der aktuellen größtenteils retrospektiven Studienlage lässt sich vermuten, dass das „reproduktive Outcome" von Patientinnen mit Endometriomen an den Eierstöcken durch die chirurgische Resektion nicht verbessert wird, sondern es lediglich einen Vorteil in Bezug auf Rezidivraten, Schmerzsymptome und Spontankonzeptionsraten gibt. Dabei hängt der Ausbreitungsgrad der Endometriose mit den Schwangerschaftsraten zusammen, da die vorherrschenden anatomischen Veränderungen wie Verklebungen oder Adhäsionen gemeinsam mit der chronischen Entzündung mit einer niedrigeren Fekundabilität einhergehen (Macer u. Taylor, 2012). Die operative Entfernung der Endometrioseimplantate sowie die Resektion ovarieller Endometriome verbessert die Chancen der spontanen Konzeption (Keyhan et al., 2015). Im Rahmen der Operation ist eine Überprüfung der Tubendurchgängigkeit mittels Chromopertubation in der Regel indiziert, um den Tubenfaktor als Ursache für eine Sterilität auszuschließen. Bei einer ausgedehnten Endometriose bzw. einer Adenomyosis uteri kann eine assistierte Reproduktion (IVF/ICSI) notwendig sein (Hamdan et al., 2015). Die Adenomyose stellt uns in Bezug auf den unerfüllten Kinderwunsch aufgrund der niedrigeren Implantationsraten und der nur unzureichend von Erfolg gekrönten operativen Techniken (z. B. Osada-Operation) vor besondere Herausforderungen.

Neben den präkonzeptionellen Problemen treten im Falle einer Schwangerschaft die Fragen nach dem Geburtsmodus und der peripartalen Betreuung auf. Geburtshilfliche Komplikationen wie das Risiko einer Frühgeburt, höhere Abortraten, Plazentationsstörungen oder Kinder mit intrauteriner Wachstumsretardierung treten im Vergleich zu gesunden Müttern häufiger auf (Zullo et al., 2017). Bei einer anterioren tief-infiltrierenden kolorektalen Endometriose zeigten sich, unabhängig davon, ob eine radikale Operation im Vorfeld einer Schwangerschaft stattgefunden hat oder nicht, vermehrte postoperative Komplikationen nach einer Sectio caesarea als Entbindungsmodus (Thomin et al., 2018). Insgesamt scheint bei vorhandener oder sanierter kolorektaler Endometriose die vaginale Entbindung der Schnittentbindung im Hinblick auf postoperative Komplikationsraten überlegen zu sein.

Literatur

Aas-Eng, M. K., Montanari, E., Lieng, M., Keckstein, J., & Hudelist, G. (2020). Transvaginal sonographic imaging and associated techniques for diagnosis of ovarian, deep endometriosis, and adenomyosis: A comprehensive review. *Seminars in Reproductive Medicine, 38*(2-03), 216–226.

Abbas, S., Ihle, P., Köster, I., & Schubert, I. (2012). Prevalence and incidence of diagnosed endometriosis and risk of endometriosis in patients with endometriosis-related symptoms: Findings from a statutory health insurance-based cohort in Germany. *European Journal of Obstetrics, Gynecology, and Reproductive Biology, 160*(1), 79–83.

Almassinokiani, F., Khodaverdi, S., Solaymani-Dodaran, M., Akbari, P., & Pazouki, A. (2016). Effects of vitamin D on endometriosis-related pain: A double-blind clinical trial. *Medical Science Monitor: International Medical Journal of Experimental and Clinical Research., 22*, 4960.

Arablou, T., & Kolahdouz-Mohammadi, R. (2018). Curcumin and endometriosis: Review on potential roles and molecular mechanisms. *Biomedicine & Pharmacotherapy, 97*, 91–97.

Bazot, M., Bharwani, N., Huchon, C., Kinkel, K., Cunha, T. M., Guerra, A., et al. (2017). European society of urogenital radiology (ESUR) guidelines: MR imaging of pelvic endometriosis. *European Radiology, 27*(7), 2765–2775.

Bektaş, H., Bilsel, Y., Sarı, Y. S., Ersöz, F., Koç, O., Deniz, M., et al. (2010). Abdominal wall endometrioma; a 10-year experience and brief review of the literature. *Journal of Surgical Research, 164*(1), e77–e81.

Bulun, S. (2009). Endometriosis. *The New England Journal of Medicine, 268*, 10.

Bungum, H. F., Vestergaard, C., & Knudsen, U. B. (2014). Endometriosis and type 1 allergies/immediate type hypersensitivity: A systematic review. *European Journal of Obstetrics, Gynecology, and Reproductive Biology, 179*, 209–215.

Burghaus, S., Klingsiek, P., Fasching, P., Engel, A., Häberle, L., Strissel, P., et al. (2011). Risk factors for endometriosis in a German case-control study. *Geburtshilfe und Frauenheilkunde, 71*(12), 1073.

Cho, B., Roh, J.-W., Park, J., Jeong, K., Kim, T.-H., Kim, Y. S., et al. (2020). Safety and effectiveness of dienogest (Visanne®) for treatment of endometriosis: A large prospective cohort study. *Reproductive Sciences, 27*(3), 905–915.

Eisenberg, V., Weil, C., Chodick, G., & Shalev, V. (2018). Epidemiology of endometriosis: A large population-based database study from a healthcare provider with 2 million members. *BJOG : An International Journal of Obstetrics and Gynaecology, 125*(1), 55–62.

Exacoustos, C., & Zupi, E. (2018). A new era in diagnosing adenomyosis is coming. *Fertility and Sterility, 110*(5), 858.

Ferrero, S., Barra, F., & Maggiore, U. L. R. (2018). Current and emerging therapeutics for the management of endometriosis. *Drugs, 78*(10), 995–1012.

Giampaolino, P., Bifulco, G., Sardo, A. D. S., Mercorio, A., Bruzzese, D., & Di Carlo, C. (2015). Endometrioma size is a relevant factor in selection of the most appropriate surgical technique: A prospective randomized preliminary study. *European Journal of Obstetrics, Gynecology, and Reproductive Biology, 195*, 88–93.

Hamdan, M., Dunselman, G., Li, T., & Cheong, Y. (2015). The impact of endometrioma on IVF/ICSI outcomes: A systematic review and meta-analysis. *Human Reproduction Update, 21*(6), 809–825.

Harada, T., Momoeda, M., Taketani, Y., Aso, T., Fukunaga, M., Hagino, H., et al. (2009). Dienogest is as effective as intranasal buserelin acetate for the relief of pain symptoms associated with endometriosis – A randomized, double-blind, multicenter, controlled trial. *Fertility and Sterility, 91*(3), 675–681.

Harada, T., Kosaka, S., Elliesen, J., Yasuda, M., Ito, M., & Momoeda, M. (2017). Ethinylestradiol 20 µg/drospirenone 3 mg in a flexible extended regimen for the management of endometriosis-associated pelvic pain: A randomized controlled trial. *Fertility and Sterility, 108*(5), 798–805.

He, W., Liu, X., Zhang, Y., & Guo, S.-W. (2010). Generalized hyperalgesia in women with endometriosis and its resolution following a successful surgery. *Reproductive Sciences, 17*(12), 1099–1111.

Hudelist, G., English, J., Thomas, A. E., Tinelli, A., Singer, C. F., & Keckstein, J. (2011). Diagnostic accuracy of transvaginal ultrasound for non-invasive diagnosis of bowel endometriosis: Systematic review and meta-analysis. *Ultrasound in Obstetrics & Gynecology, 37*(3), 257–263.

Hudelist, G., Fritzer, N., Thomas, A., Niehues, C., Oppelt, P., Haas, D., et al. (2012). Diagnostic delay for endometriosis in Austria and Germany: Causes and possible consequences. *Human Reproduction, 27*(12), 3412–3416.

Kalaitzopoulos, D. R., Lempesis, I. G., Athanasaki, F., Schizas, D., Samartzis, E. P., Kolibianakis, E. M., et al. (2020). Association between vitamin D and endometriosis: A systematic review. *Hormones, 19*(2), 109–121.

Kaponis, A., Taniguchi, F., Azuma, Y., Deura, I., Vitsas, C., Decavalas, G. O., et al. (2015). Current treatment of endometrioma. *Obstetrical & Gynecological Survey, 70*(3), 183–195.

Keckstein, J., & Hudelist, G. (2021). Classification of deep endometriosis (DE) including bowel endometriosis: From r-ASRM to #Enzian-classification. *Best Practice & Research. Clinical Obstetrics & Gynaecology, 71*, 27–37.

Keckstein, J., Saridogan, E., Ulrich, U. A., Sillem, M., Oppelt, P., Schweppe, K. W., et al. (2021). The #Enzian classification: A comprehensive non-invasive and surgical description system for endometriosis. *Acta Obstetricia et Gynecologica Scandinavica, 100*, 1165–1175.

Keyhan, S., Hughes, C., Price, T., & Muasher, S. (2015). An update on surgical versus expectant management of ovarian endometriomas in infertile women. *BioMed Research International, 2015*, 204792.

Knapp, V. J. (1999). How old is endometriosis? Late 17th- and 18th-century European descriptions of the disease. *Fertility and Sterility, 72*(1), 10–14.

Köhler, G., Faustmann, T. A., Gerlinger, C., Seitz, C., & Mueck, A. O. (2010). A dose-ranging study to determine the efficacy and safety of 1, 2, and 4 mg of dienogest daily for endometriosis. *International Journal of Gynecology & Obstetrics, 108*(1), 21–25.

Koninckx, P., Kennedy, S., & Barlow, D. (1999). Pathogenesis of endometriosis: The role of peritoneal fluid. *Gynecologic and Obstetric Investigation, 47*(Suppl 1), 23–33.

Koninckx, P. R., & Martin, D. C. (1992). Deep endometriosis: A consequence of infiltration or retraction or possibly adenomyosis externa? *Fertility and Sterility, 58*(5), 924–928.

Lao, X., Chen, Z., & Qin, A. (2016). p53 Arg72Pro polymorphism confers the susceptibility to endometriosis among Asian and Caucasian populations. *Archives of Gynecology and Obstetrics, 293*(5), 1023–1031.

Leyendecker, G., & Wildt, L. (2019). Evolutionäre Aspekte in der Pathogenese und Pathophysiologie von Adenomyose und Endometriose. *Journal für Gynäkologische Endokrinologie/Österreich., 29*(4), 110–121.

Leyendecker, G., Kunz, G., Noe, M., Herbertz, M., & Mall, G. (1998). Endometriosis: A dysfunction and disease of the archimetra. *Human Reproduction Update, 4*(5), 752–762.

Leyendecker, G., Wildt, L., & Mall, G. (2009). The pathophysiology of endometriosis and adenomyosis: Tissue injury and repair. *Archives of Gynecology and Obstetrics, 280*(4), 529–538.

Longo, D. L., Zondervan, K. T., Becker, C. M., & Missmer, S. A. (2020). Endometriosis. *The New England Journal of Medicine, 382*, 1244–1256.

Macer, M. L., & Taylor, H. S. (2012). Endometriosis and infertility: A review of the pathogenesis and treatment of endometriosis-associated infertility. *Obstetrics and Gynecology Clinics., 39*(4), 535–549.

Marjoribanks, J., Proctor, M., Farquhar, C., Sangkomkamhang, U. S., & Derks, R. S. (2003). Nonsteroidal anti-inflammatory drugs for primary dysmenorrhoea. *Cochrane Database of Systematic Reviews, 4*.

Mechsner, S., Schwarz, J., Thode, J., Loddenkemper, C., Salomon, D. S., & Ebert, A. D. (2007). Growth-associated protein 43-positive sensory nerve fibers accompanied by immature vessels are located in or near peritoneal endometriotic lesions. *Fertility and Sterility, 88*(3), 581–587.

Meyer, R. (1919). Über den Stand der Frage der Adenomyositis und Adenomyome im Allgeneinen und insbesondere über Adenomyositis seroepithelialis und Adenomyometritis sarcomatosa. *Zentralblatt für Gynäkologie, 36*, 745–750.

Meyer, R. (1930). Die Pathologie der Bindegewebsgeschwülste und der Mischgeschwülste. In W. Stoecker (Hrsg.), *Handbuch der Gynäkologie (Veit-Stoeckel)* (Bd. 6). J. F. Bergmann.

Minko Essono, S., Mvondo, M. A., Ngadjui, E., Kemka Nguimatio, F. X., & Watcho, P. (2020). The Ethanol Extract of Avocado (*Persea americana* Mill.(Lauraceae)) seeds successfully induces implant regression and restores ovarian dynamic in a rat model of endometriosis. *Evidence-based Complementary and Alternative Medicine, 2020*, 8521831.

Moghimi, M., & Moazzami, B. (2017). Comparing the efficacy of surgery and medical therapy for pain management in endometriosis: A systematic review and meta-analysis. *Pain Physician, 20*, 185–195.

Motte, I., Roman, H., Clavier, B., Jumeau, F., Chanavaz-Lacheray, I., Letailleur, M., et al. (2016). In vitro fertilization outcomes after ablation of endometriomas using plasma energy: A retrospective case-control study. *Gynécologie, Obstétrique & Fertilité, 44*(10), 541–547.

Nagandla, K., Idris, N., Nalliah, S., Sreeramareddy, C. T., George, S. R. K., & Kanagasabai, S. (2014). Hormonal treatment for uterine adenomyosis. *Cochrane Database of Systematic Reviews, 11*.

Nirgianakis, K., Vaineau, C., Agliati, L., McKinnon, B., Gasparri, M. L., & Mueller, M. D. (2021). Risk factors for non-response and discontinuation of Dienogest in endometriosis patients: A cohort study. *Acta Obstetricia et Gynecologica Scandinavica, 100*(1), 30–40.

Parazzini, F., Esposito, G., Tozzi, L., Noli, S., & Bianchi, S. (2017). Epidemiology of endometriosis and its comorbidities. *European Journal of Obstetrics, Gynecology, and Reproductive Biology, 209*, 3–7.

de Paula, A. M., Lopes, L. A., Baracat, E. C., & Podgaec, S. (2015). Dienogest in the treatment of endometriosis: Systematic review. *Archives of Gynecology and Obstetrics, 292*(3), 523–529.

Priya, K., Rajaram, S., & Goel, N. (2016). Comparison of combined hormonal vaginal ring and low dose combined oral hormonal pill for the treatment of idiopathic chronic pelvic pain: A randomised trial. *European Journal of Obstetrics, Gynecology, and Reproductive Biology, 207*, 141–146.

Redwine, D. B. (2002). Diaphragmatic endometriosis: Diagnosis, surgical management, and long-term results of treatment. *Fertility and Sterility, 77*(2), 288–296.

Renner, S., Oppelt, P., Binder, H., & Beckmann, M. (2006). Endometriose. *Geburtshilfe und Frauenheilkunde, 66*(04), R61–R88.

Riley, K. A., Benton, A. S., Deimling, T. A., Kunselman, A. R., & Harkins, G. J. (2019). Surgical excision versus ablation for superficial endometriosis-associated pain: A randomized controlled trial. *Journal of Minimally Invasive Gynecology, 26*(1), 71–77.

Sampson, J. A. (1927). Metastatic or embolic endometriosis, due to the menstrual dissemination of endometrial tissue into the venous circulation. *The American Journal of Pathology., 3*(2), 93.

Schäfer, S. D., & Kiesel, L. (2020). Diagnostik und Therapie der Endometriose gemäß S2k-Leitlinie. *Gynäkologische Endokrinologie., 18*(1), 21–30.

Schliep, K. C., Chen, Z., Stanford, J. B., Xie, Y., Mumford, S. L., Hammoud, A. O., et al. (2017). Endometriosis diagnosis and staging by operating surgeon and expert review using multiple diagnostic tools: An inter-rater agreement study. *BJOG : An International Journal of Obstetrics and Gynaecology, 124*(2), 220–229.

Schuster, M. W., Wheeler, T. L., II, & Richter, H. E. (2012). Endometriosis after laparoscopic supracervical hysterectomy with uterine morcellation: A case control study. *Journal of Minimally Invasive Gynecology, 19*(2), 183–187.

Shigesi, N., Kvaskoff, M., Kirtley, S., Feng, Q., Fang, H., Knight, J. C., et al. (2019). The association between endometriosis and autoimmune diseases: A systematic review and meta-analysis. *Human Reproduction Update, 25*(4), 486–503.

Sofic, A., Husic-Selimovic, A., Carovac, A., Jahic, E., Smailbegovic, V., & Kupusovic, J. (2016). The significance of MRI evaluation of the uterine junctional zone in the early diagnosis of adenomyosis. *Acta Informatica Medica, 24*(2), 103–106.

Stratton, P., & Berkley, K. J. (2011). Chronic pelvic pain and endometriosis: Translational evidence of the relationship and implications. *Human Reproduction Update, 17*(3), 327–346.

Strowitzki, T., Faustmann, T., Gerlinger, C., & Seitz, C. (2010). Dienogest in the treatment of endometriosis-associated pelvic pain: A 12-week, randomized, double-blind, placebo-controlled study. *European Journal of Obstetrics, Gynecology, and Reproductive Biology, 151*(2), 193–198.

Surrey, E. S., Hornstein, M. D., & Group A-BS. (2002). Prolonged GnRH agonist and add-back therapy for symptomatic endometriosis: Long-term follow-up. *Obstetrics & Gynecology, 99*(5), 709–719.

Symons, L. K., Miller, J. E., Kay, V. R., Marks, R. M., Liblik, K., Koti, M., et al. (2018). The immunopathophysiology of endometriosis. *Trends in Molecular Medicine, 24*(9), 748–762.

Tanaka, Y., Mori, T., Ito, F., Koshiba, A., Kusuki, I., & Kitawaki, J. (2016). Effects of low-dose combined drospirenone–ethinylestradiol on perimenstrual symptoms experienced by women with endometriosis. *International Journal of Gynecology & Obstetrics, 135*(2), 135–139.

Taniguchi, F., Enatsu, A., Ota, I., Toda, T., Arata, K., & Harada, T. (2015). Effects of low dose oral contraceptive pill containing drospirenone/ethinylestradiol in patients with endometrioma. *European Journal of Obstetrics, Gynecology, and Reproductive Biology, 191*, 116–120.

Thomin, A., Belghiti, J., David, C., Marty, O., Bornes, M., Ballester, M., et al. (2018). Maternal and neonatal outcomes in women with colorectal endometriosis. *BJOG : An International Journal of Obstetrics and Gynaecology, 125*(6), 711–718.

Tuttlies, F., Keckstein, J., Ulrich, U., Possover, M., Schweppe, K. W., Wustlich, M., et al. (2005). [ENZIAN-score, a classification of deep infiltrating endometriosis]. Zentralblatt für Gynäkologie, *127*(5), 275–281.

Ulrich, U., Buchweitz, O., Greb, R., Keckstein, J., Von Leffern, I., Oppelt, P., et al. (2014). National German Guideline (S2k): Guideline for the diagnosis and treatment of endometriosis. *Geburtshilfe und Frauenheilkunde, 74*(12), 1104–1118.

Vallée, A., & Lecarpentier, Y. (2020). Curcumin and endometriosis. *International Journal of Molecular Sciences, 21*(7), 2440.

Wei, M., Cheng, Y., Bu, H., Zhao, Y., & Zhao, W. (2016). Length of menstrual cycle and risk of endometriosis: A meta-analysis of 11 case–control studies. *Medicine, 95*(9), e2922.

Zullo, F., Spagnolo, E., Saccone, G., Acunzo, M., Xodo, S., Ceccaroni, M., et al. (2017). Endometriosis and obstetrics complications: A systematic review and meta-analysis. *Fertility and Sterility, 108*(4), 667–72.e5.

Uterus myomatosus

10

Christine Skala

Inhaltsverzeichnis

Myome stellen die häufigsten gynäkologischen Tumore im kleinen Becken der Frau im reproduktiven Alter dar. Insgesamt sind etwa 63 % aller jungen Frauen betroffen (Ahrend et al., 2016). Betrachtet man Kaukasierinnen so zeigt sich eine Prävalenz von 40 % bis zum Alter von 35 Lebensjahren und von 70 % bis zum Alter von 50 Jahren. Frauen afrikanischen Ursprungs sind noch häufiger betroffen. Bis zum 35. Lebensjahr zeigen 60 %, bis zum 50. Lebensjahr 80 % aller schwarzen Frauen Myome.

Wie die Prävalenzen zeigen, ist der Uterus myomatosus ein relativ häufiger klinischer Befund der Frauen über 30, der in den meisten Fällen keine klinische Relevanz hat. Dennoch gehen Myome mit einer gewissen Verunsicherung der Patientin einher. Sie werden zum einen als tumoröse also krankhafte Veränderung wahrgenommen, zum anderen sehen einige die Funktionsfähigkeit des Uterus in Gefahr.

C. Skala (✉)
Klinik u. Poliklinik für Geburtshilfe und Frauengesundheit, Universitätsmedizin Mainz, Mainz, Deutschland
e-mail: Christine.Skala@unimedizin-mainz.de

© Der/die Autor(en), exklusiv lizenziert an Springer-Verlag GmbH, DE, ein Teil von Springer Nature 2023

M. Amrani, R. Seufert (Hrsg.), *Gynäkologische Endokrinologie und Kinderwunschtherapie*,
https://doi.org/10.1007/978-3-662-65371-5_10

10.1 Pathogenese und Risikofaktoren

Myome sind Muskelzellproliferationen des Myometriums. Ovarielle Steroidhormone sind an der Proliferation des Myometriums ursächlich beteiligt. Dem Östrogen, aber vor allem auch dem Progesteron kommt dabei eine tragende Rolle zu. So zeigt sich in der Lutealphase zum einen eine erhöhte Mitoserate, zum anderen senkt Progesteron die Apoptoserate der Zellen und führt so zu einer Größenprogredienz. Aber auch Wachstumsfaktoren und Angiogenesefaktoren sind an der Proliferation beteiligt.

Histologisch gesehen besteht ein Leiomyom aus Bündeln spindelförmiger glatter Muskelzellen mit unterschiedlichem Kollagenfasergehalt. Die maligne Variante des Myomes ist das Leiomyosarkom, das in etwa 0,5 % der Fälle nach Myomentfernung zu finden ist. Eine klinische Abgrenzung beider Entitäten ist sehr schwierig. Ein wichtiges Kriterium zur Unterscheidung von benigem Myom oder malignem Sarkom ist u. a. die Mitoserate, der Grad der nukleären Atypie und Tumorzellnekrosen.

Die Ätiologie des Uterus myomatosus ist nicht abschließend geklärt. An der Bildung von Myomen sind sowohl genetische Faktoren, die ethnische Gruppenzugehörigkeit als auch endokrinologische Faktoren, wie eine frühe Menarche, die Anzahl der Schwangerschaften und Geburten ursächlich beteiligt.

10.2 Einteilung der Myome nach FIGO

Je nach der Lokalisation innerhalb der Uteruswand werden submuköse, intramurale und subseröse Myome unterschieden. Die FIGO differenziert diese Myomtypen weiter und grenzt acht Subtypen voneinander ab (Munro et al., 2011). Eine Übersicht über die Myomtypen geben Tab. 10.1 und die Abb. 10.1a-d. Die Übergänge von der submukösen in die intramurale und subseröse Lage FIGO 0 bis 7 sind fließend.

Tab. 10.1 FIGO Klassifikation der Myome. (Munro et al., 2011)

Lokalisation	Typ	Beschreibung
SM submukös	0	gestielt, intracavitär
	1	submukös, <50 % intramural
	2	submukös, ≥50 % intramural
0 andere	3	in Kontakt mit dem Endometrium, 100 % intramural
	4	intramural
	5	subserös, ≥50 % intramural
	6	subserös, <50 % intramural
	7	subserös, gestielt
	8	andere Lokalisation z. B. zervikal, intraligamentär
Hybrid	x-y 2–5	Zwei mit Bindestrich verbundene Nummernangaben, wobei die erste das das Endometrium betrifft und die zweite die Serosa Entspricht einem komplett transmuralen Myom, das vom Endomtrium bis zur Serosa reicht

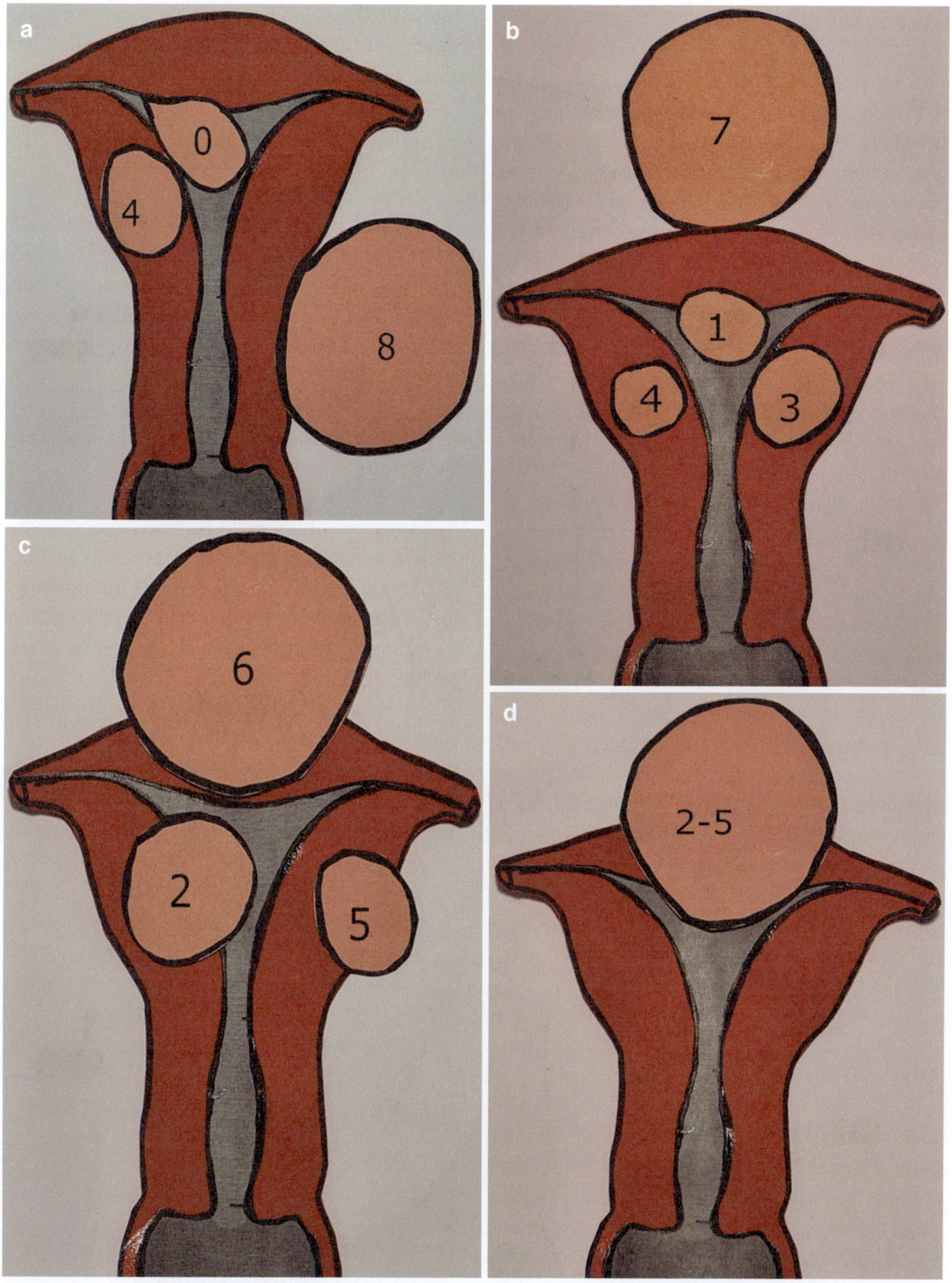

Abb. 10.1 a-d Darstellung der Myome gemäß der FIGO Klassifikation. (**a**) Darstellung der Myome FIGO 0, 4 und 8, (**b**) Darstellung der Myome FIGO 1, 3, 4 und 7, (**c**) Darstellung der Myome FIGO 2, 5 und 6, (**d**) Darstellung der Myome FIGO 2-5. (Munro et al., 2011)

10.3 Symptomatik

Patientinnen mit einem submukösen Myom fallen oft mit Blutungsstörungen und Dysmenorrhoen auf. Hypermenorrhoen sind am häufigsten anzutreffen, gefolgt von Menorrhagien, Metrorrhagien und Polimenorrhoen. Weiterhin sind vor allem submuköse Myome mit einer Infertilität vergesellschaftet. Zum einen können Myome die Tubenostien verlegen, wodurch der Transport des Embryos negativ beeinflusst werden kann. Zum anderen bestehen aber auch erschwerte Einnistungsbedingungen für den Embryo, was wiederum mit rezidivierenden Aborten vergesellschaftet ist (Pritts et al., 2009).

Intramurale und subseröse Myome bleiben meistens asymptomatisch. Je nach Größe und Lage des Myoms kann es auch beim intramuralen Myom zu Blutungsanomalien kommen, in Form von Hypermenorrhoen und Menorrhagien. In einigen Fällen führt dieser regelmäßige ausgeprägte Blutverlust zu einer chronischen Anämie mit Transfusionsbedarf. Aber auch Dysmenorrhoen und wehenartige Schmerzen während der Menstruation sind mit intramuralen Myomen vergesellschaftet. Je nach Größe und Wachstumsverhalten können Myome Kompressionssyndrome mit Miktions- und Defäkationsbeschwerden verursachen, oder degenerieren und so zu chronischen Unterbauchschmerzen führen. Bei gestielten subserösen Myomen sind Stieldrehung mit dem klinischen Bild eines akuten Abdomens möglich.

10.4 Diagnostik

In den meisten Fällen fallen Myome als Zufallsbefund bei der gynäkologischen Vorsorgeuntersuchung auf. Die Anamnese und auch die Palpation können einen Hinweis geben. Ein vaginaler Ultraschall sichert in den meisten Fällen die Diagnose ab. MRT Untersuchungen bringen kaum mehr an Informationen und sind nur in speziellen Situationen sinnvoll.

Eine große diagnostische Bedeutung hat auch das Wachstumsverhalten eines Myoms. Schnell wachsende Myome und vor allem postmenopausal neu auftretende Myome gelten als suspekt. Dann sollte eine histologische Sicherung in Betracht gezogen werden.

10.5 Therapie

Da Myome häufig ohne klinische Beschwerden bleiben, stellt sich die Frage nach einer Therapie bei Diagnosestellung. Die Behandlung eines asymptomatischen Myoms ist nicht indiziert. Der Sinn einer Therapie liegt in der Reduktion von myombedingten Beschwerden.

▶ Die Behandlung eines asymptomatischen Myoms ist nicht indiziert!

Es stehen mittlerweile mehrere Therapieoptionen zur Verfügung: Neben dem medikamentösen Therapieansatz finden sowohl die operative Behandlung als auch interventionelle Therapien Anwendung. Es gibt aber auch alternative Therapieansätze.

Die Entscheidung, welcher therapeutische Weg eingeschlagen wird, hängt von mehreren Faktoren ab. Die Lage und die Anzahl der Myome, die Konstitution und der Gesundheitszustand der Patientin, die technischen Möglichkeiten und der Wunsch der Patientin beeinflussen den Therapieentschluss.

Drei Aspekte bei der Wahl der Therapie sind entscheidend:

1. Welche Symptome stehen im Vordergrund?
2. Wie groß ist das Myom und wo liegt es?
3. Besteht Kinderwunsch?

10.5.1 Konservative Therapiestrategien

Die medikamentöse Therapie ist keine kausale Behandlung. Durch eine geeignete Medikation kann allenfalls eine Symptomkontrolle in Form einer Blutungsregulierung erreicht werden.

10.5.1.1 KOK und Gestagene

Zur Behandlung von Blutungsstörungen finden kombinierte orale Kontrazeptiva, Gestagenmonopräparate sowie Levonorgestrel-IUPs ihren Einsatz. Damit lässt sich in vielen Fällen die Menstruation regulieren. Der Einfluss auf die Myome selbst wird kontrovers diskutiert. Es gibt Hinweise, dass Gestagene das Myomwachstum sogar begünstigen.

10.5.1.2 Antifibrinolytika

Tranexamsäure wird zur Behandlung der Hypermenorrhoe eingesetzt. Dazu dürfen maximal 4 g pro Tag über vier Tage eingenommen werden. Damit lässt sich der Blutverlust während der Menstruation reduzieren. Auf das Myom selbst hat Tranexamsäure keinen Einfluss. Bei Thromboseneigung ist Tranexamsäure kontraindiziert.

10.5.1.3 GnRH Analoga

GnRH Analoga besetzen die GnRH Rezeptoren der Hypophyse und führen nach einem anfänglichen kurzzeitigen Anstieg von FSH und LH zu einer ovariellen Funktionsruhe. Durch den Östrogen- und Gestagenmangel lässt sich eine Reduktion des Myomvolumens bis 50 % erreichen. Insgesamt kann eine gute Blutungskontrolle nach etwa vier Wochen erreicht werden. Durch den ausbleibenden monatlichen Blutverlust kann eine bestehende Anämie wieder ausgeglichen werden. In dieser Hinsicht stellt eine GnRH Therapie eine geeignete präoperative Vorbereitung dar. Zwar scheint die nachfolgende intraoperative Präparation aufgrund der Regression des Myoms nach GnRH Vorbehandlung erschwert zu sein. Insgesamt zeigt sich aber intraoperativ ein deutlich geringerer Blutverlust, ein niedrigerer Transfusionsbedarf und eine kürzere OP Dauer (Lethaby et al., 2017)

Der induzierte Hypogonadismus bedingt aber ein weites Nebenwirkungsspektrum, das häufig mit großem Leidensdruck vergesellschaftet ist, so dass eine Hormonsubstitution als add back Therapie erwogen werden muss. Die GnRH Therapie sollte maximal sechs Monate Anwendung finden.

10.5.1.4 Selektive Progesteron-Rezeptor Modulatoren (SPRMs)

2012 kam der selektive Progesteron-Rezeptor-Modulatur Ulipristolacetat als neue erfolgversprechende konservative Therapieoption des Uterus myomatosus zum Einsatz. SPRMs reduzieren die Myomgröße und lösen eine Amenorrhoe aus. Zur präoperativen Vorbereitung zeigte sich im Vergleich zu Placebo ein signifikant reduziertes Uterus- und Myomvolumen sowie eine höhere Hämoglobinkonzentration. Im Vergleich mit GnRH Analoga zeigten SPRMs einen kleineren Effekt auf das Myomvolumen. Die Nebenwirkungen waren aber weniger ausgeprägt (Lethaby et al., 2017)

Es kam jedoch in vier Fällen zu einem Leberversagen unter der Therapie. Deshalb wurden die Zulassungsbedingungen für Ulipristolacetat eingeschränkt (https://www.bfarm.de/SharedDocs/Risikoinformationen/Pharmakovigilanz/DE/RHB/2021/rhb-ulipristalacetat.html). Dieser Wirkstoff darf nur noch als Intervalltherapie bei symptomatischen Uterus myomatosus der prämenopausalen Frau eingesetzt werden, wenn keine Therapiealternativen möglich sind. Die Anwendung muss dann auch unter konsequenter Kontrolle der Leberwerte erfolgen. Damit steht diese konservativeTherapieoption de facto nicht mehr zur Verfügung.

10.5.1.5 GnRH Rezeptor Antagonisten

Der orale GnRH Antagonist Elagolix ist in den USA seit 2018 für die Therapie der Endometriose zugelassen und könnte auch für die Behandlung von Uterusmyomen eine potentielle Therapieoption werden. Die Zulassung eines GnRH Antagonisten mit einer Hormonsubstitution (Relugolix) zur Behandlung von Hypermenorrhoen bei Uterus myomatosus erfolgte n Deutschland im Juli 2021. Durch diese Therapie lässt sich eine gute Symptomkontrolle des Uterus myomatosus erreichen.

Seit 2021 ist nun auch Relugolix in Deutschland zugelassen. Dabei handelt es sich um ein Kompbinationspräparat aus einem GnRH Rezeptorantagonist mit Estradiol, und Norethindronacetate. In einer Studie konnten Al Hendy et al 2021 zeigen, dass durch den Einsatz von Relugolix eine deutliche Reduktion der Hypermenorrhoen erreicht werden kann.

10.5.2 Operative Therapiestrategien

Mit der Entfernung des Myoms werden nicht nur die Symptome behandelt, sondern die Ursache der Beschwerden wird eliminiert. Deshalb wird die Myomenukleation häufig als *die* Therapie wahrgenommen. Dennoch hat jede Operation ihre Risiken und Nebenwirkungen wie z. B. Blutungen, Verletzung umliegender Organe und Strukturen, Wundheilungsstörungen. Zur operativen Behandlung des Uterus myomatosus stehen zwei Optionen zur Wahl: die Erhaltung des Uterus und die Hysterektomie.

10.5.2.1 Hysterektomie

Mit einer Hysterektomie als radikale aber ganzheitliche Lösung ist myombedingt nicht mehr mit einer Reintervention zu rechnen, allerdings ist damit die Familienplanung unwiederbringlich abgeschlossen. Natürlich ist eine Hysterektomie eine Operation mit Risikoprofil. Neben den genannten Risiken befürchten viele Patientinnen im Anschluss an eine Hysterektomie eine Schwächung des Beckenbodens mit dem Auftreten eines Genitaldeszensus oder einer Harninkontinenz oder ein früheres Eintreten des Klimakteriums. Dennoch ist durch die Entfernung des Ursprungsgewebes ein Rezidiv eines Myoms selten. Insgesamt wird in 70 bis 80 Prozent eine deutliche Verbesserung der Lebensqualität erreicht.

Die Hysterektomie kann vaginal oder laparoskopisch, bei großem Uterus per Laparotomie durchgeführt werden. Insgesamt gilt die vaginale Hysterektomie als die Hysterektomie der ersten Wahl, da sie das am wenigsten invasive Verfahren darstellt. Die Wahl des Zugangs richtet sich nach der Größe des Uterus.

10.5.2.2 Myomenukleationen

Der Sinn und Zweck einer uteruserhaltenden Operation besteht neben der Symptomreduktion hauptsächlich darin, ein funktionsfähiges Organ zu erhalten. Ein einsatzfähiger Uterus ist bei bestehendem Kinderwunsch eine Grundvoraussetzung für ein gefahrloses Austragen einer Schwangerschaft. Demnach ist der Anspruch an eine Myomenukleation, dass

- Intraabdominale und intracavitäre Adhäsionen vermieden werden
- ein sicherer Wundverschluss am Uterus gewährleistet wird
- das Cavum uteri nicht beeinträchtigt ist

Die Wahl des Operationszuganges hängt von der Myomlokalisation und -größe ab.

hysteroskopische Myomenukleation

Bei submukösen Myomen ist die Resektion mittels einer operativen Hysteroskopie das Mittel der Wahl. Es ist davon auszugehen, dass damit eine Verbesserung der intrauterinen Bedingungen für eine Schwangerschaft erreicht werden kann (Bosteels et al., 2018). Die hysteroskopische Myomenukleation von FIGO 1 und 2 Myomen kann aber durchaus mehrere Sitzungen erfordern. Durch die intrauterine Wundfläche besteht ein Risiko für cavitäre Adhäsionen, die gerade bei Kinderwunsch weitere Therapien notwendig machen.

laparoskopische oder offene Myomenukleation

Bei intramuralen und subserösen Myomen wird in den meisten Fällen der laparoskopische Zugang gewählt. Als minimal-invasives Verfahren hat die Laparoskopie jedoch ihre Grenzen, die sowohl in der körperlichen Konstitution der Patientin, in den Fertigkeiten des Operateurs als auch in der Myomgröße liegen. Bei der Enukleation von intramuralen Myomen ist eine Eröffnung der uterinen Wand u. U. sogar bis zum Cavum uteri notwendig. Dieser Kontinuitätsverlust des Myomentriums stellt ein Risikopotential für nachfolgende Schwangerschaften dar. Deshalb ist ein sicherer Wundverschluss des Myometriums von großer Bedeutung und eine Grundvoraussetzung für die Funktionsfähigkeit des Uterus. Ein Problem das sich beim laparoskopischen Zugang stellt, ist die Frage, wie das Myom vor die Bauchdecke gebracht werden kann. Durch eine Morcellierung kann es zu einer intraabdominelle Verteilung von vitalen Myomzellen kommen. Will man das Myom ganz entfernen, ist doch zumindest eine kleine Laparotomie notwendig.

Bei einer Myomgröße von mehr als 8 cm muss ein offener Zugang in Erwägung gezogen werden. Die Vor- und Nachteile der Laparotomie im Vergleich zur Laparoskopie sind hinlänglich bekannt. Für die Laparoskopie spricht die geringere Invasivität und die schnellere Rekonvaleszenz der Patientin. Durch eine Minilaparotomie kann die Rekonvaleszenz der Patientin aber auch deutlich verkürzt werden. Außerdem ist bei offenem Zugang eine Entfernung des intakten Myoms möglich. Insgesamt handelt es sich aber bei den beiden OP-Zugängen zur Myomenukleation um gleichwertige Operationen.

▶ Beide Versionen der Myomenukleation per Laparoskopie oder per Laparotomie sind gleichwertige Operationen.

10.5.3 Interventionelle Therapiestrategien

Die Uterusarterienembolisation sowie der MRT gesteuerte fokussierte Ultraschall sind etablierte Alternativen zur operativen Therapie des Uterus myomatosus. In der letzten Zeit wurde mit der transzervikalen ultraschallgesteuerten Radiofrequenzablation noch eine dritte wirksame Intervention entwickelt.

Bei hohem Narkose- und OP Risiko, bei Gerinnungsproblemen, schweren internistischen Erkrankungen, bei einer signifikanten Adipositas und mehreren Voroperationen oder Entzündungen im kleinen Becken sollte ein primär nicht operatives Vorgehen in Betracht gezogen werden. Viele Patientinnen wollen aber einfach nur einer Operation entgehen, und bevorzugen eine Intervention zur Behandlung der myombedingten Beschwerden. Dennoch sind diese Interventionen nicht bei jeder Patientin anwendbar. Für jedes Manöver müssen gewisse Grundbedingungen erfüllt sein. Eine bestehende Schwangerschaft und auch ein Malignomverdacht sind Kontraindikationen für alle genannten Interventionen.

10.5.3.1 Uterusarterienembolisation

Seit 1995 wird die Uterusarterienembolisation (UAE) durchgeführt. Sie war eine der ersten interventionellen Alternativen zur operativen Therapie. Bei der UAE werden Polyvinyl-Alkohol-Partikel von 500 µm Größe über die Art. femoralis in die Gefäße, die das Myom versorgen, eingebracht (Abb. 10.2). Das führt zu einem Gefäßverschluss. Durch die eingeschränkte Versorgung wird das Myom zwar nicht verschwinden, es ist aber in den meisten Fällen mit einer Verkleinerung des Myoms und damit auch des Uterus zu

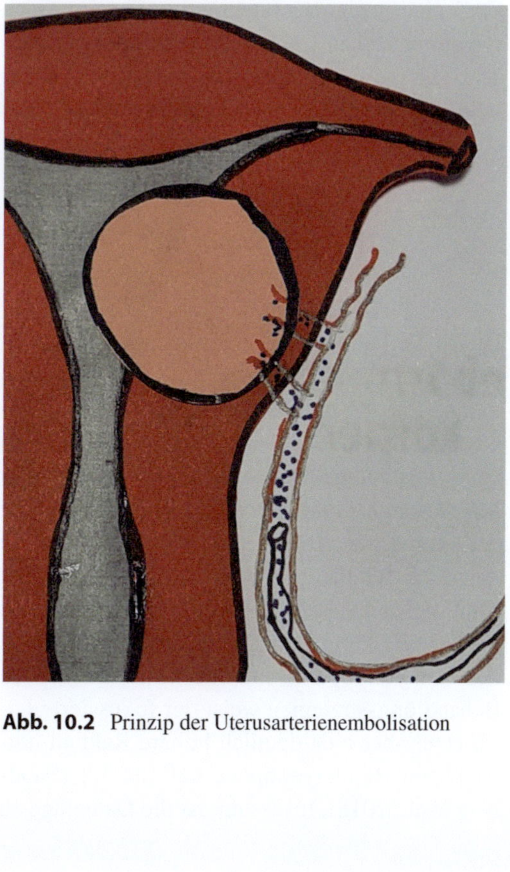

Abb. 10.2 Prinzip der Uterusarterienembolisation

rechnen. Das Ziel der Intervention bleibt die Verminderung bzw die Beseitigung der myombedingten Beschwerden, die in über 90 % der Fälle erreicht werden kann (Keung et al., 2018).

Die UAE ist mit eigenen Nebenwirkungen assoziiert. So kann es zu einer Einschränkung der ovariellen Funktion durch die Embolisierung auch das Ovar mitversorgender Gefäße kommen. Weiterhin berichten Patientinnen über vaginalem Fluor u. U. auch mit Ausstoßung von Myomen. Daraus resultierend zeigt sich eine Reinterventionsrate von 15–32 % in den ersten zwei Jahren nach einer UAE.

Neben den genannten Kontraindikationen darf eine UAE nicht bei Schilddrüsenerkrankungen, akuten Entzündungen, Jodallergien und Niereninsuffizienz durchgeführt werden.

Eine Vorbehandlung des Myoms mit einem GnRH Analogon verschlechtert das Ansprechen durch das erhöhte Risiko für Vasospasmen. Für submuköse oder isoliert gestielte Myome stellt dieses Verfahren nicht die Methode der Wahl dar.

Zusammenfassend lässt sich sagen, dass eine UAE eine geeignete Intervention ist, um einen symptomatischen Uterus myomatosus zu behandeln. Die Indikation muss jedoch mit Bedacht gestellt werden. Eine gute Kooperation der Gynäkologen mit den Radiologen ist unerlässlich.

10.5.3.2 MR gestützte Thermoablation mit fokussiertem Ultraschall (MRgFUS)

Dieses Verfahren wird auch hochintensiver fokusssierter Ultraschall genannt. Dabei wird thermische Energie mittels Ultraschall im Myom fokussiert. Das Gewebe wird dadurch erhitzt bis eine vollständige Denaturierung erreicht wird. Mit diesem Verfahren konnte eine Verbesserung des klinischen Bildes nach drei Jahren in 40–48 % der Fälle erreicht werden. Außerdem zeigt sich eine Reduktion des Myomvolumens von 32 % (Kim et al., 2011). Im Vergleich mit den anderen operativen und interventionellen Behandlungsstrategien weist der fokussierte Ultraschall aber eine deutlich höhere Rate an notwendigen Reinterventionen auf (54 %) (Sandberg et al., 2018). Insgesamt ist die Datenlage zu dieser Therapieform noch dünn, es liegen bislang wenig Langzeitdaten vor.

Der fokussierte Ultraschall führt im Vergleich zur UAE nicht zu einer Beeinträchtigung der Ovarialfunktion, dennoch ist nicht jeder Uterus myomatosus für diese Behandlungsform geeignet. Nur für etwa 10 % der betroffenen Patienten ist diese Therapie eine echte Option. Wenn die Größe des Myoms unter 10 cm liegt, wenn weniger als 5 Myome bestehen, sich das Myom günstig in der Vorderwand befindet und wenn keine Narben vorliegen, kann diese Behandlung erfolgreich durchgeführt werden. Damit wird klar, dass auch hier die Indikation wohl überlegt sein muss.

Als unerwünschte Nebenwirkungen werden Hautveränderungen, Nervenschädigungen, vaginaler Fluor, ein fokales Hautödem und Beinvenenthrombosen beschrieben.

10.5.3.3 Transzervikale ultraschallgesteuerte Radiofrequenzablation

Die transzervikale ultraschallgesteuerte Radiofrequenzablation ist ein neues thermoablatives Verfahren. Dabei wird eine Sonde über die Zervix in das Cavum uteri eingeführt. Hier erfolgt unter sonographischer Kontrolle die Positionierung der Elektrode in das Myom und die Ablation über eine Dauer von 1,5 bis 7 Minuten. Die Leistungsmodulation ist kleiner als 150 Watt und erfolgt durch einen HF Generator zur Aufrechterhaltung einer Temperatur von etwa 105 °C an der Elektrodenspitze. Bislang wird der Eingriff in Narkose durchgeführt. Geeignet für dieses Verfahren sind Myome der FIGO Klassifikation 1–6, besonders vorteilhaft wirkt es aber bei den intramural und transmural gelegenen Myomen (2, 3, 4 und 2–5). In den bislang veröffentlichten Studien zeigt sich eine gute Effektivität mit einer Symptomreduktion von 90 % und einer signifikanten Zunahme an Lebensqualität. Die OP- wie auch die Rekonvaleszenzzeit ist kurz: im Vergleich zu den anderen möglichen Therapieoptionen erscheint die Reinterventionsrate mit 10 % gering. Insgesamt handelt es sich aber um ein neues Verfahren mit noch begrenzter Datenlage. Weitere Studien werden die künftige Bedeutung offenlegen (Römer et al., 2021).

10.5.4 Alternativen zu konventionellen Therapiemethoden

Die Angebote der komplementären, alternativen oder integrativen Medizin zur Behandlung des Uterus myomatosus sind vielseitig, die Datenlage dazu ist dünn. Lediglich das Extrakt der Traubensilberkerze, grüner Tee und Vitamin D scheinen ein therapeutisches Potential zu haben. Allerdings fehlen auch hierfür klinische Studien (Münstedt ct al., 2016).

10.6 Myome bei Frauen mit Kinderwunsch

Die wenigsten Myome haben einen negativen Einfluss auf die Fruchtbarkeit einer Frau und auf eine Schwangerschaft. Insbesondere intracavitäre Myome und intramurale Myome mit Kontakt zum Cavum uteri oder mit einer Größe von mehr als 4 cm stehen im Verdacht, negative Auswirkungen auf die Fertilität und die Entwicklung einer Schwangerschaft zu haben.

▶ Intracavitäre Myome und intramurale Myome mit Kontakt zum Cavum uteri oder mit einer Größe von mehr als 4 cm können die Fruchtbarkeit negativ beeinflussen.

Wie geht man bei Diagnosestellung mit Frauen mit Kinderwunsch um? Es können folgende Szenarien unterschieden werden:

1. Durch die Lage und Größe der Myome ist mit einer Beeinträchtigung der Fertilität zu rechnen:
   - Eine Behandlung der Uterusmyome ist indiziert
2. Die Myome sind nicht symptomatisch und es ist nicht unweigerlich von einer Einschränkung der Fertilität auszugehen:
   - Durch klinische Verlaufskontrollen kann das Wachstumsverhalten der Myome überprüft werden. Eine gezielte Myomtherapie ist noch nicht notwendig. Der Kinderwunsch kann verwirklicht werden.
3. Die Myome sind symptomatisch:
   - Eine gezielte Myomtherapie ist indiziert.

10.6.1 Therapieoptionen bei Kinderwunsch

10.6.1.1 Myomenukleationen

Patientinnen mit Kinderwunsch profitieren von einer Myomenukleation, wenn durch die Lage und die Größe der Myome mit einer Beeinträchtigung zu rechnen ist. Dennoch sollte die OP-Indikation nicht leichtfertig gestellt werden. Jede Schwangerschaft nach einem operativen Eingriff am Uterus gilt als eine Risikoschwangerschaft.

▶ Jede Schwangerschaft nach einem operativen Eingriff am Uterus gilt als Risikoschwangerschaft!

Deshalb ist bei geplanter Schwangerschaft eine sichere Adaptation des Myometriums eine Grundvoraussetzung, um das Risiko für eine Uterusruptur während einer Schwangerschaft und vor allem sub partu zu minimieren.

▶ Ein sicherer Myometriumverschluss ist eine Grundvoraussetzung für eine nachfolgende Schwangerschaft!

Eine Empfehlung zum Geburtsmodus von Seiten des Operateurs wäre ratsam und sollte schriftlich festgehalten werden, um das Risiko während Schwangerschaft und Geburt in Grenzen zu halten. Bei der Eröffnung des Cavum uteri während der Myomenukleation oder bei Enukleationen von mehreren Myomen muss eine primäre Sectio in Erwägung gezogen werden. Insgesamt sollten zwischen der Myomenukleation mit Eröffnung des Cavum uteri und einer Schwangerschaft sechs Monate liegen.

▶ Eine Empfehlung zum Geburtsmodus durch den Operateur ist wünschenswert.

Subseröse Myome haben keinen Einfluss auf die Fertilität. Bis zu einer Größe von fünf bis sieben cm scheint auch eine Schwangerschaft unbeeinträchtigt zu bleiben.

10.6.1.2 Uterusarterienembolisation

Bei bestehendem Kinderwunsch ist die UAE nicht die optimale Therapieoption und stellt allenfalls eine Ultima ratio dar, da es neben der Strahlenbelastung, die der von 2 bis 3 abdominalen CTs entspricht, eben auch zu einer Reduktion der ovariellen Reserve kommen kann. Weiterhin ist dieses Verfahren mit einem erhöhten Abortrisiko, mit Plazentationsstörungen und mit verstärkten postpartalen Blutungen assoziiert (Karlsen et al., 2018).

10.6.1.3 MR gestützte Thermoablation mit fokussiertem Ultraschall (MRgFUS)

Zum Einfluss des fokussierten Ultraschalls auf die Fertilität gibt es bislang wenig Daten. Dieses Verfahren sollte aus diesem Grund nicht vor einer geplanten Schwangerschaft eingesetzt werden.

10.6.1.4 Transzervikale ultraschallgesteuerte Radiofrequenzablation

Nach der transzervikalen ultraschallgesteuerten Radiofrequenzablation wurden bisher 25 Schwangerschaften beschrieben. Prospektive kontrollierte Studien dazu gibt es nicht, deshalb ist eine Empfehlung zu Schwangerschaften nach TRFA noch nicht möglich.

10.7 Zusammenfassung

Myome sind die häufigsten gutartigen Tumore im kleinen Becken auch der jungen Frau: Sie werden häufig mit der Fertilität in Verbindung gebracht. Tatsächlich beeinträchtigen nur bestimmt Myome die Fruchtbarkeit der Frau. Die meisten Myome bleiben klinisch unauffällig.

Eine Myomtherapie erfolgt bei Symptomen und ist mittlerweile ein auf die Patientin zugeschnittenes individuelles Konzept. Aber nicht jede therapeutische Option ist bei jeder Patientin anwendbar. Die Indikation muss wohlüberlegt sein. Das erfordert eine ausführliche Aufklärung der Patientin über alle Optionen und deren Vor- und Nachteile.

Literatur

Ahrend, H. J., et al. (2016). Prevalence of uterine myomas. Data of an epidemiological study in Germany. *Archives of Gynecology and Obstetrics, 293*(6), 1243–1253.

Bosteels, J., van Wessel, S., Weyers, S., Broekmans, F. J., D'Hooghe, T. M., Bongers, M. Y., & Mol, B. W. J. (2018). Hysteroscopy for treating subfertility associated with suspected major uterine cavity abnormalities. *Cochrane Database Syst Rev, 12*(12), CD009461. https://doi.org/10.1002/14651858.CD009461.pub4. PMID: 30521679; PMCID: PMC6517267.

Karlsen, K., Hrobjartsson, A., Korsholm, M., Mogensen, O., Humaidan, P., & Ravn, P. (2018). Fertility after uterine artery embolisation of fibroids: A systematic review. *Archives of Gynecology and Obstetrics, 297*, 13–25.

Keung, J. J., Spies, J. B., & Caridi, T. M. (2018). Uterine artery embolization: A review of current concepts. *Best Practice & Research Clinical Obstetrics & Gynaecology, 45*, 66e73.

Kim, H. S., Baik, J. H., Pham, L. D., & Jacobs, M. A. (2011). MR guided high intensity focused ultrasound treatment for symptomatik uterine leuomyomata: Long term outcomes. *Academic Radiology, 18*, 970–976.

Lethaby, A., Puscasiu, L., Vollenhoven, B. (2017). Preoperative medical therapy before surgery for uterine fibroids. *Cochrane Database Syst Rev, 11*(11), CD000547. https://doi.org/10.1002/14651858.CD000547.pub2. PMID: 29139105; PMCID: PMC6486044.

Munro, M. G., Critchley, H. O., Broder, M. S., et al. (2011). FIGO classification system (PALM_COEIN) for causes of abnormal uterine bleeding in nongravid women of reproductive age. *International Journal of Gynaecology and Obstetrics, 113*, 3–13.

Münstedt, K., Beer, A.-M., & Hübner, J. (2016). Alternative, komplementäre und integrative Medizin bei Uterus myomatosus. *Frauenarzt, 57*, 1034–1039.

Pritts, E. A., et al. (2009). Fibroids and infertility: An updated systematic review oft he evidence. *Fertility and Sterility, 91*(4), 1215–1223.

Römer, T., Bends, R., Christoffel, L., et al. (2021). Behandlung von symptomatischen Myomen mit der transzervikalen ultraschallgesteuerten Radiofrequenzablation. *Frauenarzt, 3*, 162–169.

Sandberg, E. M., Tummers, F. H. M. P., Cohen, S. I., van den Haak, L., Dekkers, Q. M., & Jansen, F. W. (2018). Reinterventin risk and quality of life outcomes after uterine sparing interventions for fibroids: A systematic review and meta analysis. *Fertility and Sterility, 109*, 698–707.

Hormonelle Kontrazeption

11

Michael Amrani und Hans-Eckart Gaberle

Inhaltsverzeichnis

11.1 Einleitung

Die hormonelle Kontrazeption hat seit ihrer Einführung vor über 60 Jahren mitunter den wichtigsten Platz innerhalb empfängnisverhütender Mittel eingenommen. Aufgrund der endokrinen Steuerungsmechanismen der weiblichen Fortpflanzung stehen wirkungsvolle Methoden mit zum Teil geringem Aufwand für die Anwenderin zur Verfügung. Da hormonell aktive Substanzen neben den verhütenden Effekten eine Fülle unterschiedlicher Einflüsse auf Stoffwechselprozesse haben, ist es für die behandelnden Ärztinnen und Ärzte unabdingbar, genaue Kenntnisse über die Wirkungsweisen und damit einhergehende Risiken zu besitzen. Dieses Kapitel möchte einen kurzen Überblick über die verschiedenen Substanzgruppen, ihre Anwendung

M. Amrani (✉)
TFP-Kinderwunschzentrum Wiesbaden, MVZ Wiesbaden GmbH, Wiesbaden, Deutschland
e-mail: Michael.Amrani@tfp-fertility.com

H.-E. Gaberle
Praxis für Frauenheilkunde und Geburtshilfe Rüdesheim, Rüdesheim, Deutschland

© Der/die Autor(en), exklusiv lizenziert an Springer-Verlag GmbH, DE, ein Teil von Springer Nature 2023

M. Amrani, R. Seufert (Hrsg.), *Gynäkologische Endokrinologie und Kinderwunschtherapie*,
https://doi.org/10.1007/978-3-662-65371-5_11

und die zu beachtenden Besonderheiten geben. Aufgrund der Fülle der verfügbaren Präparate wird auf die Verwendung der Handelsnamen verzichtet. Des Gleichen wird lediglich im Rahmen vergleichender Betrachtung zur Verhütungssicherheit auf nicht hormonelle Verhütungsmethoden eingegangen. Auch auf pharmakologische Phänomene kann aufgrund des Buchformates nur peripher eingegangen werden, weswegen dem geneigten Leser weiterführende Literatur angeraten wird.

11.2 Substanzen

Zur Anwendung kommen entweder ein Gemisch aus Estrogenen und Gestagenen oder Letztere allein, wobei den Gestagenen die wesentliche verhütungsrelevante Wirkung zukommt (Brown et al., 2017). Primär werden aus pharmakodynamischen Gründen vielfältige Derivate der natürlichen Ursprungssubstanzen eingesetzt. Ihre wesentlichen Effekte erzielen sie als Agonisten besagter Rezeptoren, wobei Progestine darüber hinaus noch Partialwirkungen anderer Sexualsteroide übernehmen können. Die Aufnahme in den Körper erfolgt peroral, intravaginal, intrauterin, transdermal, subkutan oder intramuskulär (Teal & Edelman, 2021).

11.2.1 Gestagene

Da natürliche Sexualsteroide einem zügigen Metabolismus unterliegen, wurden für die hormonelle Kontrazeption synthetische Gestagene, sogenannte Progestine, entwickelt. Häufig werden sie als Progestagene verabreicht und im Körper in die wirksame Substanz umgewandelt (Schindler et al., 2003).

An der hypothalamisch-hypophysären Achse führen sie zur Suppression der LH-Sekretion und hemmen somit wirksam die Ovulation. Als Agonisten des Progesteronrezeptors führen sie daneben unter kontinuierlicher Zufuhr zur Transformation am Endometrium und somit zu Störung von Spermienaszension, Tubenmotilität und Nidation (Endrikat et al., 2011; Regidor, 2018).

Aufgrund ihrer ausgeprägten Ovulationshemmung kann der Estrogen-Anteil deutlich gesenkt oder auch ohne diesen eingesetzt werden. Die Kombination mit Estrogenen verbessert jedoch die empfängnisverhütende Wirkung und trägt zur Zyklusstabilität bei.

Progestine sind Derivate von Progesteron und Testosteron. Tab. 11.1 zeigt diesen Zusammenhang und die in der Verordnung eingesetzten Substanzen bzw. Wirkstoffe. Gegenüber den Ursprungssubstanzen besitzen sie ein bessere Bioverfügbarkeit, werden im Körper z. B. deacetyliert und hierdurch zur eigentlichen Wirksubstanz (Lello & Colonna, 2010; Apgar & Greenberg, 2000).

Tab. 11.1 Die für die hormonelle Kontrazeption eingesetzte Progestine mit den Ursprungssubstanzen und deren Derivate

Ursprung	Derivate	Wirkstoffe
Progesteron	Retroprogesteron	Dydrogesteron
	17α-Methylprogesteron	Medrogeston
	17α-Hydroxyprogesteron	Chlormadinonacetat, Cyproteronacetat, Medroxyprogesteronacetat, Megestrolacetat
	19-Norprogesteron-Derivate	Nomegestrol, Promegeston, Trimegeston, Nesteron
	Spironolacton	Drospirenon
Testosteron	17α-Ethinyl-19-Nortestosteron	Norethisteron, Lynestrenol, Levonorgestrel, Desogestrel, Gestoden, Norgestimat, Dienogest

Neben ihrer primären Wirkung als Progesteron-Agonisten weisen die Progestine wegen ihres Ursprungs und ihrer Modifikationen auch unterschiedliche Partialwirkungen an Estrogen-, Androgen-, Glukokortikoid- und Mineralokortikoidrezeptoren auf, wobei, wie in Tab. 11.2 aufgeführt, sowohl antagonistische als auch agonistische Wirkungen beschrieben werden. Diese Effekte lassen sich bei speziellen Fragestellungen gezielt therapeutisch einsetzen (Siegenthaler et al., 2017; Apgar & Greenberg, 2000).

In Tab. 11.3 wird die geringste tägliche Dosis von Gestagenen gezeigt, die benötigt wird, um bei kontinuierlicher Einnahme die Ovulation wirksam hemmen zu können. In der Regel wird mit der Zyklusgesamtdosis eine Transformation des Endometriums erreicht, deren längerfristige Anwendung auch zur Atrophie und Amenorrhö desselbigen führt. Zu beachten ist jedoch, dass die Progestine sehr unterschiedliche Wirkdosen

Tab. 11.3 Tägliche geringste orale Ovulationshemmerdosis (OHD) und Transformationsdosis (TD) jeweils in mg. Nach Uhl, 2017

Gestagen	OHD	TD
Chlormadinonacetat	1,7	2,0
Cyprosteronacetat	1,0	2,0
Desogestrel	0,06	0,15
Dienogest	1,0	2,0
Drospirenon	2,0	3,0
Dydrogesteron	> 30	10–20
Etonogestrel	0,06	k. A.
Gestoden	0,04	0,075
Levonorgestrel	0,06	0,15
Medrogestonacetat	10	10
Medroxyprogesteronacetat	10	5–10
Nomegestrolacetat	5	5
Norethisteronacetat	0,5	0,5
Norgestimat	0,2	0,25
Progesteron	300	200–300

Tab. 11.2 Experimentell gezeigte Partialwirkungen der in Kontrazeptiva verwendeten Progestine. + nachweislich, (+) eingeschränkt nachweislich, ? unklare Datenlage. Nach Africander et al., 2011, 2013, 2014; Lello & Colonna, 2010; Siegenthaler et al., 2017, Kuhl, 2005

	Agonist			Antagonist		
Rezeptoren	Estrogen	Androgen	Glukokortikoid	Estrogen	Androgen	Mineralokortikoid
Gestagene				+		
Progesteron			+	+	+	+
				+		
Chlormadinonacetat			+	+	+	
Cyprosteronacetat			+	+	+	
Desogestrel		+	(+)	+		
Dienogest				+	+	
Drospirenon				+	+	+
Etonogestrel		+	(+)	+		
Gestoden		+	(+)	+		+
Levonorgestrel		+		+		
Lynestrenol	(+)	+		+		
Medroxyprogesteronacetat		(+)	+	+		
Norelgestromin		+	?	+		?
Norethisteron	(+)	+		+		
Norgestimat		+	?	+		?
				+		

haben, wodurch sie nicht miteinander verglichen werden können (Endrikat et al., 2011; Hapgood et al., 2014) .

11.2.2 Estrogene

Estrogene supprimieren die FSH-Sekretion und hemmen somit die Follikelreifung. Die parallel verlaufende Selektion und Apoptose von Primordial- und Primärfollikel wird hierdurch nicht beeinflusst. Daneben besitzen sie auch ein gering ausgeprägte Ovulationshemmung. Im Endometrium hat besonders Ethinylestradiol eine ausgeprägte Wirkung an den Estrogenrezeptoren, was über die Proliferation zur Stabilisierung des Zyklus beiträgt. Estrogene können die Gonadotropinsekretion nicht vollständig hemmen, weswegen sie als alleinige Kontrazeption nicht ausreichen. Zum Einsatz kommen synthetisch hergestelltes Ethinylestradiol, Estradiol,Estradiolvalerat und Estetrol (Teal & Edelman, 2021; Barriga Pooley et al., 2020; „Choice of Contraceptives.," 2018; Cagnacci & Ferrari, 2010).

Ethinylestradiol besitzt u. a. aufgrund des hepatischen Stoffwechsels gegenüber Estradiol und Estradiolvalerat eine deutlich stärkere biologische Wirkung im Gewebe. Die verwendeten Tagesdosierungen liegen zwischen 15–50 µg.

Bei Estradiol sind es derweil 2 mg und bei Estradiolvalerat 1,5 mg. Mittlerweile steht mit Estetrol, ein Estrogen mit vier Hydroxylgruppen, eine neue Substanz zur Empfängnisverhütung zur Verfügung.

11.3 Verhütungssicherheit

Die Effektivität bzw. Sicherheit einer Verhütungsmethode lässt sich anhand der Anzahl ungewollt eingetretener Schwangerschaften während eines Einnahmezeitraums bei einer definierten Anwenderpopulation einschätzen. Eine korrekte Anwendung ist hierbei ein Idealzustand, da in der Gesamtpopulation eine Fülle von Abweichungen auftreten, wozu z. B. Einflüsse durch biometrische Parameter, pharmakologische Interaktionen, Umwelteinflüsse, Zeitverzögerungen der Einnahme, Verlängerung des hormonfreien Intervalls oder nicht korrekte Anwendung einer Barrieremethode zählen können. Man spricht dann von einer typischen oder bereinigten Anwendung, die mit einer schlechteren Verhütungssicherheit einhergeht (Dinger et al., 2011; Wiegratz, 2014).

Übersicht

Ein Maßstab für eine Verhütungsmethode ist der Index nach Pearl, welcher die Zahl ungewollter Schwangerschaften bei 100 Anwenderinnen in einem Jahr wiedergibt. Verglichen wird er mit der Anzahl an Konzeptionen nicht verhütender Frauen im Vergleichszeitraum.

Eine ausgewählte Auflistung der häufigsten Verhütungsmethoden findet sich in Tab. 11.4. Je höher der Index, umso ungünstiger ist Verhütungssicherheit.

Tab. 11.4 Darstellung des Index nach Pearl bei einer korrekten und einem typischen alltagsnahen bzw. bereinigten Anwendung. Nach Wiegratz, 2014

Methode	Korrekte Anwendung	Typische Anwendung
Keine	85	85
KOK	0,3	2,2
Pflaster	0,3	1,2
Vaginalring	0,3	8
Minipille	0,14–0,3	0,41–8
Depot i.m.	0,3	3
Implantat	0,05	0,05
Spirale		
Hormonspirale Kupferspirale	0,2 0,6	0,2 0,8
Diaphragma	6	16
Portiokappe	15	30
Schwamm	9–20	15–32
Sterilisation		
Frau Mann	0,5 0,1	0,7 0,2
Kondom		
Frau Mann	5 2	21 15
Coitus Interruptus	4	27
Natürliche Familienplanung	1–9	25

11.4 Kombinierte Kontrazeptiva

In den nachfolgenden Abschnitten werden die unterschiedlichen Einnahmemodi kombinierter Kontrazeptiva vorgestellt. Sie setzen sich aus Estrogen- und Gestagenkomponente zusammen. Die weltweit häufigste Anwendung kombinierter Kontrazeptiva erfolgt peroral. Parenterale Anwendungen erfolgen vaginal, transdermal oder intramuskulär und bieten der Anwenderin daneben ein vereinfachtes Einnahmeschema (Kuhl, 2005).

11.4.1 Kombinierte orale Kontrazeptiva (KOK)

Hierbei sind Ein-Phasen-Präparate führend, welche häufig auch als Mikropillebezeichnet werden. Modifikationen von Dosis und Applikationsdauer ermöglichen unterschiedliche Phasen- und Stufenpräparationen, für spezielle Problembereiche mit einem Überhang einer der beiden Hormon-Komponenten. Die Langzeitanwendung von Ein-Phasen-Präparaten scheint aufgrund der konstanten Hormonsubstitution über längere Zeiträume in verschiedenen Konstellationen überaus günstig zu sein und hat sich zunehmend durchgesetzt.

11.4.1.1 Ein-Phasen-Präparate bzw. monophasische Präparate

Hier bleibt die Tagesdosis bzw. Konzentration der Estrogene (Ethinylestradiol oder Estradiol) und einer Gestagenkomponente über die gesamte Einnahmedauer konstant. Auf die Einnahme von 21–26 Tabletten folgt eine entsprechende Einnahmepause von 7 bis 2 Tagen. Alternativ können hier auch wirkstofffreie Tabletten (Placebo) angewendet werden, wodurch kein einnahmefreies Intervall entsteht und die Anwenderin ohne Unterbrechung Tabletten zu sich nimmt. In beiden Fällen kommt es in dieser Phase aufgrund des Hormonentzuges zu einer Abbruchblutung. Auf 21 oder 24 Tabletten folgen entweder eine sieben- oder viertägige Einnahmepause oder entsprechend wirkstofffreie Tabletten.

11.4.1.2 Langzyklus und Langzeiteinnahme

Beim Langzyklus (bis 6 Monate) oder der Langzeiteinnahme (> 6 Monate) werden wirkstoffhaltige Tabletten (mehrere Blister) oder bereits hierfür vorgesehene Präparate ohne Unterbrechung eingenommen. Die Dauer kann auch über ein Jahr ausgedehnt werden. Üblicherweise kommen hier nur Ein-Phasen-Präparate zum Einsatz. Nach kontinuierlicher Einnahme folgt eine vier- bis siebentägige Pause oder bei manchen Präparationen 10 µg Ethinylestradiol über 7 Tage. In dieser Pause kommt es meistens zur Abbruchblutung, die mit zunehmender Länge der kontinuierlichen Einnahme aber auch vollständig ausbleiben kann.

11.4.1.3 Zwei-Stufen-Präparate

Während beider Stufen werden Estrogenen und Gestagene täglich kontinuierlich eingenommen. Gestagene werden während der ersten Stufe niedrig und in der zweiten bis zu fünfmal höher verabreicht. Bei einer Stufeneinteilung von 10 und 11 Tagen bleibt die Tagesdosis von Ethinylestradiol über die gesamte Wirkstoffeinnahme konstant. Eine Variation hierzu stellt die Stufeneinteilung in 7 und 15 Tage dar, bei der zu Beginn 40 µg Ethinylestradiol und während der zweiten Stufe 30 µg zur Anwendung kommen.

11.4.1.4 Drei-Stufen-Präparate

Während aller drei Stufen werden Estrogenen und Gestagene täglich kontinuierlich eingenommen. Die erste Stufe dauert 6 Tage, die zweite 5 oder 6 und die dritte 10 Tage an. Mit jeder Stufe kommt es zu einer sukzessiven Steigerung des Gestagenanteils. Ethinylestradiol beginnt bei 30 oder 35 µg und wird im mittleren Teil entweder beibehalten, leicht gesteigert oder gesenkt und im letzten Drittel wieder die Ausgangsdosis verwendet.

11.4.1.5 Zwei-Phasen-Präparate bzw. Sequenzpräparate

In der ersten Phase werden über 7–11 Tage nur Estrogene täglich gegeben. Ab der zweiten Phase über 10–15 Tage kommen Gestagene in einer konstanten Dosis hinzu.

11.4.1.6 Präparate mit Estradiol oder Estradiolvalerat

Estradiol kommt als Ein-Phasen-Präparat in einer täglichen Dosis von 1,5 mg in Kombination mit 2,5 mg Nomegestrolacetat zum Einsatz. Auf 24 Tabletten mit Wirkstoff folgen 4 wirkstofffreie Tabletten.

Estradiolvalerat wird mit Dienogest eingesetzt. Das komplexe Dosierschema setzt sich aus 5 Phasen (verschiedenfarbige Tabletten) zusammen: 2 Tage 3 mg Estradiolvalerat, 5 Tage 2 mg Estradiolvalerat und 2 mg Dienogest, 17 Tage 2 mg Estradiolvalerat und 3 mg Dienogest, 2 Tage 1 mg Estradiolvalerat, 2 Tage ohne Wirkstoff (Pintiaux et al., 2012).

11.4.2 Transdermale Anwendung

Verhütungspflaster setzen kontinuierlich Ethinylestradiol und ein Gestagen (z. B. Norelgestromin) frei. Die Dosisfreisetzung hält 7 Tage an, weswegen mit Beginn der Periode an Tag 1, 8 und 15 ein Pflaster angewendet wird. In der vierten Woche (Tag 22) wird kein Pflaster benutzt. Eine Verlängerung des Zyklus durch Auslassen des anwendungsfreien Tages 22 ist möglich (Abrams et al., 2002).

11.4.3 Intravaginale Anwendung

Ein etwa 50 mm großer in die Scheide eingelegter elastischer Kunststoffring setzt über 24 Stunden 120 µg Etonogestrel und 15 µg Ethinylestradiol frei. Er wird mit Beginn der Periode eingesetzt und ununterbrochen für 3 Wochen belassen, worauf ein anwendungsfreies Intervall folgt. Letzteres kann durch Einlage eines neuen Rings ausgelassen werden (Sarkar, 2005).

11.4.4 Depotpräparate

Monatliche intramuskuläre Estrogen-Gestagen-Kombinationen sind in Deutschland nicht verfügbar.

11.5 Monopräparate (Gestagene)

Hierbei kommen Progestine als Monopräparate zum Einsatz. Aufgrund des Fehlens einer Estrogenkomponente sind zyklische Blutungsmuster unwahrscheinlich und es kommt häufig zu einer gewünschten Amenorrhö. Zugleich sind aber auch Blutungsstörungen möglich.

11.5.1 Minipille

Anwendung finden derzeit Levonorgestrel, Desogestrel und mittlerweile Drospirenon. In Ovulationshemmdosis wird das Gestagen mit Periodenbeginn täglich ohne Unterbrechung eingenommen. Aufgrund einer gegenüber Kombinationspräparaten geringeren Verhütungswirkung sind die Einnahmeintervalle bis auf zwei Stunden genau einzuhalten (Milsom & Korver, 2008).

11.5.2 Intrauterine Anwendung

Ein in die Gebärmutter eingesetztes, aus Kunststoff bestehendes Pessar („Spirale") setzt kontinuierlich Levonorgestrel frei. In Abgrenzung zu kupfer- oder kupfergoldhaltigen Intrauterinpessaren werden Gestagene enthaltende Pessare auch Intrauterinsysteme genannt. Abhängig von der initialen Gesamtdosis (13,5, 19,5 oder 52 mg) beträgt die Liegedauer maximal drei oder sechs Jahre. Auch hier kann ohne Unterbrechung eine weitere Anwendung erfolgen (Gemzell-Danielsson et al., 2021).

11.5.3 Subkutane bzw. subdermale Anwendung

Ein weiches, flexibles etwa 40 × 2 mm großes Kunststoffstäbchen setzt über drei Jahre kontinuierlich Etonogestrel frei. Die Einlage erfolgt mit einer Hohlnadel, womit das wirkstoffhaltige Stäbchen subkutan an der Innenseite des nicht dominanten Oberarms eingebracht wird. Die Injektionsstelle liegt auf einer parallel zum Oberarmverlauf gedachten Linie 8–10 cm proximal vom Epicondylus humeri medialis (Isley, 2010).

11.5.4 Depotpräparate

Für die intramuskuläre Injektion werden 150 mg Medroxyprogesteronacetat alle drei Monate oder 200 mg Norethisteronenantat (ersten vier Injektionen alle acht Wochen und danach alle zwölf Wochen) eingesetzt (Draper et al., 2006). Eine subkutane Anwendung ist mit 104 mg Medroxyprogesteronazetat zugelassen (Deese et al., 2022).

11.6 Wirkungen im Organismus

Neben den oben genannten Wirkungen zur hormonellen Kontrazeption, entfalten die eingesetzten Substanzen Effekte in unterschiedlichen Stoffwechselprozessen oder Geweben des Organismus. Die Einflüsse sind hierbei unabhängig vom Applikationsweg. Kenntnisse hierüber sind essenziell, um Nutzen und Risiken in der Behandlung erkennen zu können. Dabei spielen jedoch individuelle Risikofaktoren wie Alter, Adipositas, familiäre Belastungen, Nutzung von Genussgiften, bereits vorliegende Erkrankungen wie Stoffwechselstörungen und Infektionen eine wesentliche pathophysiologische Rolle.

11.6.1 Fettstoffwechsel

Im Fettstoffwechsel steigern Estrogen-Komponenten Triglyzeride, Phospholipide, Gesamtcholesterin und HDL, senken aber den LDL-Spiegel. Gestagene, insbesondere mit ausgeprägter androgener Restwirkung, hingegen senken den HDL- und Triglyzerid-Spiegel und steigern den LDL-Spiegel. Effekte auf Lipoprotein a sind vom jeweiligen Gestagen abhängig. Niedrigdosierte Mikropillen und die Minipille scheinen jedoch keine negativen Effekte im Fettstoffwechsel zu bewirken. Bei der Bewertung von Laborparametern muss die Einnahme hormoneller Kontrazeptiva immer mitberücksichtigt werden und die Werte können nicht ohne Weiteres als pathologisch eingestuft werden (Fotherby, 1989).

11.6.2 Gerinnungssystem

Im Gerinnungssystem führen Estrogene und einige Gestagene zur Senkung von Inhibitoren der Blutgerinnung, wie Plasminogenaktivatorinhibitor-1 oder Antithrombin-III. Daneben kommt es zur Steigerung von Fibrinogen, Faktor VIIa, Plasminogen, Protein C, Gewebeplasminogen-Aktivator(t-PA) und einer reversiblen APC-Resistenz (Bonnar, 1987).

Auf die pathophysiologischen Prozesse bei der Entstehung verschiedener Erkrankungen kann im Rahmen dieses Buches nicht eingegangen werden, womit hier zusätzliche Literatur herangezogen werden muss.

11.6.2.1 Venöse Thromboembolien

▶ Aus dem vorgenannten gehen alle kombinierten Kontrazeptiva mit einem erhöhten Risiko für die Ausbildung von venösen Thromboembolien, wie Gefäßthrombosen (z. B. tiefe Beinvenenthrombose) und Lungenembolie einher.

Besonders im ersten Einnahmejahr und im ersten Monat nach dem Absetzen sind die Risiken am höchsten.

Eine Risikoerhöhung findet sich im Wochenbett, bei Alter > 35, bei Nikotinkonsum, Adipositas, belastete Eigen- und Familienanamnese, Stoffwechsel- und Herz-Kreislauf-Erkrankungen wie auch durch längere Immobilisation (Operationen, lange Flugreisen) (Gialeraki et al., 2018; Tchaikovski & Rosing, 2010; Rosing et al., 2001).

Vor allem der Estrogenanteil trägt zur wesentlichen thrombophilen Veränderung bei, wobei Gestagene derzeit nur in der Kombination mit Estrogenen eine zusätzliche Rolle spielen. Levonorgestrel, Norethisteron und Norgestimat scheinen mit der geringsten Risikoerhöhung einherzugehen (Tepper et al., 2016; Keenan et al., 2018; Khialani et al., 2020).

11.6.2.2 Arterielle Thromboembolien

Aufgrund vorbezeichneter pathophysiologischer Veränderungen gibt es somit auch eine Risikoerhöhung für die Ausbildung von Thromboembolien im arteriellen Schenkel wie Myokardinfarkt und apoplektischen Insult (z. B. transitorische ischämische Attacke, Schlaganfall) (Castelli, 1999; Kline & Kabrhel, 2015; Roach et al., 2015).

Als additive Risikofaktoren gelten Nikotinkonsum, Alter > 35, Adipositas (BMI > 30), Hypertonie, familiäre Vorbelastung (besonders Ereignisse unter 50 Jahren), Migräne und Stoffwechselkrankheiten mit Einfluss auf das Gefäßsystem (z. B. Diabetes mellitus, Hyperhomocysteinämie, Herzklappenerkrankungen, Vorhofflimmern, Dyslipoproteinämie, systemischer Lupus erythematodes).

11.6.3 Arterielle Hypertonie

Kombinierte orale Kontrazeptiva können vermutlich über das Renin-Angiotensin-Aldosteron-System sowohl den diastolischen als auch den systolischen Blutdruck erhöhen, zur Entwicklung einer Hypertonie beitragen und somit das Risiko ischämischer Infarkte steigern. Monopräparate mit Gestagenen scheinen keinen steigernden Effekt auf den Blutdruck zu auszuüben (Perol et al., 2019), jedoch wird ein Effekt auf die Koronargefäße vermutet.

11.6.4 Kohlenhydratstoffwechsel

Hormonelle Kontrazeptiva können dosisabhängig die Insulintoleranz stören und bei Neigung zu Diabetes mellitus (familiäre Belastung, Adipositas, metabolisches Syndrom, Z. n. Gestationsdiabetes) diesen manifestieren. Die Störungen des Kohlenhydratstoffwechsels scheinen durch den Gestagenanteil und hier besonders durch 19-Nortestosteron-Derivate bedingt zu sein (Afsana, 2016; Visser et al., 2013).

11.6.5 Hepato-biliärer Stoffwechsel

Über die Leber induzieren hormonelle Kontrazeptiva gerinnungsfördernde Faktoren und Enzyme und beeinträchtigen den Lipoproteinstoffwechsel (Klipping et al., 2021). Durch Stimulation der Porphyrinsynthese ist eine hepatische Porphyrie induzierbar (Barton & Edwards, 2016).

Estrogene und Gestagene können das Gallenvolumen senken und den Cholesterinspiegel hierin steigern, wodurch Cholestasen möglich sind und die Inzidenz von Gallensteinen steigt. Erschwerend können Gestagene den Gallenfluss durch Motilitätsstörungen beeinträchtigen. Die Sekretion pankreatischer Enzyme wird stimuliert. Daneben kann durch die Störung des Lipoproteinstoffwechsels eine Pankreatitis induziert werden (Soria-Jasso et al., 2019; Kowalska et al., 2018; Bae, 2021; Oliveira et al., 2019).

11.6.6 Gastrointestinales System

Im Gastrointestinaltrakt können über die Sekretion gastrointestinaler Hormone sowohl die Darmperistaltik als auch der Tonus der Sphinktere verändert und somit Magen-Darm-Beschwerden wie Reflux und Obstipation begünstigt werden (Wiegratz, 2014).

Unter der Einnahme von Ovulationshemmern wurde ein gehäuftes Auftreten chronisch-entzündlicher Darmerkrankungen, wie Morbus Crohn oder einer Colitis ulcerosa, beschrieben, wobei sowohl die Anwendungsdauer als auch der Nikotinkonsum begünstigend wirken (Rhodes, 2014).

11.6.7 Knochenstoffwechsel

Ob kombinierte Kontrazeptiva die Knochendichte vor oder nach dem Erreichen der Peak Bone Mass verändern und somit das Frakturrisiko erhöhen, ist bis dato ungeklärt (Golden, 2020). Jedoch scheinen die enthaltenen Sexualsteroide positive Effekte auf den Knochenstoffwechsel zu besitzen (Bachrach, 2020; Rocca et al., 2021). Für Depotgestagene wie Medroxyprogesteronazetat zeigt sich derzeit korrelierend mit der Anwendungsdauer ein erhöhtes Lebenszeitfrakturrisiko (Vestergaard, 2020).

11.6.8 Tumor-Neubildungen

Sexualsteroide können als potenziell kanzerogen angesehen werden, sind aber zugleich integraler Bestandteil physiologischer Prozesse. Die Entstehung von Krebs ist jedoch ein hochkomplexes und vielschichtiges Geschehen, so dass die Herstellung monokausaler Zusammenhänge hier kaum möglich ist.

Für die Entwicklung eines Mammakarzinoms oder hepatozellulären Karzinoms, des Melanoms oder Zervixkarzinoms fand man in Untersuchungen bisher widersprüchliche Hinweise. Für gastrointestinale Malignome, Ovarial- und Endometriumkarzinome scheint stattdessen eine Senkung des Risikos zu bestehen (Westhoff & Pike, 2018; Mørch et al., 2017; Pragout et al., 2018).

Das Risiko für das Auftreten benigner Neubildungen der Leber ist erhöht und steigt mit der Dauer der Einnahme deutlich an. Höherdosiertes Ethinylestradiol (50 µg) scheint das Risiko für benigne Veränderungen der Brustdrüse zu senken. Das Wachstum von Myomen durch hochdosierte Estrogene in KOKs ist nicht auszuschließen. Ansonsten scheinen orale Kontrazeptiva die Myominzidenz selbst wie auch bei Langzeitanwendung blutungsbedingte Beschwerden zu mildern (De La Cruz & Buchanan, 2017).

Mit Ovulationshemmern können nach derzeitigem Kenntnisstand funktionelle Ovarialzysten nicht behandelt werden. Ein prophylaktischer Einsatz wird diskutiert (Grimes et al., 2014).

11.6.9 Blutungsstörungen unter hormonellen Kontrazeptiva

In etwa 15–30 % kommt es unter Anwendung KOKs zu zusätzlichen Blutungen bzw. Zwischen- und Schmierblutungen, was sowohl die zyklische als auch die kontinuierliche Langzeiteinnahme betrifft. Einfluss haben vor allem Dosis und Anwendungsintervall (Mehrstufen- und Phasen-Präparate) der Estrogene, aber auch Alter, Körpergewicht und Raucherstatus. Verzeichnet werden Zusatzblutungen meistens in den ersten 90 Tagen der Anwendung, insbesondere bei Erstanwenderinnen und beim Einsatz nach längerer Einnahmepause. Danach treten sie selten auf und zugleich nimmt die Stärke der Abbruchblutungen ab. Deshalb wäre ein Präparatwechsel erst nach drei Monaten zu erwägen.

Es sollten bei nicht erklärbaren Zwischenblutungen immer eine Schwangerschaft oder anatomische Ursachen ausgeschlossen werden. Desgleichen sind Einnahmefehler oder mangelhafte Wirkung der Kontrazeptiva anzunehmen, somit auf einen fehlenden Verhütungsschutz hinzuweisen und eine zusätzliche Verhütung anzuraten.

Während des Auftretens von Zwischenblutungen könnte die tägliche Dosis bis auf maximal fünf Tage erhöht oder Estrogen abends ergänzt werden. Therapeutisch könnte bei länger als drei Tage anhaltenden Zwischenblutungen aber auch die Einnahmepause erfolgen und danach neu gestartet werden (Göretzlehner & Römer, 2017).

11.6.10 Laktation

Kombinationspräparate mit Estrogenen können die Lakto- und Galaktogenese einschränken. Der Übertritt in die Muttermilch und ein Einfluss von KOKs auf das Neugeborene können derzeit nicht ausgeschlossen werden (Uhl, 2017).

11.7 Therapeutische Indikationen

Aufgrund ihres Wirkprinzips lassen sich verschiedene hormonassoziierte Erkrankungen durch die Anwendung positiv beeinflussen. Somit sind hormonelle Kontrazeptiva neben der Familienplanung ein wichtiger Baustein bei gynäkoendokrinen Therapien. Bis auf einzelne Ausnahmen, wie antiandrogene Gestagene oder für Endometriose vorgesehene Präparate, liegen arzneimittelrechtlich jedoch keine entsprechenden

Indikationsbereiche für besagte Erkrankungen vor, so dass meist ein Off-label-use vorliegt und dies bei Aufklärung und Erstattungsfähigkeit zulasten der gesetzlichen Krankenkasse in Deutschland berücksichtigt werden sollte.

11.7.1 Endokrines System

Grundsätzlich erhöhen KOKs die hepatische Produktion von Sexualhormon-bindendem Globulin (SHBG), womit der Anteil freier Androgene sinkt und bei Hyperandrogenämie deren störende Symptome wie z. B. Hirsutismus, Akne, Seborrhö günstig beeinflussen. Darüber hinaus weisen einzelne Gestagene auch antiandrogene Partialwirkungen auf, die gezielt verwendet werden können. Über die bezeichneten Mechanismen können die durch das polyzystische Ovarsyndrom ausgelösten Symptome, wie chronische Amenorrhö und Hyperandrogenämie, gemildert werden (Bozdag & Yildiz, 2013; Fraison et al., 2020) .

11.7.2 Dysfunktionelle Blutungen und Endometriose

Aufgrund der frühzeitigen Transformation des Endometriums können Ovulationshemmer mit Gestagenen sowohl dysfunktionale Blutungen als auch eine Dysmenorrhö positiv beeinflussen. Insbesondere Gestagenmonopräparate können als intrauterines System Hypermenorrhöen wirksam dämpfen und kommen in der oralen Anwendung auch bei der Behandlung der Endometriose und der damit einhergehenden Symptomatik als Therapie infrage. Dienogest als Monopräparat ist zur Behandlung der Endometriose aber nicht zur Kontrazeption zugelassen (McKenna & Fogleman, 2021).

Menstruationsassoziierte Beschwerden können durch kontinuierliche Anwendung von KOKs und der damit ausbleibenden Blutung verbessert werden (Langzyklus). Somit können durch Hypermenorrhö bedingte Anämien positiv beeinflusst werden (Wu & Pickle, 2014; Casper, 2017; Vercellini et al., 2018).

11.7.3 Prämenstruelles Syndrom

Kombinierte orale Kontrazeptiva können im Langzyklus- bzw. in der Langzeitanwendung die Symptome eines prämenstruellen Syndroms durch konstante Hormonspiegel dämpfen. Drospirenon und Dienogest scheinen in der Kombination einen günstigen Effekt auf die psychovegetativen Beschwerden zu entfalten. Insgesamt sind jedoch nicht alle Wirkungen auf neurologischer Ebene verstanden (Sundström-Poromaa et al., 2020; Tiranini & Nappi, 2022).

11.7.4 Benigne Brusterkrankungen

Vor der Einnahme von hormonellen Kontrazeptiva bei Brustbeschwerden ist zunächst immer ein Mammakarzinom auszuschließen. Beschwerden aufgrund einer Mastodynie, die insbesondere vor der Menstruation auftritt, lassen sich mit einer Langzyklus- oder Langzeitanwendung kombinierter oraler Kontrazeptiva positiv beeinflussen. Die mit einer Mastopathie einhergehenden Beschwerden, Mastalgien und Ödeme sind im vorgenannten Einnahmemodus günstig zu beeinflussen (Vessey & Yeates, 2007; Grouthier et al., 2020).

11.7.5 Blutungsverschiebung

Unter zyklischer Anwendung kombinierter oraler Kontrazeptiva kann aufgrund individueller Gründe der Blutungseintritt verschoben werden.

Bei einer gewünschten Verzögerung der Blutung kann bei monophasischen Präparaten die Einnahme bis etwa zwei bis drei Tage vor dem erwünschten Datum der Blutung verlängert werden, wobei Zwischenblutungen auftreten können. Bei Mehrstufen- oder Sequenzpräparaten dürfen nur die Tabletten der letzten Stufe verwendet und die übrigen Tabletten sollten verworfen werden. Auf Placebo haltige Tabletten ist zu achten.

Zur Vorverlegung der Blutung dürfen maximal die letzten sieben Tabletten fortgelassen werden, wodurch die Abbruchblutung früher eintritt.

Hierauf folgt die übliche Einnahmepause. Bei weiteren Verkürzungen ist eine Störung der kontrazeptiven Sicherheit nicht mehr auszuschließen (Wiegratz, 2014).

11.8 Anwendung

Die Einnahme beginnt immer am ersten Zyklustag und täglich zur gleichen Uhrzeit. Ein Verhütungsschutz ist bereits im ersten Einnahmezyklus gegeben. Pillenpausen sind nicht zwingend notwendig.

Aufgrund der geschilderten Einflüsse auf den Organismus ist es jedoch obligat vor und während Verordnung und Verwendung hormoneller Kontrazeptiva die unten folgenden Maßnahmen zu beachten.

Des Weiteren sollte die Patientin über Einflüsse für die Entstehung thromboembolischer Erkrankungen (arteriell und venös) und deren Symptome aufgeklärt werden. Hierzu gehört das erhöhte Risiko in den ersten drei Einnahmemonaten und in den Wochen nach dem Absetzen. Insbesondere muss der negative Zusammenhang zwischen Nikotinkonsum und der Anwendung hormoneller Kontrazeptiva dargestellt sowie zugleich dieses Vorgehen dokumentiert und das Verständnis dessen durch die Patientin schriftlich bestätigt werden (Robin et al., 2018).

11.8.1 Maßnahmen vor und während der Einnahme

- Dokumentation der Befragung und Aufklärung der Anwendung (ggf. mit Unterschrift)
- Eigen- und Fremdanamnese
- Ausschluss von Kontraindikationen
- Erfassung von Risikofaktoren, z. B. Thrombophilie, Nikotinkonsum, etc.
- Gynäkologisch-körperliche Untersuchung mit Palpation der Mammae
- Zervix-Zytologie
- Ggf. Mammografie
- Bei Virgo intacta oder Jugendlichen bisher ohne Geschlechtsverkehr kann auf die gynäkologische Untersuchung ggf. verzichtet werden, ggf. Abdominalsonografie
- Blutdruckmessung, Erfassung des Körpergewichts
- Bei vorhandenen Risikofaktoren (z. B. V. a. hereditäre Thrombophilie, Fett-, Kohlenhydratstoffwechselstörung, kardiovaskuläres System)
  - Weiterführende Untersuchungen wie Thrombophilie-Screening
  - Vorstellung bei entsprechender Fachdisziplin

Übersicht

Unter der Einnahme muss die Patientin in regelmäßigen Intervallen zur Untersuchung erscheinen, um neu aufgetretene Risiken zu erkennen. Insbesondere müssen hierbei neu aufgetretene Erkrankungen, medizinische Ereignisse und Symptome erfragt werden.

- Zweimal jährlich
- Eigen- und Fremdanamnese
- Ausschluss neuer Kontraindikationen
- Erfassung neuer Risikofaktoren und Nebenwirkungen
- Gynäkologisch-körperliche Untersuchung mit Palpation der Mammae
- Zervix-Zytologie
- Ggf. Mammografie
- Ggf. Leberenzyme

Eine Therapie sollte bei den folgenden Symptomen oder Situationen sofort abgesetzt werden:

- Akute Entgleisung des Kohlenhydratstoffwechsels
- Blutdruckanstieg auf >140/90 mmHg
- Brustschmerzen (Angina pectoris, Myokardinfarkt, Lungenembolie)
- Dyspnoe und Hämoptyse
- Generalisierter Pruritus
- Größere Operationen (vier bis sechs Wochen davor und danach)
- Hepatitis

- Hinweiszeichen auf eine Thrombose oder Thrombophlebitis
  - Schwellung, Schmerzen, Rötung, Erwärmung
- Ikterus
- Längere Immobilisierung
- Neuauftreten bzw. Verstärkung einer Migräne oder starker Kopfschmerzen
- Neuauftreten oder Exazerbation einer Porphyrie
- Oberbauchbeschwerden (Leber, Pankreas, Thrombose)
- Rasches Myom- und oder Endometriosewachstum
- Schwangerschaft
- Sehstörungen
- Unklarer Tastbefund der Brust
- Zerebrale Durchblutungsstörungen (Sprach-, Hör-, Gleichgewichtsstörungen)
- Zunahme epileptischer Anfälle

11.8.2 Auswahl des Präparates und mögliche Nebenwirkungen

Die Wahl des Präparates richtet sich nach:

- Spezielle Lebenssituation (Alter, Wochenbett, Pubertät, Adoleszenz, späterer Kinderwunsch)
- Wünsche der Anwenderin
- Grunderkrankungen
- Risikofaktoren
- Ggf. endokrin-kosmetische Überlegungen (Teal & Edelman, 2021)

11.8.2.1 Estrogene

- Initial immer die niedrigste Dosis
- Nebenwirkungen
  - Zyklusinstabilität, Kolpitis, Haarprobleme
  - → Ggf. Dosissteigerung

11.8.2.2 Gestagene

- Berücksichtigung von Partialwirkungen
- Levonorgestrel-haltiges Präparat bevorzugen (niedriges thromboembolisches Risikoprofil) (Tepper et al., 2016)
- Keine Depotpräparate für Patienten mit späterem Kinderwunsch
- Nebenwirkungen
  - Depressive Verstimmung, Zwischenblutungen, Pilzinfekte, Libido Störung
  - → Stufen- oder Sequenzpräparat oder anderes Gestagen

11.8.3 Kontraindikationen

Präexistente Erkrankungen können sich unter der Zufuhr von Sexualsteroiden, insbesondere des Estrogen-Anteils, erheblich verschlechtern und zu schweren Gesundheitsschäden führen. Deshalb ist es für den Verordnenden unabdingbar, Risikofaktoren vorab zu kennen.

Die WHO hat zur Sicherheit von Kontrazeptiva im Zusammenhang mit verschiedenen Gesundheitszuständen Kategorien bzw. Eignungskriterien (siehe Tab. 11.5) eingeführt, womit gesundheitliche Risiken für die Anwenderin und die Verhütungssicherheit eingeschätzt werden können (Secor & Stendig-Raskin, 2019).

Kontraindikationen ergeben sich oftmals erst unter Hinzutreten weiterer Faktoren wie Alter, Rauchen, Adipositas, familiären Dispositionen, was bei verschiedenen Gesundheitszuständen beachtet werden muss (s.o.). Erkenntnisse zu Kontraindikationen sind aufgrund neuerer Untersuchungen oder unzureichender Daten wandelbar, weswegen die nachfolgende Auflistung keinen

Tab. 11.5 Kategorien der medizinischen Eignungskriterien für die Verwendung von Verhütungsmitteln. Nach Secor & Stendig-Raskin, 2019

Kategorie	Medizinisch-klinische Eignung bzw. Risiko für die Anwendung
1	Unbeschränkt
2	Nutzen überwiegt Risiken
3	Risiko überwiegt Nutzen Anwendung auf Patientenwunsch möglich, wenn: • Risiken nach ausführlicher Aufklärung verstanden und akzeptiert • Keine Alternativen vorliegen • Sorgfältige Überwachung muss gewährleistet sein
4	Kontraindikation. Keine Anwendung. Hohe Gesundheitsrisiken

Anspruch auf Vollständigkeit erhebt und den Leser nicht von kontinuierlichem Selbststudium entbindet.

Es folgen Kontraindikationen, die nach der obigen Aufstellung zur Kategorie 4 und zum Teil 3 gezählt werden:

- Adipositas ≥35 kg/m^2 und Risikofaktoren
- Angioneurotisches Ödem
- Aneurysmen
- Antiphospholipid-Antikörper-Syndrom (Antiphospholipid-Syndrom)
- Arteriitis temporalis
- Colitis ulcerosa (akute Phase)
- Diabetes mellitus mit Komplikationen (Angiopathien, etc.)
- Fibröse Dysplasie
- Fabry-Syndrom
- Fettstoffwechselstörungen
  - Hypercholesterolämie mit Komplikationen
  - Dyslipidämie (Dyslipoproteinämie)
- Hämolytisch-urämisches Syndrom
- Herzrhythmusstörungen mit thrombogenen Risiken
- Herzklappenfehler mit Komplikationen
- Hypertonie
- Hyperhomocysteinämie (Homocysteinämie)
- Lebererkrankungen
  - Anamnestisch, akut, chronisch oder Risiko
  - Cholestase, Störungen der Gallensekretion
  - Cholelithiasis
  - Tumore (benigne und maligne)
  - Enzymerkrankungen: Dubin-Johnson- und Rotor-Syndrom
  - Morbus Wilson
  - Gefäßerkrankungen: Budd-Chiari-Syndrom
- Mamma- oder Endometriumkarzinom
- Höhergradige Mastopathie
- Migräne mit Aura oder anderen neurologischen Symptomen
- Mikro- oder Makroangiopathien und Durchblutungsstörungen
  - Arteriosklerose (Atherosklerose)
- Myokarditis
- Nikotinkonsum ≥35 Jahre
- Operationen
  - Größerer Umfang
  - Längerer Immobilisierung
  - Erhöhtes Thrombembolierisiko
- Pankreatitis
  - Anamnestisch, akut, chronisch oder Risiko
- Postpartal (bis zu 42 Tage)
- Retinitis pigmentosa
- Schwangerschaft
- Systemischer Lupus erythematodes mit Antikörpern oder mit Komplikationen
- Thromboembolie
  - Anamnestisch, akut, chronisch oder Risiko
  - Arterielle Thromboembolie: Myokardinfarkt, Angina pectoris, Lungenembolie
  - Venöse Thromboembolie: Phlebothrombose, Venenthrombose, tiefe Beinvenenthrombose
- Thrombophile Diathese
  - Wochenbett
  - Protein-S- und -C-Mangel
  - Antithrombin-III-Mangel
  - Prothrombin-Mutation
  - APC-Resistenz (aktivierte Protein-C-Resistenz, Faktor-V-Leiden-Mutation)
- Thrombozythämie (essenziell)
- Uterine Blutungen (ungeklärt)
- Varikose und Thrombophlebitis (relatives Risiko)
- Vaskulitiden
- Zerebrovaskuläre Erkrankungen
  - Anamnestisch, akut, chronisch oder Risiko
  - Apoplexie, transitorisch ischämische Attacke (TIA)

11.8.4 Beeinträchtigung der Einnahme

Die Verhütungssicherheit kann durch verschiedene Einflussfaktoren beeinträchtigt werden. Hierzu zählen Einnahmefehler, Störungen der Resorption oder metabolische Effekte anderer Medikamente. In Verdachtssituationen sollte immer eine Schwangerschaft bedacht und ausgeschlossen werden.

11.8.4.1 Einnahmefehler

Einnahmefehler beruhen in der Regel einer vergessenen Anwendung (Chabbert-Buffet et al., 2017). Sie müssen sich nicht sofort in einer nachlassenden Wirkung niederschlagen, sondern können durch nachträgliche Anwendung meist kompensiert werden, wobei Grenzen strikt zu beachten sind. Es ist deshalb von größter Bedeutung, auf die regelmäßige und zur gleichen Zeit erfolgende Einnahme zu achten. Es lässt sich unterscheiden zwischen einer verspäteten Einnahme, d. h. weniger als zwölf Stunden Verzögerung, und einer vollständig vergessenen Einnahme unterscheiden, d. h. keine Einnahme am vorgesehenen Tag. Wenn eine nachträgliche Einnahme erfolgt, hat dies zur Folge, dass zwei Tabletten an einem Tag genommen werden.

Grundsätzlich wird der Verhütungsschutz durch Verlängerung des einnahmefreien Intervalls auf über sieben Tage gestört und Barrieremethoden müssen zur Anwendung kommen sowie der Eintritt einer ungewollten Schwangerschaft in der Tablettenpause ausgeschlossen werden.

Bei kombinierten oralen Kontrazeptiva kann innerhalb von maximal zwölf Stunden eine vergessene Tablette nachträglich eingenommen und der Einnahmemodus danach unverändert fortgeführt werden.

Verlängert sich das Zeitfenster in der ersten Einnahmewoche auf über zwölf Stunden, sollte die vergessene Tablette nachträglich eingenommen werden, aber es besteht wahrscheinlich kein sicherer Verhütungsschutz mehr und eine zusätzliche Barrieremethode muss angewendet, bei ungeschütztem Verkehr eine Interzeption angeboten und bei ausbleibender Abbruchblutung eine Schwangerschaft ausgeschlossen werden.

Vorausgesetzt, in der ersten Einnahmewoche erfolgte die Anwendung korrekt, kann beim Vergessenen einer Tablette in der zweiten und dritten Woche von noch ausreichenden Verhütungsschutz ausgegangen und die vergessene Tablette nachträglich eingenommen werden. Das hormonfreie Intervall sollte ausgelassen und sofort mit dem nächsten Einnahmezyklus begonnen werden. Placebo-haltige Tabletten des betroffenen Zyklus sollten zur Vermeidung von Verwechslungen sofort verworfen werden. Im Zweifelsfall gilt immer ein unzureichender Verhütungsschutz.

Bei Gestagen-haltigen Monopräparaten (Minipille) lässt die Verhütungssicherheit je nach Hersteller bereits ab Überschreiten von drei Stunden nach. Eine vergessene Tablette sollte nachträglich genommen, die Einnahme fortgeführt, aber Barrieremethoden über 14 Tage zur Anwendung kommen. Des Weiteren kann es bei ungeschütztem Geschlechtsverkehr innerhalb von sieben Tagen vor der vergessenen Tabletteneinnahme zu einer Schwangerschaft gekommen sein, weswegen eine Interzeption bedacht werden muss.

11.8.4.2 Resorptionsstörungen

Beim Auftreten von gastrointestinalen Beschwerden wie Erbrechen oder schwerer Diarrhö innerhalb von drei bis vier Stunden nach der Einnahme sollte eine zusätzliche Tablette eingenommen werden (anderer Blister). Halten die Beschwerden länger an, ist kein sicherer Verhütungsschutz mehr gegeben.

Im Zweifelfall muss immer ein gestörter Verhütungsschutz angenommen und entsprechende zusätzliche Maßnahmen angeboten werden. Auch das Auftreten von neuen Durchbruchblutungen müssen als Zeichen mangelnder Wirkung angesehen, eine entsprechende Aufklärung und Maßnahmen ergriffen werden.

11.8.4.3 Interaktionen mit anderen Medikamenten

Es gibt eine Anzahl von Substanzen, die in den Stoffwechsel eingreifen und somit die Verfügbarkeit und Wirksamkeit der Sexualsteroiden (Estrogene und Gestagene) verändern (Anderson et al.,

2021; Toh et al., 2011). Dies kann wiederum zum Verlust der Verhütungssicherheit führen, weswegen in der Zeit der Anwendung dieser Medikamente und einen Monat danach zusätzliche Verhütungsmethoden zur Anwendung kommen müssen und bei zyklischer Anwendung auf die Einnahmepause verzichtet werden sollte.

Die Resorption kann durch motilitätssteigernde Medikamente wie Metoclopramid eingeschränkt sein. Durch Induktion abbauender Enzymsysteme kann der Verhütungsschutz gestört werden (Gautam & Thapa, 2021; Stute et al. & Deutsche Gesellschaft für Gynäkologie und Geburtshilfe (DGGG), 2020). Hierzu zählen:

- Antibiotika: Rifampicin, Rifabutin, Griseofulvin, Ampicillin, Cephalosporine, Cotrimazol/Trimethoprim
- Psychopharmaka/Antiepileptika: Carbamazepin, Oxcarbazepin, Phenytoin, Barbiturate (wie Barbexaclon, Primidon), Topiramat, Felbamat, Modafinil, Hypericum perforatum (Johanniskraut)
- Virusstatika: Proteaseinhibitoren (wie Ritonavir, Indinavir)

Desgleichen ist aber auch ein gesteigerter Spiegel der Ethinylkomponente möglich. Dieser schränkt die Verhütungswirkung zwar nicht ein, kann aber Nebenwirkungen hierdurch begünstigen. Folgende Substanzen können dies hervorrufen:

- Paracetamol, Etoricoxib (nicht-steroidales Antirheumatikum), Atorvastatin (Statin), Imidazol-Antimykotika (wie Itraconazol, Voriconazol, Fluconazol), Verapamil, Makrolide (z. B. Clarithromycin, Erythromycin, Troleandomycin), Diltiazem, Grapefruitsaft, Ascorbinsäure.

Umgekehrt können Sexualsteroide den Stoffwechsel anderer Substanzen beeinträchtigen und deren Wirkung verändern (durch Cytochrom-Oxidoreduktasen). Verminderte Spiegel sind bei den folgenden Medikamenten möglich und müssen bei deren Indikation und Dosierung und gleichzeitiger hormoneller Kontrazeption beachtet werden (Reddy, 2010):

- Lamotrigin, Morphin, Benzodiazepinen (wie Lorazepam), Clofibrat

Auch solche Medikamente, die mit kombinierten Kontrazeptiva (insbesondere der Ethinylkompomente) den Leberstoffwechsel (Transaminasen, Cholestase) beeinträchtigen, müssen beachtet werden und in diesem Fällen alternative Verhütungsmittel angewendet werden:

- Troleandomycin, verschiedene Virusstatika wie Ombitasvir, Paritaprevir, Ritonavir, Dasabuvir, Glecaprevir, Pibrentasvir, Sofosbuvir, Velpatasvir, Voxilaprevir.

Gesteigerte Spiegel sind bei den folgenden Medikamenten möglich:

- Benzodiazepinen (z. B. Diazepam) (Berry-Bibee et al., 2016), Ciclosporin, Theophyllin, Melatonin, Tizanidin und Glukokortikoide

11.9 Besondere Verordnungssituationen

Zum Abschluss dieses Abschnitts wurden spezielle Situationen (Römer, 2021) bei der Verordnung zusammengestellt. Aufgrund des Buchformates kann nicht auf alle potenziellen Risikokonstellationen eingegangen werden und auch keine vollständige Darstellung der Erkrankungsbilder erfolgen. Häufig sind kombinierter (orale) Kontrazeptiva bei speziellen Vorerkrankungen bzw. Konstellationen problematisch.

11.9.1 Minderjährige

Eine Verordnung unterhalb von 18 Jahren ohne Einwilligung der Eltern oder des Erziehungsberechtigten ist möglich. Jedoch muss die Aufklärung und Dokumentation u. a. auf die Einsichtsfähigkeit Bezug nehmen (Halstrick, 2007).

Bei 16- bis 18-Jährigen kann von einer Einsichtsfähigkeit ausgegangen werden. Für 14- bis 16-Jährige muss die psychische Einsichtsfähigkeit und der Reifegrad dokumentiert werden. Bei unter 14-jährigen sollte nur unter Zustimmung der Eltern oder Erziehungsberechtigten verordnet werden. Oftmals ist jedoch aufgrund der Komplexität der Situation eine strikte und kategorische Alterseinteilung schwierig und sollte immer individuell an die Situation (z. B. Reifegrad der Person) angepasst sein und das Risiko einer Teenagerschwangerschaft mitberücksichtigen.

Mit 15 Jahren ist weitgehend die Erwachsenengröße erreicht, so dass ein Einfluss exogener Sexualsteroide nach regelrechtem Wachstum nicht mehr zu befürchten ist. Eine Verordnung sollte erst zwei Jahre nach der Menarche einsetzen, um ovarielle Störungen erkennen zu können (Carlson & Shaw, 2019).

Der Jugendlichen muss vergegenwärtigt werden, dass hormonelle Kontrazeptiva keinen Schutz vor sexuell übertragbaren Erkrankungen bieten und mit Aufnahme der Kohabitation regelmäßige gynäkologische Untersuchung anzuraten sind (Agwu, 2020).

Zur Anwendung sollten niedrig dosierte Mikropillen kommen. Orale Gestagenmonopräparate sind aufgrund des engen Einnahmezeitfensters nicht zuverlässig.

11.9.2 Postpartal

Es ist nicht möglich, sicher vorherzusagen, ab wann postpartal mit Ovulationen gerechnet werden, kann. Bei nicht stillenden Frauen kann dies bereits während des ersten Monats sein.

▶ Aufgrund des physiologisch erhöhten venösen Thrombembolie-Risikos im Wochenbett dürfen kombinierte orale Kontrazeptive frühestens sechs Monate nach der Entbindung eingesetzt werden.

Bei weiterem Stillen haben sie keinen Einfluss auf das Neugeborene, können aber die Milchzusammensetzung beeinflussen.

Aus dem Vorgenannten ist die Anwendung von Gestagen-haltigen Monopräparaten bei Wunsch nach hormoneller Antikonzeption anzuraten. Gestagene mit antiandrogener Partialwirkung sollten in der Stillperiode nicht eingesetzt werden. Die Einnahme kann kurz nach der Entbindung, aber am besten erst nach der Etablierung des Milchflusses, mit Desogestrel-haltigen Pillen oder der Einlage eines Gestagenimplantats beginnen. Depotpräparate können nach sechs Wochen zum Einsatz kommen (Attini et al., 2020).

Die Einlage eines Gestagen-haltigen Intrauterinsystems sollte erst nach vier Wochen postpartal eingelegt werden und gleichermaßen über erhöhtes Perforationsrisiko und Lageveränderung und der damit gestörten Verhütungswirkung aufgeklärt werden.

11.9.3 Alter

Die Vorhersage ab wann eine altersbedingte Sterilität der Frau vorliegt, ist nicht sicher möglich. Wenn die Menopause definiert werden kann, z. B. zwei Jahre Amenorrhö unter 50 Jahren oder ein Jahr Amenorrhö nach dem 50. Lebensjahr und wiederholten FSH-Messungen > 30 IU/l, AMH nicht mehr nachweisbar, können Ovulationen als sehr unwahrscheinlich angesehen werden. Zwischen dem 40. und 50. Lebensjahr werden Ovulationen wegen der nachlassenden Ovarreserve zwar unregelmäßiger und seltener, aber eine Empfängnis ist weiterhin möglich. Deshalb ist in dieser Übergangsphase eine Kontrazeption weiterhin zu bedenken (Uhl, 2017).

Die Einnahme kombinierter hormoneller Kontrazeptiva ist auch bis zum 50. Lebensjahr möglich. Oftmals lassen sich hiermit klimakterische Beschwerden oder endokrine Symptome von Ovulationsstörungen wie azyklische Blutungen behandeln. Bei entsprechender Konstellation könnte dann auch ein direkter Übergang auf eine Hormonersatzbehandlung erfolgen (Bhathena & Guillebaud, 2006).

Jedoch steigt mit zunehmendem Alter die Inzidenz arterieller und venöser Thromboembolien, Apoplexie und Herz-Kreislauf-

Erkrankungen. Deshalb muss ab 35 Jahren auch ohne zusätzliche Risiken erneut hierüber aufgeklärt und, wenn möglich, nach Alternativen zu kombinierten Kontrazeptiva gesucht werden.

Kommen jedoch Adipositas (≥35 kg/m²), Nikotinkonsum, bereits bestehende Herz-Kreislauf-Erkrankungen und Risikofaktoren auf das vaskulär-zerebrale System hinzu, liegt eine Kontraindikation kombinierter hormoneller Kontrazeptiva bereits ab 35 Jahren vor. Unberührt hiervon gelten die o. g. Kontraindikationen für alle Altersgruppen.

Alternativen sind Gestagen-haltige Präparate wie Intrauterinsysteme oder Implantate, Minipille oder bis zum 50. Lebensjahr ein Depotpräparat. Da Gestagene mit Blutungsstörungen assoziierte Symptome günstig beeinflussen, kann ein Gestagen-haltiges Intrauterinsystem auch bis zu sieben Jahre im Off-label-use belassen werden. Des Weiteren kommen Sterilisation einer der Partner oder Barrieremethoden (wie Diaphragma, Kondom) infrage.

11.9.4 Adipositas

Im Vergleich zu Frauen ohne kombinierte orale Kontrazeptiva mit Normalgewicht erhöht sich das Risiko für die Entwicklung einer Thrombose bei einem BMI ≥ 25 kg/m² um das Zehnfache und ab ≥30 kg/m² um das 24-Fache. Desgleichen sinkt mit zunehmenden BMI die kontrazeptive Sicherheit.

Ab einem BMI ≥ 35 kg/m² und zusätzlichen Risikofaktoren, wie Alter, Herz-Kreislauf-Erkrankungen besteht eine Kontraindikation für die Anwendung von kombinierten oralen Kontrazeptiva (Lobert et al., 2015).

Alternativ könnten ein orales Gestagenmonopräparat, der Vaginalring, ein Depotgestagen oder die Einlage einer Hormonspirale bzw. Intrauterinpessar oder andere Barrieremethoden angewendet werden.

11.9.5 Thrombophilie

Ein generelles Thrombophilie-Screening vor jeder Verordnung von hormonellen Kontrazeptiva ist derzeit nicht indiziert. Stattdessen stellt die sorgfältige Anamnese das Mittel der ersten Wahl dar. Finden sich in der Eigen- oder der Familienanamnese Ereignisse oder laboranalytische Hinweise für ein erhöhtes Risiko arterieller oder venöser Thromboembolie besteht eine Kontraindikation für kombinierte Kontrazeptiva. Zugleich sollte die Person hämostaseologisch beraten und untersucht werden (Römer, 2021).

Zum Einsatz können Gestagen-haltige Monopräparate mit geringem thrombophilen Potenzial, Gestagenimplantate oder das levonorgestrelhaltige Intrauterinsystem kommen. Daneben stehen wiederum Barrieremethoden und in entsprechender Konstellation auch die Sterilisation zur Verfügung.

Muss wegen eines Ereignisses eine Antikoagulation in die Wege geleitet werden, sollte im Hinblick auf das in der Schwangerschaft erhöhte zunehmende Thromboserisiko wie auch möglicher embryopathischer Effekte mancher Antikoagulantien über den Verhütungsschutz in dieser Situation beraten werden.

Unter Antikoagulation wegen einer venösen Thrombose ist die Anwendung eines kombinierten oralen Kontrazeptivums bis spätestens sechs Wochen vor der Beendigung auf ein Gestagen-haltiges Monopräparat umzusteigen.

In besonderen Fällen einer geforderten therapeutischen Anwendung kombinierter Kontrazeptiva muss auf die derzeit unsichere Datenlage hingewiesen werden und eine hämostaseologische Abwägung erfolgen.

11.9.6 Hypertonie

Auch ein eingestellter Hypertonus stellt eine relative Kontraindikation für kombinierte Kontrazeptiva dar, weswegen die Gestagenmonopille, Hormonspirale, Intrauterinpessar oder ggf. Depotgestagen oder Barrieremethoden eingesetzt werden sollten (Shufelt & Levee, 2020).

Bei mittlerer und schwerer Hypertonie steigen jedoch auch bei Gestagen-haltigen Verhütungsmitteln die Risken (Secor & Stendig-Raskin, 2019).

11.9.7 Herzfehler

Bei unkomplizierten Herzfehlern ist die Verordnung kombinierter Kontrazeptiva möglich, jedoch sollte Gestagen-haltigen Monopräparaten der Vorzug gegeben werden. Letzteres gilt grundsätzlich immer für komplizierte Herzfehler (Seifert-Klauss et al., 2000).

11.9.8 Migräne

Wesentlich hierbei ist die Unterscheidung einer Migräne mit und ohne Aura. Erstere manifestiert sich mit neurologischen und ophthalmologischen Symptomen (Sehstörungen, Parästhesien) bei etwa 15–20 % aller Migräneanfälle. Sie gehen diesen voraus oder treten begleitend auf und stellen ein zerebrales Phänomen dar, was mit einem erhöhten Apoplexie-Risiko einhergeht.

Aus diesem Grund sind kombinierte Kontrazeptiva kontraindiziert. Alternativ könnte bei bekannter Migräne mit Aura eine Gestagen-haltiges Monopräparat oder eine Hormonspirale eingesetzt werden, wobei im akuten Geschehen eine relative Kontraindikation hierfür besteht. Primär sollten Barrieremethoden oder ein hormonfreies Intrauterinpessar Verwendung finden

Bei Migräne ohne Aura kann ein orales kombiniertes Kontrazeptivum bis zum 35. Lebensjahr verwendet werden. Da Migräneanfälle häufig mit Hormonschwankungen einhergehen, ist die Langzeiteinnahme bzw. ein Langzyklus sinnvoll (Curtis et al., 2006).

11.9.9 Diabetes mellitus Typ 1 und 2

Wenn bei einem eingestellten Diabetes mellitus Typ 1 oder 2 keine renale, ophthalmologische oder vaskuläre Beteiligung oder eine über 20-jährige Erkrankungsdauer vorliegt, können kombinierte orale Kontrazeptiva eingesetzt werden, ansonsten sind sie kontraindiziert. Kommen andere Risikofaktoren wie Nikotinkonsum oder Adipositas hinzu, sind sie ebenso kontraindiziert (Robinson et al., 2016).

Die Einnahme muss von einer intensivierten Überwachung des Stoffwechsels und der Biometrie wie auch einer Mitbetreuung durch einen Diabetologen begleitet sein.

Aufgrund negativer Effekte schwankender Hormonspiegel ist eine Langzykluseinnahme zu bevorzugen. Des Weiteren wäre eine Kombination mit einem Gestagen mit antiandrogener Partialwirkung sinnvoll.

Gestagenmonopräparate mit androgener Partialwirkung oder Depotpräparate sollte nicht eingesetzt werden.

Alternativen sind Barrieremethoden, hormonfreies Intrauterinpessar oder, bei abgeschlossener Familienplanung, endgültige Methoden (Gourdy, 2013).

11.9.10 Mammakarzinom

Nach Mammakarzinom oder In-situ-Karzinomen sind laut WHO alle hormonhaltigen Kontrazeptiva, inklusive Intrauterinsystem, unabhängig vom Rezeptorstatus kontraindiziert. Mechanische Barrieremethoden, hormonfreies Intrauterinpessar oder definitive Methoden sind anzuwenden (Gompel et al., 2019; Marsden, 2017).

11.9.11 Chronisch entzündliche Darmerkrankungen

Bei Colitis ulcerosa sind kombinierte orale Kontrazeptiva in der akuten Phase der Erkrankung kontraindiziert. Bei Morbus Crohn besteht keine Kontraindikation. Hier ist eine Langzykluseinnahme aufgrund eines Zusammenhangs zu schwankenden Hormonspiegeln zu favorisieren (Khalili et al., 2013).

11.9.12 Niereninsuffizienz

Lediglich bei sehr geringen Nierenfunktionseinschränkungen und ohne weitere Risikofaktoren dürfen kombinierte orale Kontrazeptiva in niedrigster Dosierung verordnet werden. Vergleichbares gilt für die Nierentransplantation, wobei ausschließlich in einer stabilisierten Situation der Organ- und Immunfunktion angewendet werden darf (Attini et al., 2020).

11.9.13 Neurologische und psychiatrische Erkrankungen

Depressionen oder andere psychiatrische Erkrankungen scheinen durch die Einnahme von KOKs nicht negativ beeinflusst zu werden. Stimmungsschwankungen können jedoch sowohl bei Gesunden als auch bei Erkrankten auftreten, worüber aufgeklärt werden sollte.

Bei multipler Sklerose, Schizophrenie oder Depressionen bestehen keine Kontraindikationen für den Einsatz kombinierter oraler Kontrazeptiva. Schwankende Hormonspiegel in Einnahmepausen scheinen ungünstige Effekte auf die Grunderkrankungen zu besitzen, weswegen ein Langzyklus bzw. eine Langzeiteinnahme sinnvoll ist.

Bei Krampfleiden muss ein besonderes Augenmerk auf die Interaktion mit der neurologischen Medikation gelegt, werden. Ein nachlassende Verhütungssicherheit unter potenziell teratogener Medikation oder ein Krankheitsrezidiv können durch unerwünschte Einschränkung der Wirksamkeit hervorgerufen werden.

11.10 Notfallkontrazeption (Interzeption) oder Postkoitalkontrazeption

Im Falle einer ungewollt ungeschützten Kohabitation während des fertilen Fensters existieren hormonelle und mechanisch-toxische Methoden, einen Schwangerschaftseintritt doch noch zu verhindern. Hierbei stören die Substanzen die Follikelreifung, Steuerung der Ovulation, Spermienaszension und Nidation des Embryos. Sie werden einzeln wie auch kombiniert eingesetzt (Hamdaoui et al., 2018).

Ursprünglich wurde bei der sogenannten Methode nach Yuzpe eine Estrogen-Gestagen-Mischung eingesetzt. Aufgrund besserer Verträglichkeit und Verhütungssicherheit kommt heute jedoch primär der Progesteronrezeptor-Modulator Ulipristalacetat zum Einsatz oder hochdosiertes Levonorgestrel. Letzteres supprimiert den LH-Anstieg. Ulipristalacetat kann noch bis zum LH-Anstieg eine Follikelruptur verhindern. Mit beginnendem LH-Peak verlieren sie jedoch ihre Wirkung. Daneben werden Effekte auf das uterine Milieu mit Wirkung auf die Keimzellen diskutiert (Shen et al., 2017).

Kupferhaltige Intrauterinpessare beinträchtigen mittels Freisetzung von entsprechenden Ionen sowohl die Keimzellen als auch das endometriale Milieu mit der damit einhergehenden Nidation des Embryos (Black & Hussainy, 2017).

11.10.1 Indikationen

- Ungeschützte Kohabitation
- Kriminologische Indikation
- Interaktionen mit anderen Medikamenten
- Versagen anderer Verhütungsmittel
  - Einnahmefehler von kombinierten oralen Kontrazeptiva
    Siehe Abschn. 11.8.4 „Beeinträchtigung der Einnahme“
  - Orale Gestagenmonopräparate
    Siehe Abschn. 11.8.4 „Beeinträchtigung der Einnahme“
  - Verhütungsring
    >3 h außerhalb der Scheide
    >4 Wochen nicht gewechselt
  - Verhütungspflaster
    >24 h keine korrekte Anwendung
    Kondom oder andere Barrieremethoden

11.10.2 Ulipristalacetat

- Selektiver Progesteronrezeptor-Modulator
  - Antagonistische Wirkung am Rezeptor
  - Störung der FSH-Freisetzung

- Hemmung oder Verzögerung der Luteinisierung
- Direkte Hemmung der Follikelruptur
- Keine Wirkung bei LH-Peak
- 30 mg
- Innerhalb von 24 h nach Ereignis
- Bis spätestens 120 h nach Ereignis
- Bei hormoneller Kontrazeption Ergänzung einer zuverlässige Barrieremethode bis zum neuen Zyklus

11.10.3 Levonorgestrel

- Synthetisches Gestagen
  - Hemmung des LH-Anstiegs
  - Wirkung nur vor LH-Anstieg
- Bestandteil von Mikropille, Minipille, hormonhaltigem Intrauterinpessar und subdermalem Hormonimplantat
- 1,5 mg
- Bis spätestens 72 h nach Ereignis
- Bei hormoneller Kontrazeption Ergänzung einer zuverlässige Barrieremethode bis zum neuen Zyklus

11.10.4 Kupferhaltiges Intrauterinpessar

- Kupferionen
  - Lokal-toxische Effekte auf Spermien
  - Mittels lokaler steriler Entzündung → Induktion einer Immunreaktion
- Bis spätestens 144 Stunden nach Ereignis

11.10.5 Besondere Aspekte

- Anwendungssicherheit nicht absolut (hormonell und mechanisch):
  - Abbruchblutung bzw. Entzugsblutung immer eintreten lassen oder abwarten
  - Schwangerschaft im Zweifelsfall immer ausschließen
  - Ektope Schwangerschaft bedenken
- Aufklärung über sexuell übertragbare Infektionen
- Hormonelle Interzeption
  - Einschränkung der Wirkung:
    Gastrointestinalen Beschwerden wie Erbrechen oder schwerer Diarrhö innerhalb von 3 h → ggf. Einnahme wiederholen
    Interaktionen mit Medikamenten und ausgeprägter Cytochrom P450 3A4 Interaktion
    Adipositas BMI > 35 kg/m^2
    Alternative → kupferhaltiges Intrauterinpessar
  - Schwere Leberfunktionsstörungen Ulipristalacetat und Levonorgestrel laut Fachinformationen nicht empfohlen → kupferhaltiges Intrauterinpessar
  - Kontraindikation: Schwangerschaft → im Zweifelsfall vor Einnahme Schwangerschaft ausschließen
  - Minderjährige
    Siehe Abschn. 11.9.1 „Minderjährige"
    Überprüfung der geistigen Reife und Einsichtsfähigkeit
    Dokumentation
    Ggf. sozialen Kontext erfragen
- Mechanische Interzeption
- Kupferhaltiges Intrauterinpessar
  - Aufklärung und Dokumentation
  - Invasivität, Perforationsgefahr
  - Möglichkeit der ektopen Gravidität bedenken

Literatur

Abrams, L. S., Skee, D., Natarajan, J., & Wong, F. A. (2002). Pharmacokinetic overview of Ortho Evra/Evra. *Fertility and Sterility, 77*(2 Suppl 2), S3–S12. https://doi.org/10.1016/s0015-0282(01)03261-7

Africander, D. J., Verhoog, N., & Hapgood, J. P. (2011). Molecular mechanisms of steroid receptor-mediated actions by synthetic progestins used in HRT and contraception. *Steroids, 76*(7), 636–652. https://doi.org/10.1016/j.steroids.2011.03.001

Africander, D. J., Louw, R., & Hapgood, J. P. (2013). Investigating the anti-mineralocorticoid properties of synthetic progestins used in hormone therapy. *Biochemical and Biophysical Research Communications, 433*(3), 305–310. https://doi.org/10.1016/j.bbrc.2013.02.086

Africander, D. J., Storbeck, K.-H., & Hapgood, J. P. (2014). A comparative study of the androgenic properties of progesterone and the progestins, medroxyprogesterone acetate (MPA) and norethisterone acetate (NET-A). *The Journal of Steroid Biochemistry and Molecular Biology, 143*, 404–415. https://doi.org/10.1016/j.jsbmb.2014.05.007

Afsana, F. (2016). Contraception and diabetes. *JPMA. The Journal of the Pakistan Medical Association, 66*(9 Suppl 1), S96–S98.

Agwu, A. (2020). Sexuality, sexual health, and sexually transmitted infections in adolescents and young adults. *Topics in Antiviral Medicine, 28*(2), 459–462.

Anderson, S., Mauskopf, J., Talbird, S. E., White, A., & Srinivasan, M. (2021). Antiseizure medications and oral contraceptives: Impact of enzyme inducers on pregnancy outcomes and costs. *Epilepsy & Behavior : E&B, 125*, 108368. https://doi.org/10.1016/j.yebeh.2021.108368

Apgar, B. S., & Greenberg, G. (2000). Using progestins in clinical practice. *American Family Physician, 62*(8), 1839–1846,1849–1850.

Attini, R., Cabiddu, G., Montersino, B., Gammaro, L., Gernone, G., Moroni, G., Santoro, D., Spotti, D., Masturzo, B., Gazzani, I. B., Menato, G., Donvito, V., Paoletti, A. M., & Piccoli, G. B. (2020). Contraception in chronic kidney disease: A best practice position statement by the Kidney and Pregnancy Group of the Italian Society of Nephrology. *Journal of Nephrology, 33*(6), 1343–1359. https://doi.org/10.1007/s40620-020-00717-0

Bachrach, L. K. (2020). Hormonal contraception and bone health in adolescents. *Frontiers in Endocrinology, 11*, 603. https://doi.org/10.3389/fendo.2020.00603

Bae, J.-M. (2021). Use of oral contraceptives and risk of pancreatic cancer in women: A recalculated meta-analysis of prospective cohort studies. *World Journal of Gastroenterology, 27*(48), 8374–8377. https://doi.org/10.3748/wjg.v27.i48.8374

Barriga Pooley, P., Von Hoveling, A., Galán, G., & López Berroa, J. (2020). Analysis and new contraception frontiers with combined vaginal rings. *Gynecological Endocrinology: The Official Journal of the International Society of Gynecological Endocrinology, 36*(6), 475–478. https://doi.org/10.1080/09513590.2020.1729730

Barton, J. C., & Edwards, C. Q. (2016). Porphyria cutanea tarda associated with HFE C282Y homozygosity, iron overload, and use of a contraceptive vaginal ring. *Journal of community hospital internal medicine perspectives, 6*(1), 30380. https://doi.org/10.3402/jchimp.v6.30380

Berry-Bibee, E. N., Kim, M.-J., Simmons, K. B., Tepper, N. K., Riley, H. E. M., Pagano, H. P., & Curtis, K. M. (2016). Drug interactions between hormonal contraceptives and psychotropic drugs: A systematic review. *Contraception, 94*(6), 650–667. https://doi.org/10.1016/j.contraception.2016.07.011

Bhathena, R. K., & Guillebaud, J. (2006). Contraception for the older woman: an update. *Climacteric: The Journal of the International Menopause Society, 9*(4), 264–276. https://doi.org/10.1080/13697130600857904

Black, K. I., & Hussainy, S. Y. (2017). Emergency contraception: Oral and intrauterine options. *Australian Family Physician, 46*(10), 722–726.

Bonnar, J. (1987). Coagulation effects of oral contraception. *American Journal of Obstetrics and Gynecology, 157*(4 Pt 2), 1042–1048. https://doi.org/10.1016/s0002-9378(87)80129-1

Bozdag, G., & Yildiz, B. O. (2013). Combined oral contraceptives in polycystic ovary syndrome – indications and cautions. *Frontiers of Hormone Research, 40*, 115–127. https://doi.org/10.1159/000341823

Brown, E. J., Deshmukh, P., & Antell, K. (2017). Contraception update: Oral contraception. *FP Essentials, 462*, 11–19.

Cagnacci, A., & Ferrari, S. (2010). Evolution and future of contraception. *Minerva ginecologica, 62*(4), 303–317.

Carlson, L. J., & Shaw, N. D. (2019). Development of ovulatory menstrual cycles in adolescent girls. *Journal of Pediatric and Adolescent Gynecology, 32*(3), 249–253. https://doi.org/10.1016/j.jpag.2019.02.119

Casper, R. F. (2017). Introduction: A focus on the medical management of endometriosis. *Fertility and sterility, 107*(3), 521–522. https://doi.org/10.1016/j.fertnstert.2017.01.008

Castelli, W. P. (1999). Cardiovascular disease: Pathogenesis, epidemiology, and risk among users of oral contraceptives who smoke. *American Journal of Obstetrics and Gynecology, 180*(6 Pt 2), S349–S356. https://doi.org/10.1016/s0002-9378(99)70695-2

Chabbert-Buffet, N., Jamin, C., Lete, I., Lobo, P., Nappi, R. E., Pintiaux, A., Häusler, G., & Fiala, C. (2017). Missed pills: Frequency, reasons, consequences and solutions. *The European Journal of Contraception & Reproductive Health Care: The Official Journal of the European Society of Contraception, 22*(3), 165–169. https://doi.org/10.1080/13625187.2017.1295437

Choice of contraceptives. (2018). *The Medical Letter on Drugs and Therapeutics, 60*(1557), 161–168.

Curtis, K. M., Mohllajee, A. P., & Peterson, H. B. (2006). Use of combined oral contraceptives among women with migraine and nonmigrainous headaches: A systematic review. *Contraception, 73*(2), 189–194. https://doi.org/10.1016/j.contraception.2005.08.009

De La Cruz, M. S. D., & Buchanan, E. M. (2017). Uterine fibroids: Diagnosis and treatment. *American Family Physician, 95*(2), 100–107.

Deese, J., Brache, V., Bahamondes, L., Salinas, A., Jorge, A., Veiga, N. J., Fuchs, R., Miller, A., Taylor, D., Halpern, V., & Dorflinger, L. (2022). Contraceptive effectiveness, pharmacokinetics, and safety of Sayana® Press when injected every four months: a multicenter phase 3 trial. *EClinicalMedicine, 44*, 101273. https://doi.org/10.1016/j.eclinm.2022.101273

Dinger, J., Do Minh, T., Buttmann, N., & Bardenheuer, K. (2011). Effectiveness of oral contraceptive pills in a large U.S. cohort comparing progestogen and regimen. *Obstetrics and Gynecology, 117*(1), 33–40. https://doi.org/10.1097/AOG.0b013e31820095a2

Draper, B. H., Morroni, C., Hoffman, M., Smit, J., Beksinska, M., Hapgood, J., & Van der Merwe, L. (2006). Depot medroxyprogesterone versus norethisterone oenanthate for long-acting progestogenic contraception. *The Cochrane Database of Systematic Reviews, 3*, CD005214. https://doi.org/10.1002/14651858.CD005214.pub2

Endrikat, J., Gerlinger, C., Richard, S., Rosenbaum, P., & Düsterberg, B. (2011). Ovulation inhibition doses of progestins: A systematic review of the available literature and of marketed preparations worldwide. *Contraception, 84*(6), 549–557. https://doi.org/10.1016/j.contraception.2011.04.009

Fotherby, K. (1989). Oral contraceptives and lipids. *BMJ (Clinical Research Ed.), 298*(6680), 1049–1050. https://doi.org/10.1136/bmj.298.6680.1049

Fraison, E., Kostova, E., Moran, L. J., Bilal, S., Ee, C. C., Venetis, C., & Costello, M. F. (2020). Metformin versus the combined oral contraceptive pill for hirsutism, acne, and menstrual pattern in polycystic ovary syndrome. *The Cochrane Database of Systematic Reviews, 8*(8), CD005552. https://doi.org/10.1002/14651858.CD005552.pub3

Gautam, M., & Thapa, G. (2021). Cytochrome P450-mediated estrogen catabolism therapeutic avenues in epilepsy. *Acta Neurologica Belgica, 121*(3), 603–612. https://doi.org/10.1007/s13760-020-01454-8

Gemzell-Danielsson, K., Kubba, A., Caetano, C., Faustmann, T., Lukkari-Lax, E., & Heikinheimo, O. (2021). Thirty years of mirena: A story of innovation and change in women's healthcare. *Acta Obstetricia et Gynecologica Scandinavica, 100*(4), 614–618. https://doi.org/10.1111/aogs.14110

Gialeraki, A., Valsami, S., Pittaras, T., Panayiotakopoulos, G., & Politou, M. (2018). Oral contraceptives and HRT risk of thrombosis. *Clinical and Applied Thrombosis/Hemostasis : Official Journal of the International Academy of Clinical and Applied Thrombosis/Hemostasis, 24*(2), 217–225. https://doi.org/10.1177/1076029616683802

Golden, N. H. (2020). Bones and birth control in adolescent girls. *Journal of Pediatric and Adolescent Gynecology, 33*(3), 249–254. https://doi.org/10.1016/j.jpag.2020.01.003

Gompel, A., Ramirez, I., & Bitzer, J. (2019). Contraception in cancer survivors – An expert review Part I. Breast and gynaecological cancers. *The European Journal of Contraception & Reproductive Health Care : The Official Journal of the European Society of Contraception, 24*(3), 167–174. https://doi.org/10.1080/13625187.2019.1602721

Göretzlehner, G., & Römer, T. (2017). Kontrazeption mit OC. *Kontrazeption mit OC*. https://doi.org/10.1515/9783110526172

Gourdy, P. (2013). Diabetes and oral contraception. *Best Practice & Research. Clinical Endocrinology & Metabolism, 27*(1), 67–76. https://doi.org/10.1016/j.beem.2012.11.001

Grimes, D. A., Jones, L. B., Lopez, L. M., & Schulz, K. F. (2014). Oral contraceptives for functional ovarian cysts. *The Cochrane Database of Systematic Reviews, 4*, CD006134. https://doi.org/10.1002/14651858.CD006134.pub5

Grouthier, V., Chakhtoura, Z., Tejedor, I., Badachi, Y., Goffin, V., & Touraine, P. (2020). Positive association between progestins and the evolution of multiple fibroadenomas in 72 women. *Endocrine Connections, 9*(6), 570–577. https://doi.org/10.1530/EC-20-0012

Halstrick, C. (2007). Juristische Aspekte bei Minderjährigen in der gynäkologischen Praxis. *Gynakologe, 40*(10), 835–840. https://doi.org/10.1007/s00129-007-2055-y

Hamdaoui, N., Cardinale, C., & Agostini, A. (2018). Emergency contraception: CNGOF Contraception Guidelines. *Gynecologie, obstetrique, fertilite & senologie, 46*(12), 799–805. https://doi.org/10.1016/j.gofs.2018.10.006

Hapgood, J. P., Africander, D., Louw, R., Ray, R. M., & Rohwer, J. M. (2014). Potency of progestogens used in hormonal therapy: Toward understanding differential actions. *The Journal of Steroid Biochemistry and Molecular Biology, 142*, 39–47. https://doi.org/10.1016/j.jsbmb.2013.08.001

Isley, M. (2010). Implanon: The subdermal contraceptive implant. *Journal of Pediatric and Adolescent Gynecology, 23*(6), 364–367. https://doi.org/10.1016/j.jpag.2010.03.006

Keenan, L., Kerr, T., Duane, M., & Van Gundy, K. (2018). Systematic review of hormonal contraception and risk of venous thrombosis. *The Linacre Quarterly, 85*(4), 470–477. https://doi.org/10.1177/0024363918816683

Khalili, H., Higuchi, L. M., Ananthakrishnan, A. N., Richter, J. M., Feskanich, D., Fuchs, C. S., & Chan, A. T. (2013). Oral contraceptives, reproductive factors and risk of inflammatory bowel disease. *Gut, 62*(8), 1153–1159. https://doi.org/10.1136/gutjnl-2012-302362

Khialani, D., Rosendaal, F., & van Vlieg, A. H. (2020). Hormonal contraceptives and the risk of venous thrombosis. *Seminars in Thrombosis and Hemostasis, 46*(8), 865–871. https://doi.org/10.1055/s-0040-1715793

Kline, J. A., & Kabrhel, C. (2015). Emergency evaluation for pulmonary embolism, part 1: Clinical factors that increase risk. *The Journal of Emergency Medicine, 48*(6), 771–780. https://doi.org/10.1016/j.jemermed.2014.12.040

Klipping, C., Duijkers, I., Mawet, M., Maillard, C., Bastidas, A., Jost, M., & Foidart, J.-M. (2021). Endocrine and metabolic effects of an oral contraceptive containing estetrol and drospirenone. *Contraception, 103*(4), 213–221. https://doi.org/10.1016/j.contraception.2021.01.001

Kowalska, K., Ściskalska, M., Bizoń, A., Śliwińska-Mossoń, M., & Milnerowicz, H. (2018). Influence of oral contraceptives on lipid profile and paraoxonase and commonly hepatic enzymes activities. *Journal of Clinical Laboratory Analysis, 32*(1). https://doi.org/10.1002/jcla.22194

Kuhl, H. (2005). Pharmacology of estrogens and progestogens: Influence of different routes of administration. *Climacteric, 8*(suppl 1), 3–63. https://doi.org/10.1080/13697130500148875

Lello, S., & Colonna, L. (2010). Progestins. *Minerva ginecologica, 62*(5), 483–495.

Lobert, M., Pigeyre, M., Gronier, H., Catteau-Jonard, S., & Robin, G. (2015). Contraception and obesity. *Gynecologie, obstetrique & fertilite, 43*(11), 740–747. https://doi.org/10.1016/j.gyobfe.2015.09.009

Marsden, J. (2017). Hormonal contraception and breast cancer, what more do we need to know? *Post Reproductive Health, 23*(3), 116–127. https://doi.org/10.1177/2053369117715370

McKenna, K. A., & Fogleman, C. D. (2021). Dysmenorrhea. *American Family Physician, 104*(2), 164–170.

Milsom, I., & Korver, T. (2008). Ovulation incidence with oral contraceptives: A literature review. *Journal of Family Planning and Reproductive Health Care, 34*(4), 237–246. https://doi.org/10.1783/147118908786000451

Mørch, L. S., Skovlund, C. W., Hannaford, P. C., Iversen, L., Fielding, S., & Lidegaard, Ø. (2017). Contemporary hormonal contraception and the risk of breast cancer. *The New England Journal of Medicine, 377*(23), 2228–2239. https://doi.org/10.1056/NEJMoa1700732

de Oliveira, C. A. R., Dos Reis Araujo, T., de Aguiar, G. S., da Silva Junior, J. A., Vettorazzi, J. F., Freitas, I. N., de Oliveira, K. M., Boschero, A. C., Bonfleur, M. L., Clarke, J. R., Henriques, H. N., & Ribeiro, R. A. (2019). Combined oral contraceptive in female mice causes hyperinsulinemia due to β-cell hypersecretion and reduction in insulin clearance. *The Journal of Steroid Biochemistry and Molecular Biology, 190*, 54–63. https://doi.org/10.1016/j.jsbmb.2019.03.018

Perol, S., Hugon-Rodin, J., & Plu-Bureau, G. (2019). Hypertension and contraception. *Presse medicale (Paris, France : 1983), 48*(11 Pt 1), 1269–1283. https://doi.org/10.1016/j.lpm.2019.07.033

Pintiaux, A., Gaspard, U., & Nisolle, M. (2012). Zoely, a combined oral contraceptive, monophasic pill containing estradiol and nomegestrol acetate. *Revue medicale de Liege, 67*(3), 152–156.

Pragout, D., Laurence, V., Baffet, H., Raccah-Tebeka, B., & Rousset-Jablonski, C. (2018). Contraception and cancer: CNGOF Contraception Guidelines. *Gynecologie, obstetrique, fertilite & senologie, 46*(12), 834–844. https://doi.org/10.1016/j.gofs.2018.10.010

Reddy, D. S. (2010). Clinical pharmacokinetic interactions between antiepileptic drugs and hormonal contraceptives. *Expert Review of Clinical Pharmacology, 3*(2), 183–192. https://doi.org/10.1586/ecp.10.3

Regidor, P.-A. (2018). Clinical relevance in present day hormonal contraception. *Hormone Molecular Biology and Clinical Investigation, 37*(1). https://doi.org/10.1515/hmbci-2018-0030

Rhodes, J. M. (2014). Oral contraceptives and Crohn's disease. *Gut, 63*(5), 863. https://doi.org/10.1136/gutjnl-2013-305972

Roach, R. E. J., Helmerhorst, F. M., Lijfering, W. M., Stijnen, T., Algra, A., & Dekkers, O. M. (2015). Combined oral contraceptives: The risk of myocardial infarction and ischemic stroke. *The Cochrane Database of Systematic Reviews, 2015*(8), CD011054. https://doi.org/10.1002/14651858.CD011054.pub2

Robin, G., Plouvier, P., Delesalle, A.-S., & Rolland, A.-L. (2018). Effectiveness and use of hormonal contraceptives (except for intrauterine devices): CNGOF Contraception Guidelines. *Gynecologie, obstetrique, fertilite & senologie, 46*(12), 845–857. https://doi.org/10.1016/j.gofs.2018.10.003

Robinson, A., Nwolise, C., & Shawe, J. (2016). Contraception for women with diabetes: Challenges and solutions. *Open Access Journal of Contraception, 7*, 11–18. https://doi.org/10.2147/OAJC.S56348

Rocca, M. L., Palumbo, A. R., Bitonti, G., Brisinda, C., & DI Carlo, C. (2021). Bone health and hormonal contraception. *Minerva Obstetrics and Gynecology, 73*(6), 678–696. https://doi.org/10.23736/S2724-606X.20.04688-2

Römer, T. (2021). Hormonal oral contraception – Which preparation for which patient? *Gynakologische Endokrinologie, 19*(4), 259–267. https://doi.org/10.1007/s10304-021-00412-8

Rosing, J., Curvers, J., & Tans, G. (2001). Oral contraceptives, thrombosis and haemostasis. *European Journal of Obstetrics, Gynecology, and Reproductive Biology, 95*(2), 193–197. https://doi.org/10.1016/s0301-2115(00)00489-9

Sarkar, N. N. (2005). The combined contraceptive vaginal device (NuvaRing): A comprehensive review. *The European Journal of Contraception & Reproductive Health Care: The Official Journal of the European Society of Contraception, 10*(2), 73–78. https://doi.org/10.1080/13625180500131683

Schindler, A. E., Campagnoli, C., Druckmann, R., Huber, J., Pasqualini, J. R., Schweppe, K. W., & Thijssen, J. H. H. (2003). Classification and pharmacology of progestins. *Maturitas, 46(Suppl 1*), S7–S16. https://doi.org/10.1016/j.maturitas.2003.09.014

Secor, R. M., & Stendig-Raskin, I. (2019). Medical eligibility criteria for contraceptive use. *Advanced Health Assessment of Women*. https://doi.org/10.1891/9780826124623.0026

Seifert-Klauss, V., Kaemmerer, H., Brunner, B., Schneider, K. T. M., & Hess, J. (2000). Kontrazeption bei Patientinnen mit angeborenen Herzfehlern. *Zeitschrift für Kardiologie, 89*(7), 606–611. https://doi.org/10.1007/s003920070210

Shen, J., Che, Y., Showell, E., Chen, K., & Cheng, L. (2017). Interventions for emergency contraception. *The Cochrane Database of Systematic Reviews, 8*(8), CD001324. https://doi.org/10.1002/14651858.CD001324.pub5

Shufelt, C., & Levee, A. (2020). Hormonal contraception in women with hypertension. *JAMA – Journal of the American Medical Association, 324*(14), 1451–1452. https://doi.org/10.1001/jama.2020.11935

Siegenthaler, P. F., Bain, P., Riva, F., & Fent, K. (2017). Effects of antiandrogenic progestins, chlormadinone and cyproterone acetate, and the estrogen 17αethinylestradiol (EE2), and their mixtures: Transactivation with human and rainbowfish hormone receptors and transcriptional effects in zebrafish (Danio rerio) eleuthero-embryos. *Aquatic Toxicology (Amsterdam, Netherlands), 182*, 142–162. https://doi.org/10.1016/j.aquatox.2016.11.001

Soria-Jasso, L. E., Cariño-Cortés, R., Muñoz-Pérez, V. M., Pérez-Hernández, E., Pérez-Hernández, N., & Fernández-Martínez, E. (2019). Beneficial and deleterious effects of female sex hormones, oral contraceptives, and phytoestrogens by immunomodulation on the liver. *International Journal of Molecular Sciences, 20*(19). https://doi.org/10.3390/ijms20194694

Stute et al., & Deutsche Gesellschaft für Gynäkologie und Geburtshilfe (DGGG). (2020). *S3-Leitlinie hormonelle Empfängnisverhütung. September.*

Sundström-Poromaa, I., Comasco, E., Sumner, R., & Luders, E. (2020). Progesterone – Friend or foe? *Frontiers in Neuroendocrinology, 59*, 100856. https://doi.org/10.1016/j.yfrne.2020.100856

Tchaikovski, S. N., & Rosing, J. (2010). Mechanisms of estrogen-induced venous thromboembolism. *Thrombosis Research, 126*(1), 5–11. https://doi.org/10.1016/j.thromres.2010.01.045

Teal, S., & Edelman, A. (2021). Contraception selection, effectiveness, and adverse effects: A review. *JAMA, 326*(24), 2507–2518. https://doi.org/10.1001/jama.2021.21392

Tepper, N. K., Whiteman, M. K., Marchbanks, P. A., James, A. H., & Curtis, K. M. (2016). Progestin-only contraception and thromboembolism: A systematic review. *Contraception, 94*(6), 678–700. https://doi.org/10.1016/j.contraception.2016.04.014

Tiranini, L., & Nappi, R. E. (2022). Recent advances in understanding/management of premenstrual dysphoric disorder/premenstrual syndrome. *Faculty Reviews, 11*, 11. https://doi.org/10.12703/r/11-11

Toh, S., Mitchell, A. A., Anderka, M., de Jong-van den Berg, L. T. W., & Hernández-Díaz, S. (2011). Antibiotics and oral contraceptive failure – A case-crossover study. *Contraception, 83*(5), 418–425. https://doi.org/10.1016/j.contraception.2010.08.020

Uhl, B. (2017). Gynäkologie und Geburtshilfe compact. In *Gynäkologie und Geburtshilfe compact.* Georg Thieme Verlag. https://doi.org/10.1055/b-004-132264

Vercellini, P., Buggio, L., Frattaruolo, M. P., Borghi, A., Dridi, D., & Somigliana, E. (2018). Medical treatment of endometriosis-related pain. *Best Practice & Research. Clinical Obstetrics & Gynaecology, 51*, 68–91. https://doi.org/10.1016/j.bpobgyn.2018.01.015

Vessey, M., & Yeates, D. (2007). Oral contraceptives and benign breast disease: An update of findings in a large cohort study. *Contraception, 76*(6), 418–424. https://doi.org/10.1016/j.contraception.2007.08.011

Vestergaard, P. (2020). Drugs causing bone loss. *Handbook of Experimental Pharmacology, 262*, 475–497. https://doi.org/10.1007/164_2019_340

Visser, J., Snel, M., & Van Vliet, H. A. A. M. (2013). Hormonal versus non-hormonal contraceptives in women with diabetes mellitus type 1 and 2. *The Cochrane Database of Systematic Reviews, 2013*(3), CD003990. https://doi.org/10.1002/14651858.CD003990.pub4

Westhoff, C. L., & Pike, M. C. (2018). Hormonal contraception and breast cancer. *Contraception, 98*(3), 171–173. https://doi.org/10.1016/j.contraception.2018.05.002

Wiegratz, I. (2014). Klinische Endokrinologie für Frauenärzte. *Klinische Endokrinologie für Frauenärzte.* https://doi.org/10.1007/978-3-642-38043-3

Wu, J. P., & Pickle, S. (2014). Extended use of the intrauterine device: A literature review and recommendations for clinical practice. *Contraception, 89*(6), 495–503. https://doi.org/10.1016/j.contraception.2014.02.011

Menopausale Übergangsphase und Postmenopause

12

Michael Amrani

Inhaltsverzeichnis

12.1 Einleitung

Altern stellt einen äußerst vielschichtigen und nicht vollkommen verstandenen Prozess aller mehrzelligen Lebewesen dar. In der Biologie werden verschiedene Theorien diskutiert, woraus sich ein komplexes Bild von zell- und evolutionsbiologischen Betrachtungen ergibt (Ljubuncic & Reznick, 2009).

Die meisten Organismen erleben physiologische Alterungsprozesse aufgrund äußerer Einflüsse, wie Umweltfaktoren, Krankheiten und Prädatoren, nicht. Von den meisten Vertebraten ist deren theoretisch mögliches Höchstalter weitgehend unbekannt. Der Mensch ist eines der wenigen Lebewesen, das, vor allem aufgrund der Fähigkeit zur Beeinflussung seiner Umwelt, derzeit bei einem kontinuierlich zunehmenden Teil seiner Individuen einen ausgeprägten Alterungsprozess erleben kann. Jedoch im Hinblick auf seine bisherige Existenz im Verlauf der Evolution war dies nur während eines verschwindend kurzen Zeitabschnitts möglich (Hirsbrunner, 2020).

Am Ende der neolithischen Revolution betrug die durchschnittliche Lebenserwartung vermutlich 18 Jahre, in der Spätantike 25 und um das Jahr 1900 etwa 50 Jahre. Die Lebenserwartung in Ländern nach dem demografischen Wandel beträgt für derzeit geborene Mädchen etwa 83 und für Jungen etwa 79 Jahre (Statistisches Bundesamt, 2022).

12.1.1 Menopausale Übergangsphase

Wie wir in Kap. 2 gesehen haben, wird der Mensch mit einer determinierten Anzahl an

M. Amrani (✉)
TFP-Kinderwunschzentrum Wiesbaden, MVZ Wiesbaden GmbH, Wiesbaden, Deutschland
e-mail: Michael.Amrani@tfp-fertility.com

© Der/die Autor(en), exklusiv lizenziert an Springer-Verlag GmbH, DE, ein Teil von Springer Nature 2023

M. Amrani, R. Seufert (Hrsg.), *Gynäkologische Endokrinologie und Kinderwunschtherapie*,
https://doi.org/10.1007/978-3-662-65371-5_12

Keimzellkomplexen ausgestattet, die nach 45–55 Jahren weitgehend zurückgegangen ist. Hierdurch setzt die Fähigkeit zur Ovulation und Fortpflanzung aus und Menstruationen als wesentliches Zeichen ovarieller Aktivität treten zugleich nicht mehr auf.

Wenn es etwa zwischen dem 45. und 55. Lebensjahr zu einer 12-monatigen Amenorrhö kommt, kann die letzte Periode als Menopause bezeichnet werden. Sie umfasst zwar den Zeitabschnitt einer Menstruation, steht jedoch im Zusammenhang einer mehrere Jahre anhaltenden Phase im Leben der Frau, die als Perimenopause oder menopausale Übergangsphase verstanden wird. Vor der Menopause kommt es zu einem deutlichen Rückgang ovulatorischer Zyklen, die sich insbesondere in unregelmäßigem und gestörtem Blutungsmuster niederschlägt.

Eine Einteilung des reproduktiven Alterns versucht der Stages of Reproductive Aging Workshop (STRAW+10), worauf wir uns im Nachfolgenden beziehen möchten. Hier wird in drei größere Phasen eingeteilt: Reproduktion, menopausaler Übergang und Postmenopause. Diese wiederum lassen sich in weitere Stadien unterteilen, wie Tab. 12.1 zeigt, wobei zugleich klinische, biochemische und sonografische Befunde herangezogen werden (Harlow et al., 2012).

12.1.2 Reproduktion

Die fertile Phase der Frau beginnt etwa in der Mitte der Pubertät (13–16 Jahre) und erreicht ihren Höhepunkt zwischen dem 20. und 25. Lebensjahr. Im vierten Lebensjahrzehnt beginnen regressive Veränderungen und die Fruchtbarkeit nimmt kontinuierlich ab um über die späte reproduktive Phase, etwa mit 38–44 Lebensjahren, schließlich in den menopausalen Übergang zu münden.

Mit dem allmählichen Follikelrückgang kommt es zu einer deutlichen Zunahme von Fertilitätsstörungen. Die Abnahme von AMH und Inhibin führen zur gesteigerten FSH-Sekretion und beschleunigten Follikelreifung mit zum Teil verfrühten oder insuffizienten Ovulationen (Burger et al., 2000). Diese gehen mit einer Zunahme anovulatorischer Zyklen und relativen Progesteronmangel einher und imponieren als Zyklusunregelmäßigkeiten (Ferrell et al., 2006). Ovarvolumen (Kupesic et al., 2003) und antraler Follikelcount nehmen ab und der Anteil aneuploider Oozyten zu (MacLennan et al., 2015).

12.1.3 Perimenopause

Etwa zwei bis sieben Jahre vor der Menopause kann von der Prämenopause und dem Beginn des Klimakteriums gesprochen werden, in der Fertilitätsstörungen, Zyklusunregelmäßigkeiten und vasomotorische Symptome häufig sind. AMH und Inhibin sind kaum noch detektierbar, FSH nimmt stark zu und antrale Follikel werden zunehmend selten gesehen.

Etwa mit 51 Jahren wird derzeit die Menopause am häufigsten verzeichnet und der Zeitraum von zwei bis vier Jahren um diese Blutung kann als Perimenopause bezeichnet werden. Vasomotorische Symptome können anhalten und es kommt zur Abnahme der Knochendichte. FSH bleibt stabil hoch messbar, AMH und Inhibin sind kaum nachweisbar (Gougeon et al., 1994). AMH oder andere Laborparameter dürfen jedoch zu keiner Zeit als sicherer Prädiktor einer funktionellen Sterilität angesehen werden.

Der zentrale Mechanismus, der den Körper entsprechend beeinflusst, ist der mit dem Fehlen von Ovulationen einhergehende Estrogenmangel. Trotz nachlassender ovarieller Funktionsreserve werden vom Körper weiterhin Sexualsteroide synthetisiert. In der Nebennierenrinde wird aus Androstendion Estron und aus Testosteron Estradiol gebildet. Der hepatische Stoffwechsel metabolisiert hieraus Estriol, was häufig als menopausales Estrogen bezeichnet wird. Die Sekretion unterliegt wie bei Glukokortikoiden einer deutlichen tageszeitlichen Schwankung mit einem Maximum am Morgen (Yu et al., 2022).

12.1.4 Postmenopause

Etwa zwei Jahre nach der Menopause geht die Perimenopause in die Postmenopause über, die nach etwa 15 Jahren in das Senium (Greisenalter)

Tab. 12.1 Tabellarische Darstellung, adaptiert nach den Angaben des Stages of Reproductive Aging Workshop von 2011 (Harlow et al., 2012). VMS: vasomotorische Symptome, UGA: Symptome der urogenitalen Atrophie, AMH: Anti-Müller-Hormon, FSH: Follikelstimulierendes Hormon, AFC: antraler Follikelcount

Stadien		-5	-4	-3b	-3a	-2	-1	0	1a	1b	1c	2
Phasen	Menarche	Reproduktion				Menopausale Übergangsphase		Menopause	Postmenopause			Senium
						Perimenopause						
Dauer	variabel						1–3 Jahre		1 Jahr	1 Jahr	3 – 6 Jahre	
Zyklus		Regelmäßig variabel	Regelmäßig		Beginnende Unregelmäßigkeiten	Unregelmäßig	Unregelmäßig mit Phasen der Amenorrhö					
Klinik							VMS		VMS abnehmende Knochendichte	VMS UGA	VMS werden besser zunehmende UGA zunehmendes Osteoporoserisiko	
Labor												
AMH		Normal		Fallend		Niedrig			Sehr niedrig			
Inhibin		Normal			Fallend	Niedrig			Sehr niedrig			
FSH		Niedrig	Niedrig	Steigend oder variabel		Hoch oder variabel	> 25 IU/l		Hoch oder variabel		Leicht fallend oder stabil hoch	
Ultraschall												
AFC		Variabel		Rückläufig	Niedrig	Niedrig	Sporadisch		Sporadisch			
Ovarvolumen		Variabel			Rückläufig klein	Variabel			Atroph			

überleitet. Häufig gehen vasomotorische Phänomene zurück, wobei Symptome einer urogenitalen Atrophie häufig anzutreffen sind (Calleja-Agius & Brincat, 2015). Zugleich steigt das Risiko, eine Osteoporose und kardiovaskuläre Erkrankungen zu entwickeln. FSH kann wieder leicht abnehmen und die Ovarien sind sonografisch nur eingeschränkt darstellbar.

12.2 Klinik

Die menopausale Übergangsphase ist ein physiologischer Abschnitt im Gesamtleben der Frau und stellt wie alle anderen Phasen zunächst keine Erkrankung dar (Fries, 1990). Die Umstellung des Hormonhaushaltes geht mit körperlichen Veränderungen einher, die einer physiologischen Alterung entsprechen, aber auch zu Krankheiten führen können (siehe nachfolgend).

Vegetative und psychische Symptome entwickeln nicht selten pathologische Bedeutung, wobei es noch nicht ganz verstanden ist, warum nicht alle Frauen gleichermaßen eine Krankheit entwickeln. Es wird vermutet, dass intrapsychische Faktoren und Sozialisation hierbei eine zentrale Rolle spielen, die das psychische Erleben wesentliche beeinflussen (Woods et al., 2009).

Hinzu kommt, dass physische Alterungsprozesse mit einer zunehmenden Inzidenz von Erkrankungen einhergehen. Insbesondere steigt das Risiko für Herz-Kreislauf- und Karzinomerkrankungen. Diese sind auf anhaltende extrinsische, wie Ernährung oder Umwelteinflüsse, wie auch intrinsische Mechanismen, wie abnehmende molekularbiologische und -genetische Regulation, zurückzuführen (Brys et al., 2007; Harley et al., 1992; Finch, 2003).

12.2.1 Symptome

Die nachfolgend aufgelisteten Symptome sind aufgrund der Hormonumstellung typisch und betreffen in unterschiedlicher Ausprägung verschiedene Körper- und Organfunktionen.

12.2.1.1 Zyklus-assoziierte Symptome

Eine gestörte Follikelreifung geht am Endometrium häufig mit Blutungsstörungen einher:

- Hypo-, Hypermenorrhö
- Menorrhagie
- Zwischenblutungen
- Poly-Oligomenorrhö

Bei schwerer Ausprägung können sie zur Anämie und damit einhergehend zu erheblichen körperlichen und psychischen Belastungen führen (Ferrell et al., 2006; Van Voorhis et al., 2008). Vor der Diagnosestellung einer hormonell bedingten Blutungsstörung müssen benigne und maligne organische Veränderungen von Uterus und Endometrium ausgeschlossen worden sein (z. B. Adenomyosis, Uterus myomatosus, Endometriumhyperplasie oder Karzinom), siehe auch Kap. 4 Abschn. 4.6.

12.2.1.2 Urogenitales Syndrom

Hormonmangelerscheinungen bedingen einen veränderten Gewebeaufbau u. a. im urogenitalen Bereich, womit es zu komplexen, für die Patientin erheblich belastenden Symptomen einer atrophischen Kolpitis und Vulvitis mit Entzündungen, Inkontinenz oder Dyspareunie kommen kann (Calleja-Agius & Brincat, 2015):

- Pruritus, Brennen, Trockenheit
- Fluor, Zervizitis
- Scheiden pH > 4,5
- Dyspareunie
- Stenosierung, Druck- und Dehnungsulzera
- Dysurie
- Dyspareunie

12.2.1.3 Vegetative und vasomotorische Symptome

Hitzewallungen stellen neben Schlafstörungen die häufigsten Symptome in der menopausalen Übergangsphase dar. Daneben werden aber auch andere störenden Beschwerden unterschiedlicher Körperfunktionen häufig verzeichnet (Freedman, 2014):

- Hitzewallungen
- Schlafstörungen
- Orthostatische Dysregulation
- Migräne
- Parästhesien
- Palpitationen
- Arthralgie und Myalgie

Hitzewallungen oder vasomotorische Flashs sind plötzlich einsetzende Schübe von Hautrötung an Kopf, Hals und Brust, welche von einem Herzfrequenzanstieg und einem ausgeprägten Wärmegefühl begleitet werden. Dies geht häufig mit starkem Schwitzen zu Ende und dauert zwischen Sekunden und mehreren Minuten und in seltenen Fällen bis zu einer Stunde. Die Frequenz schwankt zwischen selten und einigen Minuten. Im Schlaf und in belastenden Situationen treten sie häufiger und stärker ausgeprägt auf. Auch erscheinen sie bei höherer Umgebungstemperatur oder Körpergewicht intensiver. 60 % der perimenopausalen Frauen erleiden Flash-Symptome und bei 25 % können sie über fünf und mehr Jahre auftreten (Avis et al., 2015).

12.2.1.4 Psyche und Sexualität

Geburt, Stillzeit, Pubertät, Adoleszenz und Menopause sind von besonderen psychischen und physischen Herausforderungen geprägte Übergangsphasen und können sich durch unterschiedliche Einflüsse zur Grundlage von Krankheiten entwickeln. Während es zu physischen Veränderungen kommt, ist häufig auch ein Alter erreicht in dem auch persönliche, familiäre und gesellschaftlich-soziale Wendepunkte erreicht werden.

Bedeutsame Faktoren in diesem Lebensabschnitt sind ggf. Ablösungsprozesse von den eigenen Kindern, die konflikthaft erlebt werden können, oder auch Ereignisse wie Krankheit, Pflege und Tod der Eltern. Beruflich ist in den meisten Fällen ein Zenit erreicht und man schaut auf den verbleibenden Teil des Lebens. All dies macht diese Phase zu einem erlebten Wendepunkt und verdeutlicht die eigene Vergänglichkeit (Defey et al., 1996).

Neben belastenden körperlichen Symptomen verändern sich physiologisch das Aussehen und die körperliche und psychische Fitness, was Ängste vor Zurückweisung, Ausgrenzung und Verlust induzieren kann. Daneben steht die Erkenntnis der Zeugungsunfähigkeit, die aufgrund kultur-religiöser oder sozialgesellschaftlicher Rahmenbedingungen häufig zu Stigmatisierungen und Einordnung in eine ungewollte gesellschaftliche Rolle führt.

Sexualität ist ein zentrales Element menschlicher Grundbedürfnisse wie Nähe, Fürsorge und Freundschaft. Sie beginnt mit dem Leben und endet beim Tod. Die Entwicklung hält ständig an und setzt sich auch im Alter fort, weswegen die Annahme, dass Sexualität im Alter endet, irrig ist.

Eine veränderte sexuelle Appetenz kann sehr unterschiedliche und meist ineinander verwobene Ursachen haben. Mindestens 50 % älterer Frauen über 65 Jahren sind weiterhin an Sex interessiert. Sehr häufig spielen kulturelle und gesellschaftliche Einflüsse, wie religiöse Sozialisierung oder verzerrte Wahrnehmung von Jugend und Altern eine wesentliche Rolle (Woods et al., 2010). Demgegenüber findet sich ein positiver Zusammenhang zwischen regelmäßiger sexueller Aktivität vor der Menopause und ein bis in das Alter anhaltende erfüllte Sexualität.

Häufig sind pathologische Prozesse des Alterns verantwortlich für nachlassende sexuelle Aktivität. Wichtig ist hierbei das Erkennen von pathologischen Veränderungen wie z. B. urogenitaler Atrophie, die sich durch Gabe von Estriol erheblich mildern lassen. Auch die Folgen von genitalen Operationen an Mammae, Uterus, Ovarien oder Vagina, aber ebenso Medikamenteneinnahme aufgrund von Erkrankungen sollten berücksichtigt werden. Hinzu kommen psychische oder partnerschaftliche Konflikte.

12.2.1.5 Gynäkologische Betreuung

Folgende Punkte sollten in einem vertrauensbasierten Arzt-Patienten-Verhältnis berücksichtigt werden:

- Übergangsphase ist ein physiologischer Prozess
- Regelmäßige körperliche Untersuchungen (BMI, Blutdruck, Fette und Zucker)

- Krebsvorsorge (kleines Becken, Mammografie-Screening, Darmkrebs)
- Erkennung von Risikokonstellationen für Erkrankungen (Osteoporose, Krebs, Herzkreislauf, Diabetes, Thromboembolie, Nikotin, Alkohol, etc.)
- Erkennung einer uro-genitalen Atrophie
- Besprechung von sexuellen Problemen (ggf. aktives Ansprechen, Krankheiten oder Medikamente des Partners)
- Angebot psychotherapeutischer Behandlung
- Psycho-sexuelle Nachbetreuung bei onkologischen Erkrankungen (inkl. Partner)

12.2.2 Osteoporose

Eine der wichtigsten Erkrankungen, die durch die Abnahme der Estrogenproduktion begünstigt wird (Li & Wang, 2018), ist die Osteoporose bzw. der Verlust der Knochendichte. Sie hat aufgrund hoher Morbidität eine herausragende persönliche und volkswirtschaftliche Bedeutung (Karlamangla et al., 2018).

Sie lässt sich wie folgt einteilen:

- Primäre Osteoporose (Bishop, 2009)
  - Idiopathische juvenile Osteoporose unbekannter Genese
    Beginn in Präpubertät, Frakturen der Wirbelkörper und langen Röhrenknochen im Metaphysenbereich, postpubertäre Besserung möglich
  - Typ I postmenopausale Osteoporose
  - Typ II senile Osteoporose
    Altersosteoporose, „slow turn over"
- Sekundäre Osteoporose (Stein & Shane, 2003)
  - Folge anderer Erkrankungen
    Endokrin
    Metabolisch
    Medikamentös
    Onkologisch
    Immunologisch
    Immobilisation/mechanisch
    Hereditär

Im Nachfolgenden befassen wir uns mit der im Rahmen der gynäkologischen Endokrinologie relevanten primären Osteoporose Typ I. Wichtige andere Ursachen sind die Entwicklung einer Osteoporose im Rahmen von Ovarialinsuffizienzen WHO I, III (siehe Kap. 4, Abschn. 4.5).

12.2.2.1 Knochenphysiologie

Am Ende des dritten Lebensjahrzehnts erreicht der Mensch seine maximale Knochenmasse („Peak bone mass"). Das Skelettsystem ist ständiger Krafteinwirkung ausgesetzt, was mit einem kontinuierlichen und ausgeprägten Stoffwechsel einhergeht (Karlsson & Rosengren, 2020).

Um Abnutzungserscheinungen zu reduzieren und zugleich seine Funktionalität zu erhalten, befindet sich das Knochengewebe fortwährend in einem Gleichgewicht von Osteolyse und Osteogenese, wodurch Plastizität und Härte gleichermaßen gewährleistet wird. Man vermutet, dass alle sieben bis zehn Jahre das Äquivalent der gesamten Knochenmasse umgebaut (Remodeling) wird (Lüllmann-Rauch & Asan, 2019).

Einen wichtigen Einfluss auf diese Prozesse besitzt der Rezeptor des Activator of NF-κB Ligand (RANKL) der Osteoblasten, womit die Ausdifferenzierung von Osteoklasten gesteuert wird. Ein Ungleichgewicht zugunsten osteolytischer Prozesse (Osteoklasten) begünstigt den Verlust mineralisierten Knochengewebes in Relation zum Volumen und somit der Abnahme der Knochendichte, wodurch die Brüchigkeit des Knochengewebes zunimmt. Estrogene antagonisieren die Wirkung von RANKL, weswegen bei nachlassender Estrogensekretion im menopausalen Übergang und der Postmenopause das Osteoporoserisiko durch mangelnde Osteoklastensuppression zunimmt (Udagawa et al., 2021).

Ein weiteres mittlerweile verstandenes Regulativ stellt von Osteozyten produziertes Glykoprotein Sklerostin dar, welches über die Bindung an den Transmembranrezeptor LRP5 und 6 den zellulären Signalweg WNT-1 (Wingless, Int-1) und somit die Knochenbildung durch Osteoblasten hemmt. Parathormon, mechanische Belastung, Estrogene und verschiedene Zytokine wie Prostagladin E_2 und Leukämie-Inhibitor-Faktor (LIF) können wiederum die Aktivität von Sklerostin hemmen, wohingegen Calcitonin einen stimulierenden Effekt aufweist (Delgado-Calle et al., 2017).

Daneben fördern Estrogene die Ca^{2+}- und Phosphatresorption und antagonisieren die Parathormonwirkung (McNamara, 2021).

12.2.2.2 Klinik

Aus abnehmender Knochendichte resultiert die beschriebene Symptomatik, die von einer höheren Brüchigkeit der Knochenstruktur und bereits eingetretenen Wirbelkörperfrakturen herrührt (Karlamangla et al., 2018).

- Frakturen
  - Brustwirbelsäule, Sinterung von Wirbelkörpern
  - Oberschenkelhals
  - Distaler Radius
  - Subkapitaler Humerus
  - Beckenknochen
- Rückenschmerzen
- Abnahme der Körpergröße (>4 cm)
- Kyphose oder Skoliose
- Kontakt zwischen Rippenbogen und Beckenkamm
- Hautfalten am Rücken → Tannenbauphänomen
- Rumpfverkürzung → Vorwölbung des Bauches

12.2.2.3 Prophylaxe

Zur Verringerung des Osteoporoserisikos sollten primär grundlegende Aspekte bedacht werden (Thomasius et al., 2018):

- Förderung von Muskelkraft und Koordination
- Vermeidung von Immobilisation
- Sturzanamnese mit Evaluation von Ursachen und Risiken
- Body Mass Index (BMI) > 20 kg/m² bis < ≈ 28 kg/m²
- Tgl. 1000 mg Kalzium + tgl. 800–1000 IE Vitamin D_3 (Supplemente nur bei Mangel in Ernährung)
  - Vitamin D_3 nicht ohne Kalzium
  - Vitamin D_3 → etwa drei Monate nach Beginn suffiziente Spiegel erreicht (Cave: Überdosierung möglich)
  - Cave: primärer Hyperparathyreoidismus, Nephrolithiasis, Hyperkalziurie, aktive granulomatöse Erkrankungen
- Lebensmittel mit hohen Oxalat- und Phytatmengen (z. B. Spinat, Rhabarber, Bohnen, Erbsen, Weizenkleie) → Reduktion der Kalziumaufnahme
- Nikotinkarenz
- Regelmäßige Nutzen-Risiko-Abwägung Osteoporose-indizierender Medikamente:
  - Glitazone
  - Orale und inhalative Glukokortikoide
  - Sedierende oder Orthostase auslösende Medikamente
  - Antidepressiva, Antiepileptika, Neuroleptika, Protonenpumpeninhibitoren, Opioide
  - Thyroxin-Einnahme → TSH sollte über 0,3 mIU/l liegen.

12.2.2.4 Diagnostik

Unabhängig vom Vorliegen einer klinischen Symptomatik liegt eine Indikation zur Basisdiagnostik einer Osteoporose vor, wenn durch Konstellationen das Risiko für eine Wirbelkörperfraktur innerhalb der nächsten zehn Jahre über 20 % liegt. Tab. 12.2 listet gemäß der Empfehlung des Dachverbandes Osteologie e.V. (DVO) entsprechende Konstellationen auf.

Basisdiagnostik

- Anamnese
- Klinischer Befund
  - Körperliche Untersuchung
  - Ggf. neurologische Untersuchung (Kompressionssymptomatik, erhöhtes Sturzrisiko)
  - Ausschluss sekundäre Osteoporose
  - Ausschluss Kontraindikationen und Risiken für spezifische Therapie
  - Beurteilung der Gesamtfunktion des Bewegungsapparates inkl. Koordination und Muskelkraft
- Bildgebende Verfahren
  - Osteodensitometrie Standardverfahren DXA (LWS, Gesamtfemur, Femurhals)
  - Röntgen/andere Bildgebung bei klinischem Verdacht auf Frakturen
- Labor:
  - Kalzium, Phosphat aus Serum (Natrium fakultativ)
  - Kreatinin-Clearance
  - Alkalische Phosphatase
  - γ-Glutamyltransferase

Tab. 12.2 Risikokonstellationen bei denen nach Empfehlung der DVO eine Osteoporosediagnostik erfolgen sollte. Der größte Teil dieser Auflistung ist auch Teil der Risikofaktoren, die den T-Score-Grenzwert zur Empfehlung einer Osteoporose-spezifischen Therapie um 0,5 Standardabweichungen nach oben verschiebt (Thomasius et al., 2018)

• Frauen > 50 oder bereits ab Postmenopause • Frauen ab dem 70. Lebensjahr → Basisdiagnostik generell empfohlen • Frakturen und Frakturdisposition - Niedrigtraumatische singuläre Wirbelkörperfraktur 2. Grades (moderate Deformation) - Multiple Wirbelkörperfrakturen 1. Grades (leichte Deformation) - Klinisch manifeste niedrigtraumatische singuläre Wirbelkörperfraktur 1. Grades mit Deckplattenimpression - Niedrigtraumatische nichtvertebrale Frakturen (mit Ausnahme von Finger-, Zehen-, Schädel und Knöchelfrakturen) - Proximale Femurfraktur bei Vater oder Mutter - Multiple intrinsische Stürze oder hohes Sturzrisiko - Immobilität • Endokrine Erkrankungen - Cushing-Syndrom und subklinischer Hyperkortisolismus - Primärer Hyperparathyreoidismus - Hypophyseninsuffizienz mit Wachstumshormonmangel - Subklinische und manifeste Hyperthyreose • Stoffwechselerkrankungen - Diabetes mellitus Typ 1 und Typ 2 - Hyperthyreosis factitia • Autoimmunerkrankungen - Rheumatoide Arthritis - Spondylitis ankylosans - Systemischer Lupus Erythematodes	• Gastroenterologische Erkrankungen - Zöliakie - Billroth-II-Magenresektion oder Gastrektomie • Neurologisch-Psychiatrische Erkrankungen - Epilepsie und Antiepileptika - Schizophrenie - Apoplektischer Insult - Alzheimer Erkrankung - Morbus Parkinson - Depression - Anorexia nervosa • Herz-Kreislauf - Herzinsuffizienz • Andere Erkrankungen - Monoklonale Gammopathie unklarer Signifikanz - Alkohol und alkoholische Lebererkrankung - Rauchen und chronisch obstruktive Atemwegserkrankung (COPD) • Medikamente - Aromatasehemmer - Bestehende oder geplante Therapie mit Glukokortikoiden ≥2,5 mg/d - Prednisolonäquivalent über mehr als 3 Monate - Inhalative hochdosierte Glukokortikoide - Glitazon

  - Blutbild
  - Erythrozytensedimentationsrate und C-reaktives Protein
  - Serumeiweißelektrophorese
  - Thyreotropin

Osteodensitometrie

Methode

- Dual-Energie-Röntgenabsorptionsmessung (Dual Energy X-ray Absorptiometry, DXA, Doppelröntgenenergieabsorptiometrie) (Bazzocchi et al., 2016)
  - Standard-Verfahren bei erhöhtem Osteoporose- und Frakturrisiko
  - Zwei unterschiedliche Röntgenspektren

    Absorptionsunterschiede unterschiedlicher Gewebe → Massenschwächungskoeffizienten von Weichteil- und Knochengewebe

    Abschwächungsdifferenz der Aufnahmen → Auskunft über Masse pro Fläche kg/m² (keine Dichtemessung)
  - Lendenwirbelsäule (LWS) LWK 1–4, Gesamtfemur, Femurhals
  - Trabecular Bone Score (TBS)

    Erweiterungsdiagnostik

    Knochenstrukturparameter → statistisches Graustufenmodell von DXA-Messungen an der LWS

    Software-gestützte Quantifizierung lokaler Variationen der unterschiedlichen Graustufenpixel

    Soll bei Vorliegen in die Berechnung des Frakturrisikos mit einfließen

Befundung

- Ergebnisdarstellung als Standardabweichung eines Referenzwerts
- Referenzwert

- T-Score → Normwert von 30-Jährigen (Peak bone mass)
- Z-Score → Mittelwert einer gesunden Vergleichsgruppe mit gleichem Alter
- WHO-Definitionen anhand T-Score (Black & Rosen, 2016)
  - Normalbefund: <+1 bis >−1
  - Osteopenie: ≤−1 bis >−2,5
  - Präklinische Osteoporose: ≤−2,5 + keine Frakturen
  - Manifeste Osteoporose: ≤−2,5 + 1–3 Wirbelkörperfrakturen

Andere Verfahren

- Zentrale oder periphere Quantitative Computertomografie (QCT/pQCT) → verbesserte direkte Dichtemessung der einzelnen Gitternetzpunkte → Knochendichte in kg/m^3
- Sonografie mit Laufzeitendifferenzberechnung (unterschiedliche Gewebetypen) → Rückschluss auf Knochendichte

12.2.2.5 Therapieindikation

Eine generelle Therapieempfehlung findet sich nach Angaben der DVO in folgenden Konstellationen (Bartl, 2022; Thomasius et al., 2018):

- Nach niedrigtraumatischer singulärer Wirbelkörperfraktur 2. oder 3. Grades oder niedrigtraumatischen multiplen Wirbelkörperfrakturen 1. bis 3. Grades, wenn andere Ursachen nicht wahrscheinlich sind, bei DXA T-Score <−2,0 an LWS 1 oder Schenkelhals oder Gesamtfemur, individuell auch bei einem T-Score >−2,0
- Nach niedrigtraumatischer proximaler Femurfraktur bei einem DXA T-Score <−2,0 an der LWS1 oder dem Schenkelhals oder dem Gesamtfemur, individuell auch bei einem T-Score >−2,0.
- Bestehende oder geplante Therapie mit oralen Glukokortikoiden ≥7,5 mg Prednisolonäquivalent täglich für > 3 Monate, wenn T-Score ≤−1,5 an der LWS1 oder dem Schenkelhals oder dem Gesamtfemur (individuell auch bei T-Score >−1,5) oder niedrig-traumatischen Wirbelkörperfrakturen oder multiplen peripheren Frakturen (ein endogenes Cushing-Syndrom ist äquivalent zu bewerten)

Tab. 12.3 Angabe ab welchem Alter der Frau und gemessenen T-Score eine Indikation zur medikamentösen Behandlung vorliegt, ohne Berücksichtigung weiterer Risikofaktoren. Adaptiert nach DVO-Leitlinie zur Prophylaxe, Diagnostik und Therapie der Osteoporose bei postmenopausalen Frauen und bei Männern. (Thomasius et al., 2018)

Alter	T-Score für DXA-Werte
50–60	<−4,0
60–65	−3,5 bis −4,0
65–70	−3,0 bis −3,5
70–75	−2,5 bis −3,0
>75	−2,0 bis −2,5

Daneben soll eine medikamentöse Therapie erfolgen, wenn das Zehnjahresfrakturrisiko bei ≥30 % für proximale Femurhals- und Wirbelkörper-Frakturen liegt. Tab. 12.3 gibt Alter und T-Score an, ab wann eine Indikation ohne Berücksichtigung weiterer Risikofaktoren zur medikamentösen Behandlung vorliegt.

Zur Einschätzung des Frakturrisikos hat sich das FRAX (Fracture Risk Assessment Tool) bewährt, welches neben DXA-Messung individuelle Risikofaktoren mitberücksichtigt. Liegen zusätzliche Risikofaktoren vor erhöht sich der Grenzwert maximal in Richtung −2,0 (Cozadd et al., 2021):

- + 1,0, wenn
  - Glukokortikoide oral ≥2,5 mg und <7,5 mg Prednisolon-Äquivalent tgl. (außer bei rheumatoider Arthritis +0,5)
  - Diabetes mellitus Typ 1
  - Niedrigtraumatische Frakturen in den letzten 10 Jahren im Einzelfall (mit Ausnahme von Finger-, Zehen-, Schädel- und Malleolarfrakturen)
- + 0,5, wenn ein oder mehrere Risikofaktoren vorliegen (siehe DVO-Leitlinie Abschn. 10.4.5.4.)
- Mit dem TBS-berechneten Z-Score (siehe DVO-Leitlinie Abschn. 2.2.4.2. Befundung) verschiebt sich die Grenze um + 0,5 pro 1,75 Standardabweichungen

Ziel der Behandlung ist die Prophylaxe der Behandlung einer manifesten Osteoporose mit Frakturrisiko. Für postmenopausale Frauen zeigen Alendronat, Bazedoxifen, Denosumab, Estrogene, Ibandronat, Raloxifen, Risendronat und Zoledronat eine deutliche Reduktion der Frakturrate in den folgenden drei bis fünf Jahren auf. Raloxifen und Bazedoxifen zeigen noch darüber hinaus eine signifikante Senkung der Inzidenz.

Die folgende Auswahl richtet sich nach der Leitlinie der DVO und bezieht sich primär auf die Therapieindikation einer postmenopausalen Osteoporose. Die zugelassenen Anwendungsbereiche müssen bei der Anwendung beachtet werden. So weisen alle Präparate zwar einen erwiesenen präventiven Effekt auf Wirbelkörperfrakturen auf, aber nur teilweise auch auf periphere Frakturen und proximale Femurfrakturen.

Für weitere wichtige Angaben zur Indikation, Dosierung, Nebenwirkungen und Kontraindikationen müssen die arzneimittelrechtlichen Fachinformation der Hersteller herangezogen werden.

Hormonersatzbehandlung

Eine Estrogenbehandlung kann das Auftreten von Wirbelkörpefrakturen, peripheren Frakturen und proximalen Femurfrakturen reduzieren. Sie wird in Abschn. 12.3 näher behandelt. Zu beachten ist, dass nicht jede Hormonersatzbehandlung zur Behandlung einer Osteoporose gleichermaßen zugelassen ist. In der Regel wird bei einer ausreichend dosierten Hormonersatztherapie zur Behandlung der postmenopausalen Beschwerden keine zusätzliche Osteoporose-spezifische Therapie benötigt (Tella & Gallagher, 2014).

Bisphosphonate

- Speicherung in der Knochenmatrix und kontinuierliche Freisetzung → Halbwertszeit viele Jahre
- Hemmung der Osteoklastenaktivität in Resorptionslakunen
- Apoptose von Osteoklasten
- Reduktion der Knochenresorption
- Stimulation Osteoblastenaktivität

Wirkstoffe

- **Alendronat**
  - Postmenopausale Osteoporose
  - Risikoreduktion → Wirbelkörperfrakturen + proximale Femurfrakturen + periphere Frakturen
  - 1 × 10 mg p.o./Tag oder 1 × 70 mg p.o./ Woche
- **Etidronat**
  - Postmenopausale Osteoporose und Prophylaxe weiteren Knochensubstanzverlustes
  - Erkennbare Risikofaktoren für Osteoporose und Kontraindikation für Estrogentherapie
  - Verhinderung des Kortikosteroid-induzierten Knochensubstanzverlustes bei postmenopausalen Frauen
  - 1 × 400 mg p.o./Tag für 14 Tage pro Behandlungszyklus
- **Ibandronat**
  - Osteoporose bei postmenopausalen Frauen mit erhöhtem Frakturrisiko
  - Risikoreduktion → Wirbelkörperfrakturen + (periphere Frakturen)
  - 1 × 150 mg p.o./Monat oder 1 × 3 mg i.v./ alle 3 Monate
- **Risendronat**
  - Postmenopausale Osteoporose
  - Risikoreduktion → Wirbelkörperfrakturen + proximale Femurfrakturen + periphere Frakturen
  - 1 × 5 mg p.o./Tag oder 1 × 35 mg p.o./Woche 30 Minuten vor dem Frühstück
- **Zoledronat**
  - Prävention skelettbezogener Komplikationen bei erwachsenen Patienten mit fortgeschrittenen, auf das Skelett ausgedehnten Tumorerkrankungen
  - Risikoreduktion → Wirbelkörperfrakturen + proximale Femurfrakturen + periphere Frakturen
  - 1 × 5 mg i.v./Jahr

Nebenwirkungen

- Gastrointestinale Beschwerden
- Hypokalzämien
- Osteonekrosen (Kiefer)
- Atypische Femurfrakturen (Langzeittherapie)
- Weiteres siehe Fachinformation

Teriparatid

- Rekombinantes aktives Peptidfragment des humanen Parathormons
- Anbau neuen Knochengewebes auf trabekulären und kortikalen Knochenoberflächen

- Stärkere Stimulation der Osteoblastenaktivität im Vergleich zur Osteoklastenaktivität (physiologisch → umgekehrt)

Indikation und Anwendung
- Osteoporose bei postmenopausalen Frauen mit einem hohen Frakturrisiko
- Behandlung der mit einer systemischen Glukokortikoidlangzeittherapie-assoziierten Osteoporose bei Frauen mit hohem Frakturrisiko
- Risikoreduktion → Wirbelkörperfrakturen + (periphere Frakturen)
- 1 × tgl. 20 µg subkutan, maximal 24 Monate und 1 × im Leben der Patientin
- Ggf. Substitution Kalzium und Vitamin D_3

Kontraindikationen und Warnhinweise
- Morbus Paget
- Maligne Knochentumore oder Knochenmetastasen
- Strahlentherapie des Skeletts
- Hyperkalzämie
- Erhöhte alkalische Phosphatase
- Niereninsuffizienz
- V. a. Osteosarkombildung → maximale Anwendungsdauer 24 Monate
- Weiteres siehe Fachinformation

Denosumab
- Humaner monoklonaler Antikörper (IgG2)
- Hohe Bindungsaffinität an RANKL (siehe oben) → Blockade des RANK-Rezeptors

Indikation und Anwendung
- Osteoporose bei postmenopausalen Frauen mit erhöhtem Frakturrisiko
- Knochenschwund im Zusammenhang mit systemischer Glukokortikoidlangzeittherapie bei erwachsenen Patienten mit erhöhtem Frakturrisiko
- Risikoreduktion → Wirbelkörperfrakturen + proximale Femurfrakturen + periphere Frakturen
- 1 × 60 mg s.c./alle 6 Monate

Kontraindikationen und Warnhinweise
- Niereninsuffizienz, Kreatinin-Clearance <30 ml/min oder Patienten unter Hämodialyse
- Anämie
- Vitamin-D-Mangel
- Hypokalzämien, Hypophosphatämie
- Osteonekrosen (Kiefer)
- Atypische Femurfrakturen
- Immunsuppressiv → keine Lebendimpfung
- Weiteres siehe Fachinformation

Romosozumab
- Humaner monoklonaler Antikörper (IgG2)
- Bindungsaffinität an körpereigenes Sclerostin → Hemmung

Indikation und Anwendung
- Behandlung der manifesten Osteoporose bei postmenopausalen Frauen mit deutlich erhöhtem Frakturrisiko
- 1 × 210 mg s.c. (2 Injektionen á 105 mg)/Jahr

Warnhinweise und Kontraindikationen
- Myokardinfarkt
- Apoplexie
- Hypokalzämien, Hypophosphatämie
- Osteonekrosen (Kiefer)
- Atypische Femurfrakturen
- Weiteres siehe Fachinformation

Selektive Östrogenrezeptormodulatoren (SERM)
Es handelt sich um Arzneimittel, die agonistische und antagonistische Wirkung am Estrogenrezeptor entfalten und bei entsprechendem Rezeptorbesatz selektiv am Zielorgan wirken können. Zu den verschiedenen Wirkstoffen zählen Clomifen, Tamoxifen, Raloxifen, Bazedoxifen, u. a. (siehe auch Kap. 14 Abschn. 14.2.1).

Wirkungen
- Agonist → Knochen- und Lipidstoffwechsel
- Neutral → Endometrium
- Antagonist → Mammae

Wirkstoffe

- **Raloxifen**
  - Behandlung und Prävention der Osteoporose
  - Risikoreduktion → Wirbelkörperfrakturen
  - 1× tgl. 60 mg p.o.

- **Bazedoxifen**
  - Behandlung der postmenopausalen Osteoporose bei Frauen mit einem erhöhten Frakturrisiko
  - Risikoreduktion → Wirbelkörperfrakturen (+ periphere Frakturen)
  - 1× tgl. 20 mg p.o.

Weitere Maßnahmen

Wichtig ist im Rahmen der Osteoporosebehandlung die suffiziente Schmerzbehandlung, wobei nicht-steroidale Antirheumatika, Paracetamol, Metamizol und Opiate zum Einsatz kommen. Schnellstmögliche Mobilisierung nach Operationen ist wichtig für die weitere Genesung. Bei schweren Verläufen sind auch stationäre Behandlungen zu erwägen. Operative Interventionen bei osteoporotisch bedingten Schmerzen sollten multidisziplinär betrachtet und entschieden werden.

DXA-Kontrolluntersuchungen hängen von der initialen Messung und der damit einhergehenden Therapieentscheidung ab. Bei T-Score-abhängigen Therapieentscheidungen sind Kontrollen zwischen 12 und 24 Monaten anzuraten. Bei einem T-Score-Wert >−1,0 sind meist Kontrollintervalle nach fünf Jahren ausreichend.

Allgemeine Kontrolluntersuchungen unter der Therapie sollten zu Beginn alle drei bis sechs Monate stattfinden. Bei Auftreten neuer Frakturen oder anderer Nebenwirkungen bzw. dem Wegfall von Risikofaktoren ist die Behandlung zu überprüfen. Nach drei bis fünf Jahren Anwendung sollte grundsätzlich eine Reevaluation stattfinden.

Die Anwendung von Teriparatid ist auf 24 Monate beschränkt, worauf eine Bisphosphonattherapie folgen sollte. Bei einer Behandlung mit Denosumab von über einem Jahr ist abschließend auch eine Therapie mit Bisphosphonaten indiziert (Thomasius et al., 2018).

12.3 Hormonersatzbehandlung

In diesem Abschnitt betrachten wir die Behandlung der mit dem Estrogenmangel einhergehenden Erkrankungen und gehen auf die entsprechenden zu beachtenden Aspekte vor, während und nach der Therapie mit Sexualsteroiden ein. Hormonersatzbehandlung wird häufig mit HRT abgekürzt, was der englischen Übersetzung für Hormon replacement treatment (HRT) entspricht und im Nachfolgenden Verwendung finden wird.

12.3.1 Estrogene

Physiologisch wird Estradiol zyklisch in Granulosazellen des reifenden Follikels synthetisiert. In der Schwangerschaft werden große Mengen an Estrogenen in der Plazenta gebildet und abgesehen vom Vorgenannten weitere in der Nebennierenrinde. Primär stimulieren sie das Wachstum der primären und sekundären Geschlechtsmerkmale, entfalten jedoch in vielen weiteren Bereichen des Stoffwechsels ihre Wirkung. Zum Einsatz kommen sie entweder als Monotherapie, d. h. Estrogene allein oder in Kombination mit einem Gestagen.

12.3.1.1 Wirkstoffe

- Estradiol und Estriol
- Verbindungen von Estradiol, Estriol, Estron:
  - Esterverbindungen → Estradiolvalerat, Estradiolbenzoat, Estriol-Succinat
  - Natürliche Konjugate (Biotransformation) → Estronsulfat (auch tierischen Ursprungs)
  - Estradiol-Derivate mit Ethinylgruppe→ 17α-Ethinylestradiol

Derivate und Verbindungen stellen meist Prodrugs dar, die als inaktiver oder wenig aktiver pharmakologischer Stoff aufgenommen und durch Metabolisierung im Organismus in den aktiven Metaboliten umgewandelt wird, wodurch Resorption und Bioverfügbarkeit verbessert und der First-Pass-Effekt verringert wird. Einflüsse auf den Stoffwechsel, verschiedene Organsysteme und Gewebe wurden in Kap. 11 Abschn. 11.6 dargelegt.

12.3.1.2 Applikationswege und Dosierungen bei Monotherapie und kombinierter Therapie

Per Os

- Estradiol und Estradiolvalerat → 1–2 mg
- Konjugierte Estrogene → 0,3–0,6 mg
- Estriol → 1–2 mg

Parenteral

- Estradiol-Gele → 0,5–1 mg (Beutel), 0,5–3 mg (Hub)
- Estradiol-Pflaster → 25–100 µg/Tag
- Estradiol-Spray → 1,53 mg/Tag

Transvaginal

- Estriol-Vaginalcreme → 0,5 mg–1 mg
- Estriol-Ovula → 0,03 oder 0,5 mg
- Estriol-Vaginaltabletten → 0,03 mg
- Estradiol-Creme → 0,1 mg
- Estradiol-Vaginalring → 7,5 µg/Tag

12.3.1.3 Orale und transdermale Anwendung

Um effektive Wirkspiegel im Kreislauf zu erreichen, erfolgt die Applikation von Estrogenen und Gestagenen in der Regel oral oder transdermal.

Eine transdermale Anwendung besitzt gegenüber der oralen, in Abhängigkeit vom jeweiligen Estrogen und Gestagen, eine geringer ausgeprägte Wirkungen auf verschiedene Stoffwechselprozesse (Kuhl, 2005):

- Möglicherweise geringeres Thromboserisiko
- Geringere prokoagulatorische Effekte
- Leichter Abfall der Triglyzeride
- Geringerer Anstieg
  - HDL-Cholesterin
  - Triglyzeride und -Apo-Lipoprotein A
  - LDL-Cholesterin
- Größenzunahme der LDL-Partikel
- Kein Einfluss
  - Metalloproteinaseaktivität
  - Angiotensinogen
  - C-reaktives Protein
  - Zytokine wie Interleukin-1 und 6, Tumornekrosefaktor α
  - Plasminogen-Aktivator-Inhibitor Typ 1
  - Insulin-like growth factor 1 und seine Bindungsproteine 1 und 3
  - Somatotropin und sein Bindungsprotein

12.3.1.4 Lokale Anwendung

Sie zielt auf lokale Effekte des Estrogenmangels und hat ihren festen Platz in der Behandlung atrophischer Erscheinungen am Genitale mit Kolpitis und Vulvitis. Einsatz findet es bei Symptomen wie Pruritus, Brennen, trockener Scheide, Fluor, Zervizitis, Dyspareunie, Dysurie, Stenosierung, Druck- und Dehnungsulzera, der Begleittherapie urogenitaler Infektionen und als Vor- und Nachbehandlung bei vaginalen Operationen. Aufgrund des fehlenden First-Pass-Effekts kommen zur Anwendung Estradiol und Estriol (Kurze et al., 2015).

Inwieweit die lokale Anwendung systemische Wirkung entfaltet, ist unklar und wird kontrovers diskutiert. Sicherheitshalber sollten zwar abgeschwächte, aber vergleichbare Effekte wie bei oraler und transdermaler Anwendung angenommen und entsprechend darüber aufgeklärt werden. Bei vorhandenem Uterus sollte eine Endometriumsproliferation durch Sonografie und Gestagentest ausgeschlossen werden.

12.3.2 Gestagene

Aufgrund pharmakodynamischer Vorgänge kommen im Rahmen der HRT vorwiegend Progestine zum Einsatz, welche in Kap. 11 Abschn. 11.2.1. näher betrachtet wurden. Daneben können auch lokal naturidentisches Progesteron und intramuskulär 17α-Hydroxyprogesteron als Ester Verwendung finden.

Gestagene hemmen mittels Suppression der Estrogenrezeptoren proliferative Wirkungen am Zielgewebe wie Uterus und Mammae. Sie wirken sedierend und durch kompetitive Aldosteronrezeptorbelegung diuretisch. Aufgrund ihrer Herkunft besitzen Progestine agonistische und antagonistische Partialwirkungen auf Estrogene, Androgene, Glukokortikoide und Mineralokortikoide, was bei individueller Fragestellung berücksichtigt werden kann (siehe Tab. 11.2).

12.3.2.1 Wirkstoffe

In der HRT häufig verwendete Gestagene:

- Chlormadinonazetat
- Cyprosteronazetat
- Dienogest
- Drospirenon
- Dydrogesteron
- Levonorgestrel
- Medroxyprogesteronazetat
- Medrogeston
- Norethisteronazetat
- Progesteron

Auch hier müssen zur vollständigen Transformation des Endometriums entsprechende Dosierungen verwendet werden, die in Tab. 11.3 aufgelistet sind.

12.3.2.2 Anwendungsschemata

Im Rahmen der Hormonbehandlung bleibt die Estrogenkomponente in der Regel konstant. Wird ein Progestin ergänzt (kombiniert), gibt es zwei Schemata:

1. Kontinuierlich kombiniert, d. h. jeder gegebene Wirkstoff enthält beide Komponenten
2. Sequenziell oder zyklisch kombiniert, d. h. im ersten Anwendungsabschnitt nur Estrogen (ca. 14 Tage) und im zweiten Abschnitt (ca. 14 Tage) beide Komponenten zusammen.

Feste Präparationen mit Estrogenen und Gestagenen sind derzeit nur oral oder transdermal verfügbar. Kombinationen aus Einzelpräparate, wie z. B. transdermales Estradiol kombiniert mit intravaginalem Progesteron sind jedoch auch möglich.

12.3.3 Tibolon

Es handelt sich um ein synthetisches Steroidhormon und um ein Derivat von Testosteron und 19-Nortestosteron. Im Stoffwechsel geht es in aktive Metabolite 3α-Hydroxytibolon, 3β-Hydroxytibolon (Estrene) und δ4-Tibolon (Norethisteron) über. Die an Position 3 hydroxylierten Tibolon-Metabolite besitzen gewebeselektiv estrogene Wirkungen. δ4-Tibolon ist ein androgen und gestagen wirkendes Steroidhormon (Simpson, 2003).

Interessant ist, dass Knochengewebe wenig Sulfotransferasen und vermehrt Sulfatasen aufweist, womit eine Abschwächung der Tibolon-Metabolite vermindert und deren Estrogen-vermittelte osteoprotektive Wirkung erklärt werden kann (Taylor et al., 2019).

Indikation und Anwendung

- Behandlung von Estrogenmangelsymptomen bei postmenopausalen Frauen, bei denen die Menopause mehr als ein Jahr zurückliegt (Deutschland)
- 1 × tgl. 2,5 mg

Warnhinweise und Kontraindikationen

- Mammakarzinom
- Estrogen-abhängiges Malignom (z. B. Endometriumkarzinom)
- Endometriumhyperplasie
- Venöse thromboembolische Erkrankungen (Venenthrombose, Lungenembolie)
- Thrombophilie
- Myokardinfarkt, Apoplexie, transitorische ischämische Attacken, koronare Herzkrankheit, akute Lebererkrankung
- Porphyrie

12.3.4 Bioidentische Hormone

Alle nach arzneimittelrechtlichen Zulassungsverfahren zur Anwendung kommende Präparate der HRT enthalten umfangreich untersuchte und standardisiert kontrolliert hergestellte Hormone oder deren Derivate und Verbindungen. Ihre Wirkung im Organismus ist vergleichbar zu den körpereigenen Hormonen.

Häufig werden individuelle Hormonpräparationen in Abgrenzung zur HRT als bioidentisch und somit vermeintlich naturnah kommerziell angeboten. Sie enthalten in der Regel vergleichbare Hormone mit entsprechender Wirkung, werden aber variabel und individuell hergestellt. Da somit hochwirksame Steroidhormone ohne Untersuchungen nach den Grundprinzipien evidenzbasierter Medizin zur Anwendung kommen, kann dies für die Patientinnensicherheit problematische Folgen haben (Jackson et al., 2020).

Darüber hinaus werden diese Präparationen anhand von Speicheluntersuchungen nach Hormonen auf die Patientin individuell angepasst. Bestimmungen im Speichel unterliegen jedoch erheblichen intra- und interpersonellen Schwankungen und können nur eingeschränkt zu einer aussagekräftigen Diagnostik herangezogen werden. Zudem erfolgt die Indikation zur Hormonersatzbehandlung anhand der Symptomatik und ist unabhängig von gemessenen Estrogen- oder FSH-Spiegeln, zumal diese nur eine Momentaufnahme der endokrinen Situation wiederspiegeln (Inwald et al., 2021).

12.3.5 Androgene

Androgene Steroide werden mit Libido-Steigerung in Verbindung gebracht, weswegen versucht wird, zum einen mit androgenen Partialwirkungen von Gestagenen oder additiver Testosteronzugabe einem entsprechenden Verlust entgegenzuwirken. Eine bespielhafte Dosierung eines Hautgels mit mikronisiertem Testosteron könnte bei 1 × tgl. 3 mg/Hub liegen. Arzneimittelrechtliche Zulassungen bestehen hierfür nicht. Die Patientin muss über den Off-label-use und mögliche hyperandrogene Nebenwirkungen wie Hirsutismus, Seborrhö, Verhaltensauffälligkeiten und Veränderung der Stimme aufgeklärt worden sein. Eine Bestimmung der Androgene im Blut ist anzuraten, womit ein Überschreiten der androgenen Referenzbereiche für Frauen vermieden werden soll (Vegunta et al., 2020).

12.3.6 Indikation der HRT

- Perimenopausale Blutungsstörungen nach Ausschluss organischer Ursachen
  - Auch bei Blutungsstörungen während der reproduktiven Phase besteht eine Indikation zur HRT
- Klimakterische Symptome
- Hitzewallungen, Schweißausbrüche, Schlafstörungen
- Vulvo-vaginale und urogenitale Symptome
- Osteoporose, falls keine Alternativen verfügbar sind oder wenn eine HRT geplant ist (nicht für Tibolon in Deutschland)

(Inwald et al., 2021)

12.3.7 Nebenwirkungen der HRT

In Abhängigkeit des jeweiligen Hormons kann es zu folgenden Nebenwirkungen kommen, die Anlass zur Überprüfung der Medikation und ihrer Komponenten geben sollte (Uhl, 2017).

- Kopfschmerzen
- Schlafstörungen
- Mastopathie, Mastodynie
- Ödeme
- Cholestase
- Fluor
- Chloasma, Melasma
- Insbesondere bei ergänzten Testosteronderivaten
  - Gewichtszunahme
  - Depressionen
  - Hirsutismus, Akne

12.3.8 Kontraindikationen

Vor der Behandlung müssen alle potenziellen Kontraindikationen überprüft werden:

- Unklare vaginale Blutungen
- Z. n. Mammakarzinom
- Z. n. hormonabhängigen Karzinomen
- Thromboembolische Erkrankungen
- Zerebro-vaskuläre Erkrankungen (z. B. Myokardinfarkt, Apoplexie)
- Akute und/oder schwere Lebererkrankungen (z. B. Cholelithiasis, Hyperbilirubinämie, Cholestase)
- Schwere Lipidstoffwechselstörungen (Hypertriglyzeridämie)

12.3.9 Risiken und Vorüberlegung

Eine HRT sollte nur bei vorliegender Indikation initiiert werden. Im Vorfeld müssen Risikofaktoren wie Adipositas, Nikotinabusus, Prädispositionen für thromboembolische, kardio-vaskuläre und zerebro-vaskuläre Erkrankungen, eine bekannte Thrombophilie, Störungen des Lipid- und Kohlenhydratstoffwechsels genau erfasst und hiermit das individuelle Risiko der Patientin eingeschätzt werden, ob eine HRT die Wahrscheinlichkeiten für Komplikationen erhöht (Henes & Hübner, 2020; National Institute for Health and Care Excellence, 2015).

Alle Aspekte der Überlegungen und Aufklärung mit der Patientin müssen schriftlich dokumentiert und sinnvollerweise von der Patientin bestätigt worden sein. Zudem sollten durch den Lebensstil bedingte Risiken abgestellt werden oder bei Unverhältnismäßigkeit eine Behandlung unterbleiben. Die folgenden Abschnitte müssen bei der Einleitung der Therapie bedacht werden und Bestandteil der Patientenaufklärung sein.

12.3.9.1 Thrombose, Apoplexie, Lungenembolie, Myokardinfarkt

Das Risiko für das Auftreten von Thromboembolien, wie Lungenembolie oder tiefe Venenthrombose wird durch eine Hormonbehandlung erhöht, wobei eine transdermale Behandlung mit einer geringeren Steigerung einhergeht. Daneben kann es bei oraler Anwendung zu einer Risikozunahme für das Auftreten von zerebro-vaskulären Erkrankungen wie einem apoplektischen Insult, kommen. Bei vorliegender Varikosis ist auf das erhöhte Thromboembolierisiko zu achten und eine niedrige Estrogendosis zu wählen (Henes & Hübner, 2020).

Physiologische Estrogenspiegel spielen eine zentrale Rolle für die kardiovaskuläre Gesundheit. Die Bedeutung zugeführter Estrogene in diesem Zusammenhang ist nicht abschließend geklärt, jedoch scheinen sie für junge menopausale Patientinnen einen Schutzfaktor gegen die Entwicklung einer KHK aufzuweisen. Es wird diskutiert, ob eine Hormonersatzbehandlung, insbesondere kombiniert, das Risiko für eine koronare Herzerkrankung und einen Myokardinfarkt vergrößert. Bei Patientinnen mit erhöhtem kardiovaskulärem Risiko oder ungünstiger Lipidstoffwechsellage sollte von einer Therapie Abstand genommen werden (National Institute for Health and Care Excellence, 2015).

12.3.9.2 Mammakarzinom

Eine Hormonbehandlung geht mit einer Risikoerhöhung an einem Mammakarzinom zu erkranken einher. Deutlich zeigt sich dies bei einer Behandlungsdauer einer kombinierten HRT über fünf Jahre. Für eine Estrogenmonotherapie scheint das Risiko niedriger als bei einer kombiniert sequenziellen und diese wiederum niedriger als für die kombiniert kontinuierliche Behandlung zu sein. Wie bereits ausgeführt ist bei positiver Mammakarzinom-Anamnese eine HRT kontraindiziert. Eine vaginale Gabe könnte bei schwersten Symptomen mit entsprechender Risikoaufklärung erwogen werden (National Institute for Health and Care Excellence, 2015).

12.3.9.3 Endometrium- und Zervixkarzinom

Eine Estrogenmonotherapie erhöht bei nicht hysterektomierten Frauen das Risiko an einem Endometriumkarzinom zu erkranken erheblich, weswegen immer eine Gestagenkomponente ergänzt werden sollte.

Nach derzeitigem Stand des Wissens kann bei einer Langzeitbehandlung von über sechs Jahren mit einer kombinierten HRT-Therapie die Inzidenz eines Endometriumkarzinoms angehoben sein, wobei eine Begrenzung auf fünf Jahre als eher unbedenklich diesbezüglich erscheint. Medroxyprogesteron mit konjugierten Estrogenen scheint das Risiko zu vermindern, wohingegen mit Progesteron oder Dydrogesteron als auch einer zyklisch kombinierten HRT über fünf Jahre eine Risikosteigerung angenommen wird. Deshalb sollte bei einer sequenziell-kombinierten Behandlung die Gestagenkomponente im Zyklus mindestens an 14 Tagen gegeben werden (S3-Leitlinie Peri- und Postmenopause – Diagnostik und Interventionen, 2020).

Zur Sicherheit einer systemischen HRT nach einem therapierten Endometriumkarzinom existieren noch nicht genügend Daten, deswegen sollte diese nur nach strenger Nutzen-Risiko-Abwägung wie auch intensiver Aufklärung überlegt werden. Bei einer notwendigen lokalen Therapie sollten Gleitgele oder Cremes zum Einsatz kommen. Eine alleinige Behandlung mit Medroxyprogesteronazetat kann zur Behandlung vasomotorischer Symptome überlegt werden.

Für das Adenokarzinom der Zervix müssen vergleichbare Hinweise Beachtung finden, wohingegen ein Plattenepithelkarzinom der Zervix eher keine Einschränkungen mit sich bringt (Deli et al., 2020).

12.3.9.4 Ovarialkarzinom

Eine HRT kann das Auftreten eines Ovarialkarzinoms erhöhen, weswegen auch hierüber aufgeklärt werden sollte. Inwieweit nach behandeltem Ovarialkarzinom die HRT das Risiko eines Rezidivs steigert, ist unklar. Auch hier muss unter strenger Nutzen-Risiko-Betrachtung wie auch Aufklärung abgewogen werden (Saeaib et al., 2020).

12.3.9.5 Kolorektales Karzinom

Daneben existieren Hinweise, dass eine Hormonbehandlung das Risiko, an einem kolorektalen Karzinom zu erkranken, senken kann, wobei dies jedoch nicht zu den Therapieindikationen zu zählen ist (National Institute for Health and Care Excellence, 2015).

12.3.9.6 Diabetes, Leber- und Lipidstoffwechselerkrankungen

Es wird diskutiert, ob eine HRT einen günstigen Einfluss auf die Entwicklung eines Diabetes mellitus oder Störungen im Fettstoffwechsel nehmen kann. Physiologische Effekte auf Insulin und LDL sind bekannt.

Bei Diabetikern sollte die Behandlung transdermal ohne konjugierte equine Estrogene und Testosteron-Derivate erfolgen. Bei familiärer Hypertriglyzeridämie oder Triglyzeridwerten >500 mg/dl besteht eine relative Kontraindikation für orale Estrogene.

Vergleichbar verhält es sich mit einer Behandlung bei hepatischer Hyperbilirubinämie (Syndrome: Gilbert-Meulengracht, Rotor, Dubin-Johnson), die ausschließlich in sehr engen Laborgrenzen parenteral überlegt werden dürfen.

Die begünstigende Wirkung der Hormone auf die Entwicklung einer Cholelithiasis muss bedacht worden sein und eine Behandlung bei Risikofaktoren transdermal erfolgen (National Institute for Health and Care Excellence, 2015).

12.3.9.7 Depression und Demenz

Depressionen können sich unter der Behandlung klimakterischer Beschwerden bessern, sollten aber primär der Grunderkrankung entsprechend behandelt werden. Daneben ist es bisher noch unklar, ob die Entwicklung einer Demenz durch die HRT gedämpft werden kann.

12.3.9.8 Osteoporose

Im Rahmen der Entscheidung über eine Osteoporoseprophylaxe mit HRT ist die unter Abschn. 12.2.2.5. genannte Risikoeinschätzung zum Auftreten einer Osteoporose in den folgenden Jahren hilfreich. Die HRT kann eine Osteoporose-assoziierte Frakturrate deutlich senken.

Bei Unverträglichkeiten oder Kontraindikationen gegenüber anderen zur Osteoporosetherapie bzw. -prophylaxe zugelassenen Medikamenten kann eine HRT hier eingesetzt werden. Eine effektive Prophylaxe kann zum Teil erst nach langjähriger Einnahme erzielt werden. Tibolon ist in Deutschland nicht zur Behandlung oder Prävention der Osteoporose zugelassen (Inwald et al., 2021).

12.3.10 Planung der Behandlung

In der Regel kann eine Hormonersatzbehandlung bei Beschwerden bereits mit dem Einsetzen des Klimakteriums in der niedrigsten Dosis begonnen werden (ca. 45–55 Jahre). Aufgrund des mit dem Alter ansteigenden Risikos für thromboembolische, kardio-vaskuläre und zerebro-vaskuläre Erkrankungen sollte eine HRT nicht mehr jenseits des 60. Lebensjahrs oder über zehn Jahre nach der Menopause starten, da die in Untersuchungen gezeigte gesundheitsschädliche Wirkung dann überwiegt.

12.3.10.1 Präparatwahl

Bei leichten Beschwerden können nicht hormonelle oder pflanzliche Präparate versucht werden, die auch eine Option bei vorliegenden Kontraindikationen darstellt.

Eine Estrogenmonotherapie sollte nur bei hysterektomierten Patientinnen eingesetzt werden. Gestagene können hier bei benigner Mastopathie, zyklusinduzierter Epilepsie, Raynaud-Syndrom ergänzt werden (National Institute for Health and Care Excellence, 2015).

Bei perimenopausalen oder frühen postmenopausalen Frauen sind kombiniert zyklisch/sequenzielle Präparate sinnvoll, da hier häufig Blutungsstörungen vorliegen. Hierbei ist auch der Kontrazeptionswunsch zu bedenken, sodass Ethinylestradiol in niedriger Dosis (20 µg) ohne Risikofaktoren oder Gestagenmonopräparate inklusive intrauterin- oder subkutan-Systeme überlegt werden können.

Ist ein Stadium der Endometriumsatrophie erreicht, z. B. frühestens ein Jahr nach der Menopause, ist eine kombiniert kontinuierliche Behandlung indiziert. Bei Kontraindikationen für Estrogene kann hier auch eine Gestagenmonotherapie überlegt werden, die vasomotorische Beschwerden bessern kann, aber keinen Effekt auf die Osteoporoseentwicklung hat. Leichte Blutungen können in den ersten Einnahmemonaten auftreten, müssen aber bei Persistenz abgeklärt werden.

12.3.10.2 Transdermale Therapie

Eine primäre parenterale Behandlung (transdermal) wäre für Patienten mit besonderen Risiken vorzusehen (L'Hermite, 2013):

- Nikotinkonsum
- Hypertonus
- Migräne
- Lipidstoffwechselstörungen
- Diabetes mellitus Typ II
- Erkrankungen von Leber, Galle und Pankreas
- Gastrointestinale Resorptionsstörungen
- Porphyrie, Lupus erythematodes, chronische Polyarthritis
- Thyreopathie

12.3.10.3 Untersuchung und Operationen

Wie beim Einsatz hormoneller Kontrazeptiva sind gynäkologische Untersuchungen einschließlich Mammadiagnostik vor und während der Therapie ein- bis zweimal jährlich obligat. Auch nach einer HRT muss das noch einige Jahre nach dem Absetzen erhöhte Mammakarzinomrisiko bedacht werden. Kontrolluntersuchungen oder neu auftretende Symptome sollten immer auch Anlass zur Überprüfung der Behandlung darstellen. Da Estrogene die Brustdrüsendichte erhöhen, wäre auch ein Absetzen vor einer Mammografie zur besseren Detektion des Mammakarzinoms sinnvoll. Grundsätzlich sollte immer auch eine Mammasonografie ergänzt werden. Vor Operationen sollte die HRT unterbrochen werden, um das Thromboembolierisiko zu senken (National Institute for Health and Care Excellence, 2015).

12.3.10.4 Dauer der Behandlung

Mit regelmäßigen Kontrolluntersuchung sollen sowohl die ursprüngliche Indikationsstellung als auch das Risikoprofil der Patientin überprüft und eine Beendigung der Behandlung überlegt werden. Die Fortführung der HRT sollte sich daran orientieren, ob der Nutzen mögliche Nachteile aufwiegt. In einigen Fällen kehren klimakterische Beschwerden zurück. Nach dem Absetzen einer HRT bleibt das Risiko, an einem Mammakarzinom zu erkranken, noch längere Zeit bestehen (National Institute for Health and Care Excellence, 2015).

12.3.11 Alternativen zur HRT

Die HRT stellt die wirkungsvollste Behandlung klimakterischer Beschwerden dar und kann das Osteoporoserisiko deutlich senken. In Konstellationen, in denen eine Hormonbehandlung nicht infrage kommt, können alternative Ansätze versucht werden.

Bei unterschiedlichen Psychopharmaka werden positive Effekte auf vasomotorische Symptome diskutiert. Der Einsatz ist grundsätzlich Off-label und muss entsprechend aufgeklärt und dokumentiert sein.

Effekte pflanzlicher Produkte scheinen zum Teil auch auf Estrogene zurückzuführen sein, wobei deren Wirkung deutlich geringer ausfallen und häufig keine proliferativ-stimulierenden Effekte am Brustdrüsengewebe besitzen. Bei pflanzlichen Extrakten sind Interaktionen mit anderen Medikamenten und ggf. toxische Effekte im Stoffwechsel zu beachten, weswegen auf definierte und überwachte Präparate zurückgegriffen werden sollte. Des Weiteren weisen diese Substanzen häufig unterschiedliche Gehalte an Wirksubstanzen auf (National Institute for Health and Care Excellence, 2015; Inwald et al., 2021).

12.3.11.1 Psychopharmazeutika

- Leichter bis geringer Einfluss auf Hitzewallungen
- Ggf. auftitrieren
- Hohe Abbruchrate bei unerwünschten Nebenwirkungen
  - Libido-Verminderung
  - Vegetative Nebenwirkungen

Substanzen
- Citalopram tgl. 20 mg
- Fluoxetin tgl. 20 mg; nicht bei Mammakarzinom und Tamoxifen-Behandlung
- Sertralin tgl. 50–100 mg, nicht bei Mammakarzinom und Tamoxifen-Behandlung
- Paroxetin tgl. 12,5 bis 25 mg; nicht bei Mammakarzinom und Tamoxifen-Behandlung
- Venlafaxin tgl. 37,5 bis 150 mg
- Gabapentin tgl. 900 mg
- Pregabalin tgl. 150 mg

12.3.11.2 Actaea racemosa
- Cimicifuga racemosa, Traubensilberkerze
- Vermutete Inhaltsstoffe
  - Abhängig von Formulierung
  - Formononetin → Metabolisierung in Phytoöstrogenen → Genistein und Daidzein (s.u.)
- Vermutlich keine Wirkung oder leicht positiver Einfluss auf Hitzewallung oder Schlafqualität
- Cave: Hepatotoxizität
- Dosierung tgl. max. 40 mg (Cave → unterschiedlich Präparationen)

12.3.11.3 Phytoestrogene

- Vermutlich leicht positiver Einfluss auf Hitzewallungen
- Vermutlich günstiger Einfluss auf Brustdrüsengewebe
- Unklarer Einfluss auf Tamoxifen-Einnahme
- Vermutlich kein Einfluss auf Vagina und Uterus
- Dosierung: tgl. 50–60 mg Isoflavone (Cave → unterschiedlich Präparationen)

Substanzen
- Isoflavone (Genistein, Daidzein, Glycitin)
  - Sojabohnen, Linsen, Kichererbsen
  - Trifolium pratense (Rotklee)
- Lignane
  - Leinsamen, Getreide, Gemüse, Obst
- Coumestans
  - Sonnenblumenkerne, Sojasprossen

12.3.11.4 Angelica sinensis, Panax ginseng, Vitamin E

- Chinesischer Engelwurz, Ginseng
- Vermutlich kein Einfluss auf Hitzewallung, Endometrium, Vagina
- Cave: Interaktion mit anderen Medikamenten, Fototoxizität

12.3.11.5 Hypericum perforatum

- Echtes Johanniskraut
- Vermutlich positiver Einfluss auf Hitzewallungen
- Cave → Interaktion mit anderen Medikamenten, Fototoxizität
- Dosis tgl. ca. 300 mg (Cave unterschiedlich Präparationen)

12.4 Zusammenfassung

- Die menopausale Übergangsphase stellt einen besonderen Lebensabschnitt in Bezug auf Fortpflanzung, Familie, Selbstwahrnehmung und Neuorientierung dar.
- Körperliche und psychische Veränderungen stellen primär keine Krankheit dar, können aber bei schwerer Ausprägung klinisch relevant werden.
- Sexualität bleibt im Alter ein integraler Bestandteil zwischenmenschlichen Austausches und sollte in der Beratung berücksichtigt werden.
- Wie Pubertät oder Adoleszenz kann es auch während des menopausalen Überganges aufgrund besonderer Konstellationen zu schwerwiegenden psychischen Krisen kommen.
- Regelmäßige gynäkologische Untersuchungen und ein ganzheitliches Konzept zur Berücksichtigung der Besonderheiten dieser Lebensphase sollen Bestandteil einer wirksamen Krankheitsprävention sein.
- Aufgrund des Estradiol-Rückgangs wird die Entstehung einer Osteoporose begünstigt.
- Osteoporose und die damit einhergehenden Komplikationen stellen für Betroffene eine erhebliche Einschränkung der Lebensqualität dar.
- Dem Bewusstsein und der Prophylaxe der Osteoporose kommt eine besondere Bedeutung zu.
- Frühzeitiges Erkennen von Risikofaktoren ist zur Milderung der Folgen einer Osteoporose unabdingbar.
- Es existiert mittlerweile eine Fülle von wirksamen Medikamenten zur Prophylaxe und Therapie der Osteoporose wie auch detaillierte Indikationsbereiche.
- Die Hormonersatzbehandlung mit Estrogenen und bei Bedarf mit Gestagenen stellt die wirksamste Behandlung klimakterischer und urogenitaler Symptome dar. Daneben kann sie helfen, die Entwicklung einer Osteoporose wirksam zu vermeiden.
- Eine Hormonersatzbehandlung sollte aufgrund schwerer Komplikationsmöglichkeiten nach dem 60. Lebensjahr nicht mehr begonnen werden.
- Eine Estrogenmonotherapie darf nur bei hysterektomierten Patientinnen angewendet werden.
- Die Hormonersatzbehandlung verlängert das Risiko, an einem Mammakarzinom zu erkranken.
- Vor dem Beginn einer Hormonersatzbehandlung sind die Erfassung und/oder der Ausschluss von insbesondere kardio-vaskulären, zerebro-vaskulären, thromboembolischen oder den Stoffwechsel betreffenden Risikofaktoren bzw. diesbezüglicher präexistenter Erkrankungen obligat, und in diesen Fällen Alternativen in Betracht zu ziehen.

Literatur

Avis, N. E., Crawford, S. L., Greendale, G., Bromberger, J. T., Everson-Rose, S. A., Gold, E. B., Hess, R., Joffe, H., Kravitz, H. M., Tepper, P. G., & Thurston, R. C. (2015). Duration of menopausal vasomotor symptoms over the menopause transition. *JAMA Internal Medicine, 175*(4), 531–539. https://doi.org/10.1001/jamainternmed.2014.8063

Bartl, R. (2022). *Osteoporose in der Praxis. Vorsorge, Diagnostik und Therapie-evidence based.*

Bazzocchi, A., Ponti, F., Albisinni, U., Battista, G., & Guglielmi, G. (2016). DXA: Technical aspects and application. *European Journal of Radiology, 85*(8), 1481–1492. https://doi.org/10.1016/j.ejrad.2016.04.004

Bishop, N. (2009). Primary osteoporosis. *Endocrine Development, 16*, 157–169. https://doi.org/10.1159/000223694

Black, D. M., & Rosen, C. J. (2016). Clinical practice. Postmenopausal osteoporosis. *The New England Journal of Medicine, 374*(3), 254–262. https://doi.org/10.1056/NEJMcp1513724

Brys, K., Vanfleteren, J. R., & Braeckman, B. P. (2007). Testing the rate-of-living/oxidative damage theory of aging in the nematode model Caenorhabditis elegans. *Experimental Gerontology, 42*(9), 845–851. https://doi.org/10.1016/j.exger.2007.02.004

Bundesamt, S. (2022). *Sterbefälle und Lebenserwartung.* https://www.destatis.de/DE/Themen/Gesellschaft-Umwelt/Bevoelkerung/Sterbefaelle-Lebenserwartung/_inhalt.html;jsessionid=267243CB6D5B2F6556E10EB20A6D8D58.live711. Zugegriffen am 25.05.2023.

Burger, H. G., Dudley, E., Mamers, P., Groome, N., & Robertson, D. M. (2000). Early follicular phase serum FSH as a function of age: The roles of inhibin B, inhibin A and estradiol. *Climacteric : The Journal of the*

International Menopause Society, 3(1), 17–24. https://doi.org/10.3109/13697130009167595

Calleja-Agius, J., & Brincat, M. P. (2015). The urogenital system and the menopause. *Climacteric : The Journal of the International Menopause Society, 18*(*Suppl 1*), 18–22. https://doi.org/10.3109/13697137.2015.1078206

Cozadd, A. J., Schroder, L. K., & Switzer, J. A. (2021). Fracture risk assessment: An update. *The Journal of Bone and Joint Surgery. American Volume, 103*(13), 1238–1246. https://doi.org/10.2106/JBJS.20.01071

Defey, D., Storch, E., Cardozo, S., Díaz, O., & Fernández, G. (1996). The menopause: Women's psychology and health care. *Social Science & Medicine (1982), 42*(10), 1447–1456. https://doi.org/10.1016/0277-9536(95)00344-4

Delgado-Calle, J., Sato, A. Y., & Bellido, T. (2017). Role and mechanism of action of sclerostin in bone. *Bone, 96*, 29–37. https://doi.org/10.1016/j.bone.2016.10.007

Deli, T., Orosz, M., & Jakab, A. (2020). Hormone replacement therapy in cancer survivors – Review of the literature. *Pathology Oncology Research : POR, 26*(1), 63–78. https://doi.org/10.1007/s12253-018-00569-x

Ferrell, R. J., Simon, J. A., Pincus, S. M., Rodríguez, G., O'Connor, K. A., Holman, D. J., & Weinstein, M. (2006). The length of perimenopausal menstrual cycles increases later and to a greater degree than previously reported. *Fertility and Sterility, 86*(3), 619–624. https://doi.org/10.1016/j.fertnstert.2006.01.045

Finch, C. E. (2003). The biology of aging in model organisms. *Alzheimer Disease and Associated Disorders, 17*(*Suppl 2*), S39–S41. https://doi.org/10.1097/00002093-200304002-00002

Freedman, R. R. (2014). Menopausal hot flashes: Mechanisms, endocrinology, treatment. *The Journal of Steroid Biochemistry and Molecular Biology, 142*, 115–120. https://doi.org/10.1016/j.jsbmb.2013.08.010

Fries, J. F. (1990). The sunny side of aging. *JAMA, 263*(17), 2354–2355.

Gougeon, A., Ecochard, R., & Thalabard, J. C. (1994). Age-related changes of the population of human ovarian follicles: Increase in the disappearance rate of non-growing and early-growing follicles in aging women. *Biology of Reproduction, 50*(3), 653–663. https://doi.org/10.1095/biolreprod50.3.653

Harley, C. B., Vaziri, H., Counter, C. M., & Allsopp, R. C. (1992). The telomere hypothesis of cellular aging. *Experimental Gerontology, 27*(4), 375–382. https://doi.org/10.1016/0531-5565(92)90068-b

Harlow, S. D., Gass, M., Hall, J. E., Lobo, R., Maki, P., Rebar, R. W., Sherman, S., Sluss, P. M., & de Villiers, T. J. (2012). Executive summary of the Stages of Reproductive Aging Workshop + 10: Addressing the unfinished agenda of staging reproductive aging. *The Journal of Clinical Endocrinology and Metabolism, 97*(4), 1159–1168. https://doi.org/10.1210/jc.2011-3362

Henes, M., & Hübner, S. (2020). Hormone replacement therapy in peri- and postmenopause. *Internist, 61*(6), 558–564. https://doi.org/10.1007/s00108-020-00789-x

Hirsbrunner, G. (2020). Wechseljahre aus der Sicht der Veterinärmedizin. *Journal Für Gynäkologische Endokrinologie/Schweiz, 23*(4), 169–170. https://doi.org/10.1007/s41975-020-00176-7

Inwald, E. C., Albring, C., Baum, E., Beckermann, M., Bühling, K. J., Emons, G., Gudermann, T., Hadji, P., Imthurn, B., Kiesel, L., Klemperer, D., Klose, P., König, K., Krüger, S., Langhorst, J., Leitzmann, M., Ludolph, A., Lüftner, D., Müller, D., et al. (2021). Perimenopause and Postmenopause – Diagnosis and Interventions. Guideline of the DGGG and OEGGG (S3-Level, AWMF Registry Number 015-062, September 2020). *Geburtshilfe Und Frauenheilkunde, 81*(6), 612–636. https://doi.org/10.1055/a-1361-1948

Jackson, L. M., Parker, R. M., & Mattison, D. R. (Hrsg.). (2020). *The clinical utility of compounded bioidentical hormone therapy: A review of safety, effectiveness, and use*. https://doi.org/10.17226/25791

Karlamangla, A. S., Burnett-Bowie, S.-A. M., & Crandall, C. J. (2018). Bone health during the menopause transition and beyond. *Obstetrics and Gynecology Clinics of North America, 45*(4), 695–708. https://doi.org/10.1016/j.ogc.2018.07.012

Karlsson, M. K., & Rosengren, B. E. (2020). Exercise and peak bone mass. *Current Osteoporosis Reports, 18*(3), 285–290. https://doi.org/10.1007/s11914-020-00588-1

Kuhl, H. (2005). Pharmacology of estrogens and progestogens: Influence of different routes of administration. *Climacteric, 8*(suppl 1), 3–63. https://doi.org/10.1080/13697130500148875

Kupesic, S., Kurjak, A., Bjelos, D., & Vujisic, S. (2003). Three-dimensional ultrasonographic ovarian measurements and in vitro fertilization outcome are related to age. *Fertility and Sterility, 79*(1), 190–197. https://doi.org/10.1016/s0015-0282(02)04567-3

Kurze, I., Geng, V., & Böthig, R. (2015). S2k guidelines of the German Society of Urology: Management and implementation of intermittent catheterization in neurogenic bladder dysfunction. *Urologe, 54*(3), 385–393. https://doi.org/10.1007/s00120-014-3701-3

L'Hermite, M. (2013). HRT optimization, using transdermal estradiol plus micronized progesterone, a safer HRT. *Climacteric : The Journal of the International Menopause Society, 16*(Suppl 1), 44–53. https://doi.org/10.3109/13697137.2013.808563

Li, L., & Wang, Z. (2018). Ovarian aging and osteoporosis. *Advances in Experimental Medicine and Biology, 1086*, 199–215. https://doi.org/10.1007/978-981-13-1117-8_13

Ljubuncic, P., & Reznick, A. Z. (2009). The evolutionary theories of aging revisited – A mini-review. *Gerontology, 55*(2), 205–216. https://doi.org/10.1159/000200772

Lüllmann-Rauch, R., & Asan, E. (2019). *Taschenlehrbuch Histologie* (6. Aufl.). Georg Thieme.

MacLennan, M., Crichton, J. H., Playfoot, C. J., & Adams, I. R. (2015). Oocyte development, meiosis and aneuploidy. *Seminars in Cell & Developmental Biology, 45*, 68–76. https://doi.org/10.1016/j.semcdb.2015.10.005

McNamara, L. M. (2021). Osteocytes and estrogen deficiency. *Current Osteoporosis Reports, 19*(6), 592–603. https://doi.org/10.1007/s11914-021-00702-x

National Institute for Health and Care Excellence. (2015). NCC-WCH Full guideline Menopause. Clinical Guideline: Methods, evidence and recommendations. *National Collaborating Centre for Women's and Children's Health, November*, 1–283.

S3-Leitlinie Peri- und Postmenopause – Diagnostik und Interventionen, 53 Der Gynäkologe 6. (2020). https://doi.org/10.1007/s00129-019-04546-6

Saeaib, N., Peeyananjarassri, K., Liabsuetrakul, T., Buhachat, R., & Myriokefalitaki, E. (2020). Hormone replacement therapy after surgery for epithelial ovarian cancer. *The Cochrane Database of Systematic Reviews, 1*(1), CD012559. https://doi.org/10.1002/14651858.CD012559.pub2

Simpson, E. R. (2003). Tibolone. *Menopause (New York, N.Y.), 10*(4), 371–379. https://doi.org/10.1097/00042192-200310040-00021

Stein, E., & Shane, E. (2003). Secondary osteoporosis. *Endocrinology and Metabolism Clinics of North America, 32*(1), 115–134., vii. https://doi.org/10.1016/s0889-8529(02)00062-2

Taylor, H. S., Pal, L., & Sell, E. (2019). *Speroff's Clinical Gynecologic Endocrinology and Infertility* (9. Aufl.). Lippincott Williams and Wilkins Verlag (ISBN 978-1-4511-8976-6).

Tella, S. H., & Gallagher, J. C. (2014). Prevention and treatment of postmenopausal osteoporosis. *The Journal of Steroid Biochemistry and Molecular Biology, 142*, 155–170. https://doi.org/10.1016/j.jsbmb.2013.09.008

Thomasius, F., et al. (2018). DVO-Leitlinie 2017 zur Prophylaxe, Diagnostik und Therapie der Osteoporose bei postmenopausalen Frauen und Männern. *Osteologie, 27*(3), 154–160.

Udagawa, N., Koide, M., Nakamura, M., Nakamichi, Y., Yamashita, T., Uehara, S., Kobayashi, Y., Furuya, Y., Yasuda, H., Fukuda, C., & Tsuda, E. (2021). Osteoclast differentiation by RANKL and OPG signaling pathways. *Journal of Bone and Mineral Metabolism, 39*(1), 19–26. https://doi.org/10.1007/s00774-020-01162-6

Uhl, B. (2017). Gynäkologie und Geburtshilfe compact. In *Gynäkologie und Geburtshilfe compact.* Georg Thieme. https://doi.org/10.1055/b-004-132264

Van Voorhis, B. J., Santoro, N., Harlow, S., Crawford, S. L., & Randolph, J. (2008). The relationship of bleeding patterns to daily reproductive hormones in women approaching menopause. *Obstetrics and Gynecology, 112*(1), 101–108. https://doi.org/10.1097/AOG.0b013e31817d452b

Vegunta, S., Kling, J. M., & Kapoor, E. (2020). Androgen therapy in women. *Journal of Women's Health (2002), 29*(1), 57–64. https://doi.org/10.1089/jwh.2018.7494

Woods, N. F., Mitchell, E. S., Percival, D. B., & Smith-DiJulio, K. (2009). Is the menopausal transition stressful? Observations of perceived stress from the Seattle Midlife Women's Health Study. *Menopause (New York, N.Y.), 16*(1), 90–97. https://doi.org/10.1097/gme.0b013e31817ed261

Woods, N. F., Mitchell, E. S., & Smith-Di Julio, K. (2010). Sexual desire during the menopausal transition and early postmenopause: observations from the Seattle Midlife Women's Health Study. *Journal of Women's Health (2002), 19*(2), 209–218. https://doi.org/10.1089/jwh.2009.1388

Yu, B., Guo, F., Yang, Y., Long, W., & Zhou, J. (2022). Steroidomics of pregnant women at advanced age. *Frontiers in Endocrinology, 13*, 796909. https://doi.org/10.3389/fendo.2022.796909

Teil III

Spezieller Teil: Reproduktionsmedizin und Kinderwunschbehandlung

Kinderwunsch und Familienplanung

13

Michael Amrani

Inhaltsverzeichnis

13.1 Fertilität

Unter Fertilität oder Fruchtbarkeit wird weitläufig die Fähigkeit verstanden, Kinder zu zeugen. Der Begriff weist jedoch einige Unschärfen auf, da eine erfolgreiche Befruchtung und die embryonale Entwicklung bereits hierzu gezählt werden können, ohne dass es obligat zur Geburt kommt.

Am Beginn von Befruchtung und Schwangerschaft steht die Vereinigung der Gameten. Spermien reifen ab dem Einsetzen der Pubertät kontinuierlich bis zur Zeugungsfähigkeit heran und weisen beim Verlassen des Körpers im weiblichen Genitaltrakt eine Überlebenszeit von bis zu sieben Tagen auf.

Oozyten hingegen werden nur zum Zeitpunkt der Ovulation, der Freisetzung aus dem Follikel, bereitgestellt, was als Resultat eines länger andauernden Reifungsprozesses, dem Ovarialzyklus gesehen werden kann. Die Abschlussphase hiervon bildet der meist 25–35 Tage dauernde Menstruationszyklus. In seiner ersten Hälfte wird der Organismus in einem subtilen Netzwerk neuro-endokriner Steuerungsmechanismen sowohl auf die Freisetzung der Oozyte als auch die Schwangerschaft vorbereitet. Ab der Ovulation kann die Eizelle im Fimbrientrichter dann etwa 12–24 Stunden überleben.

Es existiert somit während des weiblichen Zyklus nur ein beschränkter Zeitraum, in dem eine Befruchtung möglich ist. Dieser wird als fertile oder fruchtbare Phase bezeichnet und liegt etwa fünf bis sieben Tage vor der Ovulation. Wie Abb. 13.1 illustriert, steigen die Chancen für eine erfolgreiche Befruchtung in zeitlicher Nähe zur

M. Amrani (✉)
TFP-Kinderwunschzentrum Wiesbaden, MVZ Wiesbaden GmbH, Wiesbaden, Deutschland
e-mail: Michael.Amrani@tfp-fertility.com

© Der/die Autor(en), exklusiv lizenziert an Springer-Verlag GmbH, DE, ein Teil von Springer Nature 2023

M. Amrani, R. Seufert (Hrsg.), *Gynäkologische Endokrinologie und Kinderwunschtherapie*, https://doi.org/10.1007/978-3-662-65371-5_13

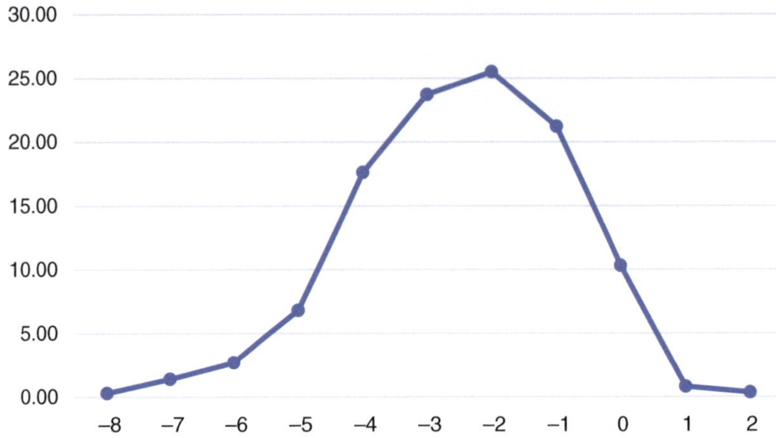

Abb. 13.1 Ordinate: mögliche Schwangerschaftswahrscheinlichkeit in Prozent. Abszisse Zyklustage in Relation zum Temperaturanstieg (Tag 0)

Ovulation an, um danach wieder deutlich abzufallen (Colombo & Masarotto, 2000).

Zur Einschätzung der Fruchtbarkeit werden in der Reproduktionsbiologie Schwangerschafts- oder Lebendgeburtraten pro Menstruationszyklus und Konzeptionsversuch in einem definierten Kollektiv verwendet (Carson et al., 2021).

Fekundabilität bezeichnet hierbei die Schwangerschaftsrate pro Zyklus und Fekundität die Zahl erfolgreich ausgetragener Schwangerschaften pro Individuum während seiner reproduktiven Lebensphase (Taylor et al., 2020).

Wichtige zu berücksichtigende Aspekte stellen das Alter der Frau, ein typischer Menstruationszyklus, regelmäßige Kohabitation und die zeitliche Dauer der Konzeptionsversuche dar. Populationsbasierte Betrachtungen geben Schwangerschaftsraten von etwa 20–40 % solcher beobachteten Zyklen an.

Daneben sollten bei der Einschätzung der Fruchtbarkeit auch Risikofaktoren, die einen Einfluss auf die Tubenfunktion und Spermatogenese haben, berücksichtigt werden und in die Betrachtung miteinfließen (Martin et al., 2018).

Zu prognostischen und beratenden Zwecken werden häufig kumulative Raten berechnet. Interessanterweise kommt es mit zunehmender Dauer der Konzeptionsversuche nicht zum linearen Anstieg, sondern zu einem asymptotischen Verlauf, so dass sich nach zwölf Monaten ein Schwangerschaftseintritt in etwa 80 % und nach 24 Monaten etwa in 95 % beobachten lässt (Frank-Herrmann et al., 2017; Chua et al., 2020).

13.2 Subfertilität

▶ Eine breit akzeptierte Definition für weibliche und männliche Unfruchtbarkeit oder Subfertilität beschreibt das Ausbleiben einer Schwangerschaft nach mindestens 12 Monaten ungeschützten Geschlechtsverkehrs.

Nach Schätzung der WHO kann jährlich weltweit bei etwa 48 Mio. Paaren im fortpflanzungsfähigen Alter von Unfruchtbarkeit ausgegangen werden (WHO, 2022).

Eine primäre Unfruchtbarkeit liegt vor, wenn bei einer Person nie eine Schwangerschaft, und eine sekundäre, wenn mindestens eine vorherige Schwangerschaft erreicht wurde. Klassifikationen bezüglich des Ausprägungsgrades der Subfertilität sind wünschenswert, haben sich bis dato aber nicht durchgesetzt.

Das vorzeitige Ende der Schwangerschaft vor der Lebensfähigkeit des Fetus außerhalb des mütterlichen Körpers wird als Spontanabort bezeichnet. Kommt es zu wiederholten Schwangerschaften, aber nicht zur erfolgreichen Geburt, kann von Infertilität gesprochen werden. Von wiederholten oder habituellen Spontanaborten (WSA) kann bei drei oder mehr Ereignissen vor der 20. SSW gesprochen werden.

In der Literatur wird hierbei der alleinige Nachweis des Schwangerschaftshormons (hCG) ohne Nachweis im Ultraschall oder in der Histologie uneinheitlich bewertet. Die Autoren gehen bei eindeutigem Nachweis von hCG im Serum ohne adjuvante Medikation von einem Abortgeschehen aus (Fiala et al., 2020).

Der Begriff Sterilität bezieht sich auf Situationen in denen auf natürlichem Wege keine Chance mehr auf eine Schwangerschaft besteht. Diese finden sich, wenn die Fortpflanzungsorgane vollständig fehlen oder funktionslos sind, weswegen eine absolute Sterilität im fortpflanzungsfähigen Alter demnach sehr selten ist. Deswegen ist Bezeichnungen wie Subfertilität, Unfruchtbarkeit, unerfüllter Kinderwunsch oder gestörte Fruchtbarkeit der Vorzug zu geben.

Störungen der Furchtbarkeit sind komplex und subtil. In den meisten Fällen sind sie ursächlich nicht einem einzigen Parameter zuzuordnen. Bei milden oder mäßiggradigen Befunden ergeben sich aufaddierende Effekte, die eine Subfertilität herbeiführen, allein aber nicht unbedingt auffällig werden müssen. Somit finden sich bei 70 % der betroffenen Paare Ursachen beider und in vermutlich 20 % nur bei einem Partner (Ludwig et al., 2020).

Fortpflanzung und Gründung einer Familie steht für den Menschen im Zentrum seiner Existenz und zählt zu den zentralen biologischen Funktionen aller Lebewesen. Störungen der Fruchtbarkeit im reproduktiven Alter können somit als Krankheit angesehen werden. Kulturhistorische Tabuisierungen und weitverbreitete Unwissenheit über biologische Prozesse tragen jedoch noch im 21. Jahrhundert zu erheblichen Defiziten in Erziehung, Aufklärung und im gesellschaftlichen Diskurs bei.

Nachlassende Fruchtbarkeit mit zunehmendem Alter stellt zwar eine Störung der Fruchtbarkeit dar, hat aber aufgrund ihrer evolutionsbiologischen Determinierung keinen Krankheitswert (Sauer, 2015).

In Fällen, bei denen mit der derzeit zur Verfügung stehenden klinischen Diagnostik keine Ursache erkennbar ist, wird häufig von idiopathischer Sterilität gesprochen. Wie in den meisten naturwissenschaftlichen Bereichen sind diese jedoch der Begrenzung des Untersuchers bzw. Beobachters geschuldet (Arab, 2022) und stellen in der Regel keine eigene Entität dar., wie sich u. a. aus molekularbiologischen Erkenntnissen hierzu ergibt (Gunn & Bates, 2016) (Mojarrad et al., 2013).

Weibliche Fruchtbarkeitsstörungen werden in Kap. 4 und männliche in Kap. 6 näher erläutert. Dieses Kapitel widmet sich der natürlichen Familienplanung und präkonzeptionellen Überlegungen, die den Beratenden eine knappe Übersicht an die Hand geben wollen.

13.3 Natürliche Familienplanung

Kenntnisse über körperliche Veränderungen vor, während und nach dem Eisprung können neben der Wahrnehmung der Menstruation die Konzeptionschancen optimieren. Prinzipiell ist dies anhand von Symptomen wie Veränderung der Körperkerntemperatur, das vermehrte Auftreten von vaginalem oder zervikalem Ausfluss als auch leichter Unterbauchschmerzen zum Zeitpunkt der Ovulation möglich (Schmalenberger et al., 2021).

Die meisten hierauf beruhenden Methoden werden international von der WHO zur Optimierung des Kinderwunsches wie auch der Kontrazeption beschrieben. Ziel ist es, das Konzeptionsoptimum einzugrenzen und Geschlechtsverkehr hiernach zu richten. Im Folgenden werden die einzelnen Methoden im Hinblick auf das Herbeiführen einer Schwangerschaft wiedergegeben (Najmabadi et al., 2021; Scarpa et al., 2006).

13.3.1 Kalender Methode (nach Knaus-Onigo)

Prinzip
- Abzählen der Zyklustage
- Vorhersage der fertilen Phase anhand retrospektiver Daten

Ablauf
- Auswertung von 8–12 vorangehenden Zyklen

Fruchtbare Phase
- Beginn → kürzester Zyklus minus 18 Tage
- Ende → längster Zyklus minus 10 Tage
- Vereinfachung bei Zykluslänge 26–32 → 8.–19. Zyklustag (Standard days method, SDM)

13.3.2 Temperatur Methode (nach Döring)

Prinzip
- Progesteron-bedingt
- Postovulatorischer Basaltemperaturanstieg um 0,2–0,5 °C bis zum Ende des Zyklus
- Vorhersage der fertilen Phase anhand retrospektiver Daten

Ablauf
- Auswertung von etwa 6–12 Zyklen
- Täglich, morgens, direkt nach dem Aufstehen
- Messung mit Digitalthermometer → per os oder intravaginal: 5 min, rektal: 3 min
- Temperaturanstieg gesichert → 3 Tage infolge gemessene Temperatur-Plusdifferenz über den letzten 6 Tieflagen

Fruchtbare Phase
- Beginn 1. Tag des Temperaturanstiegs minus 7 Tage
- Temperaturanstieg plus ca. 3 Tage

Störfaktoren
- Verspätete Messung nach dem Aufstehen, Krankheiten, verkürzte Bettruhe, u. Ä.

13.3.3 Zervixschleimmethode (nach Billings)

Prinzip
- Estrogene → funktionelle und strukturelle Veränderungen des Zervixsekrets und der Portio
- Vorhersage der fertilen Phase anhand aktueller Daten

Ablauf
- Selbstuntersuchung am Introitus oder intravaginal an der Zervix uteri
- 1 × tgl., im Liegen, in der Hocke oder mit einem hochgestellten Bein, nach Ende der Menstruation
- Erfassen von → Empfindung und Aussehen

Fruchtbare Phase
- Zervixschleim: Menge ↑, Viskosität ↓, Wassereinlagerung ↑, klar und durchsichtig ↑, Spinnbarkeit ↑
- Portio: weiche Konsistenz ↑, Verlagerung nach kranial, klaffendes Ostium externum
- Vereinfachung → feucht am Introitus an zwei Tagen in Folge → ja oder nein (Two days method, TDM)

Tab. 13.1 listet mögliche Empfindungen am Introitus wie auch Aussehen und Konsistenz des Vaginalsekrets auf. So kann die Anwenderin mithilfe aktueller Daten die fertile Phase erkennen. Abkürzungen für die jeweilige Symptomkonstellation können in einen entsprechenden Kalender mit Zyklustag, Temperatur und weiteren Ereignissen eingetragen werden (Sung & Abramovitz, 2022).

13.3.4 Symptothermal

Prinzip
- Kombination von Temperatur- und Schleimbeobachtungen
- Vorhersage der fertilen Phase anhand aktueller und retrospektiver Daten
- Erfassung in Systemen mit unterschiedlichen und z. T. patentierten Regelwerken

Tab. 13.1 Auflistung von selbst beobachtbaren haptischen und optischen vaginalen Symptomen, die mit zunehmender Estrogenproduktion des reifenden Follikels einhergehen und mit der Ovulation assoziiert sein können. – wahrscheinlich nicht fertil, + wahrscheinlich beginnend fertil, ++ wahrscheinlich fertil, +++ wahrscheinlich Hochphase des fertilen Fensters

Empfindung	Aussehen	Fertil
trocken	-	–
-	-	–
feucht	-	+
feucht	Cremig, klumpig, klebrig, nicht fadenziehend, weißlich trüb bis gelblich,	++
Feucht, nass, glatt	Glasig, fadenziehend, flüssig, klar-transparent, ggf. rot-gelblich	+++

- Sympto-hormonell + Estron-3-Glucoronid und LH-Messung im Urin
- Sensiplan, NFP (Freundl et al., 2014)
- Natürliche Empfängnisregelung (NER) nach Rötzer (Rötzer, 1988)

13.3.5 Technische Hilfsmittel

Prinzipien

1. Prognoseprogramme → Vorhersage mit gesammelten Daten
2. Real-Time-Programme → Vorhersage mit aktuellen Daten
3. Smartphone als Zyklusdokumentation → Kalender
4. Experimentelle Programme

Verwendete Messparameter

- Kalender
- Temperatur
- Zervixschleim
- Urin
  - Luteinisierendes Hormon
  - Pregnandiol-3a-glucuronid
  - Estron-3-Glucoronid
- Elektrolytkonzentrationen von Speichel und Vagina
- Minimikroskope für Farnkrautphänomen in Speichel und Zervixschleim
- Endexpiratorischer CO_2-Druck
- Estrogen-bedingter temperaturdepressiver Effekt vor mitzyklischen Anstieg
- Ruhepuls und Pulsoxymetrie, Atem- und Herzfrequenz, Bewegung

Luteinisierendes Hormon im Urin

- Zuverlässig innerhalb von 24 Stunden vor Ovulation (Soumpasis et al., 2020)
- Einschränkung durch höhere Schwankungsbreite der renalen Ausscheidung
- Zyklusaussage:
  - Negativ → kein Beweis für Anovulation
  - Positiv → Ovulation anzunehmen

13.4 Vorsorge bei Kinderwunsch

Ein gesunder Lebensstil trägt wesentlich zur Geburt eines gesunden Kindes bei. Viele negative Aspekte sind jedoch bei Schwangerschaftseintritt kaum noch zu beeinflussen, weswegen dies bereits in einer präkonzeptionellen Beratung, auch in der Reproduktionsmedizin, seinen Platz haben sollte (Stephenson et al., 2018; Dorney & Black, 2018).

13.4.1 Ernährung

- Keine spezifische Fertilitätssteigernde Ernährung bekannt
- Ernährung im Hinblick auf Gewichtsverhältnisse (s.u.) und spätere Schwangerschaft sehen
- Täglich mindestens 2 l Flüssigkeit → v. a. kalorienarme/-freie Getränke

- Regelmäßige Mahlzeiten
- Regelmäßig → Gemüse, Obst, Vollkornprodukte, fettarme Milchprodukte, fettarmes Fleisch, fettreicher Fisch
- Mäßig → Tierische Lebensmittel
- Wenig → Fette mit hohem Anteil gesättigter Fettsäuren, Süßigkeiten, Fastfood-Produkte

13.4.1.1 Vegetarische und vegane Ernährung

Schwangerschaft

- Vegetarisch → keine fetale Unterversorgung zu erwarten
- Vegan → Fetaler Mangel an Eisen-, Kalzium-, Vitamin-B12-, Vitamin-D- und Eiweiß → Substitution

13.4.1.2 Kaffee und Tee

Präkonzeptionell und Schwangerschaft

- Begrenzung auf Koffein <200 mg/tgl.
- 150 ml Kaffee → ca. 40–120 mg, 30 ml Espresso → ca. 40 mg, 150 ml Schwarztee →ca. 50 mg
- Einfluss auf Fertilität unklar
- 200 mg Koffein tgl. → Anstieg des Abortrisikos

(Ricci et al., 2017)

13.4.1.3 Zu vermeidende Nahrungsmittel in der Schwangerschaft

▶ Infektionen können zu erheblichen Komplikationen in der Schwangerschaft führen, weswegen Kenntnisse über potenzielle Gefahrenquellen bereits in der präkonzeptionellen Beratung bekannt sein und thematisiert werden sollten (Koletzko et al., 2018).

Tab. 13.2 listet eine Reihe von in der Schwangerschaft zu vermeidenden Nahrungsmittel auf.

Tab. 13.2 Empfehlungen zu meidende Nahrungsmittel während der Schwangerschaft

Nahrungsmittel	Beispiel	Gefahrenpotenzial
Milch und Milchprodukte → Nicht pasteurisiert	Rohmilchkäse	Listerien
Eier und Eierspeisen → Roh, weichgekocht, nicht durchgebraten	Tiramisu	Salmonellen
Roh, halbgares Fleisch, Fisch	Salami, Teewurst, Steak, Hackfleisch, Tartar, Geflügel, Sushi,	Toxoplasmose, Listerien, Salmonellen
Fisch (häufiger als 1× wöchentlich)	Aal, Thunfisch, Heilbutt, Rotbarsch, Seeteufel, Steinbeißer, Hecht, Schwertwal, Hai	Dioxin, Quecksilber
Leber (nicht im ersten Trimenon, sonst maximal 1 x wöchentlich)	Leberknödel, Leberwurst	Überdosierung von Vitamin A
Innereien, Wildfleisch	Blutwurst, Kalbsbries, Wildschwein, Hirsch	Blei u. a. Schadstoffe
Ungewaschene Salate, Gemüse Obst	Fertigsalate	Toxoplasmose, Fuchsbandwurm
Speiseeis, Softeis	Abhängig vom Herstellungsprozess	Enterobacter, Escherichia coli, Klebsiella, Salmonellen, Citrobacter

13.4.2 Zahngesundheit

Präkonzeptionell und Schwangerschaft
- Physiologisch häufiger Zahnfleischblutung
- Erhöhtes Risiko für Karies → Infektionsfokus
- Infektionsfokus → Erhöhung vorzeitiger Wehentätigkeit und Frühgeburt
- Regelmäßige Zahnreinigung
- Zahnärztliche Vorsorge

13.4.3 Supplemente

Ein bestätigter Nutzen für Supplemente besteht für Folsäure, Iod und Eisen. Andere Substanzen sollten an die individuelle Situation der Personen angepasst sein (Koletzko et al., 2018).

13.4.3.1 Vitamine und Koenzyme

Folsäure

Präkonzeptionell und Schwangerschaft
- Weizenprodukte, Salat, Kohl, Spinat, Hülsenfrüchte
- Generelle Supplementierung im reproduktionsfähigen Alter mit Kinderwunsch

(Wilson & O'Connor, 2021)

0,4 mg/Tag
- Primärprävention von Neuralrohrverschlussstörungen (NVD)
- 3 Monate präkonzeptionell bis mind. 12. SSW

0,8 mg/Tag
- Zusätzlich Senkung → Risiko kongenitaler Herzvitien, Nierenfehlbildungen, harnableitender Organe, Nausea, Vomitus, Lippen-Kiefer-Gaumenspalten
- Steigerung → Fekundität und Zwillingsschwangerschaften
- Maskierung → Symptomatik einer perniziöse Anämie

4–5 mg/Tag
- Z. n. Geburt mit NVD
- MTHFR-Polymorphismus
- Habituelle Aborte

0,4 mg/d 5-Methyltetrahydrofolat (Metafolin) additiv zu Folsäure
- MTHFR-Polymorphismus
- Habituelle Aborte

(Ferrazzi et al., 2020)

Vitamin D

Präkonzeptionell und Schwangerschaft
- 80 % Unterversorgung
- Ggf. positiver Einfluss auf Fertilität
- Ggf. positiver Einfluss auf Präeklampsie
- 20 µg/d (800 IE)

Vitamin C

Präkonzeptionell und Schwangerschaft
- Keine generelle Supplementierung
- Bedarf ≈120 mg/Tag
- Ggf. positiver Einfluss auf Fertilität
- Ggf. positiver Einfluss auf vorzeitigen Blasensprung

Vitamin E

Präkonzeptionell und Schwangerschaft
- Keine generelle Supplementierung
- Bedarf ≈13 mg/Tag
- Ggf. positiver Einfluss auf Fertilität

Vitamin-B-Komplex

Präkonzeptionell und Schwangerschaft
- Bei streng veganer oder einseitiger vegetarischer Ernährung
- Keine generelle Supplementierung
- Ggf. positiver Einfluss auf Fertilität

13.4.3.2 Chemische Elemente (Spurenelemente)

Iod

Präkonzeptionell und Schwangerschaft

- Iodiertes Speisesalz, Meeresfisch, Milchprodukte
- Deutschland → Iodmangelgebiet → ca. 25 % Kinderwunschpatienten mit Iodmangel
- Bedarf in Schwangerschaft ≈ ca. 230 µg/d → ↑ Iod-Clearance, Verteilungsvolumen, Fetus
- Verbesserung pathologischer Schilddrüsenparameter → mütterliche und fetale Schilddrüsenvolumina ↓, mütterliche Struma Raten ↓
- Iodprophylaxe
  - Präkonzeptionell → 100–150 µg/Tag
  - Schwangerschaft mit 100–200 µg/Tag (WHO: 220 µg/Tag)
  - Kontraindikation → ausgeprägte Hyperthyreose

(Rodriguez-Diaz & Pearce, 2020)

Eisen

Präkonzeptionell und Schwangerschaft

- Fleisch, Vollkornprodukte, Hülsenfrüchte, Spinat, Vitamin C
- Keine generelle Supplementierung
- Bedarf für Gesamtschwangerschaft ca. 1 g
- Anämie → Substitution
- Regelmäßige Kontrolle in Schwangerschaft (Mutterschaftsrichtlinien) → Hämoglobin, Hämatokrit. ggf. Serumferritin ergänzen
- Substitution
  - Peroral → Eisen-(II)-Präparate → 30–40 mg/Tag
  - Nebenwirkungen: Magen-Darm-Beschwerden, ggf. Vitamin C ergänzen, Dosisreduktion, Kräuterblut
  - Verminderte Aufnahme durch Tee, Kaffee, Rotwein, Fette, Sojaprodukte, Kalzium
  - Intravenös → strikte Indikationsstellung, unter Reanimationsbereitschaft, Überwachung nach Applikation

Kalzium

Schwangerschaft

- Milchprodukte, Brokkoli, Fenchel, Lauch, kalziumreiche Mineralwässer
- Keine generelle Supplementierung
- Bedarf ≈ 1000–1200 mg/Tag
- Risiko für Schwangerschaftshypertonie und Präeklampsie → ggf. 1500–2000 mg/Tag

Magnesium

Schwangerschaft

- Getreideprodukte, Milchprodukte, Fleisch, Nüsse
- Keine generelle Supplementierung
- Bedarf ≈ 300–340 mg/Tag
- Magnesiumsulfat → zentral-vasodilatatorischer Effekt → Behandlung der Präeklampsie/Eklampsie
- Magnesiumprophylaxe:
  - Z. n. schwerer Präeklampsie → sinnvoll
  - Risikoreduktion → Präeklampsie, Frühgeburt, intrauteriner Wachstumsretardierung, Blutungen
  - Vorzeitige Wehentätigkeit → akute Episoden oder Erhaltungstherapie → kein Nutzen
  - Wadenkrämpfe → p.o. 2 × 1,8 g/Tag Monomagnesiumaspartat (≈ 260 mg Magnesium) oder 1 × 300 mg/Tag Magnesiumzitrat (≈60 mg Magnesium)
- Nebenwirkung → dosisabhängige Diarrhö

Zink, Selen

Präkonzeptionell und Schwangerschaft

- Keine generelle Supplementierung
- Zn: 5 mg/Tag und Se: 55 µg/Tag
- Ggf. positiver Einfluss auf Fertilität

13.4.3.3 Andere Supplemente

Docosahexaensäure (DHA)

Schwangerschaft

- Fisch-, Mais- oder Sojaöl
- Mehrfach ungesättigte Fettsäuren → Arachidonsäure (AA) und Docosahexaensäure (DHA)

- Supplementierung
  - ab 13. SSW sinnvoll
  - Prä- und postnatale Einnahme → ggf. positiver Einfluss auf frühkindliche Intelligenzentwicklung
  - Etwa 340 g fetter Meeresfisch/Woche oder 200 mg DHA/Tag

Probiotika

Schwangerschaft

- Ggf. Prophylaxe bei rezidivierender Störung der Vaginalflora
- Ggf. ab 34. SSW
- Ggf. Senkung des fetalen Allergierisikos

13.4.4 Gewicht

Physiologisch kommt es in der Schwangerschaft durch erhöhten Energiebedarf, latent diabetogene Stoffwechsellage, Feto-plazentares Wachstum, Zunahme des Flüssigkeitsvolumens und den Aufbau von Gewebe zur generellen Gewichtszunahme.

► Präexistent deutliche Abweichungen tragen erheblich zu Schwangerschafts- und Geburtskomplikationen bei, weshalb der präkonzeptionellen Beratung eine zentrale Rolle zukommt.

Empfehlung wie in Tab. 13.3 sehen abhängig vom Ausgangsgewicht eine Zunahme um 7–19 kg als empfehlenswert an (Broughton & Moley, 2017; Cattini et al., 2020; Champion & Harper, 2020).

Demnach wäre bei untergewichtigen Personen in der Schwangerschaft auf eine ausreichende Zunahme zu achten. Bei Übergewichtigen hingegen ist eine Abnahme zu vermeiden und stattdessen die Zunahme zu begrenzen.

Tab. 13.3 Empfehlungen zur Gewichtszunahme während der Einlingsschwangerschaft

Ausgangs-BMI kg/m^2	Empfohlene Gewichtszunahme kg
<19,8	12,7–18,2
19,8–26	11,4–15,9
>26	6,8–11,4

13.4.4.1 Extremes Untergewicht

- BMI <17,5 kg/m^2
- Essstörung (Anorexia nervosa)
  - Kombination mit extremer sportlicher Aktivität (Amenorrhoea athletica)
  - Varianten der Anorexie
- Fertilität
  - Zyklusstörungen, Amenorrhö
  - Aufgrund des Hypogonadismus → erhöhte Gesamtmorbidität und Letalität
- Schwangerschaft
  - Fetus → Risikoerhöhung für koronare Herzerkrankung, Hypertonie, Diabetes mellitus
  - Übermäßige Ketonkörperversorgung des Fetus → neurologische Defizite möglich
- Intensive Verhaltenstherapie.
- Cave: Häufig fehlende Krankheitseinsicht

(Rainelli, 2019)

13.4.4.2 Adipositas

- BMI >30 kg/m^2
- Fertilität
  - Zyklusstörungen, Anovulation
  - Gewichtsverlust ≈ 10 % vom Ausgangsgewicht → häufig Zyklusnormalisierung
  - Ernährungsumstellung, Verhaltenstherapie, Bewegungsprogramm
- Gravidität
  - Risikoerhöhung
  - Hypertensive Schwangerschaftserkrankungen, Präeklampsie
  - Gestationsdiabetes
  - fetale Fehlbildungen
  - fetale Komplikationen infolge pathologischer Schwangerschafts- und Geburtsverläufe
  - Geburtskomplikationen
  - Reduktionsdiäten in Gravidität nicht indiziert
  (Hieronimus & Ensenauer, 2021)

13.4.5 Impfungen

Präkonzeptionell
- Überprüfung des Impfstatus → Masern, Mumps, Röteln, Varizellen, Tetanus, Diphtherie, Pertussis, Influenza, Hepatitis B, Pneumokokken
- In entsprechendem Abstand zur Schwangerschaft → Impfungen nachholen

Schwangerschaft
- Kontraindiziert → Lebendimpfstoffe (Masern, Mumps, Röteln, Gelbfieber, Typhus oral)
- Ab 2. Trimenon möglich → Tetanus, Diphtherie, Pertussis, Polio inaktiv, Influenza, Hepatitis A+B, FSME, Tollwut, Cholera, Meningokokken, Pneumokokken, Typhus inaktiv
- Reisen in Risikogebiete
  - Reisen vermeiden
  - Gelbfieberimpfung → derzeit nicht mit erhöhter Rate fetaler Mortalität oder kongenitalen Anomalien assoziiert
  - Polioimpfung → einmalige Auffrischung empfehlenswert

13.4.6 Drogenkonsum

▶ Viele Drogen entfalten zum Teil deletäre Effekte auf die Fruchtbarkeit und den Embryo, da sie als Noxen zellbiologische Prozesse in empfindlichen Bereichen zum Teil irreversibel stören können.

Neben Suchterkrankungen muss auch die Gelegenheitsanwendung beachtet werden, da exakte Dosis-Wirkungs-Zusammenhänge nicht immer bekannt sind. Viele Erkenntnisse stammen aus retrospektiven Beobachtungen und von Modelorganismen, da prospektive randomisierte verblindete Studien schwierig zu realisieren sind (Ryan, 2019; Maya-Enero et al., 2021).

13.4.6.1 Nikotin
- Verbrennung des Zigarettenrauchs → Freisetzung von Zellgiften/Karzinogenen → z. B. Nitrosamine, polyzyklische Kohlenwasserstoffe, Kadmium
- Elektrische oder elektronische Zigaretten → Keine Verbrennung → ggf. geringere Schädigung → Folgen bis dato noch unklar
- Fertilität
  - Anreicherung in Follikelflüssigkeit → Verminderung und Verkürzung der Fertilität
  - Einfluss auf Spermatogenese → Verminderung Spermienzahl, Motilität und Morphologie
  - Gefäßveränderungen → erektile Dysfunktion
- Schwangerschaft
  - Verschlechterung präexistenter Erkrankungen und Risikofaktoren
  - Fetus → direkt zelltoxische Wirkung und indirekt über arteriosklerotische Gefäßveränderungen der Plazenta → Entwicklungsstörung

13.4.6.2 Alkohol
- Teratogen (reprotoxisch) und zelltoxisch

Fertilität
- Wegen des hohen Suchtpotenzials und seinen Folgen → unbedingtes Absetzen ggf. Verschieben der Schwangerschaft
- Alkoholabusus → Männliche endokrine Dysfunktion → Impotentia coeundi

Schwangerschaft
- Fetale Alkoholspektrumstörungen:
  - Fetales Alkoholsyndrom
  - Alkoholbedingte neurologische Entwicklungsstörung
  - Alkoholbedingte angeborene Malformation
  - Partielles fetales Alkoholsyndrom

13.4.6.3 Andere Drogen
Fertilität und Schwangerschaft
- Beachte: häufig schwierige sozioökonomische Lebenssituation
- Koinfektionen möglich → Risikoerhöhung eines Tubenschaden
- Polytoxikomanie → Alkoholkonsum bedenken

Marihuana (Cannabis, Haschisch)
- Störung → GnRH-Sekretion, Follikelreifung, Spermatogenese, Implantation
- V. a. intrauterine Wachstumsretardierung, fetale Fehlbildungen, Frühgeburt

Kokain
- V. a. Störung der Spermatogenese
- Fetale ZNS-Schädigungen, Frühgeburtlichkeit, Wachstumsretardierung

Amphetamine
- Fetale Wachstumsretardierung

13.4.7 Vorerkrankungen

Durch Fortschritte in der medizinischen Versorgung und Behandlung schwerer chronischer Erkrankungen im reproduktiven Alter haben sich Prognose und Lebensqualität für Betroffene deutlich verbessert. Somit eröffnet sich auch die Möglichkeit, den Kinderwunsch erfüllen zu können. Trotzdem finden sich häufig die Fertilität einschränkende Faktoren, die in der Beratung und präkonzeptionellen Vorbereitung beachtet werden sollten. Daneben ist es aufgrund der erheblichen physiologischen Veränderungen des Organismus während der Schwangerschaft bedeutsam, Kenntnisse über die zugrunde liegenden Erkrankungen zu besitzen, um Risiken für Mutter und Kind frühzeitig zu erkennen und ihnen entgegenzuwirken zu können (Neill & Nelson-Piercy, 2001; Moroni & Ponticelli, 2018).

Die Richtlinien der Mutterschaftsrichtlinien zur Erkennung von Risikoschwangerschaften kann bereits in der Kinderwunschsprechstunde eine wertvolle Hilfe darstellen (Bundesausschusses, 2022):

- Z. n. oder aktuell schwere Allgemeinerkrankungen (Niere, Leber, Gerinnungsstörungen, Epilepsie, neurologische Erkrankungen, Thromboembolie, Skelettfehlbildungen, Karzinomerkrankung)
- Adipositas, Drogenkonsum
- Z. n. Sterilitätsbehandlung, wiederholten Aborten oder Frühgeburten, Totgeborenes oder geschädigtes Kind
- Z. n. Partus mit Makrosomie (>4000 g) oder Hypotrophie („small for date babies"), Mehrlingen, Z. n. Plazentainsuffizienz, Z. n. genetischen Defekten
- Z. n. Uterusoperationen (z. B. Sectio, Myom, Fehlbildung)
- Z. n. subpartalen und postpartalen Komplikationen (geburtsmechanische Komplikationen, Plazenta praevia, vorzeitige Plazentalösung, Uterusruptur, Rissverletzungen, Atonie und andere Nachgeburtsblutungen)
- Alter: Erstgebärende <18 J. oder >35 J., Vielgebärende >40 J., Vielgebärende >4 Kindern

Die folgende Aufstellung kann eine vollständige Darstellung aller möglichen Konstellationen aufgrund des Buchformates nicht ersetzen, weswegen auf weiterführende Literatur (Gnoth & Mallmann, 2014) verwiesen wird.

13.4.7.1 Diabetes mellitus

- Risikoerhöhung
  - Aborte
  - Diabetischen Fetopathie
    - Makrosomie
    - Hypogykämien
    - Atemstörungen,
    - Polyglobulie
    - Hypokalzämie, Hypomagnesiämie
    - Hyperbilirubinämie
  - Fehlbildungen, z. B. Herz, große Gefäße, Neuralrohrdefekte, multiple Fehlbildungen
  - Hypertensive Erkrankungen
  - Infektionen
  - Intrauteriner Fruchttod, Frühgeburt, Sectio, Geburtskomplikationen, Nachblutung
  - postpartale Depression

Präkonzeptionell
- Interdisziplinäre Behandlung notwendig
- Ziel → HbA1c <7 %
- Folsäuresubstitution wichtig
- Übergewicht und Adipositas

  - Gewichtsanpassung → Verbesserung der Fertilität und Stoffwechselsituation (besonders Diabetes mellitus Typ 2)
- Beratung vor der Schwangerschaft → Verbesserung der Stoffwechsellage während Gravidität
- Bei auffälligen Parametern → Schwangerschaftseintritt verschieben
- Weitere Risikoerhöhung
  - Erkrankung >10 Jahre
  - Mikrovaskuläre Komplikationen
  - Nikotinkonsum
- Vererbungsrisiko
- Bei Typ 1: ca. 3–25 %
- Bei Typ 2: multimodaler Modus. Risikoerhöhung für Adipositas, Diabetes, metabolisches Syndrom

(Kekäläinen et al., 2016)

13.4.7.2 Schilddrüsenerkrankung

Hypothyreose

- TSH-Spiegel präkonzeptionell und 1. Trimenon: <2,5 mIU/l
- Autoimmunthyreopathie → (derzeit) in Gravidität max. 100 µg Iodid

Hyperthyreose

- Interdisziplinäre Behandlung notwendig
- Gravidität nur im schubfreien Intervall, Schwangerschaft verschieben
- Bevorzugt → niedrig dosierte Monothyreostase → Propylthiouracil (über Tag verteilt)
- Ggf. präkonzeptionelle Umstellung
- Propylthiouracil → regelmäßige Leberenzymkontrolle notwendig

(Lee et al., 2020; Counseling, 2019; Seungdamrong et al., 2017)

13.4.7.3 Nierenerkrankung

Präkonzeptionell

- Interdisziplinäre Behandlung notwendig
- Aufklärung
  - Erhöhung von maternaler und fetaler Morbidität und Mortalität
  - Risikograd abhängig von erhaltener Nierenfunktion und Hypertonie
  - Verschlechterung bis hin zur Dialysepflichtigkeit möglich
  - Autoimmunologische Sensibilisierung → Erschwerung einer Nierentransplantation möglich
- Medikation
  - ACE-Hemmer und AT1-Rezeptorantagonisten → Umstellung auf nicht fetotoxische Medikation
- Dialysepflicht + geplante Transplantation → Nierentransplantation vor Schwangerschaftseintritt
- Eingeschränkte Nierenfunktion → eingeschränkte Impfreaktion
- Kinderwunschbehandlung
  - In-vitro-Fertilisation → Single-Embryo-Transfer planen
- Nach Nierentransplantation
  - Serumkreatinin <125 µmol/l (<1,4 mg/dl)
  - Mycophenolatmofetil- oder Rapamycin-Therapie → Schwangerschaft kontraindiziert
  - Umstellung der Immunsuppression mindestens 6 Wochen

(Gonzalez Suarez et al., 2019)

13.4.7.4 Herzerkrankung

Präkonzeptionell

- Interdisziplinäre Behandlung notwendig
- Frühzeitige Einschätzung anhand der modifizierten World-Health-Organization-(mWHO)-Klassifikation für das mütterliche Risiko bei kardiovaskulären Erkrankungen
- Klinische Risikofaktoren für kardiale Erkrankungen erkennen
- Ggf. Schwangerschaft verschieben
- Angeborene Herzfehler → frühzeitige Beratung über Risiken und Vorgehen in der Schwangerschaft
- Bekannte oder vermutete Herzrhythmusstörungen → vor Schwangerschaft abklären

(Easter et al., 2020; Seeland et al., 2018)

13.4.7.5 Hypertonie

Präkonzeptionell

- Expertise in der Behandlung hypertensiver Erkrankungen erforderlich
- Aufklärung
  - Erhöhtes Risiko von Präeklampsie, Eklampsie
  - Wachstumsrestriktion
- Medikation fortführen
- Medikation → frühzeitige Umstellung auf nicht embryo-, fetotoxische Medikation

(Zhang et al., 2022)

13.4.7.6 Epilepsie

Fertilität

Zentralnervöse oder durch antikonvulsive Therapie bedingte Ovarialinsuffizienz → Zyklusstörungen, Subfertilität

Präkonzeptionell

- Interdisziplinäre Behandlung notwendig
- Aufklärung über Teratogenität antikonvulsiver Medikation
- Abgeschlossene neurologische Diagnostik obligat
- Indikationsprüfung einer antikonvulsiven Therapie, ggf. Anpassung
- Festlegung des späteren Monitorings und der Therapiestrategie (Medikamentenspiegel, neurologische Untersuchungen)
- Vermeidung von Valproinsäure → fetales Valproat-Syndrom
- Therapieziel
  - Monomedikation in niedrigster wirksamer Dosierung
  - Umstellung vor der Schwangerschaft
  - Dosisanpassung in Gravidität möglich

(Harden & Lu, 2019)

13.4.7.7 Multiple Sklerose

Fertilität

Ggf. sexuelle Dysfunktion, reduzierte Libido

Präkonzeptionell

- Aufklärung
  - Interdisziplinäre Behandlung notwendig
  - Steroidhormonabhängige immunmodulatorische Protektion während Schwangerschaft
  - Ggf. Verbesserung des Krankheitsbilds, ggf. Verzögerung des Krankheitsverlaufs
  - Cave: postpartale Verschlechterung
  - Beachtung möglicher fetotoxischer Medikation
- Medikation
  - Interferon-β oder (Basistherapie) → strenge Indikationsstellung, derzeit kein teratogenes Risiko bekannt
  - Glatirameracetat → kontraindiziert, derzeit kein teratogenes Risiko bekannt, ggf. erhöhtes Abortrisiko
  - Selektives Immunsuppressivum Natalizumab → Absetzen mit Schwangerschaft
  - Fingolimod (im Tierversuch) teratogene Einnahme nur unter sicherer Verhütung möglich oder Konzeption mindesten 8 Wochen nach dem Absetzen
- Bei geplanter schwerer Immunsuppression → Fertilitätsprotektion bedenken

(Langer-Gould, 2019; Varytė et al., 2021)

13.4.7.8 Thrombophile Diathese

Präkonzeptionell

Interdisziplinäre Behandlung notwendig
Identifikation von Risikopatientinnen:

- Frühere tiefe Venenthrombose, Lungenembolie oder andere thromboembolische Ereignisses
- Thrombophile Hämostasedefekte
- Maligne Erkrankung
- VTE bei Verwandten 1. + ggf. 2. Grades
- Chronische Herzinsuffizienz, Z. n. Myokardinfarkt
- Adipositas (BMI >30 kg/m^2)
- Akute Infektionen, entzündliche Erkrankungen mit Immobilisation

- Nephrotisches Syndrom
- Stark ausgeprägte Varikosis

Intervention
S3-Leitlinie zur Prophylaxe venöser Thromboembolie (VTE) (S3-Leitlinie, 2015)

(Rodger et al., 2010)

13.4.7.9 Chronisch entzündliche Darmerkrankungen

Fertilität
- Entzündliche Aktivität und/oder operative Interventionen → Störung von Kohabitation, Tuben- und Ovarfunktion
- In Remission → keine Hinweise auf Fertilitätseinschränkungen
- Sulfasalazin → reversible Störung der Spermatogenese

Präkonzeptionell
- Interdisziplinäre Behandlung notwendig
- Remission abwarten
- In Krankheitsschüben
  - Persistenz oder Verschlechterung der Erkrankung in Schwangerschaft möglich
  - Risikoerhöhung für Abort, intrauteriner Fruchttod, Frühgeburt
- Postpartal ggf. Verlängerung Intervalle mit entzündlichen Schüben und operativen Interventionen
- Vererbung → noch unklar → ggf. 2- bis 13-fach erhöhtes Risiko (ein oder beide Elternteile)
- 85 % mit Erkrankung → keine familiäre Belastung

(Mertens, 2014)

13.4.7.10 Autoimmunerkrankungen und rheumatische Grunderkrankungen

Rheumatoide Arthritis, Psoriasisarthritis, ankylosierende Spondylitis, systemischer Lupus erythematodes, Antiphospholipidsyndrom, systemische Sklerose, Myositiden, Vaskulitiden

Fertilität
- Einflüsse unklar, eher normal
- Einschränkung ggf. nach zytotoxischer Therapie (Cyclophosphamid)

Präkonzeptionell
- Interdisziplinäre Behandlung notwendig
- Nur im krankheitsfreien Intervall Schwangerschaft planen
- Nach Remission: 6–12 Monate abwarten
- Kontraindikation für Schwangerschaft prüfen
  - Moderate bis schwere viszerale Beteiligung (Niere, Lunge, Herz, ZNS, Aorta)
  - In der Schwangerschaft zu erwartende Verschlechterung
- Medikation
  - Anpassung nur während Remission
  - Überprüfung anhand vorliegender Daten zur Teratogenität
  - Ggf. Medikationsanpassung
  - Frühzeitiges Absetzen vor Schwangerschaft

(Moroni & Ponticelli, 2018; Petri, 2020; Fischer-Betz & Specker, 2017)

13.4.7.11 Antiphospholipid-Syndrom

Definition und Klinik
- Mindestens eine klinische Manifestation ***und*** Nachweis von Phospholipidantikörpern (Cardiolipin-, β2-Glykoprotein-Antikörper oder Lupus Antikoagulans) zweimal im Abstand von 12 Wochen positiv
- Variable Klinik → keine Symptome bis zu vitalen Komplikationen
- Primär oder sekundär im Rahmen anderer Erkrankungen wie z. B. SLE → zusätzlicher Risikofaktor

Präkonzeptionell
- Interdisziplinäre Behandlung notwendig
- Aufklärung Risikoerhöhung
  - Venöse und arterielle Thrombosen
  - Rezidivierende Aborte, intrauterine Wachstumsrestriktion, intrauteriner Fruchttod, Frühgeburt, Präeklampsie, Thrombozytopenie

- Medikation
  - Z. n. Spätabort bzw. Frühgeburt bei Plazentainsuffizienz → ASS 100 mg/Tag
  - Z. n. Thrombose → orale Langzeitantikoagulation → präkonzeptionell → Umstellung auf Heparin ggf. plus ASS 100 mg/Tag

(Schreiber & Hunt, 2019)

13.4.7.12 Onkologische Vorerkrankung

Klinik der Fertilitätsminderung → Leichte Einschränkung bis hin zu Sterilität

Vor allen potenziell gonadotoxischen Behandlungen sollte bei noch zu erwartender Fortpflanzungsfähigkeit immer im Rahmen einer reproduktionsmedizinisch-onkologischen Beratung über eine später mögliche Einschränkung der Fruchtbarkeit und insbesondere über die Optionen protektiver Maßnahmen aufgeklärt werden (Anderson et al., 2020). Siehe auch Kap. 16 Abschn. 16.2.3.8 und Kap. 6.

Präkonzeptionell

- Z. n. Zytostase
  - Zielorgan → Gonaden (Ovarien, Testes)
  - Auswirkung auf Ovarialinsuffizienz anhängig von:
    - Art (z. B. Alkylanzien)
    - Dosis (z. B. Lymphombehandlung)
    - Alter → reduzierte Anzahl und Qualität von Follikeln/Oozyten → frühzeitigere Ovarialinsuffizienz
  - Abstand von mindestens 6 Monaten → derzeit kein erhöhtes Risiko für Fehl- oder Frühgeburt
- Z. n. Radiatio
  - Effekt → proportional zur Energiedosis und umgekehrt proportional zum Alter
  - Zeitverzögerte Effekte möglich
  - Zielorgane
    - Ovarien → Follikeldepletion
    - Uterus → Wachstumsstörungen, Schädigung der Zona basalis
    - Tuben → Funktionsstörungen
  - Erhöhtes Risiko für Fehl- oder Frühgeburt
- Z. n. Mammakarzinom
  - <12 Monaten zwischen Primärerkrankung und Konzeption → Anstieg von Mortalität (Rezidiv) und Schwangerschaftskomplikationen (Fehlgeburt, Frühgeburt) möglich
  - Hormonabhängige Tumore → keine Hinweise zusätzlicher Verschlechterung
- Z. n. Zervixkarzinom mit organerhaltender Therapie
  - Fertilität → Zyklusstörungen, zervikale Sterilität
  - Erhöhte Rate → Früh- und Spätaborte, Frühgeburt, primäre Sektio
- Z. n. Ovarial- und Endometriumkarzinom mit organerhaltender Therapie
  - Multifaktorielle Entscheidung → Alter, Stadium, Therapieoptionen, Prognose

(Margulies et al., 2015)

13.5 Zusammenfassung

- Zentrale Aspekte der Beratung umfassen altersabhängige Einschränkungen, Zyklus- und Sexualanamnese und Vorerkrankungen bzw. Lifestylefaktoren mit Einfluss auf Ovar-, Tuben- und Uterusfunktion wie auch die Spermatogenese.
- Wissen über Nutzen und Grenzen der natürlichen Familienplanung helfen unnötige Belastungen des Paares zu vermeiden.
- Folsäure sollte jede Frau mit Kinderwunsch mindestens 3 Monate präkonzeptionell einnehmen und auch bei nicht sofort einsetzender Schwangerschaft fortgeführt werden. Ohne Kontraindiktion ist bereits präkonzeptionell eine Iodideinnahme zu empfehlen.
- Supplemente wie z. B. Eisen sollten Indikationsabhängig eingesetzt werden.
- Die Datenlage spricht derzeit nicht eindeutig für eine generelle Anwendung von Supplementen.
- Das Körpergewicht korreliert mit Fruchtbarkeitsstörungen und Schwangerschaftskomplikationen.

- Die Überprüfung des Impfstatus sollte bei jeder Patientin im fortpflanzungsfähigen Alter erfolgen.
- Grunderkrankungen und Schwangerschaft können sich wechselseitig negativ beeinflussen.
- Vorerkrankungen und Risikofaktoren sollten frühzeitig erkannt und in die Familienplanung miteinbezogen werden.
- Bei schweren Grunderkrankungen und Kinderwunsch muss vor dem Schwangerschaftseintritt interdisziplinär beraten und behandelt werden.

Literatur

Anderson, R. A., Amant, F., Braat, D., D'Angelo, A., de Sousa, C., Lopes, S. M., Demeestere, I., Dwek, S., Frith, L., Lambertini, M., Maslin, C., Moura-Ramos, M., Nogueira, D., Rodriguez-Wallberg, K., & Vermeulen, N. (2020). ESHRE guideline: Female fertility preservation†. *Human Reproduction Open, 2020*(4), 1–17. https://doi.org/10.1093/hropen/hoaa052

Arab, W. (2022). Diagnostic laparoscopy for unexplained subfertility: A comprehensive review. *Jornal Brasileiro de Reproducao Assistida, 26*(1), 145–152. https://doi.org/10.5935/1518-0557.20210084

Broughton, D. E., & Moley, K. H. (2017). Obesity and female infertility: Potential mediators of obesity's impact. *Fertility and Sterility, 107*(4), 840–847. https://doi.org/10.1016/j.fertnstert.2017.01.017

Bundesausschusses, G. (2022). *Richtlinien des Gemeinsamen Bundesausschusses über die ärztliche Betreuung während der Schwangerschaft und nach der Entbindung („Mutterschafts-Richtlinien") vom 1. Januar 2022, 1985*(60), 1–52. https://www.g-ba.de/downloads/62-492-2676/Mu-RL_2021-09-16_iK-2022-01-01.pdf. Zugegriffen am 26.05.2023.

Carson, S. A., Kallen, A. N., Crawford, N. M., Steiner, A. Z., Vander Borght, M., Wyns, C., Gnoth, C., Godehardt, D., Godehardt, E., Frank-Herrmann, P., Freundl, G., & Deutsches IVF-Register (D.I.R.). (2021). Deutsches IVF-Register Jahrbuch 2020. *Journal Reproduktionsmed Endokrinologie, 18*(1), 65–76. https://doi.org/10.1016/j.ogc.2014.09.005

Cattini, P. A., Jin, Y., Jarmasz, J. S., Noorjahan, N., & Bock, M. E. (2020). Obesity and regulation of human placental lactogen production in pregnancy. *Journal of Neuroendocrinology, 32*(11), e12859. https://doi.org/10.1111/jne.12859

Champion, M. L., & Harper, L. M. (2020). Gestational weight gain: Update on outcomes and interventions. *Current Diabetes Reports, 20*(3), 11. https://doi.org/10.1007/s11892-020-1296-1

Chua, S. J., Danhof, N. A., Mochtar, M. H., van Wely, M., McLernon, D. J., Custers, I., Lee, E., Dreyer, K., Cahill, D. J., Gillett, W. R., Righarts, A., Strandell, A., Rantsi, T., Schmidt, L., Eijkemans, M. J. C., Mol, B. W. J., & van Eekelen, R. (2020). Age-related natural fertility outcomes in women over 35 years: A systematic review and individual participant data meta-analysis. *Human Reproduction (Oxford, England), 35*(8), 1808–1820. https://doi.org/10.1093/humrep/deaa129

Colombo, B., & Masarotto, G. (2000). Daily fecundability: First results from a new data base. *Demographic Research, 3*, 39.

Counseling, P. (2019). ACOG committee opinion: Prepregnancy counseling. *The American College of Obstetricians and Gynecologists, 133*(762), 228–230.

Dorney, E., & Black, K. I. (2018). Preconception care. *Australian Journal of General Practice, 47*(7), 424–429. https://doi.org/10.31128/AJGP-02-18-4485

Easter, S. R., Rouse, C. E., Duarte, V., Hynes, J. S., Singh, M. N., Landzberg, M. J., Valente, A. M., & Economy, K. E. (2020). Planned vaginal delivery and cardiovascular morbidity in pregnant women with heart disease. *American Journal of Obstetrics and Gynecology, 222*(1), 77.e1–77.e11. https://doi.org/10.1016/j.ajog.2019.07.019

Ferrazzi, E., Tiso, G., & Di Martino, D. (2020). Folic acid versus 5- methyl tetrahydrofolate supplementation in pregnancy. *European Journal of Obstetrics, Gynecology, and Reproductive Biology, 253*, 312–319. https://doi.org/10.1016/j.ejogrb.2020.06.012

Fiala, C., Bombas, T., Parachini, M., Agostini, A., Lertxundi, R., Lubusky, M., Saya, L., & Danielsson, K. G. (2020). Management of very early medical abortion-An international survey among providers. *European Journal of Obstetrics, Gynecology, and Reproductive Biology, 246*, 169–176. https://doi.org/10.1016/j.ejogrb.2020.01.022

Fischer-Betz, R., & Specker, C. (2017). Pregnancy in systemic lupus erythematosus and antiphospholipid syndrome. *Best Practice & Research. Clinical Rheumatology, 31*(3), 397–414. https://doi.org/10.1016/j.berh.2017.09.011

Frank-Herrmann, P., Jacobs, C., Jenetzky, E., Gnoth, C., Pyper, C., Baur, S., Freundl, G., Goeckenjan, M., & Strowitzki, T. (2017). Natural conception rates in subfertile couples following fertility awareness training. *Archives of Gynecology and Obstetrics, 295*(4), 1015–1024. https://doi.org/10.1007/s00404-017-4294-z

Freundl, G., Frank-Herrmann, P., Brown, S., & Blackwell, L. (2014). A new method to detect significant basal body temperature changes during a woman's menstrual cycle. *The European Journal of Contraception & Reproductive Health Care : The Official Journal of the European Society of Contraception, 19*(5), 392–400. https://doi.org/10.3109/13625187.2014.948612

Gnoth, C., & Mallmann, P. (2014). *Perikonzeptionelle Frauenheilkunde* (1. Aufl.). Springer. https://doi.org/10.1007/978-3-642-38023-5

Gonzalez Suarez, M. L., Kattah, A., Grande, J. P., & Garovic, V. (2019). Renal disorders in pregnancy: Core curriculum 2019. *American Journal of Kidney Diseases : The Official Journal of the National Kidney Foundation, 73*(1), 119–130. https://doi.org/10.1053/j.ajkd.2018.06.006

Gunn, D. D., & Bates, G. W. (2016). Evidence-based approach to unexplained infertility: A systematic review. *Fertility and Sterility, 105*(6), 1566–1574.e1. https://doi.org/10.1016/j.fertnstert.2016.02.001

Harden, C., & Lu, C. (2019). Epilepsy in pregnancy. *Neurologic Clinics, 37*(1), 53–62. https://doi.org/10.1016/j.ncl.2018.09.008

Hieronimus, B., & Ensenauer, R. (2021). Influence of maternal and paternal pre-conception overweight/obesity on offspring outcomes and strategies for prevention. *European Journal of Clinical Nutrition, 75*(12), 1735–1744. https://doi.org/10.1038/s41430-021-00920-7

Kekäläinen, P., Juuti, M., Walle, T., & Laatikainen, T. (2016). Pregnancy planning in type 1 diabetic women improves glycemic control and pregnancy outcomes. *The Journal of Maternal-Fetal & Neonatal Medicine : The Official Journal of the European Association of Perinatal Medicine, the Federation of Asia and Oceania Perinatal Societies, the International Society of Perinatal Obstetricians, 29*(14), 2252–2258. https://doi.org/10.3109/14767058.2015.1081888

Koletzko, B., Cremer, M., Flothkötter, M., Graf, C., Hauner, H., Hellmers, C., Kersting, M., Krawinkel, M., Przyrembel, H., Röbl-Mathieu, M., Schiffner, U., Vetter, K., Weibenborn, A., & Wöckel, A. (2018). Diet and lifestyle before and during pregnancy – Practical recommendations of the Germany-wide healthy start – Young family network. *Geburtshilfe und Frauenheilkunde, 78*(12), 1262–1282. https://doi.org/10.1055/a-0713-1058

Langer-Gould, A. M. (2019). Pregnancy and family planning in multiple sclerosis. *Continuum (Minneapolis, Minn.), 25*(3), 773–792. https://doi.org/10.1212/CON.0000000000000745

Lee, S. Y., Cabral, H. J., Aschengrau, A., & Pearce, E. N. (2020). Associations between maternal thyroid function in pregnancy and obstetric and perinatal outcomes. *The Journal of Clinical Endocrinology and Metabolism, 105*(5), e2015–e2023. https://doi.org/10.1210/clinem/dgz275

Ludwig, M., Diedrich, K., & Nawroth, F. (2020). *Was ist „Sterilität" – eine Begriffsbestimmung* (S. 3–9). https://doi.org/10.1007/978-3-662-57636-6_1

Margulies, A. L., Selleret, L., Zilberman, S., Nagarra, I. T., Chopier, J., Gligorov, J., Berveiller, P., Ballester, M., Darai, E., & Chabbert-Buffet, N. (2015). Pregnancy after cancer: For whom and when? *Bulletin du Cancer, 102*(5), 463–469. https://doi.org/10.1016/j.bulcan.2015.03.012

Martin, J. A., Hamilton, B. E., Osterman, M. J. K., Driscoll, A. K., & Drake, P. (2018). Births: Final data for 2016. *National Vital Statistics Reports : From the Centers for Disease Control and Prevention, National Center for Health Statistics, National Vital Statistics System, 67*(1), 1–55.

Maya-Enero, S., Guarddon Pueyo, C., Mur-Sierra, A., & López-Vílchez, M. Á. (2021). Drug abuse during pregnancy and its neonatal impact. Analysis of the periods 2002–2008 and 2009–2017. *Medicina Clínica, 157*(4), 159–163. https://doi.org/10.1016/j.medcli.2020.05.065

Mertens, J. (2014). Perikonzeptionelle Frauenheilkunde. *Perikonzeptionelle Frauenheilkunde* (S. 173–181). https://doi.org/10.1007/978-3-642-38023-5

Mojarrad, M., Hassanzadeh-Nazarabadi, M., & Tafazoli, N. (2013). Polymorphism of genes and implantation failure. *International Journal of Molecular and Cellular Medicine, 2*(1), 1–8.

Moroni, G., & Ponticelli, C. (2018). Important considerations in pregnant patients with lupus nephritis. *Expert Review of Clinical Immunology, 14*(6), 489–498. https://doi.org/10.1080/1744666X.2018.1476139

Najmabadi, S., Schliep, K. C., Simonsen, S. E., Porucznik, C. A., Egger, M. J., & Stanford, J. B. (2021). Cervical mucus patterns and the fertile window in women without known subfertility: A pooled analysis of three cohorts. *Human Reproduction (Oxford, England), 36*(7), 1784–1795. https://doi.org/10.1093/humrep/deab049

Neill, A. M., & Nelson-Piercy, C. (2001). Hazards of assisted conception in women with severe medical disease. *Human Fertility (Cambridge, England), 4*(4), 239–245. https://doi.org/10.1080/1464727012000199591

Petri, M. (2020). Pregnancy and systemic lupus erythematosus. *Best Practice & Research. Clinical Obstetrics & Gynaecology, 64*, 24–30. https://doi.org/10.1016/j.bpobgyn.2019.09.002

Rainelli, C. (2019). Anorexia and the desire to become pregnant. *Revue de l'Infirmière, 68*(247), 21–23. https://doi.org/10.1016/j.revinf.2018.11.004

Ricci, E., Viganò, P., Cipriani, S., Somigliana, E., Chiaffarino, F., Bulfoni, A., & Parazzini, F. (2017). Coffee and caffeine intake and male infertility: A systematic review. *Nutrition Journal, 16*(1), 37. https://doi.org/10.1186/s12937-017-0257-2

Rodger, M. A., Betancourt, M. T., Clark, P., Lindqvist, P. G., Dizon-Townson, D., Said, J., Seligsohn, U., Carrier, M., Salomon, O., & Greer, I. A. (2010). The association of factor V leiden and prothrombin gene mutation and placenta-mediated pregnancy complications: A systematic review and meta-analysis of prospective cohort studies. *PLoS Medicine, 7*(6), e1000292. https://doi.org/10.1371/journal.pmed.1000292

Rodriguez-Diaz, E., & Pearce, E. N. (2020). Iodine status and supplementation before, during, and after pregnancy. *Best Practice & Research. Clinical Endocrinology & Metabolism, 34*(4), 101430. https://doi.org/10.1016/j.beem.2020.101430

Rötzer, J. (1988). Natural family planning and pregnancy outcome. *International Journal of Fertility, 33*(Suppl), 40–42.

Ryan, S. A. (2019). Substance abuse in pregnancy. *Clinical Obstetrics and Gynecology, 62*(1), 112–117. https://doi.org/10.1097/GRF.0000000000000427

S3-Leitlinie Prophylaxe der venösen Thromboembolie (VTE). (2015). *003*, 1–238.

Sauer, M. V. (2015). Reproduction at an advanced maternal age and maternal health. *Fertility and Sterility, 103*(5), 1136–1143. https://doi.org/10.1016/j.fertnstert.2015.03.004

Scarpa, B., Dunson, D. B., & Colombo, B. (2006). Cervical mucus secretions on the day of intercourse: An accurate marker of highly fertile days. *European Journal of Obstetrics, Gynecology, and Reproductive Biology, 125*(1), 72–78. https://doi.org/10.1016/j.ejogrb.2005.07.024

Schmalenberger, K. M., Tauseef, H. A., Barone, J. C., Owens, S. A., Lieberman, L., Jarczok, M. N., Girdler, S. S., Kiesner, J., Ditzen, B., & Eisenlohr-Moul, T. A. (2021). How to study the menstrual cycle: Practical tools and recommendations. *Psychoneuroendocrinology, 123*, 104895. https://doi.org/10.1016/j.psyneuen.2020.104895

Schreiber, K., & Hunt, B. J. (2019). Managing antiphospholipid syndrome in pregnancy. *Thrombosis Research, 181*(Suppl), S41–S46. https://doi.org/10.1016/S0049-3848(19)30366-4

Seeland, U., Bauersachs, J., Hilfiker-Kleiner, D., Kintscher, U., Regitz-Zagrosek, V., & Roos-Hesselink, J. (2018). *Pocket-Leitlinie: Kardiovaskuläre Erkrankungen in der Schwangerschaft (Version 2018).*

Seungdamrong, A., Steiner, A. Z., Gracia, C. R., Legro, R. S., Diamond, M. P., Coutifaris, C., Schlaff, W. D., Casson, P., Christman, G. M., Robinson, R. D., Huang, H., Alvero, R., Hansen, K. R., Jin, S., Eisenberg, E., Zhang, H., & Santoro, N. (2017). Preconceptional antithyroid peroxidase antibodies, but not thyroid-stimulating hormone, are associated with decreased live birth rates in infertile women. *Fertility and Sterility*. https://doi.org/10.1016/j.fertnstert.2017.08.026

Soumpasis, I., Grace, B., & Johnson, S. (2020). Real-life insights on menstrual cycles and ovulation using big data. *Human Reproduction Open, 2020*(2), hoaa011. https://doi.org/10.1093/hropen/hoaa011

Stephenson, J., Heslehurst, N., Hall, J., Schoenaker, D. A. J. M., Hutchinson, J., Cade, J. E., Poston, L., Barrett, G., Crozier, S. R., Barker, M., Kumaran, K., Yajnik, C. S., Baird, J., & Mishra, G. D. (2018). Before the beginning: Nutrition and lifestyle in the preconception period and its importance for future health. *Lancet (London, England), 391*(10132), 1830–1841. https://doi.org/10.1016/S0140-6736(18)30311-8

Sung, S., & Abramovitz, A. (2022). *Natural Family Planning*. In *StatPearls [Internet]. Treasure Island (FL)*. StatPearls Publishing. PMID: 31536267

Taylor, H., Pal, L., & Seli, E. (2020). *Speroff's clinical gynecologic endocrinology and infertility* (9. Aufl.). Wolters Kluwer.

Varytė, G., Arlauskienė, A., & Ramašauskaitė, D. (2021). Pregnancy and multiple sclerosis: An update. *Current Opinion in Obstetrics & Gynecology, 33*(5), 378–383. https://doi.org/10.1097/GCO.0000000000000731

WHO. (2022). *Infertility*. WHO. https://www.who.int/health-topics/infertility#tab=tab_1

Wilson, R. D., & O'Connor, D. L. (2021). Maternal folic acid and multivitamin supplementation: International clinical evidence with considerations for the prevention of folate-sensitive birth defects. *Preventive Medicine Reports, 24*, 101617. https://doi.org/10.1016/j.pmedr.2021.101617

Zhang, X., Liang, X., & Cao, W. (2022). Evaluation of cardiac function of pregnant women with high blood pressure during gestation period and coupling of hearts with peripheral vessels by ultrasonic cardiogram under artificial intelligence algorithm. *Computational and Mathematical Methods in Medicine, 2022*, 5019153. https://doi.org/10.1155/2022/5019153

Ovarielle Stimulation, Ovulationsinduktion und Lutealphasenunterstützung

14

Michael Amrani

Inhaltsverzeichnis

14.1 Einleitung

Follikelselektion und Ovulation stellen die Grundlage der weiblichen Fruchtbarkeit dar. Hiermit gehen endokrine Veränderungen einher, die den Organismus anatomisch-physiologisch auf eine Schwangerschaft vorbereiten, wodurch alle weiblichen Körpereigenschaften geprägt werden.

Der Einsatz von den Eisprung auslösenden Medikamenten scheint heutzutage selbstverständlich zu sein, gehört aber zu den größten Errungenschaften der Reproduktionsmedizin. Sie umfasst mittlerweile eine Fülle von Substanztypen, die zum wesentlichen Repertoire der Kinderwunsch- bzw. Sterilitätsbehandlung zählt.

Im Folgenden werden Biochemie, Indikationen und Therapieschemata der verschiedenen Substanzen zur Beeinflussung der ovariellen Funktion beschrieben. Im Anschluss erfolgt eine Darstellung der kontrollierten Stimulation und der damit verbundenen Protokolltypen im Rahmen einer In-vitro-Fertilisation. Abschließend legen wir die Behandlung der Lutealphase dar.

14.2 Ovulationsinduktion

Störungen des Eisprungs finden sich bei bis zu 25 % aller unfruchtbarer Frauen (Hull et al., 1985). Wenn daneben keine weiteren Faktoren oder Störungen bei einem Paar vorliegen, kann durch den Einsatz ovulationsauslösender Medikamente die Fruchtbarkeit nahezu vollständig wiederhergestellt werden. Aus diesem Grund ist ein Ausbleiben einer Schwangerschaft nach meh-

M. Amrani (✉)
TFP-Kinderwunschzentrum Wiesbaden, MVZ Wiesbaden GmbH, Wiesbaden, Deutschland
e-mail: Michael.Amrani@tfp-fertility.com

© Der/die Autor(en), exklusiv lizenziert an Springer-Verlag GmbH, DE, ein Teil von Springer Nature 2023

M. Amrani, R. Seufert (Hrsg.), *Gynäkologische Endokrinologie und Kinderwunschtherapie*,
https://doi.org/10.1007/978-3-662-65371-5_14

reren Behandlungszyklen meistens nicht auf die Medikation zurückzuführen, sondern nicht beachteten Sterilitätsfaktoren zuzuordnen, weswegen eine vollständige Diagnostik und korrekte Indikationsstellung unerlässlich für den Reproduktionsmediziner sind.

14.2.1 Selektive Estrogenrezeptormodulatoren (SERM)

14.2.1.1 Clomifen

Es handelt sich um ein nichtsteroidales Derivat des Triphenylethylen, das als selektiver Estrogenrezeptormodulator (SERM) wirkt. Aufgrund seiner Isomerie entfaltet Clomifen sowohl agonistische (Zuclomifen) als auch antagonistische Eigenschaften (Enclomifen). In der Arzneimittelzubereitung soll der Anteil an Enclomifen mit antiestrogenen Effekten überwiegen. 85 % des Abbaus erfolgt über die Leber und die Ausscheidung innerhalb von einer Woche über den Faeces. Die Halbwertszeit beträgt für das antagonistische Isomer etwa ein bis zwei Tage. Agonistisch wirkende Moleküle können wochenlang akkumulieren (Schmidt et al., 1986).

Die Bindung erfolgt sowohl an α-Estrogenrezeptoren (ERα) der Brust, der Gebärmutter, der Hypophyse und dem Hypothalamus als auch an β-Estrogenrezeptoren (ERβ) des Knochens, der Gefäße, des Hippocampus und höherer Zentren des zentralen Nervensystems. Durch Bindung des nukleären ERα wird das Rezeptor-Recycling beeinträchtigt, womit die Rezeptordichte reduziert wird und somit der Estrogenspiegel sinkt (Ernst et al., 1976).

Durch Reduktion des negativen Estrogen-Feedbacks kommt es zur Veränderung des Sekretionsmusters von GnRH und Gonadotropinen. Bei ovulatorischen Frauen wird die GnRH-Pulsfrequenz und bei anovulatorischen Zyklen die Pulsamplitude erhöht. Hierdurch steigen die Spiegel von FSH und LH an, wodurch das Follikelwachstum angeregt wird.

Daneben diskutiert man eine Senkung des Insulin-ähnlichen Wachstumsfaktors I (IGF-I) und des Sexualhormon-bindenden Globulins (SHBG).

Der antiestrogene Effekt kann bei verkürzter Follikelphase die Bildung von Zervixmukus negativ beeinflussen. Aus diesem Grunde hat die postkoitale Beurteilung des Zervixschleims im Behandlungszyklus nur eingeschränkte Aussagekraft. Beobachtet wird gelegentlich eine herabgesetzte präovulatorische Endometriumsdicke, die sich meist bei suffizienter Hormonsekretion des Follikels wieder ausgleicht.

Laborchemisch werden im Clomifen-behandelten Zyklus höhere Estrogen- und Progesteronspiegel erreicht.

14.2.1.2 Indikation

- Normogonadotrope Ovarialinsuffizienz
- Bei Eumenorrhö mit ungeklärter Unfruchtbarkeit könnte eine Clomifenbehandlung versucht werden. Hierbei wird eine Optimierung der Follikelreifung diskutiert, wobei sich die Lebendgeburtsrate nicht verbessert, aber möglicherweise die Zeit bis zum Schwangerschaftseintritt verkürzt (Diamond et al., 2015).

14.2.1.3 Therapie

Die orale Einnahme beginnt zwischen dem dritten und fünften Zyklustag und erfolgt in der Regel über fünf Tage. Die initial gewählte Uhrzeit sollte über die Behandlungsdauer beibehalten werden. Eine Verteilung mehrerer Tabletten über den Tag kann unter Berücksichtigung des Vorgenannten auch erfolgen (siehe Abb. 14.1).

Bei sekundärer Amenorrhö kann nach dem Ausschluss von Schwangerschaft, Lutealphase oder hoch aufgebautem Endometrium sofort begonnen werden. Die übliche Einstiegsdosis liegt bei 50 mg (eine Tablette), die dann über die Tage konstant gehalten wird. Niedrigere Dosen wie 12,5– 25 mg können bei High respondern oder Neigung zu Follikelpersistenz oder Ovarialzysten eingesetzt werden. Eine tägliche Dosierung oberhalb von 150 mg ist nicht sinnvoll.

Zur Vermeidung von Mehrlingen und zur Planung des Geschlechtsverkehres ist ein sonografisch gestütztes Monitoring sinnvoll und beginnt etwa zwei bis drei Tage nach der letzten Clomifeneinnahme. Ab Follikeldominanz kann meist mit einer Größenzunahme von 2 mm pro Tag gerech-

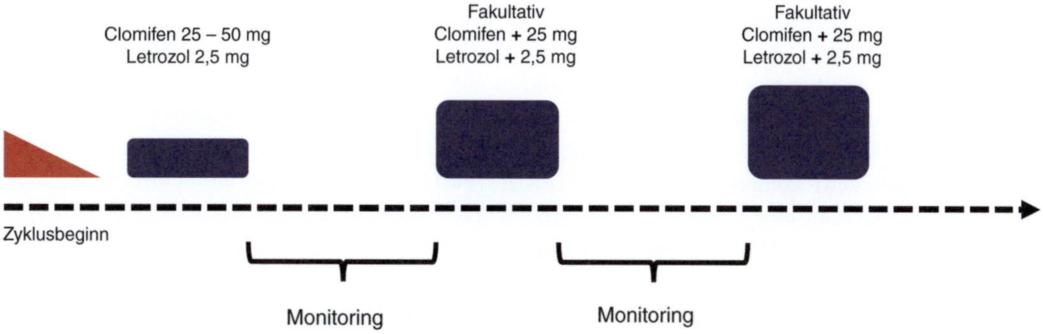

Abb. 14.1 Mögliches Behandlungsschema mit Clomifen bzw. Letrozol. Sollte nach der ersten Einnahmephase innerhalb von etwa sieben Tagen keine follikuläre bzw. endometriale Reaktion erkennbar sein, könnte eine erneute, leicht erhöhte Dosis gegeben und analog wiederholt werden; die Termine der Monitorings sind zur Orientierung und umfassen Ultraschall und Laboruntersuchungen auf Östradiol und luteinisierendes Hormon

net werden. Der Zeitpunkt eines sprungreifen Follikels ist bei etwa 20–22 mm erreicht (Palatnik et al., 2012). In den meisten Fällen kommt es fünf bis zwölf Tage nach dem Medikationsende von selbst zum LH-Anstieg, der den Beginn der Ovulation nach 14 bis spätestens 48 Stunden anzeigt. Jedoch sind falsch positive Anstiege nicht selten und serielle LH-Messungen zum Teil aufwendig. Deswegen ist humanes Choriongonadotropin (hCG) zur terminalen Ovulationsinduktion sinnvoll, womit die Planung vereinfacht und die Zeit bis zum Schwangerschaftseintritt verkürzt werden kann.

Lassen sich keine Zeichen einer Ovulationsinduktion erkennen, kann nach Sonografie und Laboruntersuchung Clomifen, um 25–50 mg erhöht, erneut über fünf Tage gegeben und das Monitoring fortgesetzt werden (Hurst et al., 2009). Bei anhaltender Anovulation sollte über eine Gonadotropinstimulation nachgedacht werden.

▶ Bei korrekter Indikationsstellung werden Ovulationen in 70–80 % der Anwendungen gesehen. Beim Fehlen weiterer Sterilitätsfaktoren, einer sekundärer Amenorrhö (normogonadotrope Ovarialinsuffizienz, WHO II) und einem Alter der Frau unter 35 Jahren, ist nach sechs bis neun Behandlungszyklen mit einer kumulativen Schwangerschaftsrate von 70–75 % zu rechnen. Um frustrane und belastende Behandlungsversuche zu vermeiden, sollten vor der Planung alle relevanten Untersuchungen durchgeführt oder zumindest thematisiert worden sein (Imani et al., 2002).

14.2.1.4 Tamoxifen

Wie Clomifen gehört Tamoxifen als Stilbenderivat zu den selektiven Estrogenrezeptormodulatoren. Es wird vorwiegend in der adjuvanten Behandlung des Mammakarzinoms eingesetzt. Die kompetitive Bindung an zentralnervöse Estrogenrezeptoren führt zur Sekretion von Gonadotropinen und somit zur Follikelstimulation. In der Brust entfaltet es vor allem Estrogen-antagonistische und antiproliferative Wirkung, wohingegen es in der Gebärmutter, im Gegensatz zu Clomifen, auch Estrogen-agonistische Effekte aufweist und mit Endometriumshyperplasien einhergehen kann.

▶ Tamoxifen weist zu Clomifen vergleichbare Ovulationsraten auf, ist arzneimittelrechtlich jedoch, wie Letrozol ein Off-label-use, weswegen es zur Ovulationsinduktion kaum zum Einsatz kommt (Brown et al., 2009).

14.2.2 Aromatasehemmer

14.2.2.1 Letrozol und Anastrozol

Sie gehören zu den Aromatasehemmern. Es handelt sich um Derivate des antifungizid wirkenden Triazols. Aufgrund ihres Wirkmechanismus können sie zur Ovulationsinduktion eingesetzt werden. In der Peripherie und dem zentralen Nervensystem interagieren sie als kompetitive nichtsteroidale Inhibitoren der Aromatase, womit die Aromatisierung von Androgenen zu Estrogenen blockiert wird. Durch den resultierenden Estrogenmangel wird kompensatorisch die Sekretion von Gonadotropinen angeregt, was zur Follikelreifung beiträgt. Da Letrozol nicht zur direkten Estrogenrezeptorblockade in den Zielzellen führt, scheint eine geringere antiestrogene Wirkung am Uterus von Vorteil zu sein. Im Vergleich zu Clomifen führt Anastrozol seltener zur Ovulation, weswegen dieser Ansatz nicht weiterverfolgt wurde (Brown et al., 2009).

14.2.2.2 Indikation

- Normogonadotrope Ovarialinsuffizienz (Off-label-use)
- Clomifenresistenz vor Gonadotropineinsatz (Off-label-use)
- Tamoxifen und Aromatasehemmer: kontrollierte Stimulationsbehandlung mit Gonadotropinen zur Fertiprotektion bei rezeptorpositivem Mammakarzinom (Ausnutzung des anti-estrogenen Effektes an der Brust)

14.2.2.3 Therapie

Die eingesetzte orale Tagesdosis liegt zwischen 2,5 (1 Tablette) und 7,5 mg, wobei ohne Vorkenntnisse mit der niedrigsten möglichen gestartet werden sollte. Das Therapieregime beginnt wie bei Clomifen zwischen dem 3. und 5. Zyklustag oder bei sekundärer Amenorrhö nach Ausschluss von Endometriumshyperplasie, Ovarialzysten oder Schwangerschaft. Die Einnahmezeiten sind mit Clomifen vergleichbar.

Bei ausbleibender Wirkung kann stufenweise unter sonografischer Kontrolle um 2,5 mg gesteigert werden. Im Rahmen des Monitorings ist der Estrogenspiegel deutlich erniedrigt, weswegen dieser kaum als Kontrolle in Betracht gezogen werden kann. Zur terminalen Reifung des Eisprungs und Vereinfachung der Handhabung kann hCG zum Einsatz kommen.

▶ Nach Ausschluss einer Clomifenresistenz fand sich in Studien an anovulatorischen Patientinnen nach einer Behandlung mit Letrozol gegenüber dem SERM eine signifikant höhere Ovulationsrate, kumulative Schwangerschaftsrate und mehr Lebendgeburten. Trotz der Verbesserung handelt es sich bisher um einen aufklärungspflichtigen und selbst zu tragenden Off-label-use-Einsatz. (Bansal et al., 2021)

14.2.3 Adjuvante Therapien

Bei Clomifen-resistenten Patientinnen ist es sinnhaft vor der Einleitung einer Gonadotropin-Behandlung mit ihren Risiken und Kosten, adjuvante endokrine Behandlungen wie Glukokortikoide und Metformin zu bedenken.

14.2.3.1 Glukokortikoide

In Untersuchungen zeigte sich, dass eine ergänzende Behandlung mit Glukokortikoiden insbesondere bei Clomifenresistenz zu Ovulationen und Schwangerschaften führen konnten. Diese kann in der Follikelphase mit täglich 5 mg Prednisolon oder 0,5–2,0 mg Dexamethason erfolgen(Lobo et al., 1982). Ob ein besserer Effekt bei erhöhtem Dehydroepiandrosteronsulfat-Spiegel (DHEA-S) zu erwarten ist, bleibt unklar. Sowohl FSH-synergistische als auch Androgen-supprimierende Wirkungen werden diskutiert. Die Betrachtung der Substitutionsbehandlung bei adrenogenitalem Syndrom bleibt hiervon unberührt.

14.2.3.2 Metformin

Sowohl Insulinresistenz als auch Hyperinsulinismus tragen im Rahmen des PCOS zu Anovulation und Hyperandrogenämie bei (Johnstone et al., 2010). Deswegen spielen Substanzen zur Insulinsenkung in Therapieüberlegungen eine wesentliche Rolle. Metformin als oraler Biguanid-Insulin-Sensibilisator senkt die hepatische Glukoneogenese, die intestinale Glukoseresorption und steigert die periphere Glukoseaufnahme in das Gewebe. Diese veränderte Stoffwechsellage und Senkung der postprandialen Insulinspiegel scheint die Ovulationsraten zu verbessern. Jedoch sind die vorliegenden Studien uneinheitlich und mit methodischen Einschränkungen verbunden.

Sowohl die mit Clomifen kombinierte Behandlung als auch eine alleinige Anwendung von Metformin scheint bei Anovulation mit nachgewiesener Insulinresistenz und insbesondere auch bei vorliegender Adipositas mit einer Steigerung von Ovulationen einherzugehen (Morley et al., 2017).

Glukokortikoide und Metformin sollten in der Schwangerschaft abgesetzt werden. Bei ausgeprägten Risikofaktoren zur Entwicklung eines Gestationsdiabetes kann unter strenger Nutzen-Risiko-Abwägung die fortführende Behandlung mit Metformin überlegt werden.

Es ist zu beachten, dass die Anwendung beider Substanzen für die Anovulation außerhalb der arzneimittelrechtlichen Zulassung steht, worüber die Patientin aufgeklärt werden muss. Aufgrund ausgeprägter gastro-intestinaler Nebenwirkungen von Metformin sollte mit einer niedrigen täglichen Dosis von 500 mg begonnen werden und wöchentlich um 500 mg bis zur maximalen Tageshöchstdosis von 1500–2000 mg gesteigert werden. Es sollte vor und während der Behandlung eine Überprüfung von Leberenzym und Nierenparametern erfolgen. Eine seltene Nebenwirkung stellt die Laktatazidose dar, was insbesondere vor Narkosen beachtet werden muss (Moghetti et al., 2000; Stades et al., 2004).

14.2.4 Gonadotropine

Hierzu zählen follikelstimulierendes Hormon (FSH), luteinisierendes Hormon (LH) und humanes Choriongonadotropin (hCG). Auf Letzteres wird weiter unten näher eingegangen. Detaillierte Betrachtungen zu FSH und LH finden Sie in Kap. 1. Sie gehören zu den Hypophysenhormonen, die die Keimzellreifung beider Geschlechter anregen. Man erhält sie aus dem Urin postmenopausaler Frauen oder sie werden gentechnisch hergestellt (Olsson et al., 2014).

Urinäre Produkte bezeichnet man als humanes Menopausengonadotropin – hMG oder Urofollitropin. Sie weisen einen schwankenden Gehalt an FSH und LH, aber auch hCG und unterschiedlichen Harnproteinen auf. Aufgrund von Fremdproteinen im Urin wurde auch die Gefahr der Übertragung infektiöser Agentien wie Prionen erkannt. Mittels polyklonaler Antikörper in Immunaffinitätssäulen und Ultrafiltration lässt sich jedoch mittlerweile ein sehr hoher Grad an Reinheit erzielen (high purified). Der Gehalt wird in internationalen Einheiten (IE) angegeben und spiegelt somit eine definierte biologische Wirkung wider (Casper, 2005).

Bei gentechnisch hergestellten Präparaten spricht man von rekombinanten FSH oder LH. Hierbei erfolgt der Einbau von Genen in ovarielle Zelllinien des chinesischen Hamsters oder in humane embryonale Zelllinien der Retina, die dann zur Produktion und Sekretion des gewünschten Proteins angeregt werden. Posttranslationale Glykosylierungen verändern nicht die Gesamtsequenz, sondern modifizieren die gebundenen Kohlenhydrate, womit unterschiedliche Arzneimittel mit funktionell vergleichbarer Wirkung entstehen (Kahyaoğlu et al., 2017). In Tab. 14.1 sind die derzeit typischen rekombinanten FSH-Präparate aufgelistet.

Durch die Herstellungstechnik erhält man reproduzierbar konstante Mengen des Arzneistoffes, die entsprechend portioniert werden können. α- und β-Follitropin werden traditionell in internationalen Einheiten angegeben, obwohl dahinter definierte Massen stehen. Für δ-Follitropin und Corifollitropin-α erfolgt die Angabe ausschließlich in Mikrogramm (Butler, 2003).

Bei Corifollitropin-α ist die β-Kette des hCG eingebaut, wodurch eine deutlich verlängerte Halbwertszeit und eine therapeutische Wirkung von 5–7 Tagen erreicht wird. Weder Corifollitropin-α noch δ-Follitropin sind für die Triggerung eines unifollikulären Wachstums geeignet oder ausgelegt. Rekombinantes LH wird als Lutropin α bezeichnet, welches allein oder in Kombination mit α-Follitropin verfügbar ist (Fauser et al., 2009).

14.2.4.1 Indikation

- Clomifen-/Letrozol-Resistenz und Versagen
- Hypogonadotrope Ovarialinsuffizienz
- Normogonadotrope Ovarialinsuffizienz
- Lutealphasendefekt
- Gegebenenfalls Konzeptionsoptimierung bei VZO oder IUI

Tab. 14.1 Auswahl derzeit angewendeter pharmazeutischer Wirkstoffe aus dem Kreis von Gonadotropinen mit Angaben zu Ursprungsgewebe, Maßeinheiten und Applikationsform

Substanz	Hormon	Ursprung	Dosierangaben	Anwendungsmodus
α-Follitropin	Follikelstimulierendes Hormon (FSH)	Ovarialzellen des chinesischen Hamsters	Internationale Einheiten bzw. Mikrogramm	Subkutan
β-Follitropin	Follikelstimulierendes Hormon (FSH)	Ovarialzellen des chinesischen Hamsters	Internationale Einheiten/bzw. Mikrogramm	Subkutan
δ-Follitropin	Follikelstimulierendes Hormon (FSH)	Human-fetale Retina-Zellen	Mikrogramm	Subkutan
Corifollitropin-α	Follikelstimulierendes Hormon (FSH)	Ovarialzellen des chinesischen Hamsters	Mikrogramm	Sieben-Tage-Depot subkutan
Lutropin-α	Luteinisierendes Hormon (LH)	Ovarialzellen des chinesischen Hamsters	Internationale Einheiten	Subkutan
Humanes Menopausen-Gonadotropin	Follikelstimulierendes und Luteinisierendes Hormon (FSH und LH)	Urin postmenopausaler Frauen	Internationale Einheiten	Subkutan
Humanes Choriongonadotropin	Choriongonadotropin (hCG)	Urin schwangerer Frauen	Internationale Einheiten	Subkutan
Choriongonadotropin-α	Choriongonadotropin (hCG)	Ovarialzellen des chinesischen Hamsters	Mikrogramm	Subkutan

14.2.4.2 Therapie

Die Stimulationsbehandlung mit Gonadotropinen muss mit Ultraschall und sollte optimalerweise mit der Bestimmung von Estradiol und LH im Serum überwacht werden. Ab dem 10. Stimulationstag kann Progesteron mitbestimmt werden. Vor dem Beginn der Behandlung ist wiederum der Ausschluss einer Gravidität, von Endometriumshyperplasie und Ovarialzysten vonnöten.

Die Anwendung erfolgt als Injektion subkutan und sinnvollerweise am späten Nachmittag bzw. frühen Abend. Frühere urinäre Präparate mussten wegen Immunogenität der Fremdproteine intramuskulär verabreicht werden, was bei hochgereinigten Präparaten heutzutage nicht mehr notwendig ist.

Primär wird Follitropin (FSH) eingesetzt.

▶ Ein LH-Zusatz oder die Anwendung von hMG ist bei hypogonadotroper Ovarialinsuffizienz obligat.

Die Initialdosierung liegt üblicherweise zwischen 25 und 75 IE FSH und richtet sich nach Alter, BMI und vorhergehenden Zyklen der Patientin. Für ein monofollikuläres Wachstum spielt die ovarielle Reserve eine untergeordnete Rolle.

Sollte nach 7–10 Tagen sonografisch und laborchemisch keine Wirkung erkennbar sein, wird in einer ersten Stufe die Dosis in der Regel um 25–50 IE erhöht und weitere 7 Tage beibehalten. Bei Stagnation darf eine weitere Dosiserhöhung erfolgen (siehe Abb. 14.2). Insbesondere bei Patientinnen mit PCOS kann eine solches Step-Up-Vorgehen mehrere Wochen anhalten, worüber die Patientin zur Vermeidung weiterer Frustration aufgeklärt werden sollte. Ein zu frühe Dosiserhöhung kann zu multifollikulärem Wachstum und Abbruch der Therapie führen (Calaf Alsina et al., 2003).

Mit beginnender Dominanz, welche ab einer Follikelgröße von >12 mm angenommen wird, wächst der Follikel unter Behandlung 1–3 mm täglich, wobei eine Akzeleration direkt präovulatorisch berücksichtigt werden muss. Estradiol im Serum verdoppelt sich etwa alle 2–3 Tage. Spätestens bei einer sonografischen Größe von 18 bis max. 20 mm ist ein sprungreifer Follikel zu erwarten. Die Ovulation muss bei hypogonadotropen Hypogonadismus mit hCG getriggert werden. Andernfalls ist hCG bei monofollikulärem Wachstum optional. Eine zu frühe hCG-Administration sollte vermieden werden, da sonst Follikelatresie droht.

▶ Gonadotropine sind hochwirksam und erzielen bei nahezu allen korrekten Indikationen eine Ovulation. Sie weisen jedoch höhere Risiken für Mehrlingsschwangerschaften und die Entwicklung eines ovariellen Hyperstimulationssyndroms auf, bei deutlich höheren Kosten (Gleicher et al., 2000).

14.2.5 Humanes Choriongonadotropin (hCG)

Die maximale Estrogensekretion des dominanten Follikels führt zum mitzyklischen LH-Peak

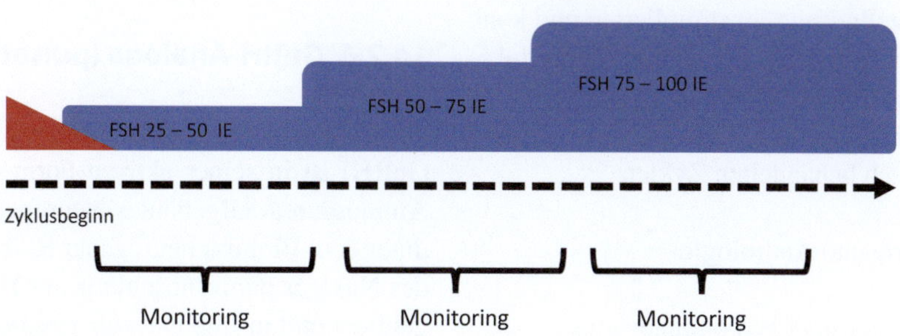

Abb. 14.2 Step-up-Behandlungsschema mit Gonadotropinen (follikelstimulierendes Hormon bzw. Präparation von follikelstimulierendem/luteinisierendem Hormon); lässt sich keine follikuläre Reaktion nach sieben bis zehn Tagen erkennen, kann die Dosis um 25 IE erhöht werden

und leitet somit die Ovulation ein. Hierdurch wird der Arrest der primären Ooyzte in der Prophase aufgehoben und die erste Reifeteilung abgeschlossen. Zugleich beginnen enzymatische Prozesse der Granulosazellen den Oozyten-Kumulus-Komplex von der Follikelwand zu lösen, welche schließlich in dessen Freisetzung münden.

Da LH und Choriongonadotropin, eine identische α-Kette und im Bereich der β-Kette Analogien aufweist, sich am Follikel und Corpus luteum den luteinisierendes-Hormon-/Choriongonadotropin-Rezeptor (LHCGR) teilt, kann Letzteres zur Triggerung der Ovulation eingesetzt werden.

► Liegt eine Störung der physiologischen LH-Freisetzung aus der Hypophyse vor, muss die Ovulation ausgelöst werden, wie sich dies bei hypogonadotropen Patientinnen oder im Rahmen einer kontrollierten Polyovulation findet. Bei geplanter Kohabitation oder Insemination mit oder ohne Stimulation und einem dominanten Follikel ist ein endogener LH-Anstieg zu erwarten, womit nicht unbedingt getriggert werden muss. Aufgrund der oftmals aufwendigen und subtilen Diagnostik der LH-Ausschüttung aus der Hypophyse, hat es sich bewährt, hier ebenfalls den Eisprung medikamentös auszulösen, um das Zyklusmanagement zu vereinfachen (Thomas et al., 2019).

14.2.5.1 Indikation

Gynäkologie

- Finale Eizellreifung im stimulierten und kontrollierten Zyklus bei assistierter Reproduktionstherapie
- Finale Eizellreifung in an- und oligoovulatorisch behandelten Zyklen

In Pädiatrie und Andrologie:

- Hypogonadotroper Hypogonadismus
- Pubertas tarda
- Hodenhochstand

14.2.5.2 Therapie

Um die Ovulation mit zugeführtem LH zu erreichen, benötigt man aufgrund dessen kurzer Halbwertszeit (ca. 1 Stunde) anhaltende und wiederholte Anwendungen, was zu großem Bedarf führen würde, der weder praktikabel noch wirtschaftlich wäre (Lunenfeld et al., 2019).

Aufgrund der langen Halbwertszeit von bis zu sieben Tagen bei hCG, hat sich seit vielen Jahrzehnten die einmalige Anwendung bewährt, wobei nach 36 Stunden mit der Ovulation zu rechnen ist. Es ist sowohl urinär als auch rekombinant als Choriongonadotropin α verfügbar und wird subkutan verabreicht. Hierbei reicht in der Regel bei normalgewichtigen Patientinnen eine Dosis von 5000 IE urinären oder 250 µg/0,5 mL rekombinanten hCG aus. Zur Sicherheit und bei übergewichtigen Patientinnen werden beim urinären Präparat jedoch meistens 10.000 IE verwendet. Die Stoffmenge des derzeit verfügbaren rekombinanten Choriongonadotropin entspricht einer biologischen Wirkung von 6500 IE hCG (Smitz & Platteau, 2020).

Bei der Anwendung von hCG zur finalen Eizellenreifung in stimuliertem Zyklus sollte geplanter Geschlechtsverkehr direkt nach der Injektion beginnen. Für die Durchführung einer Insemination verzögert man die Samenübertragung in die Gebärmutter um 24–30 Stunden. Bei einer geplanten Eizellenentnahme wird hCG in der Regel 36 Stunden zuvor angewendet.

Der Einsatz von Choriongonadotropin zur finalen Eizellenreifung bei einer kontrollierten Stimulation für eine In-vitro-Fertilisation wird im zugehörigen Abschnitt beschrieben.

14.2.6 GnRH-Analoga (pulsatil)

Gonadoliberin (Gonadotropin-Releasing-Hormon, GnRH) ist in seiner aktiven Form ein aus zehn Aminosäuren aufgebautes Neuropeptid. Es wird unter dem Einfluss neurogener Reize im Bereich des Nukleus paraventricularis des Hypothalamus gebildet und in Impulsen über Axone an Zentren der Eminentia mediana oberhalb des Hypophysenstiels weitergeleitet. Dort erfolgt nach Passage einer Ependymzellenschicht an der Blut-Hirn-Schranke die Abgabe an das hypophysäre Pfortadersystem. GnRH erreicht so in Sekretionswellen den Hypophysenvorderlappen bzw. die Adenohypophyse und stimuliert über G-Protein-Rezeptoren basophile Zellen der Pars distalis. Hierdurch werden u. a. glandotropen Hormone FSH und LH pulsatil in den Blutkreislauf freigesetzt und wirken an den Zielorganen wie Follikelepithel und Leydig-Zellen. GnRH kann über eigene Rezeptoren aber auch an Zellen der Brustdrüse, der Ovarien, der Prostata und von Lymphozyten direkt wirken (Ioachimescu, 2020).

Synthetische GnRH-Agonisten können an einer funktionsfähigen Hypophyse in geringen Mikrogrammdosen, gegeben im Abstand von 90 (Frau) bis 120 (Mann) Minuten, stimulierende Effekte auf die Gonadotropin-Freisetzung hervorrufen. Dies führt zur Follikelreifung bzw. Spermiogenese mit der damit einhergehenden Hormonsekretion.

Stoffmengen im Milligrammbereich und/oder in Depotform stimulieren GnRH-Rezeptoren der Hypophyse länger anhaltend. Hierbei kommt es initial zur verstärkten Freisetzung der gespeicherten Gonadotropinen und somit zu deren vorübergehendem Anstieg im Blut. Die tonisch anhaltende Rezeptorstimulation führt zur reversiblen Blockade der weiteren FSH/LH-Produktion aus der Hypophyse und konsekutiv zum Mangel von Sexualhormonen bis hin zur hormonellen Kastration.

Eine Einteilung hypothalamisch hypogonadaler Ovarialinsuffizienz in Schweregrade kann zur Einschätzung einer Therapie hilfreich sein. Hierbei wird das Auftreten einer uterinen Blutung nach der Gabe einer transformatorischen Gestagendosis und hypogonadotroper Laborkonstellation beobachtet. Nach einer Blutung wird Clomifen zur Überprüfung einer noch reagiblen Hypothalamus-Hypophysen-Achse eingesetzt. Kommt es zur Ovulation, kann dies als Grad I und bei Ausbleiben als Grad II bezeichnet werden. Bleibt die Menstruation aus, spricht man von Schweregrad III. Die leichteren Grade können auf eine noch verbliebene aber insuffiziente GnRH-Sekretion zurückgeführt werden (Young et al., 2019).

Ein auf ausbleibende Blutung erfolgender GnRH-Test, bei dem 100 µg GnRH intravenös verabreicht und Gonadotropin vor und nach Applikation gemessen werden, kann man bei Schweregrad III zwischen hypothalamischer und hypophysärer Ursache gut unterscheiden. Fehlt ein Anstieg von FSH und LH, liegt der Verdacht einer hypophysären Störung vor. Bleibt diese Konstellation nach einer siebentägigen probatorischen pulsatilen GnRH-Behandlung erhalten, weist dies auf eine gestörte Funktion der Hypophyse hin, wie z. B. nach Hypophysennekrose (Kilicli et al., 2013; Kim et al., 2015).

14.2.6.1 Indikation

Pulsatile Anwendung

- Hypogonadotroper Hypogonadismus (beide Geschlechter)
- Hypothalamische Amenorrhö
- Dopaminresistente hyperprolakinäme Ovarialinsuffizienz
- Differenzialdiagnostik nach erstem GnRH-Test zur Bestimmung einer hypophysären oder hypothalamischen Ursache
- Pubertas tarda

Depot Anwendung

- Hemmung einer vorzeitigen Ovulation im Rahmen der kontrollierten Stimulation zum Zwecke der In-vitro-Fertilisationsbehandlung
- Behandlung einer Endometriose, von Uterusmyomen oder endokrinen Malignomen, wie Mamma- oder Prostatakarzinome
- Andrologische Sexualstörungen in der forensischen Psychiatrie
- Wunsch nach protektiven Maßnahmen vor Behandlung möglicher keimzellschädigender Therapien (Off-label) während der fortpflanzungsfähigen Lebensphase.

14.2.6.2 Therapie

Im Folgenden wird die GnRH-Agonisten-Anwendung zur Behandlung der hypothalamisch-hypogonadotropen und der dopaminresistenten hyperprolaktinämen Ovarialinsuffizienz bzw. Amenorrhö beschrieben. Die Hemmung der vorzeitigen Ovulation im Rahmen reproduktionsmedizinischer Therapien stellen wir bei der kontrollierten Stimulationsbehandlung dar.

Die Applikation erfolgt in der Regel subkutan über ein auf der Haut zu tragendes kleines Reservoir („Pod") mit Gonadoliberin und ist mit einer schlauchlosen Insulinpumpenbehandlung vergleichbar. Dieses gibt, gesteuert über einen separaten tragbaren Computer („Manager"), über eine zwei bis drei Tage subkutan verweilende Kanüle pulsatil definierte Mengen in das Gewebe ab. Der steuernde Computer wird von der Patientin auf das vorgesehene Pulsintervall und Dosis eingestellt und steuert dann das Reservoir an.

Nach Blutungsinduktion und dem Ausschluss reifender Follikel wird mit 5 µg alle 90 Minuten und bei höhergradigen Einschränkungen unter Berücksichtigung des BMI mit 10 µg alle 90 Minuten begonnen. Es erfolgt ein Ultraschallmonitoring etwa alle sieben Tage mit einer Messung von Estradiol und luteinisierenden Hormon. Bleibt eine Reaktion am Follikel aus, wird die Dosis unter kontinuierlicher Kontrolle in 5-µg-Schritten bei gleichbleibendem Intervall erhöht (Young et al., 2019) (siehe Abb. 14.3).

Bei dominantem Follikel und präovulatorischen Estradiol- und LH-Spiegeln ist eine terminale Reifung mit Choriongonadotropin nicht erforderlich. Das Impulsintervall von Gonadoliberin wird nach der Ovulation auf 2,5 Stunden heraufgesetzt und bei beginnender Lutealphase 1500 IE Choriongonadotropin wiederholt im Abstand einiger Tage verabreicht und Progesteron substituiert.

Tritt die Menstruation auf, wird das Applikationsintervall wieder auf 90 Minuten herabgesetzt, die gefundene Dosis beibehalten und das Monitoring fortgeführt. Bei sicherem Nachweis und Etablierung der Frühschwangerschaft kann die Behandlung beendet werden.

▶ Die derzeitig verfügbare pulsatile GnRH-Therapie ermöglicht Patientinnen mit hypogonadotroper Ovarialinsuffizienz eine physiologische Follikelreifung ohne tägliche Injektionen. Bei hohen Kosten im Vergleich zur täglichen Gonadotropininjektion bleiben Ultraschall- und Laborkontrollen jedoch obligat. Unter Berücksichtigung einiger Aspekte ist die Handhabung praktisch und vergleichbar zur modernen Insulinpumpentherapie (Young et al., 2019).

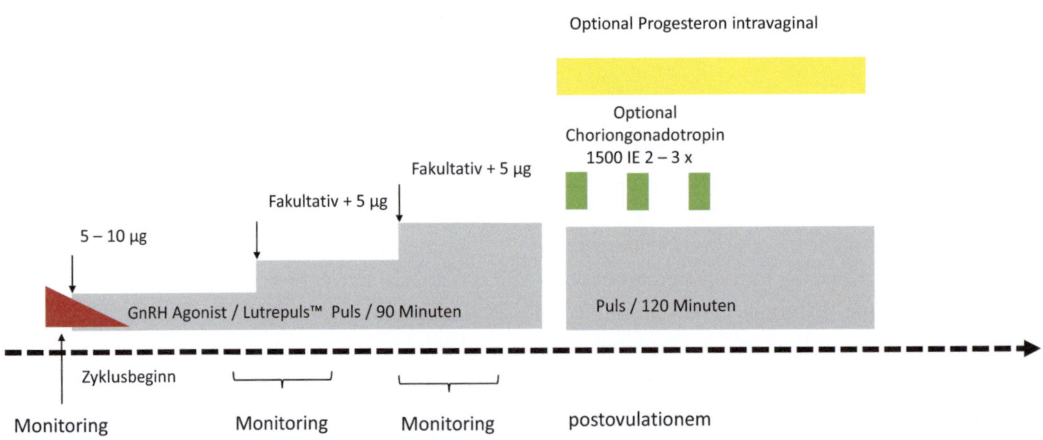

Abb. 14.3 Behandlungsschema mit GnRH-Analoga als Pumpentherapie; mit dem initialen Monitoring kann die Behandlung beginnen; Blutung vor Therapiebeginn ist nicht obligat, wenn das Endometrium nicht proliferiert ist, keine Ovarialzysten und/oder eine Schwangerschaft ausgeschlossen wurde; nach sieben bis zehn Tagen ohne ovarielle Reaktion kann die Dosis entsprechend erhöht werden; die finale Eizellenreifung ist optional; in der Lutealphase ist das Freisetzungsintervall entsprechend anzupassen und unterstützende Maßnahmen mit Choriongonadotropin Injektionen in der frühen Sekretionsphase und intravaginaler Progesteron Substitution bis zum Schwangerschaftstest sinnvoll

14.2.7 Vergleichende Betrachtungen

14.2.7.1 Erfolgsraten

Erfolgsraten von Stimulationsbehandlungen bei anovulatorischen Zyklen beziehen sich auf einen erfolgreichen Eisprung, d. h. die Etablierung eines Zyklus und den Eintritt einer Schwangerschaft bzw. der Geburt.

- Bei Einschätzung der Wirksamkeit spielt die korrekte Indikationsstellung und das Alter der Patientin eine wesentliche Rolle. So profitieren nur Patientinnen mit diagnostizierter Anovulation und Ausschluss anderer Sterilitätsfaktoren, wie Tubenpathologie oder Partnerfaktoren, von entsprechenden Behandlungen. Genauso sollten Veränderungen des Lebensstils und anderer Einflussfaktoren wie Übergewicht in die Überlegungen eingeschlossen werden.

Clomifen führt nach korrekter Indikationsstellung bei etwa 75 % der Patientinnen zu einer Ovulation. Eine abnehmende Tendenz findet sich mit zunehmendem Alter wie auch mit steigendem Body-Mass-Index und den damit einhergehenden metabolisch-endokrinen Störungen. Die Wahrscheinlichkeit für den Eintritt einer Schwangerschaft beträgt pro Zyklus etwa 15–22 %, was vergleichbar mit normal fruchtbaren Paaren ist. Kumulative Schwangerschaftsraten erreichen nach sechs bis neun Zyklen 70–75 %. Sollte darüber hinaus behandelt werden, ist kaum noch mit einer Schwangerschaft zu rechnen. Es sollten nach vollständiger Diagnostik, einem Alter unter 35 Jahren und korrekt diagnostizierter Anovulation nicht mehr als sechs Behandlungszyklen unternommen werden. Danach wäre das Behandlungskonzept zu ändern (Soysal & Ozmen, 2018; Weiss et al., 2019).

Vergleichende Studien bezüglich einer Letrozol- und Clomifenbehandlung zeigten nach Ausschluss einer Clomifenresistenz für den Aromatasehemmer eine signifikant höhere Ovulationsrate. Auch die kumulative Schwangerschaftsrate und die Lebendgeburten waren in der Letrozolgruppe höher, was sich insbesondere bei Patientinnen mit PCOS bestätigte. Somit könnte Letrozol nach entsprechender Aufklärung über den Off-label-use die erste Wahl bei PCOS, mangelnder Endometriumsentwicklung oder Clomifenresistenz darstellen. Ein primärer Einsatz ist genauso denkbar (Reuter et al., 1996).

Gonadotropine führen in 90 % der indizierten Therapien zur Ovulationsinduktion. Die Schwangerschaftsrate pro Zyklus ist in der behandelten Gruppe mit hypogonadotroper und clomifenresistenter normogonadotroper Ovarialinsuffizienz ca. 25 % deutlich höher als bei einer Behandlung mit selektiven Estrogenrezeptor-Modulatoren. Jedoch senken ausgeprägte Hyperandrogenämie oder zunehmendes Alter die Erfolgsraten.

- Angesichts der vorliegenden Datenlage weist die Behandlung mit Gonadotropinen bessere Ergebnisse als mit Clomifen auf, weswegen sie auch als Primärbehandlung eingesetzt werden könnte. In Deutschland sind sie in diesem Anwendungsbereich jedoch erst nach Clomifenversagen arzneimittelrechtlich zugelassen. Zum anderen sind die Kosten ungleich höher und die Therapie mit Injektionen verbunden, was bei der Entscheidung des Medikamentes mitberücksichtigt werden sollte.

14.2.7.2 Risiken und Nebenwirkungen

Für Clomifen werden vorübergehende Hitzewallungen, Kopfschmerzen, Brustspannen und Übelkeit beschrieben. Selten kann es zu Sehstörungen kommen, was zum Abbruch der Behandlung führen sollte. Letrozol scheint bezüglich der antiestrogenbedingten Nebenwirkungen ein etwas günstigeres Profil aufzuweisen. Gonadotropine weisen vorgenannte Symptome wesentlich seltener auf, wodurch sie bei unifollikulärem Wachstum deutlich besser verträglich sind.

Gonadotropine haben im Vergleich zu Clomifen und Letrozol ein höheres Potenzial für polyfollikuläre Reaktionen und somit ein Risiko für Mehrlinge. So beträgt die Zwillingsrate bei natürlicher Ovulation etwa 1,25 %, nach Clomifen etwa 7–10 % und Gonadotropinen ca. 15 %. Aber auch höhergradige Mehrlinge sind in seltenen Fällen möglich und werden bei ungeschütztem Verkehr und Superovulation beobachtet.

Die Reifung von zwei dominanten Follikeln, d. h. einem Durchmesser ≥14 mm, geht mit einem erhöhten Risiko für eine Zwillingsschwangerschaft einher. Deshalb muss eine sorgfältige Aufklärung des Paares stattfinden. Im Zweifelsfall sollte die Therapie abgebrochen und während des gesamten Zyklus auf eine sichere Verhütung geachtet werden. Dieses Vorgehen ist insbesondere auch für eine pulsatile GnRH-Therapie zu beachten.

Liegen mehr als zwei dominante Follikel vor, sollte die Behandlung in jedem Fall abgebrochen werden. Zur Prävention wäre immer die niedrigste mögliche Dosis zu wählen und ein regelmäßiges Ultraschall- und Labormonitoring durchzuführen.

Die Inzidenzen von Schwangerschaftskomplikationen wie Fehlgeburt, Extrauteringravidität, Erkrankungen des Trophoblasten, fetale Fehlbildungen und Malignome der Mutter erscheinen vergleichbar zu Frauen ohne Stimulationsbehandlung (Rizzuto et al., 2019). Näheres zu Komplikationen und Risiken der Kinderwunschbehandlung findet sich in Kap. 19.

14.3 Kontrollierte ovarielle Stimulation

Übersicht

Grundlage einer In-vitro-Fertilisation ist die Befruchtung von Eizellen mit Samenzellen zum Zeitpunkt der Ovulation unter zellbiologischen Laborbedingungen. Angesichts physiologischer Einschränkungen einzelner fertilisierter Oozyten eine Schwangerschaft pro Zyklus herbeizuführen, kann eine Polyovulation und die damit mögliche Selektion die Chancen auf einen entwicklungsfähigen Embryo verbessern. Somit wäre die gleichzeitige Reifung mehrerer Follikel (Polyovulation) wünschenswert, was durch eine höherdosierte Behandlung mit Gonadotropinen bei ausreichender Eizellenreserve meistens zu erreichen ist.

Während der Stimulation besteht, insbesondere bei hohen Estradiolspiegeln, durch endogen freigesetztes LH das Risiko eines vorzeitigen Eisprungs. Hierdurch würden keine oder bereits degenerierte Eizellen erhalten werden. Zur Vermeidung ergänzt man eine Stimulation mit Substanzen zur Desensibilisierung der Hypophyse. Man spricht in diesem Kontext auch von Down-Regulation, die, abhängig vom Wirkmechanismus, in spezifische Protokolle eingeteilt werden kann (Strauss & Steinkampf, 1995).

Im Folgenden werden die Follikelstimulation, die Möglichkeiten der Ovulationshemmung und der terminalen Eizellenreifung erörtert.

14.3.1 Stimulation

Durch Einsatz von Gonadotropinen oberhalb der Schwellendosis zur Rekrutierung eines Follikels kann ein Teil der zur Verfügung stehenden Kohorte antraler Follikel heranreifen und zur Ovulation gebracht werden. Die Stimulation erfolgt parallel zur Follikelphase der Patientin.

Bei der Wahl des Stimulationsmedikamentes und seiner Dosis sollten verschiedene biologische und medizinische Aspekte berücksichtigt werden, wie:

- Alter der Patientin
- Eizellenreserve, wie Anti-Müller-Hormon, Anzahl antraler Follikel und Ovarvolumen
- Hinweise auf endokrine Störungen, wie PCOS, hypogonadotrope Ovarialinsuffizienz
- Body-Mass-Index
- Einflussfaktoren auf den Ovar- und Körperstoffwechsel wie Nikotinkonsum

▶ Unter Berücksichtigung der Eizellenreserve lassen sich normale, geringe und überschießende Reaktionstypen auf eine Gonadotropinbehandlung unterscheiden. Im Englischen spricht man von „normal", „high" und „low responder".

Tab. 14.2 Orientierende Einteilung möglicher Reaktionsmuster anhand von präexistenten Parametern zur ovariellen Reserve

Responder	Anti-Müller-Hormon (AMH) ng/ml	Anzahl antraler Follikel beidseitig	Ovarvolumen cm^3
Normal	>1,5	<12–14	ca. 4,5
Low	<1,1	<4–8	<3
High	>7,0	>16	>15

In Tab. 14.2 aufgeführte Daten sind zur Orientierung und können in Untersuchungen abweichende Befunde liefern, da die Bestimmung antraler Follikel und des Ovarvolumens durchaus von der Ultraschallqualität abhängig sind. Zudem existieren Patientinnenkollektive mit normalen AMH aber mit abgeschwächtem Reaktionsmuster (Poor responder) (Vaiarelli et al., 2018).

Die erste Behandlung erfolgt üblicherweise mit Follitropin-α oder -β. Die tägliche Dosis liegt bei normalen Reaktionsmustern (Normal responder) und normgewichtigen Patientinnen bei 150 IE. Im Falle von Übergewicht kann die Dosis auf maximal 225 IE täglich erhöht werden. Eine Dosiserhöhung nach dem sechsten Stimulationstag (Step up) kann die Anzahl der zu gewinnenden Eizellen in der Regel nicht mehr erhöhen. Jedoch kann eine sich abzeichnende Überstimulation durch Dosisreduktion (Step down) vermieden werden (Datta et al., 2021).

Die Zugabe von LH oder der Einsatz von hMG ist bei LH-Mangel und hypogonadotroper Ovarialinsuffizienz obligat. Ältere Patientinnen, Stimulationen mit mangelhaftem Estradiolanstieg und Low responder können von zusätzlichem LH profitieren (Amrani et al., 2020).

Bei Low respondern ist die rekrutierbare Follikelanzahl meist deutlich reduziert. Die Dosis zu Therapiebeginn kann dann unabhängig vom BMI mit 225–300 IE FSH gewählt werden. Untersuchungen weisen jedoch daraufhin, dass Dosierungen oberhalb von 150 IE die Gesamtprognose in Bezug auf Schwangerschafts- und Geburtenrate nicht verbessern, was unabhängig vom biologischen Alter mit qualitativen Einschränkungen der Oozyten bei niedriger Reserve (AMH) in Verbindung gebracht werden kann.

High responder weisen viele antrale Follikel und hohe AMH-Werte auf. Dies findet sich häufig bei jungen Patientinnen mit oder ohne PCOS. Richtungsweisend sind obengenannte Prädiktoren (Mascarenhas & Balen, 2017). Dieses Kollektiv ist überproportional von der Entwicklung eines ovariellen Überstimulations-Syndroms (OHSS) betroffen, weswegen der Dosisfindung ein besonderes Augenmerk gewidmet werden sollte. Die Stimulation kann bei normalgewichtigen Patientinnen zu Beginn zwischen 75 und 125 IE FSH liegen, wobei mit steigendem BMI auch höhere Dosen überlegt werden sollten. Problematisch sind Dosierungen an der Schwellengrenze, da hierdurch trotz größerer Reserven ein nicht gewünschtes monofollikuläres Wachstum eintreten kann. Prophylaktische Maßnahmen bei Risikopatientinnen oder sich abzeichnendem OHSS werden in Kap. 19 beschrieben.

Vor dem Behandlungsbeginn sollten pathologische Befunde der Ovarien per Sonografie ausgeschlossen worden sein. Die Stimulation kann zwischen dem 1. und 4. Zyklustag beginnen. Nach sechs bis acht Tagen erfolgt in der Regel das erste Monitoring per Sonografie und Laborkontrolle (Estradiol und LH). Wenn vier bis sechs Follikel größer als 12 mm sind, sollte alle 48 Stunden bis zur Dominanz untersucht werden. Vor der terminalen Eizellenreifung wäre der Progesteronspiegel mitzubestimmen, da ein Anstieg mit Veränderungen des Implantationsfensters einhergehen kann.

Die tägliche Follitropin-δ-Dosis wird nach einem Algorithmus des Herstellers anhand von AMH und Körpergewicht berechnet. Die Anwendung erfolgt üblicherweise bei Patientinnen mit normalen Reaktionsmuster (Nyboe Andersen et al., 2017).

Corifollitropin-α ist in zwei Dosierung von 100 und 150 Mikrogramm verfügbar und wirkt wegen seiner längeren Halbwertszeit bis zu sieben Tage, weshalb es zu Beginn nur einmal angewendet werden muss. Üblicherweise ergänzt man dieses initiale Depot ab dem 7 oder 8. Zyklustag mit täglich zu gebenden Follitropinpräparaten. Das Präparat ist bei High respondern oder Patientinnen, die bereits ein OHSS hatten, primär nicht geeignet (Blumenfeld, 2019).

14.3.2 Verhinderung der vorzeitigen Ovulation

► Um bei zunehmender Estradiolproduktion der reifenden Follikel einen vorzeitigen endogenen LH-Anstieg zu vermeiden, sollte der stimulierende Effekt von GnRH auf die Hypophyse blockiert werden. Dies wird durch Agonisten oder Antagonisten erreicht und häufig als Down-Regulation bezeichnet. Hierdurch kann die folgende Stimulation des Ovars durch Hemmung der endogenen hypophysären Aktivität ungestört und kontrolliert ablaufen. Jedoch sind trotz regelrechter Anwendung sowohl eine vorzeitige Luteinisierung innerhalb dominanter Follikel als auch eine insuffiziente Wirkung möglich, was im Monitoring der Patientin immer berücksichtigt werden sollte.

14.3.2.1 GnRH-Agonist

Im Vorzyklus zur geplanten Eizellenentnahme werden GnRH-Agonisten entweder einmal als Depot oder täglich bis zur finalen Eizellenreifung verabreicht, was auch als „langes Protokoll" bezeichnet wird. Die Applikation führt zur anhaltenden Stimulation der hypophysären Rezeptoren, wodurch es nach vollständiger Entleerung der Speicher schließlich zur anhaltenden reversiblen Blockade der Hypophyse kommt und keine Gonadotropine mehr freigesetzt werden. Die Anwendung ist sowohl intranasal als auch subkutan möglich. Erstere erfolgt alle acht Stunden und eine subkutane alle 24 Stunden. Ein subkutan verabreichtes Depot behält seine Wirkung bis zu vier Wochen. Da eine tiefe und anhaltende Suppression der Hypophyse erzielt wird, diskutiert man dieses Protokoll primär für Patientinnen mit Endometriose (Cao et al., 2020). Vor dem Beginn der Follikelreifung kann die GnRH-Agonistenbehandlung mit entsprechenden Hormonmangelsymptomen (vasomotorischen Symptome) einhergehen.

Die Down-Regulation beginnt üblicherweise postovulatorisch im Vorzyklus zur IVF-Behandlung (siehe Abb. 14.4). Zehn bis 14 Tage später kann durch Sonografie und Bestimmung von Estradiol, Progesteron und LH die Hemmung der Hypophyse überprüft werden, womit die Stimulation dann beginnen kann.

Alternativ kann der Agonist auch parallel mit der Gonadotropinstimulation bei Zyklusbeginn einsetzen und bis kurz vor die Eizellenentnahme

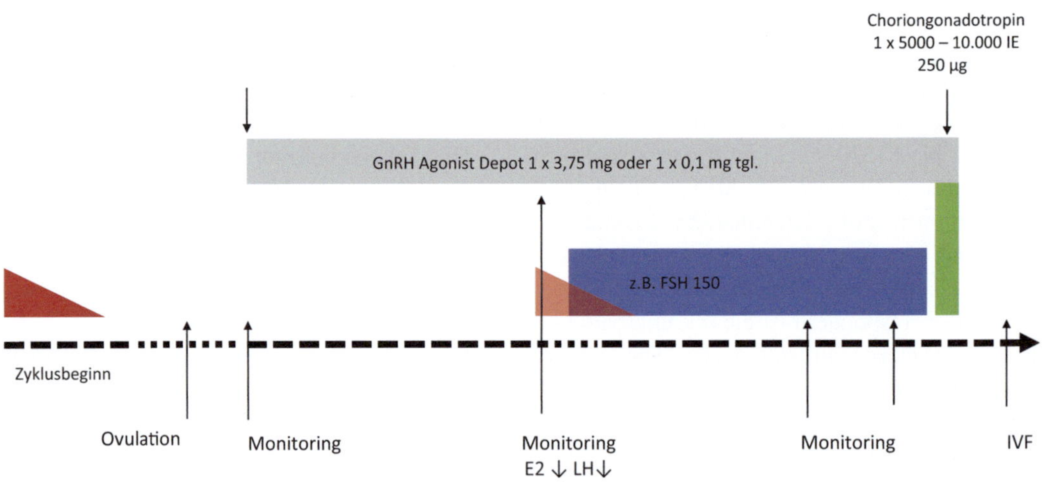

Abb. 14.4 Langes Protokoll zur Down-Regulation mit GnRH-Analoga; Anwendung erfolgt als Depot oder täglicher Gabe postovulatorisch, nach initialer Ultraschallkontrolle und Schwangerschaftsausschluss; alternativ kann mit oralem Ovulationshemmer behandelt werden; ca. 14 Tage nach Beginn der GnRH-Therapie wird die hypophysäre und ovarielle Suppression sonografisch und laborchemisch nachgewiesen und die Gonadotropinstimulation begonnen; tägliche GnRH-Agonistenanwendung wird bis zur finalen Eizellenreifung fortgeführt; nach einer Woche der Stimulation beginnt das Monitoring mit Ultraschall und Laborkontrollen; finale Eizellenreifung mit Choriongonadotropin und spätere Lutealphasenunterstützung sind obligat

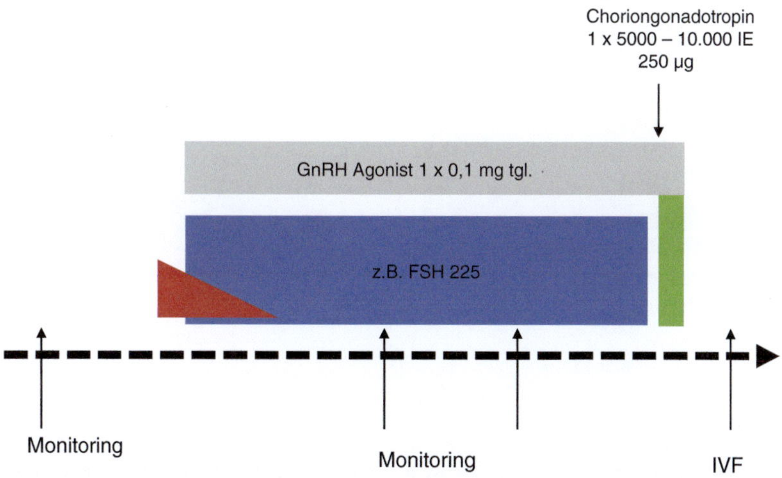

Abb. 14.5 Kurzes oder „Flare-up-Protokoll"; nach dem Ausschluss von Kontraindikationen beginnt mit Zyklusanfang die Anwendung von GnRH Agonisten zur Down-Regulation und parallel die Gonadotropinstimulation; erstes Monitoring erfolgt etwa zwischen siebtem und neuntem Zyklustag; finale Eizellenreifung und Lutealphasenunterstützung verläuft analog zum langen Protokoll

verabreicht werden (siehe Abb. 14.5), wobei dies im täglichen Sprachgebrauch „kurzes Protokoll" genannt wird. Die beginnende endogene Gonadotropinsekretion wie auch die exogene Zufuhr regen gleichzeitig das Follikelwachstum an. Jedoch wird hierbei die vollständige Blockade der Hypophyse wegen kurzer Anwendung nicht immer erreicht, weswegen sich sprungreife Follikel frühzeitiger entwickeln und die Behandlungsdauer verkürzen können.

14.3.2.2 GnRH-Antagonisten

GnRH-Antagonisten belegen kompetitiv u.a. die Rezeptoren der Hypophyse, wodurch der Hypothalamus keinen stimulierenden Effekt entfalten kann (Lambalk et al., 2017). Die Anwendung beginnt mit Follikelreifung entweder am sechsten Zyklustag der Stimulation oder wenn mehr als drei Follikel 12 mm erreicht haben und wird bis zur finalen Eizellenreifung fortgeführt. Üblicherweise erfolgt eine einmalige Gabe subkutan alle 24 Stunden. In manchen Fällen, wie Adipositas oder inhomogene Follikelkohorten kann die Dosis verdoppelt und alle zwölf Stunden gegeben werden (siehe Abb. 14.6). Häufig werden bei der Anwendung von GnRH-Antagonisten leichte vorübergehende allergische Lokalreaktionen beobachtet, wobei auch schwere Verläufe nicht ganz ausgeschlossen werden können.

14.3.3 Finale Eizellenreifung

Bei der kontrollierten Stimulation mit Polyovulationen kommt es in der Regel zu unphysiologisch hohen Estradiolspiegeln, und einer gestörten GnRH-als auch Gonadotropine Ausschüttung. Zugleich soll im Rahmen der Follikelpunktion eine möglichst große Anzahl reifer Oozyten gewonnen werden. Aus diesem Grund muss die Ovulation ausgelöst werden. Zum Einsatz kommt, wie oben ausgeführt, Choriongonadotropin. Es wird in der Regel 36 Stunden vor der Eizellenentnahme subkutan verabreicht, wobei 5000–10.000 IE humanes Choriongonadotropin (hCG) oder 250 µg rekombinantes Choriongonadotropin α zum Einsatz kommen (Osman et al., 2016).

► Besondere Situationen ergeben sich im Rahmen einer überschießenden Reaktion mit mehr als 20 Eizellen oder präovulatorischen Estradiolspiegeln von über 2500–3000 pg/ml. Diese Patientinnen sind besonders von einem ovariellen Hyperstimulationssyndrom bedroht. Risikofaktoren sind PCOS, junges Alter, sehr gute Eizellenreserve, d. h. AMH >7,0 ng/ml und viele antrale Follikel.

Im Falle eines drohenden ovariellen Hyperstimulationssyndroms (OHSS) muss das Therapie-

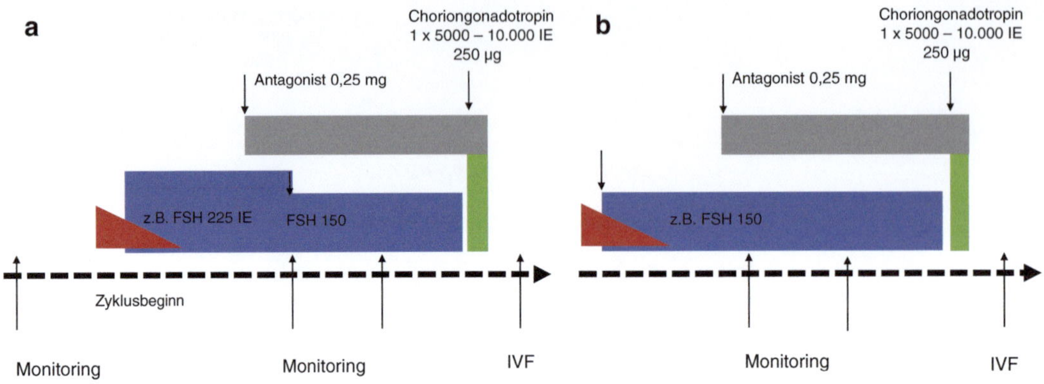

Abb. 14.6 **a, b** Antagonisten Protokoll: Stimulation mit Gonadotropinen beginnt zwischen erstem und viertem Zyklustag und GnRH-Antagonisten werden am sechsten Zyklustag ergänzt; alternativ kann der Beginn auf das Vorhandensein von Follikeln mit einem mittleren Durchmesser von 12 mm gelegt werden; die Stimulationsdosis wird bei drohender Überstimulation reduziert (Step down) (**a**) oder bis zur finalen Eizellenreifung beibehalten (**b**); die finale Eizellenreifung erfolgt mit Choriongonadotropin oder bei Überstimulation mit einer einzelnen Dosis GnRH Agonisten; auf die Besonderheiten der Lutealphasen-Unterstützung bei finaler Eizellenreifung mit GnRH-Agonisten wird in der folgenden Ausführung eingegangen

regime angepasst und der Transfer eines Embryos überdacht werden. Denn sowohl zur Ovulationsinduktion verabreichtes als auch durch ein sich etablierenden Trophoblasten freigesetztes Choriongonadotropin können das Krankheitsbild wesentlich verschlechtern.

Zur Prophylaxe wäre hier insbesondere die Dosis von Choriongonadotropin auf 5000 IE zu beschränken. Als sinnvolle Alternative zur Vermeidung eines OHSS hat sich mittlerweile die Applikation von GnRH-Analoga im Rahmen einer Behandlung mit GnRH-Antagonisten bewährt, denn mit der anfänglichen Ausschüttung von Gonadotropinen ist eine suffiziente finale Eizellenreifung möglich. Jedoch nur bei noch sensibler Hypophyse kann dieser Ansatz zum Tragen kommen, da eine vorherige Anwendung von GnRH-Agonisten die Gonadotropinspeicher bereits entleert hat (Haahr et al., 2017).

Ebenso muss bei Triggerung der Ovulation mit GnRH-Agonisten im Nachgang mit einer anhaltenden Störung der hypophysären LH-Sekretion gerechnet werden, was zur Luteolyse und somit zu einer erheblichen Störung der Progesteron- und Estradiolproduktion beiträgt. Aus diesem Grund sollte die Kryokonservierung befruchteter Eizellen mit dem Paar besprochen werden. Eine intensivierte und artifizielle Lutealphase scheint eine weitere Option darzustellen. Hierbei wird die Substitution von Progesteron und Estradiol intensiviert und ggf. Choriongonadotropin in niedrigen Dosen nach der Ovulation wiederholt angewendet. Es sollte jedoch berücksichtigt werden, dass noch funktionsfähige Gelbkörper zu einem OHSS beitragen könnten.

14.3.4 Low responder

In der Behandlung von Low und Poor respondern können häufig nur wenige Eizellen erhalten werden, weswegen adjuvante oder alternative Vorgehensweisen überlegenswert sind, um die Chancen der Patientinnen zu steigern. Die aufgeführten Ansätze werden jedoch in der Forschung kontrovers diskutiert und müssen noch als experimentell eingeschätzt werden.

Der Einsatz von DHEA (täglich 3 × 25 mg) kann nach entsprechender Risikoaufklärung zwei bis drei Monate vor Stimulationsbeginn versucht werden, um FSH-unabhängigen Follikeln Androgene zur Verfügung zu stellen.

Zur Unterstützung der Granulosazellen-Funktion kann der Zusatz von LH zur Stimulation versucht werden. Die Steigerung der täglichen FSH-Gesamtdosis über 300 IE führt wahrscheinlich nicht zur Steigerung der Eizellenanzahl bzw. Chancen für den Schwangerschaftseintritt. Ebenso ist die Änderung der Down-Regulation in diesem Kontext kein sinnvoller Ansatz.

Bei normaler Eizellenreserve ist eine Verbesserung des Ergebnisses durch Behandlung mit Ovulationshemmern im Vorzyklus zur Stimulation nicht zu erwarten. Für Low responder ist die Datenlage unklar, weswegen ein Versuch unternommen werden könnte.

Bei ausbleibender Polyovulation mit hochdosierten Gonadotropinen kann alternativ die In-Vitro-Fertilisation in einem natürlichen Zyklus an einer Oozyte versucht werden. Besonders bei höherem Alter der Patientin wäre die finale Eizellenreifung hier bereits bei Durchmessern des Follikels von 16 mm zu initiieren.

Befindet sich der Follikel im natürlichen Zyklus noch in der Rekrutierung (ca. 12 mm), könnte auch ab diesem Zeitpunkt FSH unterstützend bis zur Dominanz verabreicht werden, wobei täglich GnRH-Antagonisten bis zur finalen Eizellenreifung überlegt werden sollten.

Alternativ wäre auch eine Behandlung mit Clomifen oder Letrozol (150 mg/7,5 mg täglich, Zyklustag zwei bis sechs) zu überlegen (Drakopoulos et al., 2020; Triantafyllidou et al., 2017).

14.4 Behandlung der Lutealphase

Der durch den dominanten Follikel ausgelöste mittzyklische LH-Peak induziert die enzymatische Freisetzung der Eizelle. Unter fortgesetzten LH-Impulsen kommt es durch einen Verband von Granulosaluteinzellen und Thekaluteinzellen zur Bildung des Corpus luteum. Aus den sich einlagernden Lipiden und Cholesterin wird u. a. Progesteron gebildet und in den Kreislauf abgegeben. Die physiologische Wirkung von Progesteron wurden in Kap. 1 und 2 näher betrachtet. Es stellt das Leithormon der zweiten Zyklushälfte, der Luteal- bzw. Sekretionsphase dar und ist für den Erhalt einer Schwangerschaft unabdingbar.

Zur Behandlung der Lutealphase kommen natürliches Progesteron oder synthetische Progestine zum Einsatz. Ersteres wird durch Oxidation aus in Yamswurzel-artigen Pflanzen vorkommenden Steroidverbindungen wie Stigmasterine oder Sapogenine hergestellt. Technisch wird zur Verbesserung der Bioverfügbarkeit die Partikelgröße verkleinert, um damit die Austauschoberfläsche zu erweitern (Mikronisierung).

Von synthetischen Gestagenen existiert eine Fülle an Verbindungen, die unterschiedliche Partialwirkungen aufweisen (siehe Tab. 11.2), wozu die antiestrogene, androgene, glukokortikoide und antimineralokortikoide Wirkung gehört.

Applikationen sind peroral, intravaginal, rektal, subkutan und intramuskulär möglich. Im Rahmen einer reproduktionsmedizinischen Behandlung kommt überwiegend die intravaginale Applikation natürlichen Progesterons zum Einsatz (600–800 mg/Tag). Alternativ oder ergänzend erfolgt häufig auch eine subkutane Therapie (25 mg/Tag). Eine orale Anwendung von natürlichem Progesteron erreicht im Uterus keine vergleichbaren Spiegel. Bei synthetischen Verbindungen haben sich das Salz der Hydroxyprogesteron-Kapronsäure und Dydrogesteron (20–30 mg/Tag) etabliert. Ersteres wird intramuskulär und Letzteres peroral eingesetzt.

Sind LH-Impulse nach der finalen Eizellenreifung zu erwarten, kann mit physiologischen Mengen an Progesteron gerechnet werden und eine Substitution ist nicht vonnöten. Somit ist bei einem monofollikullären Wachstum nach Clomifen, Letrozol oder Gonadotropinen der Einsatz nicht unbedingt erforderlich. Sind jedoch bei diesen Patientinnen anderweitig abgeklärte Zwischenblutungen in der Lutealphase oder wiederholte Frühaborte bekannt, sollte Progesteron angeboten werden (Weedin et al., 2020).

Durch eine polyfollikuläre Reaktion bei der Stimulation und/oder einer begleitenden Suppression der Hypophyse (Down-Regulation), ist die LH-Sekretion in der Lutealphase gestört. Aber auch durch die artifizielle Manipulation der Follikel bei Punktion kann die Corpus luteum Funktion kompromittiert sein. In diesen Fällen ist die Therapie mit Progesteron zwingend notwendig (Tomic et al., 2019). Die Anwendung kann dann bis zum Abschluss der zehnten bzw. zwölften SSW p.m. erfolgen.

Wurde die finale Eizellenreifung durch GnRH-Analoga eingeleitet, sollte auch eine niedrig dosierte Gabe von Estradiolvalerat peroral oder Estradiolhemihydrat transdermal ergänzt werden, da vorwiegend das Corpus luteum Estradiol bis zum lutealen Shift durch den Trophoblasten sezerniert (siehe Abschn. 14.3.3) (Humaidan et al., 2012).

14.5 Zusammenfassung

- Ovulationsstörungen profitieren von einer ovariellen Stimulation, nachdem andere Ursachen ausgeschlossen wurden.
- Ultraschall- und häufig auch Labormonitoring bei der Ovulationsinduktion sind zur Vermeidung von Mehrlingen obligat.
- Letrozol scheint im Vergleich zu Clomifen bessere Ovulations-, Schwangerschaftsraten und Lebendgeburten aufzuweisen.
- Letrozol stellt einen Off-label-use dar.
- Clomifen scheint nicht das Krebsrisiko zu erhöhen.
- Gonadotropine erzielen in den meisten Zyklen Ovulationen, besitzen aber ein deutlich höheres Risiko für Polyovulationen und somit Mehrlinge.
- Es soll immer die niedrigste noch wirksame Dosis gewählt werden.
- Bei einer schwächer ausgeprägten hypogonadotropen Ovarialinsuffizienz und noch funktionierender Hypothalamus-Hypophysen-Ovar-Achse kann eine Behandlung mit Clomifen versucht werden.
- Höhergradige hypogonadotrope Ovarialinsuffizienzen benötigen Gonadotropine mit Zusatz von LH oder eine pulsatile GnRH-Therapie, die sonografisch überwacht werden muss.
- Kontrollierte (Hyper-) Stimulationen zur Planung einer Eizellenentnahme benötigen in der Regel eine Down-Regulation zur Vermeidung einer vorzeitigen Eizellenreifung.
- Choriongonadotropin zur finalen Eizellereifung ist bei kontrollierter Stimulation obligat.
- Alternativ zur Diagnostik des natürlichen LH-Peaks ist der Einsatz von Choriongonadotropin bei unifollikulärer Reaktion vor gezieltem Geschlechtsverkehr oder Insemination möglich.
- Zur Down-Regulation werden in der Regel sowohl GnRH-Agonisten als auch Antagonisten eingesetzt.
- Bei drohendem ovariellen Hyperstimulationssyndrom muss die Planung der finalen Eizellenreifung, der Embryotransfer und die Behandlung der Lutealphase angepasst werden.
- Nach einer kontrollierten Stimulation mit Down-Regulation und/oder Polyovulation muss bei geplantem Embryonentransfer die Lutealphase mit Progesteron behandelt werden.
- Eine Progesteronbehandlung in der Lutealphase sollte im Rahmen von Ovulationsstörungen nach unifollikulärer Reaktion insbesondere bei bekannten Zwischenblutungen oder gehäuften Frühaborten angeboten werden.

Literatur

Amrani, M., Linek, B., Turley, H., Schorsch, M., & Seufert, R. (2020). Stimulation with recombinant FSH/LH during ICSI improves secretion of progesterone and VEGF of luteinized granulosa cells compared to recombinant FSH alone in patients over 35. *Asian Journal of Science and Technology, 11*(12), 11397–11401. https://www.journalajst.com/sites/default/files/issue-spdf/8372.pdf1. Zugegriffen am 25.05.2023

Bansal, S., Goyal, M., Sharma, C., & Shekhar, S. (2021). Letrozole versus clomiphene citrate for ovulation induction in anovulatory women with polycystic ovarian syndrome: A randomized controlled trial. *International Journal of Gynaecology and Obstetrics: The Official Organ of the International Federation of Gynaecology and Obstetrics, 152*(3), 345–350. https://doi.org/10.1002/ijgo.13375

Blumenfeld, Z. (2019). Corifollitropin-α is useful for low and normal responders, but what about hyperresponders? *Fertility and Sterility, 111*(4), 675–676. https://doi.org/10.1016/j.fertnstert.2018.12.013

Brown, J., Farquhar, C., Beck, J., Boothroyd, C., & Hughes, E. (2009). Clomiphene and anti-oestrogens for ovulation induction in PCOS. *The Cochrane Database of Systematic Reviews, 4*, CD002249. https://doi.org/10.1002/14651858.CD002249.pub4

Butler, S. A. (2003). hCG – mass units, molar conversions, and the standardization of biologic units. *Fertility and Sterility, 80*(6), 1533; author reply 1533–1534. https://doi.org/10.1016/s0015-0282(03)02221-0

Calaf Alsina, J., Ruiz Balda, J. A., Romeu Sarrió, A., Caballero Fernández, V., Cano Trigo, I., Gómez Parga, J. L., González Batres, C., & Rodríguez Escudero, F. J. (2003). Ovulation induction with a starting dose of 50 IU of recombinant follicle stimulating hormone in WHO group II anovulatory women: The IO-50 study, a prospective, observational, multicentre, open trial. *BJOG: An International Journal of Obstetrics & Gynaecology, 110*(12), 1072–1077.

Cao, X., Chang, H.-Y., Xu, J.-Y., Zheng, Y., Xiang, Y.-G., Xiao, B., Geng, X.-J., Ni, L.-L., Chu, X.-Y., Tao, S.-B., He, Y., & Mao, G.-H. (2020). The effectiveness of different down-regulating protocols on in vitro fertilization-embryo transfer in endometriosis: A meta-analysis. *Reproductive Biology and Endocrinology, 18*(1), 16. https://doi.org/10.1186/s12958-020-00571-6

Casper, R. F. (2005). Are recombinant gonadotrophins safer, purer and more effective than urinary gonadotrophins? *Reproductive Biomedicine Online, 11*(5), 539–540. https://doi.org/10.1016/s1472-6483(10)61155-8

Datta, A. K., Maheshwari, A., Felix, N., Campbell, S., & Nargund, G. (2021). Mild versus conventional ovarian stimulation for IVF in poor, normal and hyper-responders: A systematic review and meta-analysis. *Human Reproduction Update, 27*(2), 229–253. https://doi.org/10.1093/humupd/dmaa035

Diamond, M. P., Legro, R. S., Coutifaris, C., Alvero, R., Robinson, R. D., Casson, P., Christman, G. M., Ager, J., Huang, H., Hansen, K. R., Baker, V., Usadi, R., Seungdamrong, A., Bates, G. W., Rosen, R. M., Haisenleder, D., Krawetz, S. A., Barnhart, K., Trussell, J. C., … Zhang, H. (2015). Letrozole, gonadotropin, or clomiphene for unexplained infertility. *The New England Journal of Medicine, 373*(13), 1230–1240. https://doi.org/10.1056/NEJMoa1414827

Drakopoulos, P., Bardhi, E., Boudry, L., Vaiarelli, A., Makrigiannakis, A., Esteves, S. C., Tournaye, H., & Blockeel, C. (2020). Update on the management of poor ovarian response in IVF: The shift from Bologna criteria to the Poseidon concept. *Therapeutic Advances in Reproductive Health, 14*, 2633494120941480. https://doi.org/10.1177/2633494120941480

Ernst, S., Hite, G., Cantrell, J. S., Richardson, A. J., & Benson, H. D. (1976). Stereochemistry of geometric isomers of clomiphene: A correction of the literature and a reexamination of structure-activity relationships. *Journal of Pharmaceutical Sciences, 65*(1), 148–150. https://doi.org/10.1002/jps.2600650140

Fauser, B. C. J. M., Mannaerts, B. M. J. L., Devroey, P., Leader, A., Boime, I., & Baird, D. T. (2009). Advances in recombinant DNA technology: Corifollitropin alfa, a hybrid molecule with sustained follicle-stimulating activity and reduced injection frequency. *Human Reproduction Update, 15*(3), 309–321. https://doi.org/10.1093/humupd/dmn065

Gleicher, N., Oleske, D. M., Tur-Kaspa, I., Vidali, A., & Karande, V. (2000). Reducing the risk of high-order multiple pregnancy after ovarian stimulation with gonadotropins. *The New England Journal of Medicine, 343*(1), 2–7. https://doi.org/10.1056/NEJM200007063430101

Haahr, T., Roque, M., Esteves, S. C., & Humaidan, P. (2017). GnRH agonist trigger and LH activity luteal phase support versus hCG trigger and conventional luteal phase support in fresh embryo transfer IVF/ICSI cycles-a systematic PRISMA review and meta-analysis. *Frontiers in Endocrinology, 8*, 116. https://doi.org/10.3389/fendo.2017.00116

Hull, M. G., Glazener, C. M., Kelly, N. J., Conway, D. I., Foster, P. A., Hinton, R. A., Coulson, C., Lambert, P. A., Watt, E. M., & Desai, K. M. (1985). Population study of causes, treatment, and outcome of infertility. *British Medical Journal (Clinical Research Ed.), 291*(6510), 1693–1697. https://doi.org/10.1136/bmj.291.6510.1693

Humaidan, P., Papanikolaou, E. G., Kyrou, D., Alsbjerg, B., Polyzos, N. P., Devroey, P., & Fatemi, H. M. (2012). The luteal phase after GnRH-agonist triggering of ovulation: Present and future perspectives. *Reproductive Biomedicine Online, 24*(2), 134–141. https://doi.org/10.1016/j.rbmo.2011.11.001

Hurst, B. S., Hickman, J. M., Matthews, M. L., Usadi, R. S., & Marshburn, P. B. (2009). Novel clomiphene „stair-step" protocol reduces time to ovulation in women with polycystic ovarian syndrome. *American Journal of Obstetrics and Gynecology, 200*(5), 510.e1–510.e4. https://doi.org/10.1016/j.ajog.2008.10.031

Imani, B., Eijkemans, M. J. C., te Velde, E. R., Habbema, J. D. F., & Fauser, B. C. J. M. (2002). A nomogram to predict the probability of live birth after clomiphene citrate induction of ovulation in normogonadotropic oligoamenorrheic infertility. *Fertility and Sterility, 77*(1), 91–97. https://doi.org/10.1016/s0015-0282(01)02929-6

Ioachimescu, A. G. (2020). Pituitary endocrinology in 2020: an update. *Endocrinology and Metabolism Clinics of North America, 49*(3), xv–xvi. https://doi.org/10.1016/j.ecl.2020.06.003

Johnstone, E. B., Rosen, M. P., Neril, R., Trevithick, D., Sternfeld, B., Murphy, R., Addauan-Andersen, C., McConnell, D., Pera, R. R., & Cedars, M. I. (2010). The polycystic ovary post-rotterdam: A common, age-dependent finding in ovulatory women without metabolic significance. *The Journal of Clinical Endocrinology and Metabolism, 95*(11), 4965–4972. https://doi.org/10.1210/jc.2010-0202

Kahyaoğlu, S., Yılmaz, B., & Işık, A. Z. (2017). Pharmacokinetic, pharmacodynamic, and clinical aspects of ovulation induction agents: A review of the literature. *Journal of the Turkish German Gynecology Association, 18*(1), 48–55. https://doi.org/10.4274/jtgga.2016.0107

Kilicli, F., Dokmetas, H. S., & Acibucu, F. (2013). Sheehan's syndrome. *Gynecological Endocrinology: The Official Journal of the International Society of Gynecological Endocrinology, 29*(4), 292–295. https://doi.org/10.3109/09513590.2012.752454

Kim, M. S., Hwang, P. H., & Lee, D.-Y. (2015). A Gonadotropin-Releasing Hormone (GnRH) stimulation test before and after GnRH analogue treatment for central precocious puberty: Has the GnRH test been adequately simplified? *Indian Journal of Pediatrics, 82*(11), 996–1000. https://doi.org/10.1007/s12098-015-1761-z

Lambalk, C. B., Banga, F. R., Huirne, J. A., Toftager, M., Pinborg, A., Homburg, R., van der Veen, F., & van Wely, M. (2017). GnRH antagonist versus long agonist protocols in IVF: A systematic review and meta-analysis accounting for patient type. *Human*

Reproduction Update, 23(5), 560–579. https://doi.org/10.1093/humupd/dmx017

Lobo, R. A., Paul, W., March, C. M., Granger, L., & Kletzky, O. A. (1982). Clomiphene and dexamethasone in women unresponsive to clomiphene alone. *Obstetrics and Gynecology, 60*(4), 497–501.

Lunenfeld, B., Bilger, W., Longobardi, S., Alam, V., D'Hooghe, T., & Sunkara, S. K. (2019). The development of gonadotropins for clinical use in the treatment of infertility. *Frontiers in Endocrinology, 10*, 429. https://doi.org/10.3389/fendo.2019.00429

Mascarenhas, M., & Balen, A. H. (2017). The high responder: A review of pathophysiology and outcomes during IVF treatment. *Human Fertility (Cambridge, England), 20*(3), 155–167. https://doi.org/10.1080/14647273.2017.1293851

Moghetti, P., Castello, R., Negri, C., Tosi, F., Perrone, F., Caputo, M., Zanolin, E., & Muggeo, M. (2000). Metformin effects on clinical features, endocrine and metabolic profiles, and insulin sensitivity in polycystic ovary syndrome: A randomized, double-blind, placebo-controlled 6-month trial, followed by open, long-term clinical evaluation. *The Journal of Clinical Endocrinology and Metabolism, 85*(1), 139–146. https://doi.org/10.1210/jcem.85.1.6293

Morley, L. C., Tang, T., Yasmin, E., Norman, R. J., & Balen, A. H. (2017). Insulin-sensitising drugs (metformin, rosiglitazone, pioglitazone, D-chiro-inositol) for women with polycystic ovary syndrome, oligo amenorrhoea and subfertility. *The Cochrane Database of Systematic Reviews, 11*(11), CD003053. https://doi.org/10.1002/14651858.CD003053.pub6

Nyboe Andersen, A., Nelson, S. M., Fauser, B. C. J. M., García-Velasco, J. A., Klein, B. M., & Arce, J.-C. (2017). Individualized versus conventional ovarian stimulation for in vitro fertilization: A multicenter, randomized, controlled, assessor-blinded, phase 3 noninferiority trial. *Fertility and Sterility, 107*(2), 387–396.e4. https://doi.org/10.1016/j.fertnstert.2016.10.033

Olsson, H., Sandström, R., & Grundemar, L. (2014). Different pharmacokinetic and pharmacodynamic properties of recombinant follicle-stimulating hormone (rFSH) derived from a human cell line compared with rFSH from a non-human cell line. *Journal of Clinical Pharmacology, 54*(11), 1299–1307. https://doi.org/10.1002/jcph.328

Osman, A., Pundir, J., Elsherbini, M., Dave, S., El-Toukhy, T., & Khalaf, Y. (2016). The effect of intrauterine HCG injection on IVF outcome: A systematic review and meta-analysis. *Reproductive Biomedicine Online, 33*(3), 350–359. https://doi.org/10.1016/j.rbmo.2016.05.010

Palatnik, A., Strawn, E., Szabo, A., & Robb, P. (2012). What is the optimal follicular size before triggering ovulation in intrauterine insemination cycles with clomiphene citrate or letrozole? An analysis of 988 cycles. *Fertility and Sterility, 97*(5), 1083–1089. https://doi.org/10.1016/j.fertnstert.2012.02.018

Reuter, K. L., Cohen, S., Furey, L., & Baker, S. (1996). Sonographic appearance of the endometrium and ovaries during cycles stimulated with human menopausal gonadotropin. *The Journal of Reproductive Medicine, 41*(7), 509–514.

Rizzuto, I., Behrens, R. F., & Smith, L. A. (2019). Risk of ovarian cancer in women treated with ovarian stimulating drugs for infertility. *The Cochrane Database of Systematic Reviews, 6*(6), CD008215. https://doi.org/10.1002/14651858.CD008215.pub3

Schmidt, G. E., Kim, M. H., Mansour, R., Torello, L., & Friedman, C. I. (1986). The effects of enclomiphene and zuclomiphene citrates on mouse embryos fertilized in vitro and in vivo. *American Journal of Obstetrics and Gynecology, 154*(4), 727–736. https://doi.org/10.1016/0002-9378(86)90444-8

Smitz, J., & Platteau, P. (2020). Influence of human chorionic gonadotrophin during ovarian stimulation: An overview. *Reproductive Biology and Endocrinology, 18*(1), 80. https://doi.org/10.1186/s12958-020-00639-3

Soysal, C., & Ozmen, U. (2018). Intrauterine insemination in ovulatory infertile patients. *Nigerian Journal of Clinical Practice, 21*(10), 1374–1379. https://doi.org/10.4103/njcp.njcp_64_17

Stades, A. M. E., Heikens, J. T., Erkelens, D. W., Holleman, F., & Hoekstra, J. B. L. (2004). Metformin and lactic acidosis: Cause or coincidence? A review of case reports. *Journal of Internal Medicine, 255*(2), 179–187. https://doi.org/10.1046/j.1365-2796.2003.01271.x

Strauss, J. F., 3rd, & Steinkampf, M. P. (1995). Pituitary-ovarian interactions during follicular maturation and ovulation. *American Journal of Obstetrics and Gynecology, 172*(2 Pt 2), 726–735. https://doi.org/10.1016/0002-9378(95)90146-9

Thomas, S., Sebastian, T., Karthikeyan, M., Mangalaraj, A. M., Aleyamma, T. K., & Kamath, M. S. (2019). Effectiveness of spontaneous ovulation as monitored by urinary luteinising hormone versus induced ovulation by administration of human chorionic gonadotrophin in couples undergoing gonadotrophin-stimulated intrauterine insemination: A randomised controll. *BJOG: An International Journal of Obstetrics & Gynaecology, 126*(Suppl), 58–65. https://doi.org/10.1111/1471-0528.15830

Tomic, V., Kasum, M., & Vucic, K. (2019). The role of luteal support during IVF: A qualitative systematic review. *Gynecological Endocrinology: The Official Journal of the International Society of Gynecological Endocrinology, 35*(10), 829–834. https://doi.org/10.1080/09513590.2019.1603288

Triantafyllidou, O., Sigalos, G., & Vlahos, N. (2017). Dehydroepiandrosterone (DHEA) supplementation and IVF outcome in poor responders. *Human Fertility (Cambridge, England), 20*(2), 80–87. https://doi.org/10.1080/14647273.2016.1262065

Vaiarelli, A., Cimadomo, D., Ubaldi, N., Rienzi, L., & Ubaldi, F. M. (2018). What is new in the management of poor ovarian response in IVF? *Current Opinion in*

Obstetrics & Gynecology, 30(3), 155–162. https://doi.org/10.1097/GCO.0000000000000452

Weedin, E., Kort, J., Quaas, A., Baker, V., Wild, R., & Hansen, K. (2020). Luteal-phase progesterone supplementation in non-IVF treatment: A survey of physicians providing infertility treatment. *Human Fertility (Cambridge, England), 23*(4), 239–245. https://doi.org/10.1080/14647273.2018.1562240

Weiss, N. S., Kostova, E., Nahuis, M., Mol, B. W. J., van der Veen, F., & van Wely, M. (2019). Gonadotrophins for ovulation induction in women with polycystic ovary syndrome. *The Cochrane Database of Systematic Reviews, 1*(1), CD010290. https://doi.org/10.1002/14651858.CD010290.pub3

Young, J., Xu, C., Papadakis, G. E., Acierno, J. S., Maione, L., Hietamäki, J., Raivio, T., & Pitteloud, N. (2019). Clinical management of congenital hypogonadotropic hypogonadism. *Endocrine Reviews, 40*(2), 669–710. https://doi.org/10.1210/er.2018-00116

Intrauterine Insemination 15

Ruth Gomez

Inhaltsverzeichnis

15.1 Definition

Mittels einer intrauterinen Insemination (IUI), kann man eine aufbereitete, schnellere Spermienpopulation in die Gebärmutterhöhle injizieren und damit deren Ankunft an der *Ampulla tubae* erleichtern. Diese Technik setzt die Durchgängigkeit von mindestens einer Tube voraus. Andere Faktoren wie das Alter der Patientin, ihre ovarielle Reserve und die Dauer des Kinderwunsches sind ebenfalls sehr wichtig.

Die Insemination hat in der Reproduktionsmedizin an Bedeutung verloren, da sie nur bei moderaten Einschränkungen des Spermiogramms indiziert ist. Insgesamt kann durch diese Form der Kinderwunschbehandlung lediglich eine geringe Steigerung der Schwangerschaftsrate im Vergleich zum Spontanzyklus erreicht werden. Damit ist sie ein deutlich weniger effektives Verfahren als eine IVF oder eine ICSI. Die Akzeptanz bei den betroffenen Paaren ist aber hoch, da dieses Verfahren als deutlich weniger invasiv wahrgenommen wird.

15.2 Indikationsstellung

15.2.1 Männliche Subfertilität

Bei Spermiogrammeinschränkungen liegt die Inseminationsgrenze nach Aufbereitung bei einer „*Total motile sperm count*" (TMSC) von 5 Mio. (Merviel et al., 2010).

Bei wiederholten TMSC < 3–5 Mio. sinken die Schwangerschaftsraten pro Zyklus so sehr, dass man eher die IVF- oder ICSI-Methode empfehlen würde. Es gibt Gruppen (aber nicht alle), die eine starke Teratozoospermie <4 % im Spermiogramm (Krüger-Kriterien) als

R. Gomez (✉)
Klinik u. Poliklinik für Geburtshilfe und Frauengesundheit, Universitätsmedizin Mainz, Mainz, Deutschland
e-mail: Ruth.Gomez@unimedizin-mainz.de

© Der/die Autor(en), exklusiv lizenziert an Springer-Verlag GmbH, DE, ein Teil von Springer Nature 2023

M. Amrani, R. Seufert (Hrsg.), *Gynäkologische Endokrinologie und Kinderwunschtherapie*, https://doi.org/10.1007/978-3-662-65371-5_15

Ausschlusskriterium für eine Insemination definieren, da sie eine signifikante Erfolgsverminderung fanden (Kohn et al., 2016).

15.2.2 Funktionelle Dysfunktion

Weil der *coitus* durch eine Insemination vermieden wird, ist die Insemination besonders nützlich bei vorzeitigem Samenerguss, Vaginismus, psychischer Impotenz, Hypospadie, retrograder Ejakulation oder neurogener Impotenz, sowie bei serologisch diskordanten HIV-/Hepatitis-Paaren.

15.2.3 Zervikalfaktoren

Der zervikale Schleim interagiert mit den Spermien. Manchmal funktioniert diese Interaktion nicht richtig. Die Insemination erlaubt einen potenziell feindlichen Zervikalfaktor (qualitativ schlechter oder ungenügender Zervikalschleim) zu überwinden, da die Anzahl von den Spermien, die das *cavum* und die Eizelle erreichen, erhöht wird. Dies wird in zahlreichen Publikationen kontrovers diskutiert. Es gibt aktuell keine Evidenzen, dass die Insemination eine effektive Therapie für einen feindlichen Zervikalfaktor ist, da keine verbesserten Schwangerschaftsraten nach Inseminationen im Vergleich zu normalem Geschlechtsverkehr gefunden wurden. Die Cochrane-Analyse aus dem Jahr 2005 zieht daraus die Schlussfolgerung, dass es zu wenig Evidenz dafür gibt (Helmerhorst et al., 2005).

15.2.4 Weibliche Subfertilität: Ovarielle Disfunktion

Anovulation, Corpus-Luteum-Insuffizienz, follikuläre Störungen und PCOS sind mittels IUI vorteilhaft zu behandeln, wenn man sie medikamentös stimuliert (Clomifen/Letrozol).

15.2.5 Voraussetzungen

- Durchgängige Tuben, die durch eine Hysterosalpingografie, Laparoskopie, Fertiloskopie, Hysterokontrastsonografie nachgewiesen werden
- „*Total motile sperm count*“(TMSC): mindestens 5 Mio. nach Aufbereitung (Merviel et al., 2010)

15.3 Klinische Durchführung

15.3.1 Spermkollektion

Die Männer sollen nach 2–3 Tagen Karenzzeit eine Spermienprobe in einem sterilen Becher mittels Masturbation abgeben. Wir empfehlen keine Lubrikanten zu verwenden, da diese toxisch für die Spermien sein könnten. Die prostatischen Sekretionen sollen von den Spermien getrennt werden, da diese Uteruskrämpfe verursachen können, wenn sie direkt ins cavum injiziert werden. Mittels „Swim up“ oder „Dichte Gradient Zentrifugation“ werden die Spermien aufbereitet. Ein systematisches Review dieser beiden Techniken fand keine statistische Veränderung der Schwangerschaftsraten (Boomsma et al., 2019).

15.3.2 Zeit

Die Ovulation findet 36 Stunden nach der hCG-Injektion und 24 Stunden nach dem LH-Peak im Urin statt. Die Eizelle ist 24 Stunden befruchtungsfähig. Eine flexible Zeitspanne für die Insemination zwischen 24–40 Stunden nach der hCG-Injektion oder dem urinären LH-Peak verschlechtert nicht die Schwangerschaftsraten (Cantineau et al., 2014). Eine große randomisierte Kontrollstudie zeigte aber signifikant bessere Schwangerschaftsraten (19,7 % vs. 11,1 %, RR: 1,78, 95 % CI 1,11–2,88), wenn die Insemination 24 h anstatt 48 h nach dem LH-Peak durchgeführt wurde (Blockeel et al., 2014).

15.3.3 Stimulation

Es wird vermutet, dass Inseminationen nach einer vorherigen ovariellen Stimulation höhere Schwangerschaftsraten erzielen als mit einem Spontanzyklus. Die ovarielle Stimulation kann mittels Clomifen (50 mg Zyklustag 5–9), Letrozol 2,5 mg (Zyklustag 5–9), humanem menopausalem Gonadotropin (hMG) oder rekombinantem humanem Gonadotropin (rFSH) (z.B. 50 IE rFSH täglich ab den zweiten Zyklustag) durchgeführt werden.

Die Vorteile der ovariellen Stimulation liegen darin, dass damit endokrine Dysfunktionen korrigiert werden können, die Gelbkörperfunkion verbessert wird und durch das Heranreifen mehrerer Follikel die Chance für die Befruchtung einer Eizelle steigt. Die Anzahl der entwickelten Follikel muss trotzdem unter Stimulation limitiert werden, um Mehrlingsrisiken und Überstimulationen zu verhindern. Der Workshop aus der europäische Leitlinien ESHRE aus dem Jahr 2009 unterstreicht die Notwendigkeit der ovariellen Stimulation, um moderate Ergebnisse bei einer Insemination zu erzielen (ESHRE, 2009). Die Metaanalyse von Ayeleke et al. zeigt, dass bei idiopatischer Sterilität die Schwangerschaftsraten nach einer Gonadotropinstimulation signifikant höher sind als im Spontanzyklus (17–36 % versus 14 %) (Ayeleke et al., 2020).

Auf der Grundlage der Daten von randomisierten und kontrollierten Studien von 503 Paaren bei idiopathischer Sterilität fanden auch Reindollar *et al.* heraus (Reindollar et al., 2010), dass die Schwangerschaftsraten pro Zyklus nach IVF am höchsten waren (31 %), gefolgt von Inseminationen mit Gonadotropinstimulation (10 %) und Inseminationen nach Clomifen (8 %). Weitere Subanalysen haben die Vorteile einer ovariellen Stimulation altersabhängig untersucht. Ältere Frauen, vor allem über >35 Jahren profitieren von einer ovariellen Stimulation (Gomez et al., 2014). Bezüglich der verschiedenen Arten der ovariellen Stimulationen wurde festgestellt, dass aufgrund des antiöstrogenen Effekts am Endometrium insgesamt signifikant weniger Schwangerschaften unter Clomifen im Vergleich zum natürlichen Zyklus zu erzielen sind. Mit Clomifen werden nur halb so viele Schwangerschaften erreicht wie nach FSH-Stimulationen (Cantineau et al., 2007). Im Gegensatz dazu konnten Rashidi et al. keine Unterschiede in den Schwangerschaftsraten nach Clomifen und Gonadotropinen (Rashidi et al., 2013) finden. Das hochgereinigte humane Menopausen-Gonadotropin (hMG) hat neben der FSH- auch eine LH-Aktivität. Dadurch kann die Follikelreifung optimiert werden, in dem Sinne, dass es weniger häufig zur überschießenden Bildung von Follikeln kommt und die Follikelphase verkürzt wird. Das ist vor allem bei den Patientinnen mit einer Follikelreifungsstörung indiziert. (Tummon et al., 1998). Es wurden aber mehr Zystenpersistenzen beobachtet (Lambalk et al., 2006). Die rekombinanten Gonadotropine (rFSH) ohne LH scheinen für PCOS-Patientinnen empfehlenswert zu sein, mit insgesamt weniger kleinen und mittleren Follikeln. In der Metaanalyse von 13 randomisiert kontrollierten Studien, erschienen in den PCOS-evidenzbasierten europäischen Leitlinien der ESHRE, wurden mehr Ovulationen, höhere Schwangerschaftsraten und Lebendgeburtraten nach Letrozol als nach Clomifen registriert. Seitdem wird aktuell Letrozol entweder allein oder in Kombination mit Gonadotropinen für ovarielle Stimulationen gegeben (https://www.monash.edu/__data/assets/pdf_file/0004/1412644/PCOS_Evidence-Based-Guidelines_20181009.pdf). Auch Patientinnen mit einer niedrigeren Eizellenreserve oder Clomifenresistenz profitieren aufgrund eines teils höher aufgebauten Endometriums davon (Huang et al., 2018). Legro et al. und Weiss et al. konnten allerdings kein höher aufgebautes Endometrium bei Letrozol im Vergleich zu Clomifen beobachten (Legro et al., 2014; Weiss et al., 2017). Nichtsdestoweniger muss auf den Einsatz im Off-label-use hingewiesen werden.

Das Cochrane-Review fand keinen Unterschied in den Lebendgeburtraten zwischen einer geplanten Ovulationsauslösung mit hCG und dem eigenen LH-Anstieg (Cantineau et al., 2014).

Ältere Patientinnen oder auch jüngere mit einer reduzierten Eizellenreserve profitieren von einer täglichen FSH-Stimulation ab den zweiten Zyklustag. Wenn mindestens ein Follikel einen Durchmesser von 18 mm erreicht hat, wird die Ovulation mittels 5000 IE hCG ausgelöst. Die Insemination wird zwischen 24 bis 36 Stunden nach der hCG-Injektion durchgeführt.

15.3.4 Prozedur

Die Metaanalyse von Arab-Zozani et al. aus dem Jahr 2017 mit 3795 Patientinnen aus 15 Studien zeigt keine Unterschiede zwischen Frauen nach doppelten oder einzelnen Inseminationen (Arab-Zozani & Nastri 2017, S. 215–75). Bei anteflektiertem Uterus wird die Durchführung unter voller Blase empfohlen. Idealerweise werden die aufbereiteten Spermien in nicht mehr als 0,5 ml Medienvolumen aufgezogen. Die Spritze wird auf einen 18 cm langen Polyethyleninseminationskatheter aufgesetzt. Der Katheter wird in das Cavum uteri platziert, dann erfolgt die Injektion der Spermien.

Es gibt zwei Arten von Kathetern:

1) Rigider „single sheath" Katheter mit einer präformierten Kurve
2) „Double sheath" Katheter mit einem externen flexiblen und einem sehr weichen Innenkatheter

Die Metaanalyse aus sechs randomisierten Studien fand keine Unterschiede in Schwangerschafts- und Lebendgeburtsraten zwischen beiden Kathetern (Van der Poel & Farquhar, 2010). Der Katheter soll intrazervikal bis ca. 6–6,5 cm eingeführt werden, möglichst ohne den Fundus zu erreichen, da dies Uteruskrämpfe oder Blutungen auslösen kann. Bei Schwierigkeiten kann eine abdominal sonografische Kontrolle helfen. Die Spermien werden langsam injiziert und kommen etwa nach fünf Minuten an die Tuben. Eine zehnminütige Pause nach der Insemination wird empfohlen, obwohl der Effekt nicht eindeutig bewiesen ist. Manche Kinderwunschzentren empfehlen erneut Geschlechtsverkehr (wenn gewünscht) nach der Insemination. Nach der Insemination wird eine Progesteronunterstützung mittels 200–400 mg Progesteron vaginal empfohlen.

15.3.5 Komplikationen

Aszendierende Infektionen oder Eileiterschwangerschaften treten sehr selten auf. Überstimulationen sind in den beschriebenenen Dosierungen ebenfalls sehr selten. Mehrlingsrisiken sind vor allem nach Gonadotropinstimulationen, mehr als nach Clomifen oder Letrozol bekannt.

15.3.6 Wie viele IUI-Zyklen sind sinnvoll?

Bislang werden in Deutschland durch die gesetzlichen Krankenkassen drei Gonadotropin-stimulierte Inseminationszyklen und acht im natürlichen Zyklus vorgenommene Inseminationen bis zum 40. Lebensjahr der Frau finanziell unterstützt. Diese Vorgehensweise unterstreicht die Frage, wie viele IUI-Zyklen durchgeführt werden sollen. Viele Veröffentlichungen zur Beurteilung der Zyklusanzahl empfehlen, keine weiteren IUIs nach dem dritten, vierten, bzw. sechsten Zyklus durchzuführen, da die Schwangerschaftsraten signifikant sinken. Sie empfehlen solchen Paaren ein invasiveres Verfahren (Dickey et al., 2002). Durch andere retrospektive Studien konnte gezeigt werden, dass eine weitgehend stabile Schwangerschaftsrate pro Zyklus bis zum neunten IUI-Versuch (Schorsch et al., 2013) zu erzielen ist. Dies könnte u. a. durch die Variabilität im Spermiogramm erklärt werden. Im Fall von Inseminationen mit Samenspendern wird empfohlen, bis zu sechs Inseminationen durchzuführen, mit einer *„total motile sperm count"* (TMSC) nach dem Auftauen von >15 Mio./ml, da 20 % Motilitätsverlust nach dem Auftauen erwartet werden. Die Schwangerschaftsrate nach IUI beträgt zwischen 10 und 15 %. Zwei bis drei sichtbare Follikeln am Tag des Auslösens erhöhen die Schwangerschaftsraten von 8,4 % auf jeweils 13,4 % und 16,4 % mit Mehrlingsraten von 6,3 und 14,3% (van Rumste et al., 2008; Dickey et al., 2002). Der ESHRE-Capri-Workshop 2009 zeichnete eine klinische Schwangerschaftsrate bei Frauen <40Jahren bei 12,6 % mit 11 % Zwillingsschwangerschaften und 1,1 % Drillingen (ESHRE, 2009).

Am höchsten sind die Schwangerschaftsraten bei leichten Spermiogrammeinschränkungen oder Anovulation (Merviel et al., 2010) und am schlechtesten, wenn die IUI aufgrund des Alters, eines unilateralen Tubenfaktors oder Endometriose durchgeführt wurde (Dickey et al., 2002).

Das Alter der Frau hat den größten Einfluss auf die Schwangerschaftsrate einer Insemination. Analog hat ein Alter <30 einen positiven prediktiven Faktor für eine Schwangerschaft (Merviel et al., 2010). Die Endometriumhöhe im stimulierten IUI-Zyklen ist niedriger als in IVF- oder ICSI-Zyklen und ist vor allem nach einer Clomifenstimulation am niedrigsten. Ein systematischer Review und eine Metaanalyse der Endometriumhöhe zeigten ein signifikant dünneres Endometrium nach Clomifen als nach Gonadotropinen, es konnte sich aber kein Zusammenhang zwischen Endometriumhöhe und Schwangerschaftsraten finden. Die Endometriumhöhe ist kein guter prognostischen Faktor für den Erfolg einer Insemination (Weiss et al., 2017).

Neuere prediktive Modelle für die Methodik einer IUI öffnen neue Wege, um die Ergebnisse dieser Technik verbessern zu können (Leushuis et al., 2009). Bei richtiger Indikationsstellung, entsprechender Durchführung und adäquater ovarieller Stimulation ist die IUI weiterhin ein einfaches, wertvolles und effektives Verfahren, auch bei älteren Patientinnen. Eine generelle Beschränkung auf drei Versuche sollte individuell mit dem Patientenpaar diskutiert werden. Allerdings darf bei älteren Patienten nicht der Übergang zu effektiveren Verfahren verpasst werden, da sich die Eizellenreserve im Laufe der Lebensjahre erschöpft.

Literatur

Arab-Zozani, M., & Nastri, C. O. (2017). Single versus double intrauterine insemination (IUI) for pregnancy: A systematic review and meta-analysis. *European Journal of Obstetrics, Gynecology, and Reproductive Biology, 215*, 75–84. https://doi.org/10.1016/j.ejogrb.2017.05.025

Ayeleke, R. O., Asseler, J. D., Cohlen, B. J., & Veltman-Verhulst, S. M. (2020). Intra-uterine insemination for unexplained subfertility. *Cochrane Database of Systematic Reviews, 3*(3), CD001838.

Blockeel, C., Knez, J., Polyzos, N. P., De Vos, M., Camus, M., & Tournaye, H. (2014). Should an intrauterine insemination with donor semen be performed 1 or 2 days after the spontaneous LH rise? A prospective RCT. *Human Reproduction, 29*, 697.

Boomsma, C. M., Cohlen, B. J., & Farquhar, C. (2019). Semen preparation techniques for intrauterine insemination. *Cochrane Database of Systematic Reviews*, (4), CD004507.

Cantineau, A. E. P., Cohlen, B. J., & Heineman, M. J. (2007). Ovarian stimulation protocols (anti-oestrogens, gonadotrophins with and without GnRH agonists/antagonists) for intrauterine insemination (IUI) in women with subfertility. *Cochrane Database of Systematic Reviews*, (2), CD005356.

Cantineau, et al. (2014). Synchronised approach for intrauterine insemination in subfertile couples. *Cochrane Database of Systematic Reviews*, (12), CD006942.

Dickey, R. P., et al. (2002). Effect of diagnosis, age, sperm quality, and number of preovulatory follicles on the outcome of multiple cycles of clomiphene citrate-intrauterine insemination. *Fertility and Sterility, 78*, 1088.

ESHRE. (2009). The ESHRE Capri Workshop Group. Intrauterine Insemination. *Human Reproduction Update, 15*(3).

Gomez, R., Schorsch, M., Steetskamp, J., Hahn, T., Heidner, K., & Seufert, R. (2014). The effect of ovarian stimulation on the outcome of intrauterine insemination. *Archives of Gynecology and Obstetrics, 289*, 181–185.

Helmerhorst, F. M., Van Vliet, H. A. A. M., Gornas, T., Finken, M. J., & Grimes, D. A. (2005). Intra-uterine insemination versus timed intercourse for cervical hostility in subfertile couples. *Cochrane database of systematic reviews, 2005*(4), CD002809. https://doi.org/10.1002/14651858.CD002809.pub2

https://www.monash.edu/__data/assets/pdf_file/0004/1412644/PCOS_Evidence-Based-Guidelines_20181009.pdf. „PCO-Evidence Based Guidelines."

Huang, S., et al. (2018). Ovarian stimulation in infertile women treated with the use of intrauterine insemination: A Cohort Study from China. *Fertility and Sterility, 109*(5), 872.

Kohn, T. P., Shabtaie, S. A., & Ramasamy, R. (2016). Effect of strict sperm morphology on intrauterine insemination pregnancy success: A systematic review and meta-analysis. *Fertility and Sterility, 106*(3), E91.

Lambalk, C. B., Leader, A., Olivennes, F., Fluker, M. R., Andersen, A. N., Ingerslev, J., et al. (2006). Treatment with the GnRH antagonist ganirelix prevents premature LH rises and luteiniation in stimulated intrauterine stimulation: Results of a double blind, placebo-controlled, multicentre trial. *Human Reproduction, 21*, 632–639.

Legro, R. S., et al. (2014). Letrozole versus clomiphene for infertility in the polycystic ovary syndrome. *New England Journal of Medicine, 371*(2), 119.

Leushuis, E., et al. (2009). Prediction models in reproductive medicine: A critical appraisal. *Human Reproduction Update, 15*(5), 537.

Merviel, P., et al. (2010). Predictive factors for pregnancy after intrauterine insemination (IUI): An analysis of 1038 cycles and a review of the literature. *Fertility and Sterility, 93*(1), 79–88.

Rashidi, M., et al. (2013). Advantages of recombinant follicle-stimulating hormone over human menopausal gonadotropin for ovarian stimulation in intrauterine insemination: A randomized clinical trial in unexplained infertility. *European Journal of Obstetrics, Gynecology, and Reproductive Biology, 169*(2), 244–247.

Reindollar, R. H., et al. (2010). A randomized clinical trial to evaluate optimal treatment for unexplained infertility: The fast track and standard treatment (FASTT) trial. *Fertility and Sterility, 94*(3), 888.

van Rumste, M. M. E., Custers, I. M., van der Veen, F., van Wely, M., & Evers, J. L. H. (2008). The influence of the number of follicles on pregnancy rates in intrauterine insemination with ovarian stimulation: a meta-analysis. *Hum Reprod Update, 14*(6), 563–570. https://doi.org/10.1093/humupd/dmn034

Schorsch, M., et al. (2013). Success rate of inseminations dependent on maternal age? An analysis of 4246 insemination cycles. *Geburtshilfe und Frauenheilkunde, 73*, 808–811.

Tummon, I. S., Hening, I., Radwanska, E., Binor, Z., Rawlins, R., Dmowski, W. P., et al. (1998). Persistent ovarian cysts following administration of human menopausal and chorionic gonadotropins: An attenuated form of ovarian hyperstimulation syndrome. *Fertility and Sterility, 49*, 244–248.

Van der Poel, N., & Farquhar, C. (2010). Soft versus firm catheters for intrauterine insemination. *Cochrane Database of Systematic Reviews. Version.* https://doi.org/10.1002/14651858.CD006225.pub2

Weiss, N. S., et al. (2017). Endometrial thickness in women undergoing IUI with ovarian stimulation. How thick is too thin? A systematic review and meta-analysis. *Human Reproduction, 32*(5), 1009.

In-Vitro-Fertilisation, Embryotransfer, Kryokonservierung und additive Verfahren

16

Michael Amrani, Christine Pehringer und Heiko Turley

Inhaltsverzeichnis

16.1 Einleitung

Michael Amrani

Verfahren der In-vitro-Fertilisation haben wesentliche zellbiologische Einblicke in den Fertilisationsprozess und die frühembryonale Entwicklung der Säugetiere, wie dem Menschen, geliefert, wobei Erkenntnisse zu wichtigen Grundlagen bis zum heutigen Tage allein aus der Veterinär-Anatomie und -Physiologie stammen (Kressin & Brehm, 2019; Müller & Hassel, 2018). Beim Menschen etablierte sich die Methodik vor einem halben Jahrhundert und hat seitdem eine immense Fortentwicklung erlebt. So ist die In-vitro-Fertilisation neben der Ovulationsinduktion die bedeutsamste Anwendung der Reproduktionsmedizin. Dieses Kapitel beleuchtet in zwei Teilen sowohl die klinisch-medizinischen Aspekte als auch den labortechnischen Bereich.

Es handelt sich um eine medizinische Behandlung mit einem die klassisch-ärztliche Therapievorstellung weit überschreitenden Bereich, der Embryologie. Hierdurch berührt die Technik auch ethisch-gesellschaftliche Grenzbereiche (Bundesärztekammer, 2018). Alle Beschreibungen sind dem Buchformat entsprechend knappgehalten und wollen zum Studium vertiefender Literatur anregen.

16.2 Klinischer Teil

Dieser Abschnitt umfasst zum Verständnis der Abläufe die biologischen Grundlagen, wie auch den chronologisch medizinischen Bereich der

M. Amrani (✉) · C. Pehringer · H. Turley
TFP-Kinderwunschzentrum Wiesbaden, MVZ Wiesbaden GmbH, Wiesbaden, Deutschland
e-mail: Heiko.Turley@tfp-fertility.com; christine.pehringer@tfp-fertility.com; Michael.Amrani@tfp-fertility.com

© Der/die Autor(en), exklusiv lizenziert an Springer-Verlag GmbH, DE, ein Teil von Springer Nature 2023

M. Amrani, R. Seufert (Hrsg.), *Gynäkologische Endokrinologie und Kinderwunschtherapie*, https://doi.org/10.1007/978-3-662-65371-5_16

Therapie. Überschneidungen und Erweiterungen ergeben sich aus den Kap. 1, 2, 8, 14, 19, und 24. Im zweiten Teil sollen die labortechnischen Prozesse näher beschrieben werden.

Wie wir im Kapitel zur Fortpflanzung gesehen haben, beruht die Anwendung der In-vitro-Fertilisation (IVF) auf den Vorgängen zum Zeitpunkt von Ovulation und Fertilisation bis zur embryonalen Entwicklung von Tag 1 bis etwa Tag 5. Kenntnisse über biologische Grundlagen sind demnach unabdingbar zum Verständnis einer IVF und werden nachfolgend nochmals skizziert.

16.2.1 Biologische Grundlagen

Die finale Follikelreifung beginnt etwa drei Wochen vor der Ovulation und leitet in den Beginn des Menstrualzyklus bzw. der Proliferationsphase über. Zerebrale Zentren wie u. a. Hypothalamus und Hypophyse steuern diese Prozesse, und es kommt zur follikulären Bildung von Estrogenen. Während der Ovulation beendet die Oozyte die erste meiotische Teilung, welche sie mit Beginn der Follikel- und Oozytenreifung im Diktyotän angehalten hatte und wird dann zur sekundären Oozyte. In diesem Stadium hat sie den ersten Polkörper abgeschnürt und tritt in die zweite meiotische Teilung ein, die sie nur mit dem erfolgreichen Eindringen des Spermiums vollenden kann und an dessen Ende die Abschnürung des zweiten Polkörpers und die Ausbildung der Zygote steht (erste Zelle des Embryos). Aus diesem Grund ist eine In-vitro-Fertilisation nur zu diesem Entwicklungszeitpunkt der Oozyte möglich, was auch als Metaphase-II-Stadium bezeichnet wird und in Abb. 16.1 mit Kumuluskomplex schematisch abgebildet ist.

Ebenso können nur Spermien nach vollständigem Durchlaufen der Spermatogenese eine Fertilisation ungestört herbeiführen. Deren Reifungsprozess beginnt mit der Pubertät und wird ununterbrochen bis ins hohe Alter des Mannes fortgesetzt. Werden Reifungsschritte innerhalb der Hodentubuli nicht abgeschlossen, können diese Zellen in der Regel keine Fertilisierung erreichen. Abb. 16.2 zeigt die Zeichnung eines einzelnen ausgereiften Spermiums in etwa 6000-facher Ver-

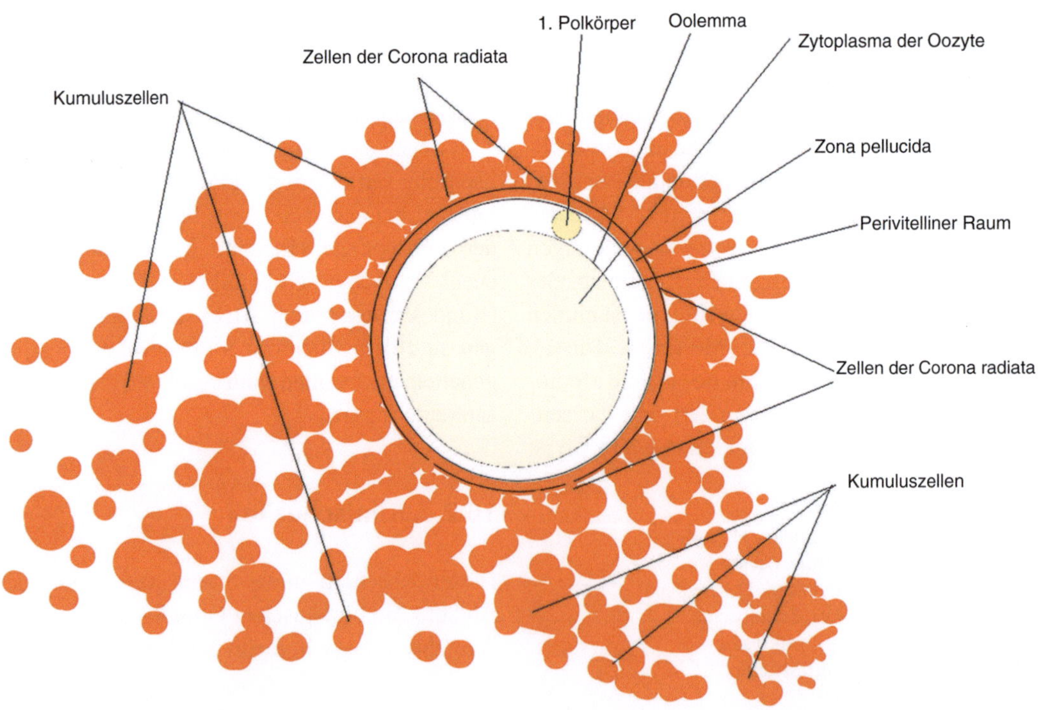

Abb. 16.1 Zeichnung einer menschlichen Oozyte im Metaphase II Stadium. Durchmesser ca. 120 μm

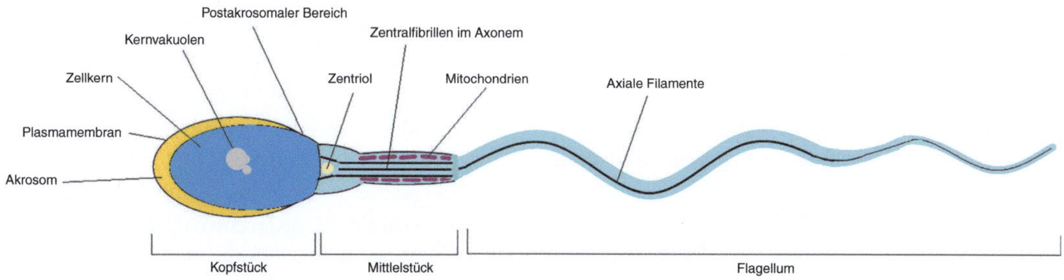

Abb. 16.2 Zeichnung eines menschlichen ausgereiften Spermiums. Gesamtlänge ca. 50 µm

größerung. Die Anzahl von Keimzellen in einer typischen Ejakulation erreicht einen zwei bis dreistelligen Millionenbereich, womit gewährleistet ist, dass nach Passage des weiblichen Genitaltraktes einige Hundert den Eileiter erreichen können (Kumar & Singh, 2021).

Der Fertilisationsprozess in vivo findet im Fimbrientrichter bzw. im distalen Ende der Tube statt, wobei mehrere Spermien an der äußeren Schicht der Granulosazellen und der Corona radiata der Eizelle anhaften (Tag 0). Das Spermium durchwandert mit seiner spiralförmigen Bewegung und der beginnenden Akrosomreaktion die gallertige Zona radiata. Mit den hydrolytischen Enzymen des Akrosoms durchdringt es die Zona pellucida. Bei Anheftung an Proteinrezeptoren des Oolemma führen Rindengranula der Eizelle zur Vereinigung der Plasmawände beider Zellen und zum Übertritt von Zellkern, proximalem Zentriol, mRNA und Mitochondrien in das Zytoplasma der Eizelle (Plasmogamie). Gleichzeitig löst sich die Zona pellucida vom Oolemma und wird undurchdringlich für weitere Spermien.

Mit dem Übertritt des haploiden Chromosomensatzes des Spermiums kommt es zur Abschnürung des zweiten Polkörpers und zur Ausbildung eines haploiden Chromosomensatzes der Eizelle. Etwa 15–18 Stunden nach der Befruchtung werden lichtmikroskopisch die Vorkerne (Pronuklei) sichtbar (Tag 1). Im weiteren Verlauf, nach etwa 24 Stunden, ordnen sich Letztere mittels Spindelapparat und Zentriol in der Äquatorialebene an und leiten die erste mitotische Zellteilung ein, die etwa 30–36 Stunden später als Blastomerenteilung sichtbar wird (Tag 2) (Balaban et al., 2011).

16.2.1.1 In-vitro-Fertilisation (IVF)

Grundlage der In-vitro-Fertilisation ist die Entnahme der Eizelle aus dem Körper der Frau zum Zeitpunkt der Ovulation, um sie unter labortechnischen Bedingungen mit Spermien zu befruchten.

Bei der konventionellen IVF interagiert eine hohe Konzentration von Spermien mit einer Oozyte, wobei die letzte Stufe der Fertilisierung nur durch ein Spermium ohne Manipulation eingeleitet wird. Diese Methode wird weithin als IVF verstanden, wobei es sich um eine In-vitro-Insemination handelt, d. h. eine Eizelle wird mit einer hohen Konzentration von Spermien inkubiert.

16.2.1.2 Intrazytoplasmatische Spermieninjektion (ICSI)

Bei hochgradig eingeschränkten Spermienparametern gelang mit der konventionellen IVF vielfach keine Befruchtung. In den 90er-Jahren etablierte sich die intrazytoplasmatische Spermieninjektion, wodurch auch bei nur sehr wenigen vorhandenen geeigneten Spermien, Fertilisierungen erreicht werden konnten. Eine ICSI beruht vom chronologischen Ablauf her betrachtet, auf dem gleichen Prinzip wie die In-vitro-Insemination. Um jedoch den Prozess anzustoßen wird ein einzelnes Spermium in die reife Oozyte injiziert. Somit wird dieses Verfahren als In-vitro-Fertilisation mit Mikroinjektion verstanden.

16.2.1.3 Indikationen

Aus dem Vorgenannten ist eine Störung bzw. das Fehlen des Fertilisationsortes, der Tube, als primäre Indikation evident. Jedoch muss und kann eine Tubenpathologie nicht immer als Indikation vorliegen, sondern sollte im individuellen Kontext des Paares gesehen werden, da eine IVF-Behandlung weltweit als die wirkungsvollste Kinderwunschbehandlung und die letzte therapeutische Option angesehen werden kann.

IVF

Tuben

- Verschluss einseitig, beidseitig
- Funktionelle Störung des Eiaufnahmemechanismus
- Adhäsionen des kleinen Beckens
- Mittel- bis höhergradige Endometriose (Becker et al., 2022)
- Sakto- und Hydrosalpinx
- Z.n. erfolglosen Tubenrekonstruktionen
- Z.n. Tubensterilisation

Andrologie

- Leichtgradige andrologische Subfertilität
- Z.n. Sterilisation des Mannes und operative Spermienentnahme (einzeitig)

Andere Aspekte

- Versagen konservativer Behandlungsansätze
  - Ca. sechs Zyklen Follikelstimulation (bei hypo- und normogonadotrope Ovarialinsuffizienz)
  - Ca. sechs Zyklen pulsatile GnRH-Behandlung
  - Z.n. Ovarkauterisation (bei PCOS)
  - Ca. drei bis sechs Zyklen intrauterine Insemination (homolog und heterolog)
- Idiopathische Sterilität
- Alter > 38 Jahre und unerfüllter Kinderwunsch per definitionem

ICSI

Indikationen einer ICSI resultieren primär aus andrologischen Fruchtbarkeitseinschränkungen:

- In mindestens zwei Spermiogramme, nativ und nach Aufbereitung (Vorschlag):
  - Relative Indikation

    Nativ: 5–15 Mio. Spermien/ml davon 20–32 % progressiv motil

    Nach Aufbereitung: 0,5–5 Mio. progressiv motile Spermien
  - Absolute Indikation

    Nativ: <5 Mio. Spermien/ml davon<20 % progressiv motil

    Nach Aufbereitung <0,5 Mio. progressiv motile Spermien
- Z.n. Befruchtungsversagen bei IVF (< 20–30 % der Oozyten fertilisiert)
- Z.n. Kryokonservierung
  - Unfertilisierte Oozyten (Fertilisationsprotekion, Social freezing)
  - Spermien aus operativer Hodenentnahme (zweizeitig)
  - Eingeschränkte Spermaqualität

16.2.2 Therapieablauf

In diesem Abschnitt soll modellhaft der chronologische Ablauf einer kontrolliert stimulierten IVF-Behandlung beschrieben werden, ohne zunächst auf labortechnische Details näher einzugehen. Für eine ICSI ist der Ablauf analog. Für einen natürlichen Zyklus wird weitgehend auf eine hormonelle Stimulation verzichtet, im Übrigen ist der Ablauf vergleichbar. Auf die mit einer IVF-Behandlung bzw. assistierten reproduktionsmedizinischen Behandlung einhergehenden Belastungen und Risiken wird in Kap. 18 ausführlich eingegangen.

16.2.2.1 Follikel- und Oozytenreifung

Die unter Abschn. 16.2.1 dargestellten Grundlagen und chronologischen Zeitabläufe reflektieren einen Optimalzustand, der in-vitro nicht immer adäquat beobachtbar ist. Vielmehr ist in-vivo und in-vitro der Weg einer Keimzelle über Metaphase-II-Stadium, erfolgreicher Befruchtung und in eine regelgerechte embryonale Entwicklung weder vollständig kontrollierbar noch vorhersagbar. Abweichungen stellen prinzipiell keine Krankheit oder ein technisches Versagen dar, sondern spiegeln die physiologische Überlebenswahrscheinlichkeit der beteiligten Zellen (Lemmen et al., 2016) wieder. Somit ruht die Bemühung für eine Lebendgeburt beim Menschen auf einer Fülle unbefruchteter Oozyten, Zygoten und Embryonen ohne Potenzial zur Weiterentwicklung.

Um aber die Chancen pro Behandlungsversuch zu verbessern, hat es sich bewährt, mehrere Zellen gleichzeitig extrakorporal zu befruchten. Wie wir in Kap. 14 gesehen haben, ist es mithilfe von Gonadotropinen möglich, mehrere Follikel parallel zur Dominanz reifen zu lassen (Polyovulation) und eine Anzahl von Oozyten gleichzeitig dem Körper zu entnehmen. Als Optimum werden 10–14 Zellen diskutiert. Hierdurch scheinen sich die Chancen zu verbessern, zumindest einen Embryo mit gutem Potenzial zur Schwangerschaft und Geburt zu erhalten. Daneben korreliert das biologische Alter mit dem Anteil aneuploider Keimzellen, weswegen eine größere Auswahl an Oozyten von Vorteil ist.

Es besteht aber auch in einem natürlichen Zyklus mit nur einer reifen Eizelle die Möglichkeit Fertilisierung und Schwangerschaft zu erreichen, wobei die Prognosen in der Regel ungünstiger ausfallen (Roesner et al., 2014). Die elektive Planung im natürlichen Zyklus ist eine vertretbare Alternative in speziellen Situationen, wie erschöpfte Follikelreserve, Bedenken gegen Stimulation, hohe Risiken für ein ovarielles Überstimulationssyndrom. Im Nachfolgenden beziehen wir uns auf eine Behandlung mit medikamentöser Behandlung (Stimulation) und Polyovulation.

16.2.2.2 Beginn der Behandlung, Status menstruationem, Abbruchblutung oder Amenorrhö

Stimulationsbehandlung und Eizellenentnahme setzen eine Menstruation nicht obligat voraus. Durch Hormonentzugsblutung oder bei nicht proliferiertem Endometrium bei sekundärer Amenorrhö ist eine entsprechende Medikation ebenso möglich.

Nachdem Kontraindikationen wie Adnexbefunde oder Schwangerschaft ausgeschlossen wurden, beginnt die Patientin die Stimulationsbehandlung. Auf die verschiedenen Medikamente und Protokolltypen der kontrollierten Stimulation wird in Kap. 14 eingegangen. Während der medikamentösen Therapie werden in der Regel ein bis zwei transvaginale sonografische Untersuchungen durchgeführt, um anhand der Follikelgröße eine Reifung zu beobachten. Optional können Messungen von Estradiol, luteinisierendem Hormon und Progesteron erfolgen. Ist eine präovulatorische Größe bei mindestens drei Follikeln erreicht, kann die Ovulation induziert und die Follikelpunktion geplant werden.

Ovulation, Konzeption und Fertilisation: Tag 0

Während des Ovulationszeitfensters wird die Fertilisierung geplant, die mit Follikelpunktion und Spermiengewinnung beginnt und im IVF-Labor über die Zusammenführung der Keimzellen (Tag 0) in die embryologische Entwicklung übergeht. Zugleich wird die medikamentöse Behandlung der Frau mit dem Anfang der Lutealphase fortgesetzt und mündet in das Implantationsfenster etwa am fünften bis sechsten Tag post conceptionem, an dem der Embryo wieder in den Uterus übertragen wird.

Follikelpunktion und Beginn der Lutealphase

In der Regel 36 Stunden nach der medikamentösen Ovulationsinduktion erfolgt die ambulante sonografisch gesteuerte transvaginale Follikelpunktion oder Aspiration. Sie wird üblicherweise während einer kurzen Narkose oder Analgosedierung durchgeführt. In seltenen Fällen ist sie auch ohne Anästhesie bei günstigen anatomischen Situs, Compliance der Patientin und geringer Anzahl von Follikeln durchführbar. Alternativ bei schwierigem Situs ist auch eine laparoskopische Follikelpunktion möglich.

Mittels vaginaler Sonografie werden die Follikel dargestellt. Mit einer in der radialen Achse des vaginalen Ultraschallkopfes fixierten und in der axialen Achse verschiebbaren Hohlnadel von etwa 30 cm Länge werden die Follikel über die Scheidenhaut punktiert. Durch milden Druck vermindert sich der Abstand zwischen Ultraschallkopf und dem Ovar in der Adnexloge auf wenige Millimeter, sodass die Nadel eine geringe Distanz zu überwinden hat. Unter kontinuierlichen Unterdruck von etwa 200 mmHg wird die Flüssigkeit aus jedem Follikel unter Wahrung der

Follikelstruktur einzeln nacheinander aspiriert. Die aspirierte Flüssigkeit wird in entsprechend vorgewärmten Reagenzgefäßen aufgefangen und zugleich mikroskopisch auf die Eizelle hin untersucht. Bereits unter zellbiologischen Laborbedingungen werden die erhaltenen Oozyten bis zur eigentlichen Fertilisierung asserviert. Während des Eingriffes ist auf Beckengefäße und benachbarte Organe wie Blase und Darm zu achten. Mit dem Abschluss wird die Kanüle entfernt und das Operationsgebiet auf Blutungsquellen kontrolliert (Angelo et al., 2019).

Nach ca. zwei Stunden kann die Patientin entlassen werden. Ab diesem Zeitpunkt hat die Luteal- bzw. Sekretionsphase begonnen. Aufgrund der kontrollierten Stimulationsbehandlung und der operativen Manipulation der Follikel muss eine medikamentöse Lutealphasen-Behandlung mit Progesteron erfolgen (siehe Kap. 14) (Tomic et al., 2019).

Spermiengewinnung

Zur selben Zeit oder kurz danach erfolgt die Abgabe oder das Auftauen einer Spermaprobe und deren Aufbereitung zur Vorbereitung auf die Fertilisation. Bei Verwendung von Keimzellen aus zuvor operativ erhaltenen Hodengewebe werden am Tage der Follikelpunktion partiell Proben aufgetaut (siehe Kryokonservierung), um innerhalb der Tubuli ausgereifte Spermien zu selektieren.

Bei operativer Keimzellenentnahme aus dem Hoden unterscheidet man die testikuläre Spermienextraktion (TESE) und die mikrochirurgische epididymale Spermienaspiration (MESA). Sie sollten mit dem Behandlungszyklus der Frau synchronisiert werden, um Spermien und Oozyten am Tage der Fertilisation zeitgleich vorliegen zu haben. Ist prospektiv mit einer eingeschränkten Spermiengewinnung zu rechnen, sollte das Vorgehen mit einer Kryokonservierung (siehe Abschn. 16.2.3) gekoppelt werden, wobei man von zweizeitigem Vorgehen spricht. Hierbei erfolgen Hodenoperation und Follikelpunktion im zeitlichen Abstand nacheinander und das gewonnene Hodengewebe wird vor dem Beginn der IVF-Behandlung der Frau kryokonserviert. Sollten genügend geeignete Spermien zu erwarten sein und die behandelnde Klinik besitzt entsprechende organisatorische Ressourcen, kann auch einzeitig vorgegangen werden.

Fertilisationsbeginn

Nach der Adaptation der Keimzellen werden die Oozyten (siehe Abb. 16.1) entweder mittels In-Vitro-Insemination oder Injektion mit Spermien behandelt und in die Inkubation gegeben (siehe Abschn. „IVF", „ICSI", 16.3.4, und 16.3.5)

16.2.2.3 Befruchtungskontrolle und Fortführung der Inkubation, Tag 1 p.c.

Etwa 15–18 Stunden nach dem Beginn der Behandlung lassen sich lichtmikroskopisch zwei Vorkerne bzw. Pronuklei in den Oozyten und der zweite abgeschnürte Polkörper erkennen. Dies spricht für eine erfolgreiche Befruchtung, worüber die Patienten informiert werden. Abb. 16.3a zeigt das mikroskopische Bild einer regelgerecht fertilisierten Oozyte mit zwei Pronuklei.

Nun kann auch eine Abweichung der Anzahl an Vorkernen erkannt werden. Einzelne Vorkerne lassen nicht direkt einen Rückschluss auf den Euploidiegrad zu. Jedoch weisen drei und mehr Vorkerne auf eine Fehlverteilung hin (siehe Abb. 16.3b, c). Bei einer IVF-Behandlung strebt man bei mindestens 55–60 % und bei einer ICSI mindestens 70 % regelgerecht fertilisierte Oozyten an (Vlaisavljevic et al., 2021; Nicoli et al., 2013; Racowsky et al., 2010). Hierauf setzt sich die Inkubation der Zygote fort.

16.2.2.4 Embryokultur, Tag 2–5 p.c.

Etwa zwei Tage nach Fertilisierungsbeginn lassen sich in den Oozyten erste Blastomeren erkennen. Prinzipiell kann ab diesem Stadium das Einsetzen des Embryos in die Gebärmutter überlegt werden. Verglichen mit den sich synchronisierenden Prozessen von Endometrium und Embryo stellt dies jedoch einen unphysiologischen Zeitabschnitt dar (siehe Kap. 2). Die Übertragung an

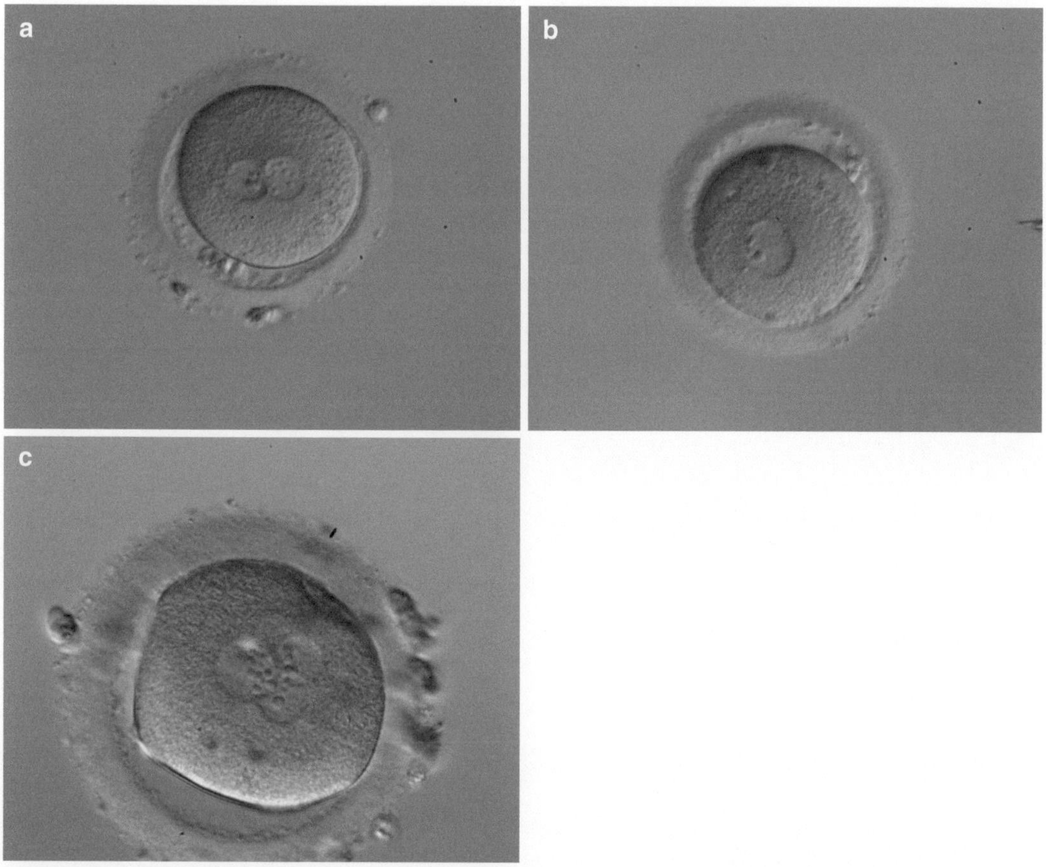

Abb. 16.3 (**a**) Pronukleus Stadium vor Syngamie mit zwei Vorkernen. (**b**) Pronukleus Stadium mit einem Vorkern. (**c**) Pronukleus Stadium mit drei Vorkernen

Tag 2 und 3 ist ein seit Langem praktiziertes und etabliertes Vorgehen mit erfolgreichen Implantationen und bei wenigen befruchteten Oozyten durchaus zu überlegen. In den Abb. 16.4a, b sehen wir einen Embryo am Tage 2 p.c. zu verschiedenen Zeitpunkten und in Abb. 16.4c an Tag 3 mit acht Blastomeren.

Die Kultur von Zygoten und Embryonen bis Tag 5 wird häufig auch als Blastozystenkultur oder verlängerte Embryonenkultur bezeichnet. Mindestens 70 % der Zygoten setzen ihre Zellteilung jedoch nicht bis zur Blastozyste fort und arretieren in einem früheren Blastomerenstadium (Wang et al., 2022). Diese Vorgänge sind lichtmikroskopisch zu identifizieren, wodurch mit einer entsprechenden Anzahl kultivierter Zygoten die Wahrscheinlichkeit, zumindest einen entwicklungsfähigen Embryo am Tag 5 p.c. zu erhalten, ansteigt und diesem zugleich ein zyklussynchrones Implantieren ermöglicht wird. Erreicht der Embryo Tag 4 als Morula, kann mit vergleichbaren Implantationsraten gerechnet werden (Feil et al., 2008). Die Abb. 16.4d–f zeigen eine Blastozyste im Verlaufe des fünften Tages p.c.

Aufgrund des Embryonenschutzgesetzes strebt man mit dem sogenannten deutschen Mittelweg, in Abhängigkeit zur geplanten Zahl der für den Transfer vorgesehenen Embryonen, die Kultivierung von maximal sieben Zygoten bis zur Blastozyste an, ohne hierbei überzählige zu erhalten (Kliebisch et al., 2016).

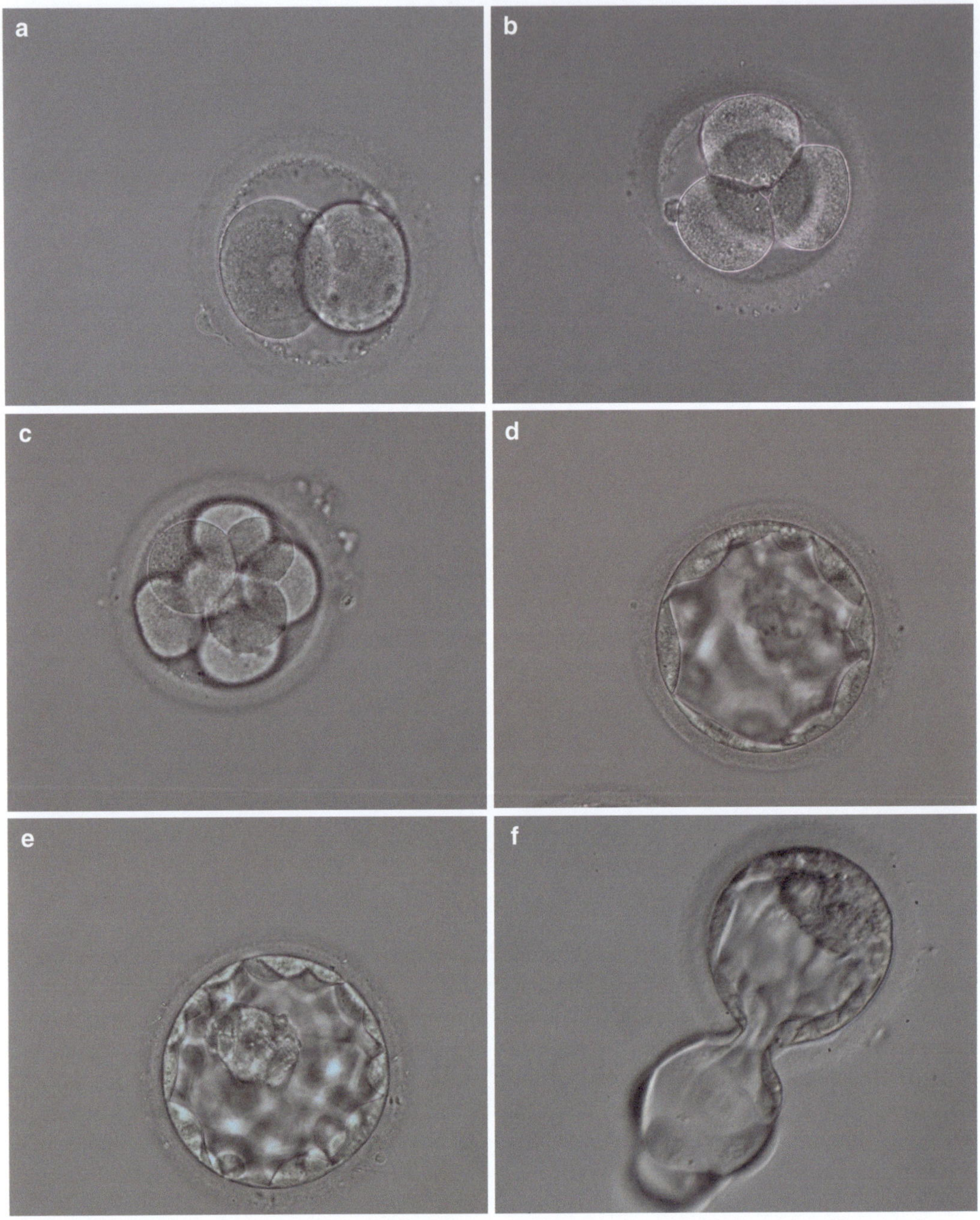

Abb. 16.4 (**a**) Tag 2 p.c. Embryo mit zwei Blastomeren. (**b**) Tag 2 p.c. Embryo mit vier Blastomeren. (**c**) Tag 3 p.c. Embryo mit 8 Blastomeren. (**d**) Tag 4 p.c. Embryo im Morulastadium. (**e**) Tag 5 p.c. Embryo im Blastozystenstadium. (**f**) Tag 5 p.c. Embryo als schlüpfende Blastozyste

Der zu transferierende Embryo wird nach verschiedenen international vereinbarten zellbiologischen Kriterien deskriptiv beurteilt, wobei die vergebenen Gradings oder berechneten Scores mit dem Implantationspotenzial des Embryos korrelieren sollen. Zu diesen Beurteilungskriterien geben für die jeweiligen embryonalen Entwicklungsstadien Tab. 16.1, 16.2, und 16.3 Übersichten wieder. Neben den aufgeführten Phänomenen existieren noch weitere

Tab. 16.1 Grading von Embryonen Tag 2–3. Die Verwendung von Buchstaben oder Zahlen kann variieren. Auch Bezeichnungen wie ideal und nicht ideal werden benutzt. (Balaban et al., 2011; Coticchio et al., 2021)

Embryo Tag 2		44 ± 1 h nach In-vitro Insemination, 4 Blastomeren
Embryo Tag 3		68 ± 1 h nach in-vitro Insemination, 8 Blastomeren
Grading		Zellbiologische Phänomene
A	1	• < 10 % Fragmentation • Alle Blastomeren haben stadiengerechte Größe • Keine Multinukleation
B	2	• 10–25 % Fragmentation • Mehrheit der Blastomeren haben stadiengerechter Größe • Kein Hinweis auf Multinukleation
C	3	• 25 % Fragmentation • Alle Blastomeren haben keine stadiengerechte Größe • Multinukleation

Tab. 16.2 Grading von Embryonen Tag 4 (Morula). Die Verwendung von Buchstaben oder Zahlen kann variieren. (Feil et al., 2008; Coticchio et al., 2021)

Grading		Zellbiologische Phänomene
A	1	• Kompaktion im gesamten Embryo • Alle Blastomeren in der 4. Zellteilungsrunde
B	2	• Mehrheitliche Kompaktion des Embryos • Alle Blastomeren in der 4. Zellteilungsrunde
C	3	• Kompaktion in weniger als der Hälfte des Embryos (unregelmäßig) • 2–3 Blastomeren noch nicht der 4. Zellteilungsrunde

zu beobachtende Aspekte, deren Bedeutung in Bezug auf die Prognose des Embryos bisher noch nicht verstanden sind (Coticchio et al., 2021).

16.2.2.5 Embryotransfer, Tag 2–5 p.c.

Die Übertragung in das Endometrium wird als Embryotransfer bezeichnet. Wie bei einer gynäkologischen Untersuchung befindet sich die Patientin in Steinschnittlage. Es erfolgt die sonografische Beurteilung von Ovarien, Endometrium, Uteruslage, Sondenlänge und Aszites, worauf mittels Spekulum das Ostium externum cervizis der Portio dargestellt, Sekrete entfernt und eine Infektion ausgeschlossen werden. Daraufhin kann die Führungshülse bzw. der Führungsschaft eines speziellen Embryonentransferkatheters unter sonografischer Kontrolle atraumatisch kranial des Ostium internum cervizis platziert werden. Nach korrekter intrauteriner Positionierung kann der Reproduktionsbiologe das Reaktionsgefäß mit dem Embryo dem Inkubator entnehmen und unter lichtmikroskopischer Sicht und Videoaufzeichnung mit einem geringen Volumen an Transfermedium in den Embryokatheter überführen. Zügig wird der Katheter über den positionierten Führungsschaft unter sonografischer Sicht in Abhängigkeit von der Sondenlänge zentral 5–10 mm vom Uterusfundus platziert. Hiernach wird das den Embryo enthaltende Transfermedium wiederum unter kontinuierlicher sonografischer Kontrolle langsam eingespült.

Tab. 16.3 Embryo Tag 5 (Blastozyste). Aufgrund der Komplexität der Blastozyste werden Bewertungen (Gradings) für Expansion (E), innere Zellmasse (IZ) und Trophektoderm (TE) gegeben. Ein möglicher Score setzt sich aus den vergebenen Gradings zusammen: 4-2 (E), A-C (IZ und TE), z. B. 4BA. (Gardner & Schoolcraft, 1999)

Grading	Zellbiologische Phänomene Expansion	Grading	Zellbiologische Phänomene innere Zellmasse	Grading	Zellbiologische Phänomene Trophektoderm
4	• Blastozoel größer als früher Embryo • Zona pellucida dünn	A	• Prominent • viele Zellen im kompakten Verbund	A	• Viele Zellen • kompaktes Epithel
3	• Blastozoel füllt Blastozyste aus • Zona pellucida dick	B	• Leicht zu erkennen • viele Zellen im losen Verbund	B	• Wenige Zellen • lockeres Epithel
2	• Blastozoel füllt mehr als die Hälfte der Blastozyste aus	C	• Wenige Zellen	C	• Sehr wenige Zellen

Nach Entfernen und mikroskopischer Inspektion des Instrumentariums endet der Eingriff (Bortoletto et al., 2018).

Die aktuelle deutsche Gesetzeslage erlaubt das Einsetzen von bis zu drei Embryonen. Wegen der damit einhergehenden Möglichkeit einer Mehrlingsschwangerschaft und den damit nicht zu vertretenden Risiken für Mutter und Kind sollte grundsätzlich nur ein Embryo eingesetzt werden (Gesetz zum Schutz von Embryonen, ESchG). Hierzu liefern die Erkenntnisse der Blastozystenkultur bedeutsame und nicht invasive Entscheidungskriterien.

16.2.2.6 Schwangerschaftstest und Nachuntersuchung, Tag 14–28 p.c.

14 Tage nach Befruchtung und etwa zehn Tage nach dem Embryonentransfer kann eine Bestimmung von hCG im Serum beginnen. Etwa zwei Wochen nach der ersten Serumuntersuchung und mit Beginn der fünften SSW p.c. (siebte SSW p.m.) sollte sonographisch eine intrauterine Fruchthöhle wie auch der Embryoblast mit Herzaktivität erkannt werden können. Dieser Nachweis wird als klinische Schwangerschaft bezeichnet, womit die Mutterschaftsvorsorge beginnt. Mit dieser Untersuchung können Frühaborte, Mehrlinge oder ektope Schwangerschaften bereits identifiziert werden.

16.2.3 Kryokonservierung

Maßnahmen zur Kryokonservierung ermöglichen es, den Zellzyklus und somit den Alterungsprozess einzelner Zellen und kleiner Zellverbände zu arretieren. Die Temperatur muss hierfür unterhalb der Glasübergangstemperatur T_g von −130 °C (143,15 Kelvin für biologisches Gewebe) liegen, wobei üblicherweise eine Einlagerung in Flüssig-/Gasphasenstickstoff bei −197 °C (76,5 Kelvin) erfolgt. Somit können biologische Vorgänge wie Befruchtung und Schwangerschaftseintritt zeitlich verschoben werden. In der Reproduktionsmedizin stellt sie einen zentralen, mittlerweile unverzichtbaren Behandlungsbestandteil dar (Simopoulou et al., 2014; Argyle et al., 2016).

Die Entscheidung hierüber bedarf einer dezidierten Aufklärung, Dokumentation und schriftlichen Vereinbarung. Besondere Beachtung sollte den nach dem Auftauen zu erwartenden Chancen auf eine Geburt geschenkt werden. Sie korrelieren bei der Frau primär mit dem Alter, aber auch mit der Anzahl unbefruchteter oder befruchteter Oozyten und der Qualität der Embryonen vor oder zum Zeitpunkt der Kryokonservierung.

Die folgende Auflistung gibt die derzeit in der Reproduktionsmedizin üblicherweise kryokonservierten Zellen und Gewebe, den Zykluszeitpunkt der Kryokonservierung und mögliche Indikationen an.

16.2.3.1 Unbefruchtete Oozyten (Metaphase II Zellen)

Zeitpunkt

- Tag der Follikelpunktion

Indikation

- Potenziell gonadotoxische Behandlung oder drohender Verlust der Keimdrüsen
- Social freezing: persönlicher Wunsch (verschobene Familienplanung), alleinstehende Frau
- Keine geeigneten Spermien zum Zeitpunkt einer IVF

16.2.3.2 Befruchtete Oozyten (Zygoten, imprägnierte Oozyten)

Zeitpunkt

- Tag 1 nach Konzeption bzw. Follikelpunktion

Indikation

- Mehr fertilisierte Oozyten, als für den Eintritt einer Einlingsschwangerschaft benötigt werden
- Eintritt einer Schwangerschaft ist für die Patientin mit schwerem gesundheitlichem Risiko verbunden oder es ist zu unerwarteter Verschlechterung des gesundheitlichen Zustandes gekommen (z. B. ovarielles Hyperstimulationssyndrom siehe Kap. 18)
- Unerwarteter Befund zum Zeitpunkt des Embryonentransfers, der die Implantation beeinträchtigt

- Eintritt einer Schwangerschaft ist aus persönlichen Gründen der Patienten nicht gewünscht
- Planung einer heterologen Kinderwunschbehandlung (Eizellspende oder Leihmutterschaft in Deutschland verboten)
- Potenziell gonadotoxische Behandlung oder drohender Verlust der Keimdrüsen

16.2.3.3 Embryonen (Tag 3 oder Tag 5)

Zeitpunkt

- Tag 3 oder 5 post conceptionem

Indikation

- Nach Blastozystenkultur finden sich mehr Embryonen, als für den Eintritt einer Einlingsschwangerschaft benötigt werden
- Eintritt einer Schwangerschaft ist für die Patientin mit schwerem gesundheitlichem Risiko verbunden oder es ist zu unerwarteter Verschlechterung des gesundheitlichen Zustandes gekommen (z. B. ovarielles Hyperstimulationssyndrom siehe Kap. 18).
- Unerwarteter Befund zum Zeitpunkt des Embryonentransfers, der die Implantation beeinträchtigt
- Genetisches Untersuchungsergebnis der Trophektodermbiopsie steht vor Embryotransfer aus
- Unerwartete Änderung der Anzahl zum Transfer vorgesehener Embryonen durch das Paar (von 3 Embryonen auf 2 Embryonen und von 2 Embryonen auf 1 Embryo)

16.2.3.4 Spermien aus Ejakulat

Zeitpunkt

- Vor Stimulation bzw. Follikelpunktion

Indikationen

- Potenziell gonadotoxische Behandlung oder drohender Verlust der Keimdrüsen
- Kryptozoospermie
- Voranschreitende Verschlechterung der Spermaqualität
- Spendersamen für heterologe Kinderwunschbehandlung
- Social freezing

16.2.3.5 Ovargewebe

Indikation

- Potenziell gonadotoxische Behandlung oder drohender Verlust der Keimdrüsen

16.2.3.6 Hodengewebe

Zeitpunkt

1. Keine Vorgabe
2. Ein- oder zweizeitig bei geplanter IVF oder ICSI (siehe Spermiengewinnung)

Indikationen

- Gewebe mit ausgereiften Spermien aus testikulärer Spermienextraktion (TESE) und/oder mikrochirurgische epididymale Spermienaspiration (MESA) bei
  - Azoospermie
  - Anejakulation
  - Z.n. Sterilisation
  - Potenziell gonadotoxischer Behandlung oder drohendem Verlust der Keimdrüsen

16.2.3.7 Kryotransfer

Alle Gewebetypen haben nach Beendigung der Kryokonservierung die Herbeiführung einer Schwangerschaft mithilfe eines Embryotransfers zum Ziel (Ausnahme: Ovartransplantat). Spermien und unbefruchtete Oozyten werden für eine In-vitro-Fertilisation in der Regel mit Injektion (ICSI) verwendet und nach der Fertilisierung als Embryo transferiert. Befruchtete Eizellen und Embryonen können zur direkten Übertragung in die Gebärmutter eingesetzt werden.

Für den Transfer ist es wesentlich, den Uterus bzw. das Endometrium hierauf vorzubereiten. Der technische Vorgang ist analog zum Embryotransfer direkt nach IVF (Frischtransfer) durchzuführen. In der Literatur wird hier von Kryo-Embryotransfer gesprochen (Sciorio & Esteves, 2020; Mackens et al., 2017).

Grundsätzlich kann das Einsetzen mit oder ohne Ovulation synchronisiert erfolgen. Wesentlich ist bei beiden Optionen ein suffizient proliferiertes Endometrium. Die Erfassung der Ovulation erfolgt typischerweise mit einem sonografischen und biochemischen Monitoring (Estradiol und LH), wobei es mit einer milden FSH-, Clomifen- oder Letrozol-Behandlung ergänzt werden kann.

Mit Erreichen eines präovulatorischen Follikels kann der Embryotransfer entweder mithilfe eines spontanen LH-Peaks oder einer gezielten hCG-Injektion (Trigger) abhängig von den aufzutauenden Zellen geplant werden:

- Unbefruchtete Oozyten (Metaphase II Stadien)
  - 36 h nach hCG-Trigger oder 24 h nach LH-Peak
    Spermiengewinnung + Auftauen + ICSI
    Beginn Oozyten- und Embryokultur
    Transfer
- Befruchtete Oozyten (Vorkernstadien)
  - 48 h nach hCG-Trigger oder 36 h nach LH-Peak
    Auftauen
    Beginn Oozyten- und Embryokultur
    Transfer
- Embryonen (Tag 2, 3 oder 5)
  - Vier bis fünf Tage oder sieben Tage nach hCG-Injektion → Transfer
  - Sechs Tage nach spontanem LH-Peak → Transfer

Eine terminale Follikelreifung mit hCG erleichtert sowohl für Behandelte als auch für Behandler die Planung.

Um verdeckte oder nicht bekannte Corpus-luteum-Insuffizienzen zu vermeiden, sollte eine Lutealphasen-Unterstützung mit Progesteron fünf Tage vor dem Transfer beginnen.

Kryoembryonentransfers ohne Ovulation sollten bei klinisch bekannter Anovulation oder Patientinnen mit schwieriger Stimulation (z. B. PCOS) bevorzugt werden. Hier steht das durch Estrogene angeregte Wachstum des Endometriums im Fokus. Häufig werden hierzu Estrogendosen peroral von tgl. 6 mg oder transdermal 200 μg alle drei Tage eingesetzt. Der Grunderkrankung entsprechend sind häufig keine Ovulationen zu erwarten. Nach 11–14 Tagen kann mit einem sonografisch aufgebauten Endometrium gerechnet werden und eine obligate Progesteronsubstitution setzt wiederum fünf Tage vor dem Embryotransfer ein. Da bei dieser Therapie kein Corpus luteum gebildet wird, ist die Behandlung mit Sexualsteroiden (Estrogenen und Progesteron) bis zur zwölften SSW notwendig.

Am sechsten Tag der Progesteronanwendung erfolgt der Embryotransfer.

16.2.3.8 Fertiprotektion und Social freezing

Verschiedene Erkrankungen, wie onkologische Tumore oder Autoimmunstörungen und die damit verbundenen Behandlungen, wie chemische und physikalische Zytostase, können unterschiedliche Gewebetypen nachhaltig schädigen, wozu auch Keimzellen zählen. Die Behandlungsprognosen haben sich für die Betroffenen in den letzten Jahrzehnten deutlich verbessert. Vor der Anwendung entsprechender Therapien ist eine Empfehlung zur Beratung Betroffener vor dem oder im fortpflanzungsfähigen Alter über die Möglichkeit der Kryokonservierung von Eizellen, Spermien, Ovar- und Hodengewebe ein verpflichtender Bestandteil für die beteiligten Fachdisziplinen. Die Betroffenen soll hiermit in die Lage versetzt werden, über die Anlage einer Fertilitätsreserve entscheiden zu können (Braat et al., 2020).

Teil der Aufklärung sind zum einen operative Maßnahmen (bei Oozyten, Ovar- und Hodengewebe) und zum anderen die Notwendigkeit einer späteren IVF oder ICSI mit den verbundenen Prognosen.

Um Ovargewebe zu erhalten, benötigt die Patientin eine operative Laparoskopie, wobei, soweit möglich, von einem Ovar insbesondere kortikales Gewebe zusammenhängend exzidiert werden soll. Die operative Vorgehensweise sollte behutsam und unter Vermeidung schädlicher Einflüsse auf das Präparat erfolgen. Letzteres wird nach Aufbereitung in kleinen Gewebestücken kryokonserviert, wobei der Prozess standardisiert und mit Vitalitätstestung durch Tierversuch validiert wurde.

Um zu einem späteren Zeitpunkt eine Schwangerschaft zu erzielen, wird das Gewebe nach dem Auftauen, wiederum im Rahmen eines operativen Eingriffs, im Bereich des Ovars oder in direkter Nachbarschaft in eine Peritonealfalte eingenäht. Aus dem angenommenen Autotransplantat könnte es dann zu spontanen Ovulationen kommen und die Patientin bei durchgängigen Tuben und unauffälligem andrologischem Faktor versuchen spontan zu konzipieren. Alternativ ist eine Stimulation des Transplantats und eine IVF möglich.

Für die Kryokonservierung unfertilisierter Oozyten ist analog zur IVF oder ICSI eine Follikelpunktion vonnöten. Die Kryokonservierung und spätere Fertilisierung ist bis dato nur sinnvoll mit Metaphase-II-Oozyten, d. h. nach Abschnürung eines Polkörpers. Da die sichere Detektion dessen nur nach Entfernen der Granulosazellen möglich ist, erfolgt eine entsprechende Präparation des Oozyten-Kumulus-Komplexes (siehe unten). Sollten die kryokonservierten unfertilisierten Oozyten später verwendet werden, muss synchron zur Ovulation eine entsprechende Mikroinjektion mit Spermien stattfinden (ICSI).

Fertiprotektion aus nicht medizinischen Ursachen (Social freezing) scheint in der Gesellschaft eine zunehmende Rolle zu spielen (Baldwin et al., 2019). Gründe finden sich in der physiologisch nachlassenden Fertilität der Frau, erschwerten Vereinbarkeit von beruflicher Laufbahn und Familienplanung oder dem fehlenden Partner. Der Aufwand dieses Vorgehens wie auch seiner Prognosen entsprechen einer IVF- oder ICSI-Behandlung mit Kryokonservierung unfertilisierter Oozyten. Wichtig in der Beratung ist jedoch die große Anzahl an Oozyten (20–30) die voraussichtlich benötigt wird, um später eine vertretbare Chance für eine Geburt zu haben. Daneben sollte auch die derzeit geringere Prognose gegenüber fertilisierten Keimzellen und die zum späteren Zeitpunkt notwendige ICSI berücksichtigt werden.

16.2.4 Genetische Untersuchungen an Eizelle und Embryo

Im Gegensatz zur Pränataldiagnostik besteht im Rahmen einer In-vitro-Fertilisation die Möglichkeit mit der Präimplantationsdiagnostik vor dem Einsetzen des Embryos Untersuchungen an der imprägnierten Oozyte oder dem Embryo selbst durchzuführen. Hiermit stehen dem Paar Informationen über ihren Embryo zur Verfügung, die z. B. mit Fehlgeburt, Fehlbildung, Behinderung des Kindes einhergehen können. Somit kann sich das Paar noch vor Eintritt der Schwangerschaft im Körper der Frau gegen den Embryotransfer entscheiden.

Es stehen in der Praxis zwei diagnostische Methoden zur Verfügung: zum einen die Polkörper- und zum anderen die Trophektoderm- bzw. Blastomerenbiopsie. Letztere wird im allgemeinen Sprachgebrauch auch als eigentliche Präimplantationsdiagnostik (PID) bezeichnet.

Da Syngamie und Bildung des Embryos noch nicht eingetreten sind, erbringt die Polkörperdiagnostik ausschließlich genetische Erkenntnisse zur Mutter. Die PID hingegen erlaubt einen Blick auf den Embryo und seinen ererbten Eigenschaften von Mutter und Vater. Für beide Untersuchungen benötigen die Paare eine In-vitro-Fertilisation. Bei der PID wird eine ICSI benötigt, um gewonnene Zellproben nicht durch Spermien-DNS zu kontaminieren.

16.2.4.1 Polkörperdiagnostik, PKD

Die Polkörperdiagnostik entwickelte sich aufgrund restriktiver gesetzlicher Vorgaben zu den Untersuchungen am Embryo, weswegen man sich auf die Eizelle vor der Ausbildung der Zygote (Syngamie) beschränkte. Sie beginnt vor Karyogamie, aber nach dem Befruchtungsbeginn. Eine Diagnostik am Embryo wird an Tag 3 oder 5 nach der Befruchtung begonnen. Mit dem Vorliegen des Ergebnisses, in der Regel an Tag 5, kann der Embryo (Embryotransfer, s.o.) eingesetzt oder verworfen werden.

Indikationen (ausschließlich mütterlich)

- Alter
- Monogene Erkrankung
- Translokation
- Z.n. mehrfachen Aborten

Die genetischen Vorgänge der beiden Meiose-Teilungen im Rahmen der Oozytenreifung sind essenziell für das Verständnis der Polkörperdiagnostik (Kokkali et al., 2020).

Mit Ovulation und Verschmelzen der Keimzellhüllen (Plasmogamie) schnürt die Oozyte zwei Polkörper nacheinander ab, womit in der Eizelle normalerweise ein haploider 1-Chromatiden-Chromosomensatz (d. h. 23 Chromatiden), im ersten Polkörper ein haploider 2-Chromatiden-Chromosomensatz (d. h. 46 Chromatiden) und im zweiten Polkörper ein haploider 1-Chromatiden-Chromosomensatz (d. h. 23 Chromatiden) vorliegen. Die Polkörper degenerieren im weiteren Verlauf.

Der in der Oozyte verbleibende haploide 1-Chromatiden-Chromosomensatz und der haploide 1-Chromatiden-Chromosomensatz des Spermiums bilden durch Verdopplung die Vorkerne (Pronuklei). Die darauffolgende Verschmelzung der Zellkerne (Karyogamie) schließt die Verschmelzung der Keimzellen (Syngamie) ab und resultiert in der ersten Zelle des Embryos (Zygote).

Es ist somit möglich, den ersten und zweiten Polkörper getrennt sowohl an Tag 0 (Metaphase-II-Stadium) und Tag 1 (vor Karyogamie, Vorkernstadium) oder beide zusammen an Tag 1 zu entnehmen, wie in Abb. 16.5 gezeigt. Die getrennte Entnahme vermindert eine DNS-Kontamination durch Spermien, vorzeitiges Altern des ersten Polkörpers und eine sichere Zuordnung der Reihenfolge. Bei der gemeinsamen Biopsie ist eine ICSI nicht zwingend erforderlich und bei auffälligem Pronukleusbefund an Tag 1 wird ein überflüssiger Eingriff vermieden.

Mit Erhalt des Biopsiematerials beginnt die Untersuchung auf Fehlverteilungen der Chromatiden in den Polkörpern. Das Ergebnis liegt in den meisten Fragestellungen nach drei bis fünf Tagen vor. In Korrelation zur Embryonenmorphologie und dem Befund erfolgt im gleichen Zyklus der Transfer, und Embryonen mit auffälligem Befund der Polkörper werden auf Wunsch des Paares verworfen.

Deletionen (Verlust) oder Duplikationen (Verdopplung) an Chromatiden bzw. von DNS-Material innerhalb eines Polkörpers gehen mit einer entsprechenden Störung innerhalb der Eizelle einher. Eine Embryonalentwicklung ist zwar möglich, aber es findet sich entweder innerhalb der ersten extrakorporalen Tage ein Arrest oder ein Abort vor oder nach klinischem Nachweis von hCG. Lebendgeburten mit den entsprechenden Fehlbildungssyndromen der Kinder sind bei Chromosom 13, 18 und 21 möglich, aber selten.

Dysbalancen nur eines Chromatids zwischen den beiden Polkörpern kann mit einem ausgeglichenen Gehalt an DNS-Material in der Eizelle einhergehen, was als balanciert bezeichnet wird und zu einer gesunden Schwangerschaft führen kann. Inwieweit balancierte Verteilungsstörungen mehrerer Chromatiden einen Einfluss haben, ist nicht abschließend geklärt.

Im Gegensatz dazu muss bei unauffälligem Polköperdiagnostikergebnis des frühen Embryos

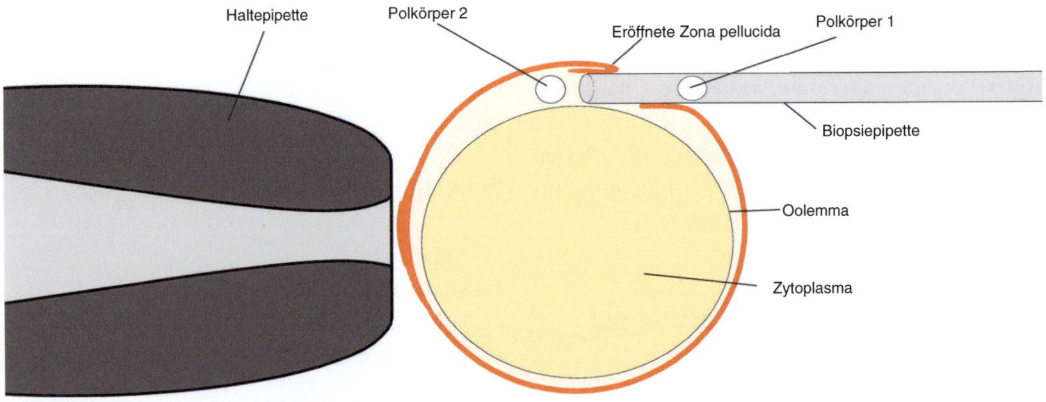

Abb. 16.5 Zeichnung der Polkörperentnahme ca. 15 bis 17 h p.c. vor dem Abschluss der Syngamie. Beschreibung des technischen Ablaufs siehe Abschn. 3.12

mit mitotischen Verteilungsstörungen gerechnet werden, weswegen ein unauffälliges Ergebnis und eine unauffällige Morphologie des Embryos nicht unbedingt immer mit einer erfolgreichen und gesunden Schwangerschaft einhergehen.

Die DNS des Polkörpers ist nicht Teil einer sich weiter entwickelnden Zelle mit eigenem Stoffwechsel, weswegen Abbauprozesse die Ergebnisse verfälschen oder bis zum Ausfall beeinträchtigen können (Montag et al., 2013).

Präimplantationsdiagnostik, PID (Trophektoderm- bzw. Blastomerenbiopsie)

Hiermit lassen sich gezielt genetische Informationen wie Chromosomen und Gene über einen in-vitro gebildeten Embryo erhalten, denn im Gegensatz zur haploiden Eizelle ist im Embryo das artspezifische Erbmaterial vollständig angelegt. Daraus lassen sich Erkenntnisse zur Überlebensfähigkeit und Krankheitsveranlagung ableiten (Zimmerman et al., 2019).

Untersuchungen am Embryo im Rahmen einer IVF sind jedoch in Deutschland und vielen Teilen der Erde mehr oder weniger reglementiert. Das deutsche Embryonenschutzgesetz verbietet ausdrücklich Untersuchungen am Embryo aus einer IVF vor dem Embryotransfer in die Frau. Seit 2011 sind sie zur Erkennung schwerer Erbkrankheiten, die von einem oder beiden Elternteilen stammen, oder wenn sie zum Ausschluss genetischer Konstellationen durchgeführt werden, die mit Fehl- oder Totgeburten einhergehen, nicht rechtswidrig. Die Definitionen u. a. schwerer Erbkrankheiten ist komplex, weswegen eine gesetzlich vorgeschriebene Ethikkommission über die Rechtswidrigkeit zu entscheiden hat (Verordnung zur Regelung der Präimplantationsdiagnostik, Präimplantationsdiagnostikverordnung – PIDV, 2013).

Der weltweite Diskurs über die Präimplantationsdiagnostik ist von Überlegungen zur Bioethik, reproduktiver Selbstbestimmung und Problemfeldern wie Eugenik, Menschenwürde und zukünftigen technischen Möglichkeiten geprägt. Hierbei ist zu bedenken, dass mithilfe der Untersuchung am Embryo ein geduldeter Schwangerschaftsabbruch vermieden werden kann, der sowohl einen deutlich entwickelten Embryo tötet als auch die Betroffenen erheblich gesundheitlich belastet.

Bei der PID unterscheidet man die Entnahme von ein bis zwei Blastomeren an Tag 3 p.c. oder fünf bis sieben Zellen des Trophoblasten an Tag 5 p.c. In beiden Fällen wird eine In-vitro-Fertilisation benötigt und in der Regel liegen die genetischen Ergebnisse nicht vor dem Tag eines geplanten Embryonentransfers vor, weswegen man die Embryonen bis zur Vorlage kryokonserviert. Nach zwei bis vier Wochen lässt sich der Transfer planen und Embryonen mit auffälligem Befund werden auf Wunsch des Paares verworfen.

Eine Trophektodermbiopsie (Trophoblast) führt im Gegensatz zur Entnahme einzelner Blastomeren zu deutlich mehr Zellen und die innere Zellmasse wird nicht tangiert, sodass es hier seltener zu Ausfällen der entnommenen Zellen wie auch zu Beeinträchtigungen des Embryos kommt (Zimmerman et al., 2019). Abb. 16.6 stellt zeichnerisch die Trophektodermbiopsie an Tag 5 p.c. dar.

Des Weiteren muss im Rahmen einer Diagnostik an Chromosomen in den untersuchten Zelltypen auch mit Mosaiken gerechnet werden. Man geht davon aus, dass der frühe Embryo Chromosomenmosaike in einzelnen Blastomeren korrigieren kann und entsprechende Zellen außerhalb der inneren Zellmasse positioniert, weswegen dies bei Entscheidungen für oder gegen den Embryotransfer berücksichtigt werden muss.

Wie im Rahmen der Embryonenkultur dargestellt, schätzt man die Chance, dass eine qualitativ gute befruchtete Eizelle sich zur transferierbaren Blastozyste entwickelt, mit maximal 25 % ein. Hinzu kommt noch die zugrunde liegende genetische Störung, die dies weiter reduzieren kann, sodass man in der Regel mit etwa acht bis zehn gut befruchteten Oozyten für eine transferierbare Blastozyste rechnet (Capalbo et al., 2016).

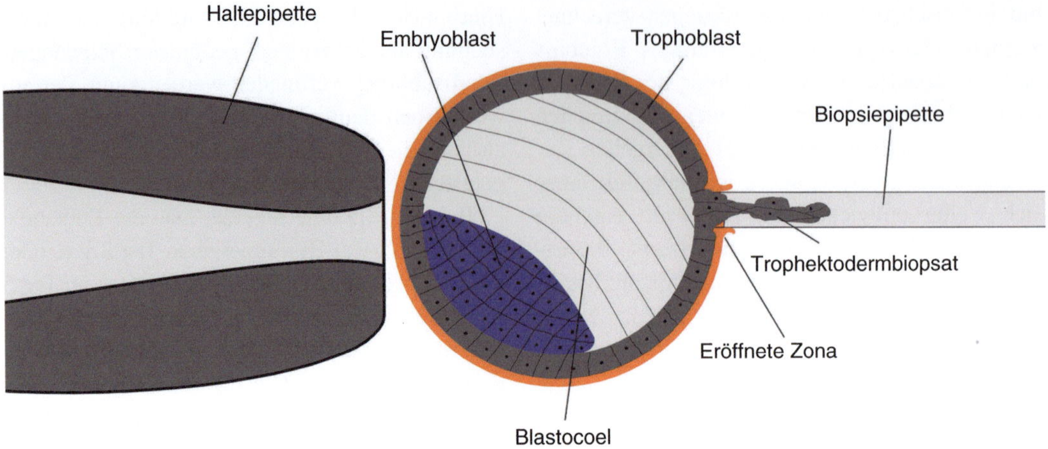

Abb. 16.6 Zeichnung der Trophektodermbiopsie ca. 120 h p.c. Beschreibung des technischen Ablaufs siehe Abschn. 3.13

Indikationen (Weltweit)

- Diagnose einer monogenetischen Erbkrankheit
- Aneuploidie-Screening
- Auswahl immunkompatibler Embryonen
- Geschlechtsauswahl
- Selektion von Anomalien

16.2.5 Rahmenbedingungen und Definitionen

Aufgrund ihrer Vielschichtigkeit und Schnittmengen sind gesetzliche Regelungen für die Fortpflanzungsmedizin unabdingbar. Die Darstellung entsprechender Regelungen in Deutschland finden Sie in Kap. 24. Da im Rahmen assistierter reproduktionsmedizinischer Methoden Keimzellen in vitro verwendet werden, soll u. a. in diesem Kontext auf wichtige Aspekte des Gewebegesetzes und der damit gekoppelten Nachfolgegesetze und Verordnungen wie auch unterschiedliche Sicherheitsaspekte eingegangen werden.

16.2.5.1 Keimzellen

Im Rahmen einer Kinderwunschbehandlung, wie IVF, werden Keimzellen heterosexueller Partner bzw. Ehegatten als homolog bezeichnet. Sind krankheitsbedingt (z. B. Azoospermie, genetisch bedingte prämature Ovarialinsuffizienz u. a.) oder physiologisch (z. B. fehlender männlicher Partner) keine Keimzellen vorhanden, ist eine „Spende" von einer zweiten bzw. dritten Person möglich, wobei man von heterologen Spermien oder Oozyten spricht. Bei homosexuellen männlichen Partnern kommt zu gespendeten Oozyten noch eine Leihmutterschaft hinzu.

Europaweit sind Behandlungen mit heterologen Keimzellen gesetzlich sehr uneinheitlich geregelt. So ist in Deutschland ausschließlich die Samenspende erlaubt. Eine Eizellenspende und die Leihmutterschaft sind verboten.

Die gesetzlich geregelte Anlage eines Samenspenderregisters ist seit 2017 für Behandlungen mit heterologen Samenspenden vorgeschrieben, um aus heterologen Samenspenden gezeugten Personen die Möglichkeit zu geben, ihre Abstammung zu erfahren. Hierbei werden die teilnehmenden Institute verpflichtet, alle Daten zu Empfänger, Spender und Geburt des Kindes an das Bundesinstitut für Arzneimittel und Medizinprodukte zu übermitteln und erfasste Daten 110 Jahre aufzubewahren (Samenspenderregistergesetz – SaRegG, 2017).

16.2.5.2 Sicherheitsaspekte

Bei Planung und Durchführung einer intrauterinen Insemination oder In-vitro-Fertilisation, bezeichnet man Beteiligte, deren Keimzellen zur Behandlung herangezogen werden bevor sie in die Gebärmutter zurückgebracht werden, als Spender. Dies ist unabhängig von homologer oder heterologer Vorgehensweise und für entsprechende Institute wie Kinderwunschkliniken und Samenbanken verbindlich. Für Spender gelten genaue gesetzliche Vorgaben des Gewebe-, Transplantations- und Arzneimittelgesetzes, womit die damit verbundenen Abläufe behördlich inspiziert und zertifiziert werden.

Hierdurch müssen alle Prozesse, die Identität und die Eignung der Spender im Rahmen jedes Vorgangs geprüft und dokumentiert werden. Die Eignung des Spenders liegt neben den gesetzlichen Vorgaben insbesondere im Verantwortungsbereich der Ärzte von Kinderwunschkliniken wie auch der Samenbanken. Die Aufbewahrungspflichten von Befunden und Dokumentationen belaufen sich hier auf 30 Jahre.

Da Keimzellen potenzielle Infektionsquellen darstellen und somit auf den Empfänger übertragen werden können, ist eine entsprechende infektiologische Untersuchung der Spender vor der Behandlung erforderlich (siehe Kap. 8). Für die Behandlung mit Keimzellen im homologen Bereich erfolgen Untersuchungen beider Partner auf HIV, Hepatitis B und C. Bei heterologen Spendervorgehensweisen werden zusätzliche Untersuchungen auf Gonorrhö, Syphilis, Chlamydien und Zytomegalie notwendig. Trotzdem ergeben sich wegen der Inkubationszeiten diagnostisch blinde Fenster. Samenbanken umgehen dies mittels Kryokonservierung und Freigabe der Spender erst nach vorübergehender Quarantäne der Spende und erneutem Infektionsausschluss beim Spender.

Die genaue Spenderzuordnung erfolgt durch Identitäts- und Eignungsprüfungen bei jedem Behandlungsabschnitt. Bei der Übergabe von Keimzellen erfolgt zunächst in den beteiligten Laboren eine Überprüfung der Daten des Patientenpaares und eine unmissverständliche Beschriftung und Markierung aller entsprechenden Gefäße. Die übergebenden Personen (Patienten und Behandler) bestätigen und dokumentieren jeweils die gemachten Angaben (Vier-Augen-Prinzip). Hinzu kommt die Gestaltung des labortechnischen Arbeitsbereichs, in welchem Gewebe unterschiedlicher Paare bzw. Personen ausschließlich getrennt zeitlich verarbeitet und räumlich aufbewahrt wird.

Ergänzend existieren mittlerweile elektronisch kontrollierte Systeme zur Überwachung der Spenderidentitäten. Hier werden bei Abgabe bzw. Gewinnung entsprechende Probengefäße mit Mikrochips versehen, die neben der Beschriftung dort verbleiben. Detektoren am Arbeitsplatz im Labor und bei der Patientenbehandlung können diese Markierungen erkennen. Bei erfolgender Therapie (Samenabgabe, Insemination, Follikelpunktion, Embryonenübertragung), werden die Detektoren mittels einer der Patientin und dem Patienten unverwechselbar zugeordneten Identitätskarte aktiviert, womit unpassende Proben oder Identitäten unverzüglich dem Behandler gemeldet werden und eine Fehlübertragung verhindert wird. Es ist jedoch bis dato nicht geklärt, welche Einflüsse insbesondere diese elektromagnetischen Wellen auf die Zellen haben.

16.2.5.3 Kostenerstattung

Da die WHO Subfertilität, Infertilität und Sterilität eines Paares als Krankheit definiert, kann davon ausgegangen werden, dass Krankenkassen Kosten einer erforderlichen Behandlung erstatten. Dies gilt besonders, wenn nachweislich organische Erkrankungen hierfür verantwortlich gemacht werden können. Der gesellschaftspolitische Diskurs hat in der Gesetzgebung hierzu gewisse Rahmenbedingungen geschaffen. Ob biologische Gegebenheiten wie Homosexualität oder geschlechtsangleichende Eingriffe hierzu zählen, ist strittig.

Gesetzliche und private Krankenkassen sind für die Erstattung von Krankheitskosten in Deutschland die hauptsächlichen Träger. Eine Erstattung der Kosten für eine Kinderwunschbehandlung ist an eine vorherige Prüfung und Genehmigung durch die entsprechende Krankenkasse gebunden.

Gesetzlich Versicherte bekommen 50 % der Kosten von der Krankenkasse und müssen 50 % selbst erstatten, wenn folgende Bedingungen gleichzeitig erfüllt sind:

- Verheiratetes Paar
- Homologe Keimzellen
- Beide Partner > 25 Jahre
- Frau < 40 und Mann < 50 Jahre
- Keine Sterilisation

Erstattet werden:

- Achtmal intrauterine Insemination ohne (Gonadotropin) Stimulation
- Dreimal intrauterine Insemination mit (Gonadotropin) Stimulation
- Dreimal IVF oder dreimal ICSI, wenn in den ersten beiden Versuchen eine Befruchtung eintrat

Gesetzlich ist eine Kostenerstattung für Blastozystenkultur und Kryokonservierung bei IVF/ICSI nicht vorgesehen. Jedoch wird eine Kryokonservierung von Keimzellen bzw. Keimzellgewebe bei gonadotoxischen Behandlungen bis zum 40. Lebensjahr getragen.

Die Kostenerstattung im Bereich der privaten Krankenkassen ist vor allem an das Vorliegen einer organischen Krankheit gebunden, die beim Versicherten vorliegt (Verursacher Prinzip). Die bei den gesetzlichen Krankenkassen und Kassenärzten vorgegebenen Voraussetzungen sind hier abhängig von den geschlossenen Verträgen.

Bei Kombinationen aus gesetzlichen und privaten Versicherungen der Partner kommt zum einen das Obengenannte zum Tragen, es bedarf aber aufgrund der unterschiedlichen Abrechnungssysteme (EBM und GOÄ) oftmals individueller Prüfungen. So verhält es sich auch bei standesrechtlichen Kostenträgern (Beamte, Armee u. ä.), welche eigene Regelwerke (Erstattung durch staatliche Beihilfe) aufweisen.

Ungeklärt sind Kostenerstattungen der Präimplantations- und Polkörperdiagnostik insbesondere bei gesetzlichen Krankenkassen. Individuell mit privaten Krankenkassen abgeschlossene Verträge sind für den Erstattungsumfang hierbei relevant.

16.2.6 Prognosen und Outcome

Eine individuelle Prognose zu stellen ist zum heutigen Zeitpunkt wie in allen Bereichen der Medizin nicht möglich, zumal die klinisch etablierte IVF eine noch junge Methode darstellt. Eine Vielzahl von Einflussfaktoren sind zu berücksichtigen, wobei für die Fortpflanzung das biologische Alter der Frau mit Abstand im Vordergrund steht.

Jedoch tragen auch das Erkrankungsbild, das die Unfruchtbarkeit bedingt, wie auch individuelle Risikofaktoren wesentlich zu den Erfolgschancen bei. Neben grundlegenden Techniken, wie IVF, ICSI, Bastozystenkultur und Embryotransfer nach Kryokonservierung von befruchteten Oozyten oder Embryonen, existieren mittlerweile eine Fülle von Verfahren, die hiermit verknüpft werden und deren Nutzen bisher nur eingeschränkt gezeigt werden konnte. Eine Darstellung dieser Anwendungen erfolgt weiter unten. Daneben gibt es im Rahmen der Kryokonservierungstechniken neuere Trends wie die Asservation von Ovargewebe oder unbefruchteten Oozyten.

16.2.6.1 Embryotransfer nach IVF oder ICSI

Für etablierte Methoden liegen mittlerweile aus vielen Ländern belastbare Daten vor. Wurden die Indikationen für IVF korrekt gestellt, finden sich im Vergleich zur ICSI ähnliche Geburtsraten. Nach aktuellen Registerauswertungen in Deutschland (Deutsches IVF-Register, 2019) lagen 2019 die klinische Schwangerschaftsrate pro Embryotransfer im Schnitt bei etwa 32,7 % und die Geburtenrate pro Embryotransfer bei etwa 23,3 %. Innerhalb der Altersgruppen bis 39 Jahre schwankten die Geburtenrate pro Embryotransfer zwischen 31,5 und 21,8 %. Zwischen dem 40. und 45. Lebensjahr sank die Geburtenrate von 13 auf 2,8 % pro Embryotransfer.

Bei der Bezugsgröße Embryotransfers wurden jedoch sowohl ein als auch zwei und drei Embryonentransfers berücksichtigt. Bei den Geburten fanden sich 81,7 % Einlinge, 17,8 % Zwillinge und 0,5 % Drillinge.

Zur Verminderung der Mehrlingsrate wurden die Ergebnisse für einen (Single Embryotransfer, SET) und zwei transferierte Embryonen (Double Embryotransfer, DET) getrennt ausgewertet. Hierbei zeigte sich interessanterweise im Schnitt eine Reduktion von nur 5–10 % der Schwangerschaftsrate pro Embryotransfer, aber ein zum Teil gering verbesserter Geburtenanteil an eingetretenen klinischen Schwangerschaften. Die Mehrlingsrate bei den Geburten sank von über 30 auf 2 %. Wie wir in Kap. 19 sehen werden, ist auch beim Transfer nur eines Embryos eine weitere Teilung nicht ausgeschlossen (Deutsches IVF-Register, 2019).

Von den bekannten klinischen Schwangerschaften lag der Anteil an Geburten bei 71,1 %, an Aborten bei 20,4 % und 1,2 % an ektopen Schwangerschaften. 7,3 % der Ausgänge waren nicht bekannt.

Damit das Paar den Aufwand und den Nutzen einer IVF besser einschätzen kann und eine Behandlung nicht zu früh beendet, wurden kumulative Schwangerschaftsraten ohne explizite Berücksichtigung von Alter und Abortanteil ausgewertet, welche mit dem dritten Transfer von 61,5 % und nach dem vierten Transfer von 70 % angegeben werden können (Carson et al., 2021; Witsenburg et al., 2005).

16.2.6.2 Embryotransfer nach Kryokonservierung aus IVF oder ICSI

Es handelt sich hierbei um kryokonservierte fertilisierte Oozyten oder Embryonen aus vorherigen IVF- oder ICSI-Therapien. Hier zeigen die Auswertungen von 2019 und 2020 klinische Schwangerschaftsraten pro Embryonentransfer von knapp 30 %. Die vorliegenden Daten zur Geburt lagen bei 20 % pro Embryotransfer und knapp 70 % pro klinischer Schwangerschaft. Die Ergebnisse erscheinen niedriger als nach einem Frischtransfer, was jedoch mit der Anzahl kryokonservierter Zellen wie auch ihrer Qualität zusammenhängt; sie sind somit nur eingeschränkt vergleichbar (Carson et al., 2021).

16.2.6.3 Embryotransfer nach PKD und PID

Die derzeitige Studienlage wie auch die Tatsache, dass es sich um diagnostische Instrumente handelt, weisen darauf hin, dass genetische Untersuchungen an der Eizelle oder dem Embryo die Chance auf den Eintritt einer Schwangerschaft oder einer Geburt nicht verbessern (Cornelisse et al., 2020). Jedoch senken sie den Anteil an Aborten und entsprechend der PID-Indikation den Anteil erkrankter Kinder. Vielmehr wird sogar vermutet, dass invasives Vorgehen das Potenzial des Embryos herabsetzt und das Outcome dadurch verschlechtert (Yan et al., 2021; Mastenbroek et al., 2007).

16.2.6.4 Embryotransfer nach Kryokonservierung unbefruchteter Oozyten

Die Behandlung kryokonservierter unbefruchtete Oozyten, zeigen analoge Befruchtungsraten, aber eine um etwa 10 % geringere klinische Schwangerschafts- und etwa 7 % geringere Geburtenrate (Deutsches IVF-Register, 2019). Es ist anzunehmen, dass die derzeitige Methodik möglicherweise ungünstige Effekte auf Metaphase-II-Oozyten besitzt oder der Anteil vorgeschädigter Zellen höher liegt. Des Weiteren kann auch die noch geringe Fallzahl und ein altersbedingter Störfaktor vermutet werden, zumal die Entscheidung zur sozialen Fertilitätsprotektion häufig zu spät gefällt wird.

16.2.6.5 Ovargewebe

Die Methode der onkologischen Fertilitätsprotektion mit Ovargewebe beruht auf einer vielschichtigen Indikationslage und einer noch neuen Anwendung. Sie lässt sich anhand vorliegender Auswertungen jedoch als reale Option für betroffene Frau ansehen, bei der es zu Geburten kommen kann (Donnez et al., 2004; Griffin & Ogur, 2018).

16.2.7 Adjuvante Behandlungen

Die nunmehr über drei Jahrzehnte etablierte In-vitro-Fertilisation führte in Deutschland bis dato zu knapp 345.000 Geburten (Carson et al., 2021), wodurch sie eine wirkungsvolle Methode darstellt, bei Fruchtbarkeitsstörungen den Kinderwunsch zu erfüllen.

Jedoch wird ca. nur ein Fünftel der Frauen nach einem Therapiezyklus ein Kind gebären, weswegen häufig mehrere Behandlungen vonnöten sind, die mit entsprechenden Belastungen für die Betroffenen einhergehen (Zhang et al., 2019a). Trotz aller Bemühungen scheinen reproduktionsmedizinische Techniken gewisse Limitierungen aufzuweisen, die zugleich die wesentliche Triebfeder zur Entwicklung von Verbesserungen oder adjuvanten Maßnahmen darstellen. Der Übergang zwischen der Grundlagenbehandlung (IVF/ICSI), die bis dato der Goldstandard ist, und adjuvanten Therapien scheint fließend zu sein (Lensen et al., 2021).

Grundlagen einer patientenorientierten medizinischen Behandlung sollte eine empirisch nachgewiesene Wirksamkeit sein (Somigliana & Bhattacharya, 2022). Aber auch Studien auf denen evidenzbasierte Medizin beruht, weisen Einschränkungen auf, wie z. B. eine interessengesteuerte Finanzierung, die Vermeidung der Publikation negativer oder neutraler Erkenntnisse, ethische Restriktionen oder vorzeitige, medizinisch bedingte Studienabbrüche bei offensichtlichen Ergebnissen.

Das Verständnis elementarer Vorgänge in der Reproduktionsbiologie hat sich wesentlich verbessert, bleibt aber kausal nicht beeinflussbar. Adjuvante Therapien basieren auf hochentwickelten Untersuchungen zu biologischen Grundlagen, deren klinische Ergebnisse leider aber häufig weit hinter den Erwartungen zurückbleiben. Trotzdem bieten Mediziner, Kinderwunschkliniken und Praxen eine Fülle von adjuvanten Methoden zur Verbesserung der Schwangerschaftsraten an, ohne dass jedoch eindeutige Belege für die Verbesserung der Geburtenrate vorliegen (Glatthorn & Decherney, 2022; Sarah Lensen et al., 2019; Riestenberg et al., 2021; Twisk et al., 2008; Blockeel et al., 2008; Bernabeu et al., 2019) .

Aufgrund der Menge ergänzender Methoden ergibt sich für Betroffenen und Behandler häufig eine unübersichtliche Situation. Eine sinnvolle Übersicht zur Evidenz gibt die britische Human Fertilisation and Embryology Authority (HFEA). Tab. 16.4 versucht anhand vorliegender randomisiert kontrollierter Studien, Cochrane-Analysen wie auch der Einschätzung der HFEA, einen Überblick zur derzeitigen Evidenz einer Auswahl von adjuvanten Therapien in Bezug auf die Verbesserung der Lebendgeburtenrate nach IVF und ICSI wiederzugeben (Human Fertilisation & Embryology Authority, 2022).

Niedrige Einschätzungen beruhen primär auf der Anwendung adjuvanter Maßnahmen im Rah-

Tab. 16.4 Überblick zur derzeitigen Evidenz insbesondere beim Vorliegen randomisiert kontrollierter Studien zur Verbesserung der Lebendgeburtsrate nach IVF/ICSI (Glatthorn & Decherney, 2022). Farben sind die von der HFEA gegebenen Einschätzungen: Rot keine oder geringe Evidenz, Gelb widersprüchliche Evidenz, keine Farbe keine Einschätzung. (Human Fertilisation & Embryology Authority, 2022)

Maßnahme	HFEA	Evidenz
Chronische Endometritis		Unklar
Mikrobiologische Faktoren (Mikrobiom)		Unklar
Rezeptivität des Endometriums	Rot	Kein Vorteil, kein Nachteil
Iatrogenes Trauma (Scratching)	Gelb	Widersprüchlich
Gonadotropin-Releasing-Hormon-Agonisten und humanes Choriongonadotropin		GnRH: unklar, ggf. Nebenwirkungen hCG: unklar, ggf. Nebenwirkungen
Immunologische Behandlungen	Rot	Kein Vorteil, ggf. Nebenwirkungen
Kulturmedium (Calcium Ionophor)	Gelb	Widersprüchlich
Physiologisch Induzierte zytoplasmatische Spermien-Injektion (PICSI)	Rot	Kein Vorteil, kein Nachteil
Intrazytoplasmische Morphologisch Selektierte Spermien-Injektion (IMSI)	Rot	Kein Vorteil, kein Nachteil
Untersuchung von Spermien DNS-Fragmentation		Unklar
Untersuchung von reaktiven Sauerstoffspezies im Ejakulat		Unklar
Zeitraffer der Embryokultur (Timelapse)	Gelb	Widersprüchlich
Assisted hatching	Rot	Kein Vorteil
Hyaloran angereicherte Kulturmedien	Gelb	Widersprüchlich

men der ersten Behandlungszyklen mit IVF oder ICSI und bedeuten nicht per se mangelnde Wirksamkeiten. Wesentliches Beurteilungskriterium zugunsten einer Anwendung sind zum einen potenziell schädliche Einflüsse auf die Patientin oder den Embryo und zum anderen die korrekte Definition eines profitierenden Patientenkollektivs.

16.2.7.1 Wiederholtes Implantationsversagen

In dem Bemühen, Indikationsbereiche für adjuvante Therapien zu definieren, ist es aufgrund der bisher verfügbaren Datenlage sinnvoll, eine Anwendung auf wiederholte Implantationsversagen zu beschränken. Sowohl die Definition als auch die angebotenen Behandlungsmöglichkeiten sind weltweit sehr inhomogen, womit unklar bleibt, ab wann eine entsprechende Vermutung aufgestellt und eine adjuvante Therapie angewendet bzw. angeboten werden können (Garneau & Young, 2021). So ist es nicht verwunderlich, wenn Ärzte und Ärztinnen dies bereits bei jeder Behandlung anbieten, wovon wir jedoch absehen wollen.

Nachfolgende Aspekte könnten vor der Annahme eines Implantationsversagen berücksichtig werden:

- Alter der Frau
- Anzahl bisheriger Versuche
  - Summe aller gewonnener und befruchteter Oozyten
  - Summe aller bisher transferierten Embryonen

    Jeweils hierbei erreichtes Stadium und Grading des Embryos
- Ausschluss eindeutiger uteriner Ursachen
- Ausschluss genetischer Ursachen
- Gegebenenfalls Ausschluss schwerer internistisch-immunologischer Ursachen

In Tab. 16.5 wird ein Vorschlag für die Definition eines wiederholten Implantationsversagens dargestellt.

Derzeit praktizierte Untersuchungen und Interventionen greifen am Endometrium, der Fertilisierung oder dem Embryo an und werden nachfolgend stichpunktartig dargestellt.

Tab. 16.5 Vorschlag für die Definition eines wiederholten Implantationsversagen. Nach Ausschluss genetischer und uteriner Erkrankungen. * Mit einem Überschuss von mind. 2 × 2PN/Behandlungszyklus

Altersgruppen in Jahren	Σ transferierter Embryonen Tag 5 mit A Grading*
< 30	2
30–35	≥ 3
36–39	≥ 4
40–42	≥ 6
> 42	?

16.2.7.2 Endometrium

Der Uterus mit dem Endometrium stellt das Milieu für Implantation und folgende Schwangerschaftsentwicklung dar, wozu infektiologische und zelluläre Aspekte herangezogen werden.

Chronische Endometritis

Bei mikrobiologisch-infektiologischen Einflussfaktoren wird angenommen, dass im Rahmen einer gestörten endometrialen Keimbesiedlung inflammatorische Effekte den Implantationsprozess kompromittieren (Chronische Endometritis), was durch ein Plasmazelleninfiltrat gekennzeichnet ist. Es wird vermutet, dass der histologische Nachweis einer chronischen Endometritis mit einer erhöhten Wahrscheinlichkeit für wiederholte Aborte einhergeht. Die Untersuchung erfolgt im Rahmen von Hysteroskopie und immunhistochemischen Färbungen am entnommenen Präparat. Bei entsprechendem Nachweis wurden nach einer antibiotischen Intervention (Doxycyclin, Amoxillin) gesteigerte Lebendgeburtsraten beobachtet (Zhang et al., 2019b) .

Mikrobiologische Faktoren (Mikrobiom)

Mit molekulargenetischen Untersuchungsmethoden werden mittlerweile eine Fülle bisher unbekannter oder nur vermuteter Mikroorganismen nachgewiesen, wovon klassische Kulturmethoden (bakteriologischer Abstrich) derzeit nur 1–5 % erfassen können. Diese sich entwickelnde Methode kann inzwischen für alle Bereiche des Körpers komplexe Besiedlungsmuster nachweisen. Hierdurch ergeben sich vollkommen neue Einblicke in die Bedeutung von Mikroorganismen für die Evolution des Lebens. Auch die Sicht auf das Keimspektrum des Geschlechtstraktes hat sich hierdurch wesentlich verändert und lässt ein vielschichtiges Netzwerk interagierender Prozesse vermuten.

Wesentlich bei der Detektion ist die für Prokaryonten charakteristische hochkonservierte 16S-rRNA und die hier enthaltenen hochvariablen Regionen (V1–V9, 30–100 Basenpaare), mit deren Hilfe phylogenetische und taxonomische Zuordnungen in unterschiedlicher Ausprägung möglich sind.

Bei Untersuchungen werden aus vaginalen und/oder uterinen Sekret- oder Gewebeproben die hierin enthaltene DNS für die hochvariablen Regionen per PCR amplifiziert. Das Amplicon jeder Probe wird entsprechend sequenziert. Die erhaltenen umfangreichen Datenmengen werden mit biostatistischen Methoden aufbereitet und mit 16S-rRNA-Gendatenbanken abgeglichen. Es werden ausschließlich Gruppen von Bakterien nachgewiesen, woraus sich Profile mit entsprechender Diversität ableiten lassen.

So scheinen Lactobacillus-dominierte Profile mit niedriger Diversität positiv mit dem Eintritt einer Schwangerschaft nach ART assoziiert zu sein. Für das endometriale Milieu liegen mittlerweile vergleichbare Analysedaten vor. Abweichende Profile scheinen mit einem verschlechterten Ergebnis einer ART einherzugehen, weswegen die Behandlung bis zur Regulation verschoben werden könnte (Gao et al., 2022).

Rezeptivität des Endometriums

Wie wir gesehen haben, sind Apposition, Adhärenz und Implantation des Embryos an eine spezifische molekulare Ausstattung von Endometriumzellen *und* seiner selbst gekoppelt. Dieser chronologisch dynamische Prozess ist geprägt von einer sich zyklisch verändernden und anpassenden zellulären Aktivität im Endometrium, das als Implantationsfenster bezeichnet wird und bei einem regelmäßigen Zyklus von 28–30 Tagen zwischen Zyklustag 19 und 21 oder fünf bis sieben Tage nach dem LH-Peak liegt. Diesem konnte in Studien ein nur zum Teil verstandenes, spezifisches transkriptionelles und translationales Expressionsmuster zugrunde gelegt werden (Ben Rafael, 2021).

Eine repräsentative Endometriumprobe wird zum Zeitpunkt eines geplanten Embryonentransfers in der Regel ohne Narkose entnommen (siehe oben). Die umfangreichen Sequenzierungsresultate werden biostatistisch ausgewertet und mit bekannten Expressionsmustern zum Zeitpunkt des Implantationsfensters abgeglichen. Hierdurch werden Abweichungen kalkuliert und die Patientenprobe als rezeptiv, als prä- oder postrezeptiv eingeschätzt. Somit könnte der typische Zeitpunkt (siehe oben) des Embryotransfers dem Ergebnis entsprechend in Intervallen von 8–24 h individuell angepasst werden (Mahajan, 2015).

Iatrogenes Trauma („Scratching")

Diese Intervention beruht auf dem stimulierenden Effekt einer gezielten und begrenzten Traumatisierung des Endometriums durch eine Probenentnahme. Es wird vermutet, dass die im Rahmen des angeregten Wiederaufbaus beteiligten Zytokine und Chemokine Prozesse der embryonalen Implantation positiv unterstützen. Bei der Entnahme ist bis dato u. a. der genaue Zykluszeitpunkt unklar, wie auch der Abstand zur nachfolgenden ART und dem damit einhergehenden größten positiven Impact auf eine ART (Mak et al., 2017; Mekinian et al., 2016).

Gonadotropin-Releasing-Hormon-Agonisten und humanes Choriongonadotropin

Endokrine Manipulationen mit einmaliger GnRH-Agonisten-Applikation von 0,1 mg während früher Lutealphase oder Implantationsfenster beruhen auf der Annahme mittels kurzfristig gesteigerten LH-Sekretion Synthese- und Sekretionsleistung der Corpora lutea und des Endometriums über Stimulation der trophoblastären hCG-Sekretion anzuregen. Die direkte Gabe von hCG in diesem Zeitfenster verfolgt ein vergleichbares Prinzip. Beide Maßnahmen können jedoch im Rahmen von konventionell stimulierten IVF- oder ICSI-Zyklen Symptome eines ovariellen Überstimulationssyndrom anregen (van der Linden et al., 2011).

Immunologische Behandlungen

In der Hoffnung, die Interaktion zwischen dem mütterlichen Immunsystem und dem Embryo zu beeinflussen, existieren eine Fülle diagnostischer Kriterien zur Detektion von Störungen in diesem Netzwerk (siehe Kap. 7 und Tab. 7.3). Bei entsprechenden Verdachtsmomenten kommen Behandlungen mit Lipidlösungen, Immunglobulinen, Glukokortikoiden, Vitamin D, Wachstumsfaktoren (GCS-F), Zytokinhemmern (TNFα Inhibitor) oder Immunisierungstherapien mit Partnerlymphozyten zum Einsatz. Möglicherweise existieren Subpopulationen mit einem Nutzen hiervon, aber grundsätzlich sollten alle diagnostischen und therapeutischen Maßnahmen nur im Rahmen von Studien unternommen oder als individueller Heilversuch überlegt werden (Mekinian et al., 2016).

16.2.7.3 Fertilisation

Auch zum Zeitpunkt einer In-vitro-Fertilisation sind Interventionen denkbar, die auf der Interaktion von Spermien und Oozyten beruhen und das Fertilisationsergebnis und somit das ART-Outcome verbessern sollen.

Kulturmedium (Ca^{2+}-Ionophor)

Der Befruchtungsprozess wird durch das eindringende Spermium in Gang gebracht, welches mit eingeschleuster Phospholipase C ζ (PLC ζ) Phosphatidylinositolbiphosphat spaltet. Die Spaltprodukte führen am endoplasmatischen Retikulum zur Freisetzung von zweifach geladenem Kalzium (Ca^{2+}). Diese oszillierende Freisetzung von Kationen führt zu exzitatorischen Potenzialen am Oolemma, womit das Eindringen weiterer Spermien verhindert (kortikale Reaktion) und die zweite Reifeteilung mit Ausbildung des zweiten Polkörpers eingeleitet wird.

Eine verändertes Elektropotenzial könnte somit zu einem Befruchtungsversagen führen. Deswegen versucht man durch den künstlichen Zusatz die Fertilisationsrate der Oozyten zu steigern und hierdurch die Chancen auf eine Schwangerschaft zu erhöhen.

Zur Verfügung steht Kalziummycin A23187, welches an ionotropen Rezeptoren bindet und den Einstrom von Ca^{2+} in das Zytoplasma ermöglicht. Ursprünglich wurde es als Antibiotikum verwendet, weswegen es bei Keimzellen nur streng indiziert zum Einsatz kommen sollte (Swann & Lai, 2016).

Physiologisch Induzierte zytoplasmatische Spermien-Injektion (PICSI)

Ausgereifte und genomisch intakte Spermien tragen im Kopfbereich spezifische Rezeptoren für Hyaluronan (Hyaluronsäure), welche ein integraler Bestandteil des Oozyten-Kumulus-Komplex darstellt (siehe Kap. 2). Diese Rezeptorbindung kann zur artifiziellen Selektion reifer und euploider Spermien benutzt werden. Am Boden spezieller Reaktionsgefäße, ähnlich Antikörper-basierten Verfahren, befinden sich entsprechende Hyaluronanspots. Mit Hyaluronanrezeptoren ausgestattete Spermien binden hier reversibel und können in einem weiteren Arbeitsschritt von dort mittels Mikropipette aufgenommen werden. Diese so selektierten Spermien kommen dann ohne wesentlichen Qualitätsverlust für die Mikroinjektion (ICSI) zum Einsatz und sollen das Ergebnis der ART verbessern helfen (Hasanen et al., 2020).

Intrazytoplasmische morphologisch selektierte Spermieninjektion (IMSI)

Diese Untersuchung beruht auf der Annahme, dass der Nachweis morphologischer Auffälligkeiten von subzellulären Organellen bei beweglichen Spermien mit ihrer genomischen Integrität korreliert. Um diese Strukturen erkennen zu können, ist die maximale Auflösungsfähigkeit der Lichtmikroskopie nicht mehr ausreichend, weswegen hochauflösende Kamerabilddarstellungen ergänzt, und hierdurch 2000- bis zu 6000-fach vergrößerte Abbildungen erreicht werden. Hiermit sollen Strukturen wie Akrosom, postakrosomale Region, Halsstück und Nukleus näher untersucht und mit differenzieller Interferenzkontrastmikroskopie als Reliefveränderungen dargestellt werden. Vakuolen, fehlende, partielle oder desorganisierte Strukturen würden dann mit entsprechenden Störungen in Verbindung gebracht und von der ICSI exkludiert werden (Teixeira et al., 2013).

Untersuchung der Spermien-DNS-Fragmentation

Unterschiedliche Einflüsse können die Spermatogenese und somit die Fertilität negativ beeinflussen (siehe Kap. 6). Diese gehen im Spermienchromatin mit Apoptose-typischen DNS-Fragmentierungen einher, deren Ausprägungsgrad mit dem Erfolg einer ART in Zusammenhang stehen soll.

Unterschiedliche zellbiologische Verfahren beruhen auf der Isolation der Spermien-DNS aus dem Nukleoid und folgenden Färbungen zur Detektion von Integrität und Fragmentation, woraus sich der Anteil geschädigter DNS berechnen lässt (Fragmentationsindex).

Fluoreszenz-in-situ-Hybridisierungen-Methode (FISH)

Hierbei wird isolierte Spermien-DNS mit Biotin-11-dUTP markiert und mit einer standardisierten Gesamtgenomprobe hybridisiert. Mittels Fluoreszenzfärbung können gebundene Fragmente sichtbar gemacht werden, wobei die emittierte Lichtintensität mit der Menge an Fragmenten korreliert (Cortés-Gutiérrez et al., 2014).

Tunel Methoden (TdT-mediated dUTP-biotin nick-end labeling)

Mittels Desoxyribonukleotidyltransferase werden fluoreszierend markierte Nukleotide an offene DNS-Stränge gebunden und machen Brüche somit chemiluminiszierend sichtbar (Martin & Woodland, 2021).

Sperm-Chromatin Structure Assay (SCSA)

Die Vorgehensweise beruht auf Interkalation von Acridin-Orange mit DNS. Entsprechend der maximalen Exitationswellenlänge emittieren Doppel- oder Einzelstränge mit unterschiedlichen Wellenlängenmaxima und können mit Durchflusszytometrie unterschieden werden. Durch das Verhältnis der Emissionsmaxima wird der Anteil fragmentierter Spermien-DNS angegeben (Castilla et al., 2010).

Comet-Assay und Spermien-Chromatin-Dispersionstest

Sieberuhen auf dem Prinzip, dass nicht fragmentierte DNS eine Schleifenbildung aufweist. Intakte DNS-Schleifen, die mit 4′,6-Diamidin-2-phenylindol (DAPI) gefärbt werden, weisen unter Fluoreszenzmikroskopie mit digitaler Bildanalyse optische Halophänomene auf oder werden in der Elektrophorese gedehnt als Kometenschweif (Comet-Assay) interpretiert. Die beobachteten Phänomene sind bei fragmentierter DNS nur noch partiell oder gar nicht mehr erkennbar und können somit relativ ausgewertet werden (Collins, 2004).

Reaktive Sauerstoffspezies

Reaktive Sauerstoffspezies (ROS) sind natürliche Produkte der Atmungskette, besitzen aber im Überschuss störende Einflüsse auf die Spermienqualität. Untersuchungsmethoden zur Erfassung eines ROS-Überschusses beruhen auf dem Prinzip eines Galvanostats mit elektrochemischer Dreielektrodenanordnung (MiOXsys Analyser®). Innerhalb einer elektrochemischen Zelle (Elektrolyt) wird zwischen Arbeits- und Gegenelektrode elektrischer Strom von 1 mA konstant aufrechterhalten, und mit einer dritten Referenz- oder Bezugselektrode kann die Spannung innerhalb des Elektrolyten gemessen werden. Mit dem Einbringen der Spermienprobe in das System wird mit der Referenzelektrode alle 0,5 s die Spannung gegen die Arbeitselektrode in mV gemessen. Ansteigende Spannungswerte zeigen einen Überschuss oxidativer Verbindungen an und ein gestörtes Seminalplasma (Vassiliou et al., 2021).

16.2.7.4 Embryo

Der Embryo kann nach bisherigem Wissensstand nicht therapiert werden. Darüber hinaus verbietet das Embryonenschutzgesetz in Deutschland die Forschung hieran. Existierende Verfahren beschränken sich demnach auf nicht invasive Verfahren.

Zeitraffer der Embryokultur (Timelapse)

Zur Vermeidung der chemisch-physikalischen Beeinträchtigung muss eine Embryonenkultur ungestört und unter konstanten Bedingungen von Lichteinstrahlung, Temperatur und Gasgehalt ablaufen. Die verwendeten Inkubatoren und Zellkulturmedien gewährleisten eine Embryonenkultur über etwa fünf Tage. Somit ist ein zwischenzeitliches Mikroskopieren nicht mehr erforderlich, wodurch zusätzliche Informationen über die ablaufende Embryonalentwicklung nicht mehr zugänglich sind.

Mittlerweile sind Inkubatoren mit installiertem Mikroskop und Kamera verfügbar, die alle 5–15 (20) Minuten Bilder aufzeichnen und mit Zeitraffertechnologie die Entwicklung retrograd während der Kultur sichtbar machen können. Diese Technik ermöglicht einen detaillierten Einblick in die Embryonalentwicklung, wie auch in dynamische Veränderungen, ohne die Kultur zu unterbrechen. Hierdurch können wichtige Zeitpunkte und Abschnitte identifiziert werden, die mit dem Implantationspotenzial des Embryos korrelieren können (Balaban et al., 2011; Lemmen et al., 2008; MacHtinger & Racowsky, 2013):

Zeitpunkte – t

- tPB2 → vollständige Trennung des zweiten Polkörpers vom Oolemma
- tPNa → Erscheinung der Pronuklei
- tPN1f; tPN2f → Verblassen der Pronuklei
- tn → Erreichen von n Blastomeren → t2, t3, t4 …
- tSC → Beginn der Kompaktion
- tM → Abschluss der Kompaktion und Ausbildung der Morula
- tSB → Beginn der Blastozoelbildung
- tB → volle Blastozyste (letzter Zeitpunkt vor Ausdünnung der Zona pellucida)
- tE oder tEyzB → Beginn der Expansion (Beginn der Ausdünnung der Zona pellucida, Morphologie von innerer Zellmasse y und Trophektoderm z)
- tHN → Beginn des Hatching-Prozesses
- tHDt oder tHDYZ → vollständig gehatchter Embryo

Zeitabschnitte

- Psyn S → zwischen dem Verschwinden der Pronuklei und erster Furchung (Syngamie)
- s2 → zwischen drei und vier Blastomeren
- s3 → zwischen fünf und acht Blastomeren
- ECC1 → Dauer des ersten Zellzyklus (t2-tPB2)
- ECC2 → Dauer des ersten Embryonenzellteilungszyklus t4-t2
  - Unterteilung in a = t3-t2 und b = t4-t2
- ECC3 → Dauer des zweiten Embryozellteilungszyklus t8-t4
  - Unterteilung in a = t5-t4, b = t6-t4, c = t7-t4, d = t8-t4

Auch für Embryonen nach einer Kryokonservierung können entsprechende Zeitpunkte definiert werden:

- tRE → Beginn der Wiederexpansion (erste Anzeichen der Rekonfiguration des Blastozoels)
- tCRE → Zeitpunkt der vollständigen Einnahme des perivitellinen Raums durch die Blastozyste

Ein von der European Society of Human Reproduction and Embryology (ESHRE) 2011 konsentierter Vorschlag zum zeitlichen Erscheinen der embryonalen Entwicklungsstadien ist in Tab. 16.6 wiedergegeben.

Abweichungen in der Entwicklung von der Fertilisation bis zur Blastozyste

Mit der Detektion von abweichenden Entwicklungen zu den definierten Zeitpunkten und Abschnitten können schließlich unter Zuhilfenahme biostatistischer Auswertungsprogramme Bewertungs-Scores entwickelt werden, die wichtige Informationen zum Entwicklungspotenzial des jeweiligen Embryos liefern (Zaninovic & Rosenwaks, 2020). Auf die verschiedenen Algorithmen der verschiedenen Scores gehen wir in diesem Rahmen nicht näher ein.

Die folgenden, als auffällig bzw. abweichend vermuteten Phänomene können beispielsweise mit der dynamischen Beurteilung gegenüber konventioneller Mikroskopie besser erkannt und ent-

Tab. 16.6 Vorschlag zur vergangenen Zeit in Stunden nach Insemination oder Injektion der Eizellen bis zum Erreichen eines spezifischen Stadiums bei der Mehrheit der Fälle. (Balaban et al., 2011)

Entwicklungsstadium	Zeitskala in Stunden
Fertilisation	17 ± 1
ca. 50 % Syngamie, ca. 20 % 2 Zeller	23 ± 1
Zweizeller	26 ± 1 (ICSI) 28 ± 1 (IVF)
Vierzeller	44 ± 1
Achtzeller	68 ± 1
Morula	92 ± 2
Blastozyste	116 ± 2

sprechend zur Beurteilung der Embryonenqualität herangezogen werden (Balaban et al., 2011).

Pronukleusstadium

- Abnorme Syngamie
- Asynchrones Auftreten
- Unterschiedliche Größe
- Abschnürung eines dritten Polkörpers
- Fragmentation
- Fusion

Zygote

- Unipolare, tripolare Furchungen oder Pseudofurchung

Zytokinese

- Fehlende Teilung trotz regelgerechter Fertilisierung
- Erste Teilung → drei Blastomeren (trichotome Mitose)
- Übergang von einem Blastomer direkt zu drei Blastomeren (t3- t2 = 0)
- Übergang von Zweizeller direkt auf Fünf- oder Sechszeller (Cave: schnelle regelrechte Teilung, t3-t2 < 5 h)
- Reverse Teilung (Fusion von Blastomeren)
- Verzögerte Blastomerenbildung
- Multinukleation (> ein Nukleus)
- Internalisierung von Fragmenten in Ursprungsblastomeren
- Unregelmäßige, chaotische Teilungen, Fragmentierung
- Kompaktion durch Tight junction bereits an Tag 2 und 3
- Ausschluss von Blastomeren aus einer bereits kompaktierenden Morula oder Blastozyste
- Vollständiger oder nahezu vollständiger Kollaps des Blastozoels und Schrumpfung der Blastozyste

Assisted hatching

Zona pellucida und Zona radiata sind essenziell für die Entwicklung der Oozyte, für die Fertilisation und die frühembryonale Entwicklung. Während der Follikelreifung sind sie wesentlich an der Interaktion mit Granulosazellen wie auch an parakrinen Mechanismen zur Vorbereitung auf den Kernphasenwechsel beteiligt. Mit der eingeleiteten Akrosomreaktion tragen sie zur erfolgreichen Fertilisierung wie auch dem Abschluss der meiotischen Zellteilung bei. Während des Weges durch die Tube sind sie an Schutz, Transport und Austausch beteiligt. Mit dem Erreichen des Uteruscavums und zeitgleicher Kontaktaufnahme mit dem Endometrium haben die Zellteilungen des Embryos das maximal mögliche Volumen innerhalb des Oolemma erreicht und beginnen zugleich Expansionsbestrebungen, die in die Implantation des Trophoblasten münden.

Es wird angenommen, dass bei fehlerhafter Ausprägung der Zona das Verlassen des Embryos und seine Implantation gestört wird. Eine solche wird bei einer symmetrischen Schichtdicke von über 1,3 μm vermutet, und sie kann mit physikalischen oder chemischen Methoden ausgedünnt werden. Die weiter unten ausgeführte Methode mit gebündeltem Licht eines Lasers kann einen einzelnen äußeren Abschnitt in der Zona destruieren und somit das Verlassen des Embryoblasten erleichtern (van de Wiel et al., 2020).

Hyaloran (Embryoglue®)

Es handelt sich hierbei um ein mit Hyaloran angereichtes Zellkulturmedium für den Embryotransfer. Die aus Follikel und Endometrium stammende Verbindung soll biophysikalische und biochemische Mechanismen während Adhärenz und Implantation des Embryos begünstigen und somit die Chancen auf eine weiterführende Schwangerschaft verbessern (Glatthorn & Decherney, 2022).

16.3 Labortechnischer Teil

Heiko Turley, Christine Pehringer und Michael Amrani

In diesem Teil wird dem Leser ein kurzer Einblick in die Labortechniken beim Arbeiten an Keimzellen und Embryonen gegeben und verschiedene Laborvoraussetzungen werden beschrieben.

Da die hier betrachteten biologischen Prozesse in-vitro stattfinden und zugleich einem Zeitfenster unterliegen, sind gute Organisation, hohe Anforderungen an die Sicherheit und Reinheit die Hauptkomponenten im Labor. Alle Personen, die in einem IVF-Labor arbeiten, müssen durch einen kompetenten Mitarbeiter geschult worden sein und über Grundkenntnisse zu Laboratoriumsarbeiten verfügen. Langjährige Erfahrung und kontinuierliche Belegschaft sind wichtige Voraussetzungen für gutes Gelingen. Die Einarbeitung erfolgt stufenweise für alle Bereiche: Hygiene, Zellbiologie, Zellkultur, Andrologie, Embryologie, Sicherheitsvorschriften, Reinraumtechnik und Administration. Es ist von enormer Bedeutung, dass das gesamte Personal (inkl. Reinigungskräfte) eingearbeitet wurde und ständig geschult wird. Nur so kann man gewährleisten, dass die hochvulnerablen Vorgänge nicht beeinträchtigt werden.

16.3.1 Umgebungsbedingungen (Keimzellen und Embryonen)

Bei 37 °C und 6 % CO_2 befinden sich die Zellen in einem idealen Milieu mit konstantem pH-Wert. Nur durch eine stabile Temperatur und stabilen CO_2-Gehalt ist es möglich, den korrekten pH-Wert zu gewährleisten und damit die Vitalität der Zellen bzw. Embryonen zu sichern. Auch der reduzierte O_2-Gehalt von 5 % in-vivo (Tube) soll berücksichtigt werden, was bei langer Embryokultur entweder durch ein Mischgas mit entsprechender Sauerstoffkonzentration oder durch Zusatz von Stickstoff zur definierten Verdrängung des Sauerstoffs erreicht wird.

Die Petrischale wird mit der passenden Anzahl an kleinen Tröpfchen mit physiologischem Medium bestückt und mit Mineralöl überschichtet (siehe Abb. 16.7). Dies dient sowohl der Sterilität als auch dem Schutz vor Austrocknung. Zugleich erfolgt die Kultivierung bei 37 °C und 6 % CO_2.

Um eine gleichbleibende Qualität zu gewährleisten, werden hochwertige Präzisionsinkubatoren eingesetzt. Die konstante Überwachung der Temperatur, der Gasverhältnisse und damit des pH-Werts unterliegt einem aufwendigen Überwachungssystem und sichert einen möglichst kontinuierlichen Verlauf der Embryonalentwicklung und damit den Erfolg der reproduktionsmedizinischen Therapien.

16.3.2 Mikroskopie

Bei der Eizellensuche und den nachfolgenden Arbeitsschritten (Präparation der Eizellen vor Mikroinjektion, Insemination, Befruchtungskontrolle sowie alle Arbeitsabläufe im Rahmen von Kryokonservierungen und Transfervorbereitung) im Labor werden Stereomikroskope mit vier- bis etwa 80-facher Vergrößerung eingesetzt. Diese erlauben zum einen eine ausreichend genaue Beurteilung der Oozyten und Embryonen, wie auch ein hinreichend groß dimensioniertes Arbeitsfeld für die im Wesentlichen rein händisch durchgeführten Arbeitsschritte des Labormitarbeiters. Bei diesen geringen Vergrößerungsfaktoren ist der Objektivabstand hierfür groß genug (siehe Abb. 16.8).

Für die Mikromanipulation im Rahmen der Mikroinjektion sowie für die eventuell durchzuführenden Polkörperentnahmen und Trophektodermbiopsien im Rahmen der Polkörperdiagnostik bzw. Präimplantationsdiagnostik kommen Umkehrmikroskope mit 200- bis 400-facher Vergrößerung zum Einsatz. Hier müssen von oben entsprechende Mikropipetten an die ölbeschichteten Mikrotropfenschalen

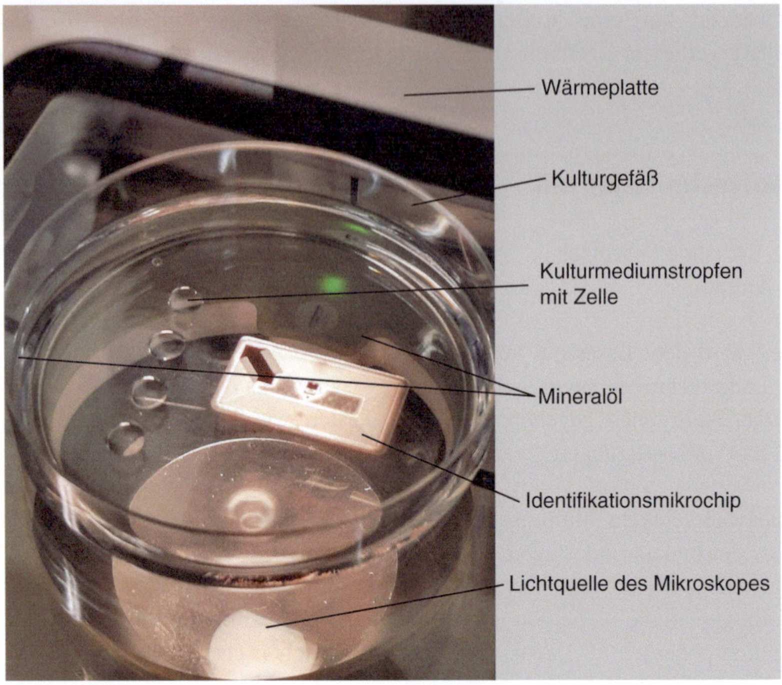

Abb. 16.7 Photographie eines beispielhaften Kulturgefäßes mit mehreren Zellmediumstropfen und den jeweils darin befindlichen Oozyten oder Embryonen. Darüber wurde etwa 5 mm Mineralöl geschichtet. Das Gefäß hier wurde zur Identifikation mit einem Datenmikrochip des Patienten versehen, womit Verwechselungen ausgeschlossen werden sollen (Siehe Abschn. 2.5.2)

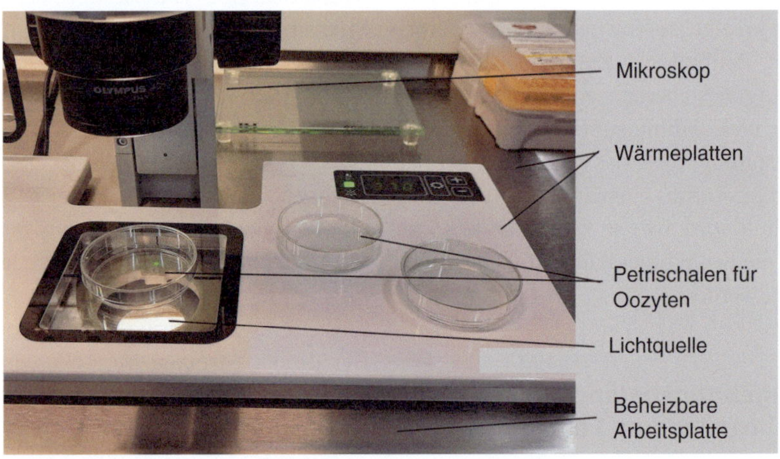

Abb. 16.8 Photographie einer beispielhaften Anordnung der Mikroskopie für die Eizellensuche bei der Follikelpunktion. Beachte: alle Schritte werden bei kontrollierten Bedingungen von Temperatur und Umgebungsluft durchgeführt: Gewärmte Arbeitsplatte und eine Klimaanlage sorgt für Reinraumbedingungen

mit den Eizellen oder Embryonen herangeführt werden. Die Optik ist hier von unten an die Schale gerichtet (daher der Name Umkehr- bzw. Inversmikroskop).

Bei allen Arbeitsschritten wird über hochpräzise Wärmeplatten eine möglichst kontinuierliche Kulturbedingung sichergestellt. Da bei der Mikromanipulation aber für einen längeren Zeitraum außerhalb eines begasbaren Inkubators gearbeitet werden muss, ist hier der Einsatz von speziellen Puffermedien erforderlich, die unter normalen Atmosphärenbedingungen den pH-Wert möglichst konstant halten.

Für die Erstellung der Spermiogramme im Vorfeld der Aufbereitung der abgegebenen Proben für die nachfolgende Insemination oder Mikroinjektion werden sowohl Standarddurchlicht- als auch Phasenkontrastmikroskope mit 200- bis 400-facher Vergrößerung verwendet.

16.3.3 Mikromanipulator

Der Mikromanipulator ist eine Vorrichtung zur Aufnahme von speziellen Mikropipetten, die an ein entsprechendes Umkehrmikroskop montiert ist und es dem Labormitarbeiter ermöglicht, manuelle Arbeitsschritte im subzellulären Bereich auszuführen. Hierfür werden die Grobbewegungen der Hand über mechanische, ölhydraulische oder elektronische Getriebe übersetzt in Feinbewegungen an der Eizelle bzw. dem Embryo. Für die Injektion von Spermien oder die Entnahme von Polkörpern bzw. Trophektodermzellen werden Präzisionskolbenspritzen verwendet (siehe Abb. 16.9).

16.3.4 Aufbereitung von Spermien

Wenn Spermien für intrauterine oder In-vitro-Inseminationen (IVF) eingesetzt werden sollen, erfolgt die Aufbereitung der Spermien im Normalfall nach der Swim-up-Methode:

Dabei wird das Ejakulat mit physiologischem Medium verdünnt und in einem konischen Röhrchen zentrifugiert. Es entsteht ein Pellet in der Röhrchenspitze, der Überstand wird abgenommen und das Pellet mit 0,5–1,0 ml Medium vorsichtig überschichtet, sodass das Pellet nicht aufgeschüttelt wird. Nun steht das Röhrchen für ca. 20 Minuten bei 37 °C und 6 % CO_2 im Inkubator. Die vitalen Spermien lösen sich aus dem Pellet und schwimmen an die Oberfläche, wo sie mit einer Pipette vor-

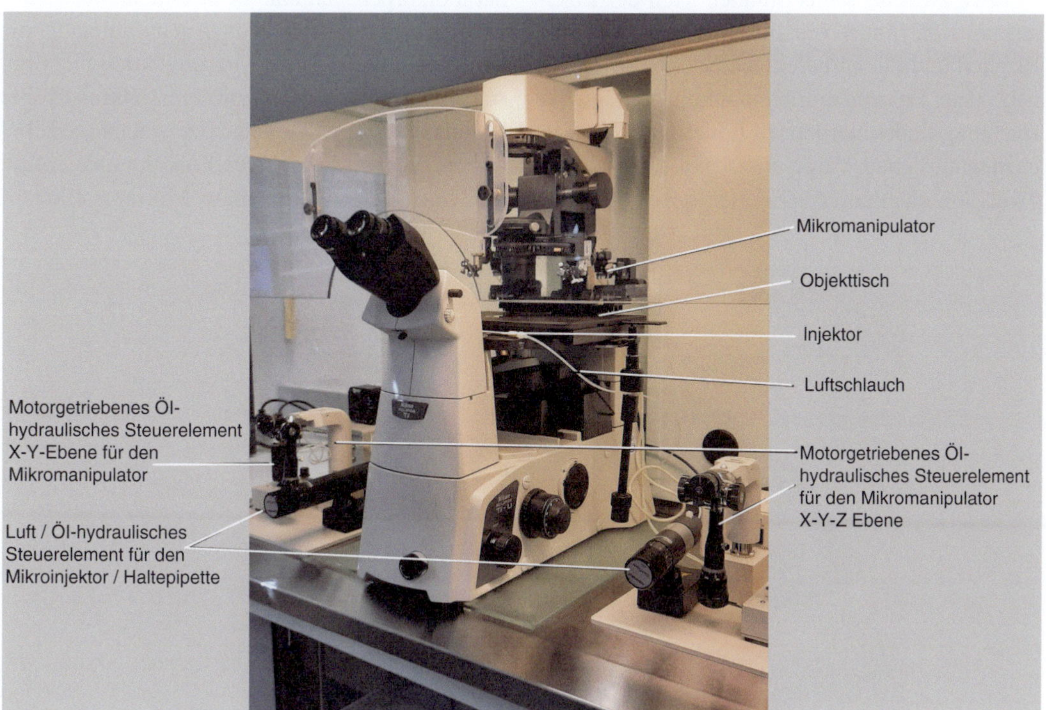

Abb. 16.9 Photographie eines Mikromanipulators

sichtig entnommen werden und für die Insemination oder Mikroinjektion verwendet werden.

Bei geplanter ICSI (siehe unten) und entsprechend stark eingeschränkten Spermiogrammparametern muss das Pellet eventuell aufgemischt und zügig verwendet werden, da die Qualität meist rapide abnimmt. Bei nicht oder nicht genügend vorhandener Eigenbeweglichkeit, vor allem aber bei Präparaten aus vorangegangener Hodenbiopsie ist dies grundsätzlich erforderlich.

16.3.5 Eizellenentnahme und Fertilisierung (IVF)

Während der Oozytenaspiration werden die Eizellen gezählt, gespült und geringfügig gereinigt. Der Operateur bekommt ständig Rückmeldung über die Anzahl.

Anschließend werden drei bis vier gesäuberte Zellen in einer IVF-Multiwellschale mit speziellen Vertiefungen unter semisterilen Bedingungen in eine physiologische Lösung verbracht (siehe Abb. 16.10).

Etwa zwei bis sechs Stunden nach der Eizellenentnahme findet die Insemination statt. Die Eizellen und die aufbereiteten Spermien werden nach dem Zusammenführen inkubiert. Die Befruchtung findet hier letzten Endes auf dem gleichen natürlichen Wege statt, wie es nach der Ovulation innerhalb des Eileiters geschieht.

Etwa 17–18 Stunden nach der Insemination werden die Eizellen mittels einer feinen Pipette mechanisch gereinigt und von den Spermien getrennt. Die Vorkerne sind zu diesem Zeitpunkt bei einer 60- bis 200-fachen Vergrößerung gut sichtbar und werden nach ihrer Qualität beurteilt.

Zu diesem Zeitpunkt wird entschieden, ob eine Kryokonservierung infrage kommt oder die befruchtete Zelle weiterkultiviert wird und zum Embryotransfer kommt.

16.3.6 ICSI

Nach der Follikelpunktion werden die Oozyten komplett von den Cumulus- und Corona-Radiata-Zellen befreit, dies geschieht durch das Enzym Hyaluronidase, eine Protease. Nach dem Auszählen und Säubern werden die Eizellen für etwa eine Minute in Hyaluronidase gespült. Dies hat zur Folge, dass der Proteinmantel der Zellen agglutiniert und sich wie eine Schale um die Zelle legt, nun lässt sich diese Hülle mit einer feinen Pipette abtrennen. Ist die Zelle freigelegt, wird der Polkörper sichtbar. In dessen unmittelbarer Umgebung befindet sich die Äquatorialplatte, die durch die nun folgende Mikroinjektion nicht beschädigt werden darf. Zu diesem Zeitpunkt sollte sich die Eizelle im Diplotän der Metaphase II befinden, dies wird durch den Polkörper angezeigt. Die Injektion wird mit dem Mikromanipulator

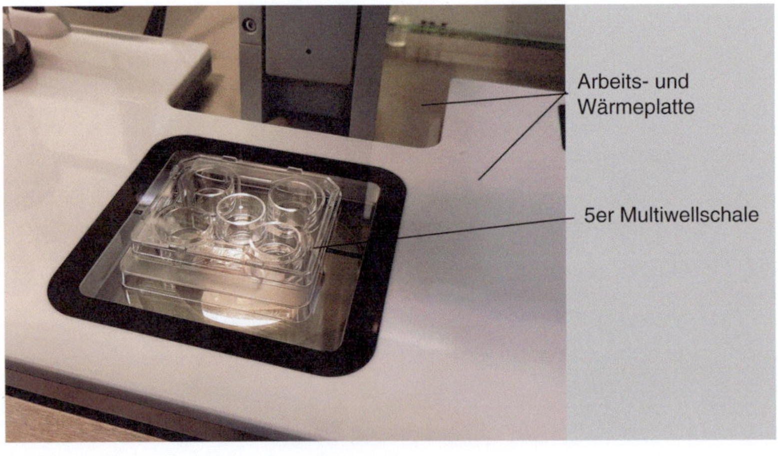

Abb. 16.10 Photographie eines Kulturgefäßes mit 5 Wells

durchgeführt. Linksseitig befindet sich die Haltenadel, die Eizelle wird dort so fixiert, dass der Bereich um den Polkörper nicht beschädigt werden kann. Rechtsseitig befindet sich die Injektionsnadel.

Zunächst wird ein intaktes, motiles Spermium ausgewählt und mit der Injektionsnadel immobilisiert. So ist sichergestellt, dass eine vitale Samenzelle zum Einsatz kommt. Das Spermium wird nun in die Injektionsnadel aufgenommen und in die fixierte Eizelle eingebracht.

Nach der Injektion bez. der Befruchtung durch das IVF-Verfahren werden die Eizellen in eine Kulturschale eingesetzt.

16.3.7 In-vitro-Maturation

Sollte sich die Eizelle nicht im idealen Zustand der Eizellenreifung befinden, gibt es die Möglichkeit der Nachreifung die sog. In-Vitro-Maturation. Hierfür kommen Medien mit einem Zusatz von FSH oder LH zum Einsatz. Diese Methode hat in der Reproduktionsmedizin derzeit allerdings keine große Verbreitung, da die Fertilisierungsraten und die resultierenden Schwangerschaftsraten enttäuschend ausfielen. Inwieweit sich eine Weiterentwicklung abzeichnen wird, bleibt abzuwarten (Hart & Walls, 2018).

16.3.8 Embryonenkultur

Die eingesetzten Inkubatoren lassen sich in zwei Gruppen einteilen. Bereits seit Beginn der künstlichen Befruchtung sind Box-Inkubatoren oder auch Brutschränke im klassischen Sinn in Gebrauch. Hier wird ein großer Innenraum mit meist mehreren Einstellebenen mittels aufwendiger Regelelektronik und hochgenauen Sensoren auf möglichst exakter und konstanter Temperatur und gleichförmigen Gaskonzentrationen gehalten. Der entscheidende Nachteil dieser Bauart ist die lange Erholungszeit bei Öffnung des Brutraums während des Einstellens oder Entnehmens von Kulturschalen. Dies hat einen negativen Einfluss auf alle anderen Kulturschalen in diesem Brutbereich. Hohe Patientenzahlen erfordern zum notwendigen Ausgleich dieses Nachteils eine entsprechend hohe Zahl an Geräten, der Platzbedarf im Labor hierfür ist dann erheblich.

Dieser Nachteil ist bei den mittlerweile weit verbreiteten „Bench-top-Inkubatoren“ nicht mehr gegeben. Die Kulturschalen werden bei diesen Geräten in einzelne, sehr kleine Kammern eingestellt (siehe Abb. 16.11). Diese sind jede für sich hinsichtlich Temperatur und Gaskonzentration überwacht und geregelt. Öffnungen einer Kammer für die Entnahme oder das Einstellen von Kulturschalen hat keinerlei Einfluss auf benachbarte Kammern mit den darin befindlichen Kulturschalen.

Eine Sonderform des Inkubators sind die „Timelapse“-Systeme. Hier ist ein Brutschrank kombiniert mit einer eingebauten Optik. Mittels einer angeschlossenen Kamera können unter konstanten Kulturbedingungen die auf die Insemination oder Mikroinjektion folgenden Abläufe der Embryonalentwicklung kontinuierlich beobachtet werden. Die Kulturschalen müssen hierfür nicht mehr dem Brutschrank entnommen werden. In regelmäßigen Abständen erzeugte Einzelbilder werden mittels einer entsprechenden bildverarbeitenden Software zu Videos zusammengesetzt. Etwaige Auffälligkeiten in der Embryonalentwicklung können hier jederzeit erfasst werden. Auch ist es möglich, die Zeitabfolge der einzelnen Schritte der Embryonalent-

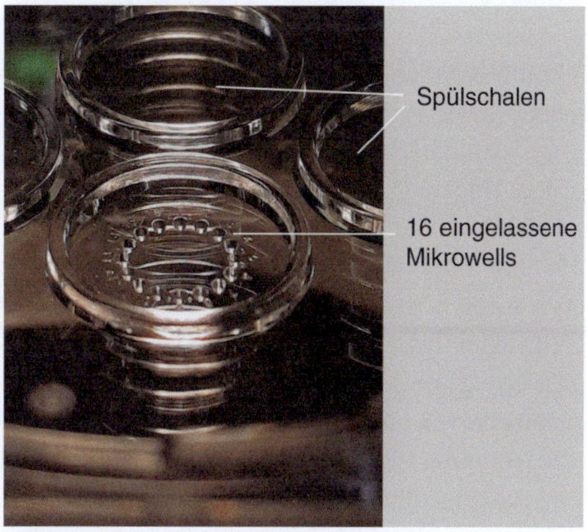

Abb. 16.11 Photographie eines Kulturgefäßes mit 16 Wells und 3 Spülschalen typisch für ein Embryoscope

wicklung über den Abgleich mit großen Datenbanken und entsprechenden Algorithmen einer Analysesoftware einer automatisierten Bewertung zu unterziehen. Die Idee dahinter ist die Reduzierung der subjektiven Faktoren bei der Selektion von Embryonen für den Transfer bzw. die Kryokonservierung.

16.3.9 Embryotransfer

Beim Embryotransfer werden die zuvor selektierten Embryonen von einem Labormitarbeiter mit einem geringen Volumen Kulturmedium in einen dünnen Schlauchkatheter aufgenommen. Der durchführende Arzt setzt nach Einstellen des Muttermundes mit dem Spekulum unter Ultraschallkontrolle die so vorbereiteten Embryonen im oberen Bereich des Cavum uteri ab. Entscheidend für den Erfolg der nachfolgenden Einnistung der Embryonen in die Gebärmutterschleimhaut ist ein möglichst atraumatischer Transfer ohne Einblutung. Die verwendeten Katheter sind daher möglichst dünn, flexibel und an der Öffnung gerundet. Anatomische Besonderheiten wie z. B. ein stark retroflektierter Uterus, erfordern allerdings entsprechend stabilere Katheter, da hier mit flexiblen Versionen eine Passage nur eingeschränkt möglich ist.

16.3.10 Slow-freezing-Verfahren

Für die Kryokonservierung menschlicher Zellen stehen zwei verschiedene Verfahren zur Verfügung. Am längsten in der Anwendung dauert das „Slow-freezing". Hier werden die entsprechenden Zellen oder auch kleine Gewebestücke (wie Hoden- oder Ovargewebe) mittels spezieller Kryomedien zunächst weitgehend vom freien Zellwasser befreit. Der eigentliche Einfrierprozess erfolgt mittels elektronisch gesteuerter Temperaturkurven über einen Zeitraum von 30–120 Minuten. Bei diesem langsamen Prozess soll eine unkontrollierte Bildung großer Eiskristalle weitgehend unterdrückt werden. Diese würden die intrazellularen Strukturen irreparabel beschädigen (Levi-Setti et al., 2016).

16.3.11 Vitrifikation

Bei der Vitrifikation wird zunächst ebenfalls das freie Zellwasser über den Einsatz von Kryomedien weitgehend ausgetauscht. Der anschließende Einfrierprozess erfolgt allerdings durch direktes Einbringen in den flüssigen, tiefkalten Stickstoff (Siehe Abb. 16.12a–c). Es werden Kühlungsraten von bis zu −10.000 °C pro Minute erreicht. Bei diesem „Schockgefrieren" bilden sich keinerlei Eiskristalle in der Zelle, sondern es wird ein glasartiger Zustand erreicht. Das eingesetzte Volumen für diesen Vorgang muss allerdings sehr klein sein. Bei Slow-freezing-Verfahren werden Volumen von ca. 0,2–0,3 ml verwendet, für die Vitrifikation kommen Volumen von weniger als 1–2 µl zum Einsatz, andernfalls lassen sich die notwendigen Kühlungsraten nicht erreichen. Dieses notwendige kleine Volumen beschränkt die Anwendung dieses Verfahrens auch auf einzelne Zellen (Eizellen, PN-Stadien, Embryonen, Spermien).

Die Probenbehälter werden beschriftet und farblich markiert. Hierin wird die Zellprobe auf einem Trägergefäß eingebracht, worauf die Kryokonservierung erfolgt (Vitrifikation). Das offene Ende wird mit Ultraschall oder thermisch verschweißt und unter kontinuierlicher Kühlung in der Flüssigphase des Stickstoffs in mit Registern versehene Lagerungsplätze überführt. Zugleich erfolgt eine elektronische Datenerfassung über den Prozess und die zugehörige Probe (Levi-Setti et al., 2016).

16.3.12 Assisted hatching

Bei auffällig verdickter Zona pellucida kann mittels Laser die Eizellenhülle ausgedünnt oder eröffnet werden. Dies geschieht unter optischer Kontrolle an einem entsprechend ausgerüsteten Umkehrmikroskop. Hiermit soll das nachfolgende Schlüpfen (engl. „hatching") des Embryos erleichtert werden. Das Schlüpfen ist ein entscheidender Entwicklungsschritt für die nachfolgende Einnistung des Embryos in die Gebärmutterschleimhaut. Im Normalfall reißt die Eizellhülle rein mechanisch über die fortschrei-

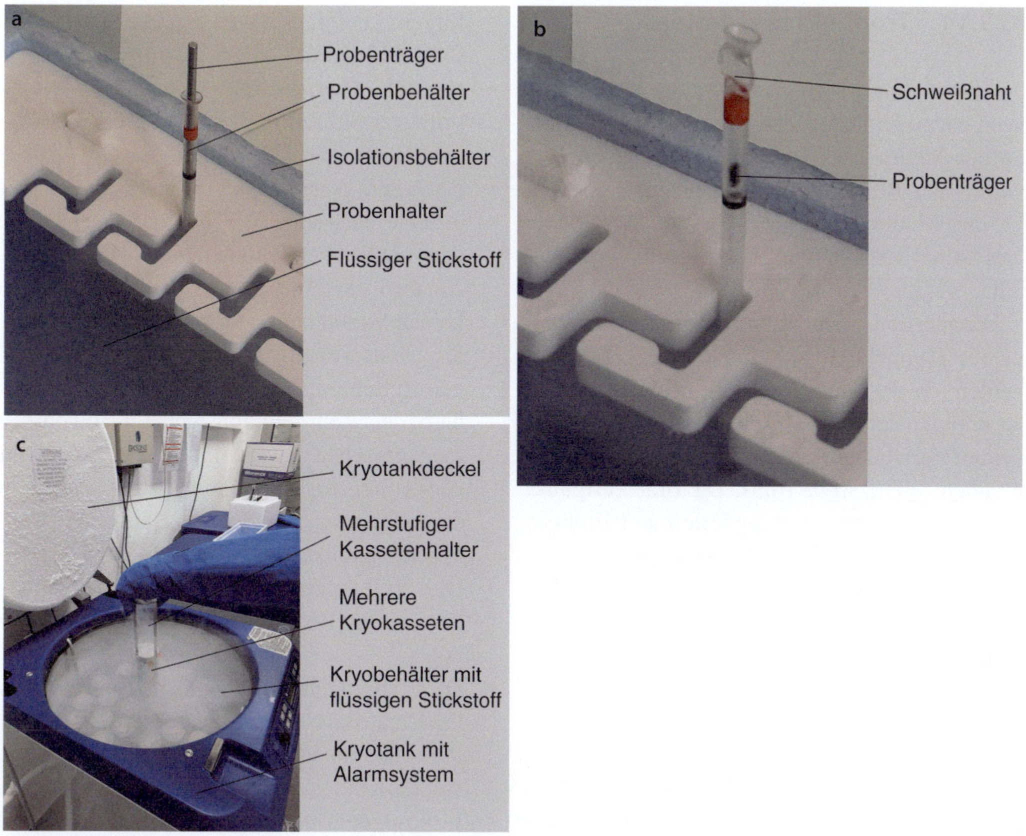

Abb. 16.12 Photographien einer beispielhaften Vitrifikation und Lagerung. (**a**) Probenbehälter mit Probengefäß. (**b**) Verschweißter Probenbehälter. (**c**) Kryotank

tende Expansion der Blastozyste. Man nimmt an, dass dieser Prozess bei Patientinnen mit Implantationsversagen gestört oder verzögert sein kann. Die Datenlage zur Signifikanz der erzielten Effekte ist aber unklar. Vor der Entwicklung des Lasers wurde das „assisted hatching" mittels chemischer Mittel wie saure Tyrode-Lösung durchgeführt. Das Risiko einer Beschädigung des Embryos war aber relativ hoch.

16.3.13 Polkörperentnahme

Für die Untersuchung der Eizelle auf das Vorliegen einer Chromosomenfehlverteilung oder einer Translokation können die ersten und zweiten Polkörper entnommen werden. Diese enthalten jeweils einen doppelten bzw. einfachen Chromatidensatz, der von der Eizelle nicht mehr benötigt wird und im Rahmen der Reduktionsteilungen der Meiose I und II abgeschnürt wird. Bei der Entnahme werden die gleichen Techniken und Gerätschaften verwendet, wie für die Mikroinjektion.

Die Eizelle wird fixiert und am Randbereich der Zona pellucida mechanisch oder mittels Laser eine Öffnung erzeugt. Mittels einer Biopsiekapillare werden die Polkörper dann entnommen und dem molekulargenetischen Labor zugesandt (siehe Abb. 16.5). Die Analyse erfolgt direkt im Anschluss und die Resultate liegen so noch vor dem Transfertag dem Labor vor. Mit der Bestimmung der Zahl und der Struktur der Chromosomen in den entnommenen Polkörpern kann indirekt der chromosomale Status der Eizelle selbst ermittelt werden.

16.3.14 Trophektodermbiopsie

Die Trophektodermbiopsie ist dann notwendig, wenn entweder genetische Erkrankungen aufseiten des Vaters erfasst werden müssen oder die betroffenen Bereiche auf dem Genom zu klein für die Methoden der Polkörperanalyse sind. Dies ist bei vor allem bei Einzelgendefekten der Fall.

Die für die Untersuchung erforderlichen Zellen des Trophektoderms können hier verwendet werden, da der Embryo diese problemfrei wieder kompensieren kann. Für eine Untersuchung werden Zellcluster von fünf bis acht Zellen entnommen (siehe Abb. 16.6). Da zum Zeitpunkt der Biopsie bereits ein transferierbarer Embryo im Blastozystenstadium vorliegt, muss zwingend kryokonserviert werden. Nach dem Vorliegen des Ergebnisses der genetischen Untersuchung können dann unauffällig befundete Blastozysten der Patientin im Rahmen eines Kryotransfers zu einem späteren Zeitpunkt zurückgegeben werden.

Die Entnahme selbst erfolgt wie bei der Polkörperbiopsie mittels Mikromanipulation nach der Eröffnung der Embryohülle.

16.4 Zusammenfassung

Michael Amrani

- In-vitro-Insemination (IVF) und intrazytoplasmatische Spermieninjektion (ICSI) stellen bei Subfertilität oder Sterilität die weltweit die wirkungsvollsten reproduktionsmedizinischen Therapien dar.
- Der Erfolg einer IVF- oder ICSI-Behandlung ist primär vom Alter der Frau, der Anzahl gewonnener Oozyten und dem Vorhandensein von ausgereiften Spermien abhängig.
- Nach einer Behandlung werden etwa 20 % der Patientinnen ein Kind bekommen.
- Einzelne in-vitro und wahrscheinlich auch in-vivo fertilisierte Oozyten weisen nur ein geringes Potenzial auf, zu einer Lebendgeburt zu führen. Lediglich 20–25 % teilen sich bis zum fünften Tag p.c.
- Die ICSI-Therapie ermöglicht es Männern mit schwerer Subfertilität, Kinder zeugen zu können.
- Nach dem Ausschluss jeglicher Sterilitätsfaktoren weisen eine IVF oder ICSI gegenüber der natürlichen monatlichen Konzeptionschancen der Frau in den ersten 12 Monaten keinen Vorteil auf.
- Kryokonservierungsmaßnahmen mit einzelnen Zellen oder Zellverbänden stellen innerhalb der Reproduktionsmedizin sowohl bei medizinischen Indikationen als auch aus persönlich-sozialen Gründen ein wichtiges Instrument zur zeitlichen Bewahrung von Fruchtbarkeitsreserven dar.
- Die Polkörperdiagnostik kann bei älteren Frauen das Risiko einer Fehlgeburt reduzieren.
- Die Präimplantationsdiagnostik ist in Deutschland restriktiv geregelt, ist aber für manche Paare die einzige Möglichkeit, ein eigenes gesundes Kind zu bekommen.
- Insbesondere in einem unselektierten Patientenkollektiv konnte bisher keine adjuvante Behandlung die Chancen für eine Lebendgeburt mit einer In-vitro-Fertilisation verbessern. Es kann derzeit jedoch von Subpopulationen ausgegangen werden, die von spezifischen Maßnahmen profitieren könnten.
- Die In-vitro-Fertilisation stellt ein hochkomplexe, vielschichtige und für die Patientin aufwendige Therapie dar. Sie benötigt weitreichende Qualitätssicherungsmaßnahmen und ein multidisziplinäres Team.
- Es existieren umfangreiche und ausführliche gesetzliche und medizinische Regelungen für das Umfeld der Therapie wie auch für den Betrieb eines IVF-Labors.
- Bis dato fehlt ein der heutigen gesellschaftlich vielschichtigen Situation Rechnung tragendes Fortpflanzungsgesetz.
- Im Zentrum aller Bemühungen steht die Geburt eines gesunden Kindes nach einer gesunden Schwangerschaft einer gesunden Mutter.

Literatur

Angelo, A. D., Panayotidis, C., Amso, N., Marci, R., Matorras, R., Onofriescu, M., Turp, A. B., Vandekerckhove, F., Veleva, Z., Vermeulen, N., & Vlaisavljevic, V. (2019). *Recommendations for good practice in ultrasound: Oocyte pick up † The ESHRE Working Group on Ultrasound in ART,* 1–25. https://doi.org/10.1093/hropen/hoz025

Argyle, C. E., Harper, J. C., & Davies, M. C. (2016). Oocyte cryopreservation: Where are we now? *Human Reproduction Update, 22*(4), 440–449. https://doi.org/10.1093/humupd/dmw007

Balaban, B., Brison, D., Calderón, G., Catt, J., Conaghan, J., Cowan, L., Ebner, T., Gardner, D., Hardarson, T., Lundin, K., Cristina Magli, M., Mortimer, D., Mortimer, S., Munné, S., Royere, D., Scott, L., Smitz, J., Thornhill, A., Van Blerkom, J., & Van Den Abbeel, E. (2011). The Istanbul consensus workshop on embryo assessment: Proceedings of an expert meeting. *Human Reproduction, 26*(6), 1270–1283. https://doi.org/10.1093/humrep/der037

Baldwin, K., Culley, L., Hudson, N., & Mitchell, H. (2019). Running out of time: Exploring women's motivations for social egg freezing. *Journal of Psychosomatic Obstetrics and Gynaecology, 40*(2), 166–173. https://doi.org/10.1080/0167482X.2018.1460352

Becker, C. M., Bokor, A., Heikinheimo, O., Horne, A., Jansen, F., Kiesel, L., King, K., Kvaskoff, M., Nap, A., & Petersen, K. (2022). *ESHRE PAGES The members of the Endometriosis Guideline Core Group,* 1–26.

Ben Rafael, Z. (2021). Endometrial Receptivity Analysis (ERA) test: An unproven technology. *Human Reproduction Open, 2021*(2), hoab010. https://doi.org/10.1093/hropen/hoab010

Bernabeu, A., Lledo, B., Díaz, M. C., Lozano, F. M., Ruiz, V., Fuentes, A., Lopez-Pineda, A., Moliner, B., Castillo, J. C., Ortiz, J. A., Ten, J., Llacer, J., Carratala-Munuera, C., Orozco-Beltran, D., Quesada, J. A., & Bernabeu, R. (2019). Effect of the vaginal microbiome on the pregnancy rate in women receiving assisted reproductive treatment. *Journal of Assisted Reproduction and Genetics, 36*(10), 2111–2119. https://doi.org/10.1007/s10815-019-01564-0

Blockeel, C., Schutyser, V., De Vos, A., Verpoest, W., De Vos, M., Staessen, C., Haentjens, P., Van der Elst, J., & Devroey, P. (2008). Prospectively randomized controlled trial of PGS in IVF/ICSI patients with poor implantation. *Reproductive Biomedicine Online, 17*(6), 848–854. https://doi.org/10.1016/S1472-6483(10)60414-2

Bortoletto, P., Bakkensen, J., & Anchan, R. M. (2018). Embryo transfer: Timing and techniques. *Minerva Endocrinologica, 43*(1), 57–68. https://doi.org/10.23736/S0391-1977.17.02649-9

Braat, D., Anderson, R. A., Angelo, A. D., Chuva, S. M., Lopes, D. S., Demeestere, I., Dwek, S., & Frith, L. (2020). *ESHRE PAGES ESHRE guideline: Female fertility,* 1–17. https://doi.org/10.1093/hropen/hoaa052

Bundesärztekammer. (2018). *Richtlinie zur Entnahme und Übertragung von menschlichen Keimzellen im Rahmen der assistierten Reproduktion,* 1–22. https://doi.org/10.3238/arztebl.2018.Rili

Capalbo, A., Romanelli, V., Cimadomo, D., Girardi, L., Stoppa, M., Dovere, L., Edera, D. D., Ubaldi, F. M., & Rienzi, L. (2016). Implementing PGD/PGD-A in IVF clinics: Considerations for the best laboratory approach and management. *Journal of Assisted Reproduction and Genetics,* 1279–1286. https://doi.org/10.1007/s10815-016-0768-3

Carson, S. A., Kallen, A. N., Crawford, N. M., Steiner, A. Z., Vander Borght, M., Wyns, C., Deutsches IVF-Register (D.I.R.), Gnoth, C., Godehardt, D., Godehardt, E., Frank-Herrmann, P., & Freundl, G. (2021). Deutsches IVF-Register Jahrbuch 2020. *J Reproduktionsmed Endokrinol, 18*(1), 65–76. https://doi.org/10.1016/j.ogc.2014.09.005

Castilla, J. A., Zamora, S., Gonzalvo, M. C., Luna Del Castillo, J. D., Roldan-Nofuentes, J. A., Clavero, A., Björndahl, L., & Martínez, L. (2010). Sperm chromatin structure assay and classical semen parameters: Systematic review. *Reproductive Biomedicine Online, 20*(1), 114–124. https://doi.org/10.1016/j.rbmo.2009.10.024

Collins, A. R. (2004). The comet assay for DNA damage and repair: Principles, applications, and limitations. *Applied Biochemistry and Biotechnology – Part B Molecular Biotechnology, 26*(3), 249–261. https://doi.org/10.1385/MB:26:3:249

Cornelisse, S., Zagers, M., Kostova, E., Fleischer, K., van Wely, M., & Mastenbroek, S. (2020). Preimplantation genetic testing for aneuploidies (abnormal number of chromosomes) in in vitro fertilisation. *Cochrane Database of Systematic Reviews, 2020*(9). https://doi.org/10.1002/14651858.CD005291.pub3

Cortés-Gutiérrez, E. I., Dávila-Rodríguez, M. I., Cerda-Flores, R. M., Fernández, J. L., López-Fernández, C., & Gosálvez, J. (2014). Use of the DBD-FISH technique for detecting DNA breakage in response to high doses of X-rays. *Radiation and Environmental Biophysics, 53*(4), 713–718. https://doi.org/10.1007/s00411-014-0555-4

Coticchio, G., Barrie, A., Lagalla, C., Borini, A., Fishel, S., Griffin, D., & Campbell, A. (2021). Plasticity of the human preimplantation embryo: Developmental dogmas, variations on themes and self-correction. *Human Reproduction Update, 27*(5), 848–865. https://doi.org/10.1093/humupd/dmab016

Deutsches IVF-Register, E. V. (2019). Jahrbuch DIR. *Reproduktionsmedizin, 2019*(2), 324–330.

Donnez, J., Dolmans, M. M., Demylle, D., Jadoul, P., Pirard, C., Squifflet, J., Martinez-Madrid, B., & van Langendonckt, A. (2004). Livebirth after orthotopic transplantation of cryopreserved ovarian tissue. *Lancet (London, England), 364*(9443), 1405–1410. https://doi.org/10.1016/S0140-6736(04)17222-X

Feil, D., Henshaw, R. C., & Lane, M. (2008). Day 4 embryo selection is equal to Day 5 using a new embryo scoring system validated in single embryo transfers.

Human Reproduction (Oxford, England), 23(7), 1505–1510. https://doi.org/10.1093/humrep/dem419

Gao, X. S., Laven, J., Louwers, Y., Budding, A., & Schoenmakers, S. (2022). Microbiome as a predictor of implantation. *Current Opinion in Obstetrics and Gynecology, 34*(3), 122–132. https://doi.org/10.1097/GCO.0000000000000782

Gardner, D. K., & Schoolcraft, W. B. (1999). Culture and transfer of human blastocysts. *Current Opinion in Obstetrics & Gynecology, 11*(3), 307–311. https://doi.org/10.1097/00001703-199906000-00013

Garneau, A. S., & Young, S. L. (2021). Defining recurrent implantation failure: A profusion of confusion or simply an illusion? *Fertility and Sterility, 116*(6), 1432–1435. https://doi.org/10.1016/j.fertnstert.2021.10.023

Gesetz zum Schutz von Embryonen (Embryonenschutzgesetz – ESchG). https://www.gesetze-im-internet.de/eschg/BJNR027460990.html. Zugegriffen am 26.05.2023.

Glatthorn, H. N., & Decherney, A. (2022). The efficacy of add-ons: Selected IVF „add-on" procedures and future directions. *Journal of Assisted Reproduction and Genetics, 39*(3), 581–589. https://doi.org/10.1007/s10815-022-02410-6

Griffin, D. K., & Ogur, C. (2018). Chromosomal analysis in IVF: Just how useful is it? *Reproduction, 156*(1), F29–F50. https://doi.org/10.1530/REP-17-0683

Hart, R., & Walls, M. (2018). In vitro maturation of oocytes. *Encyclopedia of Reproduction*, 159–162. https://doi.org/10.1016/B978-0-12-801238-3.64855-9

Hasanen, E., Elqusi, K., ElTanbouly, S., Hussin, A. E. G., AlKhadr, H., Zaki, H., Henkel, R., & Agarwal, A. (2020). PICSI vs. MACS for abnormal sperm DNA fragmentation ICSI cases: A prospective randomized trial. *Journal of Assisted Reproduction and Genetics, 37*(10), 2605–2613. https://doi.org/10.1007/s10815-020-01913-4

Human Fertilisation & Embryology Authority. (2022). *Treatment add-ons with limited evidence*. https://www.hfea.gov.uk/treatments/treatment-add-ons/

Kliebisch, T. K., Bielfeld, A. P., Krüssel, J. S., & Baston-Büst, D. M. (2016). The German Middleway as Precursor for Single Embryo Transfer. A Retrospective Data-analysis of the Düsseldorf University Hospital's Interdisciplinary Fertility Centre - UniKiD. *Geburtshilfe Frauenheilkd, 76*(6), 690–698. https://doi.org/10.1055/s-0042-105747. PMID: 27365539; PMCID: PMC4922893.

Kokkali, G., Coticchio, G., Bronet, F., Celebi, C., Cimadomo, D., Goossens, V., Liss, J., Nunes, S., Sfontouris, I., Vermeulen, N., Zakharova, E., & Rycke, M. De. (2020). *ESHRE PAGES ESHRE PGT Consortium and SIG Embryology good practice recommendations for polar body and embryo biopsy for PGT †*, 1–12. https://doi.org/10.1093/hropen/hoaa020

Kressin, M., & Brehm, R. (2019). *Embryologie der Haustiere* (7. Aufl.). Thieme.

Kumar, N., & Singh, A. K. (2021). The anatomy , movement , and functions of human sperm tail: An evolving mystery. *Biology of Reproduction, 104*, 508–520. https://doi.org/10.1093/biolre/ioaa213

Lemmen, J. G., Agerholm, I., & Ziebe, S. (2008). Kinetic markers of human embryo quality using time-lapse recordings of IVF/ICSI-fertilized oocytes. *Reproductive Biomedicine Online, 17*(3), 385–391. https://doi.org/10.1016/S1472-6483(10)60222-2

Lemmen, J. G., Rodríguez, N. M., Andreasen, L. D., Loft, A., & Ziebe, S. (2016). The total pregnancy potential per oocyte aspiration after assisted reproduction – In how many cycles are biologically competent oocytes available ? *Journal of Assisted Reproduction and Genetics*, 849–854. https://doi.org/10.1007/s10815-016-0707-3

Lensen, S., Hammarberg, K., Polyakov, A., Wilkinson, J., Whyte, S., Peate, M., & Hickey, M. (2021). How common is add-on use and how do patients decide whether to use them? A national survey of IVF patients. *Human Reproduction (Oxford, England), 36*(7), 1854–1861. https://doi.org/10.1093/humrep/deab098

Lensen, S., Shreeve, N., Barnhart, K. T., Gibreel, A., Ng, E. H. Y., & Moffett, A. (2019). In vitro fertilization add-ons for the endometrium: It doesn't add-up. *Fertility and Sterility, 112*(6), 987–993. https://doi.org/10.1016/j.fertnstert.2019.10.011

Levi-Setti, P. E., Patrizio, P., & Scaravelli, G. (2016). Evolution of human oocyte cryopreservation: Slow freezing versus vitrification. *Current Opinion in Endocrinology, Diabetes, and Obesity, 23*(6), 445–450. https://doi.org/10.1097/MED.0000000000000289

van der Linden, M., Buckingham, K., Farquhar, C., Kremer, J. A., & Metwally, M. (2011). Luteal phase support for assisted reproduction cycles. *The. Cochrane Database of Systematic Reviews, 10*, CD009154. https://doi.org/10.1002/14651858.CD009154.pub2

MacHtinger, R., & Racowsky, C. (2013). Morphological systems of human embryo assessment and clinical evidence. *Reproductive Biomedicine Online, 26*(3), 210–221. https://doi.org/10.1016/j.rbmo.2012.10.021

Mackens, S., Santos-Ribeiro, S., van de Vijver, A., Racca, A., Van Landuyt, L., Tournaye, H., & Blockeel, C. (2017). Frozen embryo transfer: A review on the optimal endometrial preparation and timing. *Human Reproduction (Oxford, England), 32*(11), 2234–2242. https://doi.org/10.1093/humrep/dex285

Mahajan, N. (2015). Endometrial receptivity array: Clinical application. *Journal of Human Reproductive Sciences, 8*(3), 121–129. https://doi.org/10.4103/0974-1208.165153

Mak, J. S. M., Chung, C. H. S., Chung, J. P. W., Kong, G. W. S., Saravelos, S. H., Cheung, L. P., & Li, T. C. (2017). The effect of endometrial scratch on natural-cycle cryopreserved embryo transfer outcomes: A randomized controlled study. *Reproductive Biomedicine Online, 35*(1), 28–36. https://doi.org/10.1016/j.rbmo.2017.04.004

Martin, C., & Woodland, E. (2021). Sperm selection technology in ART. *Seminars in Reproductive Medicine, 39*(5–06), 200–206. https://doi.org/10.1055/s-0041-1732313

Mastenbroek, S., Twisk, M., van Echten-Arends, J., Sikkema-Raddatz, B., Korevaar, J. C., Verhoeve, H. R., Vogel, N. E. A., Arts, E. G. J. M., de Vries, J. W. A., Bossuyt, P. M., Buys, C. H. C. M., Heineman, M. J., Repping, S., & van der Veen, F. (2007). In vitro fertilization with preimplantation genetic screening. *The New England Journal of Medicine, 357*(1), 9–17. https://doi.org/10.1056/NEJMoa067744

Mekinian, A., Cohen, J., Alijotas-Reig, J., Carbillon, L., Nicaise-Roland, P., Kayem, G., Daraï, E., Fain, O., & Bornes, M. (2016). Unexplained recurrent miscarriage and recurrent implantation failure: Is there a place for immunomodulation? *American Journal of Reproductive Immunology, 76*(1), 8–28. https://doi.org/10.1111/aji.12493

Montag, M., Köster, M., Strowitzki, T., & Toth, B. (2013). Polar body biopsy. *Fertility and Sterility, 100*(3), 603–607. https://doi.org/10.1016/j.fertnstert.2013.05.053

Müller, W. A., & Hassel, M. (2018). *Entwicklungsbiologie und Reproduktionsbiologie des Menschen und bedeutender Modellorganismen*. Springer Berlin/Heidelberg. https://doi.org/10.1007/978-3-662-55534-7

Nicoli, A., Palomba, S., Capodanno, F., Fini, M., Falbo, A., & La Sala, G. B. (2013). Pronuclear morphology evaluation for fresh in vitro fertilization (IVF) and intracytoplasmic sperm injection (ICSI) cycles: A systematic review. *Journal of Ovarian Research, 6*(1), 64. https://doi.org/10.1186/1757-2215-6-64

Racowsky, C., Vernon, M., Mayer, J., Ball, G. D., Behr, B., Pomeroy, K. O., Wininger, D., Gibbons, W., Conaghan, J., & Stern, J. E. (2010). Standardization of grading embryo morphology. *Fertility and Sterility, 94*(3), 1152–1153. https://doi.org/10.1016/j.fertnstert.2010.05.042

Riestenberg, C., Kroener, L., Quinn, M., Ching, K., & Ambartsumyan, G. (2021). Routine endometrial receptivity array in first embryo transfer cycles does not improve live birth rate. *Fertility and Sterility, 115*(4), 1001–1006. https://doi.org/10.1016/j.fertnstert.2020.09.140

Roesner, S., Pflaumer, U., Germeyer, A., & Toth, B. (2014). Natural cycle IVF: Evaluation of 463 cycles and summary of the current literature. *Archives of Gynecology and Obstetrics, 289*, 1347–1354. https://doi.org/10.1007/s00404-013-3123-2

Samenspenderregistergesetz – SaRegG. (2017). https://www.gesetze-im-internet.de/saregg/BJNR251310017.html

Sciorio, R., & Esteves, S. C. (2020). Clinical utility of freeze-all approach in ART treatment: A mini-review. *Cryobiology, 92*, 9–14. https://doi.org/10.1016/j.cryobiol.2019.11.041

Simopoulou, M., Asimakopoulos, B., Bakas, P., Boyadjiev, N., Tzanakaki, D., & Creatsas, G. (2014). Oocyte and embryo vitrification in the IVF laboratory: A comprehensive review. *Folia Medica, 56*(3), 161–169. https://doi.org/10.2478/folmed-2014-0023

Somigliana, E., & Bhattacharya, S. (2022). The long and winding road leading to evidence-based medicine. *Human Reproduction Open, 2022*(3), hoac020. https://doi.org/10.1093/hropen/hoac020

Swann, K., & Lai, F. A. (2016). Egg activation at fertilization by a soluble sperm protein. *Physiological Reviews, 96*(1), 127–149. https://doi.org/10.1152/physrev.00012.2015

Teixeira, D. M., Barbosa, M. A. P., Ferriani, R. A., Navarro, P. A., Raine-Fenning, N., Nastri, C. O., & Martins, W. P. (2013). Regular (ICSI) versus ultra-high magnification (IMSI) sperm selection for assisted reproduction. *The. Cochrane Database of Systematic Reviews, 7*, CD010167. https://doi.org/10.1002/14651858.CD010167.pub2

Tomic, V., Kasum, M., & Vucic, K. (2019). The role of luteal support during IVF: A qualitative systematic review. *Gynecological Endocrinology: The Official Journal of the International Society of Gynecological Endocrinology, 35*(10), 829–834. https://doi.org/10.1080/09513590.2019.1603288

Twisk, M., Mastenbroek, S., Hoek, A., Heineman, M.-J., van der Veen, F., Bossuyt, P. M., Repping, S., & Korevaar, J. C. (2008). No beneficial effect of preimplantation genetic screening in women of advanced maternal age with a high risk for embryonic aneuploidy. *Human Reproduction (Oxford, England), 23*(12), 2813–2817. https://doi.org/10.1093/humrep/den231

Vassiliou, A., Martin, C. H., Homa, S. T., Stone, J., Dawkins, A., Genkova, M. N., Skyla Dela Roca, H., Parikh, S., Patel, J., Yap, T., & Killeen, A. P. (2021). Redox potential in human semen: Validation and qualification of the MiOXsys assay. *Andrologia, 53*(2), 1–9. https://doi.org/10.1111/and.13938

Verordnung zur Regelung der Präimplantationsdiagnostik (Präimplantationsdiagnostikverordnung – PIDV), 2013 323. (2013). http://www.gesetze-im-internet.de/pidv/BJNR032300013.html

Vlaisavljevic, V., Apter, S., Capalbo, A., Angelo, A. D., Gianaroli, L., Griesinger, G., & Kolibianakis, E. M. (2021). The Maribor consensus: Report of an expert meeting on the development of performance indicators for clinical practice in ART †. *Human Reproduction Open, 2021*, 1–17. https://doi.org/10.1093/hropen/hoab022

Wang, Y., Jiang, X., Jia, L., Wu, X., Wu, H., Wang, Y., Li, Q., Yu, R., Wang, H., Xiao, Z., & Liang, X. (2022). A single-cell characterization of human post-implantation embryos cultured in vitro delineates morphogenesis in primary syncytialization. *Frontiers in Cell and Development Biology, 10*, 835445. https://doi.org/10.3389/fcell.2022.835445

van de Wiel, L., Wilkinson, J., Athanasiou, P., & Harper, J. (2020). The prevalence, promotion and pricing of three IVF add-ons on fertility clinic websites. *Reproductive Biomedicine Online, 41*(5), 801–806. https://doi.org/10.1016/j.rbmo.2020.07.021

Witsenburg, C., Dieben, S., Van Der Westerlaken, L., Verburg, H., & Naaktgeboren, N. (2005). Cumulative live birth rates in cohorts of patients treated with in vitro fertilization or intracytoplasmic sperm injection. *Fer-*

tility and Sterility, 84(1), 99–107. https://doi.org/10.1016/j.fertnstert.2005.02.013

Yan, J., Qin, Y., Zhao, H., Sun, Y., Gong, F., Li, R., Sun, X., Ling, X., Li, H., Hao, C., Tan, J., Yang, J., Zhu, Y., Liu, F., Chen, D., Wei, D., Lu, J., Ni, T., Zhou, W., … Chen, Z.-J. (2021). Live birth with or without preimplantation genetic testing for aneuploidy. *The New England Journal of Medicine, 385*(22), 2047–2058. https://doi.org/10.1056/NEJMoa2103613

Zaninovic, N., & Rosenwaks, Z. (2020). Artificial intelligence in human in vitro fertilization and embryology. *Fertility and Sterility, 114*(5), 914–920. https://doi.org/10.1016/j.fertnstert.2020.09.157

Zhang, M., Bu, T., Tian, H., Li, X., Wang, D., Wan, X., Wang, Q., Mao, X., & La, X. (2019a). Use of cumulative live birth rate per total number of embryos to calculate the success of IVF in consecutive IVF cycles in women aged ≥35 years. *BioMed Research International, 2019*. https://doi.org/10.1155/2019/6159793

Zhang, Y., Xu, H., Liu, Y., Zheng, S., Zhao, W., Wu, D., Lei, L., & Chen, G. (2019b). Confirmation of chronic endometritis in repeated implantation failure and success outcome in IVF-ET after intrauterine delivery of the combined administration of antibiotic and dexamethasone. *American Journal of Reproductive Immunology, 82*(5), 1–9. https://doi.org/10.1111/aji.13177

Zimmerman, R. S., Vivo, L. R., & Cinnioglu, C. (2019). Preimplantation genetic testing. In B. Levy (Hrsg.), *Prenatal diagnosis* (2. Aufl., S. 59–102). Humana. https://doi.org/10.1007/978-1-4939-8889-1

Psychosoziale Belastungen und aktuelle Therapien

17

Tewes Wischmann

Inhaltsverzeichnis

17.1 Subfertilität und assistierte Reproduktion – grundlegende Fakten und Zahlen

17.1.1 Prävalenz ungewollter Kinderlosigkeit

Nach WHO-Definition liegt ungewollte Kinderlosigkeit (im Folgenden synonym gebraucht mit Subfertilität) dann vor, wenn es trotz regelmäßigen ungeschützten Geschlechtsverkehrs innerhalb eines Jahres nicht zum Eintritt einer Schwangerschaft gekommen ist (Zegers-Hochschild et al., 2009). Mit dieser Definition wird allerdings nur der (unerfüllte) Kinderwunsch des heterosexuellen Paares abgedeckt, also die „biomedical barriers" (McQuillan et al., 2012). Nicht erfasst sind damit die „social barriers", die bspw. bei lesbischen und schwulen Paaren vorliegen sowie bei alleinstehenden Frauen und Männern mit Kinderwunsch. Auch nicht erfasst sind die „situational barriers" bei Paaren, welche sich zwar aktuell ein Kind wünschen, aber aufgrund als hinderlich wahrgenommener äußerer Umstände (z. B. eingeschränkte finanzielle Situation, wohnen in getrennten Städten) noch weiter Empfängnisverhütung praktizieren. Weiterhin bleibt auch unklar, wie ein Paar zu bewerten ist, bei dem ein Partner einen Kinderwunsch hat und der andere (noch) keinen. Aus diesen beispielhaften Ausführungen wird deutlich, wie schwierig Aussagen zur Prävalenz ungewollter Kinderlosigkeit zu treffen sind. Eindeutige Hinweise darauf, dass die Häufigkeit ungewollter Kinderlosigkeit zunimmt, ergeben sich aus zwei Publikationen des Bundesfamilienministeriums (BMFSFJ).

T. Wischmann (✉)
Privatpraxis für Psychotherapie,
Heidelberg, Deutschland
e-mail: Tewes.Wischmann@med.uni-heidelberg.de

© Der/die Autor(en), exklusiv lizenziert an Springer-Verlag GmbH, DE, ein Teil von Springer Nature 2023

M. Amrani, R. Seufert (Hrsg.), *Gynäkologische Endokrinologie und Kinderwunschtherapie*,
https://doi.org/10.1007/978-3-662-65371-5_17

Dieses hatte 2013 und 2019 zwei Studien beauftragt, in denen insbesondere die psychosozialen Aspekte ungewollter Kinderlosigkeit untersucht wurden. Die Abschlussberichte der beiden Studien (Wippermann, 2014, 2020) sind unter www.informationsportal-kinderwunsch.de online kostenfrei einsehbar. Kam die erste Studie zum Ergebnis, dass von vier kinderlosen Paaren eines ungewollt kinderlos ist, war es der zweiten Erhebung zufolge bereits eines von drei kinderlosen Paaren. Demnach ist davon auszugehen, dass aktuell insgesamt etwa jedes zehnte bis zwölfte Paar in Deutschland von ungewollter Kinderlosigkeit betroffen ist. Ursächlich für die Zunahme ungewollter Kinderlosigkeit dürfte in erster Linie das konstant zunehmende Alter der Frau bei der Geburt ihres ersten Kindes sein, welches in Deutschland 2019 bei 29,8 Jahren lag (in Österreich 29,7 Jahre, in der Schweiz 31,1 Jahre).

17.1.2 Schwangerschaftswahrscheinlichkeit und Alter der Frau (bzw. des Mannes)

Das Alter der Frau gilt als größter limitierender Faktor bezüglich der Geburtenrate. Eindeutig lässt sich dieses anhand der Zahlen des deutschen IVF-Registers für die assistierte Reproduktion (ART) aufzeigen: Die 41-jährige Frau hat bei IVF oder ICSI nur eine halb so hohe Schwangerschaftschance wie die 30-jährige, das Abortrisiko (37 % vs. 16 %) und das Totgeburtsrisiko (1,2 % vs. 0,6 %) ist bei ihr hingegen verdoppelt (Bateman & Simpson, 2006; DIR (Deutsches IVF-Register), 2020). Laut dem IVF-Register nimmt das Fehlgeburtsrisiko zudem mit dem Alter rapide zu: Pro ART-Behandlungszyklus beträgt das Abortrisiko bei einer 40-jährigen Frau durchschnittlich 30 %, bei der 42-Jähigen bereits 40 %, und bei der 44-jährigen Frau entwickelt sich mit 55 % Abortrisiko die Mehrzahl der Schwangerschaften nicht zur Lebendgeburt (DIR (Deutsches IVF-Register), 2020). Noch wenig bekannt ist, dass auch das Alter des Mannes in Bezug auf Fehlgeburten einen Risikofaktor darstellt: Bei einem über 40-jährigen Mann ist das Abortrisiko seiner Partnerin um etwa 20 % erhöht, beim über 45-Jährigen um 40–70 % (du Fossé et al., 2020).

In der Allgemeinbevölkerung scheint die Altersabhängigkeit der Geburtenrate hingegen noch nicht so präsent zu sein. Eine repräsentative Umfrage des Leipziger Forscherteams um Yve Stöbel-Richter (Stöbel-Richter et al., 2006) unter 2110 befragten Deutschen zu Einstellungen und Wissen zur Reproduktionsmedizin ergab, dass nur die wenigsten der Befragten (3 %) wussten, dass eine Abnahme der Fekundabilität bereits mit 22–25 Jahren erfolgt. Ein Drittel nahm sogar an, dass die Fruchtbarkeit erst ab einem Alter der Frau von 45 Jahren bzw. nach den Wechseljahren abnimmt. Je älter die Befragten selbst waren, desto eher wurde die Abnahme der Fruchtbarkeit in höhere Lebensjahre der Frau verschoben, und Männer gaben im Durchschnitt höhere Altersgrenzen an im Vergleich zu Frauen. Eine aktuellere eigene Untersuchung (Schick et al., 2017) bestätigte dieses Bild: Nur 15 % der 643 Teilnehmenden einer Onlinebefragung konnten vier von sieben fertilitätsbezogenen Wissensfragen korrekt beantworten und keiner alle sieben Fragen. Die bereits erwähnte Studie für das BMFSFJ ergab, dass von den Befragten 40- bis 50-Jährigen mit Kinderwunsch 28 % der Frauen und 46 % der Männer keinen Zweifel an ihrer Fruchtbarkeit hatten und sich sicher waren, ohne Kinderwunschbehandlung ein Kind zu bekommen (Wippermann, 2020). Nicht ganz unschuldig an diesen Fehleinschätzungen bezüglich der Altersabhängigkeit weiblicher Fruchtbarkeit dürften die stetig zunehmenden Medienberichte um späte Mutterschaft sein, insbesondere die von US-amerikanischen Filmstars (Wischmann & Schick, 2019a), aber auch von Models wie Naomi Campbell, die 2021 mit 50 Jahren erstmals Mutter wurde. Durch die Presse in Deutschland ging Mitte 2015 die kontrovers diskutierte späte Mutterschaft der alleinerziehenden Berlinerin Annegret R., der mit 65 Jahren Vierlinge nach ART (mit Samen- und Eizellenspende) per Notkaiserschnitt entbunden wurden – ihr 14. bis 17. Kind (Hinkson et al., 2021).

17.1.3 Chancen und Risiken von ART

Im Jahr 2016 wurden in Europa ca. 918.000 ART-Zyklen durchgeführt, davon ca. 156.000 IVF-Zyklen und ca. 407.000 ICSI-Zyklen (jeweils „Fresh-Transfers"), ca. 248.000 Zyklen mit eingefrorenen Eizellen („Kryo-Zyklen“) sowie ca. 74.000 Zyklen mit Eizellenspende (Wyns et al., 2020). Weiterhin wurden für dieses Jahr europaweit ca. 163.000 Inseminationen (IUI) mit Samen des Partners und ca. 50.000 Inseminationen mit Spendersamen berichtet. Inwieweit diese Zahlen belastbar sind, bleibt unklar, da etwa jedes zwölfte der am Register teilnehmenden reproduktionsmedizinischen Zentren keine Daten für das entsprechende Jahr gemeldet hatte. Von daher sind die tatsächlich erzielten Erfolgsraten – im Sinne der Geburtenrate pro durchgeführtem Behandlungszyklus (ab Punktion bzw. Auftauen der Eizellen) – nur schwer einzuschätzen. Im Durchschnitt werden im europäischen Register pro durchgeführten IVF- und ICSI- Zyklus (zusammengefasst) 20,8 % Geburtenrate berichtet und pro Kryo-Zyklus 22,0 %. Pro Inseminationszyklus werden Geburtenraten von 8,9 % (mit Partnersamen) bzw. 12,0 % (mit Spendersamen) angegeben. Für die Eizellenspende („frische“ und „Kryo-Zyklen“ kombiniert) wird eine Geburtenrate von 64,2 % pro Punktion genannt (Wyns et al., 2020).

Aus den Geburtenraten pro Behandlungszyklus lässt sich die für die betroffenen Paare besonders interessante kumulative Geburtenrate berechnen. Nach drei durchgeführten Versuchen IVF bzw. ICSI (zusammengefasst) bleiben rein rechnerisch durchschnittlich ca. 50 % der Paare in Deutschland ohne den Behandlungserfolg „Geburt eines Kindes“, nach sechs Versuchen sind es noch ca. 30 % (Smith et al., 2015; Wischmann, 2012). Für Kryo-Behandlungen und IUIs liegen die kumulativen Raten etwas niedriger, bei der Eizellspende (außerhalb Deutschlands) deutlich höher. Ein großer Teil der Paare in reproduktionsmedizinischer Behandlung in Europa muss also damit rechnen, dass die Behandlung erfolglos bleiben wird, sofern nicht vier oder mehr Behandlungszyklen finanziert werden (können), und sich daher – rechtzeitig – einen „Plan B“ zurechtlegen (s. unten).

Zu den größten Risiken im Rahmen der ART gehört das Risiko von Mehrlingsgeburten. In Europa waren 2016 nach „frischen“ IVF-/ICSI-Zyklen 14,9 % aller Geburten Zwillingsgeburten und 0,3 % Drillingsgeburten (Wyns et al., 2020). Gegenüber Spontankonzeptionen ist die Zwillingsrate damit etwa 13-fach und die Drillingsrate etwa 22-fach erhöht. Der europaweite Range lag dabei zwischen 3,1 % Mehrlingsrate in Schweden und 37,0 % in Litauen. In Deutschland betrug 2016 die Rate der Zwillingsgeburten 21,0 % und die der Drillinge 0,5 %. Die gesundheitlichen Risiken für Mehrlinge sind trotz inzwischen deutlich verbesserter geburtshilflicher Interventionsmöglichkeiten nicht zu unterschätzen: Gegenüber Einlingen ist das Risiko einer Zerebralparese bei Zwillingen vierfach und bei Drillingen 18-fach erhöht, für das Sterberisiko im ersten Lebensjahr liegen diese Zahlen bei siebenfacher (für Zwillinge) bzw. 20-facher Erhöhung (für Drillinge) (Wischmann et al., 2021). Die Hälfte aller Zwillinge und nahezu 90 % aller Drillinge in Europa nach ART werden zu früh geboren. Andere Risiken der ART wie ovarielles Überstimulationssyndrom, Blutungen oder Entzündungen sind inzwischen dagegen sehr selten (Wyns et al., 2020).

17.2 Psychologische Auswirkungen der Infertilität und der Diagnose

Wischmann & Schick (2019b) weisen auf einige psychologische Besonderheiten in der Auseinandersetzung mit ungewollter Kinderlosigkeit hin: Unerfüllter Kinderwunsch trifft das Paar in der Regel völlig unvorbereitet und ist zudem ein für Außenstehende „unsichtbarer“ Verlust. Weitreichende Lebensentwürfe, die womöglich schon Jahrzehnte bestanden, müssen bestattet werden und bewährte Trauerrituale stehen – anders als beim Verlust von Angehörigen oder Freunden – nicht zur Verfügung. Zum Erleben des „körperlichen Versagens“ (= nicht schwanger werden) kommt meist das Erleben des „Bewältigungsversagens“ beim Paar dazu, da die Emotionen häufig als überwertig und unkontrollierbar erlebt werden. Schließlich haben aufgrund der Stigmatisierung der Thematik ungewollt Kinderlose immer noch keine Lobby, und betroffene Frauen und Männer können nicht auf prominente Rollenmodelle zur Bewältigung dieser existenziellen Krise zurückgreifen. Ein auf diese Thematik spezialisiertes niederschwelliges psychosoziales Beratungsangebot entsprechend qualifizierter Fachkräfte ist zudem oft nicht vorhanden. Diese Besonderheiten gilt es in der Betreuung und Beratung der Paare im Kinderwunschzentrum zu berücksichtigen.

Von der Auswirkung her ist diese Krise für viele Frauen zum Teil gleichzusetzen mit der einer schwerwiegenden Erkrankung (wie einer HIV-Infektion oder Krebserkrankung) oder dem Verlust eines nahen Angehörigen. Eine Bagatellisierung des unerfüllten Kinderwunsches („es gibt Schlimmeres") erscheint also eher kontraproduktiv, dementsprechend sollte in der Beratung des Paares aufgeklärt werden. Es erscheint ein durchschnittlich etwas stärkerer Kinderwunsch – und dementsprechend eine (etwas) stärkere Belastung durch die ungewollte Kinderlosigkeit – bei der Frau plausibel, da sie bis zur Menopause in der Zeit ihres Kinderwunsches (meist) regelmäßig monatlich erleben muss, nicht schwanger geworden zu sein, während dem Mann diese Erfahrung nicht so direkt zugänglich ist (Wischmann & Thorn, 2014a).

Unerfüllter Kinderwunsch wird häufig als potenzieller Verlust wahrgenommen, der entsprechende Trauerphasen (von Schock über Depressivität bis hin zur Akzeptanz) nach sich ziehen kann, wie sie auch aus anderen Trauerprozessen bekannt sind. Männer und Frauen scheinen – oberflächlich betrachtet – dazu zu tendieren, ihre Trauer in stereotypisch unterschiedlicher Weise auszudrücken: Während Frauen ihre Traurigkeit emotional benennen und auch darüber reden wollen, vermeiden Männer meistens offen gezeigte Emotionen und übernehmen die Rolle des „stoischen Partners" (Wischmann & Thorn, 2014a). Wahrscheinlich verfügt jede Person – unabhängig vom Geschlecht – in unterschiedlichem Ausmaß sowohl über Verlust-orientierte als auch über Wiederherstellungs-orientierte Coping-Stile, die damit also nicht notwendigerweise an traditionelle Geschlechtsrollen gekoppelt sein müssen (Wischmann & Thorn, 2022).

Wenn die Diagnose idiopathische Infertilität lautet, mag dies aus der Sicht der Reproduktionsmedizin eine gute Prognose beinhalten, aus subjektiver Sicht der Paare wird es dagegen häufig als belastend erlebt, da es eine potenziell behebbare organmedizinische Ursache nicht gibt. Diese Diagnose führt nicht selten zum Grübeln, inwiefern psychische Ursachen bei der Diagnosestellung ursächlich sind. Hier gilt es in der Beratung, solche subjektiven Ursachenzuschreibungen proaktiv abzufragen und dann entsprechend entlastend zu intervenieren.

17.2.1 Mythos psychogene Sterilität

Ein direkter Einfluss der Psyche auf die Entstehung einer Infertilität – bspw. aufgrund unbewusster Ängste bezüglich Schwangerschaft bzw. Elternschaft oder konflikthafter Einstellung zum Kind (Wischmann et al., 2020) –, wie in älteren psychosomatischen Modellannahmen postuliert (psychogene Sterilität), ist nach evidenzbasiertem wissenschaftlichem Erkenntnisstand sicher nicht gegeben (Wischmann et al., 2021). Ungewollt kinderlose Paare, gleich ob ein medizinischer Befund festgestellt werden kann oder nicht, sind psychopathologisch unauffällig (Gameiro et al., 2015). Ein indirekter Einfluss der Psyche kann nur im Rahmen einer verhaltensbedingten Subfertilität angenommen werden (Schilling et al., 2012): Eine verhaltensbedingte – und damit potenziell psychosozial (mit)bedingte – Fertilitätsstörung liegt dann vor, wenn

a. ein Paar trotz Aufklärung durch den Arzt weiter ein die Fruchtbarkeit schädigendes Verhalten praktiziert, z. B. Ernährungsweise, vor allem Über- bzw. Untergewicht und Essstörungen, Hochleistungssport, Genussmittel- bzw. Medikamentenmissbrauch,
b. ein (heterosexuelles) Paar keinen Geschlechtsverkehr an den fruchtbaren Tagen hat bzw. eine nicht-organisch bedingte sexuelle Funktionsstörung vorliegt,
c. ein Paar eine aus medizinischer Sicht notwendige Kinderwunschdiagnostik und -therapie zwar bewusst bejaht, diese dann aber – auch nach langer Bedenkzeit – doch nicht beginnt, also beispielsweise die Tubendurchgängigkeitsprüfung oder die Spermiogrammerstellung immer wieder aufschiebt.

Einer Pilotstudie nach liegt die Prävalenz der verhaltensbedingten Subfertilität bei 9 % der Frauen und 3 % der Männer (Schilling et al., 2012).

Auch der Einfluss von Alltagsstress oder emotionaler Belastung (wie Ängstlichkeit oder Depressivität) auf den Eintritt einer Schwangerschaft sollte nicht überschätzt werden (Boivin et al., 2011; Dorn et al., 2019). Das Erlernen von Entspannungstechniken – wie z. B. autogenes Training, progressive Muskelentspannung, Yoga – kann zwar in der Regel zur besseren Bewältigung der ungewollten Kinderlosigkeit und der von der reproduktionsmedizinischen Behandlung betroffenen Frau (und ihrem Partner bzw. ihrer Partnerin) empfohlen werden. Eine Erhöhung der Schwangerschaftswahrscheinlichkeit ist davon aber nur in sehr seltenen Fällen zu erwarten (Wischmann, 2017).

17.2.2 Coping-Strategien subfertiler Paare

Die Fähigkeit, sich an infertilitätsbedingten Stress anzupassen, hängt in hohem Maße von den Bewältigungsstrategien der Frau und ihres Partners (oder ihrer Partnerin) ab. Die von subfertilen Paaren angewandten Bewältigungsstrategien werden gewöhnlich in vier Gruppen eingeteilt: aktive Konfrontation (z. B. Freunde und Verwandte um Rat fragen), aktive Vermeidung (z. B. Gefühle nicht teilen; Kinder oder Schwangere meiden), passive Vermeidung (z. B. auf ein Wunder hoffen; glauben, dass Abwarten die einzige Lösung ist) und sinngebende Bewältigung (z. B. glauben, dass die Erfahrung zu einem großen persönlichen Wachstum geführt hat oder dass sich die Ehe gut entwickelt hat) (Wischmann & Stammer, 2023). Studien haben übereinstimmend ergeben, dass bestimmte Coping-Strategien nützlicher bei der Bewältigung des infertilitätsspezifischen Stresserlebens sind als andere (Peterson et al., 2008; Volmer et al., 2017): Aktiv-vermeidendes Coping scheint die schlechteste Strategie in Bezug auf die emotionale Anpassung zu haben, wohingegen sinngebende Coping-Stile die günstigste Variante zu sein scheinen (Gameiro et al., 2015). Dieses bezieht sich auch auf den Umgang mit (wiederholten) Fehlgeburten (Voss et al., 2020).

Dabei sind die Coping-Strategien im Paar wechselseitig aufeinander bezogen: Bevorzugen Frau und Mann jeweils aktiv-vermeidendes Coping, ist damit jeweils ein höheres Risiko emotionaler Belastung für sich selbst assoziiert. Deutlich stärker ist allerdings der wechselseitige Bezug: Aktiv-vermeidendes Coping der Frau geht mit hohem Belastungsrisiko beim Mann einher (Partnereffekt), und umgekehrt ist bei der Frau der Partnereffekt sogar noch stärker (Volmer et al., 2017). Hoher Gebrauch von sinngebendem Coping-Verhalten der Frau ist mit niedrigem Belastungsrisiko bei ihr selbst assoziiert, aber auch beim Mann (Partnereffekt). Psychologische Beratung könnte dann dazu beitragen, den Einsatz positiver Bewältigungsstrategien (wie sinngebende Bewältigung) zu stärken und Paare ermutigen, negative Bewältigungsstrategien (wie aktiv-vermeidendes Coping) nicht anzuwenden (Peterson et al., 2012). Auch wegen der Bedeutung der Auswirkungen des Partnerverhaltens auf die eigenen psychologischen Risiken sollte die Beratung bei Infertilität in erster Linie auf das Paar und nicht auf den Einzelnen ausgerichtet sein (Volmer et al., 2017).

17.2.3 Psychologische Auswirkungen der ART auf Frauen und Männer

Die reproduktionsmedizinische Behandlung wird in der Regel von der Frau und vom Mann als gravierende emotionale Belastung empfunden. Das typische Muster ist dabei die „Achterbahn der Gefühle", in dem die Gefühle Vorfreude und Hoffnung nach Insemination bzw. Embryotransfer abgelöst werden von Phasen der Enttäuschung und Frustration, wenn die Menstruation wieder eintritt. Demzufolge wird während der ART die Wartezeit vor dem Schwangerschaftstest als emotional am stärksten belastete Zeit empfunden (Boivin & Lancastle, 2010). Dieser behandlungsspezifische Stress wird auch von vielen Paaren als ein wichtiger Grund genannt, weshalb sie – auch bei günstiger medizinischer Prognose – eine reproduktionsmedizinische Behandlung vorzeitig beenden (Gameiro et al., 2012; Wischmann & Thorn, 2022).

Bereits die Diagnosestellung einer Subfertilität kann sich bedeutend auf die Sexualität des Paares auswirken, eine Kinderwunschbehandlung kann dann eine zusätzliche Belastung darstellen (Leeners et al., 2017; Wischmann & Schick, 2019b). Frauen äußern häufiger Probleme mit abnehmender Libido und eingeschränkter Befriedigung, während Männer verstärkt über erektile Dysfunktion und Ejakulationsprobleme berichten. Von beiden Partnern wird insbesondere der Verlust an spontaner Sexualität seit Bestehen des Kinderwunsches beklagt („baby making“ anstelle von „love making“) (Wischmann et al., 2014). Diese sexuellen Störungen sind aber in der Regel nicht behandlungsbedürftig und legen sich in der Mehrzahl der Fälle auch wieder von allein. Sexuelle Dysfunktionen und verdeckte sexuelle Probleme können wiederum die Infertilität mitbedingen, die bereits genannte Studie von Schilling und Kollegen (2012) kommt auf Raten von 7 % eingeschränkter Sexualität und 2 % sexueller Funktionsstörungen aus Sicht der Frauen zu Beginn einer Kinderwunschbehandlung (jeweils 1 % eingeschränkte Sexualität und sexuelle Funktionsstörungen nach Angaben der Männer). Es wird davon ausgegangen, dass sexuelle Funktionsstörungen beim Mann für bis zu 5 % der Infertilitätsdiagnosen ursächlich sein können (Lotti & Maggi, 2018). Interessant in diesem Zusammenhang ist der Einfluss von Wechselschichtarbeit auf die Sexualität: Eine Studie an 469 Paaren mit Kinderwunsch (Gaskins et al., 2018) ergab einen Rückgang der Koitusfrequenz um ca. 40 %, wenn beide Partner in Wechselschicht arbeiteten (im Vergleich zu keiner Schichtarbeit).

17.2.4 Spezifische Aspekte der Familienbildung mithilfe Dritter

Die Familienbildung mit Gameten bzw. Embryonen Anderer (und auch die Leihmutterschaft) bringt spezifische psychologische Aspekte mit sich, da zusätzlich eine weitere Person (bzw. zwei bei der Embryonenspende/-adoption) an diesem Prozess potenziell beteiligt ist, insbesondere bezüglich der genetischen Herkunft des Wunschkindes. Bei erschöpfter ovarieller Reserve bei der Frau ist die Eizellspende oder Embryonenspende/-adoption eine Option, bei männlicher Infertilität die Embryonenspende/-adoption und – wie auch bei lesbischen Paaren und „Single mothers by choice“ – die Samenspende. Die hierdurch potenziell geschaffenen speziellen genetischen Verbindungen machen die Auseinandersetzung mit zwei Themenbereichen unumgänglich: Die Frage der Aufklärung des Kindes und die Frage der Identifizierbarkeit des/r Gametenspenders/in. Nach aktuellem wissenschaftlichem Stand besteht kaum noch ein Zweifel daran, dass ein Kind nach einer Familienbildung mit Gameten bzw. Embryonen Anderer über seine genetische Herkunft frühzeitig angemessen aufgeklärt werden sollte und Zugang zu verlässlichen Informationen zu seiner genetischen Herkunft und gegebenenfalls zu Halb- bzw. Vollgeschwistern erhalten sollte (Thorn et al., 2017; Thorn & Wischmann, 2021; Wischmann et al., 2021). Dies bedeutet für die Praxis, dass Paaren mit Kinderwunsch von der Inanspruchnahme *anonymer* Gametenspende aus psychosozialer Sicht eindeutig abzuraten ist (auch wenn der weitaus größte Teil der Eizellspendebehandlungen in Europa derzeit ausschließlich nur anonym möglich ist).

17.2.5 Entwicklungen von Schwangerschaften, Kindern und Familien nach ART

Im Erleben von Schwangerschaft und Geburt ist die allgemeine Ängstlichkeit bei Schwangeren nach ART nicht erhöht, wohl aber spezifische Ängste vor Schädigung und Verlust des Kindes, insbesondere dann, wenn (wiederholte) Fehlgeburten vorausgegangen waren. Die häufigen Kaiserschnittgeburten nach ART enttäuschen viele Frauen und können nach der Geburt zu Schwierigkeiten wie erhöhter mütterlicher Ängstlichkeit und Stillproblemen führen.

Bezüglich der Einlingskinder nach ART kann die Studienlage für Familien mit heterosexuellen und lesbischen Eltern sowie mit „Single mothers by choice“ als ausreichend gut bezeichnet werden. In den meisten Fällen weisen diese Kinder in diesen Familienformen unauffällige bis überdurchschnittlich gute Entwicklungsverläufe auf, zumal sie meistens Wunschkinder sind. Auch die Beziehung der Elternteile untereinander ist unauffällig. Einschränkungen müssen in Bezug auf die Situation älterer „Single mothers by choice“ gemacht werden, für die eine erhöhte Versorgungsleistung beispielsweise bei behinderten Kindern oder Mehrlingen eine Herausforderung bedeuten kann. Die Studienlage zu psychosozialen Aspekten bei der Familienbildung durch Embryonenspende/-adoption, durch Leihmutterschaft und mittels anonymer Eizellspende ist nicht ausreichend genug. Familien mit höhergradigen Mehrlingen weisen neben den bereits angeführten medizinischen Risiken auch psychosoziale Risiken auf (z. B. höhere Trennungsrate der Eltern, Entwicklungsverzögerungen bei den Kindern).

17.2.6 Langzeitfolgen ungewollter Kinderlosigkeit

Ungewollt kinderlos gebliebene Paare sind – auch im Langzeitverlauf – mehrfach untersucht worden. Wenn Paare sich neue zentrale Lebensziele außerhalb einer Elternschaft haben setzen können und sich sozial nicht isolieren, ist die Prognose gut. Frauen mit einem anhaltenden Wunsch nach einer Schwangerschaft drei bis fünf Jahre nach einer erfolglosen Behandlung können mehr Ängste und Depressionen erleben als Frauen, die neue Lebensziele finden oder Frauen, die Mütter werden (Gameiro et al., 2015). Die Trennungsrate zehn bis vierzehn Jahre nach einer Kinderwunschbehandlung lag in einer Studie bei 17 % und damit deutlich unter der Rate von 25–30 % in der Gesamtpopulation für diese Partnerschaftsdauer (Wischmann et al., 2012). Mehr als die Hälfte der Frauen und ein Drittel der Männer dieser Studie nannten soziale Unterstützung, Kommunikation, offener Umgang und aktive Konfrontation als Hilfe bei der Bewältigung in ihrer Kinderwunschzeit. 20 % der Frauen und 12 % der Männer gaben neue Lebensziele, Abschluss der Behandlung, Akzeptanz und andere Interessen als hilfreich an.

17.3 Interventionen: Vom Erstgespräch zum Abschlussgespräch

Die Inhalte einer psychosozialen Kinderwunschberatung sind vielfach beschrieben worden (BKiD, 2022; Covington & Burns, 2006; Stammer et al., 2004; Van den Broeck et al., 2015). Im Folgenden werden entlang des typischen Weges eines Paares durch die Kinderwunschdiagnostik und -therapie Gesprächsschwerpunkte skizziert. In den jeweiligen Praxistipps geht es um die konkrete Umsetzung der Beratungsinhalte im Alltag eines Kinderwunschzentrums.

17.3.1 Erstgespräch

- **„Dem Kinderwunsch Raum geben und ihn begrenzen“** ist die zentrale Metapher in der psychosozialen Kinderwunschberatung: Meistens ist er täglich präsent und sollte auch entsprechend gewürdigt werden. Der Kinderwunsch sollte aber in das Alltagsleben integriert werden, und nicht das Leben dem Kinderwunsch untergeordnet werden. Solange der Kinderwunsch noch besteht, wird er auch Thema bleiben. Das Leben „außerhalb des Kinderwunsches“ gilt es aktiv aufzusuchen und zu pflegen. Schlüsselfragen dabei sind z. B.: „In welchen Situationen gelingt es Ihnen, den unerfüllten Kinderwunsch zu vergessen?“ „Wie laden Sie Ihre Batterien ganz konkret auf?“
- Aktuellen Umgang mit dem **sozialen Umfeld** eruieren und darauf hinweisen, dass ein offensiverer, gleichzeitig aber abgrenzender Umgang Anderen gegenüber „unterm Strich“ weniger Energie kostet als ständige Notlügen.
- **Negative Gefühle** normalisieren und entpathologisieren: Intensive negative Gefühle wie Verzweiflung nach negativem Test oder Wut

auf diese ungerechte Situation, eventuell auch Schuldgefühle oder Vorwürfe an den Partner bzw. die Partnerin (z. B. wegen jahrelanger Unentschlossenheit bezüglich des Kinderwunsches), sind völlig normal, verständlich und akzeptabel.

- Die **Paarkommunikation** fördern: Das häufig unterschiedliche Erleben der ungewollten Kinderlosigkeit bei der Frau und beim Mann gilt es zu berücksichtigen und nicht zu werten, ungünstige Rollenaufteilungen (wie „depressive Frau – hilfloser Mann") gilt es zu erkennen und zu flexibilisieren. Während die Frau ihren Partner als unberührter und weit weniger depressiv erlebt als dieser sich selbst einschätzt, überschätzt er möglicherweise ihre depressive Gestimmtheit und nimmt diese als dramatischer wahr als sie selbst. In der Beratung kann diese Polarisierung veranschaulicht werden.
- Basiswissen zu **Sexualität und Reproduktion** sicherstellen: die Schwangerschaftschance einer 20-jährigen gesunden Frau ist optimal mit max. 30 % bei Verkehr zwei Tage vor dem Eisprung. Bei Verkehr nur zum Termin der Ovulation verringert sich die Chance auf 6–8 %, beim Verkehr einen Tag später auf ca. 1–2 %, und beim Verkehr nur einmal in der Woche ist das Risiko hoch, dass das fertile Fenster (von max. 6 Tagen) verpasst wird (Raith-Paula & Frank-Herrmann, 2020).

▶ Bereits beim Erstgespräch im Kinderwunschzentrum sollte der „Plan B" aktiv durch den Arzt/die Ärztin angesprochen werden: „Wir werden alles daransetzen, Ihren Traum vom eigenen Kind zu erfüllen. Aber was machen Sie, wenn uns dies nicht gelingen sollte?" Das Paar sollte ermutigt werden, den Kinderwunsch in das Leben zu integrieren (und nicht das Leben um den Kinderwunsch „zu bauen"). Bezüglich des sexuellen Verhaltens und des „Verkehrs zum Termin" kann das Paar entlastet werden: Die Anschaffung eines Zykluscomputers ist **meist** nicht notwendig, bei Geschlechtsverkehr zweimal pro Woche an den fertilen Tagen wird der Eisprung nicht verpasst.

17.3.2 Beratung nach Diagnosestellung

Übliche Beratungsthemen nach Diagnosestellung sind insbesondere:

- Bei der Diagnose idiopathische Infertilität, aber auch bei vorliegendem organischen Befund stellen sich viele Paare die Frage nach der „inneren Blockade", häufig auch aufgrund von Anmerkungen des sozialen Umfeldes („Steigert Euch nicht so rein, nur nicht dran denken, dann klappt es schon!"). Hier ist es wesentlich, entlastend zu intervenieren (s. o. Mythos **psychogene Sterilität**). Ohne psychische oder organische Gründe entfallen allerdings auch „Stellschrauben", die sonst aktiv verändert werden könnten. Subjektive Verursachungstheorien sollten erhoben werden, um gegebenenfalls beim Vorliegen von Schuldgefühlen entlastend intervenieren zu können. Unabhängig davon ist natürlich das Vorliegen einer verhaltensbedingten Fertilitätsstörung zu explorieren.
- Je nach Diagnosestellung ist das Erleben der Fertilitätsstörung bei Frau und Mann unterschiedlich. Etliche Studien weisen darauf hin, dass sich bei den Diagnosen „Ursache nur Frau", „Ursache beide Partner", und „Ursache unklar" tatsächlich eher die Frau für die Fertilitätsstörung „verantwortlich" fühlt. Ausschließlich bei der Diagnose „Ursache nur Mann" erlebt sie sich entlastet. Bei dieser Diagnosestellung leidet häufig der Mann mehr unter der ungewollten Kinderlosigkeit, allerdings ist die Studienlage hier nicht einheitlich. Wenn die Diagnose Azoospermie lautet, zeigen sich aber die Männer in nahezu allen Studien als erheblich belastet, insbesondere wenn es um die Therapieoption donogene Insemination (Spendersamenbehandlung) geht (Wischmann & Thorn, 2014a).
- Vor einer geplanten Familienbildung mithilfe Dritter sollte unbedingt das Problem der Spenderanonymität thematisiert werden. Aus psychodynamischer Sicht ist die Beteiligung einer unsichtbaren dritten Per-

son mit einer Vielzahl von Phantasien verbunden. Diese können idealisierende Inhalte betreffen, aber auch quälend sein, und sie können die Auseinandersetzung und den notwendigen Ablösungsprozess des Kindes bzw. Jugendlichen von den Eltern massiv beeinträchtigen.

- Paare mit Migrationshintergrund kommen oft aus Kulturen mit starker pronatalistischer Ausrichtung. Der Leidensdruck bei ungewollter Kinderlosigkeit kann daher noch größer sein – insbesondere bei der Frau – als bei anderen Paaren mit unerfülltem Kinderwunsch (Wischmann et al., 2021).

> Auf die Frage nach dem Einfluss von Stress bietet sich diese Formulierung an: „Alltagsstress spielt bei unerfülltem Kinderwunsch als Ursache mit Sicherheit keine Rolle, höchstens über eine Zunahme des fertilitätsbeeinträchtigenden Verhaltens (wie Rauchen oder andere Genussgifte) oder einer deutlichen Abnahme der sexuellen Kontakte". Bei einem andrologischen Faktor sollte der Mann explizit und proaktiv zu seinem Erleben dieser Diagnose angesprochen werden.

17.3.3 Beratung während ART

Übliche Beratungsthemen im Behandlungsverlauf während ART sind insbesondere:

- Der psychische Stress in der Wartezeit nach dem Embryotransfer ist für viele Frauen belastender als alle medizinischen Maßnahmen der IVF-Behandlung. Dies kann in der Beratung den Paaren bereits vor Beginn einer IVF-Behandlung vermittelt werden. Üblicherweise wird es aber meist erst nach dem gescheiterten ersten Versuch realisiert. Hierbei hilft die **Reisemetapher**: „Wenn Sie sich auf einen Abenteuerurlaub in einem fremden Land begeben, dann bereiten Sie sich vor, und Sie sorgen frühzeitig für ihr Wohlbefinden" (einschließlich Notfallvorsorge und Exit-Strategien).
- Bis zur Hälfte der Paare nehmen trotz Misserfolgs nicht alle angebotenen Behandlungszyklen in Anspruch, in erster Linie wegen der emotionalen Belastungen der ART (**„Drop-out"**). Hier ist dem Paar zu raten, sich proaktiv auf weitere Versuche und deren mögliche Ausgänge vorzubereiten: Wer ruft wann im IVF-Labor an, wie können wir für uns sorgen, falls es nicht geklappt hat, wir als Paar und jeder von uns für sich?
- Solange der Kinderwunsch noch besteht, solange wird zum Wunsch auch die Enttäuschung gehören und es die **„Achterbahn der Gefühle"** geben. Sie lässt sich in den Amplituden etwas abdämpfen, aber nicht komplett egalisieren. Einen „Psychotrick", wie sich diese Achterbahn vermeiden lässt, gibt es nicht.
- Die generelle Überschätzung der „Baby-take-home-Rate" sollte bereits vor dem ersten IVF-Zyklus in der Beratung thematisiert werden. Häufig wird das aber erst nach einem gescheiterten Versuch an sich herangelassen. Zu der Darstellung der Erfolgswahrscheinlichkeit von ART gehört zudem die Benennung der Fehlgeburtenraten, und es sollte dabei auch das Thema Mehrlingsrisiko angesprochen werden. Eine realistische Erfolgseinschätzung macht die Erstellung eines **„Plan B"** nachvollziehbar. Konkrete Hinweise, wie **Fahrpläne** zu erstellen sind, finden sich im Beitrag von Van den Broeck et al. (Van den Broeck et al., 2015).
- Bei der Mehrzahl der Paare kommt es zu (passageren) **Sexualstörungen**. Von daher ist die Normalisierung von Veränderungen in der Sexualität des Paares zentral. Es kann gegebenenfalls sinnvoll sein, sich vom Anspruch frei zu machen, Sex müsse jedes Mal „optimal romantisch" sein.
- Zur **Kindesentwicklung nach ART** ist entlastend zu beraten, zumal diesbezüglich in der Öffentlichkeit immer wieder Vorurteile kursieren („Designer-Baby"). Das Mehrlingsrisiko sollte dabei keineswegs bagatellisiert werden, auch die etwas erhöhte Fehlbildungsrate nicht, während bezüglich der psychosozialen Entwicklung dieser Kinder weitgehend Entwarnung gegeben werden kann.

▶ Sehr entlastend kann der Hinweis sein, dass der Behandlungserfolg (schwanger werden und bleiben) nicht vom **positiven Denken** abhängig ist, und dass die **„Achterbahn der Gefühle"** die häufigste Begleiterscheinung der ART ist. **Sexuelle Funktionsstörungen** können aktiv angesprochen werden: „Häufig berichten Paare mit Kinderwunsch, dass ihre Sexualität und die Freude daran durch die Kinderlosigkeit und durch die medizinische Behandlung beeinträchtigt wird. Dazu kann gehören, dass es in der Sexualität Schwierigkeiten gibt, wenn Sie beispielsweise nach Termin Verkehr haben sollen. Wie geht es Ihnen mit der Sexualität?"

17.3.4 Beratung zu alternativmedizinischer Unterstützung

- Alternativmedizinische Verfahren werden häufig nach gescheiterten ART-Zyklen (zusätzlich) in Anspruch genommen. Bei den meisten alternativmedizinischen Verfahren werden Paaren mit Kinderwunsch eine gesunde Ernährung (gegebenenfalls mit Gewichtsreduktion) und der Verzicht auf Genussgifte (Alkohol, Koffein, Nikotin) empfohlen, sodass eine eintretende Schwangerschaft auch ausschließlich auf die insgesamt gesündere Lebensführung zurückgeführt werden kann. Alternativen zur reproduktionsmedizinischen Behandlung stellen diese Verfahren meist nicht dar, da der größte Teil der Fruchtbarkeitsstörungen organisch bedingt ist. Solange es allerdings keine medizinischen Kontraindikationen gibt und es die (finanziellen und emotionalen) Ressourcen des Kinderwunschpaares zulassen, spricht nichts gegen eine zusätzliche alternativmedizinische Behandlung, solange es dem Kinderwunschpaar psychisch gut damit geht (Wischmann, 2012).

▶ Ähnlich wie für Tumorpatienten stellt die Alternativmedizin auch für Paare mit Kinderwunsch einen „Strohhalm" dar. Pauschal von deren Inanspruchnahme abzuraten führt meist nur zu erhöhter Reaktanz bei den Paaren. Sachliche und klärende Information über die (fehlende) Evidenzbasierung dieser Verfahren ist angebracht.

17.3.5 Beratung nach erfolgreicher Behandlung

- Nach dem erfüllten Kinderwunsch kann es zu Problemen mit dem Stillen kommen – genauso wie bei spontan konzipierten Kindern auch. Es kann für die Frau dann eventuell sehr kränkend sein, nach der langen Kinderwunschzeit den Körper erneut als „versagend" zu erleben. Die Frau sollte dahingehend beraten werden, die Hebamme bzw. die Kinderkrankenschwester über die besondere Vorgeschichte ihres Kindes aufzuklären, damit ihr persönliches Erleben des Stillens besser verstanden werden kann.
- Nach erfolgreicher Behandlung kann ggf. auch eine Beratung dazu erforderlich sein, dass die gewünschte Zahl von Kindern nicht erreicht worden ist. Trotz eines erfüllten Kinderwunsches kann deshalb Trauerarbeit notwendig werden.

▶ Wenn ein Paar erneut zur ART für ein Geschwisterkind kommt, wird es das „Trösten" in Bezug auf das bereits vorhandene Kind meist als wenig hilfreiche Bagatellisierung empfinden: Einen „Puffer" gegen das Leiden am unerfüllten Kinderwunsch stellt ein vorhandenes Kind zumeist nicht dar.

17.3.6 Beratung nach erfolgloser Behandlung

- Zur (zunächst) erfolglosen Behandlung zählt auch die Fehlgeburt nach ART (Wischmann, 2016). Da die Patientin meist auf ihre Körpersensationen achtet und häufig auch ein engmaschiges Monitoring stattfindet (Ultraschallkontrolle), bleibt auch ein sehr früher Abort nicht unentdeckt: Paare in Kinderwunschbehandlung nehmen alle körperlichen Prozesse wie unter dem Mikroskop wahr. Den Verlust gilt es als Rückschlag zu konnotieren, das „schwanger werden können" tröstet meist nicht.
- Eine klare Stellungnahme sollte schon bei der frühzeitigen Diskussion des „Plan B" dazu abgegeben werden, dass es nur geringe Unterschiede in der Lebensqualität zwischen Kinderlosen und Eltern gibt. Prognostisch günstig

sind dabei eine positive Neubewertung und Akzeptanz der Situation, aktive Suche nach Alternativen und nach sozialen Kontakten. Prognostisch ungünstig hingegen sind Grübeln und vermeidendes Coping, das Gefühl der Machtlosigkeit und eine weiterhin starke Fokussierung auf Kinder als Lebensziel. Das Paar ist weiterhin darauf hinzuweisen, dass eine „Narbe" verbleiben kann, die möglicherweise in einem späteren Lebensalter wieder aufreißen wird, wenn Freunde Großeltern werden.
- Zum endgültigen Abschied ist gegebenenfalls Verhütung zu empfehlen mit dem Hinweis, dass der Trauerprozess nicht begonnen werden kann, solange eine noch so geringe Chance auf eine Schwangerschaft besteht. Es ist sicherlich sinnvoll, ein Abschiedsritual zu finden, um die Trauerarbeit zu unterstützen (Wischmann & Thorn, 2022). Rituale sind sowohl Verlust- als auch Wiederherstellungs-orientiert: Sie erkennen den Verlust an, und betten ihn in eine übergreifende Zukunftsorientierung ein.

▶ Nach einer Fehlgeburt sollte bei der Patientin (und ihrem Partner bzw. ihrer Partnerin) unbedingt darauf geachtet werden, bagatellisierende Aussagen zu vermeiden. Auch eine frühe Fehlgeburt wird bei Kinderwunsch in der Regel als harter Verlust wahrgenommen, Bemerkungen wie „das war ja noch kein richtiges Kind" werden als sehr unsensibel und kränkend wahrgenommen.

Bei endgültiger Erfolglosigkeit der Kinderwunschbehandlung kann auf die Ratgeberbücher von Linssen (2018) und Sterebogen (2020) hingewiesen werden, die den Abschied weniger schwer machen. Das Vorhandensein eines konkreten „Plan B" ist in dieser Phase sicher sehr hilfreich, ebenso wie ein Abschiedsritual.

17.3.7 Indikationen einer behandlungsunabhängigen psychosozialen Kinderwunschberatung

Vor allem bei den folgenden Konstellationen ist eine behandlungsunabhängige psychosoziale Kinderwunschberatung (Bundesärztekammer, 2022) erforderlich und sollte durch das Kinderwunschzentrum nicht nur (unverbindlich) angeboten, sondern explizit und proaktiv empfohlen werden (Wischmann et al., 2021):

- Vulnerable Personen/Paare (z. B. psychiatrische Vorerkrankungen, Suchtmittelmissbrauch, besondere physische oder mentale Bedürfnisse und Erfordernisse, eingeschränkte Fähigkeit zum „informed consent" o. ä)
- Vorliegen einer verhaltensbedingten Fertilitätsstörung
- Krisenhafte individuelle Verarbeitung (z. B. massive Selbstwertproblematik, depressive Verarbeitung mit anhaltender, starker Fokussierung auf den Kinderwunsch unter Vernachlässigung anderer Lebensinhalte o. ä.)
- Krisenhafte Paardynamik (z. B. sexuelle Schwierigkeiten, dauerhaftes ambivalentes oder unentschiedenes Verhalten bzgl. medizinischer Möglichkeiten o. ä.)
- Vor invasiven medizinischen Eingriffen (z. B. Übergang von IUI zu IVF/ICSI)
- Vor präimplantations- oder pränataldiagnostischen Maßnahmen während bzw. nach erfolgreicher ART
- Bei einer Mehrlingsschwangerschaft (insbesondere vor Fetozid)
- Bei (wiederholter) Fehl- und Totgeburt
- Bei Komorbiditäten (wie z. B. Endometriose)
- Vor, während und nach einer Behandlung mit Gametenspende bzw. Embryonenspende/-adoption oder Leihmutterschaft
- Vor einer reproduktionsmedizinischen Behandlung im Ausland (Thorn & Wischmann, 2013)
- Spendern, Spenderinnen und Leihmüttern sollte ebenfalls eine psychosoziale Beratung vor, während und nach einer Behandlung verbindlich empfohlen werden (Thorn & Wischmann, 2021)

Es ist sinnvoll, dass die Entscheidung der Paare, eine solche Beratung in Anspruch zu nehmen bzw. (vorerst) darauf zu verzichten, schriftlich dokumentiert wird, um den verbindlichen Charakter dieser Beratungsempfehlung zu unterstreichen. Nach übereinstimmenden Erfahrungen der psychosozialen Fachkräfte in diesem Bereich ist eine *verpflichtende* Kinderwunschberatung hingegen kontraindiziert, da es unter Anderem der reproduktiven Autonomie des Paares und dem Ansatz der Niedrigschwelligkeit eines psychosozialen Beratungsangebots widerspricht.

17.3.8 Beratung bei Übergang zu Psychotherapie/ psychiatrischer Behandlung

Ein kleiner Teil der Paare in Kinderwunschbehandlung bedarf einer psychotherapeutischen bzw. psychiatrischen Unterstützung, die über das Hilfsangebot einer behandlungsunabhängigen psychologischen Beratung hinausgeht.

- Bei klarer depressiver Entwicklung ist eine Überweisung an einen ärztlichen oder psychologischen Psychotherapeuten notwendig. Leitsymptome sind dabei: alle Lebensbereiche sind erfasst, es sind keine Genusserlebnisse mehr möglich, eine zunehmende Antriebslosigkeit ist erkennbar, schnelle Ermüdbarkeit bzw. Schlafstörungen werden berichtet, ebenso zunehmender sozialer Rückzug.
- Beim Vorliegen eindeutig verhaltensbedingter Infertilität sollte eine entsprechende Überweisung erfolgen (z. B. in Suchtberatung, Psychotherapie bei Essstörungen oder Sexualtherapie).
- Vor einer Überweisung zu einer Psychotherapie empfiehlt sich der Hinweis, dass bei der Mehrzahl der Betroffenen bereits ein niederschwelliges Angebot die emotionale Belastung deutlich reduziert, dass aber Schwangerschaftsraten von psychosozialen Interventionen während reproduktionsmedizinischer Behandlung zumeist nicht beeinflusst werden (Ausnahme: verhaltensbedingte Infertilität) (Wischmann, 2017).

Durch das Verlusterlebnis „unerfüllter Kinderwunsch“ können in seltenen Fällen depressive Reaktionen getriggert werden, die psychotherapeutisch behandelt werden können (und sollten). Auch hierbei wirkt eine Normalisierung dieser Reaktion („kein persönliches Versagen“) oft sehr entlastend.

Literaturempfehlungen

- Allgemeine Kinderwunschratgeber und Betroffenenberichte: BKiD-Ratgeber (Wallraff et al., 2022), Hyatt (2012), Kuehn (2019), Wilken und Hirschberg (2021)
- Psychologische Aspekte: Wischmann und Stammer (2023)
- Kinderwunschberatung: BKiD (2014, 2022), Stammer et al. (2004)
- Beratung speziell für Männer: BMFSFJ (BKiD, 2020), Falkenstein (2017), Wegener (2011)
- Endometriose: Liel (2017), Wilken und Hirschberg (2019)
- Kindsverlust: Wolter (2017), Rihm & Rihm (2008)
- Abschied vom Kinderwunsch: Linssen (2018), Sterebogen (2020)
- Spendersamenbehandlung: Thorn (2014), Zimmermann und Wallraff (2016)
- Leitlinien: Psychosomatisch orientierte Diagnostik und Therapie bei Fertilitätsstörungen, Diagnostik und Therapie vor einer assistierten reproduktionsmedizinischen Behandlung (ART) und Diagnostik und Therapie beim wiederholten Spontanabort

17.4 Konsequenzen für das Zentrum

Nach der aktuellen Richtlinie der Bundesärztekammer (2022) ist im Kinderwunschzentrum aus psychosozialer Sicht insbesondere zu informieren, aufzuklären und zu beraten über den Abbau von Schuld- und Schamgefühlen, die psychischen Belastungen während der Therapie, den möglichen Einfluss psychosozialer Faktoren im Sinne einer verhaltensbedingten Fertilitätsstörung, die möglichen Auswirkungen auf die Paarbeziehung und auf die Sexualität, die mögliche Steigerung des Leidensdrucks der Kinderlosigkeit bei erfolgloser Behandlung sowie die Entwicklung alternativer Perspektiven. Diese Gesprächsinhalte werden üblicherweise durch die ärztlichen Fachkräfte eingebracht und sollten bereits im Erstgespräch anklingen (s. o.). Das Erst- und das Abschlussgespräch sollten mit dem Paar geführt werden (sofern es sich nicht um eine alleinstehende Frau mit Kinderwunsch handelt), da in diesen Gesprächen Weichen für die Lebensplanung für die nächsten Jahre (bis Jahrzehnte) gestellt werden (können), die beide Partner betreffen (einschließlich des „Plan B“) (Wischmann et al., 2021). Bei „vulnerablen“ Paaren sowie bei geplanter Familiengründung mit der Hilfe Dritter sollte dezidiert und proaktiv auf die behandlungsunabhängige psychosoziale Kinderwunschberatung hingewiesen werden. Die regelmäßige Kooperation mit einer psychotherapeutischen Fachkraft sollte daher gewährleistet sein, auch sollte mit einer psychosozialen Beratungsstelle kooperiert werden.

Inhaltlich werden international üblicherweise folgende Arten von psychosozialer Beratung unterschieden: *Implications and decision-making counselling*, *Support counselling*, *Crisis counselling*, und *Therapeutic counselling* (vorgeschaltet wird oft auch noch *Information gathering and analysis* genannt) (Wischmann, 2012; Wischmann & Thorn, 2014b). Im Allgemeinen werden diese Formen auch unterschiedlichen Berufsgruppen zugeordnet: So dürften Information gathering und Implications and decision-making counselling im Rahmen des *Patient-centered care* durch die ärztlichen Fachkräfte im Kinderwunschzentrum geleistet werden können. Support counselling wird üblicherweise in der behandlungsunabhängigen psychosozialen Beratung geleistet werden können (und meist auch Crisis counselling), während Therapeutic counselling in der Regel eine spezifisch ausgebildete psychotherapeutische Fachkraft notwendig macht. Im Rahmen des Patient-centered care können allerdings schon zentrale Elemente der psychosozialen Kinderwunschberatung durch die ärztlichen, aber auch die nicht-ärztlichen Fachkräfte (mit Patientenkontakt) umgesetzt werden: Dazu gehört die Normalisierung des emotionalen Erlebens (z. B. „Achterbahn der Gefühle“, Trauer und ggf. Schuldgefühle nach Fehlgeburt, Neid auf Schwangere, Veränderung des Sexualität). In der sich oft entwickelnden Eigendynamik der Kinderwunschbehandlung wird es wichtig sein, die Gestaltungshoheit des Pares zu stärken und die aktiven Gestaltungsmöglichkeiten zu fördern (z. B. Fahrplanerstellung mit Grenzziehung und „Plan B“). Schließlich ist eine entlastende Informationsvermittlung zentraler Bestandteil des Patient-centered care (z. B. Mythos psychogene Sterilität, Perspektive bei definitiver ungewollter Kinderlosigkeit, förderliche Coping-Stile, Evidenzbasierung alternativmedizinischer Maßnahmen). Die proaktive Miteinbeziehung der psychosozialen Aspekte in die Diagnostik und Therapie des Kinderwunschzentrums kann maßgeblich dazu beitragen, dass das Paar mit Kinderwunsch die *Infertility journey* unbeschadet übersteht – ob mit oder ohne Kind.

Literatur

Bateman, B. T., & Simpson, L. L. (2006). Higher rate of stillbirth at the extremes of reproductive age: A large nationwide sample of deliveries in the United States. *American Journal of Obstetrics and Gynecology, 194*, 840–845.

BKiD. (2014). *Fortbildungsmanual „Psychosoziale Kinderwunschberatung im Rahmen der Gametenspende“*. FamART.

BKiD (2020). Unerfüllter Kinderwunsch – Broschüre für Männer. In Bundesministerium für Familie S, Frauen und Jugend (Hrsg.), *Bundesministerium für Familie, Senioren, Frauen und Jugend – Referat Öffentlichkeitsarbeit*. BMFSF.

BKiD. (2022). *Fortbildungsmanual „Grundlagen psychosozialer Kinderwunschberatung“*. FamART.

Boivin, J., & Lancastle, D. (2010). Medical waiting periods: Imminence, emotions and coping. *Women's Health, 6*, 59–69.

Boivin, J., Griffiths, E., & Venetis, C. A. (2011). Emotional distress in infertile women and failure of assisted reproductive technologies: Meta-analysis of prospective psychosocial studies. *British Medical Journal, 342*, d223.

Bundesärztekammer. (2022). Richtlinie zur Entnahme und Übertragung von menschlichen Keimzellen im Rahmen der assistierten Reproduktion. *Deutsches Ärzteblatt, 119*, A-458.

Covington, S. H., & Burns, L. H. (Hrsg.). (2006). *Infertility counseling. A comprehensive handbook for clinicans*. Cambridge University Press.

DIR (Deutsches IVF-Register). (2020). D.I.R. Jahrbuch 2019. *Journal für Reproduktionsmedizin und Endokrinologie, 17*, 199–239.

Dorn, C., Stiel, M., & Dorn, A. (2019). Stress und artifizielle Reproduktionstechnologien – Gibt es einen Einfluss? *Gynakologe, 52*, 673–676.

Falkenstein, C. H. (2017). *Nein danke, keine Kinderbilder: eine männliche Perspektive der ungewollten Kinderlosigkeit*. Amazon Fulfillment.

du Fossé, N. A., van der Hoorn, M.-L. P., van Lith, J. M. M., et al. (2020). Advanced paternal age is associated with an increased risk of spontaneous miscarriage: A systematic review and meta-analysis. *Human Reproduction Update, 26*, 650–669.

Gameiro, S., Boivin, J., Peronace, L., et al. (2012). Why do patients discontinue fertility treatment? A systematic review of reasons and predictors of discontinuation in fertility treatment. *Human Reproduction Update, 18*, 652–669.

Gameiro, S., Boivin, J., Dancet, E., et al. (2015). ESHRE guideline: Routine psychosocial care in infertility and medically assisted reproduction – A guide for fertility staff. *Human Reproduction, 30*, 2476–2485.

Gaskins, A. J., Sundaram, R., Buck Louis, G. M., et al. (2018). Predictors of sexual intercourse frequency among couples trying to conceive. *The Journal of Sexual Medicine, 15*, 519–528.

Hinkson, L., Dame, C., Braun, T., et al. (2021). Never too late? Quadruplets at the age of 65 years. *Archives of Gynecology and Obstetrics, 305*, 1133–1134.

Hyatt, M. (2012). *Ungestillte Sehnsucht. Wenn der Kinderwunsch uns umtreibt*. Ch. Links.

Kuehn, J. (2019). *(Un-)Erfüllter Kinderwunsch: Psychologische Hilfen und medizinisches Wissen – was Paare in der Kinderwunschzeit ihrem Ziel näher bringt*. Springer.

Leeners, B., Wischmann, T., & Tschudin, S. (2017). Unerfüllter Kinderwunsch und Sexualität. *Gynäkol Endokrin, 15*, 193–199.

Liel, M. (2017). *Nicht ohne meine Wärmflasche. Leben mit Endometriose*. Komplettmedia.

Linssen, M. (2018). *Verborgenes Verlangen*. Eigenverlag.

Lotti, F., & Maggi, M. (2018). Sexual dysfunction and male infertility. *Nature Reviews. Urology, 15*, 287–307.

McQuillan, J., Greil, A. L., Shreffler, K. M., et al. (2012). Does the reason matter? Variations in childlessness concerns among U.S. women. *Journal of Marriage and Family, 74*, 1166–1181.

Peterson, B., Boivin, J., Norré, J., et al. (2012). An introduction to infertility counseling: A guide for mental health and medical professionals. *Journal of Assisted Reproduction and Genetics, 29*, 243–248.

Peterson, B. D., Pirritano, M., Christensen, U., et al. (2008). The impact of partner coping in couples experiencing infertility. *Human Reproduction, 23*, 1128–1137.

Raith-Paula, E., & Frank-Herrmann, P. (2020). *Natürliche Familienplanung heute: modernes Zykluswissen für Beratung und Anwendung*. Springer.

Rihm, M., & Rihm, D. (2008). *Die vergessene Trauer der Väter*. Books on demand.

Schick, M., Sexty, R., Ditzen, B., et al. (2017). Attitudes towards social oocyte freezing from a socio-cultural perspective. *Geburtshilfe und Frauenheilkunde, 77*, 747–755.

Schilling, K., Toth, B., Rosner, S., et al. (2012). Prevalence of behaviour-related fertility disorders in a clinical sample: Results of a pilot study. *Archives of Gynecology and Obstetrics, 286*, 1307–1314.

Smith, A. D. A. C., Tilling, K., Nelson, S. M., et al. (2015). Live-birth rate associated with repeat in vitro fertilization treatment cycles. *JAMA, 314*, 2654–2662.

Stammer, H., Verres, R., & Wischmann, T. (2004). *Paarberatung und -therapie bei unerfülltem Kinderwunsch*. Hogrefe.

Sterebogen, I. (2020). *Herzensmütter. Glücklich werden trotz unerfülltem Kinderwunsch*. Ariston.

Stöbel-Richter, Y., Borkenhagen, A., Wisch, S., et al. (2006). Wissen und Einstellungen der deutschen Bevölkerung zu Aspekten der modernen Reproduktionsmedizin. Ergebnisse einer aktuellen Bevölkerungsbefragung. In Y. Stöbel-Richter, A. Ludwig, P. Franke, M. Neises, & A. Lehmann (Hrsg.), *Anspruch und Wirklichkeit in der psychosomatischen Gynäkologie und Geburtshilfe* (S. 163–171). Psychosozial-Verlag.

Thorn, P. (2014). *Familiengründung mit Spendersamen – ein Ratgeber zu psychosozialen und rechtlichen Fragen*. Kohlhammer.

Thorn, P., & Wischmann, T. (2013). German guidelines for psychosocial counselling in the area of „cross border reproductive services". *Archives of Gynecology and Obstetrics, 287*, 599–606.

Thorn, P., & Wischmann, T. (2021). BKiD-Leitlinie für die psychosoziale Beratung bei Gametenspende. *Journal für Reproduktionsmedizin und Endokrinologie, 18*, 154–160.

Thorn, P., Hilbig-Lugani, K., & Wischmann, T. (2017). Mein, dein, unser Embryo. *Gynäkol Endokrin, 15*, 73–76.

Van den Broeck, U., Emery, M., Wischmann, T., et al. (2015). Psychosoziale Kinderwunschberatung: Einzel-, Paar- und Gruppeninterventionen. *J Reproduktionsmed Endokrin, 12*, 13–18.

Volmer, L., Rösner, S., Toth, B., et al. (2017). Infertile partners' coping strategies are interrelated – Implications for targeted psychological counseling. *Geburtshilfe und Frauenheilkunde, 77*, 52–58.

Voss, P., Schick, M., Langer, L., et al. (2020). Recurrent pregnancy loss: A shared stressor – Couple-orientated psychological research findings. *Fertility and Sterility, 114*, 1288–1296.

Wallraff, D., Thorn, P., & Wischmann, T. (Hrsg.). (2022). *Kinderwunsch. Der Ratgeber des Beratungsnetzwerkes Kinderwunsch Deutschland (BKiD)*. Kohlhammer.

Wegener, F. (2011). *Nichtschwimmer*. Ullstein Taschenbuch.

Wilken, A., & Hirschberg, S. (2019). *In der Regel bin ich stark: Endometriose: warum wir unsere Unterleibsschmerzen ernst nehmen müssen!* Eden Books.

Wilken, A., & Hirschberg, S. (2021). *Na, wann ist es denn soweit?: Kinderwunsch sieht bei jedem anders aus: Emotionen, Ursachen, Behandlungsmöglichleiten*. ZS Verlag GmbH.

Wippermann, C. (2014). *Kinderlose Frauen und Männer – Ungewollte oder gewollte Kinderlosigkeit im Lebenslauf und Nutzung von Unterstützungsangeboten*. Sozialwissenschaftliche Untersuchung des DELTA-Instituts.

Wippermann, C. (2020). *Ungewollte Kinderlosigkeit 2020: Leiden – Hemmungen – Lösungen*. Sozialwissenschaftliche Untersuchung des DELTA-Instituts.

Wischmann, T. (2012). *Einführung Reproduktionsmedizin: Medizinische Grundlagen – Psychosomatik – Psychosoziale Aspekte*. Reinhardt.

Wischmann, T. (2016). Psychologische Aspekte von Fehl-, Tot- und Frühgeburten. In B. Toth (Hrsg.), *Fehlgeburten Totgeburten Frühgeburten: Ursachen, Prävention und Therapie* (S. 69–75). Springer.

Wischmann, T. (2017). Effekte psychosozialer Interventionen auf Lebensqualität und Schwangerschaftsraten bei infertilen Frauen und Männern – eine aktuelle Übersicht. *J Reproduktionsmed Endokrinol, 14*, 8–13.

Wischmann, T., & Schick, M. (2019a). Psychosoziale Aspekte des Kinderwunsches nach 40. In B. Seelbach-Göbel & W. Würfel (Hrsg.), *Schwangerschaft mit 40 plus* (S. 17–37). de Gruyter.

Wischmann, T., & Schick, M. (2019b). Sexualität bei Kinderwunsch. *gynäkologische praxis, 45*, 265–270.

Wischmann, T., & Stammer, H. (2023). *Der Traum vom eigenen Kind. Psychologische Hilfen bei unerfülltem Kinderwunsch*. Kohlhammer.

Wischmann, T., & Thorn, P. (2014a). Der Mann in der Kinderwunschbehandlung (unter besonderer Berücksichtigung der donogenen Insemination). *J Reproduktionsmed Endokrin, 11*, 134–141.

Wischmann, T., & Thorn, P. (2014b). *Psychosoziale Kinderwunschberatung in Deutschland. Status quo und Erfordernisse für eine bessere Konzeptualisierung, Implementierung und Evaluation*. Bundesministerium für Familie, Senioren, Frauen und Jugend.

Wischmann, T., & Thorn, P. (2022). Wenn ART erfolglos bleibt: Zahlen, Erfahrungen, Interventionen. *gynäkologische praxis, 50*, 428–36.

Wischmann, T., Korge, K., Scherg, H., et al. (2012). A 10-year follow-up study of psychosocial factors affecting couples after infertility treatment. *Human Reproduction, 27*, 3226–3232.

Wischmann, T., Schilling, K., Toth, B., et al. (2014). Sexuality, self-esteem and partnership quality in infertile women and men. *Geburtshilfe und Frauenheilkunde, 74*, 759–763.

Wischmann, T., Schick, M., & Ditzen, B. (2020). Psychogene Infertilität – Mythos und Patientenstigmatisierung. *Gynäkol Endokrin, 18*, 140–147.

Wischmann, T., Borkenhagen, A., Dorn, A., et al. (2021). Psychosomatically oriented diagnostics and therapy for fertility disorders. Guideline of the DGPFG (S2k-Level, AWMF Registry Number 016/003, December 2019). *Geburtshilfe und Frauenheilkunde, 81*, 749–768.

Wolter, H. (2017). *Mein Sternenkind. Begleitbuch für Eltern, Angehörige und Fachpersonen nach Fehlgeburt, stiller Geburt oder Neugeborenentod*. Edition Riedenburg.

Wyns, C., Bergh, C., Calhaz-Jorge, C., et al. (2020). ART in Europe, 2016: Results generated from European registries by ESHRE. *Human Reproduction Open, 2020*(3), hoac022.

Zegers-Hochschild, F., Adamson, G. D., de Mouzon, J., et al. (2009). The International Committee for Monitoring Assisted Reproductive Technology (ICMART) and the World Health Organization (WHO) revised glossary on ART terminology, 2009. *Human Reproduction, 24*, 2683–2687.

Zimmermann, J., & Wallraff, D. (2016). *Eine Familie mit Samenspende gründen: praktische Informationen für alle, die über eine Samenspende nachdenken*. FamART.

Risiken und Komplikationen der Kinderwunschbehandlung

18

Michael Amrani

Inhaltsverzeichnis

18.1 Einführung

Komplikationen im Rahmen einer Kinderwunschtherapie stellen erfreulicherweise ein eher seltenes Phänomen dar. Dies ist bedeutsam, zumal es sich um eine nicht zwingend erforderliche Therapie handelt. Unerwünschte Ereignisse können direkt mit der Therapie in Zusammenhang stehen oder sie resultieren aus dem späteren Schwangerschaftsverlauf, wie z. B. Frühgeburtlichkeit. Psychische Belastungsreaktionen der Betroffenen können dem Komplex von Komplikationen zugeordnet werden. Mögliche langfristige Effekte auf die Nachkommen sollten differenziert und offen dargelegt werden.

M. Amrani (✉)
TFP-Kinderwunschzentrum Wiesbaden, MVZ Wiesbaden GmbH, Wiesbaden, Deutschland
e-mail: Michael.Amrani@tfp-fertility.com

© Der/die Autor(en), exklusiv lizenziert an Springer-Verlag GmbH, DE, ein Teil von Springer Nature 2023

M. Amrani, R. Seufert (Hrsg.), *Gynäkologische Endokrinologie und Kinderwunschtherapie*,
https://doi.org/10.1007/978-3-662-65371-5_18

18.2 Ovarielles Hyperstimulationssyndrom

18.2.1 Ätiologie

Aufgrund des geringen Potenzials mit einer einzelnen befruchteten Eizelle eine Schwangerschaft zu erzielen (niedriger einstelliger Prozentbereich), ist es das Bestreben in der Reproduktionsmedizin mehrere Oozyten gleichzeitig im Zyklus der artifiziellen Befruchtung zuzuführen, um somit die Chancen auf einen erfolgreichen Ausgang der Behandlung deutlich zu erhöhen (Bundesärztekammer, 2018). Deswegen kommen Gonadotropine (follikelstimulierendes Hormon, luteinisierendes Hormon, humanes Menopausengonadotropin) zum Einsatz, die ein polyfollikulläres Wachstum des Eierstocks hervorrufen, wobei das Anti-Müller-Hormon (AMH) der behandelten Patientin in den meisten Fällen mit der zu erhaltenden Anzahl von Eizellen korreliert. Eine ideale Anzahl von Eizellen könnte zwischen zehn und 15 liegen (Drakopoulos et al., 2016).

Die Eizelle wird durch enzymatische Prozesse im Rahmen der natürlichen Ovulation durch luteinisierendes Hormon (LH) mit dem Cumulus oophorus aus dem Follikelrandbereich herausgelöst und kann im Folgenden in den Tubentrichter übergehen. Dieser Effekt wird im Rahmen einer In-vitro-Fertilisationsbehandlung durch humanes Choriongonadotropin (hCG) erreicht, damit aus dem Follikel per Punktion die hierin nun freie Oozyte mit Granulosazellen gewonnen werden kann.

> Der Einsatz von hCG nach einer Gonadotropin-Stimulation birgt das Risiko für die Entwicklung eines ovariellen Überstimulationssyndroms (OHSS), welches bei schwerer Ausprägung potenziell lebensbedrohlich sein kann (Namavar Jahromi et al., 2018). Das Auftreten beim Einsatz von Clomifencitrat ist sehr selten.

Choriongonadotropin (hCG) spielt eine wesentliche Rolle bei der Entstehung des OHSS, da es durch seine lange Halbwertszeit im Gegensatz zu LH ausgeprägtere Effekte auf die Corpora lutea besitzt. Das klinische Bild entsteht durch die Wirkung von hCG an den stimulierten Ovarien. Der genaue Wirkmechanismus ist bis dato noch nicht verstanden. Diskutiert werden molekulargenetische Veränderungen des FSH-Rezeptors, da vergleichbare Behandlungen und hCG-Trigger nicht bei jeder Betroffenen zum ovariellen Überstimulationssyndrom führen. Des Weiteren kommt es zur Stimulation des ovariellen Renin-Angiotensin-Systems, der Freisetzung von Prostaglandinen, Serotonin und Histamin, vasoaktiven Zytokinen wie Endothelin-1, Interleukinen, Tumornekrosefaktor-α (TNF-α), und v. a. Vascular endothelial growth factor (VEGF) (Amrani et al., 2020). Diese Effekte sind essenziell für eine erfolgreiche Implantation, können aber bei überschießender Wirkung Krankheitscharakter erlangen.

18.2.2 Klinik

Die vom Deutschen IVF-Register im Jahre 2020 gemeldeten schweren ovariellen Überstimulationssyndrome Grad III beliefen sich auf 0,3 % von 65.347 begonnenen Stimulationszyklen (Czeromin et al., 2021).

Die Grenzen der verschiedenen Schweregrade sind fließend, wobei Eierstockvergrößerung, gesteigerte vaskuläre Permeabilität im ovariellen Bereich, freie Flüssigkeit und Hypovolämie wesentliche Symptome darstellen (siehe Tab. 18.1).

Ein wesentliches pathophysiologisches Phänomen ist die Flüssigkeitsverschiebung aus dem Intravasalraum, der zu Aszites, zum Pleuraerguss und in seltenen Fällen auch zum Perikarderguss führt. In schweren Fällen werden Anasarka im Beckenbereich beobachtet.

Mit dem Austritt proteinreicher Flüssigkeit mit zum Teil auch hämodynamisch relevanten Volumina, tritt weitere Extravasation auf, wodurch sich Hypotonie und Tachykardie ergeben. Mit der hämodynamischen Störung können renale Minderperfusion mit einhergehender Oligo- bis Anurie auftreten. Eiweißverluste wie auch Nierenfunktionsstörungen können zu schweren

Tab. 18.1 Klassifikation und Schweregradeinteilung modifiziert nach Golan et al., 1989; Golan & Weissman, 2009

Schweregrad	Grad	Merkmale
Mild	1	• Abdominelles Spannungsgefühl • Unwohlsein
	2	Ergänzende Merkmale zu Grad 1: • Übelkeit und Erbrechen und/oder Diarrhö • Vergrößerung der Ovarien auf 5–12 cm
Mittelschwer	3	Ergänzende Merkmale zu Grad 1 + 2: • Sonografischer Nachweis von Aszites
Schwer	4	Ergänzende Merkmale zu Grad 3: • Klinische Anzeichen von Aszites • Pleuraerguss mit/oder ohne Dyspnoe • Hämatokrit 45 %–55 % • Kreatinin 90–140 mmol/l • Ggf. Oligurie • Ggf. gestörte Leberfunktion • Ggf. Anasarka
Lebensbedrohlich	5	Ergänzende Merkmale zu Grad 4: • Hämokonzentration und Anstieg der Blutviskosität • Gerinnungsstörungen (Thromboembolien) • Leukozytose > 25.000/ml • Hämatokrit >55 % • Kreatinin >140 mmol/l, • Oligurie mit <500 ml/Tag • Nierenversagen • Leberfunktionsstörung, • Akutes progressives Lungenversagen (ARDS)

Elektrolytentgleisungen mit Hyponatriämie und Hyperkaliämie führen. Häufig werden auch hepatische Stoffwechselstörungen und Pankreasenzymveränderungen beobachtet.

Mit dem intravasalen Flüssigkeitsverlust ergibt sich eine veränderte Blutrheologie und Hämokonzentration, die von einem deutlich erhöhten Thromboserisiko begleitet ist, wobei sowohl venöse als auch arterielle Thromboembolien beschrieben werden. An das Auftreten von Thrombosen an anatomisch ungewöhnlichen Gefäßen muss hierbei gedacht werden (Armgefäße). Auch Hirninsulte wurden in seltenen Fällen gesehen. Möglicherweise scheinen aber auch die Effekte der Zytokine an den Endothelzellen zur erhöhten Thromboembolie-Entstehung beizutragen. Verstärkend wirkt die Immobilisation der Patientin durch abdominale und pulmologische Symptome.

Das Auftreten von Pleuraergüssen geht mit Tachy- und Dyspnoe einher und in seltenen Fällen ist ein akutes Lungenversagen nicht auszuschließen.

Abdominale Komplikationen sind neben mechanischer Obstruktion durch Aszites der ableitenden Harnwege, die massive Vergrößerung der Ovarien, die mit Adnextorsion und konsekutiven Organversagen einhergehen können(Nastri et al., 2015).

Leichtere Grade I und II treten deutlich häufiger auf und werden mit bis zu 30 % angegeben. Sie weisen viele Überschneidungen zu den typischen Nebenwirkungen einer ART auf.

Neben den oben verwendeten Parametern zur Definition des klinischen Bildes, wird auch nach dem Zeitpunkt des Auftretens der OHSS unterschieden. Beim Eintritt zum Zeitpunkt der Follikelpunktion bzw. hCG-Trigger spricht man von Early onset und bei Erscheinen von Symptomen mit positiven Schwangerschaftstest (ca. neun Tage p.c.) von Late onset. Bei Letzterem werden häufiger schwerere Verläufe verzeichnet, da nun der Trophoblast relevante Mengen an hCG freisetzt.

Sollte sich keine Schwangerschaft einstellen verschwinden die Symptome nach ca. zwei bis vier Wochen. Bei fortlaufender Gravidität können Symptome bis zur zehnten SSW p.c. vorhanden sein und Komplikationen wie Thrombosen auftreten (Papanikolaou et al., 2005).

18.2.3 Therapie

Eine kausale Behandlung des OHSS ist bis dato nicht existent. Da VEGF eine zentrale Rolle im Rahmen der Ätiogenese spielt, werden Dopaminagonisten im Off-label-use versucht. (0,5 mg täglich ab Eizellenentnahme für sieben Tage). Diskutiert wird auch der Einsatz von GnRH-Antagonisten, um eine Luteolyse zu erreichen, welches ebenfalls im Off-label-use erfolgt (Smith et al., 2015).

Die Therapie bei OHSS besteht im Prinzip aus symptomatischen Maßnahmen, die an die Schwere des klinischen Bilds und eine möglicherweise eingetretene Schwangerschaft angepasst sein sollte. Falls es nicht zur erfolgreichen Implantation kommt, ist aufgrund der physiologischen Rückbildung der Corpora lutea mit zügiger Besserung der Patientin zu rechnen.

Bei milden Verläufen ist in der Regel keine Therapie vonnöten. Auf eine genügende Flüssigkeitszufuhr ist jedoch zu achten (siehe Tab. 18.2).

Bei mittelschwerer Klinik (Grad II) ist eine ambulante Behandlung möglich, bei der regelmäßige Gewichts-, Ultraschall- und Hämatokrit-Kontrollen erfolgen müssen, um eine Verschlechterung des Krankheitsbildes zu erkennen. Auch die ausreichende Flüssigkeitsaufnahme von mindestens zwei Litern täglich muss beachtet werden. Die Patientin sollte keine Bettruhe halten, um das Risiko thromboembolischer Ereignisse zu verringern, wobei die Aktivität an die vergrößerten Ovarien angepasst sein sollte. Die prophylaktische Gabe niedermolekularen Heparins sollte frühzeitig bedacht werden (Mourad et al., 2017) (siehe Tab. 18.2).

Die schwere Form des OHSS (Grad III) bedarf einer stationären Behandlung und Überwachung, wobei die Verringerung der Hypovolämie im Fokus steht. Neben regelmäßigen Ultraschall- und Laborparameterkontrollen (Elektrolyte, Blutbild, Nieren- und Leberwerte), Gewichts- und Flüssigkeitsbilanzierung kommt eine intravenöse Flüssigkeitssubstitution von etwa 2500 ml/24 h zum Einsatz. Hierbei kann der Einsatz einer Kombination von Vollelektrolytlösung und kolloidaler Lösung (Hydroxyethylstärke, HAES) erfolgen, da Letzteres einen günstigen Effekt auf das intravasale Volumen besitzt. Bei festgestellter Hypoalbuminämie kann unter Beachtung des allergenen Potenzials eines aus menschlichem Plasma gewonnenen Pharmakons die Substitution von Albumin überlegt werden. Die Anlage eines Harnblasenkatheters sollte zur sicheren Bilanzierung erfolgen (siehe Tab. 18.2).

Tab. 18.2 Therapievorschläge des ovariellen Überstimulationssyndroms anhand seiner verschiedenen Schweregrade nach Shanbhag & Bhattacharya, 2002; Timmons et al., 2019

Grad	Therapie
1	Ultraschall- und Hämatokritkontrollen
2	Hydrierung mind. 2 l Flüssigkeit täglich ggf. Antithromboseprophylaxe (Strümpfe, niedermolekulares Heparin) körperliche Schonung
3	Ergänzend zu 1 + 2: Ggf. stationäre Überwachung und Therapie Ein- und Ausfuhrkontrollen Gewichtskontrollen Intravenöse Hydrierung/Flüssigkeitssubstitution Analgesie
4	Ergänzend zu 1–3: Stationärer Überwachung und Therapie Analgesie (z. B. Paracetamol, intravenös oder als Suppositorium) Ggf. Albumin-Substitution Ggf. 2–4 µg/kg KG/min Dopamin Ggf. Entlastungspunktionen
5	Ergänzend zu 1–4: Intensivmedizinische Überwachung Kontinuierliches Kreislaufmonitoring Ggf. assistierte Beatmung und Oxygenierung Katecholamine Thorakozentese oder Pleurapunktion Ggf. therapeutische Abruptio

Eine adäquate Analgesie sollte zur Anwendung kommen, wobei Paracetamol im Rahmen des Gesamtkomplexes das Mittel der ersten Wahl darstellt. Obligat ist eine konsequente Thromboseprophylaxe mit niedermolekularem Heparin und das Tragen von Antithrombosestrümpfen. Ebendies wäre bei weitergehender Schwangerschaft auch nach der Entlassung aus dem Krankenhaus fortzuführen.

Die Aszitespunktion (vaginal oder transabdominal) ist bei ausgeprägtem Befund anzuraten, um Nierenfunktion, Atmung und Schmerzsymptomatik zu verbessern. Pleurapunktionen sollten die Ausnahme bleiben und nur bei schwerer

Dyspnoe aufgrund von ausgeprägten Pleuraergüssen vorgenommen werden (siehe Tab. 18.2).

Bei weiterer Verschlechterung wird eine intensivmedizinische Überwachung und Behandlung notwendig, um ein Multiorganversagen zu verhindern. Ultima Ratio kann die Schwangerschaftsbeendigung darstellen, um das Leben der Patientin zu retten.

18.2.4 Prophylaxe

18.2.4.1 Primärprophylaxe

Aufgrund des elektiven Charakters der Behandlung und möglicher Risiken kommt der Prophylaxe eine besondere Bedeutung zu (Devroey et al., 2011). Hier gilt es zunächst, klinische Risikokonstellationen zu identifizieren, um die assistierte Reproduktionstherapie (ART) entsprechend anzupassen: Polyzystisches Ovarsyndrom (PCOS), normogonadotrope Anovulation, Hyperinsulinämie, hohes Anti-Müller-Hormon, hohes Inhibin B, hohe Anzahl antraler Follikel, junge (<30 Jahre) und normalgewichtige Patientinnen, Erfahrungen aus Vorversuchen (Lee et al., 2008).

Bei Vorliegen eines der genannten Faktoren sollte die Medikation zur Hypophysensuppression (Down-Regulation) passend gewählt werden. Einem Protokoll mit GnRH-Antagonisten wäre der Vorzug zu geben, um mit GnRH-Analoga die Ovulation auszulösen zu können, womit nach Eizellenentnahme eine Luteolyse erzielt wird.

Die initiale Stimulationsdosis wäre bei normgewichtigen Patientinnen zwischen 75 und 125 IE zu wählen. Gegebenenfalls kann die Dosis bei höherem Gewicht und PCOS auch höher angesetzt werden.

18.2.4.2 Sekundäre Prophylaxe

Anzeichen für einen drohenden OHSS während der Therapie sind mehr als 15 Follikel mit einem mittleren Durchmesser von über 12 mm und/oder vor der Ovulationsinduktion ein Estradiolspiegel von >3500 pg/ml (Lee et al., 2008).

Diskutiert wird eine kurzfristige Unterbrechung der Stimulation (sog. Coasting) bis der Estradiolspiegel wieder sinkt. Diese Methode sollte aufgrund der damit einhergehenden, schlechteren Schwangerschaftsraten nur sehr zurückhaltend zum Einsatz kommen.

Sollte der Eisprung mit hCG ausgelöst werden müssen, da mit GnRH-Analoga down-reguliert wurde, können gegenüber der üblichen Dosis von 6500 IE rekombinanten hCG oder 10.000 IE humanen hCG auch mit 50 % der Dosis Eizellen gewonnen werden (Chen et al., 2013).

Im Antagonistenprotokoll besteht die Möglichkeit, die Ovulation mit GnRH-Analoga als Single shot auszulösen. Dies führt zur Luteolyse, womit zwar das OHSS vermieden werden kann, dem Schwangerschaftseintritt aber die Grundlage entzogen wird. Sollte in dieser Situation ein Embryotransfer stattfinden, könnte hCG in niedriger Dosis am Tage der Punktion und des Embryotransfers sowie eine höhere Progesteronsubstitution erfolgen. An die Gabe von Estradiol sollte in der Lutealphase aufgrund gestörter Corpora-lutea-Funktion gedacht werden. Aber auch Ansätze nur unter hochdosiertem Progesteron und ergänzender Estradiolgabe scheinen die Schwangerschaftsraten nicht zu beeinflussen.

Sollten mehr als 20–25 Eizellen bei der Punktion gefunden worden sein, wäre zur Vermeidung des OHSS die Kryokonservierung aller befruchteten Eizellen anzuraten. Der Embryotransfer kann dann nach der Rückbildung der Ovarvergrößerung unternommen werden (Fusi et al., 2015).

18.3 Komplikationen infolge der Eizellenentnahme

Die Eizellenentnahme oder Follikelpunktion stellt einen invasiven Eingriff dar. Hierbei wird in der Regel die sonografisch gesteuerte transvaginale Follikelpunktion durchgeführt. Alternativ ist die Entnahme mittels Laparoskopie möglich, die heutzutage jedoch kaum noch Anwendung findet. Auch wenn die vaginale Punktion der Ovarien ein kleiner ambulanter Eingriff ist, so werden doch in seltenen Fällen Komplikationen beschrieben.

Dem Deutschen IVF-Register zufolge wurden 2020 bei 62.200 Eizellenentnahme 0,8 % Komplikationen gemeldet.

18.3.1 Blutungen

Bei Blutungskomplikationen ist aufgrund anatomischer Gegebenheiten zwischen vaginalen und intraabdominalen Blutungen zu unterscheiden. Vaginale Blutungen sind häufige Erscheinungen nach einer Punktion, da die Vagina ein ausgeprägtes Gefäßsystem besitzt. In den allermeisten Fällen sistieren die Blutungen von selbst oder werden durch Kompression der Einstichstelle behoben und bedürfen keinerlei Therapie. Selten wird eine Naht der Einstichstelle notwendig. Bei Auftreten von vaginalen Blutungen sollte neben Vaginalgefäßen immer auch an eine Blasenverletzung gedacht werden.

Gefürchteter sind intraabdominale Blutungen, da sie schwieriger zu behandeln sind und größere Gefahren für die Patientin bedeuten. Im Vergleich zu vaginalen Blutungen treten sie deutlich seltener auf. Meistens werden sie erst nach der Entlassung aus der ambulanten Behandlung, aber meist innerhalb von sechs bis zwölf Stunden, diagnostiziert. Trotz der Schmerzhaftigkeit einer Follikelpunktion, besonders bei vielen Follikeln, sollte bei postoperativen Schmerzen immer an eine intraabdominale Blutung gedacht werden und zügig eine entsprechende sonografische Diagnostik eingeleitet werden, um blutig tingierte freie Flüssigkeit oder eine Blutungsquelle erkennen zu können (Aragona et al., 2011).

Hierbei kommt es meist zu Blutungen aus Gefäßen des Ovars oder zu sekundärer Ruptur eines eingebluteten Corpus luteum. Selten handelt es sich um versehentlich punktierte Iliakalgefäße. Aber auch eine ausgeprägte Varikosis pelvis bei Mehrgebärenden kann intraabdominale Blutungen bedingen.

In der Regel sistieren intraabdominale Blutungen von selbst. Trotzdem ist die stationäre Observation notwendig, um eine Verschlechterung zu erkennen. Eine laparoskopische oder abdominale Intervention wird notwendig, wenn hämodynamische Symptome vorliegen und/oder sich eine Vermehrung des intraabdominalen Hämatoms bzw. Fluktuationen darstellen lassen. In manchen schweren Fällen wird die Patientin auch transfusionspflichtig (Bandyopadhyay & Kay, 2010).

Häufig finden sich bei operativen Interventionen intraabdominal eine entsprechende Ansammlung von Blut und diffuse Sickerblutungen aus kleinen ovariellen Gefäßen. Einzelfälle berichten von Ovarektomien bei nicht stillbaren Blutungen oder Gefäßnähten. Sollte keine operative Intervention vonnöten geworden sein, organisiert sich das Hämatom und bildet sich ohne weitere Komplikationen zurück. Eine eventuelle Anämie muss erkannt und behandelt werden. Gegebenenfalls sollte der Embryotransfer verschoben werden.

18.3.2 Infektionen

Infektionen werden etwa mit einer Inzidenz unter 1 % der Behandlungen angegeben. Die Diagnostik einer postoperativen Infektion ist schwierig, da die Symptomatik durchaus mit einer milden ovariellen Überstimulation vergleichbar ist. Die Bandbreite kann von Schmerzen mit Fieber und laborchemischen Zeichen bis hin zur Sepsis reichen. Eine intensivmedizinpflichtige Septikämie oder die Ausbildung eines Tubo-ovarial-Abszesses sind seltene Ereignisse, wobei Abszesse selbst noch Wochen nach der Follikelpunktion symptomatisch werden können (Villette et al., 2016). Auch subklinische Infektionen der Adnexe können durch den Eingriff reaktiviert werden.

Infektiöse Vorerkrankungen des kleinen Beckens sowie auch Endometriose scheinen ein erhöhtes Risiko für die Entwicklung einer Infektion zu bergen, weshalb bei identifizierbaren Konstellationen eine Antibiotikaprophylaxe sinnvoll erscheint (Benaglia et al., 2008). Da die Scheidenflora als verursachend angesehen wird, kann entgegen früheren Ansichten eine Schleimhautdesinfektion der Scheide einer ausgiebigen sterilen Kochsalzspülung vorausgehen, um die Keimbelastung zu senken ohne zytotoxische Effekte für die Eizellen zu befürchten. Aber auch eine Darmverletzung mit konsekutiver Peritonitis muss als verursachend angesehen werden, was bei Patientinnen mit chronisch-entzündlichen Darmerkrankungen mit bedacht werden sollte (Funabiki et al., 2014).

18.3.3 Organverletzung

Organverletzungen werden selten beobachtet. Inwieweit die Punktion der Harnblase zu einer Komplikation führt, kann nur spekuliert werden, da die Dunkelziffer von versehentlichen Blasenpunktionen ohne Symptome hoch einzuschätzen ist. In seltenen Fällen kann die Blasenpunktion jedoch bei Gefäßverletzung zur Einblutung und Blasentamponade mit folgendem Harnverhalt führen. Zu den weiteren Organen, bei denen es zu Verletzungen kommen kann, zählen Darm, Ureter und Beckengefäße. Hierbei berichten lediglich Einzelfallbeschreibungen von Aneurysma spurium (Bolster et al., 2014) oder Ureterfistel. Darmverletzungen mit Übertritt von Darminhalt führen in der Regel zur lokalen Peritonitis.

18.3.4 Narkose

Aus eigenen Untersuchungen an 882 ambulant in Narkose durchgeführten Follikelpunktionen konnte bei 0,6 % der Patientinnen postoperative Übelkeit und Erbrechen (PONV, postoperative nausea and vomiting) beobachtet werden. In diesen Fällen wurde nur direkt postoperativ medikamentös therapiert, womit die Symptomatik verschwand und keine weitere Intervention erfolgen musste. Ebenfalls bei 0,6 % der Fälle traten direkt nach der Narkose vorübergehende orthostatische Beschwerden auf, die aber keine spezifische Behandlung oder längere Nachbeobachtungszeit notwendig machte. Andere Komplikationen, wie Beatmungsprobleme oder Kreislaufzwischenfälle, traten nicht auf. Diese Inzidenz deckt sich mit anderen Untersuchungen (Amrani & Seibert, 2021).

18.4 Adnextorsion

> Torsionen der Adnexe können aufgrund einer Störung der Perfusion zur Nekrose des betroffenen Organs, hier des Ovars, führen. Solche Ereignisse sind selten, sollten aber bei akuten Abdomen im Rahmen der Therapie differenzialdiagnostisch bedacht werden.

Aufgrund hormoneller Stimulation und der damit einhergehenden anatomischen Veränderungen ist das Risiko einer Stieldrehung der Adnexe deutlich erhöht. Es werden aber auch Fälle von Torsionen bei unifollikulärem Wachstum berichtet. Auch Vorerkrankungen mit und ohne Operationen an den Adnexen erhöhen das Risiko für den Eintritt einer Ovarialtorsion. Die Datenlage zur Inzidenz ist gering und wird zwischen 0,01 % und 1 % angegeben. Der Anteil der sich spontan lösenden Drehungen ist unklar, aber wahrscheinlich hoch. Lässt sich die Diagnose nicht ausschließen, so ist eine laparoskopische Abklärung notwendig. Die Retorquierung geht aufgrund der Fragilität des hyperstimulierten Ovars mit einem erhöhten Blutungsrisiko aus dem Organ einher. Jede Patientin mit einer Stimulationsbehandlung muss im Vorfeld der Behandlung über das Risiko und entsprechende Verhaltensmaßnahmen, wie der Vermeidung von Sport solange die Veränderungen anhalten, aufgeklärt werden (Klemetti et al., 2005; Berkkanoglu et al., 2019).

18.5 Extrauteringravidität

> Auch nach In-vitro-Fertilisation (IVF) mit regelhaftem Retransfer des Embryos kann es zur Implantation der Embryoanlage außerhalb des Uteruscavums kommen.

Das Deutsche IVF-Register und vorliegende Daten geben Inzidenzen von 1–2 % an. Am häufigsten ist der isthmische Bereich der Tube betroffen. Aber auch nach Salpingektomie finden sich Schwangerschaftsanlagen im Tubenwinkel, im Tubenrest, im interstitiellen Bereich des Tubenabgangs oder sogar an der Ovaroberfläche. Selten finden sich auch Graviditäten in der Zervix. Gelegentlich werden gleichzeitig intrauterine und extrauterine Schwangerschaften beobachtet, was als heterotope Gravidität bezeichnet wird.

Kausal können Pathologien am Eileiter und/oder Uterus zu gestörter Perfusion und Sekretion führen, die zur Adhäsion des Embryos an anderer Stelle führt.

Folgende Risikofaktoren sind bekannt, worüber die betroffene Patientin im Vorfeld der Behandlung aufgeklärt werden und woran der Behandler bei positiven Schwangerschaftstest denken sollte:

Saktosalpinx, Tubenverschluss, Z.n. extrauteriner Gravidität, Z.n. Tubenchirurgie, Z.n. entzündlichen Adnexerkrankungen (Chlamydien), Z.n. Myomoperationen, Z.n. intrauterinem Pessar.

Frühzeitige hCG- ggf. auch Progesteronmessungen und Ultraschallkontrollen sollten bei Risikopatientinnen erfolgen, um eine krankhafte Anlage erkennen und sie einer Behandlung zuführen zu können. Nicht regelhafter hCG-Anstieg und/oder mangelhafte Progesteronproduktion korrelieren häufig mit gestörten Verläufen.

Die sonografische Diagnostik kann bei stimulierten Ovarien, Adipositas und Myomen deutlich erschwert sein. Eine fehlende intrauterine Fruchthöhle in der siebten SSW p.m. deutet in der Regel auf eine gestörte Schwangerschaft hin und sollte auch ohne Beschwerden an eine Eileiterschwangerschaft denken lassen. Schmerzen und freie Flüssigkeit bei intakter intrauteriner Schwangerschaft sollten eine gleichzeitige Extrauteringravidität differenzialdiagnostisch berücksichtigen. Häufig finden sich auch spontane Tubaraborte, d. h. die abgestorbene Frucht wird in die Bauchhöhle ausgestoßen (Prenaud et al., 2017; Santos-Ribeiro et al., 2016).

18.6 Mehrlingsschwangerschaft

> Die Mehrlingsproblematik ist der assistierten Reproduktionsmedizin (ART) weltweit immanent (Helmerhorst et al., 2004). In Deutschland ist dies vor allem der mangelnden Anpassung der Rechtslage aufgrund fehlender politischer Entscheidungen geschuldet. Zum einen bringt diese betroffene Paare dazu, mehr als einen Embryo einsetzen zu lassen und zum anderen begrenzt das veraltete Embryonenschutzgesetz die Reproduktionsmedizin, angepasst an moderne Erkenntnisse der Biologie vorgehen zu können.

Gelegentlich kommt es auch zu höherzahligen Mehrlingen nachdem nur ein oder zwei Embryonen eingesetzt wurden, wobei es sich dann entweder um monozygote Zwillinge allein oder um eine Kombination mit einer dichorialen Gravidität (s. u.) handelt. Auch wenn dieses Ereignis selten ist, sollte es Einzug in die Aufklärung finden.

Von knapp 21.600 nach IVF, ICSI und Kryoembryotransfer im Jahre 2019 geborenen Kinder waren etwa 28 % Zwillinge und immer noch 1,2 % Drillinge. Der Anteil an Frühgeburten, d. h. Entbindung vor der abgeschlossenen 37. SSW p.m., lag bei Zwillingen bei 57,6 % und bei Drillingen bei 97,6 %. Im Gegensatz hierzu treten in der Natur Zwillinge in etwa 1,2 % und Drillinge 0,015 % auf, sodass heutzutage die Mehrheit auftretender Mehrlinge durch ART bedingt sind (Czeromin et al., 2021).

Aber auch Therapien wie Inseminationen und/oder hormonelle Stimulationen, die nicht vom DIR erfasst werden, besitzen ein nicht zu unterschätzendes Risiko für Mehrlinge, zumal nach solchen Behandlungen noch höhergradige Mehrlinge wie Drillinge und Vierlinge beobachtet werden.

Mehrlingsschwangerschaften sind eindeutig mit einem erhöhten Risiko für Frühgeburtlichkeit, Fehlgeburt, Fehlbildung, Totgeburt, Schwangerschafts- und Geburtskomplikationen wie auch psychosozialer Belastung für die Familie assoziiert.

18.6.1 Frühgeburt

Das wesentliche Problem einer Frühgeburt stellen die unausgereiften Organsysteme dar, die noch nicht an das extrauterine Leben gewöhnt sind (Goldenberg et al., 2008). Aufgrund der evolutionären Entwicklung des Fetus im wässrigen Milieu ist direkter Sauerstoff in dieser Entwicklungsphase ein hochwirksames Zellgift (Winslow, 2013).

Zu den möglichen Folgen zählen Atemnotsyndrom (aufgrund eines Mangels an Surfactant in den Alveolen), Apnoe, Atemwegsobstruktion, Meningitis, Krampfanfälle, intrazerebrale Blutungen, Degeneration des Hirnparenchyms (Leukomalazie), Retinopathie, Sepsis, Hypoglykämie, Hypothermie, nicht geschlossener Herz-Kreislauf Shunt-Verbindungen (persistierender Ductus arteriosus Botalli), bronchopulmonale Dysplasie, hämorrhagisch-nekrotisierende Enterokolitis. Inzidenz und Schwere korrelieren mit dem erreichten intrauterinen Schwangerschaftsalter. Die Komplikationen führen im späteren Leben zu erheblichen körperlichen und psychomotorischen Behinderungen wie auch kognitiven, emotionalen und intelligenzmindernden Entwicklungsstörungen (Fuchs & Senat, 2016; Torchin & Ancel, 2016).

18.6.2 Chorionizität

Da sich Unterschiede bei den Komplikationsraten aufgrund von Amnionzität und Chorionzität ergeben, kommt der frühen sonografischen Diagnostik ein großer Stellenwert zu, weswegen dies auch vom Reproduktionsmediziner beachtet werden muss (Jha et al., 2019). Man unterscheidet diamniotisch-dichoriale, diamniotische monochoriale und monoamniotische monochoriale Anlagen, wobei sich bei den Letzteren die Kinder die Plazenta teilen. Monochoriale Schwangerschaften haben hierdurch ein erhöhtes Risiko für Störungen der Plazenta und damit eine drei- bis fünffach erhöhte Mortalität.

Neben der frühen Chorionizitäts-Diagnostik vor dem Abschluss der 12. SSW und einem sonografischen Monitoring zur Entwicklungskontrolle, muss eine intensivierte sonografische Feindiagnostik zwischen der 12. und 14. SSW und in der 22. SSW angeboten werden. Diese müssen mit Durchblutungsuntersuchungen des fetalen Kreislaufs und maternaler Gefäße verbunden werden.

Daneben stehen nicht-invasive und invasive pränatal diagnostische Verfahren wie Ersttrimesterscreening, NIPT (nicht-invasive Pränataldiagnostik), Chorionzottenbiopsie und Amnionzentese zur Verfügung. Vorgenannte Untersuchungen sind aufgrund der Mehrlingsschwangerschaft z. T. erschwert in der Interpretation und/oder Durchführung und/oder ziehen zum Teil schwerwiegende Entscheidungen bei auffälligen Befunden eines der Kinder nach sich.

18.6.3 Fetale Fehlbildungen

Neben siamesischen Zwillingen und Arkadius finden sich höhere Prävalenzen bei Hydozephalus, Neuralrohrdefekten, Herzvitien, Down-Syndrom und gonosomale Aberrationen. Des Weiteren sind besonders monochoriale Schwangerschaften vom fetofetalen Transfusionssyndrom betroffen, das unbehandelt eine Mortalität von 80 % aufweist (Bamberg & Hecher, 2019).

18.6.4 Schwangerschafts- und Geburtskomplikationen

Da es im Laufe der Schwangerschaft zu verschiedenen Zeitpunkten zum Absterben einer Anlage kommen kann, spricht man im ersten Trimenon von „vanishing twin", im zweiten von Fetus papyraceus und im letzten Schwangerschaftsdrittel von intrauterinen Fruchttod, wobei die Letzteren für den überlebenden Fetus ein erhebliches infektiologisches und kardiovaskuläres Risiko bergen.

Zu den Schwangerschaftskomplikationen der Mutter zählen: Dyspnoe, Hyperemesis, Varikose und Thrombose, Anämie, Präeklampsie, schwangerschaftsinduzierte Hypertonie, Gestationsdiabetes, Zervixinsuffizienz, vorzeitiger Blasensprung, vorzeitige Plazentalösung. Bei den Geburtskomplikationen finden sich Fehleinstellungen, subpartale Asphyxie, Nabelschnurkomplikationen, atonische Nachblutungen, erhöhter operativer Entbindungsanteil. Somit sind Mutter und Kinder mit einer erhöhten Morbiditäts- und Mortalitätsrate konfrontiert.

Aus diesem Grunde besitzen prophylaktische Maßnahmen zur Vermeidung von Mehrlingen höchste Priorität (Norwitz et al., 2005; Poniedziałek-Czajkowska et al., 2000).

18.7 Malignome

Die Sorge vor dem Auftreten von Malignomen nach dem Einsatz von Stimulationsmedikamenten bestimmt immer wieder die Beratung. Eine Geburt senkt generell das Risiko an einem zum Teil endokrinabhängigen Tumor der Mammae, Ovarien und dem Endometrium zu erkranken. Somit ergibt sich eine populationsbedingte Häufung bei unerfülltem Kinderwunsch.

Insgesamt zeigen große Beobachtungsstudien von behandelten Patientinnen, die geboren und nicht geboren haben, kaum Unterschiede zu unbehandelten in Bezug auf die Entstehung einer onkologischen Erkrankung.

18.7.1 Ovarialkarzinom

Eine Fülle von Studien konnte bis dato kein erhöhtes Risiko für die Entstehung nach hormoneller Stimulation mit Gonadotropinen und Clomifen darlegen (Trabert et al., 2013).

18.7.2 Endometriumskarzinom

Neben Kinderlosigkeit stellen auch das Syndrom der polyzystischen Ovarien (PCOS), Adipositas, Zyklusanomalien negative Einflussfaktoren dar. Die Beurteilung ist hier schwierig, da sich in diesem Kollektiv viele Patientinnen mit Fortpflanzungsstörungen finden. Somit liegen auch ohne den Einsatz von Stimulationsmedikamenten von vorneherein Risikofaktoren vor. Unter Berücksichtigung vorgenannter Faktoren zeigen vorliegende Studien keine Erhöhung für ein Endometriumkarzinom nach Kinderwunschbehandlung (Skalkidou et al., 2017).

18.7.3 Mammakarzinom

Die derzeitige Datenlage weist keinen Zusammenhang zwischen dem Einsatz von Stimulationsmedikamenten und einem erhöhten Risiko am Mammakarzinom zu erkranken auf (Del Pup et al., 2018).

18.7.4 Melanom

Hier ist die Datenlage widersprüchlich bezüglich des Auftretens und dem vorherigen Einsatz von Clomifen. Es scheint einzelne Hinweise für das Auftreten zu geben, jedoch stellen die äußerst komplexen bisher bekannten Risikofaktoren für die Entstehung des Melanoms nicht unerhebliche Studienprobleme dar. Interessanterweise gibt es einen negativen Zusammenhang zwischen der Dauer der reproduktiv-ovariellen Funktion und dem Auftreten von Melanomen (Calderon-Margalit et al., 2009).

18.7.5 Schilddrüsenkarzinom

Frauen sind statistisch gesehen häufiger als Männer hiervon betroffen. Auch hier ist die Datenlage bisher nicht eindeutig. Die meisten Untersuchungen ergaben bisher keinen Zusammenhang zur Stimulationsbehandlung. Es scheint aber auch hier vereinzelte Fälle nach hochdosierter Clomifenbehandlung zu geben. Wie für das Melanom bedarf es weitere Untersuchungen.

18.8 Psychische Belastungsreaktion

> Vor einer ART sollte das Paar auch über die psychischen Belastungen, die mit der Behandlung einhergehen, aufgeklärt und eine psychotherapeutische Begleitung bedacht werden.

Neben der ursprünglichen Problematik der ungewollten Kinderlosigkeit, kommt eine organisatorisch, emotional und wirtschaftlich aufwendige Behandlung auf sie zu. Erschwerend ist hierbei, dass nur ein Drittel der Paare im ersten Behandlungsdurchgang eine Schwangerschaft erzielt. Daneben verursachen Fehlgeburten und Mehrlingsschwangerschaften erhebliche psychische Belastungen bei Patientinnen und ihren Partnern. Nicht selten entwickelt sich im Verlauf ein Circulus vitiosus aus sich zunehmend verstärkenden Symptomen.

18.9 Risiken für die Nachkommen

> Die nach IVF oder ICSI gezeugten Kinder scheinen aufgrund der derzeitigen Studienlage ein erhöhtes Risiko für Frühgeburtlichkeit, erniedrigtes Geburtsgewicht, Fehlbildungen, Imprinting-Defekte und angedeutet Gefäßerkrankungen, metabolische Auffälligkeiten und Malignome aufzuweisen.

Viele der Störungen gehen auf Mehrlingsschwangerschaften und den damit einhergehenden Problemen zurück. Deswegen konzentriert man sich auf vergleichende Untersuchungen bei Einlingsschwangerschaften. Bedeutsam in der Betrachtung scheinen fruchtbarkeitseinschränkende Faktoren der Paare an sich zu sein, denn bei natürlich eintretenden Schwangerschaften nach verlängertem Konzeptionsversuch (>24 Monate) finden sich vergleichbare Komplikationsraten wie nach In-vitro-Fertilisation (Helmerhorst et al., 2004; Messerlian et al., 2013).

18.9.1 Schwangerschaftskomplikationen, Geburtskomplikationen

Das Frühgeburtsrisiko (< 37. SSW und < 32. SSW) und niedriges Geburtsgewicht wie auch intrauteriner Fruchttod vor der 28. SSW sind nach In-vitro-Fertilisation erhöht. Auch Gestationsdiabetes und Schwangerschaft-induzierte hypertensive Erkrankungen werden häufiger gesehen. So verhält es sich auch mit Plazentastörungen, wie antepartalen Blutungen, Plazenta praevia, Plazenta increta, die meist mit vorbekannten Erkrankungen des Uterus in Verbindung gebracht werden können. Aufgrund der intensivierten Schwangerschaftsüberwachung kommt es häufiger zur Geburtseinleitung und Kaiserschnitt.

Auch scheinen Effekte der Behandlung negativen Einfluss auf molekularbiologische und endokrine Prozesse zu nehmen, was z. B. auf unphysiologische Steroidhormonspiegel oder eine fehlerhafte Funktion des Corpus luteum zurückzuführen ist (Schieve et al., 2002; McGovern et al., 2004; Martin et al., 2017).

18.9.2 Erhöhtes Geburtsgewicht

Kinder nach Kryotransfer zeigen ein leicht erhöhtes Geburtsgewicht. Dieser Trend bestätigt sich auch bei nacheinander folgenden Frischtransfer und Kryotransfer. Es handelt sich hierbei jedoch nicht um eine Makrosomie wie bei Gestationsdiabetes (Pinborg et al., 2014).

18.9.3 Angeborene Fehlbildungen

Die Definition angeborener Fehlbildungen ist mit einigen Schwierigkeiten behaftet, da die Bandbreite von geringen Einschränkungen bis hin zu schweren körperlichen Behinderungen reichen kann. Ebenso müssen Vorbedingungen bzw. Vorerkrankungen der behandelten Paare beachtet werden, um eine Verzerrung der Ursächlichkeiten zu vermeiden.

So finden sich Fehlbildungen des Ösophagus, der Trachea, des Enddarmes, Fehlbildungen der Extremitäten, Herzvitien und urogenitale Fehlbildungen bei Knaben häufiger, wobei sich eine steigende Tendenz nach ICSI abzeichnet. Aber auch hier findet sich eine vergleichbare Risikoerhöhung bei Paaren, die erst nach zwölf Monaten natürlich konzipiert haben, sodass die Fertilitätsstörung als ursächlich angenommen werden kann. Wenn das Risiko für angeborene Fehlbildung bei etwa 2–4 % aller Schwangerschaften liegt, so erhöht es sich durch eine In-Vitro-Fertilisation wie ICSI auf etwa 3–6 % (Rimm et al., 2004; Hansen et al., 2013).

18.9.4 Chromosomen- und epigenetische Störungen

Insgesamt scheint derzeit kein erhöhtes Risiko für Chromosomenstörungen im Vergleich zu auf natürlichem Wege konzipierenden Paaren vorzuliegen. So finden sich vergleichbare Prävalenzen, die vor allem Dingen dem Alter der Mutter geschuldet sind.

Bei epigenetischen Abnormalitäten wie z. B. dem Beckwith-Wiedemann-Syndrom oder Angelman-Syndrom gibt es Hinweise, dass die Technik der ART mit dem Auftreten dieser Störungen assoziiert sein könnte. Des Weiteren gibt es in Modellorganismen Hinweise, dass eine extrakorporale Befruchtung Einfluss auf epigenetische Veränderungen nehmen und die Entwicklung von Krankheiten begünstigen kann (Heisey et al., 2015; Chang et al., 2005).

18.9.5 Gefäß- und metabolische Erkrankungen

Negative Wirkungen der ART auf den Stoffwechsel, wie die Entwicklung eines Diabetes, werden bisher noch diskutiert.

Es gibt Hinweise auf ein erhöhtes Risiko von Gefäßerkrankungen, die zu Hypertonie führen können. Die Studienlage ist aber noch inkonsistent. Bisher unverstandene In-Vitro-Effekte auf Keimzellen und Embryonen sollten mitberücksichtigt werden (Ceelen et al., 2007, 2008).

18.9.6 Psychologische, psychomotorische und kognitive Entwicklung

Derzeit kann davon ausgegangen werden, dass sich Kinder nach IVF und natürlicher Empfängnis vergleichbar entwickeln (Wagenaar et al., 2009).

18.9.7 Malignome

Es gibt Hinweise für ein häufigeres Auftreten von Malignomen des zentralen Nervensystems, des blutbildenen Systems (Leukämie) und epithelialer Neoplasien. In der Gesamtbetrachtung scheint bisher keine wesentliche Risikoerhöhung für das Auftreten kindlicher Krebsarten vorzuliegen (Heisey et al., 2015).

18.10 Zusammenfassung

Da eine Kinderwunschbehandlung betroffene Paare mit einigen Problembereichen konfrontiert, steht an erster Stelle eine offene und sachliche Aufklärung. Oftmals stellen die komplexen Themen hohe Anforderungen an den Arzt, Patienten verständlich und vollständig zu informieren und zugleich Verunsicherung zu vermeiden.

Das ovarielle Überstimulationssyndrom ist eine der häufigsten Nebenwirkungen der Therapie. Daher sind genaue Kenntnisse verschiedener pathophysiologischer Zusammenhänge und eine individuell angepasste Therapie die Vermeidungsgrundlage. Gemeldete Fälle der letzten Jahre weisen darauf hin, dass dieses vormals gefürchtete Krankheitsbild zunehmend seltener wird.

Die transvaginale ultraschallgesteuerte Eizellenentnahme stellt einen Meilenstein in der ART dar. Auch wenn es sich um einen kleinen operativen Eingriff handelt, müssen potenzielle Risiken bekannt und beachtet werden. Daneben sollte im Rahmen eines akuten Abdomens eine Torsion der Adnexe berücksichtigt werden, die nicht unbedingt immer im Rahmen einer Überstimulation auftritt.

Aufgrund von tubaren und uterinen Fruchtbarkeitsstörungen treten häufiger Extrauteringraviditäten auf, was sowohl in der prätherapeutischen Beratung wie auch bei der Feststellung der Schwangerschaft beachtet werden sollte.

Ein Hauptproblem, womit Patientenpaare mit unerfülltem Kinderwunsch und die Reproduktionsmedizin konfrontiert werden, stellen Mehrlinge dar. Leider werden die Risiken für Mutter und Kinder häufig deutlich unterschätzt. Wegen der zum Teil katastrophalen Konsequenzen muss der Prävention höchste Priorität eingeräumt werden. Neben medizinischen Maßnahmen sind in Deutschland erhebliche Veränderungen vonseiten des Gesetzgebers und der Finanzierung vonnöten.

Aufgrund einer Fülle von Untersuchungen liegen derzeit keine Erkenntnisse vor, die das Auftreten von Malignomen bei den behandelten Frauen nach einer Kinderwunschbehandlung wahrscheinlich machen.

Die mit der Kinderwunschtherapie einhergehenden Prozesse erleben die Betroffenen oftmals als erhebliche psychische Belastung. Durch die bisherigen Leidenswege und nun hinzutretende aktuelle Anforderungen wird im Rahmen der Therapie ein Kulminationspunkt erreicht. Deshalb ist es bedeutsam, Probleme frühzeitig zu thematisieren und Lösungsstrategien aufzuzeigen.

In der Beratung betroffener Paare müssen auch Einflüsse auf die Nachkommen Erwähnung finden. Vorliegende Daten geben Hinweise auf erhöhte Risiken für verschiedene Erkrankungen bei den Kindern nach artifizieller Befruchtung. Häufig stehen diese jedoch mit Fruchtbarkeitseinschränkungen des Paares im Zusammenhang. Deshalb sollte die Schwangerschaft entsprechend überwacht und den Kindern zusätzliche Nachuntersuchungen angeboten werden. Aufgrund der komplexen biologischen Vorgänge von Befruchtung und Embryonalentwicklung befinden sich viele Aspekte noch in der Erforschung, womit, wie in allen Bereichen der Medizin, keine abschließenden Einschätzungen möglich sind. In der derzeitigen Gesamtbetrachtung entwickeln sich die überwiegend meisten Kinder nach IVF oder ICSI vergleichbar zur natürlichen Zeugung.

Literatur

Amrani, M., & Seibert, T. C. (2021). Wie häufig ist bei der Anästhesie im Rahmen einer Eizellentnahme bei ART mit Komplikationen zu rechnen und wie können Risiken für den Patienten minimiert werden? *Unpublished Data*.

Amrani, M., Birkenbach, J., Skala, C., Seufert, R., & Gomez, R. (2020). Correlation between Vascular Endothelial Growth Factor (VEGF) and Ovarian Hyperstimulation Syndrome (OHSS); a retrospective study. *SunKrist Journal of Obstetrics and Gynecology Research, 2*(1), 1–13. https://doi.org/10.46940/sjogr.02.1003

Aragona, C., Mohamed, M. A., Espinola, M. S. B., Linari, A., Pecorini, F., Micara, G., & Sbracia, M. (2011). Clinical complications after transvaginal oocyte retrieval in 7,098 IVF cycles. *Fertility and Sterility, 95*(1), 293–294. https://doi.org/10.1016/j.fertnstert.2010.07.1054

Bamberg, C., & Hecher, K. (2019). Update on twin-to-twin transfusion syndrome. *Best Practice & Research. Clinical Obstetrics & Gynaecology, 58*, 55–65. https://doi.org/10.1016/j.bpobgyn.2018.12.011

Bandyopadhyay, S., & Kay, V. (2010). A rare case of rupture of ovary causing haemorrhagic shock following uncomplicated oocyte retrieval – A case report. *Human Fertility (Cambridge, England), 13*(2), 105–106. https://doi.org/10.3109/14647273.2010.489142

Benaglia, L., Somigliana, E., Iemmello, R., Colpi, E., Nicolosi, A. E., & Ragni, G. (2008). Endometrioma and oocyte retrieval-induced pelvic abscess: A clinical concern or an exceptional complication? *Fertility and Sterility, 89*(5), 1263–1266. https://doi.org/10.1016/j.fertnstert.2007.05.038

Berkkanoglu, M., Coetzee, K., Bulut, H., & Ozgur, K. (2019). Risk of ovarian torsion is reduced in GnRH agonist triggered freeze-all cycles: A retrospective cohort study. *Journal of Obstetrics and Gynaecology : The Journal of the Institute of Obstetrics and Gynaecology, 39*(2), 212–217. https://doi.org/10.1080/01443615.2018.1479381

Bolster, F., Mocanu, E., Geoghegan, T., & Lawler, L. (2014). Transvaginal oocyte retrieval complicated by life-threatening obturator artery haemorrhage and managed by a vessel-preserving technique. *The Ulster Medical Journal, 83*(3), 146–148.

Bundesärztekammer. (2018). *Richtlinie zur Entnahme und Übertragung von menschlichen Keimzellen im Rahmen der assistierten Reproduktion* (S. 1–22). https://doi.org/10.3238/arztebl.2018.Rili

Calderon-Margalit, R., Friedlander, Y., Yanetz, R., Kleinhaus, K., Perrin, M. C., Manor, O., Harlap, S., & Paltiel, O. (2009). Cancer risk after exposure to treatments for ovulation induction. *American Journal of Epidemiology, 169*(3), 365–375. https://doi.org/10.1093/aje/kwn318

Ceelen, M., van Weissenbruch, M. M., Roos, J. C., Vermeiden, J. P. W., van Leeuwen, F. E., & Delemarre-van de Waal, H. A. (2007). Body composition in children and adolescents born after in vitro fertilization or spontaneous conception. *The Journal of Clinical Endocrinology and Metabolism, 92*(9), 3417–3423. https://doi.org/10.1210/jc.2006-2896

Ceelen, M., van Weissenbruch, M. M., Vermeiden, J. P. W., van Leeuwen, F. E., & Delemarre-van de Waal, H. A. (2008). Cardiometabolic differences in children born after in vitro fertilization: Follow-up study. *The Journal of Clinical Endocrinology and Metabolism, 93*(5), 1682–1688. https://doi.org/10.1210/jc.2007-2432

Chang, A. S., Moley, K. H., Wangler, M., Feinberg, A. P., & Debaun, M. R. (2005). Association between Beckwith-Wiedemann syndrome and assisted reproductive technology: A case series of 19 patients. *Fertility and Sterility, 83*(2), 349–354. https://doi.org/10.1016/j.fertnstert.2004.07.964

Chen, X., Chen, S.-L., He, Y.-X., & Ye, D.-S. (2013). Minimum dose of hCG to trigger final oocyte maturation and prevent OHSS in a long GnRHa protocol. *Journal of Huazhong University of Science and Technology. Medical Sciences = Hua Zhong Ke Ji Da Xue Xue Bao. Yi Xue Ying De Wen Ban = Huazhong Keji Daxue Xuebao. Yixue Yingdewen Ban, 33*(1), 133–136. https://doi.org/10.1007/s11596-013-1085-z

Czeromin, U., Krüssel, J.-S., & Tandler-Schneider, A. (2021). Jahrbuch 2020 Deutsches IVF Register. *Journal of Reproductive Medicine and Endocrinology, 3*, 2–59.

Del Pup, L., Peccatori, F. A., Levi-Setti, P. E., Codacci-Pisanelli, G., & Patrizio, P. (2018). Risk of cancer after assisted reproduction: A review of the available evidences and guidance to fertility counselors. *European Review for Medical and Pharmacological Sciences, 22*(22), 8042–8059. https://doi.org/10.26355/eurrev_201811_16434

Devroey, P., Polyzos, N. P., & Blockeel, C. (2011). An OHSS-free clinic by segmentation of IVF treatment. *Human Reproduction (Oxford, England), 26*(10), 2593–2597. https://doi.org/10.1093/humrep/der251

Drakopoulos, P., Blockeel, C., Stoop, D., Camus, M., de Vos, M., Tournaye, H., & Polyzos, N. P. (2016). Conventional ovarian stimulation and single embryo transfer for IVF/ICSI. How many oocytes do we need to maximize cumulative live birth rates after utilization of all fresh and frozen embryos? *Human Reproduction (Oxford, England), 31*(2), 370–376. https://doi.org/10.1093/humrep/dev316

Fuchs, F., & Senat, M.-V. (2016). Multiple gestations and preterm birth. *Seminars in Fetal & Neonatal Medicine, 21*(2), 113–120. https://doi.org/10.1016/j.siny.2015.12.010

Funabiki, M., Taguchi, S., Hayashi, T., Tada, Y., Kitaya, K., Iwaki, Y., Karita, M., & Nakamura, Y. (2014). Vaginal preparation with povidone iodine disinfection and saline douching as a safe and effective method in prevention of oocyte pickup-associated pelvic inflammation without spoiling the reproductive outcome: Evidence from a large cohort study. *Clinical and Experimental Obstetrics & Gynecology, 41*(6), 689–690.

Fusi, F. M., Arnoldi, M., Bosisio, C., Lombardo, G., Ferrario, M., Zanga, L., Galimberti, A., & Capitanio, E. (2015). Ovulation induction and luteal support with GnRH agonist in patients at high risk for hyperstimulation syndrome. *Gynecological Endocrinology : The Official Journal of the International Society of Gynecological Endocrinology, 31*(9), 693–697. https://doi.org/10.3109/09513590.2015.1025379

Golan, A., & Weissman, A. (2009). Response: Towards a clinically useful classification of OHSS. *Reproductive biomedicine online, 19*(5), 755. https://doi.org/10.1016/j.rbmo.2009.09.009

Golan, A., Ron-el, R., Herman, A., Soffer, Y., Weinraub, Z., & Caspi, E. (1989). Ovarian hyperstimulation syndrome: An update review. *Obstetrical & Gynecological Survey, 44*(6), 430–440. https://doi.org/10.1097/00006254-198906000-00004

Goldenberg, R. L., Culhane, J. F., Iams, J. D., & Romero, R. (2008). Epidemiology and causes of preterm birth. *Lancet (London, England), 371*(9606), 75–84. https://doi.org/10.1016/S0140-6736(08)60074-4

Hansen, M., Kurinczuk, J. J., Milne, E., de Klerk, N., & Bower, C. (2013). Assisted reproductive technology and birth defects: A systematic review and meta-analysis. *Human Reproduction Update, 19*(4), 330–353. https://doi.org/10.1093/humupd/dmt006

Heisey, A. S., Bell, E. M., Herdt-Losavio, M. L., & Druschel, C. (2015). Surveillance of congenital malformations in infants conceived through assisted reproductive technology or other fertility treatments. *Birth Defects Research. Part A, Clinical and Molecular Teratology, 103*(2), 119–126. https://doi.org/10.1002/bdra.23355

Helmerhorst, F. M., Perquin, D. A. M., Donker, D., & Keirse, M. J. N. C. (2004). Perinatal outcome of singletons and twins after assisted conception: a systematic review of controlled studies. *BMJ (Clinical Research Ed.), 328*(7434), 261. https://doi.org/10.1136/bmj.37957.560278.EE

Jha, P., Morgan, T. A., & Kennedy, A. (2019). US evaluation of twin pregnancies: Importance of chorionicity and amnionicity. *Radiographics : A Review Publication of the Radiological Society of North America, Inc, 39*(7), 2146–2166. https://doi.org/10.1148/rg.2019190042

Klemetti, R., Sevón, T., Gissler, M., & Hemminki, E. (2005). Complications of IVF and ovulation induction. *Human Reproduction (Oxford, England), 20*(12), 3293–3300. https://doi.org/10.1093/humrep/dei253

Lee, T.-H., Liu, C.-H., Huang, C.-C., Wu, Y.-L., Shih, Y.-T., Ho, H.-N., Yang, Y.-S., & Lee, M.-S. (2008). Serum anti-Müllerian hormone and estradiol levels as predictors of ovarian hyperstimulation syndrome in assisted reproduction technology cycles. *Human Reproduction (Oxford, England), 23*(1), 160–167. https://doi.org/10.1093/humrep/dem254

Martin, A. S., Chang, J., Zhang, Y., Kawwass, J. F., Boulet, S. L., McKane, P., Bernson, D., Kissin, D. M., & Jamieson, D. J. (2017). Perinatal outcomes among singletons after assisted reproductive technology with single-embryo or double-embryo transfer versus no assisted reproductive technology. *Fertility and Sterility, 107*(4), 954–960. https://doi.org/10.1016/j.fertnstert.2017.01.024

McGovern, P. G., Llorens, A. J., Skurnick, J. H., Weiss, G., & Goldsmith, L. T. (2004). Increased risk of preterm birth in singleton pregnancies resulting from in vitro fertilization-embryo transfer or gamete intrafallopian transfer: A meta-analysis. *Fertility and Sterility, 82*(6), 1514–1520. https://doi.org/10.1016/j.fertnstert.2004.06.038

Messerlian, C., Maclagan, L., & Basso, O. (2013). Infertility and the risk of adverse pregnancy outcomes: A systematic review and meta-analysis. *Human Reproduction (Oxford, England), 28*(1), 125–137. https://doi.org/10.1093/humrep/des347

Mourad, S., Brown, J., & Farquhar, C. (2017). Interventions for the prevention of OHSS in ART cycles: An overview of Cochrane reviews. *The Cochrane Database of Systematic Reviews, 1*(1), CD012103. https://doi.org/10.1002/14651858.CD012103.pub2

Namavar Jahromi, B. M. D., Parsanezhad, M. E. M. D., Shomali, Z. M. D., Bakhshai, P. M. D., Alborzi, M. M. D., Moin Vaziri, N. M. D. P., & Anvar, Z. P. (2018). Ovarian hyperstimulation syndrome: A narrative review of its pathophysiology, risk factors, prevention, classification, and management. *Iranian Journal of Medical Sciences, 43*(3), 248–260.

Nastri, C. O., Teixeira, D. M., Moroni, R. M., Leitão, V. M. S., & Martins, W. P. (2015). Ovarian hyperstimulation syndrome: Pathophysiology, staging, prediction and prevention. *Ultrasound in Obstetrics & Gynecology : The Official Journal of the International Society of Ultrasound in Obstetrics and Gynecology, 45*(4), 377–393. https://doi.org/10.1002/uog.14684

Norwitz, E. R., Edusa, V., & Park, J. S. (2005). Maternal physiology and complications of multiple pregnancy. *Seminars in Perinatology, 29*(5), 338–348. https://doi.org/10.1053/j.semperi.2005.08.002

Papanikolaou, E. G., Tournaye, H., Verpoest, W., Camus, M., Vernaeve, V., Van Steirteghem, A., & Devroey, P. (2005). Early and late ovarian hyperstimulation syndrome: early pregnancy outcome and profile. *Human Reproduction (Oxford, England), 20*(3), 636–641. https://doi.org/10.1093/humrep/deh638

Pinborg, A., Henningsen, A. A., Loft, A., Malchau, S. S., Forman, J., & Andersen, A. N. (2014). Large baby syndrome in singletons born after frozen embryo transfer (FET): Is it due to maternal factors or the cryotechnique? *Human Reproduction (Oxford, England), 29*(3), 618–627. https://doi.org/10.1093/humrep/det440

Poniedziałek-Czajkowska, E., Leszczyńska-Gorzelak, B., & Oleszczuk, J. (2000). Complications of multiple pregnancy in the 2nd and 3rd trimesters. *Ginekologia polska, 71*(11), 1435–1444.

Prenaud, C., Scherier, S., & Malgras, B. (2017). Management of a cornual ectopic pregnancy. *Journal of Visceral Surgery, 154*(6), 467–468. https://doi.org/10.1016/j.jviscsurg.2017.10.003

Rimm, A. A., Katayama, A. C., Diaz, M., & Katayama, K. P. (2004). A meta-analysis of controlled studies comparing major malformation rates in IVF and ICSI infants with naturally conceived children. *Journal of Assisted Reproduction and Genetics, 21*(12), 437–443. https://doi.org/10.1007/s10815-004-8760-8

Santos-Ribeiro, S., Tournaye, H., & Polyzos, N. P. (2016). Trends in ectopic pregnancy rates following assisted reproductive technologies in the UK: A 12-year nationwide analysis including 160 000 pregnancies. *Human Reproduction (Oxford, England), 31*(2), 393–402. https://doi.org/10.1093/humrep/dev315

Schieve, L. A., Meikle, S. F., Ferre, C., Peterson, H. B., Jeng, G., & Wilcox, L. S. (2002). Low and very low birth weight in infants conceived with use of assisted reproductive technology. *The New England Journal of Medicine, 346*(10), 731–737. https://doi.org/10.1056/NEJMoa010806

Shanbhag, S., & Bhattacharya, S. (2002). Current management of ovarian hyperstimulation syndrome. *Hospital Medicine (London, England : 1998), 63*(9), 528–532. https://doi.org/10.12968/hosp.2002.63.9.1947

Skalkidou, A., Sergentanis, T. N., Gialamas, S. P., Georgakis, M. K., Psaltopoulou, T., Trivella, M., Siristatidis, C. S., Evangelou, E., & Petridou, E. (2017). Risk of endometrial cancer in women treated with ovary-stimulating drugs for subfertility. *The Cochrane Database of Systematic Reviews, 3*(3), CD010931. https://doi.org/10.1002/14651858.CD010931.pub2

Smith, V., Osianlis, T., & Vollenhoven, B. (2015). Prevention of ovarian hyperstimulation syndrome: A review. *Obstetrics and Gynecology International, 2015*, 514159. https://doi.org/10.1155/2015/514159

Timmons, D., Montrief, T., Koyfman, A., & Long, B. (2019). Ovarian hyperstimulation syndrome: A review for emergency clinicians. *The American Journal of Emergency Medicine, 37*(8), 1577–1584. https://doi.org/10.1016/j.ajem.2019.05.018

Torchin, H., & Ancel, P.-Y. (2016). Epidemiology and risk factors of preterm birth. *Journal de gynecologie, obstetrique et biologie de la reproduction, 45*(10), 1213–1230. https://doi.org/10.1016/j.jgyn.2016.09.013

Trabert, B., Lamb, E. J., Scoccia, B., Moghissi, K. S., Westhoff, C. L., Niwa, S., & Brinton, L. A. (2013). Ovulation-inducing drugs and ovarian cancer risk: Results from an extended follow-up of a large United States infertility cohort. *Fertility and Sterility, 100*(6), 1660–1666. https://doi.org/10.1016/j.fertnstert.2013.08.008

Villette, C., Bourret, A., Santulli, P., Gayet, V., Chapron, C., & de Ziegler, D. (2016). Risks of tubo-ovarian abscess in cases of endometrioma and assisted reproductive technologies are both under- and overreported. *Fertility and Sterility, 106*(2), 410–415. https://doi.org/10.1016/j.fertnstert.2016.04.014

Wagenaar, K., van Weissenbruch, M. M., Knol, D. L., Cohen-Kettenis, P. T., Delemarre-van de Waal, H. A., & Huisman, J. (2009). Information processing, attention and visual-motor function of adolescents born after in vitro fertilization compared with spontaneous conception. *Human Reproduction (Oxford, England), 24*(4), 913–921. https://doi.org/10.1093/humrep/den455

Winslow, R. M. (2013). Oxygen: The poison is in the dose. *Transfusion, 53*(2), 424–437. https://doi.org/10.1111/j.1537-2995.2012.03774.x

Schilddrüse

19

Michael Amrani

Inhaltsverzeichnis

19.1 Einleitung

Hormone der Schilddrüse spielen eine zentrale Rolle innerhalb des Zellstoffwechsels und haben somit Einfluss auf viele Körperfunktionen. Innerhalb der Zellen steuern Schilddrüsenhormone u. a. die Mitochondriensynthese, die energieabhängige Aufrechterhaltung des Natrium-Kalium-Gradienten, den Zellmembranaufbau und den Cholesterinstoffwechsel. Sie sind an anabolen und katabolen Vorgängen, Nerven- und Knochenzellstoffwechsel und der Thermoregulation maßgeblich beteiligt und vermitteln ihre Funktionen über die Steuerung von Hormonen wie Glukagon, Insulin, Somatotropin und Adrenalin (Silbernagl & Despopoulos, 2012; Dussault & Ruel, 1987). Somit können Dysfunktionen zu erheblichen Störungen beitragen. Aus diesem Grund weist der Schilddrüsenstoffwechsel eine ausgeprägte Dynamik und Anpassungsfähigkeit auf, womit sich der Körper auf entsprechende Situationen vorübergehend anpassen und zugleich das Gleichgewicht aufrechterhalten kann (Allostase) (Mullur et al., 2014).

Kommt es zur symptomatischen Erkrankung, ist die Homöostase gestört und im schlechtesten Fall dekompensiert der Stoffwechsel. Häufig sind Schilddrüsenerkrankungen autoimmun be-

M. Amrani (✉)
TFP-Kinderwunschzentrum Wiesbaden, MVZ Wiesbaden GmbH, Wiesbaden, Deutschland
e-mail: Michael.Amrani@tfp-fertility.com

© Der/die Autor(en), exklusiv lizenziert an Springer-Verlag GmbH, DE, ein Teil von Springer Nature 2023
M. Amrani, R. Seufert (Hrsg.), *Gynäkologische Endokrinologie und Kinderwunschtherapie*, https://doi.org/10.1007/978-3-662-65371-5_19

dingt und treten bei Frauen deutlich häufiger als bei Männern auf. Vermutet wird hierbei, dass das Estrogen-betonte Milieu und die immunologischen Besonderheiten der Schwangerschaft autoimmune Prozesse begünstigen. Dies betont u. a. die Bedeutung für die gynäkologische Endokrinologie und Reproduktion (Budenhofer et al., 2013).

Wie man sieht, können nahezu alle Organ- und Gewebesysteme betroffen sein, weswegen beim Vorliegen von Erkrankungen meistens ein multidisziplinär diagnostisches und therapeutisches Vorgehen anzuraten ist. Die nachfolgende Darstellung möchte einen Überblick über die für Gynäkologen wichtigen Aspekte geben, kommt aber nicht umhin, auch andere Bereiche zu streifen, die jedoch im Rahmen dieses Buches nicht erschöpfend und vollständig dargelegt werden können.

19.2 Physiologie

Iod

Iod ist unabdingbar für die Synthese und Funktion der Schilddrüsenhormone und muss durch die Nahrung aufgenommen werden. Da es als anorganische Verbindung gut wasserlöslich ist, sind die Böden durch Auswaschung häufig arm an Iod und es kommt zu Anreicherung in den Meeren. Aus diesem Grund weisen die meisten hergestellten Nahrungsmittel ein Ioddefizit auf, weshalb es mittlerweile der Ernährung beigefügt (Salze) oder die Aufnahme entsprechender Nahrungsmittel (Meeresfisch) empfohlen wird (Korobova et al., 2020; Ligowe et al., 2021). Eine optimale tägliche Zufuhr liegt für Erwachsene bei etwa 150 – 200 µg, Schwangere und Stillende bei 200 – 250 µg und bei Jugendlichen und Kindern abgestaffelt weniger (Bundesinstitut für Risikobewertung, 2021).

Die Schilddrüse benötigt Iod bei der Hormonsynthese und kann bis zu 10.000 µg speichern. Die orale Aufnahme und Resorption im Dünndarm erfolgt als Iodidverbindung (1. Oxidationsstufe, I^-). Aus der Blutbahn wird es unter Einfluss von Thyreotropin (TSH) in die Schilddrüse eingeschleust und mithilfe von Thyreoperoxidase (TPO) in elementares Iod oxidiert. Täglich wird nicht resorbiertes Iod zu etwa 150 µg über den Urin und 10 µg über den Fäzes wieder ausgeschieden und könnte als Kontrolle einer ausgeglichenen Versorgung herangezogen werden. Gegenwärtig scheint ein Drittel der deutschen Bevölkerung eine Unterversorgung aufzuweisen (Andersson, 2004).

Thyroxin und Triiodthyronin

Im Kolloid der Schilddrüsenfollikel erfolgt unter Einfluss von TSH und TPO die Bindung eines oder zweier Iodatome an Tyrosinreste des in den Epithelzellen der Schilddrüsenfollikel gebildeten Thyreoglobulins (TG). Unter Ausbildung eines Ethers reagieren diese Monoiod- und Diiodtyrosylreste zu einem größeren Anteil in Tetraiodtyronin und einem geringeren zu Triiodtyronin. Diese noch an Thyreoglobulin gebundene Thyrosylreste bilden innerhalb der Schilddrüse die Speicherform der Hormone.

In Lysosomen des Schilddrüsenepithels werden unter Einfluss von TSH Tetraiodthryonin (Thyroxin, T4) und Triiodthyronin (T3) von Thyreoglobulin abgespalten und entsprechend ihrer anteiligen Synthese in einem Verhältnis von ca. 13:1 bis 16:1 in die Blutbahn abgegeben.

T3 besitzt etwa eine Halbwertszeit von 24 Stunden und T4 von bis zu sieben Tagen. Sowohl T4 als auch T3 weisen auf Molekülebene stereogene Zentren auf, wodurch sie Enantiomere bilden und in der Natur primär als linksdrehende (L) vorkommen. Bei den Hormonen spricht man dann von Levothyroxin (LT4) und Liothyronin (LT3). Der stereochemische Zusatz wird im Folgenden lediglich bei der Angabe von Medikamenten verwendet.

Aufgrund seiner 10- bis 15-fach höheren Bindungsaffinität am nukleären Schilddrüsenhormonrezeptor besitzt T3 gegenüber T4 eine wesentlich höhere biologische Aktivität. Nukleäre Schilddrüsenhormonrezeptoren kommen nahezu überall im Körper vor, womit die zentrale Bedeutung im Stoffwechsel deutlich wird.

T3 wird etwa zu 20 % in der Schilddrüse (s.o.) und peripher vor allem in Nieren und

Leber aus T4 gebildet (Konversion). Daneben findet diese Bildung auch in Dünndarm, ZNS, Hypophyse, Fettgewebe, Skelettmuskulatur, Myokard, Keimdrüsen und Plazenta statt. Iodothyronin-Deiodinasen (I–III) katalysieren die Abspaltung eines Iodatoms aus T4 und führen so zur Bildung von T3 (Konversion). Aus einem Drittel des synthetisierten T4 wird Iod aus dem äußeren Phenolring entfernt, womit biologisch aktives T3 entsteht. Bei etwa 40 % der täglichen T4-Synthese wird Iod jedoch am nicht phenolischen Ring abgespalten, womit es zur Bildung von inaktivem reversem T3 (RT3) kommt (siehe Abb. 19.1).

T4 kann somit aufgrund seiner höheren thyreoidalen Syntheserate und geringeren biologischen Aktivität als Prohormon und Speicher für T3 angesehen werden. Zugleich regulieren entsprechende Deiodinase-Aktivität die Verfügbarkeit von aktivem T3 (Taylor et al., 2020; Brent, 1994).

Im Plasma finden sich T3 und T4 zu über 99 % an drei Transportproteine gebunden, wovon 70 % auf Thyroxin-bindendes Globulin (TBG) und der Rest auf Präalbumin und Albumin fällt. T4 besitzt eine wesentlich stärkere Bindungsaffinität an TBG, womit T3 begünstigend in Zellen aufgenommen werden kann. Die Bildung von TBG erfolgt in der Leber und wird durch Estrogene gefördert. Spezifische Hormontransportmoleküle sind für Aufnahme über die Zellmembran des Zielgewebes verantwortlich. Lediglich nicht gebundenes bzw. freies T3 und T4, welche in etwa 0,3 % ausmachen, können Wirkungen am Gewebe entfalten (Silbernagl & Despopoulos, 2012).

TSH und TRH

Die Regulation des Schilddrüsen- und Iodhaushaltes wird durch die hypothalamisch-hypophysäre Drüsenachse gesteuert. Die Bildung von Thyreotropin bzw. Thyreoidea-stimulierendem Hormon (TSH) aus der Adenohypophyse wird durch Thyreotropin-Releasing-Hormon (TRH) aus Zentren des Hypothalamus angeregt. T3 und T4 beeinflussen die TSH-Sekretion durch Suppression hypophysärer TRH-Rezeptoren, was bereits bei geringem Abfall des peripheren T4 zu einer deutlich verstärkten TSH-Sekretion führt.

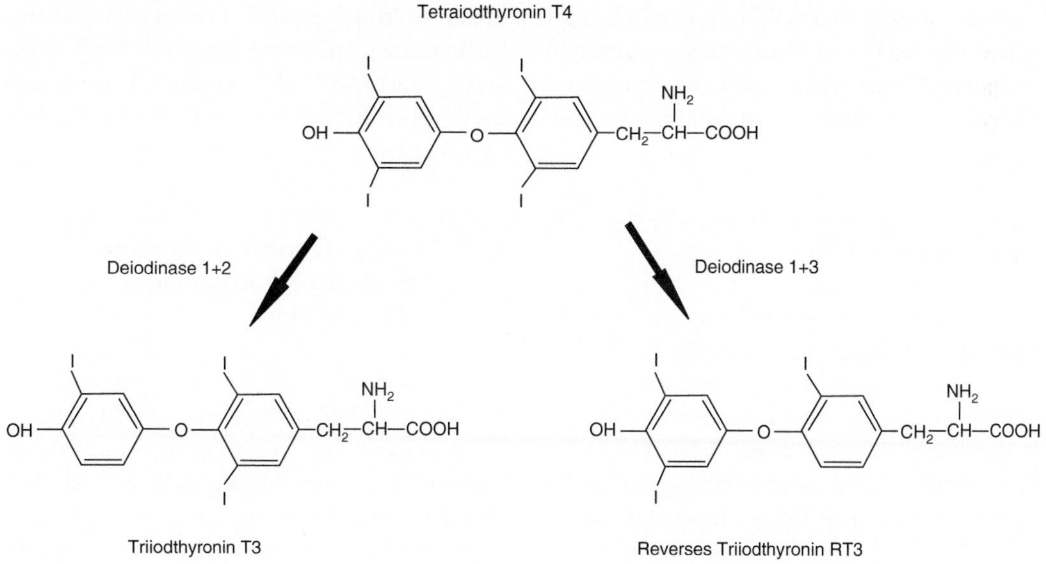

Abb. 19.1 Deiodinase I und II katalysieren die Abspaltung von Iod am Phenolring des Diphenylethers Tetraiodthyronin (T4), wodurch aktives Triiodthyronin entsteht; die Entfernung am inneren Ring mittels Deiodinase I und III resultiert in die weitgehend inaktive Form, das reverse Triiodthyronin (RT3)

Estrogene haben stimulierenden Einfluss, Somatostatin, Dopamin und Glukokortikoide hemmenden Einfluss hierauf. Daneben scheint TRH auch die Prolaktinsekretion zu stimulieren, womit eine physiologische Regulation des Prolaktinhaushaltes vermutet wird (Taylor et al., 2020).

Allostase
Unterschiedliche Situationen können den benötigten FT4-Spiegel verändern und zwei unterschiedliche Typen von Anpassungsreaktionen (Allostase) der Schilddrüsenfunktion induzieren. Wobei Typ 1 mit einer Herabregulierung und niedrigem FT3 einhergeht. Es konnte gezeigt werden, dass im Rahmen von stress- und krankheitsbetonten Stoffwechselsituationen die Bildung von RT3 durch eine gesteigerte Deiodinase-III-Aktivität gefördert wird, womit dem Körper vermehrt Energieressourcen zur Verfügung stehen. Beim Typ 2 hingegen kommt es zu Steigerungen, die in verschiedenen psychischen Situationen, bei Schwangerschaft, Adipositas und Ausdauertraining auftreten.

Daneben wird bei einem Überangebot an Iod zum einen eine weitere Iodaufnahme in die Schilddrüse (Wolff-Chaikoff-Effekt) oder die Freisetzung von FT3 und FT4 aus der Thyreoglobulinverbindung vorübergehend gehemmt (Plummer-Effekt), wodurch der Organismus eine Überversorgung mit Schilddrüsenhormonen (Hyperthyreose) vermeidet (Bürgi, 2010).

19.3 Diagnostik

Neben der Beurteilung von klinischen Symptomen, Inspektion und Palpation der Schilddrüsenregion kommen Laboruntersuchungen, bildgebende und feingewebliche (Histologie) Methoden zum Einsatz, wobei laborchemischen Parametern eine besondere Bedeutung in der Beurteilung der Schilddrüsenfunktion zukommen. Typische Referenzwerte finden Sie in Kap. 3. Referenzwerte sind jedoch von einer Fülle unterschiedlicher Faktoren, wie z. B. untersuchtes Kollektiv, Ethnie, Messtechnik u. a. abhängig und können zwischen verschiedenen Laboren deutliche Schwankungen aufweisen, was bei der Interpretation von Messergebnissen berücksichtigt werden muss (Baloch et al., 2003).

19.3.1 Freies Thyroxin (FT4)

Einflüsse auf Thyroxin-bindendes Globulin oder Albumin können durch die direkte Bestimmung von ungebundenem oder freiem Thyroxin weitgehend vermieden werden und liefern somit ein wesentlich verlässlicherer Einblick auf die biologisch aktiven Hormone.

19.3.2 Thyreotropin, Thyreoidea stimulierendes Hormon (TSH)

Da die hypophysäre TSH-Sekretion sehr empfindlich auf Thyroxinspiegelschwankungen reagiert, zählt sie zu den wichtigsten Indikatoren des Schilddrüsenhormonhaushalts. Ein unauffälliger TSH-Wert kann in der Regel eine primäre Schilddrüsenfunktionsstörung ausschließen. Unterschiede bei Grenzwerten finden sich aufgrund des Geschlechts, Alters, Schwangerschaft und Ethnie. Störfaktoren sind vor allem Medikamenteneinnahmen wie Metoclopramid, Psychopharmaka, Glukokortikoide, Dopamin, L-Dopa aber auch Schilddrüsenhormone und Thyreostatika (Arndt & Gressner, 2013).

19.3.3 Freies Triiodthyronin und reverses Triiodthyronin (FT3, RT3)

Die Bestimmung von FT3 und seines inaktiven Pendants RT3 liefern ergänzend zu FT4 und TSH keine wesentlichen zusätzlichen Informationen und werden deshalb nur in speziellen Fragestellungen herangezogen.

In Abb. 19.2 wird ein Algorithmus gezeigt, der auf eine TSH-Untersuchung folgen könnte. Besondere Berücksichtigung fanden hierbei Schwangere, Frauen mit unerfülltem Kinderwunsch oder Aborten (Fitzpatrick & Russell, 2010).

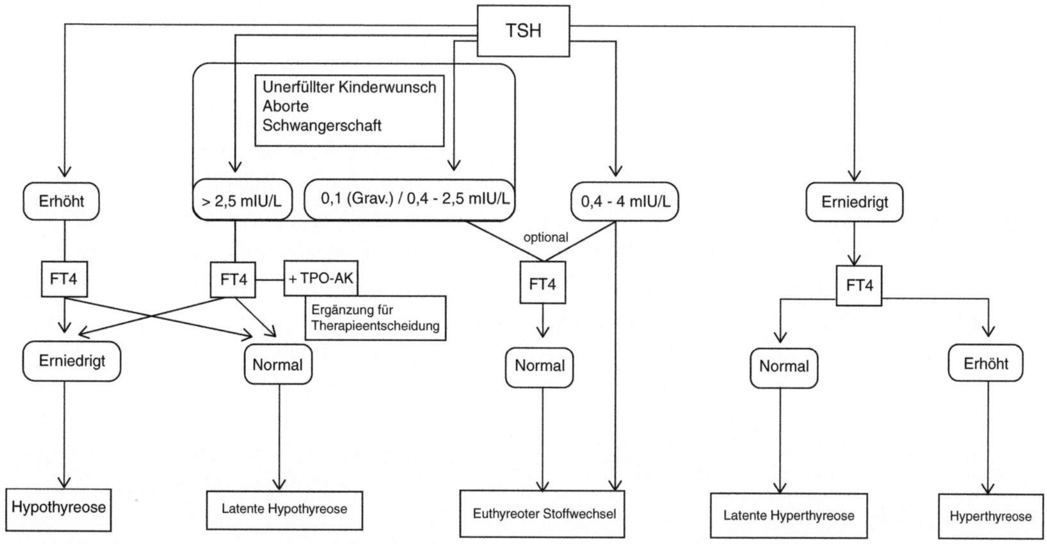

Abb. 19.2 Möglicher TSH-Algorithmus: Siehe Text wegen Grenzbereich erhöhter TSH-Werte, insbesondere zur Definition der latenten Hypothyreose oder unerfülltem Kinderwunsch, Abort, Schwangerschaft; beachte auch, dass verschiedene Labore unterschiedliche Grenzbereiche verwenden. (Taylor et al., 2020; Alexander et al., 2017)

19.3.4 Autoantikörper

Es finden sich bei Autoimmunthyreopathien (AIT) in der Regel Antikörper gegen TSH-Rezeptoren (TR-AK), Thyreoperoxidase (TPO-AK) oder Thyreoglobulin (TG-AK).

Stimulierende bzw. aktivierende Immunglobuline gegen TSH-Rezeptoren (TR-AK) lassen sich in der Regel bei Hyperthyreosen wie M. Basedow oder anderen Thyreotoxikosen nachweisen und sind zugleich bei deren Pathogenese maßgeblich beteiligt.

TPO- und TG-AK werden häufig im Rahmen einer Hashimoto-Thyreoditis aber auch bei M. Basedow und postpartaler Thyreoiditis gefunden. Ihre pathophysiologische Bedeutung im Rahmen einer Krankheit ist jedoch noch nicht vollständig verstanden. Daneben können sie auch bei idiopathischem Myxödem, Thyreoiditis de Quervain und Schilddrüsenkarzinom nachgewiesen werden (Cooper, 2007).

19.3.5 Sonografie

Ein wichtiges Instrument in der Diagnostik der Schilddrüse stellt die Sonografie dar, wodurch Größe, Textur und Anomalien (z. B. ein Tumor) erfasst werden können. Entzündliche Infiltrate können auf eine Thyreoiditis hinweisen und korrelieren bei Autoimmunthyreoiditiden häufig auch mit deren Aktivitätsgrad. Mittels Sonografie können Verdachtsdiagnosen gestellt werden, die sich nur durch zusätzliche Methoden wie feingewebliche Abklärungen weiter bestätigen lassen.

19.3.6 Szintigrafie

Durch intravenöse Verabreichung eines schwach strahlenden Radionuklids wie Natrium-99mTechnetium-Pertechnetat (Na99mTcO4), welches als radioaktives Isotop am Stoffwechsel der Schilddrüse teilnimmt, kann nach 15–20 Minuten mittels Aufzeichnung der beim Atomkernzerfall emittierten Gammastrahlung und Umwandlung in elektrischen Strom eine bildliche und funktionelle Darstellung der Schilddrüse erfolgen.

Zur Diagnostik wird in der Regel vorgenanntes Radionuklid verwendet, da es bei geringer Strahlenbelastung und kurzer Halbwertszeit (ca. 6 Stunden) zugleich morphologische und dynamische Erkenntnisse zu der Schilddrüse liefert.

Daneben wurde auch der Gammastrahler Iod-123 eingesetzt, der aber eine höhere Strahlenbelastung und längere Halbwertszeit (ca. 13 Stunden) mit sich bringt.

Andere radioaktive Isotope wie Iod-131, die neben γ- auch β-Strahlung emittieren, werden in besonderen Situationen diagnostisch, aber vor allem als Radioiodtherapie eingesetzt. Typische Indikationen der Schilddrüsenszintigrafie sind die Abklärung von Raumforderungen, die Schilddrüsenautonomie, M. Basedow und Schilddrüsenkarzinome (Meller & Becker, 2002; Meller & Becker, 1999; Rager et al., 2019).

19.3.7 Andere Verfahren

Oftmals wichtigstes Instrument der Diagnostik stellt die Feinnadelbiopsie dar (ohne oder mit sonografischer oder radiografischer Kontrolle), die zwar im Vergleich zur Probeexzision weniger Gewebe liefert, aber geringe Belastung (Narkose, Schmerzen) mit sich bringt und oftmals richtungsweisende Erkenntnisse zur Diagnose liefert. Auch kann dieser Eingriff zur Überwachung eines exspektativen Vorgehens herangezogen werden. Neben Sonografie und Szintigrafie finden Computertomografie, Magnetresonanztomografie oder konventionelles Röntgen Verwendung.

19.4 Erkrankungen

Im Nachfolgenden betrachten wir einige wichtige Schilddrüsenerkrankungen bzw. Dysfunktionen, die die in der gynäkologischen Endokrinologie wie auch der Reproduktion zentrale Bedeutung erlangen können. Wesentliche Effekte hierbei sind entweder ein Überschuss oder Mangel der synthetisierten Hormone, wobei man bei Ersterem von Hyperthyreose und Letzterem von Hypothyreose spricht.

19.4.1 Autoimmunthyreopathie (AIT)

Autoimmunthyreopathien (AIT) sind die Folge gestörter Immunreaktionen, wobei Reaktionen von B- und T-Lymphozyten oder T-Lymphozytenvermittelte Selbsttoleranz beeinträchtigt sein können, welche die Bildung von Autoantikörpern gegen Schilddrüsenbestandteile triggern. Ätiologisch vermutet man Virusinfektionen, Medikamente, Strahlenbelastung oder präexistente Autoimmunerkrankungen. Auch das endokrine Milieu und die besondere Immunitätslage der Schwangerschaft können als begünstigend angesehen werden und erklären die geschlechtsabhängige gesteigerte Inzidenz. Daneben finden sich Hinweise auf eine erhöhte Prävalenz bei polyzystischem Ovarsyndrom (PCOS) und idiopathischer Subfertilität. Assoziierte Autoimmunerkrankungen wie Morbus Addison, Diabetes mellitus Typ 1, perniziöse Anämie oder Zöliakien wären bei Abklärungen entsprechend zu berücksichtigen (McLeod & Cooper, 2012; Golden et al., 2009).

AIT gehen zunächst nicht obligat mit einer Schilddrüsendysfunktion einher, sondern können klinisch inapparent bleiben. So unterscheidet man zwischen euthyreoten, hypothyreoten und M.-Basedow-assoziierte AIT. Eu- und hypothyreote AIT mit Struma werden als Hashimoto-Thryreoditis und ohne als Ord-Thyreoditis bezeichnet. AIT im Rahmen eines M. Basedow können hyper-, hypo- oder euthyreot klinisch in Erscheinung treten, wobei sich fließende Übergänge innerhalb der verschiedenen Typen von AIT finden. Darüber hinaus werden Post-Partum- und Riedel-Thyreoiditis (IgG4-assoziiert) oder Thyreoiditis de Quervain den AIT zugeordnet.

Typischerweise finden sich bei Hashimoto-Thyreoditis TPO- und TG-AK und bei M. Basedow in der Regel aktivierende TR-AK. Jedoch können alle Antikörperspezifitäten in variablem Ausmaß gleichzeitig oder auch bei postpartaler Thyreoiditis, Myxödem oder Schilddrüsenautonomie nachweislich sein. Die Menge vorliegender Antikörper kann mit der Aktivität der Erkrankung korrelieren und geht im Sonogramm meistens mit typischen Veränderung der Textur einher.

Bei allen Patienten mit AIT liegt der Fokus der Therapie auf dem Erreichen oder Erhalten einer euthyreoten Stoffwechsellage (TSH, FT4), weswegen regelmäßige Antikörperkontrollen bei Hashimoto-Thyreoditis nur eine untergeordnete

Rolle haben und deren alleiniger Nachweis keine Therapieindikation darstellt. Bei Hashimoto-Thyreoditis sollten TPO-Antikörper in Risikokonstellationen wie Frauen mit Aborten, unerfülltem Kinderwunsch oder in der Schwangerschaft im Rahmen der Schilddrüsendiagnostik jedoch regelmäßig mitkontrolliert werden, um ggf. frühzeitig eine Therapie einzuleiten (Abalovich et al., 2007).

Die Behandlung von AIT richtet sich nach der vorliegenden Stoffwechsellage und möglichen Symptomen. Eine entsprechende Erläuterung erfolgt daselbst.

19.4.2 Myxödem

Hierbei handelt es sich im Rahmen einer manifesten autoimmunbedingten Hypothyreose um eine Muzin-bedingte ödematöse Auftreibung in der Subkutis. Es wird häufig im Gesicht (periorbital, fahl-gelblich), an Händen, Füssen, supraklavikular, im Rachen oder der Zunge (Sprachstörung) beobachtet.

Auch bei M. Basedow und Hyperthyreose kommt es im Rahmen einer Entzündungsreaktion zu ödematösen muzinösen Auftreibungen in der Subkutis, die zur endokrinen Orbitopathie mit Exophthalmus oder prätibialem Myxödem führen, welches typischerweise kaum Komprimierbarkeit aufweist (Fatourechi, 2005).

19.4.3 Hypothyreose

Sie wird als Unterfunktion der Schilddrüse verstanden. Auffällige Laborparameter (TSH, FT4, FT3) und Symptome definieren die manifeste bzw. klinisch apparente Hypothyreose. Bei den meisten Fällen handelt es sich um primäre organimmanente Störungen.

Sekundär hypophysäre oder tertiär hypothalamische Ursachen sind auf Hypophysen-Adenome und Apoplexien, Operationen oder Schädel-Hirn-Traumata zurückzuführen.

In den meisten Fällen bleibt die Ätiologie unklar oder entwickelt sich auf dem Boden einer Autoimmunthyreopathie. Andere Ursachen sind polyzystische Schilddrüsenerkrankung, Folgen von Operationen, Radioiodbehandlungen, Entzündungen, Iodüberversorgung oder genetische Ursachen (Rezeptormutationen, Hormonresistenz).

Bei einer manifesten Hypothyreose liegt TSH wiederholt über 4 mIU/l und FT4 und FT3 sind beide oder einzeln erniedrigt. Darüber hinaus können Autoantikörper gefunden werden. Besonderheiten der Grenzwerte bei unerfülltem Kinderwunsch und Schwangerschaft werden in den jeweiligen Abschnitten vertieft. Mögliche Symptome der Hypothyreose sind in Tab. 19.1 aufgelistet. Daneben geht eine anhaltende Hypothyreose mit einem erhöhtem Risiko für die Entwicklung von Arteriosklerose, koronarer Herzerkrankung und Herzinsuffizienz einher (Roberts & Ladenson, 2004).

Die Interpretation von Laborparametern sollte immer unter Berücksichtigung anamnestischer Risikofaktoren erfolgen (DEGAM Leitlinie, 2016):

- Präexistente Schilddrüsenerkrankung
- Z.n. Schilddrüsenoperation
- Positive Familienanamnese (Verwandte ersten Grades) für Autoimmunthyreopathie oder Hypothyreose
- Z.n. Radiatio im Kopf-Hals-Bereich

Tab. 19.1 Mögliche Symptome einer Hypothyreose

• Struma • Zyklusstörungen • Sekundäre Amenorrhö mit oder ohne Hyperprolaktinämie • Habituelle Aborte • Myxödematöse Infiltration, periorbitale Ödeme • Obstipation • Bradykardie • Arterielle Hypertonie • Hypothermie, Kälteintoleranz • Alopezie • Adynamie, Lethargie, psychomotorische Verlangsamung, Ataxie • Depressionen • Trockene Haut • Gewichtszunahme • Stimmveränderung • Karpaltunnelsyndrom • Perikarderguss, asymmetrische septale Myokardhypertrophie, Myopathie • Hypercholesterinämie, LDL-Cholesterin-Anstieg • Hyponatriämie

- Z.n. Radiojodtherapie bei Hyperthyreose
- Psychiatrische Erkrankungen
- Autoimmunerkrankungen
- Nebennierenrindeninsuffizienz
- Herzinsuffizienz, KHK
- Perniziöse Anämie
- Dauermedikation mit Amiodaron/Lithium

19.4.3.1 Latente Hypothyreose

In dieser Konstellation befinden sich FT4 und FT3 im normalen Bereich, aber TSH zeigt wiederholt Werte über 4 mIU/l an. Da TSH ein empfindlicher Marker für Hormonschwankungen darstellt, findet sich hier eine erhöhte Wahrscheinlichkeit (ca. 2–6 %) im folgenden Jahr eine klinisch manifeste Hypothyreose zu entwickeln, welche sich bei gleichzeitigen Vorliegen von Autoantikörpern verdoppelt.

Meistens liegen keine oder nur milde Symptome vor, die unspezifisch und nicht eindeutig einer Hypothyreose zuzuordnen sind. Untersuchungen zeigen, dass sich zwischen latenter Hypothyreose und Euthyreose kaum Unterschiede in der Einschränkung der Lebensqualität zeigen (Walsh et al., 2003; Pilz et al., 2020).

19.4.3.2 Hypothyreotes Koma (Myxödematöses Koma)

Das hypothyreote Koma zählt wie die thyreotoxische Krise zu den medizinischen Notfällen und kann hier nur am Rand behandelt werden. Hierbei kommt es auf dem Boden einer präexistent klinisch manifesten Hypothyreose bei akut auftretenden Ereignissen wie Traumata, Infektionen (z. B. Sepsis) oder Postaggressionsstoffwechsel zu einer Dekompensation des Schilddrüsenstoffwechsels. Die Intensivmedizin-pflichtigen und potenziell lebensbedrohlich erkrankten Patienten können massive Herz-Kreislauf- und Atmungsstörungen, Hypothermie, Ileus und Exazerbation von Myxödeme aufweisen (Spitzweg et al., 2017).

19.4.3.3 Therapie der Hypothyreose

Die Behandlung einer manifesten Hypothyreose und auch einer latenten erfolgt in der Regel mit L-Thyroxin (LT4) und bei Ersterer in der vollen Hormonersatzdosis (siehe weiter unten) und richtet sich nach dem Ausgangsbefunden wie TSH, FT4, Alter, begleitenden Symptomen und Komorbiditäten (Pilz et al., 2020).

Der TSH-Grenzwert ab wann bei einer latenten Hypothyreose behandelt werden sollte, befindet sich weiterhin in Diskussion. Der Übersicht halber betrachten wir in diesem Kontext zunächst nur Patientinnen ohne unerfüllten Kinderwunsch, Schwangerschaft oder Aborte.

So kann man eine leichte latente Hypothyreose mit TSH-Werten von 4–10 mIU/l und schwere von 10–20 mIU/l unterscheiden. Bei einmalig nachgewiesenen TSH zwischen 4 und 20 mIU/l ohne weitere Auffälligkeiten sollte zunächst eine Kontrolle nach sechs bis acht Wochen erfolgen und bei wiederholtem Nachweis von Werten >10 mIU/l und einem Alter unter 65–70 Jahren eine LT4-Behandlung eingeleitet werden. Ohne weitere Auffälligkeiten und bei wiederholten TSH < 10 mIU/l oder zwischen 10 und 20 mIU/l und einem Alter >70 Jahren wäre die Behandlung vom Vorliegen kardiovaskulärer Risiken abhängig zu machen. Gleichzeitig vorliegende kardiovaskuläre Risiken oder Struma favorisieren eine Therapie. Bei fehlender Symptomatik und einer TSH-Erhöhung unter 10 mIU/l müssen Patienten über 70 Jahren nicht behandelt werden, sondern sind nach sechs Monaten oder bei Symptomen zu kontrollieren (Pearce et al., 2013; Taylor et al., 2020).

Abgesehen von Patienten mit TSH > 20 mIU/l, schweren Symptomen, jungen Patienten (<30 Jahren), Frauen mit unerfüllten Kinderwunsch, Schwangerschaft, Aborte und laufender Therapie zeigen neuere Untersuchungen keinen Nutzen einer Schilddrüsenhormontherapie bei latenter Hypothyreose (TSH < 20 mIU/l) (Feller et al., 2018).

Primär sollte LT4 tgl. nüchtern ca. 30 Minuten vor dem Frühstück oder abends 2 Stunden nach der letzten Mahlzeit vor dem Schlafen eingenommen werden. Bei latenter Hypothyreose könnte täglich mit 25 oder 50 µg in Abhängigkeit von der TSH-Höhe begonnen werden (Garber et al., 2012):

- 4–8 mIU/l → 25 µg
- 8–12 mIU/l → 50 µg
- >12 mIU/l → 75 µg

Die vollständige Ersatzdosis der Schilddrüsenhormonfunktion mit 1,6 µg LT4/kg Körpergewicht erfolgt bei manifester Hypothyreose. Bei vorliegender koronarer Herzerkrankung wäre eine aufsättigende Dosissteigerung zu bedenken oder nur im Rahmen eines kardiologischen Konsils einzuleiten. Dergleichen gilt auch für präexistente Herzrhythmusstörungen (Pilz et al., 2020).

Wechselwirkungen mit anderen Medikamenten wie Estrogenen, Phenytoin, oralen Antikoagulantien, hohe Dosen von Furosemid, Salicylaten sind zu berücksichtigen und, falls erforderlich, entsprechende Dosisanpassungen vorzunehmen. Zu den Kontraindikationen zählen insbesondere nicht erkannte und behandelte koronare Herzkrankheit (KHK) tachykarde Herzrhythmusstörungen, Angina Pectoris, Hypertonie, Hypophysen- und/oder Nebennierenrindeninsuffizienz und Schilddrüsenautonomie.

Nach sechs bis acht Wochen ist die erste TSH-Kontrolle zu planen und ein Zielwert von 0,4–2,5 mIU/l zu avisieren, wobei auch höhere Werte innerhalb des Normbereiches (<4 mIU/l) toleriert werden können, ohne sofortige Dosisanpassungen vorzunehmen. Bei älteren Patientinnen sind auch Grenzwerte von 5 mIU/l tolerierbar. Bei Dosisanpassungen kann in 25-µg-Schritten vorgegangen werden und Hormonkontrollen (TSH) entsprechend nach sechs bis acht Wochen vorgenommen werden (Taylor et al., 2020).

Bei konstanter Einstellung scheinen einmal jährliche Kontrollen ausreichend zu sein. Hormonbestimmungen wären ohne vorherige Hormoneinnahme oder in einem längeren Zeitabstand (>8 h) hierzu vorzunehmen, da mit den 80 % intestinal resorbierten LT4 innerhalb von vier Stunden ein FT4-Anstieg von bis zu 20 % verzeichnet wird (Garber et al., 2012).

Eine Überdosierung mit supprimierten TSH < 0,1 mIU/l und erhöhten FT4 > 17 ng/l sollte wegen iatrogener Hyperthyreose mit Herzrhythmusstörungen, dem Risiko kardialer Komplikationen oder Osteopenie mit Frakturrisiko vermieden werden (Pilz et al., 2020).

In Anlehnung an den natürlichen Schilddrüsenhormonstoffwechsel mit peripherer Umwandlung von T4 in T3 und anteiligen Konzentrationen im Kreislauf, erfolgt aufgrund vorliegender Datenlage die Therapie primär mit LT4 und nicht mit Kombinationen von LT3/LT4. Auch wenn die Verabreichung von LT4 dem natürlichen Hormonhaushalt nicht vollständig entspricht, so stehen verfügbare Kombinationen von LT4/LT3 meist in einem unphysiologischen Verhältnis. Mischungen liefern zwar mehr LT3 als der normale Schilddrüsenstoffwechsel, verbessern aber nicht das Behandlungsergebnis. Nach Ausschluss von Resorptions- oder Compliance-Störungen könnten LT3/LT4-Mischungen bei nicht Ansprechen auf eine LT4-Monotherapie als individueller Therapieansatz überlegt werden. Die alleinige Anwendung von Liothyronin (LT3) ist lediglich bei vermuteter peripherer Konversionsschwäche, in speziellen Fragestellung der Diagnostik oder Überbrückungsphasen zugelassen (Walsh et al., 2003; Pilz et al., 2020).

Obwohl Selen eine Rolle als Kofaktor der Deiodinasen spielt und die Bildung von Autoantikörpern hemmen kann, liegt zur Selensupplementation bei Hypothyreose oder Hashimoto-Thyreoiditis bisher keine evidente Datenlage zur klinischen Wirksamkeit oder Unbedenklichkeit vor (Winther et al., 2020).

19.4.4 Hyperthyreose

Hierbei liegt eine Überfunktion der Schilddrüse vor, wobei Symptome und entsprechende Laborveränderungen die manifeste Erkrankung definieren. Eine dekompensierte Hyperthyreose wird als thyreotoxische Krise oder Thyreotoxikose bezeichnet.

Primäre Formen sind organimmanent und sekundäre auf eine gestörte hypophysäre Steuerung zurückzuführen. Häufige Ursachen stellen M. Basedow oder Schilddrüsenautonomie dar. Daneben können akute, subakute oder chronische Thyreoiditiden, ein Schilddrüsenkarzinom, High-T3-Syndrom (siehe Allostase) und paraneoplastische Phänomene auslösend sein. Schilddrüsenerkrankungen wie Hashimoto-Thyreoiditis oder ein latenter M. Basedow können bei exzessiver Iodzufuhr, z. B. iodhaltige Medikamente, in eine manifeste Hyperthyreose übergehen.

Außer bei sekundären Formen der Hyperthyreose wird TSH supprimiert gemessen. Die Spiegel von freiem oder ungebundenem T3 oder T4 sind in der Regel erhöht. Abhängig von der Ätiologie können daneben folgende Konstellationen diagnostiziert werden:

- Gesteigerte TBG-Produktion → T3 und T4 ↑↑, FT3 und FT4 (↑)
- Übermäßige Iodzufuhr → FT4 und T4 ↑↑, FT3 und T3 ↓ bis nicht nachweislich
- High-T3-Syndrom (siehe oben) → FT4 und T4 nicht nachweislich

Humanes Choriongonadotropin (hCG) der Schwangerschaft entfaltet TSH-Wirkung (siehe Allostase Typ 2), worüber eine latent hyperthyreote Stoffwechsellage hervorgerufen oder eine präexistente Schilddrüsenüberfunktion verschlechtert werden kann. Mögliche Symptome einer Hyperthyreose sind in Tab. 19.2 aufgeführt (Lazarus, 1997).

19.4.4.1 Morbus Basedow

Synonyme: Basedow-Thyreoiditis, Basedow'sche Krankheit, Basedow-Krankheit, immunogene Hyperthyreose vom Typ Basedow, Immunhyperthyreose. Englisch: Graves´ Disease.

Diese Autoimmunerkrankung tritt fünf- bis zehnmal häufiger bei Frauen als bei Männern auf und kann zur Hyperthyreose mit Struma, Exophthalmus und Tachykardie (Merseburger-Trias) führen. Wie bei Hashimoto-Thyreoiditis findet sich eine genetische Prädisposition durch Assoziation zum HLA-DR3-Haplotyp. Daneben finden sich Verbindungen zu anderen Autoimmunerkrankungen wie Diabetes mellitus Typ 1, Morbus Addison und chronische Polyarthritis. TSH-Autoantikörper wirken am TSH-Rezeptor meistens aktivierend (Allelein & Schott, 2019).

Tab. 19.2 Mögliche Symptome einer Hyperthyreose

• Herzrhythmusstörungen, z. B. Vorhofflimmern, Sinustachykardien • Arterielle Hypertonie • Wärmeintoleranz, erhöhte Transpiration • Hyperaktivität, gesteigerte Unruhe, Nervosität, Erregung • Schlafstörungen • Feinschlägiger Tremor • Gewichtsverlust trotzt gesteigerter Nahrungsaufnahme oder Appetit • Muskelschwäche • Diarrhö • Zyklusstörungen • Alopezie

19.4.4.2 Diagnostik und Befunde

Typische Untersuchungsbefunde:

- TSH < 0,4 mIU/l (bei Schwangeren können TSH bis 0,1 mIU/l als physiologisch angesehen werden)
- FT3 + FT4 erhöht
- TRAK nachweisbar
- Gelegentlich TPO- und TG-AK
- Sonografie
  - Volumenzunahme
  - Gesteigerte Perfusion
  - Echoarm
- Szintigrafie
  - Gesteigerter Technetium-Uptake
  - Diffuse Autonomie
  - Einzelne aktive Knoten innerhalb einer Struma

19.4.4.3 Subklinische Hyperthyreose

Subklinische oder latente Hyperthyreosen zeichnen sich durch unauffälliges FT4 (FT3) und supprimiertes TSH unter 0,4–0,1 mIU/l aus. Häufig sind sie auf Überdosierungen von Schilddrüsenhormonen zurückzuführen, können aber auch durch Glukokortikoide, Dopaminagonisten und Antikonvulsiva bedingt sein. Eine Progression zur manifesten Hyperthyreose ist möglich. Symptome müssen nicht unbedingt vorliegen oder können als diskrete Herzrhythmusstörungen oder beginnende Osteopenie auffallen.

19.4.4.4 Thyreotoxische Krise (Thyreotoxikose)

Die thyreotoxische Krise zählt, wie ein drohendes hypothyreotes Koma (myxödematöses Koma), zu den medizinischen Notfällen. Aufgrund einer akuten übermäßigen Freisetzung von T3 und T4 in den Kreislauf kommt es zur hyperthyreoten Dekompensation mit lebensbedrohlichem Krankheitsbild und exzessiven Symptomen einer Hyperthyreose. Meist findet sich eine präexistente latente hyperthyreote Stoffwechselsituation, die im Rahmen von Traumata, Infektionen (z. B. Sepsis), akuten schweren Erkrankungen (z. B. Myokardinfarkt) oder Postaggressionsstoffwechsel entgleist. Auch können hohe Iodgaben (z. B. Kontrastmittel, Amiodaron) in entsprechend vorbelasteten Situationen oder therapeutisch zu hohe LT4- bzw. LT3-Dosen eine thyreotoxische Krise herbeiführen. Wichtig ist es, im Rahmen der Behandlung den Kreislauf weiterer T3- und T4-Freisetzung zu durchbrechen und zugleich alle vitalen Funktionen zu stabilisieren. Höhergradige Stadien mit Bewusstlosigkeit gehen mit Letalitätsraten von über 30 % einher (Spitzweg et al., 2017).

19.4.4.5 Therapie

Im Folgenden wird ein Überblick über therapeutisches Vorgehen einer klinisch manifesten Hyperthyreose gegeben, wobei es sich primär um ein internistisch-endokrines Krankheitsbild handelt und die entsprechenden Empfehlungen der Fachgesellschaften beachtet werden müssen. Die Behandlung richtet sich nach der Ursache und erfolgt medikamentös, operativ und/oder mit Radionuklidgabe (Ross et al., 2016).

Thyreostatika

Medikamentös kommen Thyreostatika zur Wiederherstellung einer euthyreoten Stoffwechselsituation zu Einsatz. In manchen Konstellationen müssen Betablocker ergänzt werden, um die adrenerge Stimulation zu dämpfen. Thioamide wie Thiamazol, Carbimazol, Propylthiouracil sind Thyreostatika der ersten Wahl und stören die Bindung von Iod an die Thyreoperoxidase und somit die weitere Hormonsynthese. Perchlorat als Hemmer der Iodaufnahme kommt aufgrund eines stärkeren Nebenwirkungsprofils als zweite Wahl oder zur Blockade der Schilddrüse bei Untersuchung anderer Organe mit radioaktivem Iod oder anderen diagnostischen Anwendungen (Perchlorat-Discharge-Test) zum Einsatz. Propylthiouracil ist bei notwendiger Behandlung und nach genauer Nutzen-Risiko-Abwägung wie auch Aufklärung in der Schwangerschaft möglich (siehe auch Kap. 13 Abschn. 13.4.7.3 oder nachfolgend Abschn. 13.4.7.5).

Radioiodtherapie

Eine Radioiodtherapie kann mit dem oben erwähnten β-Strahler Iod-131 bei manifester Hyperthyreose im Rahmen eines M. Basedow oder einer Schilddrüsenautonomie, einer latenten Hyperthyreose bei Schilddrüsenautonomie und Struma oder einem differenzierten Schilddrüsenkarzinom erfolgen (Riley et al., 2019).

Operation

Operative Interventionen werden auch im Rahmen von Hyperthyreosen eingesetzt. Zu den Indikationen zählen Schilddrüsenkarzinom, Malignom-verdächtige Veränderungen, Struma mit Komplikationen, Schilddrüsenadenom und M. Basedow. Sie richten sich nach vorliegenden Befunden und reichen von totaler Thyreodektomie über subtotale und Hemithyreodektomie bis hin zur Knotenresektion und können bei entsprechender Diagnose Lymphonodektomie oder Neckdissektion einschließen (Hermann, 2011).

19.4.5 Struma

Synonym: Kropf, Schilddrüsenhyperplasie, Englisch: Goiter

Es handelt sich hierbei um eine über die geschlechtstypischen Grenzen hinausgehende Vergrößerung der Schilddrüse (erwachsene Frau etwa 18 ml) mit oder ohne Hypo- oder Hyperthyreose. Sie stellt weltweit die häufigste Endokrinopathie dar und ist in der Regel auf einen anhaltenden Iodmangel zurückzuführen (Wémeau & Ladsous, 2019).

Im Rahmen einer Anpassungsreaktion (Allostase) führt iodarmes Schilddrüsengewebe mittels para- und autokrinen Wachstumsfaktoren (Insulin-like growth factor 1, Epidermal growth factor, Tumornekrosefaktor, Fibroblast growth factor) zur Hyperplasie und über reaktiv sezerniertes TSH zusätzlich zur Hypertrophie (Knobel, 2021).

Aber auch andere Erkrankungen wie AIT, Schilddrüsenautonomie, Thyreoditis, strumigene Substanzen (z. B. Nitrate, Thyreostatika), Schilddrüsenkarzinom, TSH-sezernierende Hypophysentumore, Blasenmole, Akromegalie, Hormonresistenz, andere Systemerkrankungen (Sarkoidose, Amyloidose), Selen- und Eisenmangel können zur Vergrößerung bzw. Struma führen (Ben Dhaou et al., 2014). Dystop auftretendes Schilddrüsengewebe z. B. bei Teratomen des Ovars, werden als Struma ovarii bezeichnet (Kim et al., 2009).

Neben strukturell-sonografischen Befunden lässt sich die Ausprägung der Struma anhand klinischer Befunde einteilen:

- Stadium 0 → keine Struma
- Stadium I → tastbare Struma
  a. bei Reklination des Kopfes nicht sichtbar
  b. bei Reklination des Kopfes sichtbar
- Stadium II → ohne Reklination des Kopfes sichtbare Struma
- Stadium III → Große Struma, aus größere Entfernung sichtbar, lokale Komplikationen (z. B. Kompression von Trachea oder Blutgefäßen des Halses)

Die Diagnostik umfasst neben klinischer Untersuchung, Laborabklärung, Szintigrafie, Sonografie und Histologie (Knobel, 2021; Foley, 1993).

In den meisten Fällen stellt die tägliche Substitution von Iod (100–200 µg) eine ausreichende Behandlung dar. Bei ausbleibender Veränderung und noch reaktionsfähigem Schilddrüsengewebe kann niedrig dosiert LT4 (50 µg) tgl. ergänzt werden. Die Behandlung autoimmunbedingter Strumae, wie bei M. Basedow, erfolgt abhängig von Symptomatik und Progredienz, die Strumae reagieren aber nicht auf Iodsubstitution. Zur Behandlung werden die operative Intervention oder eine Therapie mit Radioisotopen eingesetzt.

19.4.6 Schilddrüsenautonomie

Sie wird als Schilddrüsengewebe verstanden, welches nicht der hypothalamisch-hypophysären Steuerungsachse unterliegt und eine autonome Hormonsekretion aufweist. In geringem Umfang sind autonome Bereiche auch physiologisch vorzufinden. Betroffene Areale können uni- oder multifokal oder aber disseminiert auftreten (Führer, 2020).

Die Schilddrüsenautonomie entwickelt sich in der Regel über Jahre auf dem Boden einer Struma. Neben M. Basedow stellt sie die häufigste Ursache einer Hyperthyreose dar. Daneben kann exzessive Iodzufuhr (z. B. medikamentös, alimentäre Überversorgung) diesen Prozess zur Hyperthyreose verstärken. Aber auch genetische Faktoren wie Mutationen des TSH-Rezeptors oder von G-Proteinen spielen bei der Entstehung eine Rolle (Führer, 2020; Bürgi, 2010).

Unifokale Areale bilden meist einen gutartigen Knoten, der als autonomes Adenom (Morbus Plummer) oder aufgrund seines szintigrafischen Verhaltens als „heißer“ oder „warmer“ Knoten bezeichnet wird. Warme Knoten fallen in der Schilddrüsenszintigrafie erst nach TSH-Suppression auf und entsprechen kompensierten Adenomen, wobei „heiße“ Knoten dekompensierte Adenome abbilden und aufgrund überschießender Hormonbildung als toxisches Adenom oder Knoten bezeichnet werden (Giovanella et al., 2019; Wahl et al., 1998).

Mulifokale Bilder setzen sich aus zwei und mehr Knoten zusammen und können bei entsprechender Hormonsekretion als toxische mehrknotige Struma bezeichnet werden. Disseminierte Erscheinungen sind über das Organ verteilte autonome Bereiche, die sich oft kaum von einem M. Basedow unterscheiden lassen. Eine seltene Kombination von beiden wird als Marine-Lenhart-Syndrom bezeichnet (Gilbert, 2017). Neben mechanischen Symptomen und Komplikationen einer Struma kommt es bei dekompensierten Befunden zu typischen Erscheinung der Hyperthyreose.

Die Diagnostik stützt sich auf die Schilddrüsenszintigrafie mit Tc99m-Pertechnetat oder Iod-131, womit entsprechende Herde identifiziert werden können und bei Anreicherung des Radionuklids als sogenannter heißer Knoten imponieren. TSH, FT3, FT4 werden zur Einschätzung der Schilddrüsenstoffwechsellage und Schilddrüsenautoantikörper zur Differenzierung einer Autoimmunthyreopathie herangezogen (Giovanella et al., 2019).

In der Behandlung kommen auch hier in Abhängigkeit der Befunde und Ausgangslage Operation, Thyreostase, Radionuklidbehandlung, fokussierter Ultraschall, Hitze oder lokal sklerosierende Methoden zum Einsatz (Clerc, 2021).

19.4.7 Schilddrüsenknoten und Schilddrüsenkarzinom

Mit oder unabhängig von Struma wie auch Schilddrüsenautonomie können weitere tumoröseVeränderungen auftreten, die als Knoten ebenso mono- wie multilokulär auffallen. Sie müssen nicht unbedingt tastbar sein oder den Schilddrüsenhormonhaushalt stören, können sich aber auch aufgrund einer verminderten Iodversorgung entwickeln und weisen ebenso genetische Dispositionen mit familiärer Häufung auf. Zu den wichtigsten echten Neubildungen zählt das Schilddrüsenkarzinom, weswegen alle Schilddrüsenknoten einer Abklärung zugeführt werden müssen. Vielfach handelt es sich um Zysten oder andere regressive Veränderungen.

Entweder fallen sie zufällig im Rahmen einer Routinediagnostik, einer gezielten Abklärung anderer Schilddrüsenerkrankungen oder aufgrund eigener Symptomatik auf.

Die meisten dieser Befunde werden mittels Sonografie detektiert und sollten ab einer Größe von 10 mm, bei sonografisch suspekten Anzeichen oder Wachstumstendenz mit weiterführender Diagnostik wie Szintigrafie und Histologie abgeklärt werden, um schließlich eine definitive Therapie einzuleiten.

Die im Rahmen der Schilddrüsenszintigrafie bestimmte Radionuklidaufnahme fällt hier häufig als inaktives Areal bzw. „kalter" Knoten auf. Bei 10–12 % dieser Befunde handelt es sich um ein Schilddrüsenkarzinom (Papini et al., 2020).

Histologisch kann das Schilddrüsenkarzinom in einen papillären (65 %), follikulären (25 %), medullären (5 %), anaplastischen oder metastatischen Typ eingeteilt werden, wovon der medulläre aufgrund früher Metastasierungsneigung die ungünstigste Prognose aufweist. Hauptrisikofaktoren des Schilddrüsenkarzinoms stellen familiäre Häufung bzw. Disposition oder Strahlenbehandlung in der Kopf-Hals-Region dar. Es tritt bei Frauen etwa dreimal häufiger als bei Männern auf, und seine Inzidenz nimmt ab dem fünften Lebensjahrzehnt kontinuierlich zu (Taylor et al., 2020).

19.5 Schilddrüse und Postmenopause

Sowohl der Thyroxinstoffwechsel als auch die Clearance-Leistung nehmen mit zunehmenden Alter der Frau ab, womit es zu einer angepassten Homöostase mit reduzierter Synthese, Sekretion wie auch Konversion kommt, wodurch TSH physiologisch erhöht und T4-Spiegel niedriger ausfallen.

Beim Vorliegen von Schilddrüsenerkrankungen in der Postmenopause sind häufig nicht alle typischen Symptome von Hyper- oder Hypothyreose vorhanden, sondern beschränken sich auf einzelne Bereiche wie Herzrhythmusstörungen (z. B. Vorhofflimmern oder Sinustachykardie), Lipidstoffwechsel oder neuro-psychiatrische Symptome. Nicht selten fehlt die Entwicklung einer Struma. Aus diesen Gründen sollte eine entsprechende Diagnostik immer die Schilddrüse miteinbeziehen. Hinzu kommt die steigende Inzidenz von Schilddrüsenkarzinomen (Visser et al., 2013).

Eine Überversorgung von T4 und T3 begünstigt am Knochen Demineralisierungsprozesse, da sie physiologisch den Kalziumspiegel steigern und hierdurch ausgleichend die Parathormonausschüttung hemmen. Dies geht wiederum mit einer reduzierten Vitamin-D-Hydroxylierung einher, wodurch die intestinale Kalzium- und Phosphatresorption ab- und die renale Ausscheidung zunimmt (Kim, 2017).

Somit haben peri- und postmenopausale Frauen mit Schilddrüsenerkrankungen ein zusätzliches Risiko für die Entwicklung einer Osteoporose, weswegen hierzu vorgeschlagene Abklärungen und Therapien (siehe Kap. 12 Abschn. 12.2.2) immer mit in Erwägung gezogen werden müssen (DV-Osteologie, 2017; Vestergaard & Mosekilde, 2002).

Eine Therapie wegen Hypothyreose mit LT4 orientiert sich am TSH-Spiegel, abhängig von den Symptomen, wie auch an Risikofaktoren wie Herz-Kreislauf-Erkrankungen, koronare Herzerkrankung, Arteriosklerose. Iatrogene Überversorgung sollte vermieden und laufende Behandlungen mit Schilddrüsenhormonen auf deren Notwendigkeit überprüft werden. Ist eine Suppression, z. B. bei Malignom, notwendig ist eine regelmäßige Knochendichtemessung anzuraten (Delitala et al., 2020; Chen et al., 2004).

19.6 Schilddrüse und Reproduktion

Im Hinblick auf Fertilitätsstörungen kann eine Hypothyreose mit einer normogonadotropen Ovarialinsuffizienz mit oder ohne Hyperprolaktinämie einhergehen und von Lutealinsuffizienz gefolgt werden. Aufgrund gestörter Ovulationen sind Zyklusstörungen hier ein wichtiges Symptom.

Wegen der Bedeutung von Schilddrüsenhormonen für die Entwicklung von Embryo und Fetus, steht neben direkten Symptomen des Zyklus die präkonzeptionelle Beratung von Patientinnen mit Schilddrüsenerkrankungen im Fokus der Abklärung (Fitzpatrick & Russell, 2010).

Daneben sind der Zusammenhang zwischen Autoimmunthyreotiden und einem erhöhten Risiko für Aborte zu nennen, wobei verschiedene Mechanismen diskutiert werden (Dong et al., 2020):

- Störung von Dezidualisierung und Trophoblasteninvasion durch Zytokine wie Interleukin 6 und 8
- Beeinflussung von Vaskularisation durch Vascular endothelial growth factor (VEGF), Placental growth factor (PlGF) u. a.
- Störung der Corpus-luteum-Funktion durch Vascular endothelial growth factor (VEGF) Cytochrome c oxidase subunit 2 (COXII), Progesteronmetabolismus u. a.
- Beinträchtige Wirkung von hCG auf TSH-Rezeptoren
- Gestörtes immunologisches Milieu (T-Helferzellen)

Darüber hinaus können bei einer präexistenten Autoimmunthyreopathie hohe Estrogenspiegel während einer In-vitro-Fertilisation zur Entwicklung einer Hypothyreose beitragen, was einen negativen Einfluss auf Fertilisierungsraten und Embryonenqualität nehmen kann und deshalb beachtet werden sollte (Poppe et al., 2021).

Eine Hyperthyreose scheint weniger mit Zyklusanomalien einherzugehen, als vielmehr Schwangerschaftskomplikationen wie Abort, Präeklampsie und Frühgeburt zu begünstigen (Krebs, 2020).

19.6.1 Therapie bei Kinderwunsch

Bei latenten Hypothyreosen mit TSH-Werten zwischen 2,5 mIU/l und 4 mIU/l ist die Datenlage nicht eindeutig, weswegen eine Therapie in Erwägung gezogen werden kann, aber im Hinblick auf die Schwangerschaft anzuraten ist und bei nachweislichen Zyklusstörungen erfolgen sollte. Beim gleichzeitigen Vorliegen von Autoantikörpern (z. B. TPO-AK) und weiterer Faktoren wie unerfüllter Kinderwunsch, Schwangerschaft, Aborte und Kinderwunschtherapie wäre eine Therapie bereits ab einem TSH >2,5 mIU/l zu empfehlen, welcher sich an den Grenzwerten für die Schwangerschaft orientiert (Bekkering et al., 2019). Das alleinige Vorhandensein von Autoantikörpern bei euthyreoter Stoffwechsellage (TSH <2,5 mIU/l) rechtfertigt nach derzeitiger Datenlage keine Therapie (Toth et al., 2018).

Eine diagnostizierte Hyperthyreose oder ein hohes Risiko für dessen Entwicklung muss vor dem Eintritt einer Schwangerschaft behandelt werden und eine erzielte Euthyreose über mindestens drei Monate stabil bleiben, da therapeutische Interventionen mit teratogenen Effekten als eine Erkrankung mit schwerer Dekompensationen einhergehen können (Lee et al., 2020).

19.7 Schilddrüse und Schwangerschaft

Aufgrund der metabolischen Anforderungen des Embryos wie auch seiner noch nicht entwickelten eigenen Produktion kommt es mit Beginn der

Schwangerschaft bei der Mutter reaktiv zu einer Steigerung des Hormonumsatzes und der Iodaufnahme und zu einer leichten Größenzunahme der Schilddrüse. Der plazentare Übergang von Schilddrüsenhormonen ist begrenzt und folgt entlang eines Konzentrationsgradienten zwischen maternaler und fetaler Zirkulation. Somit gewährleistet die mütterliche Produktion die Versorgung des Embryos bis zur Aufnahme seiner eigenen Synthese (Sadler, 2014; Moleti et al., 2014).

Diese schwangerschaftsbedingte Allostase wird unter anderem durch das vom Trophoblasten sezernierte hCG und das aus der Plazenta stammende Chorionthyreotropin bewirkt (Yoshimura & Hershman, 1995), die zwar im Vergleich zu TSH abgeschwächte, aber vergleichbar stimulierende Effekte auf die Schilddrüse besitzen. Bis die fetale Schilddrüse beginnt, den Bedarf an Hormonen selbst zu decken, sorgt das plazentare Kompartiment somit für die entsprechende Mehrbildung aus der maternalen Schilddrüse, was bei überschießenden Effekten auch in einen hyperthyreoten Stoffwechsel übergehen kann (Gestationshyperthyreose) (Ballabio et al., 1991; Kennedy & Darne, 1991).

Aufgrund der thyreogenen Effekte plazentarer Hormone passt sich die maternale TSH-Sekretion an den hCG-Spiegel an, wodurch bei Erreichen der höchsten Sekretion von hCG TSH einen Tiefpunkt (ca. 10. bis 12. SSW. p.m.) erreicht, um nachfolgend wieder anzusteigen. Somit verändern sich die TSH-Spiegel in einem physiologischen Bereich während der Schwangerschaft. Deswegen können obere Grenzwerte von TSH im ersten Trimenon bei 2,5 mIU/l, im zweiten zwischen 2,5 und 3,0 mIU/l und im dritten zwischen 3,0 und 3,5 mIU/l liegen (Alexander et al., 2017).

Trotz dieser gesteigerten Aktivität bleibt die Stoffwechsellage euthyreot (Allostase), weswegen klinische und laborchemische Abweichungen immer Anlass zur weiteren Abklärung geben müssen. Diagnostisch zu berücksichtigen ist der konstante Anstieg der Estrogenproduktion aus der Plazenta, welcher die hepatische Synthese wie auch eine Hemmung der Ausscheidung von TBG begünstigt. Hierdurch kommt es zu einem deutlichen Anstieg der T4 und T3 Gesamtspiegel, wobei sich Konversion und Freisetzung aus der Bindung jedoch nur geringfügig ändern (Taylor et al., 2020).

19.7.1 Schilddrüse des Fetus

Die fetale Schilddrüsenentwicklung beginnt etwa 24 Tage p.c. und T3 und T4 werden etwa ab der 10. Woche gebildet. Mit der Entwicklung von Gehirn, Nervensystem und Hypophyse bilden sich die Grundlagen der zentralnervösen Steuerungsachse und es kommt zur Sekretion von fetalem TSH. Jedoch erst mit Ausreifung des Hypothalamus und des Pfortadergefäßsystems der Hypophyse, etwa in der 20. SSW, steigt fetales TSH deutlich an und erreicht ein bis zur Geburt bestehenbleibendes hohes Plateau (Sterrett, 2019).

Hierdurch steigt der fetale T4-Spiegel massiv an und erreicht bis zur Geburt deutlich über dem der Mutter liegende Spiegel. In utero und/oder noch vor Durchtrennen der Nabelschnur finden sich jedoch nur niedrige T3- und hohe RT3-Spiegel. Mit diesem hypothyreoten Gleichgewicht schont der Fetus seine Ressourcen, und zugleich vermutet man, dass hohe RT3- und T4-Spiegel einen Einfluss auf seine neuronale Entwicklung besitzen (Leonard, 2008).

Mit Geburt und Veränderung des kindlichen Kreislaufs steigen die TSH- und T4-Spiegel nochmals deutlich an. Jedoch wird die Bildung von T3 wesentlich stärker gesteigert und die Konversion in RT3 gedrosselt, womit es zur neonatalen Hyperthyreose kommt. Der T3-Anstieg scheint neben TSH-Stimulation somit auch mit dem Wegfall der Plazenta im Zusammenhang zu stehen, da dieses Phänomen erst mit Durchtrennung der Nabelschnur in Gang gesetzt wird (Eng & Lam, 2020).

Neben dem postpartalen TSH-Anstieg beobachtet man auch eine gesteigerte fetale Prolaktinfreisetzung, weswegen man vermutet, dass Kälteimpulse hypothalamische Zentren zur Sekretion von TRH anregen und somit dem Neonatus durch eine hyperthyreote Reaktion bei seiner extrauterinen Anpassung helfen. Diese neonatale Hyperthyreose geht nach etwa drei bis vier Wochen zurück (Arndt & Gressner, 2013).

19.7.2 Hypothyreose und Schwangerschaft

Der Embryo ist somit besonders in seiner frühen Entwicklung von der maternalen Versorgung abhängig. Eine Hypothyreose erhöht damit das Risiko für verschiedene geburtshilfliche Komplikationen wie Abort, fetale Wachstumsrestriktion, Präeklampsie, Hypotrophie, neuro-psychische und neuromotorische Auffälligkeiten und Frühgeburt (Budenhofer et al., 2013) .

Hierbei ist auch zu bedenken, dass die renale und hepatische Iodausscheidung in der Schwangerschaft zunimmt und bei mangelnder Iodzufuhr aufgrund des zunächst steigenden Bedarfs die Entwicklung einer maternalen Struma begünstigt. Aus diesem Grund ist die zusätzliche Iodgabe in der Schwangerschaft zu empfehlen (Mallawa Kankanamalage et al., 2021).

Wegen ausgeprägter Fertilitätseinschränkungen sind schwere Hypothyreosen in der Schwangerschaft selten, jedoch können bereits subklinische Erkrankungen mit Risiken in der Schwangerschaft in Verbindung gebracht werden. Deswegen stellt unerfüllter Kinderwunsch und Schwangerschaft, wie wir bereits gesehen haben, eine Ausnahme in der Diagnostik dar und eine latente Hypothyreose kann bereits bei einem TSH-Wert über 2,5 mIU/l vermutet werden. Ab diesem Bereich sollte zur weiteren Differenzierung und Entscheidung über eine Therapie der Nachweis von TPO-Antikörpern und FT4 hinzugezogen werden. Unabhängig hiervon wäre eine LT4-Therapie bei einem TSH >10 mIU/l indiziert.

Bei nachweislichen Antikörpern sollte somit bereits ab einem TSH von 2,5 mIU/l eine Therapie mit LT4 erwogen werden. Beim Fehlen von Antikörpern könnte abhängig von den oberen TSH-Grenzwerten des jeweiligen Trimenons eine Therapieempfehlung ausgesprochen werden (Alexander et al., 2017).

Die Autoren vertreten die Ansicht, dass ein generelles TSH-Screening bei Frauen mit unerfülltem Kinderwunsch, Schwangerschaft und Aborten erfolgen sollte und ab einem Wert von 2,5 mIU/l eine latente Hypothyreose vermutet werden kann. Es bleibt jedoch auch zu erwähnen, dass noch nicht alle Facetten des Schilddrüsenhormonstoffwechsels in der Schwangerschaft verstanden sind, weswegen Übertherapien vermieden werden sollten.

Die Behandlung erfolgt analog zur nicht schwangeren Patientin mit LT4. Jedoch wird aufgrund der Zunahme des Blutvolumens, höherer TBG-Synthese und des fetalen Stoffwechsels bereits ab der 5. SSW p.m. eine um 30–50 % höhere Dosis benötigt. Alle vier Wochen muss TSH kontrolliert werden, um die Dosis an o. g. Grenzwerte anzupassen und Über- und Unterdosierung zu vermeiden. Postpartal wäre wieder die Einstellung von vor dem Schwangerschaftseintritt anzustreben.

Fetale Hypothyreosen sind durch die transplazentare Versorgung mit maternalen T4 selten, müssen aber in besonderen Situationen beachtet werden. Insbesondere bei maternaler Iodunterversorgung kann der Fetus eine klinisch relevante Struma entwickeln. Daneben müssen fetale Schilddrüsendysfunktionen bei maternal hohen Schilddrüsenautoantikörpern oder einer Behandlung mit Thyreostatika berücksichtigt werden (Taylor et al., 2020).

19.7.3 Postpartale Thyreoiditis

Das immunologische Milieu während der Schwangerschaft scheint Aktivität und Voranschreiten von AIT zu dämpfen. Deswegen sollten Patientinnen mit Autoantikörpern der Schilddrüse mindestens sechs Monate nach der Entbindung im Hinblick auf das erhöhte Risiko für die Entwicklung einer postpartalen Thyreoiditis überwacht werden. Klinisch können sowohl Hyper- als auch Hypothyreose auftreten, wobei destruierende Prozesse häufig konsekutiv zur Unterfunktion führen. Diskutiert wird bei der Entwicklung u. a. ein Mikrochimärismus fetaler Zellen in der maternalen Schilddrüse. Nach einer ausgeheilten postpartalen Thyreoditis sollten Betroffene sich einmal jährlich untersuchen lassen, um eine schleichende Hypothyreose erkennen zu können. Das Risiko scheint sich durch gleichzeitiges Vorhandensein eines insulinpflichtigen Diabetes zu erhöhen und auch nach Aborten ist bei autoimmun vorbelasteten Patientinnen an die Möglichkeit einer Entwicklung zu denken. Daneben ist bei Auftreten postpartaler Depressionen eine Hypothyreose auszuschließen (Abalovich et al., 2007).

19.7.4 Hyperemesis gravidarum

Wie oben ausgeführt besitzt hCG thyreogene Effekte, wodurch hohe Spiegel (z. B. Gemini) zu einer Hyperthyreose und Hyperemesis beitragen können. Daneben wird vermutet, dass Subgruppen von hCG-Molekülen mit höherem Sialinsäuregehalt stärkere thyreogene und steroidogene Wirkungen aufweisen und somit das Krankheitsbild begünstigen. Deshalb wäre bei ausgeprägter Hyperemesis auch an eine TSH-Bestimmung zu denken (Kimura et al., 1993).

19.7.5 Hyperthyreose und Schwangerschaft

Eine manifeste unbehandelte Hyperthyreose in der Schwangerschaft geht mit einem erhöhten Risiko für Präeklampsie, fetaler Wachstumsrestriktion, Früh- und Todgeburt, aber auch kardialer Komplikationen der Mutter einher. Ursachen ist, wie o. g., häufig ein M. Basedow. Auch gestationsbedingte Trophoblasterkrankungen können zu einer manifesten Hyperthyreose führen.

Die Behandlung einer Hyperthyreose in und außerhalb der Schwangerschaft muss immer als ein multidisziplinäres Vorgehen aufgefasst werden und betrifft Gynäkologie (Perinatologie, Pränataldiagnostik), innere Medizin (Endokrinologie) und Pädiatrie (Neonatologie). Subklinische Hyperthyreosen müssen in der Schwangerschaft meistens nicht behandelt werden, da sie nicht mit geburtshilflichen oder neonatalen Erkrankungen einhergehen, sollten aber selbstredend überwacht werden.

Im Falle einer Therapie während der Schwangerschaft und Stillzeit müssen aufgrund von Plazenta- und Muttermilch-Gängigkeit grundsätzlich medikamentöse Effekte der Thyreostatika auf den Fetus, wie Teratogenität und Entwicklung einer Hypothyreose mit Strumabildung, bedacht und dementsprechend aufgeklärt werden.

Das Risiko einer Fehlbildung beim Kind scheint in einem dosisabhängigen Verhältnis zu stehen, weswegen immer die niedrigste mögliche Dosis gewählt werden sollte (Perger et al., 2011). Orientiert wird sich am schwangerschaftsspezifischen bzw. am hohen Normalbereich der FT4- und T4-Spiegel. Propylthiouracil, Carbimazol und sein aktiver Metabolit Thiamazol kommen bei der Behandlung der Hyperthyreose in der Schwangerschaft und Stillzeit infrage. Sie gehen jedoch mit beschriebenen Restrisiken wie einer postpartalen Hypothyreose (auch noch Monate nach Geburt) oder kongenitaler Fehlbildungen wie Aplasia cutis, Choanalatresie, Ösophagusatresie, Tracheo-ösophageale Fisteln, hypoplastische Brustwarzen oder faziale Dysmorphien einher (Cassina et al., 2012).

Mögliche hepatotoxische Nebenwirkungen der Mutter müssen bei Behandlung mit Thiamid-Präparaten und besonders bei Propylthiouracil bedacht und entsprechende Überwachungsmaßnahmen ergriffen werden.

Problematisch können plazentagängige aktivierende TRH-Antikörper werden, weswegen bei maternalen Nachweis eine gezielte fetale Überwachung erforderlich ist, was im Extremfall bis hin zur Nabelschnurpunktion reichen kann.

Eine Radioiodtherapie ist kontraindiziert und operative Interventionen kommen nur in speziellen Fällen wie thyreotoxische Krise oder Malignom zum Einsatz („ACOG Committee Opinion No. 762: Prepregnancy Counseling.," 2019) .

19.8 Zusammenfassung

- Der Schilddrüsenstoffwechsel ist äußerst dynamisch und kann sich durch Veränderung der Homöostase entsprechenden Situationen, wie Krankheit, Schwangerschaft, Ernährung, psychischen und physischen Stress hocheffektiv anpassen.
- Thyreotropin (TSH) und freies Thyroxin (FT4) sind die empfindlichsten Laborparameter zur Detektion von Dysregulationen des Schilddrüsenstoffwechsels.
- Die Entwicklung von Schilddrüsenerkrankungen ist aufgrund endokriner Konstellationen bei Frauen deutlich häufiger als bei Männern.

- Iodmangel und Autoimmunprozesse zählen zu den häufigsten Ursachen von Schilddrüsenerkrankungen.
- Manifeste Schilddrüsenerkrankungen gehen sowohl mit Symptomen als auch mit Laborbefunden einher, wohingegen latente Befunde meist nur auf Veränderungen des TSH-Spiegels zurückgeführt werden.
- Hashimoto-Thyreoditis ist die häufigste Autoimmunthyreopathie.
- Eine latente Hypothyreose kann bei Frauen mit unerfülltem Kinderwunsch, Z.n. Aborten oder Schwangeren bereits ab einem TSH >2,5 mIU/l vermutet werden, womit eine Therapie mit LT4 eingeleitet werden könnte.
- Bei Frauen über 70 Jahre sollte die Therapie einer Hypothyreose abhängig von Symptomen, Begleiterkrankungen, kardiovaskulären Risiken und dem Osteoporoserisiko gemacht werden.
- Eine Hormonbehandlung wird in der Regel mit Levothyroxin (LT4) durchgeführt und orientiert sich am TSH-Spiegel.
- Hyperthyreosen sind meistens die Folge eines M. Basedow oder einer dekompensierten Schilddrüsenautonomie.
- Eine thyreotoxische Krise und eine schwere hypothyreote Dekompensation stellen potenziell lebensbedrohliche Krankheitsbilder dar.
- Der Fetus benötigt bis zum Einsetzen seiner eigenen Schilddrüsenhormonproduktion im zweiten Trimenon mütterliches T4.
- Eine Hypothyreose kann mit schweren fetalen und geburtshilflichen Komplikationen einhergehen.
- Alle hyperthyreoten Krankheitsbilder müssen vor Schwangerschaftseintritt behandelt sein.
- Hyperthyreosen während der Schwangerschaft können zu schweren fetalen und maternalen Komplikationen führen.
- Propylthiouracil, Carbimazol und Thiamazol können in der Schwangerschaft und Stillzeit eingesetzt werden. Es existiert jedoch ein dosisabhängiges erhöhtes Risiko für spezielle Fehlbildungen und die Entwicklung einer kindlichen Struma.

Literatur

Abalovich, M., Amino, N., Barbour, L. A., Cobin, R. H., De Groot, L. J., Glinoer, D., Mandel, S. J., & Stagnaro-Green, A. (2007). Management of thyroid dysfunction during pregnancy and postpartum: An endocrine society clinical practice guideline. *The Journal of Clinical Endocrinology and Metabolism, 92*(8 Suppl), S1–S47. https://doi.org/10.1210/jc.2007-0141

ACOG Committee Opinion No. 762: Prepregnancy Counseling. (2019). *Obstetrics and Gynecology, 133*(1), e78–e89. https://doi.org/10.1097/AOG.0000000000003013

Alexander, E. K., Pearce, E. N., Brent, G. A., Brown, R. S., Chen, H., Dosiou, C., Grobman, W. A., Laurberg, P., Lazarus, J. H., Mandel, S. J., Peeters, R. P., & Sullivan, S. (2017). 2017 guidelines of the American thyroid association for the diagnosis and management of thyroid disease during pregnancy and the postpartum. *Thyroid: Official Journal of the American Thyroid Association, 27*(3), 315–389. https://doi.org/10.1089/thy.2016.0457

Allelein, S., & Schott, M. (2019). Update Graves' disease 2019. *Deutsche medizinische Wochenschrift (1946), 144*(3), 152–155. https://doi.org/10.1055/a-0660-6046

Andersson, M. (2004). *Iodine status worldwide. WHO global database on iodine deficiency.*

Arndt, T., & Gressner, A. M. (2013). In T. Arndt & A. M. Gressner (Hrsg.), *Lexikon der Medizinischen Laboratoriumsdiagnostik* (2. Aufl.). Springer. https://doi.org/10.1007/978-3-642-12921-6

Ballabio, M., Poshychinda, M., & Ekins, R. P. (1991). Pregnancy-induced changes in thyroid function: Role of human chorionic gonadotropin as putative regulator of maternal thyroid. *The Journal of Clinical Endocrinology and Metabolism, 73*(4), 824–831. https://doi.org/10.1210/jcem-73-4-824

Baloch, Z., Carayon, P., Conte-Devolx, B., Demers, L. M., Feldt-Rasmussen, U., Henry, J.-F., LiVosli, V. A., Niccoli-Sire, P., John, R., Ruf, J., Smyth, P. P. A., Spencer, C. A., & Stockigt, J. R. (2003). Laboratory medicine practice guidelines. Laboratory support for the diagnosis and monitoring of thyroid disease. *Thyroid : Official Journal of the American Thyroid Association, 13*(1), 3–126. https://doi.org/10.1089/105072503321086962

Bekkering, G. E., Agoritsas, T., Lytvyn, L., Heen, A. F., Feller, M., Moutzouri, E., Abdulazeem, H., Aertgeerts, B., Beecher, D., Brito, J. P., Farhoumand, P. D., Singh Ospina, N., Rodondi, N., van Driel, M., Wallace, E., Snel, M., Okwen, P. M., Siemieniuk, R., Vandvik, P. O., et al. (2019). Thyroid hormones treatment for subclinical hypothyroidism: A clinical practice guideline. *BMJ (Clinical Research Ed.), 365*, l2006. https://doi.org/10.1136/bmj.l2006

Ben Dhaou, B., Derbali, F., Boussema, F., Aydi, Z., Baili, L., & Rokbani, L. (2014). Amyloid goiter. *La Tunisie Médicale, 92*(4), 293.

Brent, G. A. (1994). The molecular basis of thyroid hormone action. *The New England Journal of Medicine, 331*(13), 847–853. https://doi.org/10.1056/NEJM199409293311306

Budenhofer, B. K., Ditsch, N., Jeschke, U., Gärtner, R., & Toth, B. (2013). Thyroid (dys-)function in normal and disturbed pregnancy. *Archives of Gynecology and Obstetrics, 287*(1), 1–7. https://doi.org/10.1007/s00404-012-2592-z

Bundesinstitut für Risikobewertung. (2021). *Jod, Folat/Folsäure und Schwangerschaft – Ratschläge für die ärztliche Praxis*. 1–8. www.bfr.bund.de

Bürgi, H. (2010). Iodine excess. *Best Practice & Research. Clinical Endocrinology & Metabolism, 24*(1), 107–115. https://doi.org/10.1016/j.beem.2009.08.010

Cassina, M., Donà, M., Di Gianantonio, E., & Clementi, M. (2012). Pharmacologic treatment of hyperthyroidism during pregnancy. *Birth Defects Research. Part A, Clinical and Molecular Teratology, 94*(8), 612–619. https://doi.org/10.1002/bdra.23012

Chen, C.-H., Chen, J.-F., Yang, B.-Y., Liu, R.-T., Tung, S.-C., Chien, W.-Y., Lu, Y.-C., Kuo, M.-C., Hsieh, C.-J., & Wang, P.-W. (2004). Bone mineral density in women receiving thyroxine suppressive therapy for differentiated thyroid carcinoma. *Journal of the Formosan Medical Association = Taiwan Yi Zhi, 103*(6), 442–447.

Clerc, J. (2021). Radioiodine therapy of thyroid autonomy. *The Quarterly Journal of Nuclear Medicine and Molecular Imaging : Official Publication of the Italian Association of Nuclear Medicine (AIMN) [and] the International Association of Radiopharmacology (IAR), [and] Section of the Society Of..., 65*(2), 138–156. https://doi.org/10.23736/S1824-4785.21.03340-9

Cooper, D. S. (2007). Approach to the patient with subclinical hyperthyroidism. *The Journal of Clinical Endocrinology and Metabolism, 92*(1), 3–9. https://doi.org/10.1210/jc.2006-2472

DEGAM Leitlinie. (2016). Erhöhter TSH-Wert in der Hausarztpraxis.

Delitala, A. P., Scuteri, A., & Doria, C. (2020). Thyroid hormone diseases and osteoporosis. *Journal of Clinical Medicine, 9*(4). https://doi.org/10.3390/jcm9041034

DV-Osteologie. (2017). *Kitteltaschen-Leitlinien 2017 zur Prophylaxe, Diagnostik und Therapie der Osteoporose bei postmenopausalen Frauen und bei Männern.*

Dong, A. C., Morgan, J., Kane, M., Stagnaro-Green, A., & Stephenson, M. D. (2020). Subclinical hypothyroidism and thyroid autoimmunity in recurrent pregnancy loss: A systematic review and meta-analysis. *Fertility and Sterility, 113*(3), 587–600.e1. https://doi.org/10.1016/j.fertnstert.2019.11.003

Dussault, J. H., & Ruel, J. (1987). Thyroid hormones and brain development. *Annual Review of Physiology, 49*, 321–334. https://doi.org/10.1146/annurev.ph.49.030187.001541

Eng, L., & Lam, L. (2020). Thyroid function during the fetal and neonatal periods. *NeoReviews, 21*(1), e30–e36. https://doi.org/10.1542/neo.21-1-e30

Fatourechi, V. (2005). Pretibial myxedema: Pathophysiology and treatment options. *American Journal of Clinical Dermatology, 6*(5), 295–309. https://doi.org/10.2165/00128071-200506050-00003

Feller, M., Snel, M., Moutzouri, E., Bauer, D. C., de Montmollin, M., Aujesky, D., Ford, I., Gussekloo, J., Kearney, P. M., Mooijaart, S., Quinn, T., Stott, D., Westendorp, R., Rodondi, N., & Dekkers, O. M. (2018). Association of thyroid hormone therapy with quality of life and thyroid-related symptoms in patients with subclinical hypothyroidism: A systematic review and meta-analysis. *JAMA, 320*(13), 1349–1359. https://doi.org/10.1001/jama.2018.13770

Fitzpatrick, D. L., & Russell, M. A. (2010). Diagnosis and management of thyroid disease in pregnancy. *Obstetrics and Gynecology Clinics of North America, 37*(2), 173–193. https://doi.org/10.1016/j.ogc.2010.02.007

Foley, T. P. J. (1993). Goiter in adolescents. *Endocrinology and Metabolism Clinics of North America, 22*(3), 593–606.

Führer, D. (2020). Constitutive TSH receptor activation as a hallmark of thyroid autonomy. *Endocrine, 68*(2), 274–278. https://doi.org/10.1007/s12020-020-02270-z

Garber, J. R., Cobin, R. H., Gharib, H., Hennessey, J. V., Klein, I., Mechanick, J. I., Pessah-Pollack, R., Singer, P. A., & Woeber, K. A. (2012). Clinical practice guidelines for hypothyroidism in adults: Cosponsored by the American Association of Clinical Endocrinologists and the American Thyroid Association. *Thyroid: Official Journal of the American Thyroid Association, 22*(12), 1200–1235. https://doi.org/10.1089/thy.2012.0205

Gilbert, J. (2017). Thyrotoxicosis – Investigation and management. *Clinical Medicine (London, England), 17*(3), 274–277. https://doi.org/10.7861/clinmedicine.17-3-274

Giovanella, L., Avram, A. M., Iakovou, I., Kwak, J., Lawson, S. A., Lulaj, E., Luster, M., Piccardo, A., Schmidt, M., Tulchinsky, M., Verburg, F. A., & Wolin, E. (2019). EANM practice guideline/SNMMI procedure standard for RAIU and thyroid scintigraphy. *European Journal of Nuclear Medicine and Molecular Imaging, 46*(12), 2514–2525. https://doi.org/10.1007/s00259-019-04472-8

Golden, S. H., Robinson, K. A., Saldanha, I., Anton, B., & Ladenson, P. W. (2009). Clinical review: Prevalence and incidence of endocrine and metabolic disorders in the United States: A comprehensive review. *The Journal of Clinical Endocrinology and Metabolism, 94*(6), 1853–1878. https://doi.org/10.1210/jc.2008-2291

Hermann, M. (2011). Schilddrüsenchirurgie. *Schilddrüsenchirurgie*. https://doi.org/10.1007/978-3-7091--0397-5

Kennedy, R. L., & Darne, J. (1991). The role of hCG in regulation of the thyroid gland in normal and abnormal pregnancy. *Obstetrics and Gynecology, 78*(2), 298–307.

Kim, D. (2017). The role of vitamin D in thyroid diseases. *International Journal of Molecular Sciences, 18*(9). https://doi.org/10.3390/ijms18091949

Kim, D., Cho, H.-C., Park, J.-W., Lee, W.-A., Kim, Y.-M., Chung, P.-S., Park, S.-G., Ahn, W.-S., Han, S.-J., & Park, C.-H. (2009). Struma ovarii and peritoneal strumosis with thyrotoxicosis. *Thyroid : Official Journal of the American Thyroid Association, 19*(3), 305–308. https://doi.org/10.1089/thy.2008.0307

Kimura, M., Amino, N., Tamaki, H., Ito, E., Mitsuda, N., Miyai, K., & Tanizawa, O. (1993). Gestational thyrotoxicosis and hyperemesis gravidarum: Possible role of hCG with higher stimulating activity. *Clinical Endocrinology, 38*(4), 345–350. https://doi.org/10.1111/j.1365-2265.1993.tb00512.x

Knobel, M. (2021). An overview of retrosternal goiter. *Journal of Endocrinological Investigation, 44*(4), 679–691. https://doi.org/10.1007/s40618-020-01391-6

Korobova, E., Romanov, S., & Silenok, A. (2020). Endemic diseases of geochemical origin and methodological approaches toward their prevention and elimination. *Environmental Geochemistry and Health, 42*(8), 2595–2608. https://doi.org/10.1007/s10653-019-00442-z

Krebs, M. P. M. (2020). *Schilddrüse und Schwangerschaft: Schein und Sein. Ein Streifzug durch die aktuelle Literatur im Licht der neuen Leitlinien*, 35–40. https://doi.org/10.1007/s10354-018-0680-9

Lazarus, J. H. (1997). Hyperthyroidism. *Lancet (London, England), 349*(9048), 339–343. https://doi.org/10.1016/S0140-6736(96)08015-4

Lee, S. Y., Cabral, H. J., Aschengrau, A., & Pearce, E. N. (2020). Associations between maternal thyroid function in pregnancy and obstetric and perinatal outcomes. *The Journal of Clinical Endocrinology and Metabolism, 105*(5), e2015–e2023. https://doi.org/10.1210/clinem/dgz275

Leonard, J. L. (2008). Non-genomic actions of thyroid hormone in brain development. *Steroids, 73*(9–10), 1008–1012. https://doi.org/10.1016/j.steroids.2007.12.016

Ligowe, I. S., Bailey, E. H., Young, S. D., Ander, E. L., Kabambe, V., Chilimba, A. D., Lark, R. M., & Nalivata, P. C. (2021). Agronomic iodine biofortification of leafy vegetables grown in Vertisols, Oxisols and Alfisols. *Environmental Geochemistry and Health, 43*(1), 361–374. https://doi.org/10.1007/s10653-020-00714-z

Mallawa Kankanamalage, O., Zhou, Q., & Li, X. (2021). Understanding the pathogenesis of gestational hypothyroidism. *Frontiers in Endocrinology, 12*, 653407. https://doi.org/10.3389/fendo.2021.653407

McLeod, D. S. A., & Cooper, D. S. (2012). The incidence and prevalence of thyroid autoimmunity. *Endocrine, 42*(2), 252–265. https://doi.org/10.1007/s12020-012-9703-2

Meller, J., & Becker, W. (1999). Scintigraphy with 99mTc-pertechnetate in the evaluation of functional thyroidal autonomy. *The Quarterly Journal of Nuclear Medicine : Official Publication of the Italian Association of Nuclear Medicine (AIMN) [and] the International Association of Radiopharmacology (IAR), 43*(3), 179–187.

Meller, J., & Becker, W. (2002). The continuing importance of thyroid scintigraphy in the era of high-resolution ultrasound. *European Journal of Nuclear Medicine and Molecular Imaging, 29*(*Suppl 2*), S425–S438. https://doi.org/10.1007/s00259-002-0811-8

Moleti, M., Trimarchi, F., & Vermiglio, F. (2014). Thyroid physiology in pregnancy. *Endocrine Practice : Official Journal of the American College of Endocrinology and the American Association of Clinical Endocrinologists, 20*(6), 589–596. https://doi.org/10.4158/EP13341.RA

Mullur, R., Liu, Y.-Y., & Brent, G. A. (2014). Thyroid hormone regulation of metabolism. *Physiological Reviews, 94*(2), 355–382. https://doi.org/10.1152/physrev.00030.2013

Papini, E., Monpeyssen, H., Frasoldati, A., & Hegedüs, L. (2020). 2020 European thyroid association clinical practice guideline for the use of image-guided ablation in benign thyroid nodules. *European Thyroid Journal, 9*(4), 172–185. https://doi.org/10.1159/000508484

Pearce, S. H. S., Brabant, G., Duntas, L. H., Monzani, F., Peeters, R. P., Razvi, S., & Wemeau, J.-L. (2013). 2013 ETA guideline: Management of subclinical hypothyroidism. *European Thyroid Journal, 2*(4), 215–228. https://doi.org/10.1159/000356507

Perger, L., Bürgi, U., & Fattinger, K. (2011). Pharmacotherapy of hyperthyreosis – Adverse drug reactions. *Therapeutische Umschau. Revue therapeutique, 68*(6), 303–308. https://doi.org/10.1024/0040-5930/a000169

Pilz, S., Oliver, V. T., Eva, M., & Trummer, C. (2020). *Hypothyreose: Guidelines, neue Erkenntnisse und klinische Praxis. August* (S. 88–95). https://doi.org/10.1007/s41969-020-00114-9

Poppe, K., Bisschop, P., Fugazzola, L., Minziori, G., Unuane, D., & Weghofer, A. (2021). *2021 European thyroid association guideline on thyroid disorders prior to and during assisted reproduction* (S. 281–295). https://doi.org/10.1159/000512790

Rager, O., Radojewski, P., Dumont, R. A., Treglia, G., Giovanella, L., & Walter, M. A. (2019). Radioisotope imaging for discriminating benign from malignant cytologically indeterminate thyroid nodules. *Gland Surgery, 8*(Suppl 2), S118–S125. https://doi.org/10.21037/gs.2019.03.06

Riley, A. S., McKenzie, G. A. G., Green, V., Schettino, G., England, R. J. A., & Greenman, J. (2019). The effect of radioiodine treatment on the diseased thyroid gland. *International Journal of Radiation Biology, 95*(12), 1718–1727. https://doi.org/10.1080/09553002.2019.1665206

Roberts, C. G. P., & Ladenson, P. W. (2004). Hypothyroidism. *Lancet (London, England), 363*(9411), 793–803. https://doi.org/10.1016/S0140-6736(04)15696-1

Ross, D. S., Burch, H. B., Cooper, D. S., Greenlee, M. C., Laurberg, P., Maia, A. L., Rivkees, S. A., Samuels, M., Sosa, J. A., Stan, M. N., & Walter, M. A. (2016). 2016 American thyroid association guidelines for diagnosis and management of hyperthyroidism and other causes of thyrotoxicosis. *Thyroid: Official Journal of the American Thyroid Association, 26*(10), 1343–1421. https://doi.org/10.1089/thy.2016.0229

Sadler, T. W. (2014). Taschenlehrbuch Embryologie. In *Taschenlehrbuch Embryolog*.

Silbernagl, S., & Despopoulos, A. (2012). *Taschenatlas Physiologie* (8. Aufl.). Thieme.

Spitzweg, C., Reincke, M., & Gärtner, R. (2017). Thyroid emergencies: Thyroid storm and myxedema coma. *Der Internist, 58*(10), 1011–1019. https://doi.org/10.1007/s00108-017-0306-0

Sterrett, M. (2019). Maternal and fetal thyroid physiology. *Clinical Obstetrics and Gynecology, 62*(2), 302–307. https://doi.org/10.1097/GRF.0000000000000439

Taylor, H., Pal, L., & Seli, E. (2020). In H. Taylor, L. Pal, & E. Seli (Hrsg.), *Speroff´s clinical gynecologic endocrinology and infertility* (9. Aufl.). Wolters Kluwer.

Toth, B., Würfel, W., Bohlmann, M., Zschocke, J., Rudnik-Schöneborn, S., Nawroth, F., Schleußner, E., Rogenhofer, N., Wischmann, T., Von Wolff, M., Hancke, K., Von Otte, S., Kuon, R., Feil, K., & Tempfer, C. (2018). Recurrent miscarriage: Diagnostic and therapeutic procedures. Guideline of the DGGG, OEGGG and SGGG (S2k-Level, AWMF registry number 015/050). *Geburtshilfe und Frauenheilkunde, 78*(4), 364–381. https://doi.org/10.1055/a-0586-4568

Vestergaard, P., & Mosekilde, L. (2002). Fractures in patients with hyperthyroidism and hypothyroidism: A nationwide follow-up study in 16,249 patients. *Thyroid: Official Journal of the American Thyroid Association, 12*(5), 411–419. https://doi.org/10.1089/105072502760043503

Visser, W. E., Visser, T. J., & Peeters, R. P. (2013). Thyroid disorders in older adults. *Endocrinology and Metabolism Clinics of North America, 42*(2), 287–303. https://doi.org/10.1016/j.ecl.2013.02.008

Wahl, R. A., Rimpl, I., Saalabian, S., & Schabram, J. (1998). Differentiated operative therapy of thyroid autonomy (Plummer's disease). *Experimental and Clinical Endocrinology & Diabetes: Official Journal, German Society of Endocrinology [and] German Diabetes Association, 106 Suppl*, S78–S84. https://doi.org/10.1055/s-0029-1212064

Walsh, J. P., Shiels, L., Lim, E. M., Bhagat, C. I., Ward, L. C., Stuckey, B. G. A., Dhaliwal, S. S., Chew, G. T., Bhagat, M. C., & Cussons, A. J. (2003). Combined thyroxine/liothyronine treatment does not improve well-being, quality of life, or cognitive function compared to thyroxine alone: A randomized controlled trial in patients with primary hypothyroidism. *The Journal of Clinical Endocrinology and Metabolism, 88*(10), 4543–4550. https://doi.org/10.1210/jc.2003-030249

Wémeau, J.-L., & Ladsous, M. (2019). Goiter, thyroid nodules and thyroid cancers. *La Revue du Praticien, 69*(7), e229–e238.

Winther, K. H., Rayman, M. P., Bonnema, S. J., & Hegedüs, L. (2020). Selenium in thyroid disorders – Essential knowledge for clinicians. *Nature Reviews. Endocrinology, 16*(3), 165–176. https://doi.org/10.1038/s41574-019-0311-6

Yoshimura, M., & Hershman, J. M. (1995). Thyrotropic action of human chorionic gonadotropin. *Thyroid: Official Journal of the American Thyroid Association, 5*(5), 425–434. https://doi.org/10.1089/thy.1995.5.425

Genetik in der Reproduktionsmedizin

20

Eva Schwaab

Inhaltsverzeichnis

20.1 Einführung

Die Genetik steht im Mittelpunkt der Reproduktions- und Entwicklungsbiologie und hat mittlerweile einen hochkomplexen Erkenntnisgrad erreicht, sodass innerhalb dieses Buches nur einführend auf verschiedene Aspekte innerhalb der Reproduktionsmedizin eingegangen werden kann. Es werden hierbei sowohl genetische Ursachen andrologischer und gynäkologischer Fertilitätsstörungen als auch wichtige Empfehlungen aktueller Leitlinien dargestellt. Zugleich möchte es Ärzte, Studierende und Interessierte zu weiterer vertiefender Literatur anregen.

E. Schwaab (✉)
Wiesbaden, Deutschland

20.2 Genetik in der Reproduktionsmedizin

Unerfüllter Kinderwunsch ist seit der Möglichkeit der assistierten Reproduktion zunehmend ein diskutiertes Thema in unserer Gesellschaft. Es bestehen immer noch Unsicherheiten bei den betroffenen Paaren, ob man sich durch die Umgehung der vermeintlich „natürlichen" Unfruchtbarkeit durch medizinische Maßnahmen ein Risiko für kranke Kinder einhandelt. Oft ist das der Anlass, eine Humangenetische Beratung in Anspruch zu nehmen.

Das erhöhte Alter bei beginnendem Kinderwunsch trägt mit Sicherheit dazu bei, dass Paare ungewollt kinderlos bleiben (Kinder bekommt man dann, wenn es ins Leben passt?). Aber nicht nur das Alter hat einen Einfluss auf die Fruchtbarkeit. Bei einem großen Teil der ungewollt kinderlosen Paare liegen medizinische Ursachen der Sub- bzw. Infertilität zugrunde.

© Der/die Autor(en), exklusiv lizenziert an Springer-Verlag GmbH, DE, ein Teil von Springer Nature 2023
M. Amrani, R. Seufert (Hrsg.), *Gynäkologische Endokrinologie und Kinderwunschtherapie*,
https://doi.org/10.1007/978-3-662-65371-5_20

Ein Anteil von etwa 10–20 % der männlichen und 5–10 % der weiblichen In- bzw. Subfertilität sind durch genetische Faktoren bedingt. Dem wurde durch die Aufnahme der genetischen Diagnostik in die Leitlinien der DGGG (Deutsche Gesellschaft für Gynäkologie und Geburtshilfe) zusammen mit der OEGGG (Österreichische Gesellschaft für Gynäkologie und Geburtshilfe) und der SGGG (Schweizerische Gesellschaft für Gynäkologie und Geburtshilfe) Rechnung getragen (Deutsche Gesellschaft für Gynäkologie und Geburtshilfe (DGGG) et al., 2018).

Nach gynäkologischem bzw. andrologischem Nachweis einer Fertilitätsstörung und sicherem Ausschluss externer Faktoren ist in der Regel neben anderen Untersuchungen eine humangenetische Abklärung indiziert.

Hierbei ist als Grundlage der Entscheidung für eventuell durchzuführende Diagnostik zunächst eine Humangenetische Beratung des Paares sinnvoll. Diese beinhaltet eine ausführliche Eigen- und Familienanamnese mit Erstellung des Stammbaumes (in der Regel über vier Generationen).

Die **Eigenanamnese** dient der Eingrenzung möglicher genetischer Ursachen der Fertilitätsstörung. Wichtig sind in diesem Zusammenhang die erhobenen klinischen Befunde sowie verschiedene Laborparameter. Anhand der Kombination dieser Informationen lassen sich u. U. bereits einige genetische Ursachen ausschließen (Beispiele: Oligoasthenoteratozoospermie OAT = kein Verdacht auf kongenitale bilaterale Aplasie der Vasa deferentae CBAVD oder normaler FSH-Wert bei Azoospermie = kein Verdacht auf Klinefelter-Syndrom).

Die **Familienanamnese** wird im Rahmen der humangenetischen Beratung mittels eines Stammbaumes in aufgezeichneter Form durchgeführt und kann in der Familie eventuell vorkommende Erkrankungen mit möglichem Erbgang erkennen. Die Methode der Stammbaumanalyse ist deutlich älter als Untersuchungen an Chromosomen und beruht auf dem Verständnis der Mendelschen Regeln zur Vererbung sicht- und messbarer Erbkrankheiten. Für die Betrachtung hierbei ist die Kenntnis darüber notwendig, ob es sich um einen dominanten, rezessiven, autosomalen oder gonosomalen Erbgang handelt. Abb. 20.1 gibt die bei der Stammbaumanalyse verwendeten Symbole, Abb. 20.2 ein Beispiel einer dominant und Abb. 20.3 einer X-chromosomal bzw. gonosomal vererbten Erkrankung wieder.

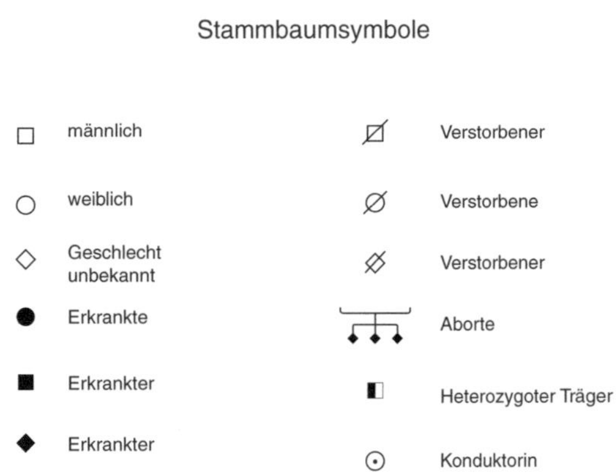

Abb. 20.1 Symbole für die Stammbaumanalyse

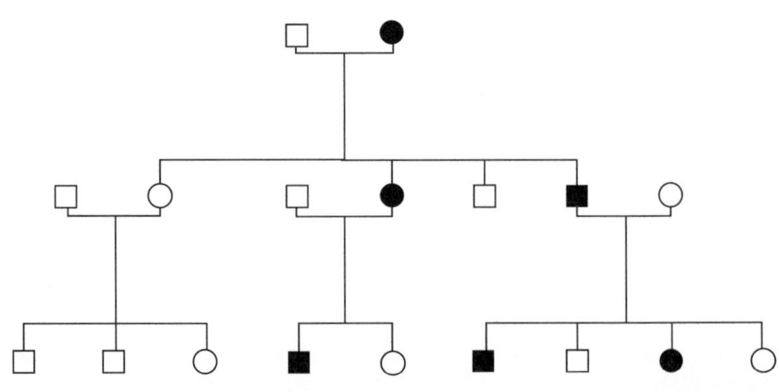

Abb. 20.2 Stammbaum: Erkrankung einer Familie mit Erkrankung mit autosomal dominantem Erbgang (beide Geschlechter betroffen, ein Betroffener hat immer einen betroffenen Elternteil)

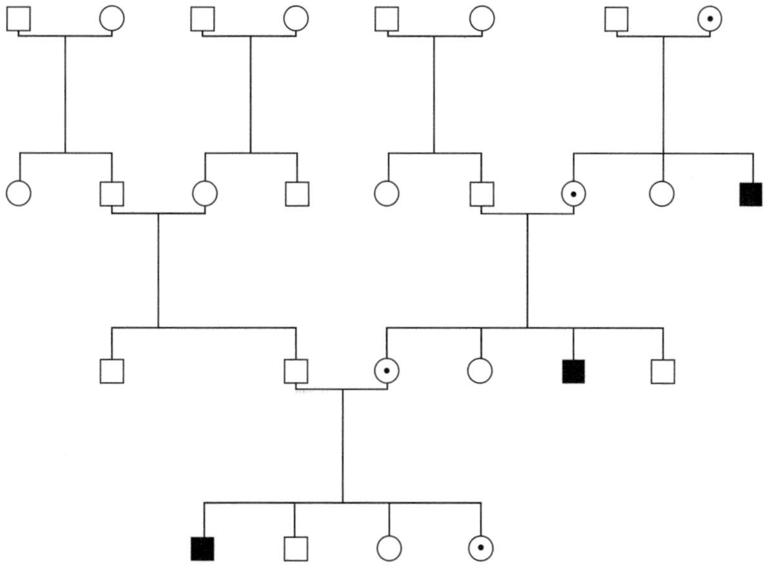

Abb. 20.3 Stammbaum einer Familie mit Erkrankung mit X-chromosomalem Erbgang

20.3 Genetische Ursachen für Fertilitätsstörung des Mannes

Bei bis zu 30 % der infertilen Männer wird eine genetische Ursache angenommen. Chromosomenanomalien machen dabei den größten Anteil aus. Je nach Spermiogrammbefund werden bei etwa 3–20 % der betroffenen Männern Chromosomenveränderungen nachgewiesen (Dul et al., 2010).

20.3.1 Chromosomenanomalien

Chromosomenaberrationen oder Chromosomenanomalien sind lichtmikroskopisch erkennbare Veränderungen der Chromosomen, wobei man strukturelle und numerische Abweichungen unterscheidet. Wie Tab. 20.1 zu entnehmen ist, steigt der Anteil der Chromosomenanomalien mit Abnahme der Qualität des Spermiogramms. Bei Azoospermie ist er am höchsten (Van Asche et al., 1996; Vincent et al., 2002).

20.3.2 Numerische Chromosomenanomalien

Das Klinefelter-Syndrom macht in der Gruppe der Männer mit Azoospermie den größten Anteil aus (Lanfranco et al., 2004). Der Verdacht auf ein Klinefelter-Syndrom ist immer dann gegeben, wenn ein erhöhter FSH-Wert einen hypergonadotropen Hypogonadismus zeigt. Abb. 20.4 zeigt das Karyogramm eines Mannes mit Klinefelter-Syndrom.

Der Nachweis eines **Klinefelter-Syndroms** bedeutete lange, dass diesen Männern eine biologische Vaterschaft versagt blieb. Es können jedoch durch Hodenbiopsien bei etwa 50 % der Männer mit Klinefelter-Syndrom Spermien gewonnen werden, die für die betroffenen Paare die Möglichkeit einer ICSI eröffnen (Fullerton et al., 2010; Tuttelmann et al., 2011).

Sollte es dann zu einer Schwangerschaft kommen, könnte theoretisch das überzählige X-Chromosom das Risiko für eine Anomalie der Geschlechtschromosomen des Kindes erhöhen: es kann entweder zu einem TriploX des

Tab. 20.1 Anteil von auffälligen Chromosomenanalysen bei Männern mit unterschiedlichen Spermiogrammbefunden (Dul et al., 2010)

Spermiogrammbefund	Anteil Patienten mit Chromosomenveränderungen in Prozent
Azoospermie (n = 1599)	15,4 (13,6–17,2 %)
Oligozoospermie <1 Mio./ml (n = 539)	3,0 (1,5–4,4 %)
Oligozoospermie 1–5 Mio./ml (n = 475)	2,1 (0,8–3,4 %)
Oligozoospermie 5–10 Mio./ml (n = 879)	3,5 (2,3–4,7)
Oligozoospermie 10–20 Mio./ml (n = 808)	1,1 (0,4–1,8 %)
Normozoospermie >20 Mio./ml (n = 729)	2,9 (1,7–4,1 %)
Normalbevölkerung	0,3–0,5 %

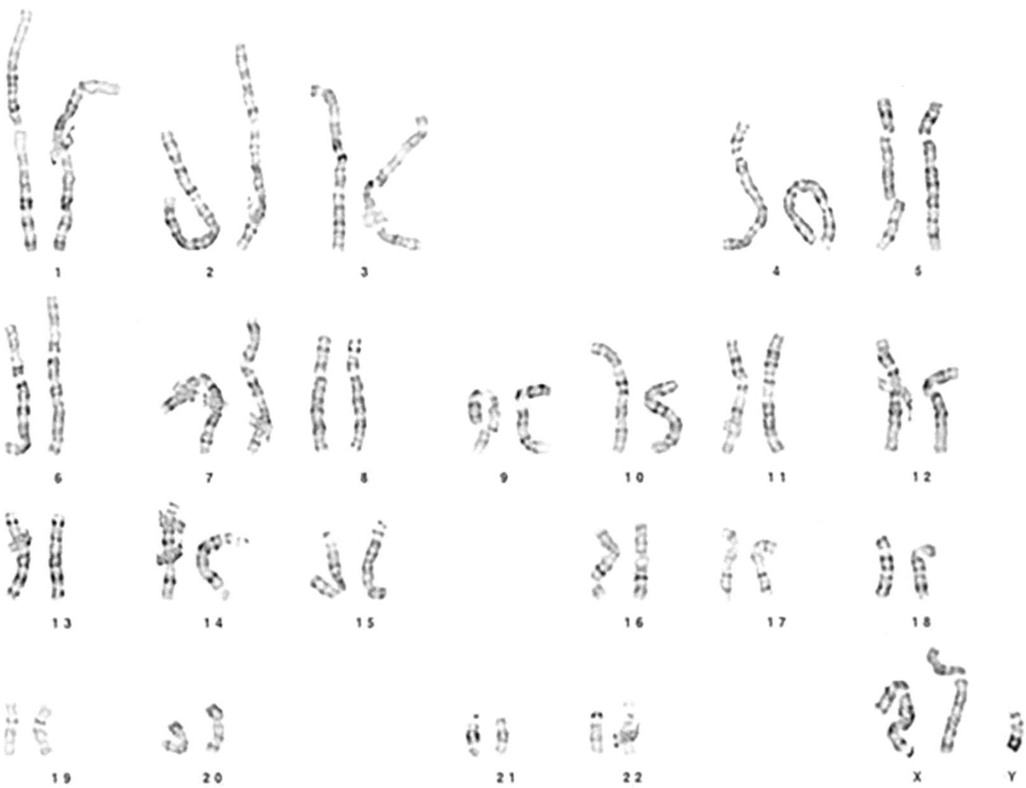

Abb. 20.4 Karyogramm eines Mannes mit Klinefelter-Syndrom

Mädchens oder zu einem XXY-Chromosomensatz mit resultierendem Klinefelter-Syndrom des Jungen führen. So wurde in Einzelfällen von Kindern mit XXY-Chromosomensatz nach ICSI bei Klinefelter-Syndrom des Vaters berichtet (Ron-El et al., 2000). Da es nur wenige Berichte hierüber gibt, dürfte dieses Risiko allerdings gering sein.

20.3.3 Strukturelle Chromosomenaberrationen

Sie sind mit einem erhöhten Risiko für Chromosomenanomalien der Kinder verbunden und werden bei etwa 2 % der infertilen Männer nachgewiesen.

Das Risiko für Kinder mit unbalancierter struktureller Chromosomenanomalie oder für

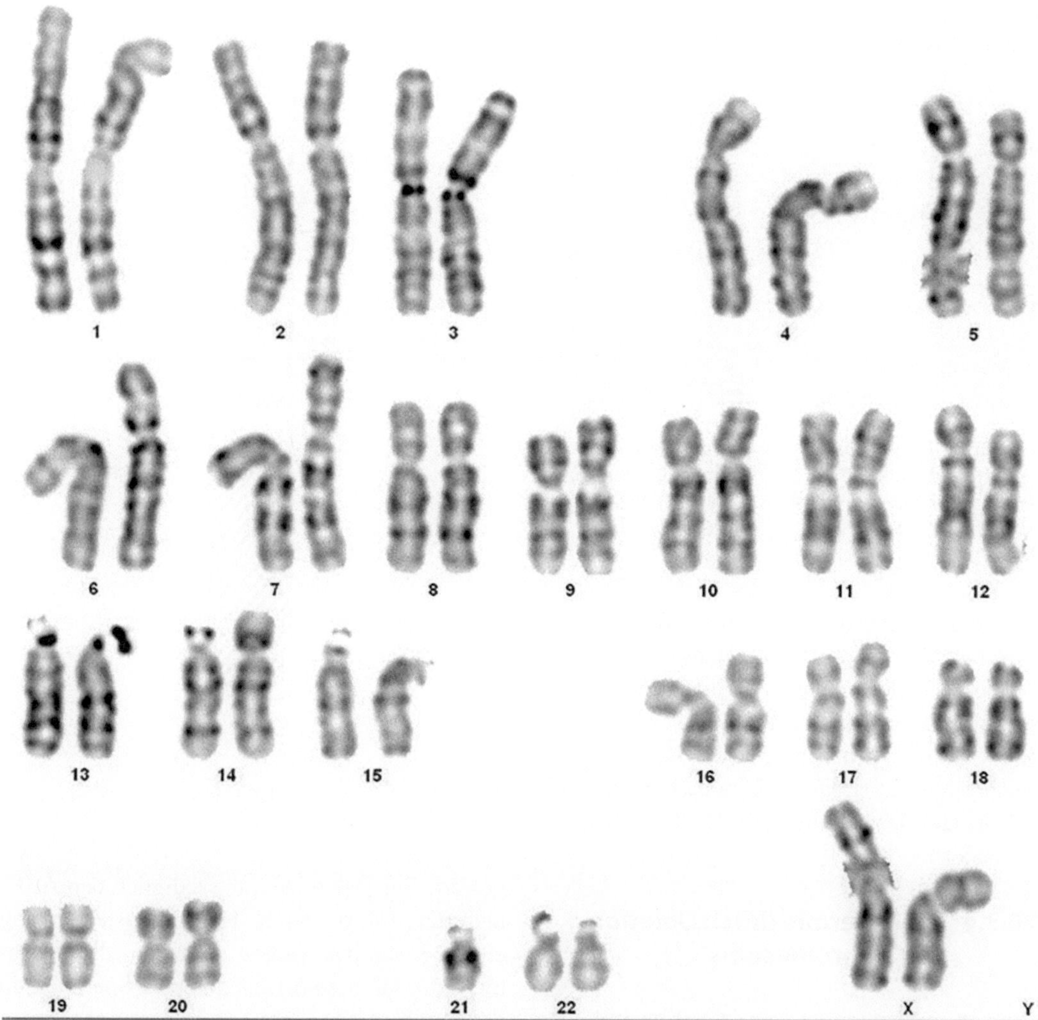

Abb. 20.5 Karyogramm weiblicher Chromosomensatz mit balancierter Robertson´scher Translokation zwischen je einem Chromosom 14 und 21 (hohes Risiko für Trisomie 21 der Kinder)

Aborte ist für Paare, von denen einer der Partner eine balancierte strukturelle Chromosomenanomalie trägt, um ein Vielfaches höher.

Strukturelle Chromosomenaberrationen werden bei Männern mit abnehmender Qualität des Spermiogrammbefundes ebenfalls häufiger gefunden. Es ist sehr wahrscheinlich, dass Translokationen ursächlich für eine gestörte Spermatogenese sind (Ashley et al., 1983).

Die Frage, ob man bei der Abklärung genetischer Ursachen einer Fertilitätsstörung Chromosomenanalysen beider Partner durchführen sollte, ist seit Ende der 1990er-Jahre mit ja zu beantworten. Es hat sich gezeigt, dass bei infertilen Paaren, selbst wenn der eingeschränkte Spermiogrammbefund als Ursache angenommen werden muss, Translokationen der Partnerinnen um den Faktor 4,5 häufiger gefunden werden als in der Allgemeinbevölkerung (Gekas et al., 2001). Erklärt werden kann dies dadurch, dass die Subfertilität des Mannes erst in Kombination mit der durch eine Translokation bedingte Subfertilität der Frau zur Infertilität führen könnte, die eine Therapie des Paares erforderlich macht (Ludwig & Ludwig, 2011). Abb. 20.5 zeigt ein Karyogramm mit Robertson'scher Translokation und Abb. 20.6

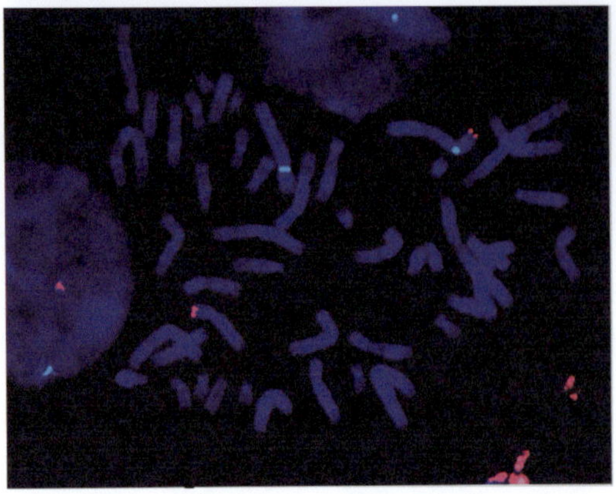

Abb. 20.6 Fluoreszenz-in-situ-Hybridisierung einer balancierten reziproken Translokation zwischen den kurzen Armen je eines Chromosoms 4 und 8 (Risiko für Wolf-Hirschhorn-Syndrom der Kinder)

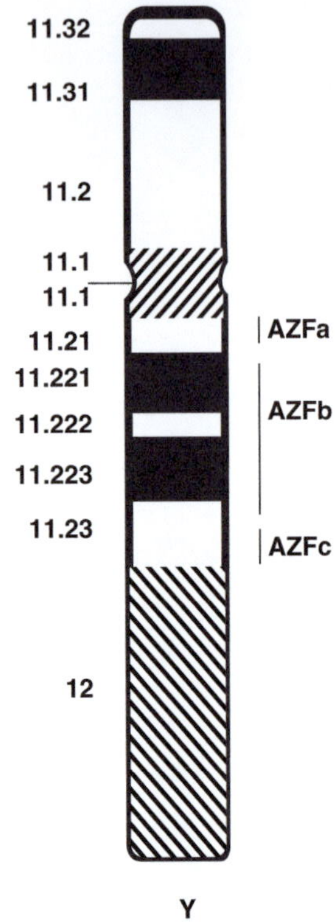

Abb. 20.7 Y-Chromosom mit Bereich des AZF

eine Fluoreszenz-in-situ-Hybridisierung (FISH) einer balancierten reziproken Translokation.

Die Leitlinienempfehlung lautet: „Nach Ausschluss anderer Ursachen für die Infertilität sollte eine Chromosomenanalyse beider Partner durchgeführt werden.“ (Deutsche Gesellschaft für Gynäkologie und Geburtshilfe (DGGG) et al., 2018).

20.3.4 Azoospermie durch Deletion des Y-Chromosoms

Im Y-Chromosom sind Gene lokalisiert, die bei einem Teil der Männer mit Azoospermie oder hochgradiger Oligozoospermie deletiert sind. Das erste bekanntgewordene Gen ist das DAZ-Gen (**D**eleted in **AZ**oospermia-Gen). Die Bezeichnung dieses Gens ist durch diese Erkenntnis gewählt worden.

Die nachgewiesenen Deletionen betreffen einen Bereich auf dem Y-Chromosom, der als Azoospermiefaktor bezeichnet wird (AZF). Das DAZ-Gen ist eines von einer Reihe von Genen, die währen der Spermienreifung aktiv sind. Insgesamt finden sich im AZF 26 an der Spermatogenese beteiligte Gene (Tüttelmann, 2011). Der AZF kann in drei Abschnitte unterteilt werden, AZFa, AZFb und AZFc. Je nachdem, welche Abschnitte von der Deletion betroffen sind, wird die Spermatogenese in verschiedenen Stadien gestört. Bei Deletionen, die lediglich den AZFc betreffen, wird durch Hodenbiopsien häufig eine Restspermatogenese gefunden, die bedeutet, dass durch eine Hodenbiopsie Spermien zu erhalten sind. Es zeigte sich in den vergangenen Jahren, dass auch bei Deletionen des AZFb Fertilisierungen möglich sind (Stouffs et al., 2017). Wenn allerdings Deletionen nachgewiesen werden, die alle drei Bereiche umfassen, muss damit gerechnet werden, dass die Hodenbiopsie ein Sertoli-cell-only-Syndrom zeigt. In Abb. 20.7 wird das Y-Chromosom mit den markierten AZF-Regionen wiedergegeben.

Strukturelle Veränderungen des Y-Chromosoms, die eine Deletion bewirken können, sind durch eine Chromosomenanalyse nachweisbar, wenn der veränderte Chromosomenabschnitt groß genug ist. Mikrodeletionen, die u. U. nur einen Teil des AZFs betreffen, können molekulargenetisch erfasst werden.

Die Leitlinienempfehlung lautet: „Bei nicht obstruktiver Azoospermie soll und bei schwerer

Oligozoospermie (<5 Mio/ml) sollte nach Ausschluss anderer Ursachen eine Analyse im Hinblick auf AZF-Mikrodeletionen (AZFa, b, c) erfolgen." (Deutsche Gesellschaft für Gynäkologie und Geburtshilfe (DGGG) et al., 2018).

Beim Vorliegen einer Y-chromosomalen Deletion kann damit gerechnet werden, dass im Falle einer erfolgreichen Fertilisation, die zu einem männlichen Kind führt, die Fruchtbarkeitsstörung vererbt wird. Der „Krankheitswert" ist jedoch gering, zudem handelt es sich um eine „spätmanifeste Störung" sodass keinerlei Konsequenz bezüglich einer Pränataldiagnostik resultiert.

Es bleibt eine große Zahl ungeklärter Spermatogenesestörungen, nach deren Ursache weiter geforscht wird. Eine große Zahl von Kandidatengenen wird gegenwärtig diskutiert (Tüttelmann et al., 2018).

Auch beim Nachweis einer verantwortlichen Mutation als monogene Ursache für Infertilität resultiert gegenwärtig meist keine Konsequenz für die Nachkommen, sodass eine umfassende Suche nach einer Mutation gegenwärtig nicht immer sinnvoll erscheint.

20.3.5 Obstruktive Azoospermie

Hinweise auf eine Obstruktion als Ursache der Azoospermie können durch klinische andrologische Untersuchungen und unauffällige Hormonwerte, insbesondere unauffälliger FSH-Wert, gegeben sein. Die Spermatogenese ist bei der obstruktiven Azoospermie intakt, sodass eine Fertilisation nach TESE möglich ist.

Bei etwa 2–3 % der Männer mit Azoospermie liegt eine angeborene Fehlanlage der Samenleiter vor (**C**ongenitale **B**ilaterale **A**plasie des **V**as **D**eferens – CBAVD). Bei etwa 80 % dieser Männer findet man mindestens eine Mutation im CFTR-Gen die bei den Kindern in homozygoter oder compound heterozygoter Form zu einer Mukoviszidose (oder **C**ystischer **F**ibrose = CF) führen kann. Es liegen bei den Männern mit CBAVD andere Mutationen vor als bei Patienten mit klinisch manifester CF (Claustres et al., 2000). Sollte die Partnerin ebenfalls Trägerin einer Mutation sein, wäre für die Kinder ein Risiko von 25 % anzunehmen, von einer Mukoviszidose betroffen zu sein. Die Berechnung der Heterozygotenfrequenz für Mukoviszidose ergibt aufgrund der Inzidenz der Erkrankung von 1:2500 Neugeborenen in der mittel- und osteuropäischen Population 4 %. Etwa jeder 25. ist somit heterozygoter Träger einer Mutation im CFTR-Gen.

Bei Verdacht auf eine CBAVD sollte bei infertilen Männern eine Mutationssuche im CFTR-Gen durchgeführt werden. Wenn eine Mutation gefunden wird, ist die Untersuchung der Partnerin indiziert.

20.3.6 Hypogonadotroper Hypogonadismus

Während beim *Hyper*gonadotropen Hypogonadismus die Diagnose des Klinefelter-Syndroms im Vordergrund steht, spielt beim isolierten *hypo*gonadotropen Hypogonadismus (IHH) diese Frage keine Rolle. Für den IHH kommen Mutationen in einer Reihe von Genen als mögliche Ursache in Betracht. Es sind dabei unterschiedliche Erbgänge möglich.

Am häufigsten werden Veränderungen im KAL1-Gen auf dem X-Chromosom gefunden, die zum klinischen Bild des Kallmann-Syndroms führen. Dies können Deletionen oder Punktmutationen sein.

Auffällig sind typischerweise niedrige Serumspiegel von LH, FSH, Testosteron und Estradiol. Wenn die auffälligen Hormonwerte mit einer Störung des Geruchsinns einhergehen, ist die Diagnose eines Kallmann-Syndroms wahrscheinlich. Seltener sind für die Kombination der hormonellen Störung und Anosmie eine Mutation im FGF8-Gen verantwortlich (Behre et al., 2011).

Die Vererbung des Kallmann-Syndroms folgt aufgrund der Gen-Lokalisation auf dem X-Chromosom dem geschlechtsgebundenen Erbgang. Die Töchter eines Betroffenen sind damit zumindest Trägerinnen, können aber auch klinisch betroffen sein. Die Söhne eines betroffenen Vaters erben das Kallmann-Syndrom von ihm nicht.

Ein erhöhtes Risiko für eine schwerwiegende angeborene Erkrankung der Kinder eines Betroffenen ist in der Regel nicht zu erwarten.

Tab. 20.2 Gene, deren Mutationen mit IHH oder Kallmann-Syndrom assoziiert sind (Behre et al., 2011)

Gen	Akronym	Erbgang	Häufigkeit
Gonadotropin-releasing hormone receptor	GNRHR	AR	10 %
Fibroblast growth factor receptor1	FGFR1	AD	5–10 %
Kallmann syndrome 1	KAL1	XR	5–10 %
Prokineticin receptor 2	PROKR2	AD, AR	5 %
Prokineticin 2	PROK2	AD, AR	2 %
G-protein-coupled receptor 54	GPR54(KISS1R)	AR	2 %
Nasal embryonic LHRH factor	NELF	AD	1,5 %
Fibroblast growth factor 8	FGF8	AD, AR	1,3 %
Chromodomain helicase DNA binding protein 7	CHD7	AD	3,5 %
Tachykinin 3	TAC3	AR	<5 %
Tachykinin receptor 3	TACR3	AR	<5 %
Gonadotropin releasing hormone 1	GNRH1	AR	<1 %
WD repeat-containing protein 11	WDR11	AD	?
Leptin, Leptin receptor	LEP, LEPR	AR	<2 %

Somit würde sich bei der Diagnose eines Kallmann-Syndroms keine zwingende medizinische Indikation für eine pränatale Diagnostik oder eine PID ergeben.

Der Nachweis von Mutationen in anderen Genen als Ursache einer IHH kann jedoch für das Risiko assoziierter Fehlbildungen der Kinder bedeutsam sein. Eine genetische Diagnostik ist aus diesem Grund bei einer IHH sinnvoll. Tab. 20.2 gibt Beispiele von Genen wieder, deren Mutationen mit IHH oder Kallmann-Syndrom assoziiert sind.

20.4 Genetische Ursachen für Fertilitätsstörungen der Frau

Ovarielle Dysfunktionen finden sich bei etwa 40 % der Frauen mit Fertilitätsstörung. Eine ovarielle Dysfunktion ist mit zunehmendem Alter der Frau physiologischerweise zu erwarten. Dagegen können aber bei vorzeitigem Versagen der ovariellen Funktion mit Amenorrhoe vor dem 40. Lebensjahr (POI – prämature Ovarialinsuffizienz oder POF – Premature ovarian failure) genetische Ursachen gefunden werden, die ein erhöhtes Risiko für angeborene Erkrankungen der Kinder bedeuten.

20.4.1 Chromosomenanomalien

In etwa 11 % liegt eine Chromosomenaberration vor, die meist das X-Chromosom betrifft (Ledig & Wieacker, 2011). Ein klassisches **Turner-Syndrom** mit dem

Chromosomensatz 45,X ist aufgrund klinischer Auffälligkeiten meist bereits in der Kindheit oder Pubertät diagnostiziert worden. Bei Mosaikbefunden mit einer Zelllinie 45,X und unauffälligen Zellen oder strukturellen Veränderungen des X-Chromosoms, die eine Menarche möglich machen, wird die Diagnose jedoch häufig erst im Erwachsenenalter gestellt.

Lange Zeit wurde angenommen, dass eine **Triplo-X**-Konstellation mit 47,XXX-Karyotyp eine POI verursacht. Diese Annahme konnte bisher jedoch noch immer nicht bestätigt werden. Mädchen und Frauen mit Triplo-X-Karyotyp durchlaufen in der Regel eine unauffällige Geschlechtsentwicklung und sind fertil. Es finden sich allerdings bei etwa 3 % der Frauen mit POI ein Triplo-X-Chromosomensatz (Inzidenz in der Allgemeinbevölkerung 1:1000 Frauen). Möglicherweise spielen aber auch andere Faktoren, wie Autoimmunerkrankungen, eine Rolle bei den Frauen mit Triplo-X und Entwicklung einer POI (Goswami et al., 2003).

Die Leitlinienempfehlung lautet: „Bei Frauen mit hypergonadotropem Hypogonadismus soll nach Ausschluss anderer Ursachen eine Chromosomenanalyse durchgeführt werden“ (Deutsche Gesellschaft für Gynäkologie und Geburtshilfe (DGGG) et al., 2018).

20.4.2 Fragile-X-Mental-Retardation-1-Protein-Gen (FMR1-Gen)

Wie auch bei den Männern finden sich bei den Frauen mit Fertilitätsstörungen monogene Ursachen. Es sind u. a. X-chromosomale Gene bekannt, deren Verlust oder Mutationen eine Infertilität im weiblichen Geschlecht bewirken können. Eine bedeutende Rolle spielt hier eine **Mutation bzw. Prämutation des FMR1-Gens**.

Im FMR1-Gen findet sich ein CGG-Triplett-Repeat, das normalerweise aus sechs bis 44 Wiederholungen besteht. Es sind Verlängerungen dieser Triplett-Repeats möglich, die ab einer Anzahl von mehr als 200 bei männlichen Trägern zum Vollbild des fragilen-X-Syndroms führen.

Das fragile X-Syndrom stellt eine der häufigsten Ursachen monogen vererbter kognitiver Behinderung dar. Bei Männern beträgt die Prävalenz 1:1200 und bei Frauen 1:2500. Weibliche Betroffene weisen eine unterschiedlich starke kognitive Beeinträchtigung auf. Vollmutationen können jedoch auch bei Frauen mit völlig unauffälliger geistiger Entwicklung nachgewiesen werden.

Bevor eine Vollmutation zu einer klinisch manifesten Beeinträchtigung der geistigen Entwicklung führt, liegen in den vorausgehenden Generationen häufig Prämutationen vor, die aus 59–200 Triplett-Repeats bestehen. Die Prämutationen bleiben zunächst unbemerkt, können aber bei den Trägern im Alter zu Ataxie führen und bei weiblichen Trägerinnen zu einer POI.

Anhand von Stammbaumerhebungen betroffener Familien können u. U. Hinweise auf eine FMR1-Mutation gewonnen werden, wie Abb. 20.8 zeigt.

Die Leitlinienempfehlung lautet: „Bei primärer oder prämaturer Ovarialinsuffizienz soll nach Ausschluss anderer Ursachen eine genetische

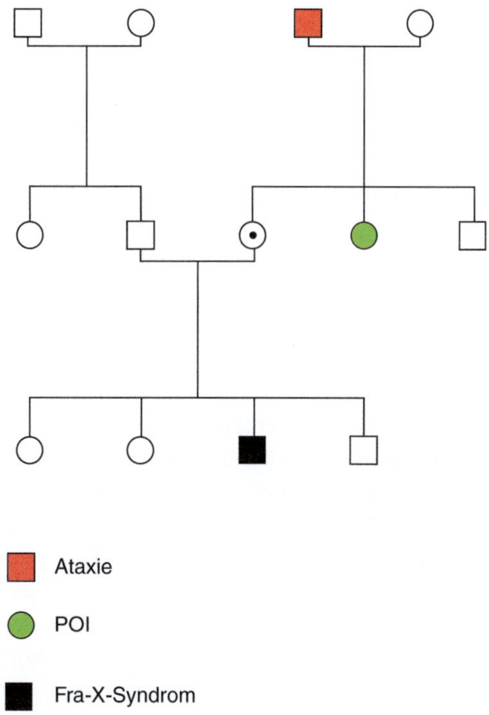

Abb. 20.8 Stammbaum Fragiles-X-Syndrom

Analyse der CGG-Wiederholungen im FMR1-Gen durchgeführt werden“ (Deutsche Gesellschaft für Gynäkologie und Geburtshilfe (DGGG) et al., 2018).

20.4.3 Adrenogenitales Syndrom (AGS)

Hormonelle Störungen, die eine Hyperandrogenämie der Frau bewirken, können durch ein **Late-onset-AGS** bedingt sein.

Bei einer Hyperandrogenämie ist zunächst eine umfassende Abklärung der hormonellen Konstellation notwendig. Sollten die Befunde den Verdacht auf einen 21-Hydroxylase-Mangel ergeben, ist eine molekulargenetische Untersuchung auf Mutationen im CYP21A2-Gen sinnvoll. Bei unauffälligem genetischen Ergebnis ist u. U. eine weiterführende Untersuchung von Genen, die ihre Aufgabe in der Steroidsynthese haben, in Erwägung zu ziehen.

Sollte jedoch eine Mutation im CYP21A2-Gen nachgewiesen werden, ist die Untersuchung des Partners wichtig, um das Risiko für ein klassisches AGS der Kinder abzuklären. Das klassische AGS stellt eine genetische Erkrankung dar, die mit genitalen Fehlbildungen der weiblichen Kinder und ggf. einem Salzverlust der betroffenen Kinder beiderlei Geschlechts einhergeht. Eine pränatale Dexamethason-Therapie zur Prophylaxe kann eine Vermännlichung weiblicher Feten verhindern. Diese wurde viele Jahre immer wieder empfohlen. Zurzeit wird diese Prophylaxe wieder kontrovers diskutiert, da es sich noch immer um ein Off-label-use von Dexamethason handelt und wissenschaftliche Untersuchungen über mögliche Auswirkungen auf die kognitive Entwicklung der Kinder bisher nicht wirklich vorliegen. Die Wahrscheinlichkeit, dass ein betroffenes Mädchen mit dem Vollbild der Vermännlichung durch AGS geboren wird, beträgt bei einem Elternpaar aus zwei Mutationsträgern 12,5 %. Das heißt, dass 87,5 % der Feten unnötig einer Dexamethason-Therapie ausgesetzt werden. Eine Nutzen-Risiko-Abwägung muss daher immer vorgenommen werden (Aurenque & Wiesing, 2012). Eine möglichst frühe Pränataldiagnostik ist anzustreben, um eine Beendigung der Prophylaxe bald zu ermöglichen, sofern diese nicht nötig ist.

Die Leitlinienempfehlung lautet:„ Bei Verdacht auf ein adrenogenitales Syndrom soll eine genetische Diagnostik durchgeführt werden“ (Deutsche Gesellschaft für Gynäkologie und Geburtshilfe (DGGG) et al., 2018).

20.4.4 Habituelle Aborte

Drei oder mehr aufeinanderfolgende spontane Fehlgeburten werden nach der gynäkologischen Definition als habituelle Aborte bezeichnet. Was mögliche **genetische Ursachen** betrifft, spielt es allerdings keine Rolle, wenn zwischen den Aborten eine Schwangerschaft erfolgreich ausgetragen wurde.

Schon lange ist bekannt, dass etwas mehr als die Hälfte der Aborte im ersten Trimenon durch Chromosomenaberrationen bedingt sind (Eiben et al., 1990). Meist handelt es sich bei den Chromosomenanomalien um autosomale Trisomien wie in Tab. 20.3 aufgeführt. Nach einer Abrasio

Tab. 20.3 Häufigkeit von Aberrationen in Aborten im 1. Trimenon (Eiben et al., 1990)

Karyotyp	Häufigkeit
46,XX oder 46,XY	49,4 %
45,X	5,3 %
Autosomale Trisomien	31,5 %
Polyploidie	10,9 %
Andere	2,9 %

ist eine Chromosomenanalyse am Abortmaterial zur Abklärung sinnvoll. Der Nachweis einer numerischen Chromosomenanomalie führt dann sehr häufig zu einer Entlastung des Paares.

Nach zwei oder drei Aborten ist die Rate an strukturellen Chromosomenaberrationen bei einem der Eltern gegenüber der in der allgemeinen Bevölkerung um mehr als zehnfach erhöht (3–5 % versus 0,2 %). Noch höher ist die Wahrscheinlichkeit für eine Strukturanomalie, wenn Aborte in der Familienanamnese zu finden sind. Da eine balancierte Translokation eines Elternteils außer zu einem erhöhten Abortrisiko auch zu einem erhöhten Risiko für schwer beeinträchtigte Kinder aufgrund einer unbalancierten Chromosomentranslokation führt, ist eine Chromosomenanalyse beider Partner im Falle habitueller Aborte dringend indiziert.

20.4.5 Thrombophilieabklärung

Späte Aborte nach dem ersten Trimenon oder der Nachweis von Mikrothromben in den Plazentagefäßen können mit genetisch bedingten Gerinnungsstörungen (z. B. Faktor-V-Leiden-Mutation) assoziiert sein. Eine Thrombophilieabklärung ist daraufhin sinnvoll. Bei wiederholten „missed abortions“ ist eher eine primäre Fruchtschädigung aus anderen Gründen wahrscheinlich. Eine histopathologische Untersuchung des Abortmaterials im Hinblick auf Plazentareifungsstörungen ist anzustreben.

20.5 Zusammenfassung

Eine genetische Abklärung von Fertilitätsstörungen ist insofern sinnvoll, da einige Ursachen eine Erhöhung des Risikos für angeborene Erkrankungen der Kinder bedeuten können. Dies zu übersehen würde weitreichende Konsequenzen haben. Die Hinzuziehung einer genetischen Beratungsstelle ist somit vor geplanter assistierter Reproduktion zu empfehlen. Bevor die Patienten sich entscheiden, ob sie umfassende genetische Untersuchungen durchführen lassen, sollte der Berater über mögliche Konsequenzen aufgeklärt haben.

Literatur

Ashley, T., Russell, L. B., & Cacheiro, N. L. A. (1983). Synaptonemal complex analysis of X-7 translocation in male mice: R2 andR6 quadrivalents. *Chromosoma, 88*, 171–177.

Aurenque, D., & Wiesing, U. (2012). Adrenogenitales Syndrom: Ethisches Dilemma einer Therapie. *Deutsches Ärzteblatt, 109*(48), A-2411/B-1966/C-1923.

Behre, H. M., Tüttelmann, F., Ledig, S., & Wieacker, P. (2011). Hypogonadotroper Hypogonadismus aufgrund eines IHH oder Kallmann-Syndroms beim Mann. *medgen, 23*, 254–258.

Claustres, M., Guittard, C., Bozon, D., et al. (2000). Spectrum of CFTR mutations in cystic fibrosis and in congenital absence of the vas deferens in France. *Human Mutation, 16*, 143–156.

Deutsche Gesellschaft für Gynäkologie und Geburtshilfe (DGGG), Österreichische Gesellschaft für Gynäkologie und Geburtshilfe (OEGGG), Schweizerische Gesellschaft für Gynäkologie und Geburtshilfe (SGGG). (2018). Diagnostik und Therapie vor einer assistierten reproduktionsmedizinischen Behandlung, Leitlinienprogramm der DGGG, OEGGG, SGGG.

Dul, E. C., et al. (2010). Who should be screened for chromosomal abnormalities before ICSI treatment? *Human Reproduction, 25*(Suppl 11), 2673–2677.

Eiben, B., et al. (1990). Cytogenetic analysis of 750 spontaneous abortions with direct-preparation method of chorionic villi and its implication for studying genetic causes of pregnancy wastage. *American Journal of Human Genetics, 47*, 656–663.

Fullerton, G., Hamilton, M., & Maheshwari, A. (2010). Should non-mosaic Klinefelter syndrome men be labeled as infertile in 2009ß. *Human Reproduction, 25*, 588–597.

Gekas, J., et al. (2001). Chromosomal factors of infertility in candidate couples for ICSI: An equal risk of constitutional aberrations in women and men. *Human Reproduction, 16*(1), 82–90.

Goswami, R., Goswami, D., Kabra, M., et al. (2003). Prevalence of the triple X syndrome in phenotypically normal women with premature ovarian failure and its association with autoimmune thyroid disorders. *Fertility and Sterility, 80*, 1052–1054.

Lanfranco, F., Kamischke, A., Zitzmann, M., & Nieschlag, E. (2004). Klinefelter's syndrome. *Lancet, 364*, 273–283.

Ledig, S., & Wieacker, P. (2011). Genetische Ursachen der prämaturen Ovarialinsuffizienz und Ovardysgenesie. *Medgen, 23*, 237–243.

Ludwig, M., & Ludwig, A. K. (2011). Genetische Risiken der assistierten Reproduktion. *medgen, 23*, 275–280.

Ron-El, R., Strassburger, D., Gelman-Kohan, S., et al. (2000). A 47,XXY fetus conceived after ICSI of spermatozoa from a patient with non-mosaic Klinefelter's syndrome: Case report. *Human Reproduction, 15*(8), 1804–1806.

Stouffs, K., et al. (2017). Are AZFb deletions always incompatible with sperm production? *Andrology, 5*(4), 691–694.

Tüttelmann, F. (2011). Genetische Aspekte bei Spermatogenesestörungen. *medgen, 23*, 259–266.

Tüttelmann, F., Werny, F., Cooper, T. G., et al. (2011). Clinical experience with azoospermia: Aetiology and chances for spermatozoa detection upon biopsy. *International Journal of Andrology, 34*(4pt1), 291–298.

Tüttelmann, F., Ruckert, C., & Röpke, A. (2018). Disorders of spermatogenesis. Perspectives for novel genetic diagnostics after 20 years of unchanged routine. *medgen, 30*, 12–20.

Van Asche, E., Bonduelle, M., Tournaye, H., et al. (1996). Cytogenetics of infertile men. *Human Reproduction, 11*(Suppl 4), 1–25.

Vincent, M. C., Daudin, M., De, M. P., et al. (2002). Cytogenetic investigations of infertile men with low sperm counts: A 25-year experience. *Journal of Andrology, 23*, 18–22. discussion 44–45.

Strategien zur Vermeidung von Mehrlingen

21

Kazem Nouri

Inhaltsverzeichnis

Von einer Mehrlingsschwangerschaft spricht man, wenn im Uterus zwei oder mehr Feten zeitgleich heranreifen. Die häufigste Form ist die Zwillingsschwangerschaft, sie kommt bei einer von 86 Schwangerschaften vor (1,2 %). Wenn mehr als zwei Feten vorliegen, spricht man von höhergradigen Mehrlingsschwangerschaften. Je höher die Anzahl der Feten, desto seltener ihr Vorkommen (Drillinge: 0,01 %, Vierlinge: 0,0002 %, Fünflinge: 0,000002 %).

So selten sie auf natürliche Art und Weise vorkommen, ist ihre Inzidenz in den letzten Jahrzehnten aufgrund des Einsatzes der verschieden medizinischen Therapieformen zur Behandlung der Infertilität und Sterilität angestiegen.

Dabei soll das Ziel jeder ART-Behandlung (assistierte Reproduktionstechnik) wie IVF/ICSI-Therapie oder einer Non-ART-Behandlung wie Ovulationsinduktion, ovarielle Stimulation (OS) mit oder ohne intrauterine Insemination (IUI) die Geburt eines einzigen gesunden Kindes sein.

Dieses Ziel ist allerdings erst seit einigen Jahren einheitlich von allen betroffenen Stakeholdern anerkannt und akzeptiert worden. In der Anfangszeit der ART-Ära war der positive Schwangerschaftstest das Hauptziel. Dementsprechend hat es keine Limitation der Anzahl der zu transferierenden Embryonen gegeben. Bei den Non-ART-Methoden wäre die Begrenzung der Zyklen nicht infrage gekommen. Dies führte unweigerlich zu einer Erhöhung der Mehrlingsschwangerschaftsrate. Zu einem Umdenken ist es erst nach den katastrophalen Verläufen und Resultaten der Mehrlingsschwangerschaften in den 80er- und 90er-Jahren gekommen.

Mehrlingsschwangerschaften sind sowohl für die werdenden Müttern als auch für ihre Feten gefährlich. Im Vergleich zu Einlingsschwangerschaften sind Mehrlingsschwangerschaften mit einem etwa fünffach höheren Totgeburtsrisiko und einem siebenfach erhöhten Risiko für neonatale Mortalität verbunden. Diese negativen Ergebnisse sind in erster Linie auf die

K. Nouri (✉)
TFP Kinderwunsch Wien GmbH, Wien, Deutschland
e-mail: Kazem.Nouri@tfp-fertility.com

© Der/die Autor(en), exklusiv lizenziert an Springer-Verlag GmbH, DE, ein Teil von Springer Nature 2023

M. Amrani, R. Seufert (Hrsg.), *Gynäkologische Endokrinologie und Kinderwunschtherapie*,
https://doi.org/10.1007/978-3-662-65371-5_21

Frühgeburtlichkeit und die damit verbundenen Komplikationen zurückzuführen (ESHRE Capri Workshop Group, 2000).

Die Risiken der perinatalen Morbidität und Mortalität steigen mit dem Vorhandensein jedes zusätzlichen Fetus. Zum Beispiel beträgt das Risiko eines spontanen Verlustes der Schwangerschaft bis zu 25 % bei Vierlingen, 15 % bei Drillingen und 8 % bei Zwillingen (Evans & Britt, 2010).

Mehrlingsschwangerschaften höherer Ordnung sind mit einem höheren Risiko verbunden als Zwillingsschwangerschaften. Säuglinge, die nach einer Mehrlingsschwangerschaft geboren werden, sind stärker gefährdet eine Zerebralparese, Lernbehinderungen, eine langsamere Sprachentwicklung, Verhaltensschwierigkeiten, chronische Lungenerkrankungen oder Entwicklungsverzögerungen zu entwickeln (Scher et al., 2002).

Das relative Risiko einer Zerebralparese beispielsweise beträgt bei Zwillingen und Drillingen im Vergleich zu Einlingsschwangerschaften 4,9 und 12,7 (Pharoah, 2006). Zu den Risiken, die die Mutter betreffen, gehören bei Mehrlingsschwangerschaften Hypertonie, Präeklampsie, Gestationsdiabetes und postpartale Blutung (Luke, 2007).

Um auf die Strategien zur Vermeidung von Mehrlingen, die vermehrt durch den Einsatz der Reproduktionsmedizin entstehen, eingehen zu können, müssen wir uns vorher damit auseinandersetzen, warum diese Verfahren zu einer Erhöhung der Mehrlingsschwangerschaften führen. Dazu müssen wir uns die geschichtlichen Entwicklungen der letzten 42 Jahre vor Augen führen.

21.1 Geschichtliche Hintergründe

Das Jahr 1978 war sehr bedeutsam für die Medizingeschichte. In diesem Jahr wurde das erste IVF-Baby der Welt, Louise Brown, geboren. Zum allerersten Mal in der Geschichte der Menschheit war es möglich, die Eizelle aus dem Eierstock einer Frau zu entnehmen und sie außerhalb ihrer Gebärmutter zu befruchten. Der daraus entstandene Embryo wurde dann in die Gebärmutter der Patientin transferiert. Neun Monate später war die Sensation geglückt und das erste Retortenbaby ist am 25. 6. 1978 per Kaiserschnitt, im Oldham General Hospital in England auf die Welt gekommen (Steptoe & Edwards, 1978).

Patrice Christopher Steptoe, ein britischer Frauenarzt, war der Arzt, der für den medizinischen Teil dieses Wunders verantwortlich war. Sir Robert Edwards, der 2011 für seine Pionierarbeit mit dem Nobelpreis für Medizin ausgezeichnet wurde, war der für den embryologischen Teil verantwortliche Biologe.

Wissenschaftler und Ärzte aller Welt waren interessiert, sodass sich 1985 eine neue Disziplin in der Medizin etablierte: ART, assistierte Reproduktionstechnologie. Zur ART gehören nach der Definition des Center for Disease Control (CDC) alle Behandlungen der Infertilität und Sterilität, bei denen Eizellen oder Embryonen manipuliert werden. Verfahren, in denen nur Spermien manipuliert werden, wie z. B. intrauterine Inseminationen (IUI) oder eine ovarielle Stimulation, ohne Plan zur Eizellenentnahme fallen nicht unter diese Definition (Jain et al., 2022).

Innerhalb von kürzester Zeit haben sich neue berufliche Untergruppen gebildet und die Wichtigkeit der laboratorischen Arbeit verschiedener Embryologen wurde eindeutiger. Nichtsdestoweniger waren die anfänglichen Resultate, die Schwangerschaftsraten nach Embryotransfer, alles andere als ermunternd.

Das war auf mehrere Faktoren zurückzuführen. Zu Beginn der assistierten Reproduktionstechnologie um 1980 war der natürliche Zyklus das Standardprotokoll. Durch Ultraschalluntersuchungen wurde die Entwicklung des dominanten Follikels beobachtet. Es wurden tägliche Messungen von LH im Plasma oder Urin durchgeführt. Dadurch wollte man den präovulatorischen LH-Anstieg rechtzeitig erkennen, sodass man die Punktion und Eizellengewinnung zum optimalen Zeitpunkt laparoskopisch durchführen könnte. Dass das nicht immer gelang, lag auf der Hand. Die Erfolgsrate, also die Gewinnung einer einzigen Eizelle, betrug damals nur 60 % im Verhältnis zu laparoskopischen Eingriffen. Man muss sich auch der Tatsache bewusst sein, dass damals die Eizellengewinnung ausschließlich durch Laparoskopie erfolgte. Dies war ein aufwendiges Verfahren, eine richtige Operation mit allgemeiner Narkose

Die Problematik der Mehrlingsschwangerschaften durch IVF-Therapie existierte praktisch in der Anfangszeit der ART nicht. Man hat kaum einen einzigen Embryo erreicht.

Die Einführung der ovariellen Stimulation durch Clomifen und humanes Menopausengonadotropin sowie die Verhinderung des vorzeitigen Eisprungs durch GnRH-Agonisten und deren Einsatz in der IVF-Therapie, änderte diese Situation rapid. Durch die neu entstanden Protokolle kam es zu einer deutlichen Zunahme der gewonnenen Eizellen.

Da jedoch die Schwangerschaftsrate weiterhin niedrig blieb, mussten die damaligen Reproduktionsmediziner alle Embryonen, die sie fertilisiert haben, transferieren, um die Chancen auf einen Erfolg zu erhöhen. Außerdem waren die Einfrierungsverfahren bei Weitem nicht so fortgeschritten wie heute, sodass keine Kryokonservierung der Embryonen stattfinden konnte.

Dies führte verständlicherweise zu einem dramatischen Anstieg an Mehrlingsschwangerschaften, insbesondere bei jüngeren Frauen (Frydman et al., 2018).

In diesem Zusammenhang ist es interessant zu erwähnen, dass die ersten Eizellspendeverfahren in dieser Zeit genau aus diesem Grund entstanden sind. Die nun im Überschuss gewonnenen Eizellen wurden mit dem Samen des Partners der Spenderin, die selbst eine Patientin mit Kinderwunsch war, befruchtet und die daraus resultierenden Embryonen wurden in ihre Gebärmutter transferiert. Einige der übriggebliebenen Eizellen wurden jedoch mit dem Samen des Partners einer Empfängerin befruchtet und dementsprechend in deren Uterus transferiert (Trounson et al., 1983).

Wenn wir von den Strategien zur Vermeidung der Mehrlingsschwangerschaften sprechen, dann kann man davon ausgehen, dass in der Ära der fehlenden bzw. nicht erfolgreichen Kryokonservierung der Embryonen tatsächlich die Spende der übriggebliebenen Eizellen an eine Patientin mit POI (prämaturer Ovarialinsuffizienz) die erste Möglichkeit der Vermeidung der Mehrlingsschwangerschaften darstellt. Dies führte nämlich dazu, dass die Spenderin statt fünf oder sechs Embryonen, was damals der Norm entsprach, nur mehr drei bis vier Embryonen bekommen hat. Was damals die Motivation der Spenderinnen, selbst Kinderwunschpatientinnen, war, ist unklar und sicherlich individuell und von Fall zu Fall unterschiedlich.

Wie oben erwähnt, hat ein weiterer Faktor indirekt zur Zunahme der Mehrlingsschwangerschaften beigetragen, nämlich die Verwendung von Clomifen und humanem Menopausengonadotropin für Ovulationsinduktion mit oder ohne intrauterine Insemination. Der biologische Mechanismus dieser Medikamente beruht entweder auf der direkten Gabe der exogenen Gonadotropine oder auf der Erhöhung der endogenen Gonadotropine durch Blockierung des Estrogenrezeptors (Antiestrogene wie Clomifen) oder durch Hemmung der Umwandlung von Androgenen in Estrogen (Aromataseinhibitoren) und damit die Senkung der Estrogenkonzentration (Macklon et al., 2006)

In den Vereinigten Staaten, wurden im Jahr 1982, also 15 Jahre nachdem Clomifen und sieben Jahre nachdem humanes Menopausengonadotropin zum Verkauf zugelassen wurden, 409 mehr Kinder in Drillingsschwangerschaften und Schwangerschaften höherer Ordnung geboren, als es von der natürlichen Konzeption zu erwarten wäre (Dickey, 2009).

Diese Zahlen stiegen weiter bis zum Jahr 2003. Die erhobenen Daten des International Committee for Monitoring Assisted Reproductive Technology zeigten, dass unter 202.653 IUI-Zyklen mit den Spermien des Partners, die 2011 von 37 Ländern zur Verfügung gestellt wurden, es zu einer Mehrlingsschwangerschaftsrate von 10,6 % gekommen ist, und zwar je nach Land zwischen 0–30 % (Adamson et al., 2018)

Dazu beigetragen hat eine spezielle Art der ovariellen Stimulation die man als Controlled Ovarien Hyperstimulation (COH) bezeichnet hat. Im Gegensatz zu Ovarien Stimulation (OS) und Controlled Ovarien Stimulation (COS), die mit Verwendung von geringen Dosen von Gonadotropinen zum Ziel hatten eine monofollikuläre

Entwicklung zu induzieren, aber unbeabsichtigt zu einer multifollikulären Entwicklung führen können, setzt die COH in einer hohen Dosierung von Gonadotropinen vom Anfang der Stimulation an, damit so viele Follikeln wie möglich rekrutiert werden können.

Als humanes Menopausengonadotropin 1975 in der USA zum Verkauf zugelassen wurde, sahen die Anweisungen der Hersteller vor, dass die Stimulation mit 75 IE humanes Menopausengonadotropin (75 IE FSH þ 75 IE LH) begonnen werden sollte und dass die niedrigste Dosis, die zur Entwicklung eines einzelnen Follikels führte, für mindestens drei Zyklen fortgesetzt werden musste, bevor die Dosis erhöht wurde (Serono Laboratories, 1969).

Sher et al. haben im Jahr 1984 ihre Arbeit mit der Verwendung einer Anfangsdosis von 150 IE humanes Menopausengonadotropin zur multifollikulären Stimulation im Sinne von COH mit anschließender IUI publiziert (Sher et al., 1984).

1987 hat die Gruppe um Dodson sogar eine Initialdosis von 225 humanes Menopausengonadotropin vor der Durchführung einer IUI vorgeschlagen. Die Zahlen der Mehrlingsschwangerschaften sprachen für sich; Fünf (24 %) der 21 Schwangerschaften waren Zwillinge, und eine (4,8 %) war eine Drillingsschwangerschaft (Dodson et al., 1987).

Eine Metaanalyse von 14 Studien mit 11.599 IUI-Zyklen, zeigte, dass im Vergleich zu monofollikulären IUI-Zyklen zwei-, drei- und vierfachfollikuläre IUI-Zyklen die Mehrlingsschwangerschaftsraten um 6 %, 14 % bzw. 10 % erhöhten, während gleichzeitig die PR (Pregnancy Rate) um 5 %, 8 % bzw. 8 % Punkte anstieg (Van Rumste et al., 2008)

Durch die Tatsache, dass die Mehrheit der damaligen Ärzte, die sich mit Reproduktionsmedizin beschäftigt haben, keine Geburtshelfer waren, war diese Problematik zuerst nicht ersichtlich. Es hat sich zwar die Anzahl der Spezialisten auf dem Gebiet der Reproduktionsmedizin gesteigert (in den USA von 238 im Jahr 1984 auf 949 im Jahr 2004), allerdings war die neue Generation Reproduktionsmediziner vermehrt in privaten Zentren beschäftigt, die nicht direkt mit dem Krankenhaus in Berührung kamen (ABOG, 2005).

In der Tat waren es die Pädiater, die auf die Zunahme der Mehrlingsschwangerschaften hingewiesen haben. Auffällig war für sie nicht nur die Zunahme der Mehrlingsschwangerschaften, sondern vor allem die damit verbundenen schweren Frühgeburten mit ihren katastrophalen Begleitkomplikationen wie zum Beispiel geistige Behinderungen (Frydman et al., 2018).

Die Neonatologie musste damals durch Publikationen und Kongresse mehrmals energisch darauf hinweisen, dass Mehrlingsschwangerschaften die mütterliche und perinatale Mortalität erhöhen.

Spontane Mehrlingsschwangerschaften stellten auch bereits vor Beginn der ART-Ära ein erhöhtes medizinisches Risiko sowohl für werdende Mütter als auch für ihre Feten dar. Jedoch führte ART, im Speziellen in den 1980er- und bis Ende der 2010er-Jahren zu einem dramatischen Anstieg von deren Inzidenz. Ein Beispiel dafür ist der Anstieg der Zwillingsgeburtenrate in den USA zwischen 1980 und 2009 um 76 %, nämlich von 18,9 auf 33,3 pro 1000 Lebendgeburten (Martin et al., 2012).

In einem vergleichbaren Zeitraum (von 1980–1997) stiegen die Drillings- und andere Mehrlingsgeburten höherer Ordnung in den Vereinigten Staaten von 1337 auf 6737 Geburten, was einem Anstieg von 404 % entspricht (Martin et al., 1999).

Wie oben bereits erwähnt, muss dazu gesagt werden, dass der dramatische Anstieg in der Inzidenz der Mehrlingsschwangerschaften in dieser Zeit sowohl auf die IVF/ICSI als auch auf unkontrollierte ovarielle Stimulation mit Clomifen zurückgeführt werden kann (Dickey, 2009). Im Jahr 2004 wurde geschätzt, dass der Einsatz der beschriebenen Non-ART-Methoden mit oder ohne IUI für 28.912 Zwillings- und 3035 Drillingsgeburten verantwortlich war und von diesen waren 371 vierfache und höhere Mehrlingsschwangerschaften (Dickey, 2007).

Die schnelle Reaktion auf ein hausgemachtes Problem ist allerdings nicht seitens Reproduktionsmedizin gekommen, sondern aus der pränatalen Fachdisziplin, nämlich die Reduktion.

Die Reduktion ist definiert als ein Verfahren im ersten Trimester oder frühen zweiten Trimester zur Reduzierung der Gesamtzahl der Feten in einer Mehrlingsschwangerschaft (Berkoitz & Lnych, 1990).

Eine der ersten case series wurde von Tabsh et al. im Jahr 1990 publiziert. Er und seine Gruppe berichten über 40 Fälle von transabdominal sonografisch gesteuerter Reduktion von Mehrlingsschwangerschaften. Bei diesen Patientinnen, deren Mehrlingsschwangerschaften aus einer Infertilitätstherapie resultierten, wurde ca. in der zwölften Schwangerschaftswoche eine Reduktion durchgeführt. Bei 23 Frauen mit Drillingen, 13 mit Vierlingen und vier mit Fünflingen wurde die Schwangerschaft auf Zwillinge reduziert, mit Ausnahme von zwei (eine von fünf auf drei und eine von drei auf eins). Keiner der 40 verlor die Schwangerschaft nach dem Eingriff. Es gab einen Neugeborenentod durch Frühgeburtlichkeit, und ein Fetus starb aufgrund von Wachstumsretardierung. Zehn (36 %) entbanden nach der 37. SSW, 16 (57 %) zwischen der 33. und 36. SSW und zwei (7 %) vor der 33. SSW. Es traten keine mütterlichen Komplikationen in direktem Zusammenhang mit dem Eingriff auf (Tabesh, 1990).

Die Reduktion reduzierte zwar das Risiko medizinischer Komplikationen, es bleiben jedoch weiterhin hohe Risiken im Vergleich zu jenen Schwangerschaften, die als Zwillinge oder Einlinge begannen (Mheen et al., 2014). Neben dem relativ geringen Risiko der Reduktion verglichen mit dem Belassen einer Mehrlingsschwangerschaft sind weitere Argumente dazu gekommen, die schnell zu einem breiten Einsatz der Reduktionsverfahren geführt haben. Allen voran die medizinischen Kosten sowohl für die Eltern als auch für die Gesellschaft.

Die Kosten der medizinischen Therapie betragen in etwa für Zwillinge das Vierfache und für Drillinge das Zehnfache verglichen mit Einlingsschwangerschaften (Collins, 2007).

Vor allem haben sich die Eltern mit neuen Herausforderungen konfrontiert gesehen. Zu den weiteren wirtschaftlichen Herausforderungen gehörten der Bedarf an zusätzlicher Kinderbetreuung, höhere Haushalts- und Gesundheitsausgaben und die Möglichkeit, dass einer der Eltern nicht in die Arbeitswelt zurückkehren konnte (Strauss & Winkler, 2008).

Eltern von Mehrlingsschwangerschaften haben ein erhöhtes Risiko für Stressentwicklung und eine Beeinträchtigung der Lebensqualität (Ellison & Hotamisligil, 2005). Zusätzlich wurden auch höhere Raten von mütterlicher Depression und Kindesmissbrauch in Familien mit Mehrlingen, berichtet, insbesondere wenn eines oder mehrere der Kinder besondere Bedürfnisse haben (Bryan, 2003). Außerdem weisen diese Familien eine höhere Scheidungsrate auf (McKay, 2010).

Und dennoch, die Tatsache, dass die Entscheidung für ein Reduktionsverfahren ein sehr komplexes Vorgehen darstellt, bleibt bis zum heutigen Tag unbestritten.

In den Prozess der Entscheidung für eine werdende Mutter fließen ethische, juristische, medizinische und gesellschaftliche Überlegungen hinein. Von der Seite der behandelnden Spezialisten sollte Achtung für Patientenautonomie entgegengebracht werden und auch Toleranz gegenüber der Tatsache, dass es sich hier um das Recht einer Frau handelt, die eigene Ansichten vertritt und eigene Entscheidungen zu Maßnahmen im Zusammenhang mit ihrem Schwangerschaftsmanagement fällt. Diese müssen, basierend auf ihren persönlichen Werten und Überzeugungen, frei von jedem Zwang sein. Die Aufgabe der Spezialisten besteht weiterhin darin, die Paare aufrichtig und korrekt aufzuklären. Einerseits kann die Anwendung des Reduktionsverfahrens bei Mehrlingsschwangerschaften die Gesundheit der Patientin und die Gesundheit ihrer überlebenden Neugeborenen maximieren. Auf der anderen Seite verursacht dieses Verfahren den Verlust eines oder mehrerer Feten. Daher können die Wertvorstellungen des Paares dazu führen, dass sie sich für das eine oder das andere entscheiden. Die Anamnese und vorherige Erkrankungen der Patientin, die Anzahl der Feten, aber auch ihre besondere wirtschaftliche und soziale Situation, ihre eigenen Werte und die der Familie können diese Entscheidung beeinflussen (ACOG Committee opinion, 2017).

Wie alles andere in der Medizin gilt auch für die Reproduktionsmedizin folgender Satz: Vorbeugen ist besser als Therapie.

Zumindest seitens der IVF-/ICSI-Therapie ist bald eine Lösung zur Vorbeugung der Entstehung einer Mehrlingsschwangerschaft gekommen: Single embryo transfer (SET).

SET wurde jedoch erst durch die Fortschritte in der Embryologie ermöglicht. Es handelt sich um folgende Errungenschaften:

1. Embryoselektion
2. Fortschritte im Einfrierungsprozess der Embryonen
3. Blastozystenkultur

Eine Pionierarbeit, die sich mit der Selektion der Embryonen beschäftigt hat, leistete die Gruppe um Jan Gerris. Er beschrieb die morphologischen Eigenschaften von hochwertigen Embryonen. Ein Embryo sei als hochwertig zu bezeichnen, wenn er mehr als vier Blastomere am Tag 2 und mindestens sieben am Tag 3 nach der Befruchtung besitzt und weniger als 20 % Fragmentationen aufweist (Gerris et al., 1999). Laut seiner Studie haben die Embryonen, die diese Kriterien erfüllen, eine Implantationsrate von 42,3 %.

Zwei weitere wichtige Publikationen haben diese Daten bestätigt. Gerris konnte durch seine nächste Publikation eindrucksvoll zeigen, dass der elektive Single embryo transfer (eSET) am Tag 3 die Zwillingsrate halbieren kann, ohne dabei die Schwangerschaftsrate eines IVF-/ICSI-Programms zu reduzieren (Gerris et al., 2002). Zwei Jahre später hat die Gruppe um Martikainnen vorgeschlagen, dass bei allen Frauen unter 36 Jahren ein eSET erfolgen sollte, sofern ein hochwertiger Embryo verfügbar ist (Martikainen et al., 2004).

Im Weiteren haben die Fortschritte im Einfrierungsprozess die Frage, was man mit den übriggebliebenen Embryonen tut, geklärt und ihrerseits zum Trend des eSET beigetragen.

In den frühen 1980er-Jahren wurden die ersten Versuchen für das Einfrieren der menschlichen Embryonen unternommen. Slow freezing erfolgte in allen möglichen embryonalen Stadien, die Überlebensraten blieben viele Jahre lang jedoch unter 80 %. Durch die Vitrifikation kam es auch in diesem Bereich zu einer Wende. In den letzten zehn Jahren hat sich die Kryokonservierung von Eizellen und Embryonen mit der Einführung und Anwendung von Vitrifikation dramatisch verbessert. Die Überlebensraten betragen heutzutage fast 100 % (Cohen et al., 2018).

Die Weiterentwicklung der Medien hat dazu geführt, dass man im Stande war, die Embryonen bis zum Blastozystenstadium zu kultivieren und diese erst in jener Phase zu transferieren. Verglichen mit dem Transfer am Tag 3, hat der Embryotransfer am Tag 5 sehr viele Vorteile gezeigt. Dies sind unter andrem die Möglichkeiten einer besseren Selektion und einer besseren Synchronisation und Cross Talk zwischen Embryo und Endometrium. Auch in einem spontanen Zyklus erreichen die Embryonen erst in diesem Stadium den Uterus. Wissenschaftliche Publikationen weisen auf niedrigere subendometriale Kontraktionen am Tag 5 hin. Diese Faktoren führten zu einer erhöhten Implantationsrate und haben auch die Möglichkeit der Präimplantationsdiagnostik (PID) durch Trophektodermbiopsie ermöglicht (Gardner et al., 2018).

In der Anfangszeit wurde ein Transfer am Tag 5 wegen des zusätzlichen Verbleibs von zwei Tagen des Embryos in der Kultur und die eventuell damit verbundenen Veränderungen in der Epigenetik kritisch betrachtet. Diese Befürchtungen haben sich jedoch bis heute nicht bestätigt (Wale & Gardner, 2016).

Im Gegenteil, die Studien haben gezeigt, dass abnormale Prägungen entweder während der Eizellenreifung/Superovulation oder während des Teilungsstadiums entstehen. Weitere 48 Stunden in der Kultur haben keinen zusätzlich negativen Einfluss darauf (Gardner & Kelley, 2017).

Die Einführung des Transfers am Tag 5 war einer der wichtigsten Faktoren, die zur Etablierung des SET und dadurch zur Reduzierung der Mehrlingsschwangerschaften beigetragen haben.

Während in den letzten Jahren die Anzahl der höhergradigen Mehrlingsschwangerschaften durch die Empfehlungen zum SET von diversen internationalen Gesellschaften wie der American Society of Reproduktive Medicine (ASRM) und der European Society of human reproduction (ESHRE) abnahm, blieb der Anstieg der Anzahl der höhergradigen Mehrlingsschwangerschaften aufgrund von Non-ART (mit oder ohne IUI) weiterhin konstant (Dickey, 2009).

Während man die Mehrlingsschwangerschaften die aufgrund von IVF-/ICSI-Therapie zustande kommen, durch die Reduktion der Anzahl der zu transferierenden Embryonen reduzieren kann, gibt es keinen Konsensus über die erforderlichen Maßnahmen bei den Non-ART-Methoden (Gleicher et al., 2000).

Das American College of Obstetrics and Gynecology (ACOG) empfiehlt OI-Zyklen abzubrechen oder hCG zurückzuhalten, wenn es mehr als drei Follikel > 15 mm vorliegt (ACOG, 2002). Diese Grenze liegt bei dem Royal College of Obtetricians and Gynecologists (RCOG) bei < 16 mm (RCOG, 1998). Im Weiteren wird eine Aspiration von den zusätzlichen Follikeln in der Zeit vom LH-Anstieg oder vor Gabe von hCG empfohlen (Cohlen et al., 2018).

Zusammengefasst: Während das Verfahren der Reduktion die letzte Option für eine Therapie der Mehrlingsschwangerschaften darstellt, ist es die Aufgabe der Reproduktionsmedizin und Gynäkologie, vorbeugende Maßnahmen zu treffen damit ein Eingriff nicht notwendig wird. Dies ist seitens der ART-Methoden das Praktizieren der eSET und seitens der Non ART-Methoden die Vermeidung des multifollikulären Wachstums durch mildere Stimulation. Die obligatorische Überwachung der Follikelentwicklung durch Ultraschall und gegebenenfalls Cycle Cancelation, sollten dazu führen, dass sich drei oder mehr führende Follikel entwickeln.

Literatur

ACOG. (2002). Practice bulletin no. 34: Management of infertility caused by ovulatory dysfunction. *Obstetrics and Gynecology, 99*, 347–358.

ACOOG Committee opinion: Number 719-September 2017

Adamson, G. D., de Mouzon, J., Chambers, G. M., Zegers-Hochschild, F., Mansour, R., Ishihara, O., et al. (2018). International Committee for Monitoring Assisted Reproductive Technology: World report on assisted reproductive technology, 2011. *Fertility and Sterility, 110*, 1067–1080.

American Board of Obstetrics and Gynecology. (2005). Maintenance of certification. *ABOG Diplomate, 31*, 1–7.

Berkoitz, R. L., & Lnych, L. (1990). Selective reduction: an unfortunate misnomer. *Obstetrics and Gynecology, 75*(5), 873–874.

Bryan, E. (2003). The impact of multiple preterm births on the family. *BJOG, 110*(suppl 20), 24–28.

Cohen, Y., St-Onge-St-Hilaire, A., Tannus, S., Younes, G., Dahan, M. H., Buckett, W., & Son, W. Y. (2018). Decreased pregnancy and live birth rates after vitrification of in vitro matured oocytes. *Journal of Assisted Reproduction and Genetics, 35*(9), 1683–1689. https://doi.org/10.1007/s10815-018-1216-3. Epub 2018 Jun 4. PMID: 29869219; PMCID: PMC6133817.

Cohlen, B., Bijkerk, A., Van der Poel, S., & Ombelet, W. (2018). IUI: Review and systematic assessment of the evidence that supports global recommendations. *Human Reproduction Update, 24*, 300–319.

Collins, J. (2007). Cost efficiency of reducing multiple births. *Reproductive Biomedicine Online, 15*(Suppl 3), 35–39. https://doi.org/10.1016/s1472-6483(10)62249-3

Dickey, R. P. (2007). The relative contribution of assisted reproductive technologies and ovulation induction to multiple births in the United States 5 years after the Society for Assisted Reproductive Technology/American Society for Reproductive Medicine recommendation to limit the number of embryos transferred. *Fertility and Sterility, 88*, 1554–1561.

Dickey, R. P. (2009). Strategies to reduce multiple pregnancies due to ovulation stimulation. *Fertility and Sterility, 91*, 1.

Dodson, W. C., Whitesides, D. B., Hughes, C. L., Easley, H. A., & Haney, A. F. (1987). Superovulation with intrauterine insemination in the treatment of infertility: A possible alternative to gamete intrafallopian transfer and in vitro fertilization. *Fertility and Sterility, 48*, 441–445.

Ellison, M., & Hotamisligil, S. (2005). Psychosocial risks associated with multiple births resulting from assisted reproduction. *Fertility and Sterility, 83*(5), 1422–1428. https://doi.org/10.1016/j.fertnstert.2004.11.053

ESHRE Capri Workshop Multiple gestation pregnancy Group. (2000). *Human Reproduction, 15*, 1856–1864.

Evans, M. I., & Britt, D. W. (2010). Multifetal pregnancy reduction: Evolution of the ethical arguments. *Seminars in Reproductive Medicine, 28*, 295–302.

Frydman, et al. (2018). Toward single embryo transfer, forty years of IVF. *Fertility and Sterility, 110*(2), 185–324.

Gardner, D. K., & Kelley, R. L. (2017). Impact of the IVF laboratory environment on human preimplantation embryo phenotype. *Journal of Developmental Origins of Health and Disease, 8*, 418–435.

Gardner, et al. (2018). Development of in vitro fertilization culture media and the importance of blastocyst transfer/forty years of IVF. *Fertility and Sterility, 110*(2), 185.

Gerris, J., De Neubourg, D., Mangelschots, K., Van Royen, E., Van de Meerssche, M., & Valkenburg, M. (1999). Prevention of twin pregnancy after in-vitro fertilization or intracytoplasmic sperm injection based on strict embryo criteria: A prospective randomized clinical trial. *Human Reproduction, 14*, 2581–2587.

Gerris, J., De Neubourg, D., Mangelschots, K., Van Royen, E., Vercruyssen, M., Barudy-Vasquez, J., et al. (2002). Elective single day 3 embryo transfer halves the twinning rate without decrease in the ongoing pregnancy rate of an IVF/ICSI programme. *Human Reproduction, 17*, 2626–2631.

Gleicher, N., Oleske, D. M., Tur-Kaspa, I., Vidali, A., & Karande, V. (2000). Reducing the risk of high-order multiple pregnancy after ovarian stimulation with gonadotropins. *The New England journal of medicine, 343*(1), 2–7. https://doi.org/10.1056/NEJM200007063430101. PMID: 10882762.

Jain, M., & Singh, M. (2022). Assisted Reproductive Technology (ART) Techniques. *StatPearls* [Internet]. Treasure Island (FL): StatPearls Publishing; 2023 Jan. PMID: 35015434.

Luke, B. (2007). Brown morton contemporary risks of maternal morbidity and adverse outcomes with increasing maternal age and plurality. *Fertility and Sterility, 88*(2), 283–293.

Macklon, N. S., Stouffer, R. L., Giudice, L. C., & Fauser, B. C. (2006). The science behind 25 years of ovarian stimulation for in vitro fertilization. *Endocrine Reviews, 27*, 170–207.

Martikainen, H., Orava, M., Lakkakorpi, J., & Tuomivaara, L. (2004). Day 2 elective single embryo transfer in clinical practice: Better outcome in ICSI cycles. *Human Reproduction, 19*, 1364–1366.

Martin, J. A., et al. (1999). Trends in twin and triplet births: 1980-97. *National Vital Statistics Reports, 47*(24), 1–16.

Martin, J. A., et al. (2012). Three decades of twin births in the United States, 1980–2009. *NCHS Data Brief*, (80), 1–8.

McKay, S. (2010). *The effects of twins and multiple births on families and their living standards*. Twins and Multiple Births Association.

van de Mheen, L., Everwijn, S. M., Knapen, M. F., Oepkes, D., Engels, M., Manten, G. T., Zondervan, H., Wirjosoekarto, S. A., van Vugt, J. M., Erwich, J. J., Nij Bijvank, S. W., Ravelli, A., Heemelaar, S., van Pampus, M. G., de Groot, C. J., Mol, B. W., & Pajkrt, E. (2014). The effectiveness of multifetal pregnancy reduction in trichorionic triplet gestation. *American Journal of Obstetrics and Gynecology, 211*(5), 536.e1–536.e6. https://doi.org/10.1016/j.ajog.2014.04.023. Epub 2014 Apr 22. PMID: 24769009.

Pharoah, P. O. (2006). Risk of cerebral palsy in multiple pregnancies. *Clinics in Perinatology, 33*, 301–313.

Royal College of Obstetricians and Gynaecologists. (1998). *Evidence-based clinical guidelines. The management of infertility in secondary care*. London RCOG Press.

Scher, A. I., Petterson, B., Blair, E., Ellenberg, J. H., Grether, J. K., Haan, E., et al. (2002). The risk of mortality or cerebral palsy in twins: A collaborative population-based study. *Pediatric Research, 52*, 671–681.

Serono Laboratories. (1969). *Perganol (menotropins for injection USP) [package insert]*. Serono Laboratories.

Sher, G., Knutzen, V. K., Stratton, C. J., Montakhab, M. M., & Allenson, S. G. (1984). In vitro sperm capacitation and transcervical intrauterine insemination for the treatment of refractory infertility: Phase I. *Fertility and Sterility, 41*, 260–264.

Steptoe, P. C., & Edwards, R. G. (1978). Birth after the reimplantation of a human embryo. *Lancet, 2*(8085), 366.

Strauss, A., & Winkler, D. (2008). Higher order multiples – Socioeconomic impact on family life. *European Journal of Medical Research, 13*(4), 147–153.

Tabesh, K. M. (1990). Transabdominal multifetal pregnancy reduction: Report of 40 cases. *Obstetrics and Gynecology, 75*(5), 739–741.

Trounson, A., Leeton, J., Besanko, M., Wood, C., & Conti, A. (1983). Pregnancy established in an infertile patient after transfer of a donated embryo fertilised in vitro. *British Medical Journal, 286*, 835–838.

Van Rumste, M. M., Custers, I. M., van der Veen, F., van Wely, M., Evers, J. L., & Mol, B. W. (2008). The influence of the number of follicles on pregnancy rates in intrauterine insemination with ovarian stimulation: A meta-analysis. *Human Reproduction Update, 14*, 563–570.

Wale, P. L., & Gardner, D. K. (2016). The effects of chemical and physical factors on mammalian embryo culture and their importance for the practice of assisted human reproduction. *Human Reproduction Update, 22*, 2–22.

Qualitätssicherung und Qualitätsmanagement in der Reproduktionsmedizin

22

Rudolf Seufert und Michael Amrani

Inhaltsverzeichnis

22.1 Einleitung

Qualitätsmanagement und Maßnahmen zur Qualitätssicherung sind Verfahren, die seit über 50 Jahren in den verschiedensten Bereichen der industriellen Fertigung eingesetzt werden und seit langer Zeit Einzug in die Medizin gefunden haben. Innerhalb der Frauenheilkunde soll hier nur an die lange Tradition der Perinatalerhebung erinnert werden, wie auch Studien, die in der operativen Medizin ab den 80er-Jahren des letzten Jahrhunderts durchgeführt wurden.

Das Prinzip dieser Verfahren ist die Definition von Qualitätsindikatoren und die kontinuierliche Messung dieser Parameter. Durch regelmäßiges Vergleichen der Indikatoren mit internen und externen Daten anderer Einrichtungen und sich zeigenden zeitlichen Veränderungen innerhalb einer Institution ist eine Bewertung der erbrachten medizinischen Qualität möglich und Strategien zur Verbesserung oder Sicherung der vorhandenen Qualität können erarbeitet werden.

22.2 Qualitätssicherungsverfahren

War in der Anfangszeit die Teilnahme an Qualitätssicherungsverfahren freiwillig und durch den Willen der Teilnehmer zum Nachweis guter Qualität charakterisiert, ist sie heute für alle Kinderwunschzentren nach § 137 SGB V verpflichtend vorgeschrieben und sollte deshalb durch klugen Einsatz auch einen maximalen Nutzen für das Zentrum bringen, da hierbei nicht unerhebliche Ressourcen gebunden werden.

R. Seufert · M. Amrani (✉)
TFP-Kinderwunschzentrum Wiesbaden, MVZ Wiesbaden GmbH, Wiesbaden, Deutschland
e-mail: Rudolf.Seufert@tfp-fertility.com; Michael.Amrani@tfp-fertility.com

© Der/die Autor(en), exklusiv lizenziert an Springer-Verlag GmbH, DE, ein Teil von Springer Nature 2023

M. Amrani, R. Seufert (Hrsg.), *Gynäkologische Endokrinologie und Kinderwunschtherapie*, https://doi.org/10.1007/978-3-662-65371-5_22

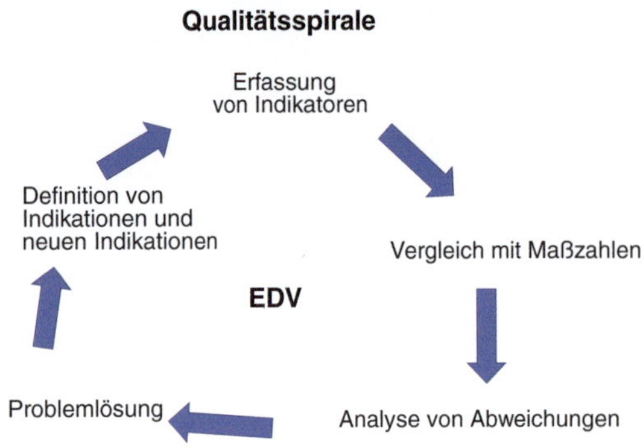

Abb. 22.1 Elemente des Qualitätsspirale

Dies führt zum **Konzept der Qualitätsspirale** (siehe Abb. 22.1), bei der durch das kontinuierliche Messen, das permanente Vergleichen, die Entwicklung von Interventionsstrategien bei Abweichungen, das Umsetzen dieser Strategien und das erneute Messen und die erneute Evaluation, sich medizinische Qualität – quasi kontinuierlich und automatisch – „hochschrauben" und besser werden sollte, was natürlich ein optimistisches Theorem der frühen Betriebswirtschaftslehre darstellt.

Keinesfalls ist es – wie die aktuellen Erfahrungen zeigen – ein automatisierter Prozess, sondern er erfordert dauerhaft einen hohen Einsatz aller Beteiligten wie auch ein hochspezifisches Wissen, sollen doch einerseits die relevanten Parameter definiert werden und andererseits wirksame Interventionsstrategien bei Abweichungen etabliert werden.

22.3 Implementierung eines Qualitätsmanagements

Das Spezifische des Qualitätsmanagements innerhalb medizinischer Einrichtungen besteht darin, dass das kontinuierliche Erheben dieser Parameter eng mit der erfolgreichen Implementierung eines **spezifischen Informationssystems** verbunden ist, die Datenqualität und -vollständigkeit bis zu einem bestimmten Punkt notwendig ist und auch Fragen des Datenschutzes beachtet werden müssen. Der zentrale Punkt, der letztlich über den Erfolg eines Qualitätsmanagementsystems entscheidet, ist aber die Schaffung und Förderung eines **Qualitätsbewusstseins bei allen Mitarbeitern** und in gleichem Maße ebenso bei der medizinischen und betriebswirtschaftlichen Leitung der Einrichtung, was meist das größere Problem darstellt

Qualitätsmanagement und Qualitätssicherungstechniken wurden teils schon in den 60er- und 70er-Jahren überwiegend in Japan entwickelt und dann in praktisch allen betrieblichen Organisationen eingebunden, um durch eine gleichbleibend hohe Qualität Marktvorteile erreichen zu können, was sich dann unmittelbar in Marktvorteilen niederschlagen sollte. Wesentliche Motivationspunkte zur Einführung eines solches Systems waren Überlegungen, dass sich so eine verbesserte Qualität des Produktes erreichen ließ, ein effektiverer Einsatz von Ressourcen und damit Einsparungen möglich sein sollten und zufriedenere Mitarbeiter motivierter ihrer Arbeit nachgehen sollten. Zusätzlich bestand die Erwartung, dass durch diese neuen Techniken rascher und effektiver auf zukünftige Herausforderungen reagiert werden könnte und damit langfristige Marktvorteile gesichert werden sollten. Der Einsatz in der Medizin zum kontinuierlichen Messen medizinischer Indikatoren kam deutlich später, als man **Zusammenhänge zwischen guter medizinscher Qualität und verbesserten wirtschaftlichen Ergebnissen** beobachtete.

In der Medizin wurden bereits seit den 90er-Jahren des letzten Jahrhunderts mit § 137 SGB V Krankenhäuser, Vorsorge- und Rehabilitationseinrichtungen verpflichtet, sich an Maßnahmen der Qualitätssicherung zu beteiligen, wobei es sich hier überwiegend um die Teilnahme an externen Qualitätssicherungsmaßnahmen handelte.

22.3.1 Qualitätssicherungsebenen in medizinischen Systemen

Ganz allgemein müssen heute – innerhalb der Medizin und speziell innerhalb der Reproduktionsmedizin – Maßnahmen der Etablierung und Zertifizierung eines **internen Qualitätsmanagementsystems** mit Definitionen, Handlungsvorgaben (Standard Operating Procedure – SOP) der Kernprozesse sowie einem Qualitätshandbuch und Maßnahmen der **externen Qualitätssicherung** (wie z. B. die Teilnahme an **fachspezifischen externen freiwilligen** Maßnahmen der Datenerhebung des Deutschen IVF-Registers und **verpflichtenden externen gesetzlichen** Maßnahmen oder der Qualitätssicherungsmaßnahmen der Landesärztekammern) unterschieden werden. Die Ebenen, auf denen sich in medizinischen Systemen Qualität zuordnen lässt, können in die Bereiche Strukturqualität, Prozessqualität und Ergebnisqualität unterteilt werden.

22.3.2 Strukturqualität

Hierunter werden sämtliche Voraussetzungen, Ressourcen und Randbedingungen verstanden, die zur Erbringung einer medizinischen Leistung erforderlich sind. Dazu zählen etwa Anforderungen an Räumlichkeiten, Gerätschaften, die Qualifikation und Zahl des Fachpersonals, gesetzliche Zulassungen (z. B. IVF-Zulassung nach § 121a SGB V, Arzneimittelgesetz-Zulassungen für die Kryokonservierung), die vorhandenen informationstechnischen Standards und die benutzbare Software.

Zwar sind nicht für alle klinischen und personellen Parameter eindeutige Richtzahlen definiert, aber ältere Schätzungen (Wetzling & Habel, 2021) gehen etwa von einer Biologenstelle auf 125–150 ICSI-Prozeduren und etwa 250 Follikelpunktionen pro Arztstelle im Jahr aus, während zu den notwendigen Gerätschaften Mindestanforderungen durch die lokalen Aufsichtsbehörden vorgeben werden. Ebenfalls existieren umfangreiche Vorgaben, die von Bundesland zu Bundesland variieren können, zu baulichen, technischen und Unfallverhütungsvorschriften, die bei der Einrichtung eines Operationssaals, eines reproduktionsbiologischen Labors, von Behandlungs- und Wartezimmern und bei der Durchführung von Ultraschalluntersuchungen gefordert werden.

Weitere umfangreiche Anforderungen an die Strukturqualität werden durch die Vorgaben der Landesärztekammern zur Durchführung reproduktionsmedizinischer Maßnahmen gefordert, die u. a. die personelle Ausstattung mit Reproduktionsmedizinern und technische Ausstattung der Abteilung betreffen. Je nach Bundesland kann es Forderungen nach der ständigen Einsatzbereitschaft eines Hormonlabors, der Verfügbarkeit von Ultraschalldiagnostik, einer Anästhesiebereitschaft, einem eigenen andrologischen Labor und Vorgaben für das reproduktionsmedizinische Labor sowie eine computergestützte Datenverarbeitung geben. Im Fall eines eigenen Labors muss hier zusätzlich auf die Vorgaben der aktuellen Richtlinie der Bundesärztekammer zur Qualitätssicherung laboratoriumsmedizinischer Untersuchungen (Rili-BÄK) verwiesen werden, ohne die eine Abrechnung von Laborleistung über das deutsche Kassenrecht nicht möglich ist.

22.3.3 Prozessqualität

Unter den Begriff der Prozessqualität fallen alle eingeführten Prozesse und Prozessstrukturen, die in einem Kinderwunschzentrum durchgeführt werden, worunter auch die diagnostischen und therapeutischen Maßnahmen, die das Zentrum selbst erbringt, subsumiert werden müssen. Besonders wichtige Prozesse werden gelegentlich auch als **Kernprozesse** bezeichnet.

Ein wesentlicher Punkt bei der Definition von Prozessen ist ihre Abgeschlossenheit und die Definition von Parametern, die konstant gehalten werden müssen.

22.3.4 Ergebnisqualität

Unter dem Begriff der **Ergebnisqualität** wird das Ausmaß des Erfolges verstanden – quasi der Quotient aus dem erzielten Ergebnis und dem Erreichbaren. Sie ist somit das „Herzstück" des gesamten Qualitätsmanagementprogramms und beurteilt immer den Gesamtprozess.

Wichtig für die Beurteilung der Ergebnisqualität ist es, einzelne Parameter **immer im Kontext und im klinischen Zusammenhang** zu sehen. Speziell für die Reproduktionsmedizin bedeutet dies, dass zentrale Parameter wie z. B. die klinische Schwangerschaftsrate nie ohne die Mehrlingsrate oder die aufgetretenen OHSS-Fälle oder die Patientenzufriedenheit beurteilt werden darf, womit die tatsächliche Qualität eines einzelnen Zentrums eingeschätzt werden kann.

22.3.5 Qualitätshandbuch

Ein wesentlicher praktischer Erfolgsfaktor für das interne Qualitätsmanagement ist das **Qualitätshandbuch**, dessen Aufwand bei der Erstellung nicht unterschätzt werden darf. In diesem werden **alle** einzelnen Prozesse vollständig und explizit dargestellt, wie auch sämtliche Dokumente sowie alle bekannten internen und externen Schnittstellen aufgeführt. Weiterhin sollen hier alle Zuständigkeiten, die Leitungsstruktur und der Einsatz der Ressourcen geregelt sein. Fragen der Einarbeitung und Qualifikation des Mitarbeiters werden ebenfalls eindeutig definiert, wie auch Maßnahmen und Prozesse bei Abweichungen von vorgegebenen Qualitätsindikatoren.

In der Summe führt dies zu einer höheren Professionalität und Definition der operativen Schwerpunkte des Zentrums, wobei – nach der Erfahrung des Autors – allein durch die Erstellung desselben bereits viele Schwachstellen im Zentrum auffallen und aufgedeckt werden. Das Qualitätshandbuch erlaubt es, neuen Mitarbeitern eine gute und strukturierte Einarbeitung möglich zu machen und definiert die „offizielle" Linie. Verschiedene Auflagen von externen Zertifizierungen stellen weitere sehr spezielle Anforderungen an den Aufbau des Qualitätshandbuches, die dort eingesehen werden müssen.

Finden regelmäßig Verstöße oder deutliche Abweichungen von den im Qualitätshandbuch definierten Prozessen und Handlungsabläufen statt, müssen diese offen mit dem Mitarbeiter diskutiert werden und bei Resistenz auch zu Sanktionen führen. Welche betrieblichen und juristischen Möglichkeiten hier für das Zentrum bestehen, ist Gegenstand umfassender Literatur (Tinneberg, 2020).

22.3.6 Zertifizierung des Qualitätssicherungssystems

Die Zertifizierung des Qualitätsmanagementsystems stellt die nach außen sichtbare Überprüfung des Qualitätsmanagementsystems durch eine unparteiische externe Organisation dar und bestätigt die Konformität mit den festgelegten Standards. In dem Zertifizierungsverfahren, das ebenfalls genormt abzulaufen hat, wird die Übereinstimmung mit den Vorgaben der Norm überprüft. Wird – wie oft in Einrichtungen des Gesundheitssystems nach der ISO 9001: 2015 zertifiziert, so bedeutet dies, dass die Einrichtung ein funktionierendes, normenkonformes System zur Qualitätssicherung eingeführt hat und seine Funktionsweise in dem ISO 9001 konformen Qualitätshandbuch niedergelegt hat. Die Zertifizierung erfolgt im Rahmen eines **Audits** durch speziell ausgebildete Auditoren. Nach positiver Beurteilung wird das Zertifikat befristet – in der Regel für drei Jahre – erteilt und muss danach erneut über ein Folgeaudit verlängert werden.

Der damit verbundene Aufwand und der Verbrauch an Ressourcen darf nicht unterschätzt werden – ist doch bis heute immer noch nicht der allgemeine Beweis geführt worden, dass sich ein solches Verfahren immer für ein Zentrum lohnt. Auch die Langzeiteffekte sind nicht in allen Einzelheiten belegt. Trotzdem zeigt das Zentrum damit aber den festen Willen, nicht nur die gesetzlichen Aufgaben zur Qualitätssicherung ernsthaft zu verfolgen und umzusetzen, sondern auch den Wunsch, Qualitätsmanagementmaßnahmen einzusetzen und seine Qualität weiter verbessern zu wollen.

Neben der Zertifizierung nach der ISO9001: 2015 gibt es eine Reihe weiterer Zertifizierungsnormen, die besondere und spezielle medizinische Kriterien in den Mittelpunkt stellen, und nach den Erfahrungen des Autors meistens leichter zu erreichen sind. Ob und, falls ja, für welches Zertifizierungsverfahren sich ein Zentrum entscheidet, ist also eine individuelle Entscheidung.

22.3.7 Fazit

Alle Mitarbeiter – und besonders die Leitung des Zentrums – sollten sich darüber bewusst sein, dass der Erfolg eines internen Qualitätsmanagementsystems nicht nur aufwendige organisatorische Strukturen notwendig macht und bedeutende Ressourcen verschlingt, sondern der Erfolg eines solchen Systems in hohem Maße direkt von der **Einstellung, Akzeptanz und Motivation eines jeden einzelnen Mitarbeiters abhängt** und **dies langfristig gefördert werden muss**. Um dies sicherzustellen, müssen die umfassenden Vorteile eines solchen Systems auf allen Ebenen (Patient, Sicherheit, Wirtschaftlichkeit etc.) transparent sein und es bedarf einer besonderen Wertschätzung des Systems vonseiten der Zentrumsleitung.

22.4 Externe Verfahren des Qualitätsmanagements

Vergleichbar zur externen Qualitätssicherung durch Ringversuche und die Richtlinien der Bundesärztekammer im Bereich der Laboratoriumsmedizin (RiLi-BÄK), existieren für die Reproduktionsmedizin verschiedene strukturierte Systeme zur Vergleichs- und Qualitätskontrolle.

22.4.1 Deutsches IVF-Register – DIR

Das deutsche IVF-Register wurde 1982 auf Initiative von deutschen Reproduktionsmedizinern gegründet, die freiwillig und ohne externe Vorgaben von Aufsichtsbehörden Fragen der Qualitätssicherung nachgingen. Hier finden sich viele Parallelen zur deutschen Perinatalerhebung in der frühen Zeit. Mit der Zunahme der Zahl der Kinderwunschzentren in den 80er- und frühen 90er-Jahren des letzten Jahrhunderts und nach Definition eines festen Satzes von Qualitätsindikatoren wurden dann Erhebungen gestartet, die primär die Vergleichbarkeit der Leistungen deutscher Zentren mit internationalen Daten zeigen sollten.

Die weitere Entwicklung ist eng mit der **Entwicklung von Softwarelösungen gekoppelt**, die über eine einfache Datenerhebung hinaus klinische Aufgaben übernehmen konnten. So wurden in der Anfangszeit einfache Datenblätter verwendet, die für jeden IVF-/ISCI-Kryo-Fall durch das Zentrum manuell ausgefüllt werden mussten. Daten zu Inseminationen werden seit diesen Zeiten hier nicht erfasst.

Nach Softwarelösungen, die eng an das damals weitverbreitete dBase-Datenbanksystem

angelehnt waren, wurden deutliche Verbesserung erzielt, bis sich vor etwa 15 Jahren zwei Softwaresysteme durchsetzen konnten, die – nach Schätzung des Autors – heute in über 90 % aller deutschen Zentren eingesetzt werden. Weitere Speziallösungen und Systeme mit kleiner Verbreitung wurden selbstredend ebenfalls in dieser Zeit entwickelt.

Interessant war auch die Lösung des Schnittstellproblems zum DIR, was über den Einsatz einer DDL („Dynamic link library“) mit dem Register erfolgte. Diese DLL regelte einerseits die Plausibilität der Eingabe, andererseits die Prospektivität (bis zum siebten Tag der ovariellen Stimulation muss der Behandlungszyklus angemeldet sein, um eine Beeinflussung der Erfolgsraten durch Selektion der Eingabe zu verhindern) und verschlüsselt den Export zur Datenübermittlung an das Register (Molitimer & Molitimer, 2005). In den aktuellen Systemen werden diese Funktionen heute weitgehend durch die sogenannte **Art-Box** übernommen.

Einerseits spielt überwiegend das System **Meditex**, welches von der Firma Critex nach Vorgaben des DIR und nach Erfahrungen mit einem älteren dBase-basierten System entwickelt wurde, in deutschen Kinderwunschzentren eine wesentliche Rolle. Laut aktueller Homepage (https://www.tuev-nord.de/fileadmin/user_upload/Fachbroschuere_TUV_ISO9001.2015.pdf) gibt es auch eine internationale englischsprachige Version und es soll in über 400 Abteilungen weltweit eingesetzt werden. Es stellt ein vernetzbares, relativ umfangreiches System dar, das über viele Schnittstellen mit anderen Praxissystemen verbunden werden kann (z. B. Abrechnungs- und Laborsystem etc.), aber auch eigene Zusatzmodule für das reproduktionsmedizinische Labor, Statistiken und Finanzverwaltung besitzt.

Kleinere Abteilungen wenden oft das von DIR in Eigeninitiative entwickelten System **DIRpro** an, das deutlich geringere Anforderungen stellt und weitgehend kostenfrei zur Verfügung gestellt wird. Hier ist eine Einbettung in umfassendere Systeme – zumindest nach Kenntnis des Verfassers – nicht möglich bzw. äußerst schwierig.

Ziel beider Systeme ist die prospektive Datenerhebung, also der Beginn der Dokumentation mit Beginn des Therapiezyklus. Heute werden die Daten zyklisch über die sogenannte ART-Box abgerufen, die ein jedem Zentrum installiert sein muss.

Gleich bedeutsam wie die deutlich vereinfachte Datenerhebung sind die Pionierleistungen des DIR zur Auswertung und zur Interpretation der erhobenen Daten. Diese Leistungen müssen sehr hoch eingeschätzt werden und wurden von vielen anderen ähnlichen Erhebungen übernommen. So werden Quantilen und Rangfolgen der Indikatoren für jedes Zentrum berechnet und erlauben so einen direkten Vergleich untereinander. Hier hat das DIR äußerst wertvolle Arbeit geleistet.

Die Daten werden seit Jahren in einem Jahresheft der Öffentlichkeit präsentiert (https://www.deutsches-ivf-register.de/) und stehen auch für Spezialauswertungen zur Verfügung. Auf europäischer und internationaler Ebene z. B. über das European IVF-Monitoring-Consortium und das ICMART (International Committee Monitoring Assisted Reproductive Technologies) finden entsprechende Erhebungen statt. Vergleicht man die bekannten Daten zwischen ausländischen und deutschen Zentren so könnten – zumindest nach Meinung des Verfassers – trotz der ungünstigeren Rahmenbedingungen in Deutschland, z. B. durch das Embryonenschutzgesetz und die Vorgaben der Finanzierung durch die Kassen, die relativ niedrigeren Anteile an Single Transfers und die noch relativ hohen Mehrlingsraten vieler deutscher Zentren noch weiter verbessert werden. Dies sind aber langfristige Prozesse, die nicht auf Kosten der erreichten Schwangerschaftsraten gehen dürfen.

22.4.2 Qualitätssicherung durch die Landesärztekammern

Zusätzlich zu den Aktivitäten des DIR wird seit einigen Jahren eine spezielle Auswahl von Qualitätsindikatoren – unabhängig von den DIR-Auswertungen – von den reproduktionsmedizinischen Gremien der Landesärztekammern bewertet. Die Übermittlung dieser Daten erfolgt durch das DIR, falls das Zentrum diesem Verfahren zustimmt.

Diese Analysen sind nicht mehr freiwillig, sondern dienen der Kontrolle durch die staatlichen Aufsichtsbehörden. Hierbei werden statistische Maßzahlen aktueller Qualitätsindikatoren aller Kinderwunschzentren mit Daten des zu überprüfenden Zentrums verglichen und zusätzlich Trends aus Vorjahresdaten berücksichtigt. Im Fall einer Auffälligkeit erfolgen Rückfragen an das Zentrum. Bei wiederholten Auffälligkeiten können bzw. müssen die Kammern – im Rahmen ihrer Kontrollfunktionen – aktiv werden und z. B. Handlungskonzepte zur Verbesserung des Indikators fordern bzw. Auflagen verhängen, die im Extremfall bis zum Entzug der Zulassung nach § 121a SGB V und zur Schließung des Zentrums führen könnten, was aber – nach Kenntnis des Autors – bisher noch nicht passiert ist. Wichtige Parameter sind die Vollständigkeit der Datensätze, Abbruchraten bei ovarieller Stimulation, der ICSI-, IVF- und Kryo-Anteil aller Prozeduren, die klinischen Schwangerschafts- und Geburtenraten, der Anteil an Single Embryotransfers, die Mehrlingsrate, das Auftreten von Überstimulationssyndromen und Schwangerschaftsraten bei einem „idealen" Embryo.

Die Bewertung der Maßzahlen und die Bewertung der schriftlichen Stellungnahmen der Zentren erfolgt zum Zeitpunkt des Schreibens dieses Beitrags für die Kammern von Hessen, Rheinland-Pfalz, Baden-Württemberg, des Saarlandes und Westfalen-Lippe durch eine überregionale Gruppe aus Ärzten der Kammern und sowie unabhängigen Experten der Reproduktionsmedizin, die im Arbeitskreis **Qualitätssicherung Repromedizin** Süd-West zusammengeschlossen sind. Die Daten werden in anonymisierter Form beurteilt, und es ist für alle Mitglieder der Arbeitsgruppe nicht zu ersehen, um welches Zentrum es sich bei der Analyse handelt. Diese Bewertungen gehen dann wieder zurück an die zuständige Landesärztekammer, die über ihre weiteren Maßnahmen entscheiden muss.

Das weitere praktische Vorgehen ist bei den Kammern etwas unterschiedlich. Beispielsweise bespricht die Landesärztekammer Hessen mit jedem Zentrum nach Vorliegen der Maßzahlen diese individuell und sehr ausführlich einmal im Jahr und bittet bei Auffälligkeiten um weitere schriftliche Stellungnahmen bzw. Vorschläge für Verbesserungen (Tinneberg, 2020). Weiterhin veranstaltet z. B. auch die Landesärztekammer Hessen für alle hessische Zentren einmal im Jahr ein Treffen, bei dem aktuelle und allgemein interessante Fragen und Themen besprochen werden. Andere Landesärztekammern gehen aber anders vor.

So schön diese Maßnahmen und Vorgaben auch in der Theorie sind, die eigentlichen praktischen Probleme im klinischen Alltag und die Umsetzungen – insbesondere für kleinere Zentren – neben der eigentlichen klinischen Arbeit sind groß und erfordern eine permanente und hohe Motivation aller Mitarbeiter, was auch die staatlichen Aufsichtsbehörden zur Kenntnis nehmen müssen, sollen nicht langfristig gegenläufige Tendenzen und Widerstände ausgelöst werden, die das Potenzial all dieser Maßnahmen wieder deutlich verwässern. Hier sind ausgewogene Lösungen gefragt. Allein die Anstrengungen, die Datenqualität hoch und aktuell zu halten, das Risikomanagement und die Evaluationen permanent mit Leben zu füllen, sind Aufgaben, die kleinere und neueröffnete Zentren an die Leistungsgrenzen bringen können und die stark in innerbetriebliche Abläufe eingreifen.

Hoher zeitlicher Aufwand, unscharfe Definitionen und nicht brauchbare Indikatoren, unvollständige Daten, technische Probleme bei der Übertragung und nicht immer nachvollziehbare Interpretationen schlechtgelaunter Aufsichtsbehörden, stehen diesen oben beschriebenen positiven Effekte gegenüber, welche die negativen – zumindest nach Ansicht des Verfassers – aber langfristig deutlich übersteigen.

Interne, nationale und internationale Qualitätssicherungsprogramme sind für die Reproduktionsmedizin – nicht nur weil sie gesetzlich vorgeschrieben sind – alternativlos, sondern sie sollten als Chance begriffen werden, sowohl die eigenen guten Leistungen zu dokumentieren als auch Schwachpunkte aufzudecken und für unsere Patientinnen am Ende optimale Ergebnisse zu erreichen.

Letztlich kommen diese Maßnahmen, auch wenn sie nicht bis in alle Einzelheiten allgemein nachgewiesen sind, mit hoher Wahrscheinlichkeit unseren Patientenpaaren zugute und das ist es doch, was letztlich zählt. Die so gewonnenen Erkenntnisse über das eigene Zentrum motivieren dazu, bekannte Defizite zu verbessern und am Ende eine bessere medizinische Leistung zu erreichen – ohne dass teure und meistens wenig effektive externe Beraterfirmen eingeschaltet werden müssen. Zusätzlich sollte immer auch bedacht werden, dass nur gute medizinische Qualität die Grundlage für einen langfristigen wirtschaftlichen Erfolg eines Zentrums bildet und beide Bereiche eng miteinander verknüpft sind.

22.5 Zusammenfassung

Maßnahmen der Qualitätssicherung und des modernen Qualitätsmanagements sind gesetzlich vorgeschrieben und binden erhebliche Ressourcen. Sie eröffnen aber neue Chancen zur Optimierung des medizinischen und wirtschaftlichen Erfolges, strukturieren und verbessern Prozesse, führen zu einer erhöhten Transparenz wichtiger Abläufe im Zentrum und sensibilisieren Mitarbeiter für bestehende Probleme und Missstände. Am Ende resultiert – zumindest nach der Beobachtung des Verfassers – eine deutlich höhere Motivation jedes einzelnen Mitarbeiters. Und diese Vorteile für ein Kinderwunschzentrum nicht zu nutzen, wäre in unseren Zeiten für jedes Zentrum fatal (Seufert, 2006).

Literatur

Molitimer, D., & Molitimer, S. (2005). *Cambridge quality and risk management in the IVF-laboratory*. Cambridge University Press.

Seufert, R. (2006). *Sinkende öffentliche Ressourcen – steigende Patientenanforderungen – Aktuelle Konzepte zur Fortentwicklung reproduktionsmedizinischer Zentren*. Lit.

Tinneberg, H. R. (2020). Qualitätssicherung bei der Landesärztekammer Hessen. *Hessisches Ärzteblatt, 3*, 158.

Wetzling, F., & Habel, M. (2021). *Umgang mit Low Performern*. C.H. Beck.

Rechtliche Fragen der Reproduktionsmedizin

23

Roland Flasbarth

Inhaltsverzeichnis

23.1 Systematik des Rechts der Reproduktionsmedizin

Das Recht der Reproduktionsmedizin ist in Deutschland ein Schnittstellenrecht. Es hat Berührungspunkte zu zahlreichen Regelungsmaterien, die die ohnehin bestehende normative Komplexität weiter erhöhen. Trotz entsprechender Forderungen ist eine einheitliche Gestaltung eines Reproduktionsmedizinrechts bislang nicht ernsthaft vom Gesetzgeber versucht worden. Die Berührungspunkte zu den biologischen und insbesondere ethischen Fragen lassen zwar den Wunsch nach einem solchen Versuch nicht verstummen, machen es gleichwohl unwahrscheinlich, dass anlasslos ausreichend politischer Wille entsteht, um dieses wichtige Thema und die notwendige Diskussion über die Anpassung des Rechts etwa an den Umgang mit Embryoid bodies anzugehen. Der Umgang mit dem Reproduktionsrecht ist danach weiter auf der Grundlage verschiedener Gesetze zu pflegen.

Generell lassen sich dabei zwei Rechtskreise beschreiben:

1. der Rechtskreis, der die Erforderlichkeiten regelt, die einzuhalten sind, um die Behandlungen durchführen zu dürfen – letztlich die zu klärenden Punkte bis zum Start der Behandlungen – und
2. der Rechtskreis, der die Inhalte der Behandlung regelt und danach für den praktischen Alltag von größter Bedeutung ist. In diesem zweiten Rechtskreis gilt es neben a) den vertraglichen Beziehungen zu den Patienten und möglicherweise dem Embryo auch b) das zu beachten, was der Gesetzgeber dem medizinisch und biologisch Möglichen an Grenzen gesetzt hat.

R. Flasbarth (✉)
Rechtsanwalt, Kanzlei SOH, Essen, Deutschland
e-mail: flasbarth@soh.de

© Der/die Autor(en), exklusiv lizenziert an Springer-Verlag GmbH, DE, ein Teil von Springer Nature 2023

M. Amrani, R. Seufert (Hrsg.), *Gynäkologische Endokrinologie und Kinderwunschtherapie*, https://doi.org/10.1007/978-3-662-65371-5_23

23.2 Erforderliche Erlaubnisse für die Durchführung der Reproduktionsmedizin

Die Frage nach den erforderlichen Erlaubnissen richtet sich zunächst danach, wie weit die reproduktionsmedizinische Behandlung reichen soll. Die hormonelle Stimulation bedarf insoweit keiner besonderen Erlaubnisse. Erst dann, wenn der Umgang mit menschlichem Gewebe beginnt, werden aus unterschiedlichen rechtlichen Gesichtspunkten heraus besondere Erfordernisse an den Ort der Behandlung und die Qualifikation des Durchführenden gestellt. Der bei der Auslegung der Anforderungen zu beachtende Zweck der gesetzgeberischen Grenzen ist zumeist der Schutz des Patienten und die Verhinderung von Missbrauch.

23.2.1 Arzneimittelrecht/ Geweberecht

Soweit menschliches Gewebe entnommen und/ oder untersucht werden soll, letztlich also bei der Gewinnung aller Zellen, ist dafür eine Erlaubnis gem. § 20b Arzneimittelgesetz (AMG) erforderlich. Die Genehmigung kann versagt werden, wenn die Räume, das Personal oder die Ausstattung für eine ordnungsgemäße Entnahme, Lagerung und Untersuchung des Gewebes nicht geeignet sind. Eine Differenzierung danach, wer die Erlaubnis beantragt, ein Einzelarzt oder ein medizinischer Maximalversorger, erfolgt nicht. Die Erforderlichkeiten entsprechen letztlich den Kriterien, die seitens der zuständigen Verwaltung in gleicher Weise auch an die Hersteller von biologischen Arzneimitteln und Transplantationseinrichtungen gestellt werden. Die zunächst relativ profan klingenden Kriterien führen dadurch in der Praxis zu dem aktuellen Niveau der reproduktionsmedizinischen Labore. Dadurch wird das hygienische Niveau der Behandlung aus der Sicht der öffentlichen Verwaltung sichergestellt. Ist die Erlaubnis erteilt, wird in regelmäßigen Abständen überprüft, ob die Voraussetzungen weiter eingehalten sind. Liegen die Voraussetzungen nicht mehr vor, wird die Erlaubnis widerrufen oder zurückgenommen. Üblicherweise werden die Genehmigungen mit der Auflage verknüpft, sich an dem jeweiligen Stand der Wissenschaft bei der Behandlung zu orientieren. Daher kann auch dann, wenn sich die Anforderungen etwa durch den Fortschritt in technischer oder medizinischer Hinsicht entwickelt haben, regelmäßig ein Widerruf der Genehmigung erfolgen.

Wenn es zu einer Verarbeitung von Zellen wie bei der Befruchtung kommen soll, ist neben der „Entnahmegenehmigung“ ergänzend eine Be- und Verarbeitungserlaubnis sowie Lagerungserlaubnis gemäß § 20c AMG erforderlich. Die Anforderungen sind, ähnlich wie bei der Entnahme, angepasst an die Anforderungen für die Räume und Ausstattung im Bereich der Be- und Verarbeitung sowie Lagerung.

Die Entnahme, Be- oder Verarbeitung oder Lagerung von Gewebe ohne eine Genehmigung gem. § 20b AMG oder § 20c AMG stellt gem. § 96 Nr. 4a AMG eine Straftat dar, die mit einer Freiheitsstrafe bis zu einem Jahr geahndet werden kann. Da die Genehmigungen sowohl eine räumliche als auch eine personelle Komponente erfassen, ist die Nutzung von Räumlichkeiten außerhalb des genehmigten Bereichs oder die Durchführung der Leistungen ohne die benannten Personen strafbar.

23.2.2 Berufsrecht

Neben der allgemeinen Verwaltung wird die Qualität reproduktionsmedizinischer Behandlungen teilweise durch die Selbstverwaltung, also die (Landes-)Ärztekammern, überwacht. Eine zunächst dafür in der Musterberufsordnung der Bundesärztekammer vorgesehene Anlage ist inzwischen aufgehoben worden. Die Ärztekammern legen teilweise aber unverändert Wert darauf, dass die Durchführung der Leistungen angezeigt und Qualitätssicherungsverfahren eingehalten werden (vgl. etwa § 13 Abs. 4 der Berufsordnung der Nordrheinischen Ärztinnen und Ärzte). Es ist deshalb jeweils die Regelung der lokalen Ärztekammer bzw. Landesärztekammer zu bewerten. Eine unter Verstoß gegen diese Vorgaben durchgeführte reproduktionsmedizinische

Behandlung kann zu einem berufsgerichtlichen Verfahren führen, an dessen Ende neben einer Verwarnung Sanktionen wie Geldauflagen oder Aberkennung der Berufswürdigkeit stehen können. Letzteres ist allerdings nur bei erheblichen und wiederholten Verstößen trotz vorheriger gerichtlicher Ahndung oder in Kombination mit anderen gravierenden berufsrechtlichen Verstößen denkbar. Praktisch ist eine Anerkennung der berufsrechtlich einwandfreien Behandlung dann ein weitgehender Automatismus, wenn die Genehmigungen gem. § 20b uns § 20c AMG erteilt sind. Es lassen sich nur in Grenzbereichen unterschiedliche Handhabungen rechtlich denken.

23.2.3 Kassenrechtliche Genehmigung

Bei der Behandlung zulasten der gesetzlichen Krankenkassen ergibt sich in Deutschland eine weiter eingeschränkte Zugangsberechtigung. Es ist eine Abrechnungsgenehmigung erforderlich, die nur den vertragsärztlich zugelassenen Leistungserbringern erteilt werden kann (also ermächtigten oder zugelassenen Vertragsärzten oder zugelassenen medizinischen Versorgungszentren). Neben persönlicher Qualifikation und sachlicher Ausstattung sowie der Arbeit nach wissenschaftlichen Methoden verlangt § 121a Sozialgesetzbuch V (SGB V), der die Erteilung der Abrechnungsgenehmigung regelt, dass auch Bedarf für reproduktionsmedizinische Behandlungen vorhanden ist.

Das Erfordernis des *Bedarfs* soll einer Entwicklung vorbeugen, bei der eine unter Versorgungsgesichtspunkten nicht erforderliche Zahl von Leistungserbringern zu einem Absenken der Indikationenschwelle für Reproduktionsbehandlungen führt. Es sollte also a) insbesondere die angebotsinduzierte Nachfrage begrenzt werden und b) vermieden werden, dass zur Refinanzierung der aufwändigen Laboreinrichtung die Indikationen für die Behandlungen unnötig weit gestellt werden. Das Bundessozialgericht (BSG) hat frühzeitig festgehalten, dass die für die Erteilung zuständigen Behörden unter diesen Gesichtspunkten eine Bedarfsprüfung durchzuführen hätten. Nach dem BSG (Urt. v. 30.10.2013, MedR 2014, 678–680) ist danach zu prüfen, ob die anderen Leistungserbringer vor Ort die infrage stehenden Leistungen in ausreichendem Umfang für die regionale Bevölkerung anbieten. Als Leistungserbringer im Sinne der Rechtsprechung des BSG sind diejenigen Anbieter zu verstehen, die bereits über eine Genehmigung nach § 121a SGB V verfügen. Für die Genehmigung nach § 121a SGB V bedeutet dies zunächst, dass die zugelassenen Leistungserbringer sich auf einen Vorrang vor weiteren Bewerbern berufen können. Das BSG hat deshalb eine sogenannte Konkurrentenabwehrklage für zulässig gehalten. Der Leistungserbringer, dem bereits eine Abrechnungsgenehmigung erteilt ist, kann einer Abrechnungsgenehmigung gegenüber einem neuen Leistungserbringer widersprechen. Durch den Widerspruch tritt zunächst ein Suspensiveffekt bei der Genehmigung ein. Der neue Leistungserbringer kann also von dieser Genehmigung keinen Gebrauch machen, solange nicht durch die Behörde oder ein Gericht die sofortige Vollziehbarkeit der Genehmigung angeordnet wird.

Kommt die Bedarfsprüfung zu dem Ergebnis, dass kein weiterer Bedarf besteht, ist von vornherein der Zutritt eines neuen Leistungserbringers ausgeschlossen. Es bleibt mithin bei der Verstetigung der zugelassenen Leistungserbringer. Allerdings hat sich die Leistungserbringung im Bereich der Reproduktionsmedizin inzwischen deutlich gewandelt. Es bestehen zunehmend medizinische Versorgungszentren, die nicht mehr wie der einzelne Arzt am Ende ihrer Berufslaufbahn die Praxis weitergeben bzw. ausschreiben. Unter Berücksichtigung der normativen Parallelen und der zunehmenden Institutionalisierung des ambulanten Sektors im Bereich der Reproduktionsmedizin durch medizinische Versorgungszentren drängt es sich auf, statt der Verstetigung der Leistungserbringung die Lösung des Krankenhausplanungsrechts anzuwenden. Im Krankenhausplanungsrecht kommt es zur Bewertung der Frage, wer dem bestehenden Bedarf am besten gerecht wird, also zu einer Auswahl unter qualitativen Gesichtspunkten. Im Ergebnis bewirkt die Auslegung im Krankenhausplanungsrecht also, dass die Aufnahmeentscheidung keine endgültige Wirkung hat. Sie gewährt den Status lediglich solange, wie kein qualitativ besser geeigneter Bewerber vorhanden ist und unterstützt so den Wettbewerb um die beste Versorgung (Flasbarth, 2017).

23.3 Grenzen der reproduktionsmedizinischen Behandlungen

Liegen die Voraussetzungen der zulässigen reproduktionsmedizinischen Tätigkeit am entsprechenden Tätigkeitsort vor, ist der rechtliche Rahmen für die Durchführung der reproduktionsmedizinischen Behandlung zu beachten. Die entsprechenden Regulierungen finden sich auf eine Vielzahl von Gesetzen verteilt.

23.3.1 Vereinbarung mit den Patienten

Vergleichsweise einfach ist dabei die Situation zu den Patienten. Sie entspricht der Standardsituation aller Behandlungen medizinischer Art, bei der kein Erfolg geschuldet ist, sondern lediglich eine standardgerechte fachärztliche Behandlung, sorgfältige Aufklärung und Dokumentation. Das Rechtsverhältnis richtet sich auch dann, wenn im Rahmen der gesetzlichen Krankenversicherung behandelt wird, nach der durch die Rechtsprechung ausdifferenzierten Pflichtensituation, die inzwischen weitgehend im Rahmen des Patientenrechtegesetzes in das Bürgerliche Gesetzbuch (BGB) übernommen wurde (vgl. § 630a BGB ff.). Als zentrale Besonderheit ist dabei die wirtschaftliche Aufklärung zu beachten. Die Rechtsprechung (BGH, Urt. v. 28.1.2020, Aktenzeichen VI ZR 92/19), und dem folgend der Gesetzgeber, hat dem Arzt dann, wenn er aufgrund seiner Erfahrung Kenntnis darüber hat, dass eine Erstattung von Behandlungskosten nicht erfolgt, eine wirtschaftliche Aufklärungspflicht auferlegt (§ 630c Abs. 4 BGB). Für die kostenintensive reproduktionsmedizinische Behandlung ist deshalb dann, wenn Erstattungen aufgrund der persönlichen Disposition des Patienten nicht oder nicht vollständig wahrscheinlich sind, eine wirtschaftliche Aufklärung erforderlich. Wird diesem Erfordernis nicht ausreichend Rechnung getragen, kann der Vergütungsanspruch für die Behandlung nicht durchgesetzt werden.

23.3.2 Embryonenschutzgesetz – zentrale Strafnormen

Neben den sich aus diesem privatrechtlichen Pflichtenkreis ergebenden Rahmen ist bei der reproduktionsmedizinischen Behandlung auch das öffentlich-rechtliche Normenregime zu beachten. Dabei bewegt sich der Arzt in der ethischen Situation, die mit beginnendem Leben verbunden ist und die der Gesetzgeber in den unterschiedlichen Normenkreisen zu regulieren versucht. Der Gesetzgeber hat inhaltliche Reglungen getroffen und deren Missachtung mit möglichen strafrechtlichem Sanktionen hinterlegt. Ausgangspunkt ist dabei das Embryonenschutzgesetz (ESchG), das zahlreiche Verbote enthält, die bei einer Missachtung bestraft werden können. Das Embryonenschutzgesetz, das im Jahr 1991 in Kraft getreten ist, fokussiert den Lebensschutz und die Menschenwürde, also ergänzend die angesprochenen ethischen Bereiche. Diesen wird (diese gesetzgeberische Würdigung lässt sich bis heute feststellen) Vorrang vor unlimitierten Forschungsüberlegungen und dem, was biologisch oder medizinisch möglich wäre, gewährt.

Generell erlaubt sind als reproduktionsmedizinische Behandlungen die klassische In-Vitro-Fertilisation (als Vereinigung von Ei- und Samenzelle außerhalb des menschlichen Körpers) die intrazytoplasmatische Spermieninjektion einschließlich des damit einhergehenden Embryonentransfers und sämtliche Methoden der Kryokonservierung, soweit sie fortpflanzungsmedizinischen Zwecken (also nicht der Forschung) dienen. Soweit Embryonen nicht mehr übertragen werden sollen, dürfen diese verworfen werden. Sowohl homologe als auch heterologe Verfahren sind inzwischen zulässig, auch zwischen unverheirateten Paaren durchgeführte Inseminationen sind nicht verboten. Die Mitwirkung an all diesen zulässigen Tätigkeiten ist für Ärzte entsprechend zulässig. Gleichwohl dürfen sie die Mitwirkung daran auch aus ethischen Gründen verweigern. Strafbar ist dagegen nach wie vor

- die Mitwirkung an gespaltenen Mutterschaften durch die Übertragung einer fremden unbefruchteten oder befruchteten Eizelle, wodurch die Eizellspende in Deutschland verboten wird (§ 1 Abs. 1 Nr. 1 ESchG),
- die medizinische Ermöglichung einer Ersatz- bzw. Leihmutterschaft (§ 1 Abs. 1 Nr. 1, 7 ESchG),
- die Erzeugung eines menschlichen Embryos, der nicht zur Herbeiführung einer Schwangerschaft bei der Frau führen soll, von der die Eizelle stammt, sondern etwa zu Forschungs- oder anderen Zwecken (§ 1 Abs. 1 Nr. 2 ESchG),
- die Übertragung von mehr als drei Embryonen (§ 1 Abs. 1 Nr. 3 ESchG) bzw. die Befruchtung von mehr als drei Eizellen im Rahmen des intratubaren Gametentransfers innerhalb eines Zyklus (§ 1 Abs. 1 Nr. 4 ESchG),
- die extrakorporale Befruchtung von mehr Eizellen, als innerhalb eines Zyklus übertragen werden sollen (§ 1 Abs. 1 Nr. 5 ESchG),
- die Extraktion eines Embryos vor Abschluss der Nidation zur Übertragung auf eine andere Frau oder zu einem anderen, nicht der Erhaltung dienenden Zweck (§ 1 Abs. 1 Nr. 6 ESchG),
- das künstlich bewirkte Einbringen einer menschlichen Samenzelle in eine menschliche Eizelle oder das sonstige Verbringen dieser Samenzelle an eine menschliche Eizelle ohne den Willen, eine Schwangerschaft der Frau zu erzielen, von der die Eizelle stammt (§ 1 Abs. 2 ESchG),
- jegliche Verwendung menschlicher Embryonen, die nicht ihrer Erhaltung oder einer Schwangerschaft dient, einschließlich der Abgabe, des Erwerbs, der Veräußerung und der extrakorporalen Weiterentwicklung des Embryos (§ 2 ESchG),
- die verbotene Geschlechtswahl des künftigen Kindes durch die Selektion der herangezogenen Samenzelle (§ 3 Satz 2 ESchG), es sei denn, dadurch soll eine schwerwiegende, geschlechtsgebundene Erbkrankheit vermieden werden,
- die Präimplantationsdiagnostik jenseits der geschaffenen Rechtfertigungstatbestände (vgl. § 3a Abs. 2 und 3 ESchG),
- die eigenmächtige (also ohne Zustimmung beider Beteiligten erfolgende) künstliche Befruchtung, die eigenmächtige Embryoübertragung und die wissentliche künstliche postmortale, also nach dem Tod des genetisch beteiligten Mannes erfolgende Befruchtung (vgl. § 4 ESchG),
- der Gentransfer in menschliche Keimzellen und die Verwendung künstlich veränderter Keimzellen, soweit keine der in § 5 Abs. 3 ESchG umschriebenen Ausnahmen greift (vgl. § 5 ESchG),
- das reproduktive und therapeutische Klonen einschließlich der Übertragung eines geklonten Embryos auf eine Frau (§ 6 ESchG),
- die Erzeugung von Chimären- und Hybridwesen einschließlich der Übertragung eines entgegen § 7 Abs. 1 ESchG geschaffenen Embryos auf eine Frau oder ein Tier sowie der Übertragung eines jeden menschlichen Embryos auf ein Tier (§ 7 ESchG).

Neben diesen inhaltlich die Behandlung begrenzenden Tatbeständen ist ergänzend festzuhalten, dass die Durchführung der reproduktionsmedizinischen Behandlung durch einen Arzt zu erfolgen hat. Die Missachtung des Arztvorbehaltes ist strafbar, wobei der Arzt im Rahmen des Üblichen Tätigkeiten an nichtärztliches Personal delegieren darf. Einzelheiten der Diskussion um einzelne strafrechtliche Positionen sind in den folgenden Abschnitten dargestellt.

23.3.2.1 „Deutscher Mittelweg" – Zahl der zu befruchtenden Eizellen

Nach § 1 Abs. 1 Nr. 5 ESchG wird bestraft, wer es unternimmt, mehr Eizellen einer Frau zu befruchten, als ihr innerhalb eines Zyklus übertragen werden sollen. Wie viele Eizellen allerdings befruchtet werden dürfen, geht aus dem Wortlaut der Norm nicht hervor. Aufgrund der medizinischen Erfahrungen im Umgang mit der

Entwicklung von Embryonen und der nachfolgenden Schwangerschaft im Ausland, wo vergleichbare Beschränkungen nicht bestehen, fordern Reproduktionsmediziner eher großzügig mit der Zahl umzugehen. Sie sollen Mehrlingsschwangerschaften und Probleme bei Schwangerschaft und Geburt verhindern. Gestützt auf die Systematik der Norm hatte sich in der Vergangenheit zunächst eine starre Quote von drei Eizellen als Rechtsansicht herausgebildet, da die Übertragung von mehr als drei Embryonen auf die Frau strafbar ist (vgl. § 1 Abs. 1 Nr. 3 ESchG).

Als erstes Bundesgericht hat sich der Bundesfinanzhof (BFH) in einer Entscheidung aus dem Jahre 2017 ausführlich mit der Frage auseinandergesetzt, ob nicht tatsächlich doch mehr Befruchtungen zulässig sind – und sich hierzu positiv positioniert. Nach der Auffassung des BFH ist die Befruchtung von mehr als drei Eizellen zulässig, wenn anhand der individuell maßgeblichen Parameter (z. B. Alter, Gewicht, Vorerkrankungen) aufgrund einer sorgfältigen und individuellen Prognose so viele Eizellen befruchtet werden, dass voraussichtlich ein oder zwei entwicklungsfähige Embryonen entstehen, die dann übertragen werden sollen (BFH, Urt. v. 17.5.2017, Aktenzeichen VI R 34/15). In dem der Entscheidung zugrunde liegenden Sachverhalt wurden im Wege der intrazytoplasmatischen Spermieninjektion mehrere Versuche unternommen, eine Schwangerschaft herbeizuführen. Auf diese Weise wurden zunächst vier, dann sieben Eizellen befruchtet. Nach Durchführung der Blastozystenkultur wurden der Ehefrau die jeweils verbliebenen zwei Embryonen eingesetzt. Die Behandlung fand in einer Klinik in Österreich statt. Die Behandlungskosten machten die Patienten steuerlich geltend. Der BFH hat die Behandlungskosten für alle ICSI insgesamt als außergewöhnliche Belastungen steuerlich berücksichtigungsfähig eingeordnet und die Zahl nicht auf drei ICSIs beschränkt. Zweck der Norm des § 1 Abs. 1 Nr. 5 ESchG sei es, dem Entstehen „überzähliger“ Embryonen entgegenzuwirken, die nicht innerhalb eines Zyklus auf die Frau übertragen werden könnten. Die Festlegung auf eine jeweils gleiche Anzahl von Eizellen in § 1 Abs. 1 Nr. 5 ESchG einerseits und Embryonen in § 1 Abs. 1 Nr. 3 ESchG andererseits sei nur sinnvoll, wenn aus jeder Eizelle ein transferierbarer Embryo entstehe. Dies sei jedoch nicht der Fall. Vielmehr würden altersabhängig durchschnittlich nur 20–30 % der Eizellen im Vorkernstadium überhaupt zu Blastozysten heranreifen und nur diese hätten überhaupt ein realistisches Potenzial auf die Entstehung einer Schwangerschaft. Derzeit sei danach eine Befruchtung von bis zu sieben Eizellen noch kein Verstoß gegen das ESchG („Deutscher Mittelweg“ – vgl. Frommel, 2007). Nur dann, wenn die Befruchtung mehrerer Eizellen bewusst und gezielt vorgenommen wird, obwohl eine medizinische Indikation aufgrund der bestimmenden Parameter nicht besteht, kann dies kritisch sein. Das entspricht dem in der medizinrechtlichen Literatur unterstützten „Deutschen Mittelweg“ zwischen einer Limitierung zur Vermeidung von Vorratsbefruchtungen auf der einen Seite und sinnvollem medizinischen Vorgehen auf der anderen Seite. Es ist nicht zu erwarten, dass dies durch ein Strafgereicht anders beurteilt werden wird.

23.3.2.2 Leihmutterschaft

Die Leihmutterschaft ist in Deutschland verboten. Das entsprechende Verbot hat bislang sämtlichen gerichtlichen Überprüfungen standgehalten, einschließlich einer Überprüfung am Maßstab der europäischen Menschenrechtskonvention (EGMR, Urt. v. 24.1.2017, Aktenzeichen 25385/12). Dies führt in der Praxis dazu, dass fortpflanzungswillige Paare, seien es unfruchtbare Paare oder homosexuelle Paare, die entsprechende fortpflanzungsmedizinische Behandlung im Ausland in Anspruch nehmen. Dabei ist zunächst zu beachten, dass die Mitwirkung an einer in Deutschland verbotenen Handlung, die im Ausland begangen wird, ebenfalls strafbar sein kann. Die Beteiligung – sei es auch nur durch Herstellen von Kontakten – an einer im Ausland begangenen Eizellspende kann daher für den Arzt als Beteiligung an einem Gewebehandel strafbar sein (Ratzel, 2020a). Es ist deshalb nach Möglichkeit die Hilfestellung diesbezüglich auf das Gröbste zu beschränken, um sich nicht der Beihilfe strafbar zu machen.

Praktisch stellen sich weitere rechtliche Fragen maßgeblich aus dem Familienrecht und dem Sozialrecht. Soweit das Kind im Ausland nicht im Rahmen einer Gerichtsentscheidung beiden Eltern zugeordnet wurde, ist eine Adoption in Deutschland zwingend erforderlich, um die rechtliche Situation zu sichern. Praktisch zeigen sich namentlich dann, wenn bei den Kindern Behinderungen festgestellt werden, Akzeptanzprobleme (Sanders, 2017).

23.3.2.3 Eizellspende

Ebenso problematisch wie die Leihmutterschaft ist die Eizellspende. Insoweit ist zunächst festzuhalten, dass die Mutter durch das deutsche Recht an mehreren Stellen abweichend vom Samenspender oder rechtlichen Vater behandelt wird. Gemäß § 1591 BGB ist die Mutterschaft nicht bereits durch das Bestehen der Ehe und das Austragen des Kindes vorhanden. Vielmehr muss die Mutter durch Adoption das Kind annehmen. Es ist also anders als beim Vater, der bereits kraft Ehe Vater des geborenen Kindes wird, ein weiterer Schritt zur Klärung des Rechtsverhältnisses zum Kind erforderlich.

Auch aus anderen Gründen wird das Verbot der Eizellspende regelmäßig kritisiert. Richtig ist, dass das häufig zur Begründung des Verbots herangezogene (vermeintliche) Kindeswohl kaum plausibilisiert dargestellt werden kann. Es ist nicht nachvollziehbar, wie die vermeintliche Gefährdung des Kindes im Vergleich zu einer Situation ohne eigenes Leben schlechter sein kann. Erste Tendenzen der Liberalisierung zeigen sich unter anderem dadurch, dass der BGH inzwischen die Bewerbung von Verfahren der Eizellspende in Deutschland für zulässig erklärt hat, soweit die Behandlung in Tschechien, wo dies zulässig ist, beworben wird (vgl. BGH, Urt. v. 8.10.2015, Aktenzeichen I ZR 225/13). Erforderliche Stimulationsbehandlungen oder Vorbereitungsbehandlungen bei der Eizellenempfängerin seien zulässig. Eine strafrechtliche Bewertung hat der BGH in der Entscheidung ausdrücklich nicht durchgeführt, allerdings auf der anderen Seite in weiteren Entscheidungen wiederholt die geltenden Verbote im Rahmen von Kostenerstattungsverfahren der privaten Krankenversicherung als zu beachtende Voraussetzung einer Kostenerstattung anerkannt (vgl. BGH, Urt. v. 14.6.2007, Aktenzeichen VI ZR 141/16). Es besteht dadurch ein Gleichklang zwischen den gesetzlichen und den privaten Versicherungen hinsichtlich der Kostenerstattung bei der Eizellspende, die nicht stattfindet.

23.3.2.4 Heterologe Insemination, Kenntnis der eigenen Abstammung

Bei den heterologen Verfahren der reproduktionsmedizinischen Behandlung ist zwischen der Behandlung mit weiblichen und männlichen Stammzellen zu unterscheiden. Während die Nutzung männlicher Zellen unproblematisch zulässig und seit Langem als „heterologes oder donogenes System" unkritisch ist, ist eine Behandlung in der anderen Richtung wie oben dargestellt kritisch.

Im Bereich des donogenen Systems ergeben sich eine Reihe von inzwischen durch die Rechtsprechung und dem folgend den Gesetzgeber aufgegriffenen Themen:

Als Teil des Selbstbestimmungsrechts des Menschen wird auch das Recht auf Kenntnis der eigenen Abstammung verstanden. Diese Rechtsprechungslinie des Bundesverfassungsgerichts (Urt. v. 31.01.1989, Aktenzeichen 1 BvL 17/87) ist durchgängig durch alle Instanzgerichte bestätigt und vom Bundesverfassungsgericht auch später noch wiederholt worden. Dieses Recht ist bei der Behandlung zu beachten und führt praktisch unter anderem zur Unzulässigkeit der Verwendung von Mischsperma.

Der Gesetzgeber hat dies ferner zum Anlass genommen, einen Auskunftsanspruch zu normieren für Personen, die durch Samenspende im Rahmen einer ärztlich unterstützten Befruchtung ab dem 1.7.2018 gezeugt wurden. Dazu ist das Zentrale Samenspenderregister beim Deutschen Institut für Medizinische Dokumentation und Information (DIMDI) eingeführt worden. Auf der anderen Seite ist für den Samenspender festgelegt worden, dass die Feststellung der rechtlichen Vaterschaft des Samenspenders in diesen Fällen ausgeschlossen ist. Dies schützt den Samenspender vor Ansprüchen im Bereich des Sorge-, Unterhalts- und Erbrechts. Auf der anderen Seite verhindert es die Geltendmachung derartiger Ansprüche auch gegenüber dem Kind. Dadurch sind die früher oft mit den entsprechenden Verzichtserklärungen verbundenen Vereinbarungen zwischen den rechtlichen Eltern des Kindes und dem zumeist noch anonymen Samenspender obsolet geworden. Vergleichbare Schutzsituation genießt im Übrigen der Samenspender in der sogenannten Becherspende etwa gegenüber lesbischen oder alleinstehenden Frauen nicht. Nur die im Rahmen einer ärztlichen Behandlung erfolgte Verwendung von Spendersamen führt zu dem entsprechenden Schutz des Samenspenders.

Zum Schutz des Samenspenders bestehen umfassende Aufklärungspflichten der Einrichtung, in der die Spendersamen gewonnen und ggfs. auch gelagert werden. Der Samenspender ist hinsichtlich der Auskunftsansprüche der mit dem Spendersamen gezeugten Kinder aufzuklären sowie über den Umstand, dass die Speicherung der Daten für die nächsten 110 Jahre erfolgt und ggfs. die sich ergebenden Rechte auf Einsicht Dritter. Praktisch wird der Spagat zwischen Datenschutz des Samenspenders und dem Auskunftsanspruchs des Kinder so umgesetzt, dass die Verwendung des Spendersamens nur mit einer eindeutigen Spendernummer erfolgen darf. Es ist davon auszugehen, dass die Verletzung derartiger Pflichten zu Schadensersatzansprüchen zugunsten des Kindes führt. Um die Identifizierung einer etwaigen Samenspende für das geborene Kind zu ermöglichen, kann dieses sich an das DIMDI wenden. Entsprechend besteht die Verpflichtung der reproduktionsmedizinischen Einrichtung, bei der Verwendung des Spendersamens die Spendernummer in den eigenen Unterlagen aufzubewahren sowie den Zeitpunkt, den Eintritt einer hierdurch herbeigeführten Schwangerschaft, den errechneten Geburtstermin sowie das Geburtsdatum mitzuteilen. Es besteht eine aktive Verpflichtung der reproduktionsmedizinischen Einrichtung, diese Informationen bei der Mutter abzurufen und dem DIMDI mitzuteilen (vgl. § 5 Abs. 5 SaRegG). Die Daten mit Ausnahme der Spendernummer sind von der Einrichtung nach sechs Monaten wieder zu löschen. Das DIMDI wird die persönlichen Daten des Samenspenders bei der Spendereinrichtung anfordern und den Samenspender darüber informieren, dass seine Daten bei ihm gespeichert sind. Dadurch ist sichergestellt, dass der entsprechende Auskunftsanspruch durch das Kind geltend gemacht werden kann, das sich mit der Spendernummer, die es von der reproduktionsmedizinischen Einrichtung erhält, an das DIMDI wenden kann.

Für Kinder, die vor dem 1.7.2018 gezeugt wurden, existiert diese Möglichkeit nicht. Bei ihnen besteht unverändert das Problem, dass der Samenspender dem Grunde nach in ein familienrechtliches Statusverhältnis zu dem Kind gerückt werden kann. Dies gilt dann, wenn die rechtliche Vaterschaft des Wunschvaters von diesem angefochten wird.

23.3.2.5 Embryoadoption

Eng an den Grenzbereichen der Eizellspende und der Leihmutterschaft angesiedelt ist die Embryoadoption. Von den Verfechtern der Zulässigkeit dieser Behandlungsmethode wird angeführt, dass es praktisch immer zu der Situation kommen könne, dass Embryonen überzählig verfügbar seien. Die entsprechenden Embryonen müssten zum Lebensschutz sodann der Adoption zur Verfügung stehen (Ratzel & Katzenmeier, 2017). Gerichtsentscheidungen zu der Frage der Zulässigkeit existieren derzeit nicht. Eine gesetzliche Regelung über das Embryonenschutzgesetz hinaus, das zunächst nur die Entstehung überzähliger Embryonen verhindert, sind ebenfalls nicht vorhanden. Dies führt letztlich dazu, dass der Wertungswiderspruch derzeit als nicht aufgelöst gelten muss. Die aktuelle Diskussion bewegt sich mithin neben der Forderung nach einer gesetzlichen Grundlage insbesondere auch auf die Frage zu, nach welchen Kriterien der Embryo einem etwaigen Elternpaar zugeordnet werden soll. Kommt man unter grundgesetzlichen Erwägungen zu dem Ergebnis, dass die Embryonenspende zur Verwirklichung des Rechts auf Selbstbestimmung eines Adoptionspaares grundgesetzlich geschützt ist, wäre eine Reglementierung von Adoptionen durch wirtschaftliche oder soziale Kriterien ebenfalls an diesem Recht zu messen und nur eingeschränkt zu rechtfertigen. Das inzwischen entstandene „Netzwerk Embryonenspende" befürwortet dazu eine zentrale Institution. Eindeutig bleibt weiter, dass Embryonen unverändert nicht zu Forschungszwecken eingesetzt genutzt werden dürfen.

23.3.2.6 PID

Die Präimplantationsdiagnostik ist mit Abstand einer der umstrittensten Bereiche der reproduktionsmedizinischen Behandlung. Die langjährige Diskussion über die Zulässigkeit und Unzulässigkeit dieses Verfahrens hat einen ersten Kontrapunkt im Rahmen der Einführung des Gendiagnostikgesetzes („GenDG") gefunden. Gemäß § 15 Abs. GenDG dürfen vorgeburtliche genetische Untersuchungen nur zu medizinischen Zwecken und nur dann vorgenommen werden, wenn die genetische Untersuchung auf bestimmte genetische Eigenschaften des Embryos oder Fötus abzielt, die nach dem allgemein anerkannten Stand der Wissenschaft und Technik seine Gesundheit während der Schwangerschaft oder nach der Geburt beeinträchtigen. Gleiches gilt, wenn eine Behandlung des Embryos oder Fötus mit einem Arzneimittel vorgesehen ist, dessen Wirkungen durch bestimmte genetische Eigenschaften beeinflusst werden. Beide Untersuchungsvarianten sind von der Erfüllung umfangreicher Aufklärungs- und Beratungspflichten sowie erforderlichen Einwilligungserfordernissen begleitet. Die rein morphologische optische Betrachtung des Embryos im Vorfeld der Implantation zum „Scoring" bzw. der Bewertung etwaiger Auffälligkeiten ist von der Präimplantationsdiagnostik abzugrenzen. Der Arzt hat diese durchzuführen und die Mutter beim Feststellen von Auffälligkeiten darauf hinzuweisen. Sie kann letztlich entscheiden, ob und welche befruchteten Eizellen ihr implantiert werden. Solange sich die Diagnostik dazu im Bereich der nichtinvasiven Methodik hält, ist diese unproblematisch zulässig (Taupitz, 2020). Die dazu in das Embryonenschutzgesetz aufgenommene Regelung (§ 3a ESchG) wird den Entwicklungen der Medizin wohl inzwischen nicht mehr gerecht.

23.3.2.7 Kryokonservierung

Bei der Kryokonservierung, die grundsätzlich zulässig ist, ist zwischen der Kryokonservierung des Embryos und dessen Vorstufen auf der einen Seite sowie der Keimzellen auf der anderen Seite zu differenzieren. Die Kryokonservierung des Embryos darf nur durch einen Arzt erfolgen. Hingegen ist die Krykonservierung von Ejakulaten und Eizellen ohne diesen Arztvorbehalt zulässig. Unabhängig davon, dass ein Arztvorbehalt besteht, bedeutet dies nicht, die persönliche Vornahme durch den Arzt. Dieser muss lediglich entsprechend den auch sonst bestehenden rechtlichen Vorgaben bei der Delegation den sorgfältig ausgewählten Mitarbeiter ordnungsgemäß überwachen und verfügbar sein.

Im Rahmen der Durchführung der Lagerung des Konservierungsgutes kommt es zwischen den Spendern und der Lagerungseinrichtung zu einer klassischen Lagerungsvereinbarung. Eigentümer bleibt insoweit jedenfalls bei den Samen- und Eizellen der jeweilige Spender. Ob im Rahmen der Lagerung eines Embryos oder dessen Vorstufen ein solches Eigentum trotz der Lebensform möglich ist, ist umstritten. Insoweit wird man davon ausgehen können und müssen, dass der Vertrag zwischen den rechtlichen Eltern jedenfalls zugunsten des Embryos geschlossen (§ 317 BGB) ist. Kritisch ist lediglich die Frage, wie die zeitliche Begrenzung der Aufbewahrungspflicht zu definieren ist. Generell ist zugunsten des Eigentümers zu entscheiden. Kommt es aber zu einer Situation, in der die Embryonen nicht mehr verpflanzt werden können, ist die Verwerfung des verwaisten Embryos möglich und nicht strafbar. Das Gleiche wird mit Einschränkungen dann angenommen werden können, wenn die Vergütung für die Lagerung nicht bezahlt wird. In diesem Fall wird man davon ausgehen müssen, dass jedenfalls eine persönlich an die Vertragspartner mit Zugangsnachweis adressierte Mahnung mit Ankündigung des Verwurfs und angemessener Nachfristsetzung zur Zahlung der Vergütung erforderlich ist.

23.3.2.8 Lesbische Paare und alleinstehende Frauen

Generell gilt, dass es weder positive noch negative gesetzliche Regelungen dazu gibt, ob die assistierte Reproduktion bei Frauen in gleichgeschlechtlichen Beziehungen zulässig ist. Es ist weder in einem Gesetz ausdrücklich erlaubt, noch ausdrücklich verboten. Die einzige Verbotsvorschrift, die Interpretationshilfe der Bundesärztekammer zur Richtlinie über Kinderwunschbehandlung, in der die Kinderwunschbehandlung bei Frauen in gleichgeschlechtlicher Partnerschaft für unzulässig erklärt wurde, ist seit 2018 aufgehoben (Taupitz, 2021).

Der rechtliche Rahmen für die Kinderwunschbehandlung durch künstliche Befruchtung von gleichgeschlechtlichen Paaren ist deshalb aus den Gesetzen und Verordnungen abzuleiten, die die Kinderwunschbehandlung generell rechtlich begrenzen. Die Zulässigkeit der Kinderwunschbehandlung bei in gleichgeschlechtlichen Partnerschaften lebenden Frauen lässt sich weiter anhand von § 6 TPG-Gewebeverordnung (TPG-GewV) diskutieren. Darin wird eine medizinische Indikation für jede Art der Kinderwunschbehandlung gefordert. Die Gewebeverordnung ist auf der Grundlage des Transplantationsgesetzes (TPG) erlassen worden. Ihm kommt Gesetzescharakter zu. Das TPG regelt bundesrechtlich die Entnahme und Verwendung von menschlichem Gewebe. Gewebe sind nach § 1a Ziff. 4 TPG alle aus Zellen bestehenden Bestandteile des menschlichen Körpers, die keine Organe sind, einschließlich einzelner menschlicher Zellen. Das TPG kommt mithin immer dann zur Anwendung, wenn die reproduktionsmedizinische Behandlung die Entnahme oder Übertragung von Keimzellen (Eizellen und/oder Spermien) umfasst. Nähere Einschränkung erfahren die Regelungen für den hier einschlägigen Bereich der Kinderwunschbehandlung über die aufgrund der Ermächtigung in § 16a TPG erlassene TPG-GewV und die aufgrund der Ermächtigung in § 16b TPG erlassenen Richtlinie zur Entnahme und Übertragung von menschlichen Keimzellen im Rahmen der assistierten Reproduktion.

§ 6 Abs. 1 S. 1 TPG-GewV regelt die Voraussetzungen für die Verwendung von Keimzellen im Rahmen von Maßnahmen einer medizinisch unterstützen Befruchtung. Danach ist es für die Verwendung von Keimzellen erforderlich, dass nach ärztlicher Beurteilung die Verwendung medizinisch indiziert und der gesundheitliche Schutz der Empfängerin und des Kindes gewährleistet sind. Danach ist die Verwendung von Keimzellen (sowohl Eizellen als auch Spermien) im Rahmen der Behandlung einer Patientin mit Methoden der assistierten Reproduktion – unabhängig von ihren Lebensverhältnissen – nur zulässig, wenn die Verwendung medizinisch indiziert ist. In der medizinrechtlichen Literatur wird davon ausgegangen, dass bei der Behandlung von in der Fertilität nicht eingeschränkten Frauen mangels medizinischer Indikation Eizellen und Spermien nicht verwendet werden dürfen (Ratzel, 2020b). Zur Abgrenzung der Infertilität aus medizinischen Gründen hat sich bei in gleichgeschlechtlichen Partnerschaften lebenden Frauen der Begriff der „Sozialen Infertilität" eingeprägt, der – wenn auch vielleicht etwas sprachlich missglückt – die Abgrenzung zur medizinischen Infertilität kennzeichnet (Leopoldina, 2019). Die Diskussion darüber, ob damit die Behandlung von gleichgeschlechtlichen Frauen ausgeschlossen ist, wird zunehmend emotional geführt. Verfechter dieser wortgetreuen Auslegung fühlen sich unberechtigt als „konservativ" qualifiziert (Ratzel, 2020b).

Rechtlich ist eine medizinische Indikation nach bisheriger Verwendung des Begriffs grundsätzlich immer mit einem pathologischen Zustand verknüpft, der nach dem jeweiligen Regelungsbereich dann bestimmte Rechtsfolgen nach sich zieht. Im SGB V ist dies etwa die medizinische Notwendigkeit der Behandlung und damit leistungsrechtlich der Leistungsanspruch des Versicherten und leistungserbringungsrechtlich der Vergütungsanspruch des Leistungserbringers. Auch nach allgemeinerem medizinrechtlichen und -ethischen Verständnis setzt der Indikationsbegriff einen festgestellten Krankheitszustand voraus, dem durch die Indikation eine erprobte Untersuchungs- oder Behandlungsmethode zugeordnet wird, die als geeignet gilt, bei diesem Zustand ein klinisch relevantes präventives, diagnostisches, kuratives, rehabilitatives oder palliatives Ziel zu erreichen. Allerdings „passt“ dies nicht exakt zu dem Umstand, dass das Bundesverfassungsgericht (BVerfG, Beschl. v. 27.2.2009, Aktenzeichen 1 BvR 2982/07 und dem folgend das Bundessozialgericht, Urt. v. 3.3.2009, Aktenzeichen B 1 KR 12/08 R) in seiner Rechtsprechung die ungewollte Kinderlosigkeit nicht als Krankheit verstanden wissen will, mithin einen Leistungsanspruch nach generellen Normen des Krankenversicherungsrechts auf Kinderwunschbehandlung nicht besteht, sondern nur nach den extra dazu eingeführten Regelungen (§ 27a, § 121a SGB V).

Es ist anzunehmen, dass eine medizinische Indikation im Sinne des § 6 GewV-TPG wohl nicht besteht, wenn sich die „Behandlungsbedürftigkeit“ allein daraus ergibt, dass die Schwangerschaft aufgrund sexueller Präferenzen nicht auf dem üblichen Wege herbeigeführt werden soll oder kann. Denkbar wäre auch, dass der Verordnungsgeber mit dem Begriff der medizinischen Indikation nicht an eine Fertilitätsstörung anknüpfen wollte, sondern die Voraussetzung der medizinischen Indikation nutzen wollte, um Kontraindikationen beim Samenspender wegen der Qualität der Samenzellen oder bestehender Erkrankungen und bei der Empfängerin etwa wegen grundsätzlicher Kontraindikationen zur Herbeiführung einer Schwangerschaft auszuschließen. Dies widerspräche zwar dem bisherigen Verständnis des Begriffs der medizinischen Indikation, würde jedoch der Begründung des Verordnungsgebers gerecht werden, nach der § 6 Abs. 1 S. 1 TPG-GewV der Umsetzung von Art. 4 Abs. 2 i.V.m. Anhang III Nr. 2.1 der Richtlinie 2006/17/EG dienen soll (vgl. BR-Drs. 939/07, S. 22). Diese Regelung des europäischen Gesetzgebers formuliert Anforderungen an und Kriterien für die Auswahl des Spenders. Nach Anhang III Nr. 2.1 der Richtlinie muss der für den Spender zuständige klinische Arzt anhand der Anamnese des Patienten und der therapeutischen Indikationen entscheiden und dokumentieren, ob die Spende gerechtfertigt und deren Sicherheit für den Empfänger und das daraus möglicherweise entstehende Kind bzw. die Kinder gewährleistet ist. Eine Auslegung des § 6 Abs. 1 S. 1 TPG-GewV anhand des gesetzgeberischen Regelungswillens könnte deshalb zu einer eingeschränkten Auslegung des Kriteriums der medizinischen Indikation führen. Eine solche Auslegung ist jedoch bisher in der Rechtspraxis nicht erkennbar und auch mit dem Wortlaut des § 6 Abs. 1 S. 1 TPG-GewV kaum vereinbar. Dieser bezieht das Kriterium der medizinischen Indikation ausdrücklich auf die Verwendung von Keimzellen und führt gesondert die Gewährleistung des gesundheitlichen Schutzes der Empfängerin und des Kindes an. Danach muss zum einen die medizinische Indikation der Verwendung von Keimzellen zur assistierten Reproduktion gegeben sein und zum anderen der Schutz der Empfängerin und des Kindes (auch im Sinne einer Kontraindikation zur Herbeiführung einer Schwangerschaft) gewährleistet sein. Diese im Wortlaut deutlich werdende Differenzierung der Zulässigkeitsanforderungen spricht deutlich gegen die oben vorgeschlagene alternative Auslegung. Entsprechend wird von den Befürwortern der Behandlung gleichgeschlechtlicher Paare maßgeblich die Frage aufgeworfen, ob das Abstellen auf die medizinische Indikation in § 6 Abs. 1 S. 1 TPG-GewV überhaupt rechtmäßig ist.

Dem steht entgegen, dass – bei entsprechender Aufklärung – auch in allen anderen Bereichen die medizinische Wunschbehandlung zulässig ist. Entsprechend wäre es ein unzulässiger Eingriff in die persönliche Integrität, eine Wunschbehandlung im Bereich der Kinderwunschbehandlung zu untersagen, sofern dies in den § 6 TPG-GewV hineingelesen werden soll. Ebenso kann die ärztliche Unterstützung bei einer solchen Wunschbehandlung dann nicht unzulässig oder rechtswidrig sein (Taupitz, 2021 unter Hinweis auf die Rechtsprechung des BVerfG zur Zulässigkeit ärztlicher Hilfe bei der Selbsttötung, BVerfG, NJW 2020, 905, 908). Das BVerfG hat dazu den Grundsatz aufgestellt, dass, soweit ein Grundrechtsträger sein Grundrecht nur verwirklichen kann, wenn er dazu die Hilfe Dritter in Anspruch nehmen kann, es dem Dritten nicht verboten werden darf, den Grundrechtsträger dabei zu unterstützen.

Weiter wird argumentiert, dass die Aufnahme dieses Kriteriums nicht von der Verordnungsermächtigung in § 16a TPG umfasst ist. Danach können durch Rechtsverordnung „die Anforderungen an Qualität und Sicherheit der Entnahme von Geweben und deren Übertragung" geregelt werden, sofern dies zur Abwehr von Gefahren für die Gesundheit von Menschen oder zur Risikovorsorge erforderlich ist. Hier könnte eingewandt werden, dass die Frage der medizinischen Indikation für eine Verwendung von Keimzellen keine „Anforderung an Qualität und Sicherheit" darstellt. Dies wäre jedenfalls anzunehmen, wenn aus medizinischer Sicht die Qualität und Sicherheit der Verwendung von Keimzellen nicht davon abhängt, ob der Patient oder die Patientin eine verminderte Fertilität aufweist. Hinsichtlich der Entnahme und Verwendung gespendeter Samenzellen ist zudem zu berücksichtigen, dass § 8b Abs. 2 i. V. m. Abs. 1 TPG hier – anders als §§ 8 und 8c TPG – keine medizinischen, sondern nur rechtliche Anforderungen an die zulässige Samenspende stellt. Insofern würden mit der Notwendigkeit einer medizinischen Indikation also nicht nur Anforderungen an Qualität und Sicherheit aufgestellt, sondern ein zusätzliches – in § 8b TPG offensichtlich bewusst nicht gefordertes – Zulässigkeitskriterium eingeführt. Generell bestehen tatsächlich entgegen dem Wortlaut der Norm auf der Grundlage der weiteren Entwicklung der Rechtsprechung mehr Argumente zugunsten der Behandlung gleichgeschlechtlicher Paare. Rechtspraktisch ist festzuhalten, dass die Ärztekammern äußerste Zurückhaltung bei der Bewertung der Frage in die eine wie in die andere Richtung an den Tag legen. Es ist danach nicht damit zu rechnen, dass es überhaupt zu einer Ahndung etwaiger Verstöße kommt. Die rechtliche Frage wird also möglicherweise durch die gesellschaftspolitische Akzeptanz überholt. Zu beachten ist allerdings, dass zugunsten des Samenspenders notarielle Verzichtserklärungen in die Vereinbarung der Mütter aufgenommen werden sollte.

Literatur

Flasbarth, R. (2017). Die Ewigkeitsgenehmigung für medizinische Versorgungszentren am Beispiel der kontingentierten Abrechnungsgenehmigung gem. § 121a SGB V. In Ratzel & Katzenmeier (Hrsg.), *Festschrift für Franz-Josef Dahm* (S. 139 ff).

Frommel, M. (2007). Deutscher Mittelweg in der Anwendung des Embryonenschutzgesetzes (ESchG) mit einer an den aktuellen wissenschaftlichen Kenntnisstand orientierten Auslegung der für die Reproduktionsmedizin zentralen Vorschrift des § 1, Abs. 1, Nr. 5 ESchG unter besonderer Berücksichtigung der Entstehungsgeschichte des EschG. *Journal für Reproduktionsmedizin und Endokrinologie*, 27 ff.

Leopoldina. (2019). *Fortpflanzungsmedizin in Deutschland – Für eine zeitgemäße Gesetzgebung.*

Ratzel & Katzenmeier. (Hrsg.). (2017). *Festschrift für Franz-Josef Dahm* (S. 373 ff).

Ratzel, R. (2020a., § 29 Künstliche Befruchtung). In Ratzel & Luxenburger (Hrsg.), *Handbuch Medizinrecht* (4. Aufl., S. 1601 ff).

Ratzel, R. (2020b). Die neue Richtlinie zu § 16b TPG – quo vadis Reproduktionsmedizin. *Zeitschrift für Medizin- und Gesundheitsrecht*, 325 ff.

Sanders, A. (2017). Was ist eine Familie? – Der EGMR und die Mehrelternschaft. *Neue Juristische Wochenschrift*, 925 ff.

Taupitz, J. (2020). „Nicht-invasive Präimplantationsdiagnostik": unlimitiert erlaubt? *Medizinrecht*, 335 ff.

Taupitz, J. (2021). Assistierte Befruchtung bei homosexuellen Paaren und alleinstehenden Frauen. *Neue Juristische Wochenschrift*, 1430 ff.

Organisation und betriebswirtschaftliche Herausforderungen von Kinderwunschzentren

24

Philip Wittlinger und Deniz Barbara Tuna

Inhaltsverzeichnis

Abkürzungsverzeichnis

AG	Aktiengesellschaft
BAG	Berufsausübungsgemeinschaft
BSNR	Betriebsstättennummer
Destatis	Statistisches Bundesamt
DIR	Deutsches IVF-Register
GbR	Gesellschaft bürgerlichen Rechts
GmbH	Gesellschaft mit beschränkter Haftung
HWG	Heilmittelwerbegesetz
ICSI	Intrazytoplasmatische Spermieninjektion
IVF	In-vitro-Fertilisation
MBO-Ä	Musterberufsordnung der Ärzte
MVZ	Medizinisches Versorgungszentrum
SGB V	Sozialgesetzbuch Fünftes Buch
UWG	Gesetz gegen den unlauteren Wettbewerb
ÜBAG	Überörtliche Berufsausübungsgemeinschaft

P. Wittlinger (✉)
MVZ TFP Kinderwunschzentrum Wiesbaden, MVZ TFP Rhein-Main GmbH, Wiesbaden, Deutschland

D. B. Tuna
Bonn, Deutschland

24.1 Warum sich die Medizin mit ökonomischen Fragestellungen beschäftigt

Das Gesundheitswesen stellt seit Jahren einen der bedeutendsten Wirtschaftszweige in Deutschland dar. Nach Angaben des Statistischen Bundesamtes (Destatis) betrugen die Gesundheitsausgaben im Jahr 2019 fast 411 Mrd. Euro. Dies entspricht rund 11,9 % des gesamten Bruttoinlandsprodukts (BIP). Für 2020 wird ein weiterer Anstieg vorhergesagt, auch bedingt durch die

© Der/die Autor(en), exklusiv lizenziert an Springer-Verlag GmbH, DE, ein Teil von Springer Nature 2023
M. Amrani, R. Seufert (Hrsg.), *Gynäkologische Endokrinologie und Kinderwunschtherapie*, https://doi.org/10.1007/978-3-662-65371-5_24

Corona-Pandemie (Destatis, 2021). Das Gesundheitswesen ist eine elementare Säule im Arbeitsmarkt, besonders durch den hohen Personalbedarf und die Interaktion zwischen den Patienten und Mitarbeitern (Esslinger, 2009, S. 20–21). Daneben haben die zunehmende Alterung der Gesellschaft und die damit einhergehende Veränderung der Bevölkerungsstruktur einen zunehmenden Einfluss auf die wirtschaftlichen und sozialen Herausforderungen der Gesellschaft (Esslinger, 2009, S. 38 f). Die Tendenz ist seit Jahren klar: Immer weniger Beitragszahler stehen einer wachsenden Anzahl an Konsumenten von Gesundheitsleistungen gegenüber. Daneben führen Innovationen in der Medizintechnik und der pharmazeutischen Industrie sowie zweifelhafte Anreize im Vergütungssystem in der ambulanten und stationären Medizin zu stetigen Kostensteigerungen (Porter & Olmsted Teisberg, 2004; Sohn, 2006, S. 5 ff). Das Gesundheitssystem in Deutschland wird, wie auch in der Schweiz und Österreich, als Bismarck-Modell bezeichnet und ist durch einkommensabhängige Pflichtbeiträge von Arbeitnehmern und Arbeitgebern charakterisiert, wobei die Gesundheitsdienstleistungen hauptsächlich von privaten Anbietern, aber unter staatlicher Kontrolle, erbracht werden (Kern & Kupsch, 2002, S. 132–133).

Die heutige Medizin hat immer mehr ein Gerechtigkeits- und Moralproblem. Ständig steigende Gesundheitsausgaben sind nur schwer mit den ethischen Überzeugungen einer maximalen Versorgung mit Gesundheitsleistungen vereinbar und können zu einem **Gerechtigkeitsproblem** führen. Der technische Fortschritt kann Therapien ermöglichen, die in Teilen als moralisch bedenklich angesehen werden und in der modernen Medizin zu einem **Moralproblem** führen können. Durch die moderne Reproduktionsmedizin können Frauen und Männer ihren Kinderwunsch erfüllen, der auf natürlichem Weg nicht realisierbar wäre. Ähnliche Themen lassen sich auch in der Transplantations- und Intensivmedizin finden (Kerstin, 2008).

Diese Entwicklungen führen dazu, dass die vorhandenen Ressourcen möglichst effizient genutzt werden müssen. Daraus folgen nicht selten Spannungen zwischen Medizin und Ökonomie (Schöffski, 2008, S. 3–7). Auf den ersten Blick könnte man meinen, dass der Kaufmann der natürliche Feind des Arztes ist. Während sich Ärzte auf der Mikroebene gemeinsam mit nichtärztlichen medizinisch ausgebildeten Mitarbeitern – um das gesundheitliche Wohl der Patienten kümmern, sorgen sich auf der Makroebene Kaufleute und Ökonomen – jedenfalls scheinbar – primär um Zahlen und Finanzen (Kaplan, 2012). Die Spannungsfelder zwischen diesen Ebenen lassen sich nicht getrennt voneinander betrachten. Trotz aller teilweiser berechtigter Kritik: Es bestehen wenige Zweifel, dass auch das Gesundheitswesen marktwirtschaftlichen und ökonomischen Einflüssen unterworfen ist. Gleichzeitig darf die Ökonomie aber auch den Wert der Gesundheit nicht aus den Augen verlieren (Seufert, 2008, S. 96–101).

Unerfüllter Kinderwunsch ist ein sehr emotionales Thema und das Kinderwunschzentrum muss im Dreieck zwischen *Patientenzufriedenheit*, *exzellenter Medizin* und *Mitarbeiterzufriedenheit* eine gesunde Balance finden, ohne den wirtschaftlichen Erfolg außer Acht zu lassen. Zusammengefasst sollte gelten: Die Ökonomie muss qualitativ gute und bezahlbare Medizin für alle Patienten ermöglichen, aber auch die beste Medizin muss gewissen ökonomischen Grundlagen entsprechen, auch wenn eine rein marktwirtschaftliche Fokussierung mit ausschließlicher Gewinnorientierung sicherlich nicht erstrebenswert ist.

24.2 Organisationsformen von Kinderwunschzentren

Um als Arzt in der Reproduktionsmedizin tätig werden zu dürfen, bedarf es nach dem Erwerb des Facharztes für Frauenheilkunde und Geburtshilfe einer zwei- bis dreijährigen Schwerpunktausbildung im Bereich gynäkologische Endokrinologie und Reproduktionsmedizin (Seufert, 2008, S. 16). Im Anschluss können Fachärzte, sofern sie im Bereich Reproduktionsmedizin verbleiben möchten, entweder in einer eigenen Praxis als Freiberufler oder im Angestelltenverhältnis in einer ambulanten oder stationären Einrichtung tätig werden. Im Folgenden wird nur auf den ambulanten Sektor eingegangen.

24.2.1 Praxisformen

In Deutschland gab es 2019 über 130 Kinderwunschzentren mit rund 111.000 dokumentierten IVF-, ICSI und Kryotransferbehandlungszyklen. Sowohl die Anzahl der Zyklen als auch der behandelten Frauen sowie der Kinderwunschzentren steigen seit Jahren kontinuierlich an (DIR, 2020).

Egal welche Praxisform gewählt wird, sie haben gemeinsam, dass die Einrichtung eine kassenärztliche Zulassung benötigt, wenn neben privatversicherten auch gesetzlich versicherten Patienten die Kinderwunschtherapie ermöglicht werden soll. Rein privatärztliche Einrichtungen, wie sie teilweise in der Radiologie, Dermatologie oder Orthopädie zu finden sind, sind eher ungewöhnlich.

Die **Einzelpraxis** stellt die klassische Form der Niederlassung dar. Hierbei trägt der Praxisinhaber das gesamte unternehmerische Risiko, aber auch die gesamten Chancen allein. Bis heute ist diese Form der Praxisorganisation die häufigste in Deutschland. Entgegen der Begrifflichkeit können in einer Einzelpraxis auch angestellte Ärzte arbeiten und Zweigpraxen an einem anderen Standort gegründet werden. Diese Form der Praxisorganisation ist im Bereich der Reproduktionsmedizin kaum zu finden.

In einer **Berufsausübungsgemeinschaft** (BAG), früher auch Gemeinschaftspraxis genannt, schließen sich zwei oder mehr Ärzte zu einer Praxis zusammen. Alle Patienten werden gemeinsam über eine Betriebsstättennummer (BSNR) abgerechnet und die Kosten aufgeteilt. Das Ergebnis ist eine sehr enge Form der Kooperation mit einer gemeinsamen Kosten- und Gewinnverteilung. Diese Verteilung wir in der Regel über Gesellschafterverträge zwischen allen Partner der BAG geregelt. Die Austeilungsmodalitäten können sich beispielsweise an der wöchentlichen Arbeitszeit oder am individuellen Anteil der Kassenarztsitze orientieren. Durch die BAG können gegenüber Einzelpraxen deutliche Kostensynergien realisiert und die wirtschaftlichen Risiken für die einzelnen Ärzte reduziert werden. Jedoch sind auch hier Nachteile zu nennen: die einzelnen Partner können unterschiedliche Ziele verfolgen, die Vorstellungen zur Praxisführung gehen auseinander, Zuständigkeiten sind nicht klar geregelt oder werden nicht gelebt. Die BAG ist in der Reproduktionsmedizin sehr häufig zu finden.

Bei der **Überörtlichen Berufsausübungsgemeinschaft** (ÜBAG) schließen sich, wie bei der BAG, zwei oder mehr Ärzte zu einer Gesellschaft zusammen. Der Unterschied liegt darin, dass die ÜBAG mehrere Standorte mit fest zugeordneten Kassenarztsitzen hat. An jedem Standort muss mindestens ein Arzt mit Kassenzulassung fest angestellt sein. Dennoch hat die ÜBAG nur eine Kassenabrechnung und einen gemeinsamen Patientenstamm. Innerhalb der ÜBAG können die Ärzte unkompliziert zwischen den Standorten wechseln, um sich beispielsweise gegenseitig im Krankheitsfall zu vertreten.

Bei einer **Praxisgemeinschaft** schließen sich zwei oder mehr Ärzte zu einer Gemeinschaft zusammen. Im Unterschied zur Berufsausübungsgemeinschaft handelt es sich bei dieser Form der Kooperation um eine Kostengemeinschaft. Jeder beteiligte Arzt tritt nach außen hin mit seiner eigenen Praxis auf. Auch die Behandlung der Patienten bleibt jeder Praxis vorbehalten. Kostensynergien lassen sich beispielsweise durch gemeinsame Räumlichkeiten, Geräte und Personal realisieren.

Im Jahr 2004 hat der Gesetzgeber in § 95 SGB V mit dem **Medizinischen Versorgungszentrum** (MVZ) einen neuen Typus zur ambulanten Leistungserbringung geschaffen. Im Unterschied zu einer BAG gibt es in einem MVZ eine organisatorische Trennung zwischen den Ärzten als Leistungserbringern und dem Inhaber. Gegründet werden können MVZ von zugelassenen Ärzten und Krankenhäusern, Erbringern von nichtärztlichen Dialyseleistungen nach § 126 Abs. 3 SGB V sowie Kommunen und anderen gemeinnützigen Trägern, die an der vertragsärztlichen Versorgung teilnehmen. Direkte Investitionen in die ambulante Gesundheitsversorgung sind für Finanzinvestoren wie Private-Equity-Gesellschaften oder Family-Office somit nur über Umwege möglich.

In einem MVZ können sich sowohl unterschiedliche Fachärzte – im Kinderwunschzentrum beispielsweise Fachärzte für Gynäkologie, Reproduktionsmediziner und Anästhesisten –

als auch fachgruppengleiche Ärzte zusammenschließen. Diese Organisationsform hat auch in der Reproduktionsmedizin eine zunehmende Bedeutung. Die Leitung des MVZ muss in der Hand eines Arztes liegen, der (in medizinischen Fragen) weisungsfrei und im MVZ angestellt oder Vertragsarzt sein muss. Neben dem ärztlichen Leiter haben große MVZ häufig noch einen kaufmännischen Leiter, der für die kaufmännischen Themen wie Personal, Controlling und Strategie verantwortlich ist. Für Ärzte bietet das MVZ den Vorteil einer sicheren Anstellung ohne das unternehmerische Risiko einer Freiberuflichkeit bei gleichzeitig mehr unternehmerischer Freiheit als beispielsweise in einem Universitätsklinikum.

24.2.2 Privatrechtliche Betriebsformen im Kinderwunschzentrum

Die Rechtsformwahl hat eine große Bedeutung für das Kinderwunschzentrum und gehört zu den strategischen Entscheidungen. Die Rechtsform wird bei der Gründung gewählt und nur bei unbedingter Notwendigkeit im Zeitverlauf geändert, beispielsweise um die Haftung oder Steuerlast der Gesellschafter zu optimieren oder die Kapitalbeschaffung zu erleichtern. Dies begründet sich darin, dass jeder Wechsel der Rechtsform recht komplex und mit hohen Kosten verbunden ist. Die Rechtsform hat unmittelbaren Einfluss auf steuerrechtliche und haftungsrechtliche Aspekte (Blödtner et al., 2013; Wittlinger, 2013, S. 64–65). Nicht alle Rechtsformen sind im ambulanten Kinderwunschzentrum relevant oder gar erlaubt. Im Wesentlichen findet man Personengesellschaften in Form der *Gesellschaft bürgerlichen Rechts* (GbR) und *Partnerschaftsgesellschaften* oder die *Gesellschaft mit beschränkter Haftung* (GmbH) im Bereich der Kapitalgesellschaften. Personengesellschaften zeichnen sich durch einen geringeren Gründungsaufwand sowie niedrigere formaljuristische Vorgaben aus. Allerdings haften die Gesellschafter gesamtschuldnerisch mit ihrem gesamten Vermögen. Die meisten Berufsausübungsgemeinschaften werden als GbR geführt. Bei Kapitalgesellschaften ist die Haftung auf das Gesellschaftsvermögen beschränkt, die formaljuristischen Anforderungen sind höher als bei den Personengesellschaften. Medizinische Versorgungszentren werden in der Regel als GmbH geführt (Rogowski et al., 2016, S. 247–252). Im ambulanten Kinderwunschzentrum ist die Rechtsform der Aktiengesellschaft (AG) nach § 95 Abs. 1a S. 3 SGB V nicht mehr zulässig.

24.3 Management im Kinderwunschzentrum

Unter Management versteht man in einem Unternehmen allgemein die Planung, Steuerung und Kontrolle aller notwendigen Ressourcen (Voigt, 2008, S. 29–39):

1. Unter dem Begriff **Planung** werden alle Aktivitäten zusammengefasst, die sich mit den konkreten Maßnahmen zur Erreichung der Unternehmensziele befassen.
2. Die **Steuerung** dient dazu, die in der Planung festgelegten Aktivitäten für die Mitarbeiter in messbare und bearbeitbare Aufgaben aufzuteilen.
3. Die **Kontrolle** dient dazu, die Ergebnisse der bearbeiteten Aufgaben zu messen und zu bewerten. Wenn die geplanten Ziele von den Ergebnissen abweichen, müssen Maßnahmen zur Korrektur eingeleitet werden.

24.3.1 Normatives und strategisches Management

Das **normative Management** kann als Basis des Unternehmens beschrieben werden. Hier werden Vision und Mission, die Unternehmenskultur und die Unternehmensverfassung definiert. Das normative Management basiert eher auf individuellen Wertevorstellungen des Managements oder der Praxisgründer und ist auf längere Frist ausgerichtet (Hungenberg, 2008, S. 23).

- Die **Vision** beschreibt den Zweck und die langfristige Zukunft des Unternehmens und soll den Mitarbeitern dabei helfen, sich mit dem Unternehmen zu identifizieren. Daneben verfolgt die Vision das Ziel, die Mitarbeiter zu mobilisieren, damit die Unternehmensziele erreicht werden. Letztendlich soll die Vision das Unternehmen unverwechselbar machen (Hungenberg, 2008, S. 26).
- Die **Mission** ist die schriftliche Fassung der Vision. Sie dient dem Unternehmen, die Unternehmensziele, -normen und -werte für die Stakeholder sichtbar zu machen. Daneben dient die Mission als Bindeglied zwischen dem normativen und dem strategischen Management (Hungenberg, 2008, S. 459).
- Die **Unternehmenskultur** umfasst alle Artefakte, Denkmuster, Wertvorstellungen, Grundannahmen und Normen, die das Erscheinungsbild eines Unternehmens und die Verhaltensweisen der Mitarbeiter maßgeblich prägen (Hungenberg & Wulf, 2006, S. 89–102). Je stärker die Unternehmenskultur ist, umso tiefer sind Verhaltensweisen in den Mitarbeitern verankert. Dies spiegelt sich beispielsweise in einem starken „Wir-Gefühl" oder in der Art der internen und externen Kommunikation wider (Thommen, 2008, S. 763–769). Jedoch birgt eine starke Kultur auch die Gefahr, dass sich das Unternehmen gegen Innovationen verschließt und die Entwicklung des Marktes verschläft (Hungenberg & Wulf, 2006, S. 102). Die Unternehmenskultur umfasst schließlich alle Symbole, Geschichten, Kontrollsysteme, Organisations- und Machtstrukturen sowie Routinen und Rituale, die ein Unternehmen kennzeichnen und wie es von den Stakeholdern wahrgenommen wird (Johnson et al., 2018, S. 230–241).
- In der **Unternehmensverfassung** sind alle konstitutiven und langfristigen Regelungen des Unternehmens zusammengefasst. Diese werden zu einem großen Teil durch Gesetze und Rechtsprechung determiniert. Im Zentrum der Unternehmensverfassung steht die Frage, nach welchen Regeln die Mitarbeiter in einem Unternehmen zusammenarbeiten und wie die Einflussmöglichkeiten zwischen den Stakeholdern geregelt werden (Hungenberg & Wulf, 2006, S. 68–87). Je nach Rechtsform oder anderen organisatorischen Eigenschaften des Kinderwunschzentrums können sich die rechtlichen Rahmenbedingungen unterscheiden (Hungenberg, 2008, S. 33–39).

Es gilt jedoch zu beachten: Die im normativen Management zusammengefassten Daten müssen regelmäßig auf ihre Sinnhaftigkeit und Gültigkeit für die Zukunft überprüft und hinterfragt werden. Wird festgestellt, dass die (zukünftigen) Anforderungen der Stakeholder nicht oder nicht mehr mit den Grundlagen des Unternehmens einhergehen, müssen die Werte und Annahmen neu ausgerichtet werden. Andernfalls droht das Unternehmen in die Bedeutungslosigkeit zu driften, im schlimmsten Fall ist das gesamte Unternehmen nicht mehr überlebensfähig (Bower & Christensen, 1995; Johnson et al., 2018, S. 241–245).

Strategisches Management beschäftigt sich mit der grundsätzlichen und langfristigen Strategie eines Unternehmens, baut auf den im normativen Management beschriebenen Zielen und Werten auf und ist Teil der strategischen Unternehmensführung (Hungenberg & Wulf, 2006, S. 109). Hier stellt sich die Frage, welche strategische Ausrichtung mit welchen Merkmalen zur Differenzierung vom Wettbewerb das Kinderwunschzentrum haben soll, und welche Szenarien für die zukünftige Ausrichtung bestehen. Die strategische Ausrichtung hat dabei auf der einen Seite die Bedürfnisse und Erwartungen der Patienten und auf der anderen Seite die Wünsche und Vorstellungen der anderen Stakeholder, insbesondere der Eigentümer und Mitarbeiter im Blick (Johnson et al., 2018, S. 24–28; Räwer et al., 2011). Im Rahmen der strategischen Planung wird im Kinderwunschzentrum beispielsweise festgelegt, welche zukünftigen Portfolioveränderungen – durch Kooperationen mit anderen Fachrichtungen, durch horizontale oder vertikale Akquisition – oder welche Wettbewerbsstrategien zum Aufbau von Vorteilen für die Patienten und zur Abgrenzung gegenüber Wettbewerbern umgesetzt werden sollen (Hungenberg & Wulf, 2006, S. 127–160).

24.3.2 Operatives Management, Controlling und Steuerung

Hat ein Kinderwunschzentrum keine Monopolstellung inne, steht es im Wesentlichen von zwei Seiten unter Druck: Auf der einen Seite stehen die Wettbewerber, die mit ähnlichen Leistungsangeboten um das gleiche Patientenkollektiv kämpfen, auf der anderen Seite stehen die Patienten, die steigende Erwartungen an das Kinderwunschzentrum und sein Leistungsangebot stellen (Ramadani & Gerguri, 2011, S. 7; Seufert, 2008, S. 8–9). Um im Wettbewerb bestehen zu können, muss ein erfolgreiches Kinderwunschzentrum vier Faktoren im **operativen Management** aufweisen (Wittlinger, 2013, S. 46–47):

1. Durch eine hohe **Patientenorientierung** kann das Kinderwunschzentrum einen Wettbewerbsvorteil aufbauen. Dabei muss der Fokus auf den Patientenbedürfnissen und -erwartungen liegen und diese müssen auch adäquat erfüllt werden. Problematisch wird es, wenn Erwartungen geweckt, aber nicht erfüllt werden können.
2. Eine hohe **technologische Kompetenz** befähigt das Kinderwunschzentrum auf der einen Seite, die notwendigen Technologien zielführend und effizient einzusetzen. Es bedeutet aber auch, dass die Fähigkeit besteht, technologische, wirtschaftliche und kulturelle Änderungen frühzeitig zu erkennen und im Unternehmen umzusetzen, um die Wettbewerbsfähigkeit zu erhalten.
3. Unter **sozialer Kompetenz** wird die Kommunikations-, Kontakt- und Konfliktfähigkeit verstanden. Dazu zählen Faktoren wie Führungskultur, Zusammenarbeit zwischen und innerhalb der Teams oder die Fehlerkultur.
4. Die **betriebswirtschaftliche Kompetenz** wird in kleineren Praxen oft vernachlässigt, während größere Einheiten und MVZ die Notwendigkeit durchaus verstanden haben und beispielsweise auf kaufmännisch ausgebildete Praxismanager oder kaufmännische Leiter mit abgeschlossenem betriebswirtschaftlichem oder ökonomischem Studium setzten. Das hat den Vorteil, dass sich die Ärzte auf die Patienten und die Medizin konzentrieren können, und die kaufmännischen Themen von entsprechenden Spezialisten übernommen werden.

Unabhängig von den im normativen Management festgelegten Zielen, verfolgen die meisten Unternehmen eine Gewinnerzielungsabsicht, mindestens aber eine Sicherung der Liquidität. Nur dadurch kann der langfristige Bestand des Kinderwunschzentrums gesichert werden. Das **Controlling** eines Unternehmens hat weniger die Aufgabe, das Unternehmen zu kontrollieren; es geht vielmehr darum, die Planung, Steuerung und Überwachung als Teil der Führungsaufgaben innerhalb eines Unternehmens abzubilden (Hahn & Hungenberg, 2001, S. 265). Wesentliche Aufgaben des *strategischen Controllings* sind die langfristige Existenzsicherung und die Identifizierung von zukünftigen Chancen und Risiken des Marktes sowie die Stärken und Schwächen des Unternehmens (Wala et al., 2016, S. 258). Das operative Controlling soll dagegen kurz- und mittelfristig Gewinn und Liquidität steuern sowie die Unternehmensplanung durch Analysen und Bereitstellung von Informationen unterstützen (Wala et al., 2016, S. 30–31). Große Kinderwunschzentren und MVZ haben häufig eine eigene Controlling-Stelle innerhalb der Abteilung für Finanzen und Buchhaltung angesiedelt. Bei überregionalen Einheiten ist das Controlling in der Regel als Teil der Shared Services direkt unterhalb der Unternehmensleitung als zentrale Stelle organisiert.

Die operative **Steuerung** des Kinderwunschzentrums basiert auf den Auswertungen und Berichten des operativen Controllings im Rahmen von Abweichungsanalysen (Hahn & Hungenberg, 2001, S. 321). Abweichungsanalysen, auch Soll-Ist-Abweichungen genannt, können beispielsweise Erfolgs-, Liquiditäts- und Rentabilitätskennzahlen wie Gewinn, Umsatz, Personal- und Materialkosten oder Umsatzrendite umfassen. Häufig werden aber auch Kennzahlen wie die Anzahl der Kinderwunschtherapien, Patientengespräche oder die gemessene Patientenzufriedenheit zur Bewertung und Steuerung herangezogen. Hierbei ist wichtig, dass die verwendeten Kennzahlen erhoben und gemessen und einem Soll-Wert gegenübergestellt werden können. Bei einer negativen Soll-Ist-Abweichung muss dann durch geeignete Maßnahmen gegengesteuert werden. Auf Basis der Ist-Werte lassen sich durch Dreisatz im Jahresverlauf auch einfache Hochrechnungen für die erwartete Zielerreichung bestimmen. Die Soll-Werte werden in der Regel im Rahmen der Budgetplanung festgelegt (Wala et al., 2016, S. 303–341).

24.4 Marketingmanagement im Kinderwunschzentrum

Das Marketing nimmt heute eine zentrale Stellung innerhalb der Unternehmensorganisation ein und lässt sich als marktorientierte Unternehmensführung begreifen (Meffert et al., 2019, S. 12–13). Häufig wird Marketing mit Werbung oder Vertrieb verwechselt. Dies ist jedoch zu kurz gegriffen und wird den Anforderungen an ein modernes Unternehmen nicht gerecht. Im Kontext der Marketinglehre zählt das Marketing im Bereich der Kinderwunschzentren zum Dienstleistungsmarketing (Homburg, 2020, S. 1058). Im Zentrum des Marketingmanagements steht die konsequente Ausrichtung aller Aktivitäten an die Patientenbedürfnisse.

24.4.1 Rahmenbedingungen im ambulanten Gesundheitswesen

Die rechtlich zulässigen Marketingaktivitäten sind im deutschen Gesundheitswesen – verglichen mit anderen Industrie- oder Dienstleistungssektoren – stark eingeschränkt. Es existieren keine einheitlichen gesetzlichen Regelungen für Marketingaktivitäten im (ambulanten) Gesundheitswesen.

Jedoch geben

1. die *Musterberufsordnung der Ärzte* (MBO-Ä),
2. *das Gesetz gegen den unlauteren Wettbewerb (UWG) und*
3. *das Gesetz über die Werbung auf dem Gebiete des Heilwesens (Heilmittelwerbegesetz – HWG)*

gewisse Regeln für den Umfang von Werbung und Kommunikation im Gesundheitswesen vor (Matusiewicz, 2019, S. 14, Willkomm & Braun, 2019, S. 93–97).

So ist es Ärzten untersagt, anpreisende, irreführende oder vergleichende Werbung zu veröffentlichen oder zu dulden (§ 27 Abs. 3 MBO-Ä). Die MBO besagt, dass Werbung stets angemessen sein, das Patientenwohl berücksichtigen und die Kommerzialisierung des ärztlichen Berufes verhindern muss (§ 27 Abs. 1 MBO-Ä). Die Verwendung von Superlativen, irreführenden Angaben oder unangemessene Vergleiche mit Wettbewerbern sind regelmäßig von Gerichten zu prüfen (Willkomm & Braun, 2019, S. 93–95). Sicherlich sind die rechtlichen Rahmenbedingungen mitunter sehr komplex und limitierend, trotzdem gibt es auch für das ambulante Gesundheitswesen zahlreiche Möglichkeiten, mit verschiedenen Marketinginstrumenten die Strategie des Kinderwunschzentrum nach außen zu tragen.

24.4.2 Marketingstrategie im Kinderwunschzentrum

Die Marketingstrategie hat einen eher langfristigen Charakter, indem sie in der Regel mehrere Marketingaktivitäten bündelt und eine klare Zielrichtung aufzeigt (Diller, 2002, S. 176). Es lassen sich drei grundlegende Marketingziele identifizieren: Potenzialbezogene – z. B. Image, Bekanntheitsgrad, Patientenzufriedenheit –, markterfolgsbezogene – z. B. Marktanteil, Patientenzahl, Patientenloyalität – und wirtschaftliche Ziele – z. B. Gewinn, Umsatz, Marketingkosten (Homburg, 2020, S. 470–471).

Gerade in kleinen Unternehmen werden die Ressourcen jedoch hauptsächlich in operative Aktivitäten, die keine oder nur wenig strategische Ausrichtung haben, investiert. Das führt dazu, dass die gewünschten Ziele nicht oder nur mit deutlich mehr Aufwand erreicht werden (Schaff, 2019, S. 26). Besondere Aufmerksamkeit hat im Gesundheitswesen der Qualitätsbegriff. Im Unterschied zu Konsumgütern müssen hier andere Qualitätsparameter angesetzt werden. Besonderes Augenmerk liegt auf der Patientenzufriedenheit oder dem Vertrauen in Mitarbeiter, der medizinisch-technischen Ausstattung und dem Gesamteindruck der Räumlichkeiten (Frodl, 2011, S. 23–25).

Zunehmende Bedeutung bekommen das weite Feld der Social Media, die Öffentlichkeitsarbeit und das Image des Kinderwunschzentrums (Däumler & Hotze, 2015, S. 2–5; Qualman, 2010, S. 99–101). Ein ansprechender und benutzerfreundlicher Internetauftritt wird heute vorausgesetzt, die Präsenz bei Facebook und Instagram wird zunehmend wichtiger. Hier ist wesentlich, dass Website und Social-Media-Kanäle regelmäßig mit neuen und relevanten Inhalten gepflegt werden (Grabs & Bannour, 2012, S. 263–338). Für das Image in der Onlinewelt haben gute und realistische Bewertungen bei Google oder Jameda wesentliche Bedeutung. Man wird aber realistischerweise auch mit negativen Kommentaren konfrontiert. Auch wenn eine negative Bewertung aus der eigenen Perspektive nicht zutrifft, sollte man sie ernst nehmen und die eigenen Prozesse auf das Feedback kritisch überprüfen und gegebenenfalls anpassen, um den Fokus wieder auf die Patientenbedürfnisse auszurichten (Grabs & Bannour, 2012, S. 140–173). Neben der Onlinepräsenz ist nach wie vor der gute Kontakt zu den zuweisenden Ärzten besonders wichtig. Dazu zählen neben den niedergelassenen Gynäkologen insbesondere Urologen aber auch Allgemeinmediziner.

Die Marketingstrategie orientiert sich konsequent an den Patientenbedürfnissen. Nur wenn verstanden wird, was die Patienten heute und in Zukunft erwarten, können geeignete Maßnahmen entwickelt werden, um die Patienten dementsprechend zu erreichen (Frodl, 2011, S. 20; Schaff, 2019, S. 28). Aus den Anforderungen und Wünschen der Patienten können die kurz-, mittel- und langfristigen Ziele abgeleitet werden und es lässt sich die Frage beantworten, wie diese Ziele durch geeignete Marketingstrategien erreicht werden können (Dumont & Matusiewicz, 2019).

Auch die beste Marketingstrategie kann scheitern, wenn nicht klar definiert ist, welches Patientenkollektiv mit welchen Zielen angesprochen werden soll. Auf den ersten Blick erscheint die Zielgruppe eines Kinderwunschzentrums eindeutig: kinderlose Paare. Allerdings ist diese Definition der Zielgruppe sehr unspezifisch. Von welchen kinderlosen Paaren ist die Rede? Gehören dazu auch unverheiratete oder gleichgeschlechtliche Paare? Und was ist mit Singles, die aktuell einen Kinderwunsch haben? Andere Zielgruppen können beispielsweise Singles oder Paare sein, die aktuell keinen Kinderwunsch haben, und durch Social Freezing das Thema Kinderwunsch in die Zukunft verschieben wollen. Nicht zu vergessen sind auch Frauen und Männer, die sich aufgrund einer medizinischen Behandlung mit Fertilitätsprotektion beschäftigen. Neben der Identifikation der Zielkunden geht es im Rahmen der Marketingstrategie auch darum, die zukünftigen Klienten und deren Bedürfnisse zu definieren und geeignete Instrumente zur Ansprache zu entwickeln.

Allerdings gilt auch für die Marketingstrategie: Wurden die Ziele und Methoden einmal festgelegt, sind diese nicht für immer in Stein gemeißelt. Jedes einzelne Ziel muss regelmäßig auf seine Sinnhaftigkeit überprüft und bei Bedarf angepasst werden. Alle Unternehmen sind einem ständigen Wandel unterzogen, sei es durch interne Veränderungen, wie beispielsweise die Umgestaltung der Unternehmensorganisation, oder durch externe Faktoren, wie sich laufend verändernde Patienten- und Marktanforderungen (Kotter, 1995; Spiegel, 2020).

24.4.3 Marketingmix im Kinderwunschzentrum

In der klassischen Marketinglehre wird zwischen vier Marketinginstrumenten unterschieden. Sie werden in der Literatur auch als die 4P's des Marketings bezeichnet. Die Kombination dieser Instrumente wird Marketingmix genannt (Diller, 2002, S. 72–75):

1. Gegenstand der **Produktpolitik** (Product) sind alle Entscheidungen, die sich auf das aktuelle und zukünftige Dienstleistungsangebot beziehen und die Bedürfnisse der Zielgruppen

befriedigen. Dazu zählen im Kinderwunschzentrum beispielsweise die Basis- und Zusatzleistungen der Kinderwunschtherapien oder das Betreuungsangebot an die Patienten.

2. Die **Preispolitik** (Price) definiert den Preis der jeweiligen Produkte. Der Preisgestaltung sind über den *Einheitlichen Bewertungsmaßstab* für Kassenpatienten und über die *Gebührenordnung für Ärzte* für Privatpatienten Grenzen gesetzt. Der Preis kann auch ein Wettbewerbsfaktor sein, wenn das Kinderwunschzentrum im Wettbewerb mit anderen Einrichtungen steht.
3. Über die **Vertriebspolitik** (Physical distribution) wird festgelegt, wie das Produkt an die Klienten vertrieben werden soll. Die klassische Vertriebspolitik, auch Distributionspolitik genannt, spielt im Kinderwunschzentrum aufgrund des Uno-Actu-Prinzips nur eine untergeordnete Rolle. Jedoch haben beispielsweise die zuweisenden Ärzte eine wesentliche Bedeutung, da sie oft der erste Ansprechpartner für die ungewollt kinderlosen Paare sind.
4. Durch die **Kommunikationspolitik** (Promotion) wird bestimmt, wie die Behandlung oder auch das Kinderwunschzentrum der Allgemeinheit und damit den Patienten bekannt gemacht werden soll. Hier sei jedoch auf die bereits genannten Limitationen verwiesen.

Im **Dienstleistungsmarketing** kommen drei weitere Elemente hinzu. Man spricht hier dann von den 7P's (Homburg, 2020, S. 1083–1088):

5. **Personalpolitik** (People): Die Mitarbeiter haben im Kinderwunschzentrum einen besonders hohen Stellenwert. Sie sind mit ihrem Auftreten und Verhalten gegenüber den Patienten die Visitenkarte und das Gesicht des Zentrums und können damit maßgeblich die Patientenzufriedenheit beeinflussen. Um im direkten Patientenkontakt eine hohe Dienstleistungsqualität liefern zu können, müssen sie eine hohe soziale und fachliche Kompetenz sowie Motivation und Serviceorientierung zeigen.
6. **Ausstattungspolitik** (Physical facilities): Hier spielen Faktoren des Erscheinungsbilds des Kinderwunschzentrums eine Rolle. Dazu zählen neben der Atmosphäre, Inneneinrichtung und der medizinisch-technischen Ausstattung auch die Anbindung an den Individual- und öffentlichen Personennahverkehr sowie das Erscheinungsbild der Mitarbeiter und das Angebot an nichtmedizinischen Leistungen, etwa kostenfreie Getränke oder Internet für die Patienten.
7. **Prozesspolitik** (Process): Hier wird zwischen Prozessqualität, beispielsweise der Umgang der Mitarbeiter mit den Patienten oder Funktionalität und Fehlerfreiheit der einzelnen Prozesse, und Ergebnisqualität unterschieden. Letzteres spiegelt sich darin wider, inwieweit die Kinderwunschtherapie zum gewünschten Ergebnis führt.

Der Marketingmix ist je nach Zielgruppe, Wettbewerbssituation und Leistungsangebot des Kinderwunschzentrums unterschiedlich. Im Unterschied zu einem Konsumgüterhersteller wird der Patient im Kinderwunschzentrum direkt in den Dienstleistungsprozess eingebunden. Aus diesem Grund ist eine ganzheitliche Marketingsstrategie mit Fokus auf die Bedürfnisse der Patienten entscheidend. Dies gilt umso mehr, wenn das Kinderwunschzentrum mit anderen Anbietern im Wettbewerb um Patienten steht.

24.5 Mitarbeiterführung im Kinderwunschzentrum

Abschn. 23.1 eröffnete den Blick auf das Spannungsfeld, in dem sich die Medizin zunehmend befindet: Ökonomie und Wert der Gesundheit. Die besonderen Herausforderungen dieser fast gegensätzlich erscheinenden Grundannahmen und Denkmuster zwischen betriebswirtschaftlichen Kennzahlen einerseits und der Arbeit am und mit Menschen andererseits zeigen sich unter anderem auch in der Führungsarbeit und der gelebten Kultur einer Praxis.

Die höchst professionelle Erledigung verantwortungsvoller Aufgaben aller Praxismitglieder steht im medizinischen Kontext unbenommen an oberster Stelle. Gleichzeitig „menschelt" es überall, wo Menschen untereinander in Interaktion treten. In der Realität eines Praxisbetriebs kommt die Bedeutung von Gruppendynamik innerhalb der Mitarbeitergruppe in der Regel zu kurz; ebenso die menschen- und zielorientierte Führung durch die Praxisleitung (Bundesärztekammer, 2007, S. 20). Wie ist es möglich, in einem anspruchsvollen, durch Leistungsdruck geprägten und zunehmend effizienzgetriebenen Umfeld alle Praxismitglieder dazu zu bringen, herausragende Arbeit leisten? Mit Zuckerbrot und Peitsche? Mit straffer Führung und Kontrolle? Mit Zutrauen und Ermutigung?

In diesem Zusammenhang gilt es, die Herausforderungen der Mitarbeiterführung in einem Praxisbetrieb näher zu beleuchten. Im Folgenden wird Führung verstanden als „a process of social influence, which maximizes the efforts of others, towards the achievement of a goal" (Kruse, 2013). Die Aufgabe einer Praxisleitung besteht also unter anderem darin, die Mitarbeiter dazu zu bewegen, ihre Arbeitsleistung in Richtung eines definierten Ziels zu maximieren. In diesem Zusammenhang werden folgende Herausforderungen deutlich: (a) Der Arzt als Führungskraft, (b) die Praxisgemeinschaft als Team und (c) die Definition, Verfolgung und Erreichung eines Ziels.

24.5.1 Der Arzt als Führungskraft

Die erste Herausforderung befasst sich mit der ärztlichen Rolle als Führungskraft, welche heute noch zum Teil eher als notwendiges Übel denn als erfolgskritisches Merkmal erachtet wird (Bundesärztekammer, 2007, S. 20). Ärzte sind von Haus aus am Wohle der Menschen orientiert, vor allem stehen in ihrer Ausbildung die medizinische Diagnose und Therapie im Zentrum. Die seit den 1990er-Jahren wachsende Bedeutung ökonomischer Aspekte in der Medizin gehört nicht zur grundständigen Ausbildung von Medizinern, kann jedoch im Nachgang beispielsweise durch berufsbegleitende Fortbildungen aufgebaut werden (Dohmen & Fiedler, 2015; Vuran & Jockenhövel, o. J.). Das dabei vermittelte Wissen bezieht sich vor allem auf ökonomische Prinzipien und Zusammenhänge und erschließt zunehmend auch Führungsaspekte. Führung gilt als eine besondere Disziplin der Betriebswirtschaftslehre bzw. der Managementlehre, obwohl deren Erkenntnisse zumeist auf (wirtschafts-)psychologischen, sozialwissenschaftlichen und pädagogischen wissenschaftlichen Erkenntnissen beruhen. Kompetenzerwerb in Führungsfragen geht über reinen Wissenserwerb hinaus. Führung will gelernt sein, und gleichzeitig bedarf es kontinuierlicher Übung, Reflexion und Verfeinerung. Dafür bleibt im stressigen Arbeitsalltag in der Regel kaum Zeit, so dass Führung häufig nur intuitiv, unreflektiert und auf der Basis von persönlichem Erfahrungswissen erfolgt. Chancen auf gute Führungsarbeit werden so vertan, und die Qualität von Arbeitsergebnissen leidet (Bundesärztekammer, 2007, S. 20). Daher ist es zu empfehlen, sich in Vorbereitung auf eine leitende Stellung mit Führungstechniken und Management-Skills intensiv auseinander zu setzen. Zudem kommt man der Wirkung des eigenen (Führungs-)Verhaltens noch näher, indem man sich selbstkritisch hinterfragt und reflektiert.

Auf vier wesentliche Führungsrollen wird im Folgenden kurz eingegangen: Die Führungskraft als (1) Boss/Herrscher, (2) Coach, (3) Befähiger, (4) Partner (Trost, 2018, S. 84 ff.).

Der **Boss** herrscht in einer streng hierarchisch geprägten Organisation, in einem Führungsverständnis, das davon ausgeht, der Boss sei ein „Meister", von dem man lernt und der einem den richtigen Weg weist, der seine Mitarbeiter anweist, motiviert, kontrolliert. Dieses Führungsverständnis lässt sich traditionell herleiten und ist nach wie vor weit verbreitet. Es besteht eine Struktur, in der viel „von oben herab" nach unten agiert und delegiert wird.

Tritt die Führungskraft als **Coach** auf, so liegt ein Führungsverständnis vor, das die Mitarbeiter fordert und ihnen Verantwortung zuspricht. Entscheidungen werden nicht von der Führungskraft per se vorgegeben, sondern durch Rückfragen, Reflektion und Perspektivwechsel angeregt. Der Coach bietet damit eine Lernchance und geht davon aus, dass die richtige Antwort ohnehin schon im Kopf des Fragenstellers schlummert. Er schenkt ihm das Zutrauen, dass der Mitarbeiter als Experte für sein Fachgebiet die richtige Entscheidung fällen wird.

Der **Befähiger** hält eine Führungsrolle inne, die die Selbstorganisation und persönliche Entfaltung der Anvertrauten zum Ziel hat. Die Führungskraft gibt Verantwortung an die Mitarbeiter ab und befähigt sie durch Begleitung und Beratung, Prozesse zu gestalten oder Entscheidungen zu treffen.

Die Führungskraft als **Partner** sieht sich als Teil des Teams und versucht, gemeinsam mit den Teamkollegen zu beraten und zu entscheiden. Häufig handelt es sich um eine befristete Verantwortung, die beispielsweise gewählt wird. Daher werden Machtbestrebungen und hierarchische Ordnung in diesem Führungsverständnis nicht verfolgt.

In der Regel erfolgt die Führungsarbeit nicht ausschließlich aus einer einzigen Rolle heraus, sondern ist je nach Bedarf und Situation anzupassen. Daher spricht man von einem dominierenden Führungsverhalten, das die Führungskraft selbst oder in Begleitung eines externen Begleiters oder Coachs gut analysieren und weiterentwickeln kann (Blanchard, 1985, S. 4.).

Die Vorstellung unterschiedlicher Führungsstile lässt erahnen, welche Wirkung mit welchem Führungsverhalten erzielt wird. Traditionell und heutzutage nach wie vor weitestgehend breit vertreten sind die klassisch-hierarchisch geprägten Organisationen, in denen die Direktive Verhalten und Prozesse vorgibt. Gleichzeitig nehmen in den letzten Jahrzehnten andere Organisationsformen zu, die insbesondere der VUCA-Welt[1] Rechnung tragen. Aufgrund der unvorhersehbaren und unsicheren Zukunft gewinnen agile Organisationsformen an Bedeutung. Ihr Leitprinzip ist die Erkenntnis, dass Verantwortung in einer VUCA-geprägten Welt auf viele, möglichst divers zusammengesetzte Schultern verteilt werden muss, um schnell und höchst adaptiv auf Entwicklungen des Marktes zu reagieren. Es herrscht die Haltung, dass Organisationen „vor allem dann wettbewerbsfähig sind und bleiben, wenn sie sich an die Beschaffenheit der Märkte anpassen" (Trost, 2018, S. 18.). Die Eigenverantwortung der Mitarbeiter wird dadurch nicht nur gefordert, sondern auch gefördert (Trost, 2018, S. 16).

Vor dem Hintergrund scheint es nachvollziehbar, dass agile Zusammenarbeitskultur unter einer hieratisch geprägten, anweisenden, kontrollierenden Führungskraft weniger gedeiht als unter Führung einer coachenden, partnerschaftlichen oder befähigenden Führungskraft (Trost, 2018, S. 87).

24.5.2 Die Praxisgemeinschaft als Team

Mitarbeiterführung bezieht sich nicht nur auf die Gestaltung einer Eins-zu-eins-Beziehung, sondern meistens in einem Praxisbetrieb auf eine Eins-zu-n-Beziehung, nämlich immer dann, wenn mehr als ein Mitarbeiter dem Verantwortungsbereich angehört. In diesem Zusammenhang wird die Beziehungsarbeit komplex, da der Wirkungskreis sich auf mehrere Ebenen verteilt: (a) Verhältnis zwischen dem einzelnen Mitarbeiter und dem ärztlichen Leiter, (b) Verhältnis aller Mitarbeiter zu dem ärztlichen Leiter, (c) Verhältnis der Kollegen untereinander. Jedes Beziehungsgefüge unterliegt einer eigenen, teilweise undurchsichtigen Kraft, und gleichzeitig liegen Interdependenzen zwischen den Gefügen vor. In diesem Zusammenhang spricht man von einem System: Alle Akteure in einem Praxisbetrieb inklusive deren Verhältnisse zu Patienten, Kunden, Partnern und so weiter.

Mehrere Mitarbeiter, die für ein gemeinsames Ziel arbeiten, bilden nicht automatisch ein Team. Es bedarf eines großen zeitlichen, emotionalen und sozialen Invests, damit sich aus einer Gruppe ein Team bildet. Es spielt ebenso das oben skizzierte Führungsverständnis eine Rolle wie das Bewusstsein, ein Team zu formen, Impulse zur Weiterentwicklung zu setzen sowie Sensibilität für Gruppendynamik entgegenzubringen.

„Blindes Vertrauen" muss sich entwickeln und kann erst dann entstehen, wenn die Kollegen einige Erfolge gemeistert und Misserfolge aufgearbeitet haben, miteinander einige Aufs und Abs

[1] VUCA ist ein Akronym für eine sich schnell wandelnde und instabile Wirtschaftswelt: V – Volatility, U – Uncertainty, C – Complexity, A – Ambiguity.

erlebt haben. Ein erster Schritt für das Teamgefüge ist, den Menschen Zutrauen zu schenken und ihnen Raum und Zeit für die Teamentwicklung zur Verfügung zu stellen. Häufig entstehen in der Zusammenarbeit Missverständnisse, die bei mangelnder oder fehlender zeitnaher Klärung zu komplexen Konflikten eskalieren können (Spittka, 2016).

Mit Blick auf die Zielerreichung sind sowohl der Teamfit als auch das Teamwohl ein kritischer Erfolgsfaktor. Unter Teamfit versteht man die Passung mit dem Umfeld, also die passende, ergänzende und bestenfalls vertrauensfördernde Zusammenstellung eines Teams. Der Teamfit lässt sich schon bei der Mitarbeiterauswahl maßgeblich beeinflussen (Heiden, 2009, S. 528). Das Teamwohl lässt sich durch ein Klima fördern, das von gegenseitigem Vertrauen und Respekt, Engagement und Hilfsbereitschaft geprägt ist und entsprechend gefördert wird. Positive Einflüsse seitens der Führungskraft sind Sinnhaftigkeit, Kommunikationsfähigkeit sowie das Eintreten für ein glaubhaftes, erstrebenswertes Zukunftsbild (Weiler, o. J.).

Zur Transparenz innerhalb eines Teams können neben Besprechungen auch Boards hilfreich sein, um Themen sichtbar zu machen und darüber in Kommunikation zu treten. Wichtig ist, dass solche Boards offen sichtbar und leicht zugänglich für alle Teammitglieder sind, und die Bedarfe des jeweiligen Teams abdecken. Für die Entwicklung eines individuellen und gruppenspezifischen Boards hat sich die Begleitung z. B. durch einen externen Berater oder Agile Coach als sinnvoll erwiesen (Bokeloh et al., 2021).

Eine Teamentwicklung, also Maßnahmen, die darauf abzielen, sowohl den Teamfit als auch das Teamwohl positiv zu beeinflussen, ist als Prozess anzulegen; das potenzielle Ergebnis ist nicht nach einer einmaligen Sitzung erreicht, sondern bedarf mehrerer Sitzungen und Schritte inklusive Reflexion, Offenheit, Vertrauen in die Gemeinschaft. Auch hierfür kann die Begleitung durch einen externen Coach, der auf Methoden rund um Teamentwicklung, Gruppendynamik, Konfliktbearbeitung spezialisiert ist, hilfreich sein.

24.5.3 Definition, Verfolgung und Erreichung eines Ziels

Wo will die Praxis hin? Welche Ziele verfolgen die Praxis respektive die Praxisinhaber, Investoren oder andere Stakeholder konkret? Wie ist die Strategie angelegt, die Ziele zu erreichen? Es ist wichtig, die Ziele und die Strategie mit dem Praxisteam zu teilen und gemeinsam eine Vision zu erarbeiten, an der sie sich stets orientieren können (s. Abschn. 23.3.1). Auch kann die Arbeit an Zielen sehr gut mit einer Teamentwicklung verbunden werden, da über die konkrete, aber vom allgemeinen, medizinischen Arbeitsalltag abgekoppelte Beschäftigung mit dem eigenen Arbeitsumfeld den Kollegenkreis auf einer Metaebene zusammenschweißt: Sie identifizieren sich stärker mit (Unter-) Zielen, die sie selbst formuliert haben als mit vorgesetzten Zielen. Außerdem wird die Kommunikation untereinander intensiviert, was ebenfalls einen wesentlichen Einfluss auf die Gruppendynamik, die Offenheit und das Vertrauen untereinander hat und damit auch auf die Zielerreichung einzahlt (Stahl, 2018). Hier zeigt sich schließlich auch der rote Faden zur Führungsarbeit einer hierarchisch oder kooperativ geprägten Führungsfigur.

Exzellente Ergebnisse entstammen einem exzellent funktionierenden Team. Dieses wiederum lebt von dem Zutrauen der Führungskraft in sie. Schenkt die Führungskraft Zutrauen, Sinnhaftigkeit und Gestaltungsfreiräume, so identifizieren sich die Mitarbeiter mit ihren Aufgaben und es stellt sich intrinsische Motivation ein. Sie fühlen sich als Teil des Ganzen und bringen sich entsprechend ziel- und sinnorientiert ein.

Literatur

Blanchard, K. H. (1985). A situational approach to managing people. https://medicine.hofstra.edu/pdf/faculty/facdev/facdev-clinical-blanchard.pdf. Zugegriffen am 31.08.2021.

Blödtner, W., Bilke, K., & Heining, R. (2013). *Lehrbuch Buchführung und Bilanzsteuerrecht* (10. Aufl.). NWB.

Bokeloh, J., Hoffmann, F., & Mayerhofer, B. (2021). Agiles Lean Hospital Management: Die Belegschaft befähigen. *Dtsch Arztebl, 118*(23), A-1180/B-968.

https://www.aerzteblatt.de/archiv/219451/Agiles-Lean-Hospital-Management-Die-Belegschaft-befaehigen

Bower, J. L., & Christensen, C. M. (1995). Disruptive technologies: Catching the wave. In *Harvard Business Review, January-February 1995* (S. 43–53) Reprint 95103.

Bundesärztekammer. (Hrsg.). (2007). Curriculum Ärztliche Führung, Texte und Materialien zur Fort- und Weiterbildung, Bd. 26.

Däumler, M., & Hotze, M. M. (2015). *Social Media für die erfolgreiche Arztpraxis*. Springer.

Destatis. (2021). https://www.destatis.de/DE/Presse/Pressemitteilungen/2021/04/PD21_167_236.html. Zugegriffen am 31.08.2021.

Diller, H. (2002). *Grundprinzipien des Marketing*. GIM-Verlag.

DIR. (2020). Jahrbuch 2019. *Journal für Reproduktionsmedizin und Endokrinologie – Journal of Reproductive Medicine and Endocrinology, 17*(Sonderheft 1), 199–239, Modifizierter Nachdruck aus Nummer 5.

Dohmen, A., & Fiedler, M. (2015). Ökonomisierung im Gesundheitswesen: Betriebswirtschaftlicher Erfolg als Unternehmensziel. *Dtsch Arztebl, 112*(9), A-364/B-312/C-308. https://www.aerzteblatt.de/archiv/168344/Oekonomisierung-im-Gesundheitswesen-Betriebswirtschaftlicher-Erfolg-als-Unternehmensziel

Dumont, M., & Matusiewicz, D. (2019). Strategisches Marketing für Arztpraxen und Ärztenetze. In D. Matusiewicz, F. Stratmann, & J. Wimmer (Hrsg.), *Marketing im Gesundheitswesen. Einführung – Bestandsaufnahme – Zukunftsperspektiven* (S. 91–103). Springer.

Esslinger, A. S. (2009). *Neues Denken in der Gesundheitsversorgung Hochbetagter – Vernetzung und Kooperation im Blickwinkel der Strukturation*. Gabler.

Frodl, A. (2011). *Marketing im Gesundheitsbetrieb – Betriebswirtschaft für das Gesundheitswesen*. Gabler.

Grabs, A., & Bannour, K.-P. (2012). *Follow me! – Erfolgreiches Social Media Marketing mit Facebook, Twitter und Co* (2. Aufl.). Galileo Press.

Hahn, D., & Hungenberg, H. (2001). *PuK – Planung und Kontrolle – Planungs- und Kontrollsysteme – Planungs- und Kontrollrechnung* (6. Aufl., Bd. 1). Gabler.

Heiden, T. K. (2009). Teamfit – Das vergessene Auswahlkriterium bei der Personalauswahl und im Teambuilding. https://heiden-associates.com/dat/Personalauswahl-Teamfit.pdf. Zugegriffen am 31.08.2021.

Homburg, C. (2020). *Marketingmanagement – Strategie – Instrumente – Umsetzung – Unternehmensführung* (7. Aufl.). Springer.

Hungenberg, H. (2008). *Strategisches Management in Unternehmen – Ziele – Prozesse – Verfahren* (5. Aufl.). Gabler.

Hungenberg, H., & Wulf, T. (2006). *Grundlagen der Unternehmensführung* (2. Aufl.). Springer.

Johnson, G., Whittington, R., Scholes, K., Angwin, D., & Regnér, P. (2018). *Strategisches Management – Eine Einführung* (11. Aufl.). Pearson.

Kaplan, M. (2012). Medizin und Ökonomie. *Bayrisches Ärzteblatt, 67*(7–8), 339.

Kern, A. O., & Kupsch, S. D. (2002). Gesundheitssystem im internationalen Vergleich. In O. Schöffski, F.-U. Fricke, W. Guminski, & W. Hartmann (Hrsg.), *Pharmabetriebslehre* (S. 131–149). Springer.

Kerstin, W. (2008). Gerechtigkeitsethische Überlegungen zur Gesundheitsversorgung. In O. Schöffski & J.-M. Graf v. d. Schulenburg (Hrsg.), *Gesundheitsökonomische Evaluationen* (3. Aufl., S. 23–47). Springer.

Kotter, J. P. (1995). Leading change: Why transformation efforts fail. In *Harvard Business Review, March-April 1995* (S. 59–67)., Reprint 95204.

Kruse, K. (2013). What is leadership?, Forbes. https://www.forbes.com/sites/kevinkruse/2013/04/09/what-is-leadership/?sh=250fcbff5b90. Zugegriffen am 31.08.2021.

Matusiewicz, D. (2019). Marketing im Gesundheitswesen – eine Einführung. In D. Matusiewicz, F. Stratmann, & J. Wimmer (Hrsg.), *Marketing im Gesundheitswesen. Einführung – Bestandsaufnahme – Zukunftsperspektiven* (S. 3–24). Springer.

Meffert, H., Burmann, C., Kirchgeorg, M., & Eisenbeiß, M. (2019). *Marketing – Grundlagen marktorientierter Unternehmensführung – Konzepte – Instrumente – Praxisbeispiele* (13. Aufl.). Springer.

Porter, M. E., & Olmsted Teisberg, E. (2004). Redefining competition in health care. In *Harvard business review, March-April 2004* (S. 64–76)., Reprint R0406D.

Qualman, E. (2010). *Socialnomics – Wie Social Media Wirtschaft und Gesellschaft verändern*. mitp.

Ramadani, V., & Gerguri, S. (2011). Innovations: Principles and strategies. In *Advances in management, July 2011* (Bd. 4, S. 7–12).

Räwer, H., Braun von Reinersdorff, A., Ochotta, T., & Rasche, C. (2011). Markt- und Wettbewerbspositionierung fachärztlicher Praxen – Wettbewerbsvorteile durch strategische Leistungsplanung. *Der Urologe, 50*(12), 1550–1159.

Rogowski, W., Gersch, M., Wessel, L., & Maschmann, J. (2016). Kernressourcen, Kooperation und Organisation. In W. Rogowski (Hrsg.), *Business Planning im Gesundheitswesen – Die Bewertung neuer Gesundheitsleistungen aus unternehmerischer Perspektive* (S. 235–262). Springer.

Schaff, A. (2019). Strategisches Marketing für Gesundheitsdienstleister. In D. Matusiewicz, F. Stratmann, & J. Wimmer (Hrsg.), *Marketing im Gesundheitswesen. Einführung – Bestandsaufnahme – Zukunftsperspektiven* (S. 25–39). Springer.

Schöffski, O. (2008). Einführung. In O. Schöffski & J.-M. Graf v. d. Schulenburg (Hrsg.), *Gesundheitsökonomische Evaluationen* (3. Aufl., S. 3–12). Springer.

Seufert, R. (2008). *Sinkende öffentliche Ressourcen – steigende Patientenanforderungen – Aktuelle Konzepte zur Fortentwicklung reproduktionsmedizinischer Zentren*. LIT.

Sohn, S. (2006). *Integration und Effizienz im Gesundheitswesen – Instrumente und ihre Evidenz für die integrierte Versorgung*. HERZ.

Spiegel, A.-L. (2020). Change management. In M. Oldhafer, F. Nolte, A.-L. Spiegel, & U. Schrabback (Hrsg.),

Arbeitsbuch zu Change Management in Gesundheitsunternehmen. Wellenbrecher des Wandels – praktische Übungen und Werkzeuge (S. 15–24). Springer.

Spittka, J. (2016). Kommunikation: Wie sich Konflikte im Team lösen lassen. *Dtsch Arztebl, 113*(49), [2]. https://www.aerzteblatt.de/archiv/184497/Kommunikation-Wie-sich-Konflikte-im-Team-loesen-lassen

Stahl, U. (2018). Von der agilen Methode zum agilen WIR in der Praxis. Warum Teamdynamik den größeren Hebel besitzt. *Prophylaxe Journal, 3*. https://media.zwp-online.info/archiv/pub/sim/prj/2018/prj0318/Stahl_28.pdf. Zugegriffen am 31.08.2021.

Thommen, J.-P. (2008). *Managementorientierte Betriebswirtschaftslehre* (8. Aufl.). Versus.

Trost, A. (2018). *Neue Personalstrategien zwischen Stabilität und Agilität*. Springer.

Voigt, K.-I. (2008). *Industrielles Management – Industriebetriebslehre aus prozessorientierter Sicht*. Springer.

Vuran, A., & Jockenhövel, S. (o. J.). Plötzlich Verantwortung! Wie lerne ich als Arzt zu führen? In Arzt&Karriere. https://arztundkarriere.com/erfahrungen-essays/wie-lerne-ich-als-arzt-zu-fuehren/. Zugegriffen am 31.08.2021.

Wala, T., Haslehner, F., & Hirsch, M. (2016). *Kostenrechnung, Budgetierung und Kostenmanagement – Eine Einführung mit zahlreichen Beispielen* (2. Aufl.). Linde.

Weiler, C. (o. J.). Erfolg durch Teamfähigkeit: Ein positiv erlebter Teamgeist steigert die Leistung der Teams im Unternehmen. https://www.zfm-bonn.de/blog/erfolg-durch-teamfaehigkeit-ein-positiv-erlebter-teamgeist-steigert-die-leistung-der-teams-im-unternehmen/. Zugegriffen am 31.08.2021.

Willkomm, J. J., & Braun, S. (2019). Werberecht im Gesundheitswesen. In D. Matusiewicz, F. Stratmann, & J. Wimmer (Hrsg.), *Marketing im Gesundheitswesen. Einführung – Bestandsaufnahme – Zukunftsperspektiven* (S. 91–103). Springer.

Wittlinger, P. (2013). *Unternehmensgründung in der Medizintechnik*. AVM.

Stichwortverzeichnis

© Der/die Herausgeber bzw. der/die Autor(en), exklusiv lizenziert an Springer-Verlag GmbH, DE, ein Teil von Springer Nature 2023

M. Amrani, R. Seufert (Hrsg.), *Gynäkologische Endokrinologie und Kinderwunschtherapie*,
https://doi.org/10.1007/978-3-662-65371-5